Grundlagen der Arzneiformenlehre
Galenik 2

Springer

Berlin
Heidelberg
New York
Barcelona
Hongkong
London
Mailand
Paris
Singapur
Tokio

CLAUS-DIETER HERZFELDT · JÖRG KREUTER (Hrsg.)

Grundlagen
der Arzneiformenlehre

Galenik 2

Mit 291 Abbildungen und 60 Tabellen

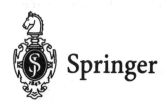

Springer

Dr. phil. nat. CLAUS-DIETER HERZFELDT
Prof. Dr. rer. sc. JÖRG KREUTER

Institut für Pharmazeutische Technologie
der Johann Wolfgang Goethe-Universität Frankfurt am Main
Marie-Curie-Straße 9
D-60439 Frankfurt am Main

ISBN 3-65291-4 Springer-Verlag Berlin Heidelberg New York

CIP-Titelaufnahme der Deutschen Bibliothek

Galenik / Hrsg.: Claus-Dieter Herzfeldt ; Jörg Kreuter. – Berlin ; Heidelberg ; New York ;
Barcelona ; Hongkong ; London ; Mailand ; Paris ; Singapur ; Tokio : Springer
(Springer-Lehrbuch)
Bd. 1 verf. von Claus-Dieter Herzfeldt.
2. Grundlagen der Arzneiformenlehre. – 1999
ISBN 3-540-65291-4

Einbandgestaltung: design & produktion Heidelberg
Satz: Mitterweger Werksatz GmbH, Plankstadt
SPIN: 10082185   14/3134 – 5 4 3 2 1 0 – Gedruckt auf säurefreiem Papier

Vorwort

Das vorliegende Lehrbuch „Grundlagen der Arzneiformenlehre" richtet sich an Studierende der Pharmazie im Hauptstudium. Es soll diese in der dreisemestrigen Vorlesung „Arzneiformenlehre", im Praktikum „Arzneiformenlehre II" und zum Staatsexamen gemäß Approbationsordnung für Apotheker begleiten.

In dem Buch „Grundlagen der Arzneiformenlehre" werden naturwissenschaftliche Kenntnisse insbesondere aus der Physik, der physikalischen Chemie und der physikalischen Pharmazie sowie aus der Mathematik, Biologie und Mikrobiologie in das Fach Arzneiformenlehre eingebunden. Die Grundlagen über die Materie, von Phasen und Systemen, der Thermodynamik, von Gleichgewichtszuständen, von kinetischen Vorgängen und der Statistik in der pharmazeutischen Technologie und Biopharmazie werden in 6 Kapiteln behandelt. Diese Kapitel sind abschnittweise in die für die Arzneiformenlehre wesentlichen Themen gegliedert.

Einer Definition und der Theorie eines Abschnitts schließen sich Methoden der Gewinnung von Kenntnissen und die Anwendung für die Arzneiformenlehre sowie Literatur und Quellenangaben an. Besonderes Gewicht gilt dabei einem bewußten und immer wieder hergestellten Bezug der einzelnen Abschnitte zur Pharmazie und zu den Arzneiformen.

Die „Grundlagen der Arzneiformenlehre" sind ein Kollektivwerk von Lehrenden und Spezialisten, deren Beziehung zur Arzneiform und zur Arzneiformenlehre ausgeprägt ist. Die Herausgeber danken allen Autorinnen und Autoren verbindlichst für die Mitwirkung an dem vorliegenden Werk, die naturwissenschaftlichen Grundlagen der Arzneiformenlehre allen unseren Studierenden der Pharmazie im Hauptstudium zu vermitteln.

Dem Springer-Verlag gebührt unser Dank für die Gestaltung und Obhut.

Frankfurt am Main,
September 1999

CLAUS-DIETER HERZFELDT
und JÖRG KREUTER

Inhaltsverzeichnis

Autorenverzeichnis

ATTWOOD, DAVID, PROF. DR.
University of Manchester
School of Pharmacy
and Pharmaceutical Sciences
Oxford Road, Manchester M13 9PL, England U.K.

BURGER, ARTUR, PROF. DR.
Leopold-Franzens-Universität
Institut für Pharmakognosie
Josef-Moeller-Haus, Innrain 52, A-6020 Innsbruck

DANIELS, ROLF, PROF. DR.
Technische Universität Carolo-Wilhelmina
Institut für Pharmazeutische Technologie
Mendelssohnstr.1, D-38106 Braunschweig

DITTGEN, MICHAEL, PROF. DR.
Jenapharm
Otto-Schott-Str. 15, D-07745 Jena

EGERMANN, HERBERT, PROF. DR.
Leopold-Franzens-Universität
Institut für Pharmakognosie
Josef-Moeller-Haus, Innrain 52, A-6020 Innsbruck

GOTHIER, DIETER, DR.
Stückmatterstr. 2, D-79541 Lörrach

GRIMM, WOLFGANG, DR.
Fohrenweg 5, D-88400 Biberbach

HENCK, JAN-OLAV, DR.
Leopold-Franzens-Universität
Institut für Pharmakognosie
Josef-Moeller-Haus, Innrain 52, A-6020 Innsbruck

HERZFELDT, CLAUS-DIETER, DR.
Johann Wolfgang Goethe-Universität
Institut für Pharmazeutische Technologie
Marie-Curie-Str. 9, D-60439 Frankfurt a.M.

JÜNGST, GÜNTHER, DR.
Richard-Wagner-Str. 53 b, D-65830 Kriftel/Ts.

KISSEL, THOMAS, PROF. DR.
Philipps-Universität
Institut für Pharmazeutische
Technologie und Biopharmazie
Ketzerbach 63, D-35032 Marburg

KREUTER, JÖRG. PROF. DR.
Johann Wolfgang Goethe-Universität
Institut für Pharmazeutische Technologie
Marie-Curie-Str. 9, D-60439 Frankfurt a.M.

LANGGUTH, PETER, PROF. DR.
Johannes Gutenberg-Universität
Institut für Pharmazie,
Pharmazeutische Technologie
Staudingerweg 5, D-55099 Mainz

MEHNERT, WOLFGANG, DR.
Freie Universität Berlin
Institut für Pharmazie I,
Abt. Pharmazeutische Technologie
Kelchstr. 31, D-12169 Berlin

MERKLE, HANS P., PROF. DR.
Eidgenössische Technische Hochschule Zürich
Abteilung Pharmazie, Galenische Pharmazie
Winterthurerstr. 190, CH-8057 Zürich

MIELCK, JOBST B., PROF. DR.
Universität Hamburg
Institut für Pharmazie,
Abt. Pharmazeutische Technologie
Bundesstr. 45, D-20146 Hamburg

MÜLLER-GOYMANN, CHRISTEL, PROF. DR.
Technische Universität Carolo-Wilhelmina
Institut für Pharmazeutische Technologie
Mendelssohnstr.1, D-38106 Braunschweig

PINDUR, ULF, PROF. DR.
Johannes Gutenberg-Universität
Institut für Pharmazie, Pharmazeutische Technologie
Staudingerweg 5, D-55099 Mainz

REICH, GABRIELE, DR.
Ruprecht-Karls-Universität
Institut für Pharmazeutische Technologie und Biopharmazie
Im Neuenheimer Feld 366, D-69120 Heidelberg

VOSS, HEIDE, DIPL.-MATH.
Boehringer Ingelheim
Forschung und Entwicklung
Postfach 200, D-55218 Ingelheim am Rhein

WESTESEN, KIRSTEN, PROF. DR.
Friedrich-Schiller-Universität
Institut für Pharmazie,
Lehrstuhl für Pharmazeutische Technologie
Lessingstr. 8, D-07743 Jena

ZIMMER, ANDREAS, DR.
Johann Wolfgang Goethe-Universität
Institut für Pharmazeutische Technologie
Marie-Curie-Str. 9, D-60439 Frankfurt a.M.

KAPITEL 1

Materie

Materie ist ein Stoff oder eine Substanz mit einer Ruhemasse. Materie tritt in allen Aggregatzuständen auf. Bestandteile sind Atome oder Moleküle, die Bindungen eingehen oder durch diese gebildet werden und gekennzeichnet sind. Feste Materie hat vielfältige Erscheinungsformen; gasförmige und flüssige Materie ist makroskopisch einheitlicher. Pharmazeutische Materie besitzt einen rein korpuskulären Charakter.

1.1
Aggregatzustand

R. DANIELS

1.1.1
Zustandsformen

Bereits aus der alltäglichen Beobachtung der eigenen Umwelt ist bekannt, daß Materie in 3 unterschiedlichen Zustandsformen existieren kann, nämlich als Feststoff, Flüssigkeit oder Gas. Ein und derselbe Stoff kann in allen 3 Zustandsformen vorkommen. So tritt beispielsweise Wasser in Form des Eises als Feststoff, als Wasserdampf im gasförmigen Zustand sowie als flüssiges Wasser auf. Diese unterschiedlichen Zustandsformen der Materie werden auch als Phasen bezeichnet und deren Umwandlung als Phasenübergang. Das Schmelzen des Eises stellt somit einen Phasenübergang von der festen in die flüssige Phase dar. Jeder der 3 Aggregatzustände weist typische Eigenschaften auf und läßt sich weitgehend mit Gesetzmäßigkeiten beschreiben, die für ideale Feststoffe, Flüssigkeiten und Gase gelten.

1.1.2
Gasförmiger Zustand

Der Begriff Gas leitet sich vom griechischen Wort „chaos" ab. Mit diesem Begriff assoziiert ist die Modellvorstellung, daß sich Teilchen im gasförmigen Zustand regellos in alle Richtungen bewegen. Jedes Teilchen wandert hierbei mit hoher Geschwindigkeit geradeaus, bis es mit einem anderen Teilchen oder der Behälterwand zusammenstößt. Dadurch sind Gase befähigt, den

gesamten zur Verfügung stehenden Raum zu erfüllen. Die Aufenthaltswahrscheinlichkeit eines Teilchens ist dabei für jeden beliebigen Ort annähernd
gleich groß.

Zustandsgleichung idealer Gase

Das Volumen V, das eine bestimmte Substanzmenge (n = Zahl der Mole)
einnimmt, hängt von den äußeren Bedingungen (Druck p, Temperatur T)
ab. Eine **Zustandsgleichung** verknüpft das Volumen mit der Substanzmenge
und diesen äußeren Bedingungen:

$V = f(p, T, n)$.

Experimentell gefundene Gesetzmäßigkeiten charakterisieren den Zustand
von Gasen näher. Das **Gesetz von Boyle-Mariotte** beschreibt hierzu den Zusammenhang zwischen Druck und Volumen eines Gases unter isothermen
Bedingungen:

$p \cdot V = $ konstant.

Die hierin enthaltene Konstante ist dabei temperatur- und substanzabhän-
gig. Die graphische Darstellung ergibt eine Hyperbel. Aus Untersuchungen
zu der Beziehung zwischen dem Volumen von Gasen und der Temperatur bei
konstantem Druck (isobar) ergibt sich, daß das Volumen eines Gases linear
mit der Temperatur ansteigt. Daraus läßt sich das **Gesetz von Gay-Lussac** wie
folgt formulieren:

$V = k \cdot T$.

Die Konstante k in dieser Gleichung hängt dabei nur von der Masse des Gases und dem Druck ab. Wird die sich daraus ergebende Gerade zu ihrem
Schnittpunkt mit der Abszisse (V = O) extrapoliert, so ergibt sich unabhängig vom verwendeten Gas ein Wert für die Temperatur von $-273,15$ K. Diese
Temperatur ist nach Thomson (Lord Kelvin) der **absolute Nullpunkt**.
   Eine weitere wichtige Erkenntnis in diesem Zusammenhang beschreibt
der **Satz von Avogadro**, der besagt, daß unter gleichen Bedingungen das Volumen eines Gases proportional zur Anzahl der vorhandenen Mole ist.
   Die Gesetze von Boyle-Mariotte und Gay-Lussac lassen sich zusammen
mit dem Satz von Avogardro zu einer allgemeinen Zustandsgleichung für
Gase formulieren:

$p \cdot V = n \cdot R \cdot T$.

Als verbindende Konstante wird dabei **R**, die **allgemeine Gaskonstante**, eingeführt. Die Größe dieser Konstante ($R = 8,314 \, J \cdot K^{-1} \, mol^{-1}$) läßt sich durch
Einsetzen von experimentell ermittelten Größen in die allgemeine Gasgleichung berechnen. Gase, die sich streng nach dieser allgemeinen Gasgleichung verhalten, werden **ideale Gase** genannt.

Kinetische Gastheorie

Die Erklärung der oben beschriebenen und empirisch gefundenen Gesetzmäßigkeiten bedarf gewisser Modellvorstellungen. Die Entwicklung der kinetischen Gastheorie stellt dabei ein gelungenes Beispiel für die Umsetzung eines solchen Modells zur Erklärung des Verhaltens von idealen Gasen dar.

Unterstützt durch die Beobachtung von Brown, daß sich Atome und Moleküle von flüssigen und gasförmigen Stoffen in stetiger, ungeordneter Bewegung befinden, geht die kinetische Gastheorie von folgenden Voraussetzungen und Annahmen aus:

- Die Anzahl der Teilchen in einem bestimmten Volumen ist sehr groß, das Eigenvolumen dieser Gasmoleküle ist aber zu vernachlässigen.
- Zwischen den Teilchen wirken keine Kräfte, und sie bewegen sich vollkommen unabhängig voneinander.
- Gasteilchen befinden sich in ständiger, regelloser, geradliniger Bewegung. Dazwischen kommt es zu Zusammenstößen zwischen Teilchen untereinander und der Behälterwand. Diese Zusammenstöße sind ideal elastisch, so daß es dabei zu keinem Verlust an kinetischer Energie kommt.
- Die durch einen Zusammenstoß verursachte Änderung der Bewegungsrichtung drückt sich durch eine Impulsänderung der Teilchen aus.
- Der Druck auf die Behälterwand wird durch Stöße der Moleküle auf die Wand und die damit verbundene Impulsänderung verursacht.
- Die durchschnittliche kinetische Energie E_{kin} beträgt:

$$E_{kin} = \frac{3}{2} \cdot R \cdot T.$$

- Die Geschwindigkeit aller Teilchen ist nicht gleich groß, sondern sie ist statistisch verteilt, d. h. es liegt eine Energieverteilung vor.

Aus diesen Modellvorstellungen heraus läßt sich folgende Grundgleichung der kinetischen Gastheorie ableiten:

$$p \cdot V = \frac{1}{3} \cdot n \cdot m \cdot \overline{v^2},$$

wobei p der Druck und V das Volumen einer bestimmten Anzahl n Teilchen mit der Masse m ist. $\overline{v}$ gibt die mittlere Geschwindigkeit der Teilchen an.

Die Wurzel aus dem mittleren Geschwindigkeitsquadrat ergibt sich dann als:

$$\sqrt{\overline{v^2}} = \sqrt{\frac{3 \cdot p \cdot V}{n \cdot m}} = \sqrt{\frac{3 \cdot R \cdot T}{M}}$$

mit R = allgemeine Gaskonstante und M = Molmasse.

Aus der oben angegebenen Gleichung errechnet sich bei Raumtemperatur für Helium eine quadratisch gemittelte Geschwindigkeit von $1360 \, \mathrm{m \cdot s^{-1}}$ und für Kohlendioxid $410 \, \mathrm{m \cdot s^{-1}}$.

Abweichungen vom idealen Verhalten

Für eine bestimmte Anzahl Mole eines Gases sollte entsprechend der allgemeinen Gasgleichung der Wert des Ausdrucks $\frac{pV}{RT}$ unabhängig von Änderungen der Größen p, V oder T sein. Wird daher in einem Diagramm pV gegen p aufgetragen, so müßte sich unter isothermen Bedingungen für ein ideales Gas eine Parallele zur Abszisse ergeben. In der Realität sind jedoch mehr oder weniger deutliche Abweichungen hiervon zu beobachten. Eine bessere Beschreibung dieses nichtidealen Verhaltens ist mit Hilfe der erweiterten Zustandsgleichung von **van der Waals** möglich:

$$\left(p + \frac{a \cdot n^2}{V^2} \right) \cdot (V - n \cdot b) = n \cdot R \cdot T;$$

a und b sind dabei stoffspezifische Konstanten. Der Term $\frac{a \cdot n^2}{V^2}$ berücksichtigt, daß die Moleküle eines realen Gases untereinander Wechselwirkungen zeigen, woraus eine Verringerung der Impulsänderung beim Stoß gegen eine Behälterwand und damit, entsprechend der kinetischen Gastheorie, eine Druckminderung resultiert. Diese Druckdifferenz wird auch als **Binnendruck** bezeichnet und muß zum gemessenen Druck addiert werden, um den idealen Druck zu erhalten. Das **Kovolumen b** ist ein Maß für das Eigenvolumen eines Gasteilchens, das bei realen Gasen nicht gleich 0 gesetzt werden kann. Das dem Gas real zur Verfügung stehende Volumen reduziert sich daher um diesen Betrag.

In pharmazeutischen Zubereitungen herrschen jedoch vergleichsweise geringe Drücke vor. Die Abweichungen vom idealen Verhalten sind daher nur gering, so daß eine Beschreibung mit Hilfe der allgemeinen Gasgleichung meistens hinreichend genau ist.

1.1.3
Flüssiger Zustand

Der flüssige Zustand stellt von den 3 Aggregatzuständen denjenigen dar, der noch am wenigsten genau beschrieben werden kann. Hinsichtlich seiner Eigenschaften ist er gewissermaßen ein intermediärer Zustand zwischen den Gasen und den idealen Kristallen. Dies trifft insbesondere auch auf strukturelle Eigenschaften zu. Der Ordnungszustand eines Stoffes läßt sich dadurch ermitteln, daß die Substanz mit energiereichen elektromagnetischen Wellen durchstrahlt wird. Bei geordneter Materie ergeben sich hierbei typische Interferenzerscheinungen. Aus solchen Strukturuntersuchungen mit Röntgen-, Elektronen- und Neutronenstrahlen ist zu erkennen, daß Flüssigkeiten sehr wohl strukturiert sind, daß aber die auftretenden Interferenzmuster nicht so scharf ausgebildet sind wie bei einer kristallinen Substanz. Die sich daraus für eine typische Flüssigkeit ergebende radiale Verteilungsfunktion g(r) ist in Abb. 1.1 wiedergegeben. Die radiale Verteilungsfunktion beschreibt hierbei die Wahrscheinlichkeit, mit der Teilchen im Abstand r von einem anderen Teilchen anzutreffen sind.

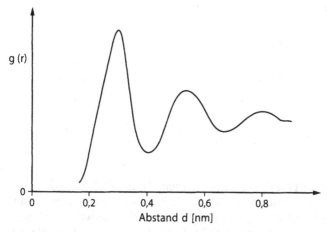

Abb. 1.1.   Radiale Verteilungsfunktion g(r) einer typischen Flüssigkeit

Der flüssige Zustand kann durch Energiezufuhr (Erwärmen) zu einem kristallinen Festkörper erreicht werden. Dabei geraten die einzelnen Bausteine aufgrund ihrer wachsenden kinetischen Energie in immer größere Schwingung um ihre Schwerpunktlage, bis schließlich die vorhandene Ordnung zusammenbricht und der Feststoff schmilzt.

Verflüssigung von Gasen

Eine zweite Möglichkeit, Materie in den flüssigen Aggregatzustand zu überführen, ist die Verflüssigung von Gasen. Dies wird dadurch erreicht, daß den Teilchen durch Abkühlen kinetische Energie entzogen wird und durch Erhöhung des Druckes die Teilchen sich so weit annähern, daß die Van-der-Waals-Anziehungskräfte deutlich wirksam werden. Bei genügend hoher Temperatur ist die kinetische Energie der Gasteilchen allerdings so groß, daß auch bei extrem hohen Drücken keine Verflüssigung mehr möglich ist. Die Temperatur, oberhalb derer eine Flüssigkeit nicht mehr existieren kann, ist die **kritische Temperatur**. Der Druck, der nötig ist, um ein Gas bei seiner kritischen Temperatur zu verflüssigen, wird als **kritischer Druck** bezeichnet.

Dampfdruck

Bereits bei Temperaturen unterhalb des Siedepunktes kann eine Flüssigkeit merklich verdunsten, da die kinetische Energie der einzelnen Teilchen nicht einheitlich ist, sondern einer statistischen Verteilung unterliegt. Es existieren daher bei jeder Temperatur stets auch Moleküle, deren Energie so hoch ist, daß sie die anziehenden Kräfte in der Flüssigkeit überwinden können und in die Gasphase übergehen. Die Dichte der Flüssigkeit nimmt dabei mit steigendem Dampfdruck ab, so als würde jedes Teilchen, das in die Gasphase

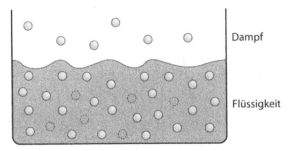

Abb. 1.2. Löchermodell einer Flüssigkeit. (Mod. nach [4])

Dampf

Flüssigkeit

übertritt, ein Loch in der Flüssigkeit zurücklassen. Bildlich läßt sich dies mit einem „Löchermodell" beschreiben (Abb. 1.2). Ein Grenzzustand ist dann gegeben, wenn Dampf und Flüssigkeit die gleiche Dichte aufweisen. Dieser Zustand wird am kritischen Punkt erreicht. Steht die Flüssigkeit in offener Verbindung zur Atmosphäre, so wird bei konstanter Temperatur nach und nach die gesamte Flüssigkeit verdunsten. Im Gegensatz dazu werden in einem geschlossenen System Teilchen, die sich bereits im Dampfraum befinden, auch wieder in die flüssige Phase zurückkehren oder kondensieren. Im Laufe der Zeit stellt sich dabei ein dynamisches Gleichgewicht ein, bei dem innerhalb eines bestimmten Zeitraumes gleich viele Teilchen verdunsten wie auch kondensieren. Der Dampf ist dann gesättigt. Der Druck, den der Dampf auf die Gefäßwand ausübt, wird als **Dampfdruck** der Flüssigkeit bezeichnet. Stehen flüssige Phase und Dampf im Gleichgewicht, so spricht man von **Sättigungs- oder Gleichgewichtsdampfdruck.**

Clausius-Clapeyron-Gleichung

Die Anzahl von Molekülen, deren kinetische Energie ausreicht, um in die Gasphase überzutreten, wächst mit steigender Temperatur stark an. Dieser Zusammenhang wird mit der Clausius-Clapeyron-Gleichung beschrieben.

$$\log\frac{p_2}{p_1} = \frac{\Delta H_v(T_2 - T_1)}{2{,}303 R T_1 T_2}.$$

p_1 und p_2 bedeuten hierbei die Dampfdrücke bei den Temperaturen T_1 und T_2 (absolute Temperaturen in K). ΔH_v steht für die molare Verdampfungswärme oder -enthalpie, d.h. die Energiemenge, die notwendig ist, um ein Mol der Substanz zu verdampfen.

Als Randbedingungen stecken in dieser Gleichung folgende Annahmen: Der Dampf verhält sich wie ein ideales Gas. Das molare Volumen der Flüssigkeit ist im Verhältnis zum Volumen des Dampfes zu vernachlässigen. Der Nutzen der Clausius-Clapeyron-Gleichung besteht darin, daß es möglich ist, den Dampfdruck einer Flüssigkeit bei verschiedenen Temperaturen zu berechnen, wenn ΔH_v und p bei einer Temperatur bekannt sind. Ist der Dampfdruck bei mehreren Temperaturen bekannt, so läßt sich daraus die molare Verdampfungsenthalpie ermitteln. Allerdings gilt die Clausius-Clapeyron-

Gleichung jeweils nur für einen schmalen Temperaturbereich, da der Wert für ΔH_v sich temperaturabhängig ändert. Für den praktischen Gebrauch werden Durchschnittswerte für die Verdampfungswärme eingesetzt.

Siedepunkt

Wird eine Flüssigkeit erhitzt, so steigt ihr Dampfdruck an. Bei einer stoffspezifischen Temperatur ist der Dampfdruck der Flüssigkeit gleich dem Atmosphärendruck ($1,01 \cdot 10^5$ Pa unter Normalbedingungen), und die Flüssigkeit beginnt zu sieden, d. h. es bilden sich im Inneren der Flüssigkeit Dampfblasen, die aufsteigen und in die Atmosphäre übergehen. Wird weiter Energie zugeführt, so steigt die Temperatur der siedenden Flüssigkeit nicht weiter an, sondern es verdampfen weitere Teilchen. Erst wenn die gesamte Flüssigkeit verdampft ist, bewirkt eine weitere Energiezufuhr eine Temperaturerhöhung.

Die Höhe der Siedetemperatur ist ein Maß für die inneren Bindungskräfte in einer Flüssigkeit. Handelt es sich bei diesen Bindungskräften überwiegend um Van-der-Waals-Kräfte, wie z. B. bei den reinen Kohlenwasserstoffen, dann läßt sich innerhalb einer Homologenreihe zeigen, daß mit steigender Molmasse entsprechend der wachsenden Anziehungskräfte auch der Siedepunkt steigt.

Wasserstruktur

Wasser unterscheidet sich in mehreren Merkmalen deutlich von anderen Flüssigkeiten. Im Vergleich zu entsprechenden Stoffdaten aus einer Homologenreihe weist Wasser eine Reihe anomaler Eigenschaften auf (Tabelle 1.1).

Als weitere anomale Erscheinungen sind das Ansteigen der Dichte des Wassers beim Schmelzen sowie das Dichtemaximum bei 4 °C zu nennen. Dieses Verhalten ist in der chemischen Struktur von Wasser begründet (Abb. 1.3). Aus diesem Molekülbau resultieren eine ungleiche Ladungsverteilung und daraus die Dipoleigenschaften des Wassers. Die Anomalie des Wassers ist eine Folge von Ionen-Dipol-Wechselwirkungen, Wasserstoffbrückenbindungen und der Wasserstruktur. Wasser im flüssigen Aggregatzustand stellt ein hochgradig geordnetes System dar. Beim Schmelzen werden z. B. nur etwa 10 % der im Eis vorhandenen Wasserstoffbrücken gelöst.

Tabelle 1.1. Gegenüberstellung der gemessenen und aus der Homologenreihe berechneten Stoffdaten des Wassers

Physikalische Größe	Meßwert	Wert berechnet aus der Homologenreihe
Siedepunkt	373 K	173 K
Schmelzpunkt	273 K	153 K
Verdampfungswärme	40,6 K J mol^{-1}	16,7 K M mol^{-1}
Viskosität	1,2 mPa s	0,2 mPa s

Abb. 1.3. Modell zur Molekül-
struktur von Wasser

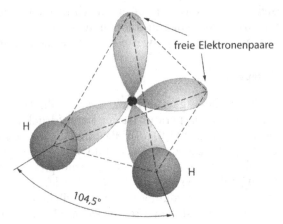

freie Elektronenpaare

H

H

104,5°

Die Tatsache, daß Wasser dennoch die Eigenschaften einer Flüssigkeit, ja
sogar ideal viskoses Fließverhalten (s. Abschn. 2.7) zeigt, liegt an der kurzen
Lebensdauer der Aggregate (Cluster), die im Bereich von 10^{-10}–10^{-12} s liegt.
Wasser kann deshalb auch als kristalline Flüssigkeit bezeichnet werden. Eine
modellhafte Vorstellung zur Wasserstruktur ist in Abb. 1.4 wiedergegeben.
Die Cluster befinden sich in ständigem, raschem Umbau, so daß auch der
Energiegehalt des flüssigen Wassers im Mittel konstant bleibt, obwohl beim
Aufbau von Clusterstrukturen ein Energiegewinn erfolgt, während zu ihrem
Abbau Energie verbraucht wird.

Abb. 1.4. Zweidi-
mensionales Modell
zur Clusterstruktur
von flüssigem Was-
ser. (Nach [5])

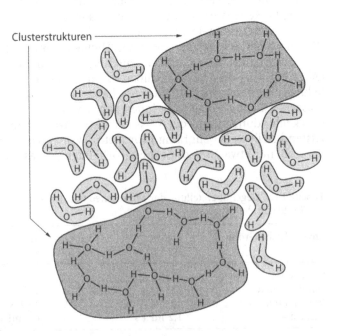

Clusterstrukturen

Flüssigkristalliner Zustand

Ebenso wie die kristallinen Flüssigkeiten stellen die flüssigen Kristalle eine Übergangsform zwischen den beiden Grenzzuständen ideale Flüssigkeit und idealer Feststoff dar.

Flüssigkristalle sind halbfeste oder feste Systeme, bei denen eine Vorzugs-orientierung bzw. -anordnung existiert. Erleichtert durch eine Vielzahl vorhandener Störzonen ist eine Umorientierung leicht möglich. Die Geschwindigkeit, mit der diese Vorgänge ablaufen, ist jedoch um Größenordnungen geringer als bei den kristallinen Flüssigkeiten. Häufig findet man flüssigkristalline Strukturen in Systemen, die Assoziationskolloide (z. B. Tenside) enthalten (s. hierzu auch Abschn. 2.2).

1.1.4
Fester Zustand

Materie im festen Aggregatzustand kann in 2 prinzipiell zu unterscheidenden Formen, nämlich kristallin oder glasartig amorph, vorkommen. In einem idealen Kristall ist die Anordnung der einzelnen Bausteine (Ionen, Atome, Moleküle) durch und durch regelmäßig. Trotz vorhandener Bindungskräfte fehlt amorphen Substanzen dieser Ordnungsgrad. Häufig werden aber auch feine, formlose Stäube als amorph bezeichnet, obwohl es sich dabei lediglich um fein pulverisierte Kristalle handelt.

Der Aufbau einer Kristallstruktur beruht auf Wechselwirkungen der Teilchen untereinander. Es können ionische, kovalente oder Van-der-Waals-Kräfte beteiligt sein. Im Gegensatz zum idealen Kristall weisen reale Kristalle Unregelmäßigkeiten im Aufbau auf. Unter Belastung zerbrechen Kristalle zuerst an diesen Defekten (s. Abschn. 1.3).

Amorphe Festkörper

Der amorphe Zustand eines Feststoffs ist dadurch gekennzeichnet, daß die Substanz vollkommen isotrop ist, d. h. sie verhält sich in ihren Eigenschaften in allen Raumrichtungen gleich. Dieses Verhalten ist auf den gegebenen Ordnungszustand zurückzuführen: Im Nahbereich eines Teilchens, d. h. im submikroskopischen Bereich, herrscht ein relativ gesetzmäßiger Aufbau. Dieser setzt sich aber nicht, durch die Aneinanderreihung immer gleicher Strukturelemente, in einer merklichen Fernordnung fort. Makroskopisch ist daher kein Ordnungsprinzip zu erkennen. Typische Beispiele für solche amorphen Feststoffe sind Gläser wie z. B. anorganische Silikate, verschiedene Plastikarten und auch einige wenige Arzneistoffe (s. auch Abschn. 2.6).

Amorphe Festkörper ähneln in ihrem strukturellen Aufbau einer Flüssigkeit und werden deshalb auch als „unterkühlte Flüssigkeit" bzw. „eingefrorene Schmelzen" bezeichnet. Ihre weitgehende Formstabilität wird durch die extrem hohe innere Zähigkeit (Viskosität) erreicht. Dennoch können Formänderungen in allen Raumrichtungen auch unter Normalbedingungen ablaufen, jedoch mit sehr niedriger Geschwindigkeit. So läßt sich z. B. in hi-

Abb. 1.5. Schematische Darstellung der Temperaturabhängigkeit von Materialeigenschaften bei glasartigen und kristallinen Feststoffen (T_g Glasübergangstemperatur, T_s Schmelzpunkt)

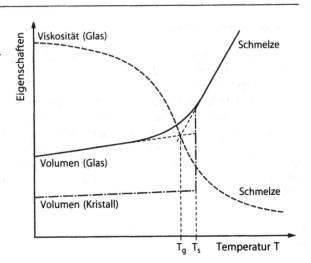

storischen Fenstergläsern unter der Einwirkung der Schwerkraft ein Fließen nachweisen. Beim Erwärmen von Gläsern tritt eine allmähliche Erweichung ein, bis schließlich bei hohen Temperaturen eine vollständige Verflüssigung erfolgt. Im Gegensatz zu den kristallinen Festkörpern weisen Gläser jedoch keinen scharf abgegrenzten Schmelzpunkt auf, sondern sind gekennzeichnet durch die sog. Glasübergangstemperatur T_g, die den Erweichungs- bzw. Einfrierbereich charakterisiert (Abb. 1.5). Die Bildung von Gläsern wird häufig dann beobachtet, wenn Schmelzen von Substanzen abgekühlt werden, die ein- oder mehrdimensional „unendlich" ausgedehnt sind. Auch im geschmolzenen Zustand existieren zwischen diesen „Riesenmolekülen" Verknüpfungspunkte, d. h. ein gewisser Ordnungszustand. Beim Erstarren ist eine exakte räumliche Anordnung, wie sie bei der Kristallisation erfolgt, nicht möglich, da hierfür zu viele dieser bereits bestehenden Bindungen umgelagert, d. h. abgebaut und neugebildet, werden müßten. Es bleibt jedoch der geringe Ordnungsgrad, der bereits in der Schmelze vorhanden war, weitgehend erhalten, nur die Viskosität steigt sehr stark an.

1.1.5
Aggregatzustandsänderungen

Die verschiedenen Aggregatzustände ein und desselben Stoffes lassen sich bei Wahl geeigneter Bedingungen ineinander umwandeln. Der Übergang von der festen in die flüssige Phase wird als Schmelzen bezeichnet. Die Umwandlung der flüssigen in die Gasphase wird Verdampfen genannt. Der Begriff Sublimieren bezeichnet den direkten Phasenübergang fest / gasförmig. Die wechselseitigen Beziehungen zwischen Druck p, Temperatur T und den verschiedenen Aggregatzuständen eines Stoffes lassen sich übersichtlich in einem Phasendiagramm darstellen.

Zustandsdiagramm von Wasser

Da dem Wasser aufgrund seiner häufigen Verwendung, aber auch wegen seiner einmaligen Eigenschaften eine besondere Rolle zukommt, soll die Interpretation einer solchen Darstellung am Beispiel des Phasendiagramms des Wassers exemplarisch vorgenommen werden (Abb. 1.6).

Die Kurve AT ist der Bereich, in dem feste Phase und Gasphase im Gleichgewicht stehen. Sie stellt die Dampfdruckkurve des Feststoffes dar und wird auch als **Sublimationskurve** bezeichnet. Der Abschnitt TB ist die **Schmelzkurve** und charakterisiert den Bereich, in dem feste und flüssige Phase koexistent sind. Der Kurvenabschnitt TC grenzt den Bereich der flüssigen Phase gegen den der Gasphase ab und wird **Dampfdruckkurve** genannt. Der Punkt T, welcher ein gemeinsamer Punkt aller 3 Kurvenabschnitte ist, wird als **Tripelpunkt** bezeichnet. Er liegt für Wasser bei einer Temperatur von 0,01 °C (273, 16 °K) und einem Druck von 6,11 · 10^2 Pa. Am Tripelpunkt können die feste, die flüssige und die Gasphase im Gleichgewicht nebeneinander bestehen. Bei Drücken unterhalb des Tripelpunktes geht Eis, ohne zu schmelzen, in die Gasphase über, es sublimiert. Als Besonderheit für das Einkomponentensystem Wasser ist zu erwähnen, daß der Schmelzpunkt des Eises mit steigendem Druck sinkt, erkenntlich an der negativen Steigung der Schmelzkurve. Der **Siedepunkt** von Wasser ergibt sich aus dem Phasendiagramm als der Punkt auf der Dampfdruckkurve, an dem der Druck 1,01 · 10^5 Pa beträgt, nämlich bei 100 °C.

Abb. 1.6. Zustandsdiagramm von Wasser in halblogarithmischer Darstellungsweise

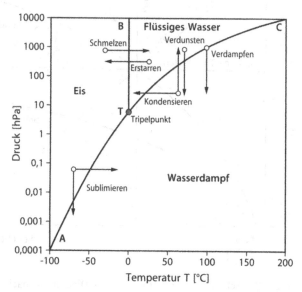

Mollier-h,x-Diagramm

Nicht nur flüssiges Wasser, sondern auch Wasserdampf oder Luft-Dampf-Gemische sind im Bereich der Pharmazie von großer Bedeutung. Eine übersichtliche Darstellung der möglichen Zustände in einem solchen System gelingt mit dem h,x-Diagramm, das erstmals von Mollier 1923 beschrieben wurde.

Zur Charakterisierung von Wasserdampf-Luft-Gemischen sind folgende Zustandsgrößen erforderlich: der Wasserdampfgehalt x, die Temperatur T, der Wärmeinhalt (Enthalpie) h, der Wasserdampfteildruck p_D und die relative Luftfeuchte φ (Abb. 1.7, 1.8).

Die **relative Luftfeuchte** gibt den Sättigungsgrad der Luft mit Wasserdampf an. Sie läßt sich aus dem Verhältnis des Wasserdampfteildruckes p_D bei einer bestimmten Temperatur und dem zugehörigen Sättigungsdampfdruck p_S ermitteln und wird i. allg. in % angegeben.

$$\varphi = \frac{p_D \cdot 100}{p_S} \%.$$

Die Messung der relativen Feuchte kann mit Haarhygrometern, dem Psychrometer oder elektrischen Feuchtemessern erfolgen.

Der Aufbau des h,x-Diagramms ist in Abb. 1.7 schematisch wiedergegeben. Auf der Ordinate ist die Temperatur T aufgetragen. Die 0 °C-Linie ver-

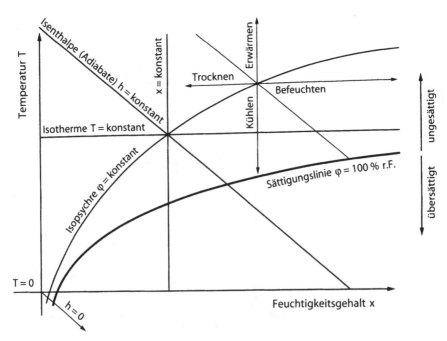

Abb. 1.7. Schematischer Aufbau des h,x-Diagramms nach Mollier

läuft senkrecht zur Ordinate. Bei allen anderen Isothermen (Linien gleicher Temperatur) nimmt die Steigung mit wachsender Temperatur zu. Die Sättigungslinie des Wasserdampfes ($\varphi = 100\,\%$) bildet einen markanten Bezugspunkt und grenzt das Gebiet der ungesättigten Luft nach unten vom Gebiet der übersättigten Luft ab. Die Linien gleicher relativer Luftfeuchte (Isopsychren) verlaufen als Kurvenschar links und oberhalb der Sättigungslinie. Auf der Abszisse ist die absolute Feuchte x aufgetragen. Auf Linien parallel zur Ordinate ist daher jeweils dieser Parameter konstant. Von links oben nach rechts unten verlaufende Parallelen sind Linien gleichen Wärmeinhalts (Isenthalpen, Adiabaten). Ein Erwärmen bzw. Abkühlen wird durch eine Auf- und Abwärtsbewegung innerhalb des Diagramms repräsentiert. Ein Befeuchten oder Trocknen der Luft wird im Diagramm durch eine horizontale Verschiebung nach rechts oder links angezeigt. Somit lassen sich auch komplexe Änderungen der Zustandsgrößen feuchter Luft einfach und rasch im h,x-Diagramm darstellen und auswerten. Ein h,x-Diagramm ist streng genommen nur für den bestimmten Luftdruck gültig, für den es berechnet wurde.

Ein Beispiel zur Verwendung des h,x-Diagramms (Abb. 1.8) wird im Abschn. 1.1.6 gegeben.

Es ist auch möglich, für andere Dämpfe als Wasser dieses h,x-Diagramm zu konstruieren. So können beispielsweise die Verhältnisse beschrieben werden, die sich ergeben, wenn ein alkoholischer Pflanzenextrakt oder eine organische Lacklösung getrocknet werden müssen.

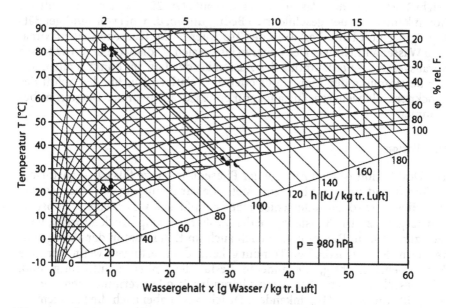

Abb. 1.8. Schiefwinkliges h,x-Diagramm. (Mod. nach [7])

1.1.6
Anwendungen

Die Kenntnis über die Eigenschaften der verschiedenen Aggregatzustände und deren theoretische Beschreibung soll nachfolgend an 3 im pharmazeutischen Bereich häufig anzutreffenden, praktischen Beispielen gezeigt werden. Dabei kommt den Aggregatzustandsänderungen oft eine größere Bedeutung zu als den reinen Zustandsformen.

Trocknung

Die Charakterisierung des Betriebes einer Trockneranlage stellt eine beispielhafte Anwendung für das h,x-Diagramm nach Mollier dar.

Die Trockneranlage soll mit Frischluft betrieben werden, deren Temperatur 21,5 °C und deren relative Feuchte 60 % beträgt (**Punkt A** in h,x-Diagramm der Abb. 1.8). Der Wassergehalt beträgt hierbei 10 g/kg trockene Luft, und der Energiegehalt ist 48 kJ/kg trockene Luft. Die Frischluft wird im Trockner auf 80 °C erwärmt (**Punkt B**). Hierbei bleibt der Wassergehalt x der Luft unverändert, die relative Feuchte sinkt jedoch auf ca. 3 %, und der Energiegehalt steigt auf 107 kJ/kg trockene Luft. Die erwärmte Luft wird anschließend über das Trockengut geleitet. Wird ein Wärmeverlust über die Gerätewände ausgeschlossen, so verläßt die Luft den Trockner – wenn eine vollständige Sättigung mit Wasserdampf erreicht wird – in einem Zustand, der dem Punkt C entspricht. Die Wasseraufnahme der Trocknerluft erfolgt demnach adiabatisch, d.h. der Energiegehalt der Luft bleibt unverändert. Dagegen sinkt die Temperatur auf 31 °C ab, die relative Feuchte erreicht 100 %, und der Wassergehalt steigt auf etwa 29 g/kg trockene Luft an. Somit kann unter den geschilderten Bedingungen, d.h. bei vollständiger Sättigung der Luft beim Verlassen des Trockners, 1 kg trockene Luft maximal 19 g Wasser aufnehmen. Des weiteren lassen sich – adiabatische Verhältnisse vorausgesetzt – bei Kenntnis des Zustandes der Luft im Punkt B allein aus der Bestimmung der Temperatur oder der relativen Feuchte der Abluft des Trockners alle weiteren Zustandsgrößen exakt aus dem h,x-Diagramm bestimmen.

Destillation

Die Destillation ist eine Abfolge der Phasenübergänge flüssig → gasförmig → flüssig und stellt eine bequeme Methode zur Reinigung von Flüssigkeiten dar. Hierbei wird der unterschiedliche Dampfdruck verschiedener Substanzen ausgenutzt. Die Substanz, die den größeren Dampfdruck aufweist, wird sich zunächst im Dampf und danach auch im Kondensat in der Vorlage anreichern. Eine vollständige Trennung kann dann erfolgen, wenn nur eine Komponente flüchtig, die anderen Bestandteile aber nichtflüchtig sind. Die Destillation kann bei Atmosphärendruck oder vermindertem Druck ausgeführt werden. Mit sinkendem Druck wird dabei auch die Siedetemperatur geringer. Dadurch lassen sich Energiebedarf und Temperaturbelastung

Tabelle 1.2. Siedepunkt des Wassers in Abhängigkeit vom Druck

Druck [hPa]	6,1	10	25	50	100	500	1013
[mm Hg]	4,6	7,5	18,8	37,5	74,9	375,9	760
Temperatur [°C]	0	7,0	21,1	32,9	45,8	81,4	100

reduzieren. Die Druckabhängigkeit der Siedetemperatur für Wasser ist in Tabelle 1.2 wiedergegeben.

Die Destillation ist in der Ph. Eur. 1997 als Reinigungsmethode für die Gewinnung von Wasser für Injektionszwecke beschrieben.

Druckgasaerosole

Pharmazeutische Aerosole sind Druckgaspackungen, in denen ein oder mehrere Arzneistoffe in einer Arzneiform zusammen mit einem Treibgas gelöst, suspendiert oder emulgiert vorliegen. Dabei sind 2 Prinzipien zu unterscheiden, nämlich druckverflüssigte und druckverdichtete Treibgassysteme (Abb. 1.9).

Bei den druckverflüssigten Systemen herrscht im Inneren der Aerosolpackung ein Gleichgewicht zwischen Treibgas im flüssigen und im gasförmigen Zustand. Die Gasphase ist mit Treibgas gesättigt. Wird durch Betätigen des Ventils ein Anteil der flüssigen Phase entnommen, so vergrößert sich dadurch das Volumen der Gasphase über der Flüssigkeit. Daraufhin wird entsprechend der allgemeinen Gasgleichung der Druck im Gasraum kurzfristig absinken. Unter isothermen Bedingungen wird sich aber rasch wieder die Sättigung des Dampfraumes einstellen, indem Treibgas aus

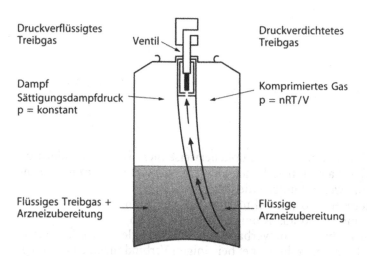

Abb. 1.9. Schematische Darstellung der Unterschiede eines Druckgasaerosols mit druckverflüssigtem und druckverdichtetem Treibgas

der flüssigen Phase verdampft. Am Ende bleibt trotz einer Entnahme aus der Druckgaspackung im Falle eines druckverflüssigten Systems der Druck konstant. Als typische Beispiele für druckverflüssigte Treibgase sind die Fluor-Chlor-Kohlenwasserstoffe (FCKW) sowie Propan und Butan zu nennen.

Druckverdichtete Treibgase sind solche, die wegen ihrer tiefen kritischen Temperatur bei Raumtemperatur nicht verflüssigt werden können. Daher wird bei druckverdichteten Systemen der Überdruck im Behältnis dadurch erzeugt, daß das Treibgas unter Druck in den Gasraum über der Arzneiform gefüllt wird. Bei der Entnahme aus der flüssigen Phase wächst auch hier das Volumen der Gasphase. Allerdings sinkt nun, da die Flüssigkeit kein Reservoir für das Treibgas darstellt, der Druck in dem Behältnis entsprechend der Beziehung $p_1 \cdot V_1 = p_2 \cdot V_2$ ab. Würde das Steigrohr bei dem druckverdichteten System fälschlicherweise nur in die Gasphase ragen, so käme es beim Betätigen des Ventils – wegen der wesentlich geringeren Viskosität von Gasen – zu einem spontanen, nahezu vollständigen Druckverlust. Typische Vertreter für druckverdichtete Treibgase sind CO_2 und Stickstoff.

Literatur

1. Atkins PW (1987) Physikalische Chemie. Chemie, Weinheim
2. Grigull U (1990) Steam tables in SI-units, 3. Aufl. Springer, Berlin Heidelberg New York
3. Luck WAP (1970) APV Info 16: 127–159
4. Moore JM (1983) Physikalische Chemie. De Gruyter, Berlin New York
5. Nemethy G, Scheraga HA (1962) J Chem Phys 36: 3382–3400
6. Petzold A, Hinz W (1979) Silikatchemie. Enke, Stuttgart
7. Stahl HP (1980) Feuchtigkeit und Trocknen in der pharmazeutischen Technologie. Steinkopff, Darmstadt
8. Vollmert B (1973) Polymer chemistry. Springer, Berlin Heidelberg New York

1.2
Bindung

U. PINDUR

1.2.1
Allgemeines

Atome des Periodensystems treten üblicherweise nicht isoliert, sondern im Regelfall aggregiert als Atomverbände auf. Nach der Art und Anzahl der involvierten Atome werden unterschieden:
- **Molekül:** Atomverband mit definierter Zahl von Atomen,
- **Element:** Atomverband aus Atomen gleicher Ordnungszahl,
- **(Molekül)verbindung:** Atomverband aus Atomen gleicher oder unterschiedlicher Ordnungszahl, wobei bei einigen Verbindungen aus Atomen gleicher Ordnungszahl vom Elementatomverband abweichende Monomerstrukturen existieren (z. B. O_2, O_3).

Die bindenden Kräfte zwischen den singulären Atomen führen zur Stabilisierung dieser Systeme, was u. a. zur Bildung von **Molekülen, Ionen** und **Metallen** führt. Die dabei auftretenden Bindungen können auf der Basis von theoretischen Modellen behandelt werden (s. 1.2.4). Ursache der chemischen Bindung sind elektrostatische Anziehungskräfte zwischen den beteiligten Atomen. Sie entstehen durch positive und negative Ladungsschwerpunkte, die z. B. aus den zunächst elektrisch neutralen Atomen durch Veränderung der Elektronenhülle erzeugt werden.

Zur Beschreibung von Atomverbänden dienen chemische (Struktur)formeln, in denen die **Elementsymbole** der beteiligten Elemente aneinandergereiht und zur Angabe der jeweiligen Anzahl von Atomen mit Indizes versehen sind, z. B. H_2: Molekül aus 2 Wasserstoffatomen; H_2O: Molekül aus 2 Wasserstoffatomen und einem Sauerstoffatom.

Formeln, die Art und Anzahl der Atome einer Verbindung definieren, heißen **Brutto-** oder **Summenformeln.** Aber erst die **Konstitutionsformel** einer Verbindung liefert die Information über die atomare Verknüpfung in einer Verbindung (Molekül). Isomere Verbindungen lassen sich durch Konstitutions- oder Stereoformeln, in denen die Verknüpfungsart der Atome (simple Atomsequenz) bzw. die dreidimensionale Anordnung angegeben werden, eindeutig charakterisieren (s. Lehrbücher der Stereochemie). Moleküle besitzen eine **Molekülmasse**, die sich aus der Summe der Massen aller am Molekülaufbau beteiligten Atome ergibt. Sie kann in der Masseneinheit u oder ohne Einheitsbezeichnung u als **relative Molekülmasse** angegeben werden.

Die Atomverbände werden anhand ihrer Bindungstypen unterschieden. Diese beschreiben die verschiedenen Möglichkeiten zur Entstehung elektrostatischer Wechselwirkungen zwischen den Atomen. In Abhängigkeit von der Stärke der Interaktion von Atomen bzw. Molekülstrukturen unterscheidet man zwischen **starken Bindungen** und **schwachen Bindungen**, die sich in weitere Varianten untergliedern lassen.

1.2.2
Starke Bindungskräfte

Ionenbindung oder heteropolare Bindung

Eine Ionenbindung resultiert aus einer elektrostatischen Interaktion zwischen entgegengesetzt geladenen Teilchen, Kationen und Anionen, die aus Atomen durch Elektronenabgabe bzw. -aufnahme gebildet werden. Für das Zahlenverhältnis von Kationen und Anionen in einer ionischen Verbindung ist die Bedingung der Elektroneutralität maßgebend: Insgesamt gesehen müssen sich Kationen- und Anionenladung kompensieren (neutralisieren).

Die Stärke der Bindungskräfte (F) in einer Ionenverbindung wird durch das **Coulomb-Gesetz** definiert:

$$F = \frac{f_1}{\varepsilon_r} \cdot \frac{q_1 \cdot q_2}{4\pi r^2} .$$

F = Bindungskraft
f = Proportionalitätsfaktor
q = Betrag der Ionenladung
r = Abstand der Ladungsschwerpunkte
   (Summe der Radien von Kation und Anion)
ε_r = Dielektrizitätskonstante

Da elektrische Felder in alle Raumrichtungen wirken, vereinigt sich ein Ion nicht mit einem bestimmten Bindungspartner allein, sondern umgibt sich mit so vielen gegensinnig geladenen Ionen, wie es die räumlichen Bindungen zulassen. Aus diesem Bauprinzip folgt eine regelmäßige räumliche Orientierung von Kationen und Anionen im Verband. Dies bezeichnet man als **Ionenkristall** oder als **Salz**.

Die sog. **Koordinationszahl** gibt die Anzahl der ein definiertes Ion umgebenden Bindungspartner an (vgl. als Beispiel Abb. 1.10).

Bestimmend für den Strukturtyp eines Salzes ist das Radienverhältnis von Kationen und Anionen. Da die Anionenradien in der Regel wesentlich größer sind als die Kationenradien, besteht ein Ionenkristall aus einem Verband von dicht gepackten Anionen, in dem die kleinen Kationen die „Lücken" zwischen den großen Anionen besetzen. Neben der Koordinationszahl 6 findet man häufig Koordinationszahlen mit KZ = 8 in Würfel- und mit KZ = 4 in Tetraedergeometrie (Abb. 1.10 b und 1.10 c). Infolge der sehr starken elektrostatischen Kräfte sind Salze meist harte und spröde Festkörper mit hohen Schmelzpunkten. Ihre Schmelzen und Lösungen in geeigneten Lösungsmitteln enthalten die Ionen in beweglicher Form (in Lösung im solvatisierten Zustand). Sie leiten in diesen Zuständen den elektrischen Strom. Elektrische Leiter mit beweglichen Ionen als Ladungsträger nennt man **Elektrolyte**. Zur Unterscheidung vom Ladungstransport durch bewegliche Elektronen in Me-

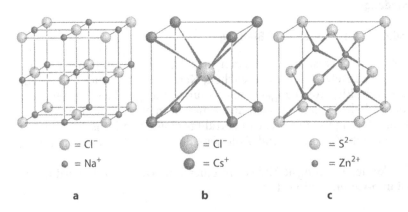

| $\bigcirc$ = Cl^- | $\bigcirc$ = Cl^- | $\bigcirc$ = S^{2-} |
| $\bullet$ = Na^+ | $\bullet$ = Cs^+ | $\bullet$ = Zn^{2+} |

a   b   c

Abb. 1.10 a–c. Kristallstrukturtypen von Salzen der allgemeinen Zusammensetzung AX, **a** Steinsalz (NaCl), **b** Cäsiumchlorid (CsCl), **c** Zinkblende (ZnS). (Mod. nach [1])

tallen (**Leiter 1. Ordnung**) spricht man bei reinen **Ionenleitern** von **Leitern 2. Ordnung**.

Im verfahrenstechnischen Bereich von **Ionenaustauschprozessen** stellt die Ionenbindung die chemische Basisgrundlage dar. Die dazu verwendeten Ionenaustauscher sind Polyelektrolyte, die eine Ionenart leicht austauschen. Hierbei handelt es sich in der Regel um feste, wasserunlösliche, aber hydratisierte Salze, Säuren oder Basen. Je nach Ladung der ausgetauschten Ionen spricht man von Kationen- oder Anionenaustauschern. Der größte Teil der hergestellten Ionenaustauscher (Kunstharzaustauscher) dient in der Praxis zum Enthärten (Austausch der härtebildenden Ionen wie Ca^{2+}, Mg^{2+} gegen Na^+), Entsalzen von Wasser bzw. Entfernen von Nitrat aus dem Trinkwasser bzw. zum Herstellen von ultrareinem Wasser.

Gitterenergie

Bei der Salzbildung aus den Elementen werden in der Regel beträchtliche Energiebeträge freigesetzt. So liefert z. B. die Kombination der Reinelemente Natrium und Chlor zum Salz Natriumchlorid (Na^+ Cl^-) eine Reaktionswärme von 414 kJ / mol, d. h. das gebildete Salz Natriumchlorid ist um diesen Energiebetrag energieärmer (= thermodynamisch stabiler) als die Ausgangsstoffe.

Anion und Kation eines Salzes besitzen jeweils die Achteleketronenkonfiguration der Edelgase. Daraus leitet sich die sog. **Oktettregel** ab, d. h. Atomverbände mit edelgaskonfigurierten Strukturelementen sind besonders stabil.

Die Energie, die beim Aufbau von einem Mol kristallinem Salz aus den freien gasförmigen Kationen und Anionen abgegeben wird, nennt man Gitterenergie (Ug, 1.1). Die dieser Definition zugrunde liegende Reaktion von freien gasförmigen Ionen ist experimentell nicht realisierbar, so daß Gitterenergien nur aus einem geeigneten Gittermodell theoretisch berechnet oder aus experimentell zugänglichen energetischen Daten abgeleitet werden können. Zur indirekten Bestimmung der Gitterenergien dient der **Born-Haber-Kreisprozeß**, der die Salzbildung aus den Elementen im Gedankenexperiment in verschiedene Schritte zerlegt (Tabelle 1.3).

$$U_g = -N \frac{Me_\pi^2}{r_0} (Z_+ Z_-) \left(1 - \frac{1}{n}\right)$$

(1.1)

U_g	=	Gitterenergie
N	=	$6{,}022169 \times 10^{23}$ mol^{-1} (Avogadro-Konstante)
M	=	Madelung-Konstante
Z_+, Z_-	=	Ladung der Ionen

Kovalente Bindung

Eine kovalente Bindung oder Atombindung tritt auf, wenn Valenzelektronen in den Anziehungsbereich von 2 Atomkernen gelangen und damit zugleich beiden Elektronenhüllen angehören. Die Bindungskräfte resultieren aus der Anziehung zwischen positiv geladenen Atomkernen und den zwischen ihnen

Tabelle 1.3. Vergleich von nach Gleichung 1.1 berechneten mit nach Haber-Born gemessenen Gitterenergien in kJ / mol. (Nach [4])

Salz	Gitterenergie berechnet	Experimentell
LiF	− 1000	− 1019
LiCl	− 804	− 838
LiBr	− 761	− 798
LiI	− 709	− 742
NaF	− 895	− 908
NaCl	− 750	− 766
NaBr	− 713	− 737
Na I	− 668	− 688
KF	− 792	− 807
KCl	− 683	− 703
KBr	− 655	− 674
KI	− 618	− 632
CuCl	− 904	− 950
CuBr	− 870	− 929
Cu I	− 833	− 933

befindlichen, bindenden Elektronen. Die Bindung beruht also – analog wie die ionogenen Bindungen – auf elektrostatischer Wechselwirkung. Im Unterschied zur ionogenen Bindung ist die Atombindung jedoch eine gerichtete Bindung, da sie von einem Atom auf einen bestimmten Bindungspartner wirkt. Die bindenden Elektronen treten in der Regel als bindende Elektronenpaare, d. h. als 2 Elektronen mit unterschiedlicher Spinquantenzahl, auf. Die Wirkungsweise eines 2 Atomkerne verknüpfenden Bindungselektronenpaars sei am Beispiel des Wasserstoffmoleküls (H_2) näher erklärt.

Im ungebundenen Wasserstoffatom ist nur die elektrostatische Anziehungskraft zwischen je einem Atomkern und je einem Elektron wirksam. Nähern sich 2 H-Atome, treten zusätzlich elektrostatische Kräfte auf:
- die Anziehung zwischen den Elektronen und dem Kern des jeweils anderen Atoms und
- die Abstoßung zwischen den beiden Elektronen und den beiden Atomkernen wegen gleichsinniger Ladung.

Bei anfänglichem Überwiegen der Anziehungskräfte nähern sich die Atome daher nur bis zu einem Gleichgewichtsabstand, bei dem Anziehungs- und Abstoßungskräfte einander die Waage halten (Abb. 1.11).

Die Anzahl von Bindungselektronenpaaren zwischen 2 Atomen bezeichnet man als Bindungsgrad. Eine Einfachbindung entsteht durch ein Bindungselektronenpaar (Bindungsgrad 1), eine Doppelbindung enthält 2 Elektronenpaare (Bindungsgrad 2) und eine Dreifachbindung (Bindungsgrad 3) entsprechend 3 Elektronenpaare. Mit steigendem Bindungsgrad wächst auch die Bindungskraft zwischen den verknüpften Atomen, was sich in sinkender Bindungslänge (Abstand zwischen den Kernen) äußert. Die Bindungsverhältnisse in kovalenten Verbindungen werden durch Lewis-Formeln be-

Abb. 1.11. Elektrostatische Wechselwirkung in H-Atomen und im H_2-Molekül

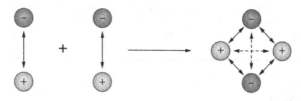

schrieben, indem man jedes Valenzelektronenpaar durch einen Strich und jedes ungepaarte Valenzelektron durch einen Punkt symbolisiert.

$$H-H \qquad :\overset{..}{F}-\overset{..}{F}: \qquad :N\equiv N: \qquad H-\overset{..}{O}-H$$

In einer normalen kovalenten Bindung tragen beide benachbarten Atome mit je einem Elektron zum Bindungselektronenpaar bei. Dies setzt voraus, daß jeder Bindungspartner über einfach besetzte Valenzorbitale verfügt, die beim Zusammentreten der Elektronen zum Bindungselektronenpaar mit 2 Elektronen unterschiedlicher Spinquantenzahl voll besetzt werden. Eine andere Möglichkeit zum Entstehen kovalenter Bindungen ist dadurch gegeben, daß einer der Bindungspartner beide Elektronen des Bindungselektronenpaars liefert, das dann beim anderen Bindungspartner ein noch unbesetztes Valenzorbital doppelt besetzt, z. B.

$$\begin{array}{cc} H & H \\ | & | \\ H-N: + B-H \\ | & | \\ H & H \end{array} \longrightarrow \begin{array}{cc} H & H \\ | & | \\ H-\overset{+}{N}-\overset{-}{B}-H \\ | & | \\ H & H \end{array}$$

Diesen Verbindungstyp bezeichnet man als koordinative Bindung. Kovalente und koordinative Bindungen unterscheiden sich lediglich in der Art ihrer Entstehung. Für den stationären Zustand der gebundenen Atome bestehen dagegen keine Unterschiede. Die Gesamtzahl der von einem Atom ausgeübten kovalenten Bindungen (normale und koordinative Bindung) wird durch die Zahl der zur Verfügung stehenden Valenzorbitale begrenzt. Elemente der 2. Periode können maximal 4 Elektronenpaarbindungen ausbilden (Oktettregel!). Bei Elementen der 3. und höheren Perioden können unter Einbeziehung von d-Orbitalen auch mehr als 4 Elektronenpaarbindungen aufgebaut werden.

Bindungsparameter

Bindungsparameter stellen physikalische Größen zur Beschreibung einer Bindung dar. Wichtige Bindungsparameter sind die **Bindungslänge** und die **Bindungsenergie** (Bindungsenthalpie). Die Bindungslänge ist definiert als der Abstand zwischen den Kernen zweier kovalent miteinander verbundener Atome; unter Bindungsenergie versteht man die bei der Entstehung

Tabelle 1.4. Bindungslängen und Bindungsenergien kovalenter Bindungen

Bindung	Bindungsgrad	Bindungslänge [pm]	Bindungsenergie [kJ / mol]
H – H	1	76	436
F – F	1	144	159
Cl – Cl	1	199	243
O – O	1	148	201
O = O	2	121	493
N – N	1	146	159
N = N	2	125	419
N ≡ N	3	109	941
C – C	1	154	331
C = C	2	134	620
C ≡ C	3	120	812
C – H	1	107	415

einer Bindung freigesetzte Energie (Enthalpiedifferenz ΔH). Sie kann durch Messung der zur Spaltung der betreffenden Bindung erforderlichen Dissoziationsenergien erhalten werden. Bindungsenergien (Dissoziationsenergien) kovalenter Bindungen hängen von der Stärke der Bindungskräfte ab; sie sind also ein Maß für die Bindungsstärke. Bindungslängen und Bindungsenergien kovalenter Bindungen sind in Tabelle 1.4 aufgeführt.

Unzählige Wirkstoffe und zahlreiche pharmazeutisch-technologische Hilfsstoffe zählen zu den kovalenten Verbindungen. Typische kovalente Hilfsstoffe stellen z.B. die für die Erzeugung von Aerosolen notwendigen Treibmittel dar. Bei den in der Praxis verwendeten Treibmitteln handelt es sich um Kohlenwasserstoffe (n-Propan, n-Butan, Isobutan) sowie um Kohlendioxid, Stickstoff und Distickstoffmonoxid. Die ebenfalls kovalent gebauten fluorierten Kohlenwasserstoffe (Frigene) sollen wegen der Beeinflussung des Ozongehaltes in der Stratosphäre (Absinken der O_3-Konzentration) als Treibmittel nicht mehr verwendet werden.

Metallbindung

Die Metallbindung findet man bei metallischen Elementen, deren Atome sich bekanntlich durch niedrige Ionisierungsenergien, d.h. durch leichte Abtrennbarkeit der Valenzelektronen, auszeichnen. In metallischen Atomverbänden geben daher die Atome ihre Valenzelektronen an ein über den ganzen Atomverband delokalisiertes Elektronenkollektiv („**Elektronengas**") ab. Die Bindung beruht auf elektrostatischen Kräften zwischen den Metallkationen und den Elektronen des Elektronenkollektivs.

Charakteristisch für diese Art starker Bindung ist die Entstehung unendlicher Aggregate, sog. **Metallgitter**. In den meisten Fällen sind die Kationen eines Metallgitters so angeordnet, daß eine möglichst gute Raumerfüllung erreicht wird. Größte Packungsdichte besitzt die **dichteste Kugelpackung**. Eine dichte Kugelpackung kann man sich aus Kugelschichten, in denen jedes

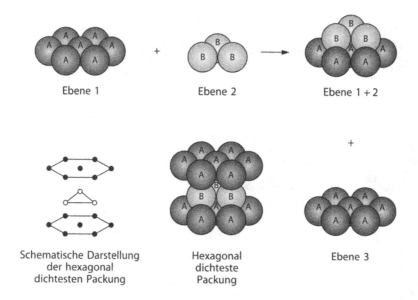

Ebene 1   Ebene 2   Ebene 1 + 2

Schematische Darstellung   Hexagonal   Ebene 3
der hexagonal   dichteste
dichtesten Packung   Packung

Abb. 1.12. Hexagonal dichteste Kugelpackung (Schichtfolge ABAB...). (Mod. nach [1])

Metallatom von 6 Nachbaratomen umgeben ist, entstanden denken. Die dreidimensionale Packung bildet sich aus, wenn die Kugelschichten so übereinandergelagert werden, daß die Kugeln einer höheren Schicht jeweils die Lükken zwischen den Kugeln der unteren Schicht besetzen. Die 3. Schicht kann nun 2 unterschiedliche Lagen einnehmen. Besetzen die Kugeln der 3. Schicht Positionen, die über den Kugeln der 1. Schicht liegen, entsteht eine Anordnung der Schichtfolge ABA ..., die man als **hexagonal dichteste Packung** bezeichnet (Abb. 1.12). Wird dagegen die 3. Schicht so angeordnet, daß die Kugeln sich nicht über den Kugeln der 1. Schicht befinden, entsteht die **kubisch dichteste Packung** mit der Schichtfolge ABCABC ... (Abb. 1.13). In beiden dichten Packungen ist jedes Metallatom von 12 anderen umgeben. Die physikalischen Eigenschaften der Metalle werden maßgeblich durch die Gitterstruktur und die Art der elektrostatischen Wechselwirkung zwischen den Gitterbausteinen verursacht. Kationen und Elektronenkollektiv sind verantwortlich für die gute elektrische und Wärmeleitfähigkeit und den „Metallglanz".

Bindungstyp und Elektronegativität

Die Ionenbindung, kovalente Bindung und Metallbindung sind idealisierte Grenzformen der chemischen Bindung. Bindungsverhältnisse in realen Atomverbänden lassen sich häufig nur durch das gleichzeitige Auftreten mehrerer dieser idealisierten Bindungstypen erklären. Aussagen über die Art des Bindungstyps erlauben die **Elektronegativitäten** der Bindungspart-

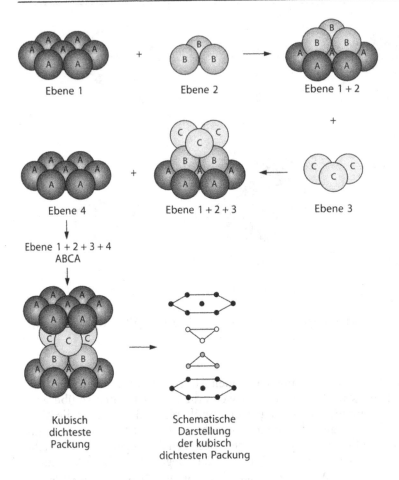

Abb. 1.13.   Kubisch dichteste Kugelpackung (Schichtfolge ABCABC...). (Mod. nach [1])

ner. Die Elektronegativität ist ein Maß für die Tendenz eines Atoms, Elektronen in einer kovalenten Bindung anzuziehen (Pauling). Unterschiedliche Elektronegativitäten zweier kovalent gebundener Bindungspartner führen zu einer unsymmetrischen Ladungsverteilung und damit zu einer polar kovalenten Bindung. Das Ausmaß der Bindungspolarisierung hängt vom Elektronegativitätsunterschied der Bindungspartner ab. Völlig unpolare Bindung findet man nur zwischen gleichartigen Atomen, die sich zudem in vollkommen gleichartiger chemischer Umgebung befinden müssen. Mit zunehmender Elektronegativitätsdifferenz folgt eine immer stärkere Verschiebung des Bindungselektronenpaars bis zum Grenzfall der völligen Verschiebung zum elektronegativen Atom, entsprechend der Bildung eines Anions und eines Kations, z. B.

$$\overset{\delta^{\oplus}\ \ \delta^{\ominus}}{}$$

Cl – Cl   H – Cl   Na⁺Cl⁻

Bindung: kovalent   polar   ionisch

———— steigende Elektronegativitätsdifferenz ————▶

Elektronegativitäten müssen – da experimentell nicht direkt meßbar – aus experimentell zugänglichen Daten abgeschätzt werden. Sie werden als relative Elektronegativitätskoeffizienten angegeben (Symbol χ), die sich auf den für das elektronegativste Element Fluor willkürlich festgelegten Wert $\chi_F = 4{,}0$ beziehen. Als weiterer Bezugspunkt dient Wasserstoff mit $\chi_H = 2{,}2$. In Tabelle 1.5 sind die von Pauling angegebenen Elektronegativitätswerte der Hauptgruppenelemente dargestellt.

Bindungstypen hängen sowohl von den Elektronegativitätskoeffizienten χ als auch der Elektronegativitätsdifferenz $\Delta\chi$ beider Bindungspartner ab. Auf der Basis der von Pauling angegebenen Werte läßt sich der Bindungstyp mit Hilfe der Regeln in Tabelle 1.6 ungefähr vorhersagen.

Dipolmoment und Bindungspolarität

Verknüpft man 2 Atome unterschiedlicher Elektronegativität durch eine Elektronenpaarbindung, so entsteht ein elektrischer Dipol. Ein elektrischer Dipol besteht aus einer Anordnung gleich großer elektrischer Ladungen (q) entgegengesetzten Vorzeichens, die sich im Abstand d befinden. Zur quantitativen Beschreibung eines Dipols dient das elektrische Dipolmoment μ_{el}:

Tabelle 1.5. Elektronegativitäts-Koeffizienten der Hauptgruppenelemente nach Pauling (vgl. [1])

H1	H2	H3	H4	H5	H6	H7
Li	Be	B	C	N	O	F
1,0	1,6	2,0	2,5	3,0	3,4	4,0
Na	Mg	Al	Si	P	S	Cl
0,9	1,3	1,6	1,9	2,2	2,6	3,2
K	Ca	Ga	Ge	As	Se	Br
0,8	1,0	1,8	2,0	2,2	2,6	3,0
Rb	Sr	In	Sn	Sb	Te	I
0,8	1,0	1,8	2,0	2,1	2,1	2,7
Cs	Ba	Tl	Pb	Bi	Po	At
0,8	0,9	2,0	2,3	2,0		
Fr	Ra					
0,86	0,97					

Tabelle 1.6.   Regeln zur Aufstellung von Bindungstypen

Bindungstyp	Elektronegativitäts-koeffizient	Elektronegativitäts-differenz
	χ	$\Delta \chi$
Ionenbindung		> 2
Polare Bindung		> 0 bis < 2
Kovalente Bindung	> 2	≈ 0
Metallbindung	$< 1,5$	≈ 0

$\mu_{el} = (q) \cdot d.$

Dipolmomente stellen vektorielle (gerichtete) Größen dar. Maßeinheit ist das Debye (D):

$1D = 3,336 \cdot 10^{-10} A \cdot s \cdot m.$

Jede polare Bindung besitzt ein permanentes Dipolmoment. Moleküle aus Atomen unterschiedlicher Elektronegativität sind daher immer elektrische Dipole. In drei- und mehratomigen Molekülen erhält man das Gesamtmoment durch Vektoraddition der einzelnen Bindungsmomente. Hier kann trotz polarer Bindungen für das Gesamtmolekül das Dipolmoment 0 resultieren. So ist von den beiden dreiatomigen Molekülen H_2O und CO_2 nur das gewinkelt gebaute H_2O-Molekül ein (permanenter) Dipol, während sich im linear gebauten CO_2 die beiden Bindungsmomente voll kompensieren.

Zur Beurteilung des Dipolcharakters von Molekülen sind daher Kenntnisse über die Elektronegativitäten und die Molekülgeometrie notwendige Voraussetzung.

1.2.3
Schwache Bindungskräfte

Debye-Kräfte und Dispersionskräfte (Van-der-Waals-Kräfte)

Neben den starken Bindungskräften der Ionen-, kovalenten und Metallbindung treten zwischen Teilchen atomarer Dimensionen immer auch schwache elektrostatische Bindungskräfte auf, die man als **Van-der-Waals-Kräfte** bezeichnet. Van-der-Waals-Kräfte sind dafür verantwortlich, daß auch beim Fehlen starker Bindungskräfte Atome oder Moleküle zu größeren Aggregaten assoziieren. Allerdings sind die Van-der-Waals-Kräfte um den Faktor 100 schwächer als die starken Bindungskräfte. Die Ursache der Van-der-Waals-Kräfte sind elektrostatische Wechselwirkungen zwischen permanenten oder induzierten Dipolen.

Elektrostatische Kräfte zwischen Molekülen, die ein permanentes Dipolmoment aufweisen, heißen **Debye-Kräfte**. Die gegenseitige Anziehung zwischen den Ladungsschwerpunkten unterschiedlichen Vorzeichens richtet die Moleküle so aus, daß insgesamt eine Anordnung mit erniedrigter potentieller Energie entsteht, z. B.:

$$\underset{\text{O}}{\overset{\delta^{\ominus}\ \ \delta^{\oplus}}{O=S}} \quad\longleftrightarrow\quad \underset{\text{O}}{\overset{\delta^{\ominus}\ \ \delta^{\oplus}}{O=S}} \quad\longleftrightarrow\quad \underset{\text{O}}{\overset{\delta^{\ominus}\ \ \delta^{\oplus}}{O=S}} \quad \text{... usw.}$$

◂----▸ Dipol-Dipol-Wechselwirkung

Die Stärke der Debye-Kräfte hängt von der Größe des molekularen Dipolmoments ab; die Bindungsenergien betragen 4–25 kJ / mol.

Dispersionskräfte sind ebenfalls elektrostatische Bindungskräfte zwischen Teilchen, die aber kein permanentes Dipolmoment aufweisen. Ihre Ursache ist darauf zurückzuführen, daß in einem äußeren Feld eine Verschiebung der Elektronen und damit der negativen Ladungsschwerpunkte in positiver Feldrichtung erfolgt, während der positive Ladungsschwerpunkt in Richtung negativer Feldrichtung verschoben wird. Das entstehende **induzierte Dipolmoment** hängt von der äußeren Feldstärke und von der Deformierbarkeit der Elektronenhüllen ab. Eine ausnahmslos auf Dispersionskräften beruhende Wechselwirkung findet man z. B. bei den Edelgasen. In den Edelgasatomen sind die Elektronen so angeordnet, daß sich insgesamt eine kugelsymmetrische Ladungsverteilung ergibt und der negative Ladungsschwerpunkt mit dem positiven Ladungsschwerpunkt des Atomkerns zusammenfällt. Dies trifft jedoch nur für das zeitliche Mittel der Ladungsverteilung zu. Da sich die Elektronen ständig bewegen, kann zu einem bestimmten Zeitpunkt durchaus eine unsymmetrische Ladungsverteilung und damit ein Dipolmoment auftreten. Dieses Dipolmoment induziert auf Nachbaratome gleichgerichtete Dipolmomente, so daß sich die Atome wechselseitig anziehen. Bindungen vom Dispersionstyp besitzen Bindungsenergien bis zu 4 kJ / mol.

Wasserstoffbrückenbindung

Moleküle, in denen Wasserstoff an die elektronegativen Elemente Stickstoff, Sauerstoff, Schwefel oder Fluor gebunden ist, zeigen besonders starke Dipol-Dipol-Wechselwirkungen, die man als Wasserstoffbrückenbindungen bezeichnet. Insgesamt weisen Wasserstoffbrückenbindungen einen elektrostatischen Anteil (Dipol-Dipol-Interaktion) als auch einen kovalenten Anteil auf, der durch Orbitalüberlappung zustande kommt. Der Dipol-Dipol-Interaktion kommt der wesentlichere Bindungsanteil zu. Wasserstoffbrückendonatoren sind Substanzen mit z. B. -SH, OH- oder -NH-Partialstrukturen. Die „gegenüberliegenden" Akzeptoren müssen durchweg freie Elektronenpaare besitzen, wie sie z. B. bei Carbonylgruppen, Sauerstoff in Hydroxylgruppen, Thioetherstrukturen oder doppelt gebundenem Stickstoff in Heterocyclen zu finden sind. Die Bindungsenergie einer Wasserstoffbrückenbindung liegt im Bereich von 8–40 kJ / mol.

Allgemeine Struktur einer Wasserstoffbrückenbindung:

2.7-3.4 Å

$$\underbrace{\overset{\delta^\ominus}{X} - \overset{\delta^\oplus}{H} \cdots | \overset{\delta^\ominus}{Y} - \overset{\delta^\oplus}{E}}_{\text{H-Brücke}}$$

(X,Y = N,O oder F; E = H oder ein anderes Atom geringer Elektronegativität)

Meistens sind die Abstände des H-Atoms zu den Nachbaratomen X und Y verschieden (unsymmetrische Wasserstoffbrücke), bisweilen treten aber auch symmetrische X-H-Y-Brücken mit gleichen H-X- und H-Y-Bindungsabständen auf. Die X-H-Y-Anordnung ist wegen der gegenseitigen Abstoßung von X und Y linear, falls nicht die Geometrie des Gesamtsystems einen von 180° abweichenden Winkel aufzwingt. Eine Molekülverknüpfung über Wasserstoffbrücken führt zu begrenzten oder zu unendlichen Aggregaten (Assoziaten) mit kettenförmigem oder dreidimensionalem Bau. In geeigneten Strukturen (meist organische Verbindungen) können Wasserstoffbrücken in ein und demselben Molekül auftreten (intramolekulare Wasserstoffbrücken). Über Wasserstoffbrücken assoziierte Verbindungen besitzen physikalische Eigenschaften, die sich von denen nichtassoziierter Moleküle in charakteristischer Weise unterscheiden. Normalerweise nehmen z. B. die Siedepunkte mit steigender Molekülmasse kontinuierlich zu, wie es u. a. in der Reihe der Edelgase und den Wasserstoffverbindungen mit Elementen der 4. Hauptgruppe beobachtet wird. Bei den Elementen der 5., 6. und 7. Hauptgruppe besitzen jedoch die jeweils leichtesten Verbindungen wie NH_3, H_2O und HF die höchsten Siedepunkte, eine Resultierende der in Wasserstoffbrücken auftretenden starken Kohäsionskräfte. Zu verschiedenen Typen von Wasserstoffbrücken s. Abb. 1.14.

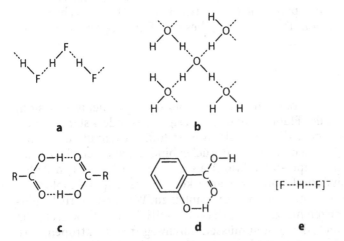

Abb. 1.14a–e. Verschiedene Typen von Wasserstoffbrücken; a zweidimensionale Verknüpfung über Wasserstoffbücken in $(HF)_n$, b dreidimensionale Verknüpfung in Wasser, c Dimeres einer Carbonsäure, d intramolekulare Wasserstoffbrücke in Salicylsäure, e symmetrische Wasserstoffbrücke im HF_2^--Ion

Die Oberfläche von hochdispersem Siliciumdioxid (Aerosil) trägt zahlreiche Silanolgruppen ($\equiv$ Si-OH), die einerseits für die Adsorptionseigenschaften, andererseits für die Gelbildung mit unpolaren und polaren Flüssigkeiten verantwortlich sind (Abb. 1.15). Unpolare Flüssigkeiten, wie z. B. flüssiges Paraffin oder Isopropylmyristat, zeigen durch thermisch hergestelltes SiO_2 transparente Dispersionen, die eine beträchliche Viskositätserhöhung aufweisen. Dieses Phänomen ist darauf zurückzuführen, daß SiO_2 über die Silanolgruppen mit anderen Teilchen über Wasserstoffbrücken ein dreidimensionales Gerüst bildet. In Gegenwart von polaren Lösungsmitteln, wie Wasser oder Alkohole, treten die Silanolgruppen mit diesen Stoffen über Wasserstoffbrücken in Wechselwirkung.

Die linear oder mäandrisch aufgebauten Polyethylenglycole besitzen an den endständigen Hydroxylgruppen und den Sauerstoffatomen Zentren für Wasserstoffbrückenbindungen oder auch Dipolwechselwirkungen (Abb. 1.16). Dies erklärt auch die Mischbarkeit von Polyethylenglykolen mit Wasser.

Auch die Strukturmerkmale und die Bioreaktivität vieler biochemisch wichtiger Verbindungsklassen wie v. a. Nucleinsäuren und Proteine lassen sich auf die Wirkung von Wasserstoffbrücken zurückführen.

Charge-Transfer-Wechselwirkung (CT-Wechselwirkung)

Bei der **Charge-Transfer-Wechselwirkung** liegt eine elektronische Wechselwirkung zwischen einem Elektronendonator (D) und einem Elektronenakzeptor (A) vor, die einer kovalenten Bindung ähnelt. Bekannte Beispiele für diesen Bindungstyp sind die Wechselwirkungen zwischen planaren Molekülen mit elektronenreichen und solchen mit elektronenarmen π-Elektronensystemen. Ein typisches Beispiel ist das Chinhydron, welches als tiefgrün schillernde Substanz bei der 1:1 molaren Interaktion von 1,4-Benzochinon mit Hydrochinon entsteht.

Abb. 1.15. Teilstruktur von hochdispersem Siliciumdioxid (Aerosil)

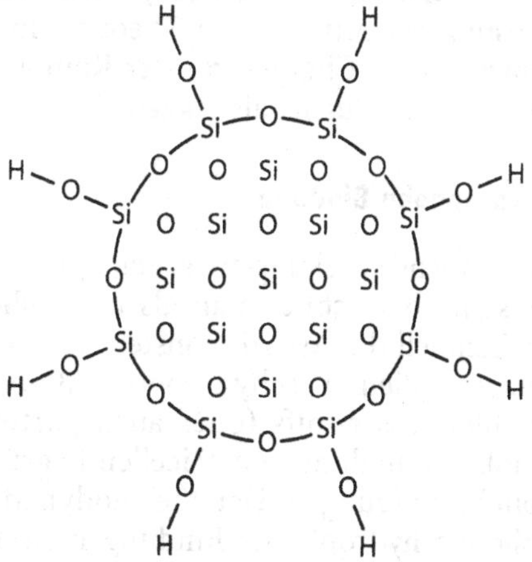

Abb. 1.16. Polyethylenglycol and H-Brückenwech-
selwirkung mit Wasser-
molekülen

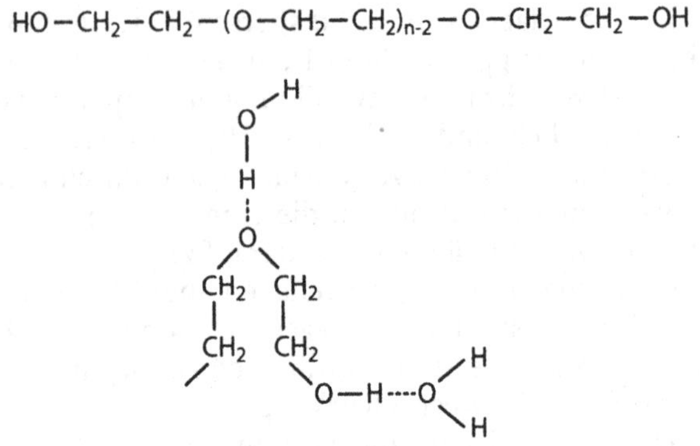

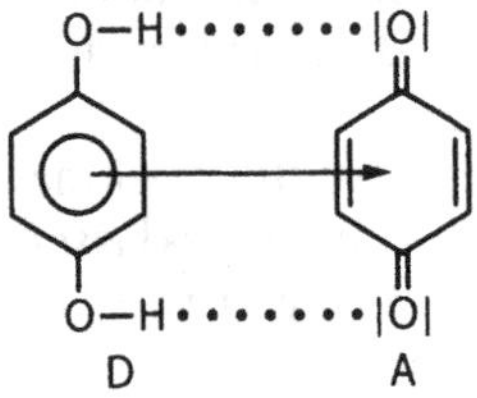

$$HO-CH_2-CH_2-(O-CH_2-CH_2)_{n-2}-O-CH_2-CH_2-OH$$

Chinhydron (ein Charge-Transfer-Komplex)

Bei der CT-Komplexbildung kommt es zu einer Orbitalüberlappung zwischen dem höchsten besetzten Molekülorbital (HOMO = „highest occupied molecular orbital") des Donators und dem niedrigsten unbesetzten Molekülorbital (LUMO = „lowest unoccupied molecular orbital") des Akzeptors. Als Donatoren fungieren elektronenreiche Arene (z. B. Anilin) oder Gruppen mit freien Elektronenpaaren (z. B. iodhaltige Stoffe). Die Akzeptoren sind in der Regel elektronenarme Systeme wie 2,4-Dinitrobenzol oder Tetracyanoethen. Die Bindungsenergie bei CT-Komplexen liegt nicht über 30 kJ / mol.

Die Bildung von CT-Komplexen stellt auch die Bindungsgrundlage bei der Lösungsvermittlung von Theophyllin mit Ethylendiamin in Wasser dar. In solch einem Charge-Transfer-Komplex fungiert die konjugierte Carbonylgruppe des Purins als Akzeptor und die Aminbase als Elektronendonator.

Hydrophobe Bindung

Die Wechselwirkung zwischen apolaren Strukturen, z. B. in einem wäßrigen System, bezeichnet man als **hydrophobe Bindung**. Man versteht darunter prinzipiell die Assoziationstendenz (lipophiler) apolarer Moleküle im wäßrigen Milieu. Die hydrophobe Bindung pro Methylengruppenpaar eines Kohlenwasserstoffs (oder auch partiell funktionalisiert) beträgt ca. 2 kJ / mol. Die Bildung von Micellen begründet sich im wesentlichen auf hydrophobe Bindungen. Der thermodynamische Stabilisierungseffekt über Ausbildung hydrophober Bindungen ist entropischen Ursprungs.

Zum Verständnis dieses Phänomens ist es notwendig, die Struktur des Wassers zu betrachten. Jedes Wassermolekül ist in der Lage, als Donator wie auch als Akzeptor einer Wasserstoffbrückenbindung zu fungieren. Gefrorenes Wasser bildet eine völlig symmetrische Struktur, in der alle Wassermoleküle untereinander mit je 2 Wasserstoffbrücken miteinander verbunden sind. In flüssigem Zustand, auch noch bei Körpertemperatur von 37 °C gibt es neben monomeren Wassermolekülen ausgedehnte sog. Cluster, die aus mehreren bis vielen über Wasserstoffbrücken verbundenen Wassermolekülen bestehen. Auch das flüssige Wasser hat also noch einen beträchtlichen eisähnlichen Charakter. Es ist eine Flüssigkeit mit hohem Ordnungsgrad, d. h. geringer Entropie. Energetisch günstige Zustände dagegen haben eine hohe Entropie. Wird eine Substanz in Wasser gelöst, dann kommt es zu einer weiteren Erhöhung des Ordnungsgrades (Entropieabnahme). Die auftretende Hydratation bringt viele Wassermoleküle in feste geordnete Positionen um die gelösten Moleküle. Dieser Prozeß ist energetisch ungünstig, denn es geht weitere Entropie verloren.

Bei ionischen oder polaren Stoffen wird dieser entropische Energieverlust durch Ion-Dipol- oder Dipol-Dipol-Wechselwirkungen mit den Wassermolekülen (enthalpischer Energiegewinn) leicht aufgebracht. Apolare Substanzen können den Energieverlust auf diese Art nicht ausgleichen. Apolare Oberflächen haben daher immer das Bestreben, sich zusammenzulagern, weil dadurch ein Teil der geordneten Wassermoleküle wieder beweglich wird. Die Entropie der Lösung wird dadurch wieder erhöht, und daraus resultiert der hydrophobe Bindungsenergiegewinn. Makroskopisch kann man dieses Phänomen mit der (automatischen) Vereinigung von Öltröpfchen in einer wäßrigen Phase verfolgen.

Hydrophobe Bindungen spielen auch in der Proteinchemie eine besondere Rolle, wobei die lipophilen α-Reste von Valin, Leucin, Isoleucin oder Phenylalanin daran unmittelbar beteiligt sind.

Unter pharmazeutisch-technologischem Aspekt trägt die hydrophobe Bindung wesentlich zur Stabilisierung von **Öl-in-Wasser-Emulsionen** bei. In diesem System sind die lipophilen Strukturelemente des Emulgators (z. B. Natriumcetylsulfat) im Wasser (äußere Phase) hydrophob (stäbchenartig) assoziiert (Micellbildung). Eng mit der hydrophoben Wechselwirkung lipophiler Strukturen verknüpft ist die Lösungsvermittlung mit Hilfe micellbildender Tenside. In dem Bereich der durch hydrophobe Wechselwirkung zusammengelagerten Kohlenwasserstoffreste des Tensidmoleküls können die hydrophoben Teile einer zu lösenden Substanz eingeschlossen und damit „löslich" gemacht werden (Solubilisation).

1.2.4
Bindungstheorien

Bindungstheorien sind Modelle, welche die Zusammensetzung und Struktur (Geometrie) von Atomverbänden beschreiben und damit zugleich die Stabilitäten und Reaktivitäten der Atome oder Moleküle zu erklären versuchen. Da es sich in allen Fällen von chemischer Bindung um elektrostatische Bindungskräfte handelt, lassen sich Bindungstheorien grundsätzlich auf die Grundlage elektrostatischer Modellvorstellungen entwickeln. Eine andere Möglichkeit zur Interpretation chemischer Bindungseigenschaften bietet das **wellenmechanische Atommodell,** das in erster Linie zur Deutung kovalenter Bindungsphänomene angewendet wird.

VSEPR-Modell

Dieses stellt ein einfaches Modell zur Erklärung von Bindungswinkeln und Molekülgeometrien („**valence shell electron pair repulsion**") dar. Grundlage des VSEPR-Modells ist die Annahme, daß Valenzelektronenpaare wegen der zwischen ihnen wirkenden elektrostatischen Abstoßung sich so um den Atomrumpf anordnen, daß unter ihnen ein möglichst großer Abstand besteht. Die Molekülgeometrie ergibt sich aus der Anordnung von bindenden und freien Valenzelektronenpaaren in Positionen maximalen Abstandes. Die nach dem Prinzip des maximalen Abstandes günstigste Anordnung der Valenzelektronen ist:
- 2 Paare ⟶ linear,
- 3 Paare ⟶ trigonal planar (gleichseitiges Dreieck),
- 4 Paare ⟶ tetraedrisch,
- 5 Paare ⟶ trigonal-bipyramidal,
- 6 Paare ⟶ oktaedrisch.

Valence-Bond-Theorie

Grundlage der **Valence-Bond(VB)-Theorie** einer kovalenten Bindung ist die Modellvorstellung des zwischen den Atomen lokalisierten bindenden Elektronenpaars, die mit dem Bild einer gerichteten Bindung gut vereinbar ist. Zur Ausbildung eines Bindungselektronenpaares, das den Elektronenhüllen von 2 Atomen angehört, müssen die Atomorbitale überlappen, d. h. sich in bestimmten Bereichen räumlich überschneiden. So kommt z. B. die Bindung im Wasserstoffmolekül H_2 durch Überlappung von 2 mit je einem Elektron besetzten 1s-Atomorbitalen zusammen (Abb. 1.17).

Zu einer Bindung führende Überlappung ist dann gegeben, wenn
- die Vorzeichen der überlappenden Wellenfunktionen gleich sind,
- die Orbitalenergien der überlappenden Atomorbitale sich nicht zu stark unterscheiden,
- die überlappenden Orbitale gleiche Symmetrie bezüglich der Kernverbindungsachse aufweisen.

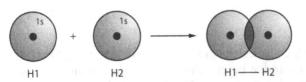

Abb. 1.17. Überlappung von Atomorbitalen im H_2-Molekül

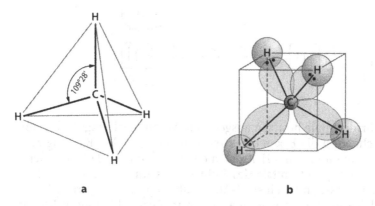

Abb. 1.18 a, b. Methanmolekül. **a** Tetraedrischer Aufbau, **b** Überlappung von 4 sp³-Hybridorbitalen des Kohlenstoffatoms mit je einem s-Orbital eines Wasserstoffatoms

Die Größe der Überlappung zweier Atomorbitale ist ein Maß für die Stärke einer Bindung.

Die Anwendung der VB-Theorie sei am Beispiel des Kohlenwasserstoffs **Methan** näher erläutert.

Im Methan, CH_4, ist das Kohlenstoffatom über 4 kovalente Bindungen mit 4 Wasserstoffatomen verbunden. Die Wasserstoffatome besetzen geometrisch betrachtet die Ecken eines Tetraeders. Die H-C-H-Bindungswinkel (Valenzwinkel) entsprechen dem Tetraederwinkel von 109° 28' (Abb. 1.18).

Im Grundzustand besitzt das C-Atom die Valenzelektronenkonfiguration $2s^2 2p^2$ mit 2 ungepaarten p-Elektronen. Es sollte demnach maximal 2 Elektronenpaarbindungen eingehen. Zur Erklärung der im Methanmolekül beobachteten Vierbindigkeit des C-Atoms muß man annehmen, daß aus dem doppelt besetzten 2s-Orbital ein Valenzelektron in das noch unbesetzte 2p-Orbital übergeht:

C-Atom: Grundzustand   Valenzzustand

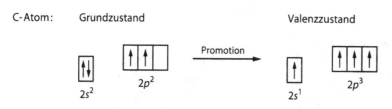

Die zur Erzeugung dieses Valenzzustandes erforderliche Energie (Promovierungsenergie) wird durch die Bindungsenergie der zusätzlich möglichen Bindungen überkompensiert. Gute Übereinstimmung mit experimentell ermittelten Geometriedaten läßt sich erreichen, wenn man die Valenzelektronen gebundener Atome durch Orbitale beschreibt, die sich durch Mischen (Hybridisieren) von Atomorbitalen ergeben. Aus einem s-Orbital und 3 p-Orbitalen entstehen durch Hybridisieren 4 völlig äquivalente sp³-Hybridorbitale:

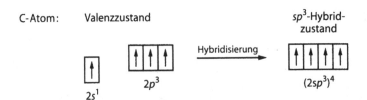

C-Atom: Valenzzustand   sp³-Hybrid-
                                                              zustand

Die 4 sp³-Hybridorbitale besitzen ausgeprägte Vorzugsrichtungen, die vom
C-Atom ausgehend in die Ecken eines Tetraeders weisen. Die Bindung zwischen dem C-Atom und den 4 H-Atomen entsteht dadurch, daß jedes der 4
einfach besetzten Hybridorbitale des Kohlenstoffs mit je einem, ebenfalls
einfach besetzten 1s-Orbital eines H-Atoms überlappt. Die überlappenden
Orbitale sind jeweils rotationssymmetrisch zur Kernverbindungsachse; es
handelt sich um σ-Bindungen. Sie stellen den Fall der maximalen Überlappung dar und ergeben dadurch die stärkste Bindung. Analoge bindungstheo-
retische VB-Modelle lassen sich bei Doppelbindungen (z. B. Alkene) und
Dreifachbindungen (z. B. Alkine) entwickeln. Vergleiche dazu Abb. 1.19
und 1.20.

MO-Theorie

Während die VB-Theorie Elektronen eines Moleküls durch auf Atome be-
schränkte „lokalisierte" Orbitale beschreibt, betrachtet die **MO-Theorie**
alle Elektronen eines Moleküls als zu einem einheitlichen Elektronensystem
gehörig. Die Elektronen befinden sich dadurch nicht mehr in Atomorbitalen,
die zu einem bestimmten Atom gehören, sondern in **Molekülorbitalen (MO)**,
die das Molekül als ganze Einheit beschreiben. Auch die Molekülorbitale
werden wie die Atomorbitale durch Quantenzahlen charakterisiert, die
ihre Energie und die geometrische Form festlegen.

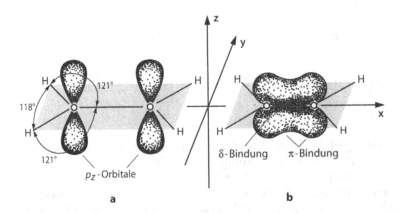

Abb. 1.19 a, b. Bindungen im Ethanmolekül (C_2H_4); **a** σ-Bindungsgerüst über sp²-
Hybridorbitale der Kohlenstoffatome (durch **Bindungsstriche** symbolisiert) und p_z-Atom-
orbitale, **b** Bildung einer π-Bindung durch seitliche Überlappung der p_z-Atomorbitale

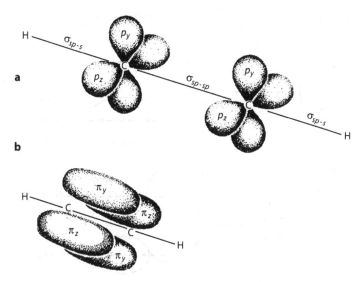

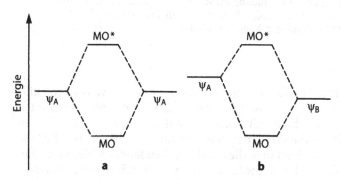

Abb. 1.20 a, b. Bindungen im Ethinmolekül (C_2H_2); **a** σ-Bindungsgerüst über sp-Hybrid-orbitale der Kohlenstoffatome (durch *Bindungsstriche* symbolisiert), **b** π-Überlappungs-bereiche der p_y- und p_z-Orbitale (p-p-π-Bindungen)

Ein bewährtes Näherungsverfahren zur Berechnung von Molekülorbita-len z. B. unter Nutzung quantenchemischer Programme ist die Methode der **Linearkombination von Atomorbitalen (LCAO-Methode).**

Diese geht von der Annahme aus, daß das Molekülfeld in der Nähe eines bestimmten Atoms in erster Linie durch dessen Feld geprägt wird. Das Mo-lekülfeld ergibt sich dann als Summe von Teilfeldern der enthaltenen Atome. Dementsprechend ergibt sich jedes einzelne Molekülorbital aus der Linear-kombination der Atomorbitale. Die Linearkombination (entspricht einer Ad-dition und Substraktion von Atomwellenfunktionen) zweier Atomorbitale

Abb. 1.21 a, b. Energieschema (Korrelationsdiagramm) für zweiatomige Moleküle; **a** Kombination gleicher Atomorbitale ψ_A, **b** Kombination energetisch verschiedener Atom-orbitale ψ_A und ψ_B

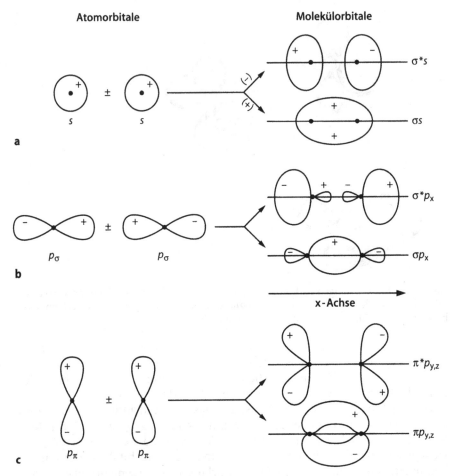

Abb. 1.22 a–c. Kombination von Atomorbitalen zu Molekülorbitalen für zweiatomige Moleküle; **a** aus je einem 2s-Atomorbital entstehen je ein bindendes und anti-bindendes σ-Molekülorbital, **b** aus je einem in Bindungsrichtungs weisenden $2p_x$-Atomorbital resultieren die Molekülorbitale $2p^*_x$ und $2p_x$, **c** die verbleibenden $p_{y,z}$-Orbitale kombinieren zu je 2 bindenden und antibindenden π-Molekülorbitalen, die paarweise entartet (energiegleich) sind

vergleichbarer Energie und identischer Symmetrie liefert jeweils 2 Molekülorbitale. Die Addition ergibt ein Molekülorbital (MO) mit großer Amplitude und damit großer Aufenthaltswahrscheinlichkeit der Elektronen zwischen den Kernen. Da die Anhäufung negativer Ladung zwischen den Kernen zur Bindung führt, bezeichnet man dieses MO als **bindendes Molekülorbital**. Das aus der Substraktion der Wellenfunktion der Atomorbitale resultierende Molekülorbital MO stellt daher ein **antibindendes Molekülorbital** dar. Elektronen in bindenden MO werden von beiden Kernen angezogen, sie sind demzufolge energieärmer als im freien Atom. Elektronen in antibindenden

Tabelle 1.7. Bindungstypen sowie intra- und intermolekulare Kräfte nach (10, 11); (E Energie pro Molekül bzw. Teilstruktur).

Bindungstyp	Definition	Zeichenerklärung	Bindungs-energie E [kJ / mol]
Kovalenz	Bindung beruht auf gleich-zeitiger Zugehörigkeit eines oder mehrerer Elektronen-paare zu den bindungsbetei-ligten Atomen		100 – 1000
Ion-Ion	$E = -\dfrac{1}{\varepsilon} \cdot \dfrac{q_1 \cdot q_2}{4\pi\varepsilon_0 \cdot r}$	ε = Dielektrizitätskon-stante des Mediums zwischen den Ladungen, ε_0 = elektrische Feldkon-stante, q_1, q_2 = La-dungen, r = Entfer-nung der getrennten Ladungen	1 – 1000
Ion-Dipol	$E = -\dfrac{1}{\varepsilon} \cdot \dfrac{e \cdot \mu}{4\pi\varepsilon_0}$ $\cdot \dfrac{\cos\varphi}{(r^2 - 0{,}25 \cdot d^2 \cdot \cos^2\varphi)}$ (gilt für r > d)	e = elektrische Ladung, μ = Dipolmoment, φ = Winkel zwischen Di-polrichtung und Linie, die die fixierte Ladung mit dem Dipolzentrum verbindet, d = Dipollänge, r = Entfernung: Ladung – Dipolzentrum	1 – 500
Dipol-Dipol (Van-der-Waals-Kräfte)	$E = -\dfrac{1}{\varepsilon} \cdot \dfrac{\mu_1^2 \cdot \mu_2^2}{6\pi\varepsilon_0 \cdot k \cdot T \cdot r^6}$ (gilt nur für Lösung)	μ_1, μ_2 = Dipolmomente, r = Abstand zwischen Dipolzentren	1 – 50
Wasserstoff-brücke	Gleichzeitige Bindung eines Wasserstoffs an zwei oder mehrere andere Atome	elektrostatischer und ionischer Anteil	1 – 50
Dispersion (Van-der-Waals-Kräfte)	$E = -\dfrac{3}{2} \cdot \dfrac{I_1 \cdot I_2}{I_1 + I_2} \cdot \dfrac{\alpha_1 \cdot \alpha_2}{r^6}$	I = mittlere Ionisierungsenergie, α = Polarisierbarkeit jeder Gruppe, r = Entfernung der wech-selwirkenden Gruppen	1 – 20
Hydrophobe Wechsel-wirkungen	Die Aggregation apolarer Strukturen verdrängt Wasser-moleküle aus dem Bindungsbereich → „Unordnung" der Wassermoleküle nimmt zu → Stabilisierung des Wech-selwirkungskomplexes		0 – 10

Molekülorbitalen besitzen einen um den gleichen Betrag höheren Energieinhalt als im freien Atom. In Abb. 1.21 ist dieser Sachverhalt in einem sog. Korrelationsdiagramm dargestellt.

Zur Kernverbindungsachse rotationssymmetrische Atomorbitale kombinieren zu rotationssymmetrischen σ-Molekülorbitalen. Aus der Kombination von Atomorbitalen, die eine Richtung der Kernverbindungsachse ausgerichtete Knotenfläche besitzen (π-Symmetrie), entstehen π-Molekülorbitale mit einer die Kernverbindungsachse enthaltenden Knotenfläche. Die Abb. 1.22 zeigt eine schematische Darstellung möglicher Linearkombinationen von s- und p-Valenzorbitalen für zweiatomige Moleküle, die aus Elementen der 2. Periode des Periodensystems bestehen.

Vorteile bietet die MO-Theorie auch bei der Behandlung delokalisierter Bindungen in drei- oder mehratomigen Molekülen, wie z. B. im Fall des Benzens. Eine modifizierte MO-Betrachtungsweise kann ferner zur theoretischen Deutung der Metallbindung herangezogen werden, indem man die Elektronen des Elektronenkollektivs durch polyzentrische, über den gesamten Kristall ausgedehnte Molekülorbitale (**Kristallorbitale**) beschreibt (für weitere Einzelheiten s. Lehrbücher der theoretischen Chemie, insbesondere der Quantenchemie).

Bindungstypen

Verschiedene Bindungstypen sowie intra- und intermolekulare Kräfte nach [10, 11] zeigt Tabelle 1.7.

Literatur

1. Holleman AF, Wiberg E (1985) Lehrbuch der anorganischen Chemie. De Gruyter, Berlin New York
2. Cotton FA, Wilkinson G (1980) Advanced inorganic chemistry. John Wiley & Sons, New York
3. Cotton FA, Wilkinson G, Gaus PL (1990) Grundlagen der Anorganischen Chemie, VCH, Weinheim
4. Christen HR (1985) Grundlagen der allgemeinen und anorganischen Chemie. Sauerländer, Aarau Frankfurt/M., Diesterweg-Salle, Frankfurt/M.
5. Christen HR, Vögtle F (1989, 1990) Organische Chemie I und II. Sauerländer, Aarau Frankfurt/M., Salle, Frankfurt/M.
6. Rademacher P (1987) Strukturen organischer Moleküle. In: Klessinger M (Hrsg) Physikalische organische Chemie, Bd 2. VCH, Weinheim
7. Klessinger M (1982) Elektronenstruktur organische Moleküle. In: Klessinger M (Hrsg) Physikalische organische Chemie, Bd 1. VCH, Weinheim
8. Coulson CA (1969) Die chemische Bindung. Hirzel, Stuttgart
9. Schmidtke H-H (1987) Quantenchemie. VCH, Weinheim
10. Martin A, Swarbrick I, Cammarata A (1987) Physikalische Pharmazie. In: Stricker H (Hrsg) Wiss Verlagsgesellschaft, Stuttgart
11. Moore WJ (1973) Physikalische Chemie. De Gruyter, Berlin, New York

1.3
Morphologie

A. Burger

1.3.1
Begriffsbestimmungen

Festkörper

Festkörper sind Stoffe im festen Aggregatzustand. Sie besitzen ein bestimmtes Volumen und eine festgelegte Form, deren Änderung schwerer durchführbar ist als bei Flüssigkeiten. Es werden kristalline und amorphe Festkörper unterschieden. Kristalle sind isotrope oder (meistens) anisotrope homogene Körper von bestimmter regelmäßiger, ihnen eigentümlicher Gestalt; sie haben ebene Begrenzungsflächen. Ihre Bausteine (Ionen, Atome oder Atomgruppen) sind regelmäßig, auf sog. Gitterpositionen oder -plätzen, angeordnet. In amorphen Festkörpern ist diese Ordnung wie bei Flüssigkeiten nur (auf mehr oder weniger) kleine Bereiche beschränkt (Nahordnung). Amorphe Körper haben i. allg. keine ebenen Begrenzungsflächen.

Amorphe Festkörper. Unter Vernachlässigung der Nahordnung der Bausteine sind amorphe Festkörper homogen, d. h. sie weisen gleiches Verhalten in parallelen Richtungen auf. Sie haben ferner in allen Richtungen des Raumes die gleichen physikalischen Eigenschaften, d. h. ihr Verhalten ist isotrop. Amorphe Festsubstanzen sind hochviskos oder vielfach glasartig spröde. Sie haben im Gegensatz zu den kristallinen Stoffen keinen Schmelzpunkt, sondern nur eine Erweichungstemperatur (einen mehr oder weniger großen Temperaturbereich). Charakteristisch ist, daß keine Schmelzwärme bestimmt werden kann und deswegen die Löslichkeit gegenüber der des kristallinen Zustands der Substanz wesentlich höher ist, was von pharmazeutischem Interesse ist. Ferner ist meistens die wahre Dichte im amorphen Zustand geringer und die plastische Verformbarkeit höher. Die chemische Reaktionsfähigkeit amorpher Feststoffe ist häufig deutlich größer. Stoffe mit einer relativen Molmasse von über ca. 1000 kristallisieren nicht selten schlecht oder überhaupt nicht. Feststoffe können auch gleichzeitig kristallin und amorph vorliegen.

Kristalline Festkörper. Die Bausteine von Kristallen können durch verschiedene Kräfte geordnet und zusammengehalten werden (Tabelle 1.8). Die kleinste dreidimensionale Einheit eines Kristallgitters, die gerade noch alle wesentlichen Eigenschaften (Symmetrie, Anordnung der Bausteine) des betreffenden Kristallsystems aufweist, ist die Elementarzelle. Durch dreidimensionale periodische Aneinanderreihung (Translation) vieler Elementarzellen kommt man gedanklich zur Kristallstruktur (Kristallgitter), deren Symmetrie durch eine von 230 Raumgruppen charakterisiert wird. Zur mathematischen Beschreibung werden die verschiedenen Kristallstrukturen 7

Tabelle 1.8. Typen kristalliner Festkörper

Anziehungskräfte	Beispiel	Bausteine
Kovalente Bindungen	Diamant	Atome
Ionenbindungen	NaCl	Kationen und Anionen
Metallische Bindungen	Kupfer	Kationen und Elektronen
Van-der-Waals-Kräfte	Naphthalin	Moleküle
Wasserstoffbindungen	Eis	Moleküle (Aggregate)
Bindungen gemischten Typs	Graphit	

(bzw. 6) Kristallsystemen zugeordnet (Abb. 1.23). Ein Kristallsystem ist ein dreidimensionales Koordinatensystem. Die Richtungen des Koordinatenkreuzes werden als kristallographische Achsen bezeichnet. Sie entsprechen den Kantenrichtungen der Elementarzelle. Die Gitterpunkte des Kristallgitters (Translationsgitters) sind von den Schwerpunkten einer Atomart (Mischkristalle ausgenommen) besetzt.

Die Kristallkanten und Kristallflächen, die unter bestimmten Winkeln gegeneinander geneigt sind, begrenzen einen Kristall, sie bestimmen seine Gestalt. Die Gesamtheit der Kristallflächen, die hinsichtlich der physikalischen Eigenschaften und der Symmetrie nach äquivalent sind, wird als **Kristallform** bezeichnet. Unter Kristallform (kristalline Form) wird auch eine bestimmte polymorphe oder pseudopolymorphe Modifikation einer Substanz verstanden. Bei der **Kristallgestalt** unterscheidet man zwischen Tracht und Habitus. Die **Kristalltracht** ergibt sich durch die Gesamtheit aller an einem Kristall auftretenden Kristallflächen (Kristallformen). Der **Kristallhabitus** (z. B. nadelförmig, würfelig, blättchenförmig etc.) hingegen wird durch die relativen Größenverhältnisse der Flächen bestimmt. Kristalle mit unterschiedlicher Tracht können demnach denselben Habitus haben oder, umgekehrt, bei gleicher Tracht können sie einen unterschiedlichen Habitus aufweisen (Abb. 1.24).

Kristalline Formen

Kristalline Formen (Kristallformen) einer Substanz sind dadurch gekennzeichnet, daß die vorhandenen Unterschiede in ihren Stoffeigenschaften verloren gehen, wenn sie aufgelöst oder geschmolzen werden.

Unter **Polymorphie** wird in der Mineralogie und Chemie bzw. Pharmazie die Erscheinung verstanden, daß eine Substanz in verschiedenen, chemisch völlig identischen, kristallinen Formen (Kristallstrukturen) existieren kann, die als Modifikationen bezeichnet werden. Der amorphe glasartige Zustand (Amorphie) eines Stoffes fällt nicht unter den Begriff der Polymorphie.

Allotropie ist die Bezeichnung für die Erscheinung, daß Elemente (Phosphor, Kohlenstoff, Schwefel usw.) in verschiedenen Molekülgrößen existieren können.

Abb. 1.23. Die 7 Kristall-
systeme (kristallallographi-
sche Achsensysteme) mit
zugehörigen Elementarzel-
len. (Aus: [9])

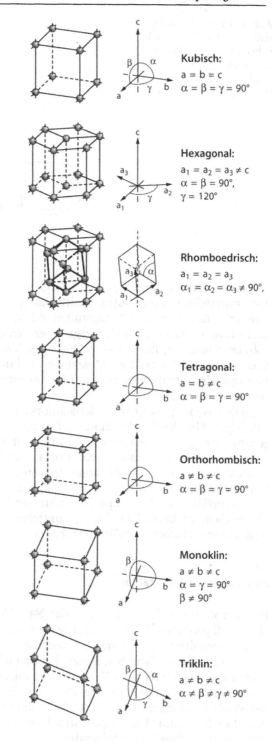

Kubisch:
$a = b = c$
$\alpha = \beta = \gamma = 90°$

Hexagonal:
$a_1 = a_2 = a_3 \neq c$
$\alpha = \beta = 90°,$
$\gamma = 120°$

Rhomboedrisch:
$a_1 = a_2 = a_3$
$\alpha_1 = \alpha_2 = \alpha_3 \neq 90°,$

Tetragonal:
$a = b \neq c$
$\alpha = \beta = \gamma = 90°$

Orthorhombisch:
$a \neq b \neq c$
$\alpha = \beta = \gamma = 90°$

Monoklin:
$a \neq b \neq c$
$\alpha = \gamma = 90°$
$\beta \neq 90°$

Triklin:
$a \neq b \neq c$
$\alpha \neq \beta \neq \gamma \neq 90°$

Abb. 1.24 a – c. Kristallgestalt; die Kristalle **a** und **b**
haben die gleiche Tracht,
aber verschiedenen Habi-
tus; **b** und **c** haben gleichen
Habitus, aber verschiedene
Tracht

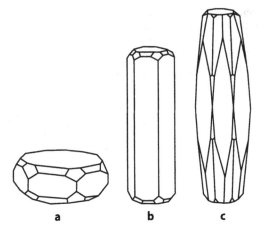

a   b   c

Pseudopolymorphie ist primär das gleichzeitig mögliche Auftreten von lösungsmittelfreien und lösungsmittelhaltigen Kristallformen (Kristallsolvate, kristalline Solvate, Lösungsmitteladdukte) der gleichen Substanz. **Kristallsolvate** unterscheiden sich gegenüber den entsprechenden lösungsmittelfreien Kristallen, ähnlich wie polymorphe Modifikationen, ebenfalls in der Kristallstruktur. Sie sind als Molekülverbindungen aus Feststoffen und Lösungsmitteln aufzufassen. Ist das Lösungsmittel Wasser, so werden sie als Hydrate benannt.

Zu den pseudopolymorphen Kristallformen gehören auch die lösungsmittelhaltigen **Einschlußverbindungen**. Das sind ebenfalls Molekülverbindungen, bei denen aber die kleineren Lösungsmittelmoleküle in die Hohlräume von größeren Molekülen oder von kristallinen Strukturen eingelagert sind. Je nach Geometrie der Hohlräume sind dies Kanaleinschlußverbindungen, Schichteinschlußverbindungen und Käfigeinschlußverbindungen (Clathrate). Grenzfälle der Pseudopolymorphie sind Einlagerungsmischkristalle, die als Gastmoleküle kleine Lösungsmittelmoleküle (z. B. Wasser) in einem unstöchiometrischen Verhältnis enthalten.

1.3.2
Polymorphie von Kristallen

Polymorphie von Kristallen ist in der Natur keine Besonderheit, sondern eine der Eigenheiten fester Stoffe, wie sie z. B. bei Schwefel (S_8), Zinn, Eisen, Ammoniumnitrat, Kaliumnitrat, Titandioxid, Siliciumdioxid, Quecksilberiodid, Chloroform, Campher, Benzophenon und vielen organischen Arzneistoffen angetroffen wird. In Kristallen organischer Verbindungen von pharmazeutischem Interesse werden die Bausteine hauptsächlich durch Van-der-Waals-Bindungen und Wasserstoffbindungen zusammengehalten (Tabelle 1.8). Kristalline Festkörper mit solchen Strukturen werden als **Molekülkristalle** bezeichnet. Die folgenden Ausführungen beschränken sich auf diese, auch wenn sie in einem gewissen Grad gleichermaßen auf andere Festkörper ausgedehnt werden können.

Thermodynamische Aspekte

Druck und Temperatur bestimmen, ob eine Substanz fest, flüssig oder gasförmig ist, also in welchem Aggregatzustand sie vorliegt. Analog verhält es sich bei polymorphen Modifikationen, von denen bei einer gegebenen Temperatur und bei gegebenem Druck diejenige die thermodynamisch stabile ist, die den geringsten Dampfdruck hat. Mit Ausnahme der Bedingungen eines Umwandlungspunktes kann es also immer nur eine einzige stabile, polymorphe Modifikation geben, die anderen möglichen Modifikationen sind **metastabil.**

Zwei ineinander wechselseitig, allein durch Temperaturveränderung überführbare Modifikationen werden als enantiotrop bezeichnet; ist die Umwandlung nur in einer Richtung möglich, handelt es sich um monotrope Modifikationen. Verständlich wird dieses als **Enantiotropie** und **Monotropie** bezeichnete Verhalten z. B. aufgrund der **Dampfdruckkurven** (Abb. 1.25).

Die Darstellung polymorphen Umwandlungsverhaltens anhand von Dampfdruckkurven der Modifikationen ist vielfach üblich. Dabei ist der Dampfdruck einer Modifikation grundsätzlich eine Funktion ihrer freien Enthalpie (bzw. freien Energie) und im wesentlichen proportional zu ihrer Löslichkeit. Es ist nun interessant, den Verlauf weiterer thermodynamischer Funktionen zu betrachten. (Die entsprechenden Volumenänderungen der beteiligten festen Phasen sind dabei vernachlässigbar.)

In Abb. 1.26 sind die Isobaren der freien Enthalpie G (G-Kurven) und der Enthalpie H (H-Kurven) von zwei Modifikationen, A und B, und der Schmelze (ι) in ihrem prinzipiellen Verlauf auf der Grundlage der Gibbs-Helmholtz-Gleichung (Gleichung 1) in einem **Energie-Temparatur-Diagramm** dargestellt.

$$G = H - T \cdot S \tag{1}$$

T = absolute Temperatur
S = Entropie

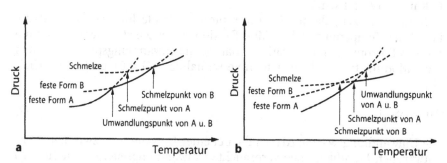

Abb. 1.25 a –b. Dampfdruckkurven enantiotroper (a) und monotroper (b) Modifikationen. (Nach [9])

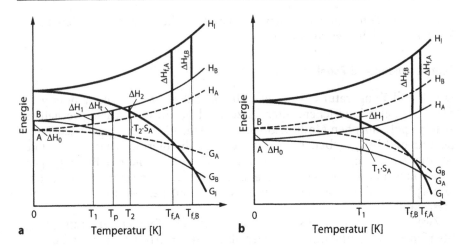

Abb. 1.26 a, b. Energie-Temperatur-Diagramm für dimorphe Systeme; a Enantiotropie, b Monotropie (**A, B** Modifikationen, flüssige Phase (Schmelze), T_p Umwandlungspunkt, T_1 und T_2 Umwandlungstemperaturen, H molare Enthalpie, G molare freie Enthalpie, S molare Entropie, ΔH_f molare Schmelzwärme, ΔH_t molare Umwandlungswärme; die **unterbrochenen Kurven** repräsentieren die instabilen Bereiche der Kristallformen A und B). (Aus [3])

Nach Gleichung 1 haben bei 0 K die G- und H-Kurven der jeweiligen Phasen (A, B und l) denselben Ursprung. Die Schnittpunkte (Gleichgewichtstemperaturen) der G_l-Kurve mit der G_A- und G_B-Kurve repräsentieren die Schmelzpunkte von A und B. Ferner entspricht die Steigung der H-Isobaren der Wärmekapazität und die negative Steigung der G-Isobaren der Entropie der Modifikationen. Diejenige Modifikation mit der geringsten freien Enthalpie G ist bei einer gegebenen Temperatur die stabile. Isotherme Umwandlung der weniger stabilen Modifikation in die stabile Modifikation kann nur – muß aber nicht – erfolgen, wenn die dabei auftretende Differenz der freien Enthalpien ΔG negativ ist (exergoner Prozeß). Mit Abb. 1.26 veranschaulicht bedeutet das, daß dabei der stabilere Zustand, repräsentiert durch die untere G-Kurve, erreicht wird.

In Abb. 1.26 zeigt das für Enantiotropie zutreffende, linke Schema, daß die bei hoher Temperatur stabile Modifikation B bei gleicher Temperatur die größere Entropie als Modifikation A hat. Beim Umwandlungspunkt T_p haben die 2 Modifikationen die gleiche freie Enthalpie ($\Delta G = 0$), und es gilt Gleichung 2.

$$\Delta H_t = \Delta S_t \cdot T_p \tag{2}$$

Die Umwandlungswärme ΔH_t ist die bei einer Umwandlung zwischen 2 enantiotropen Modifikationen verbrauchte Umwandlungsenergie, die für den Strukturumbau verwendet wird. ΔH_t stellt also einen Energiesprung dar, der ein positives Vorzeichen hat, wenn mit steigender Temperatur die Modifikation A in B umgewandelt wird. Die Umwandlungsentropie ΔS_t ist ebenfalls positiv und kann über Gleichung 2 bestimmt werden, wenn die Umwandlungswärme ΔH_t und der Umwandlungspunkt T_p bekannt sind. In Analogie dazu läßt sich mit Gleichung 3 die Schmelzentropie $\Delta S_{f,M}$ einer Modifikation M bei Kenntnis ihrer Schmelzwärme $\Delta H_{f,M}$ und ihres Schmelzpunktes $T_{f,M}$ bestimmen.

$$\Delta H_{f,M} = \Delta S_{f,M} \cdot T_{f,M} \tag{3}$$

Das rechte, für Monotropie geltende Schema in Abb. 1.26 zeigt, daß es in diesem Fall zwischen den G-Kurven von A und B keinen Schnittpunkt unter dem Schmelzpunkt der niedriger schmelzenden Modifikation B gibt, Modifikation A ist im gesamten Temperaturbereich die thermodynamisch stabile Form. Es kann aber gezeigt werden, daß auch im Fall der Monotropie die G-Kurven der beiden Modifikationen konvergieren müssen, d. h. daß auch in diesem Falle die bei 0 K stabile Modifikation A bei einer beliebigen Temperatur die geringere Entropie als Modifikation B hat und daß ein virtueller Umwandlungspunkt zwischen A und B gedacht werden kann (Tabelle 1.9).

Tabelle 1.9. Unterscheidung von Enantiotropie und Monotropie

Enantiotropie	Monotropie
Up. unter dem Schmp.	Up. über dem Schmp. (virtueller Up.)
Up. kann bei Atmosphärendruck erreicht werden	Up. kann bei Atmosphärendruck nicht erreicht werden
Mod. I ist **nur** über Up. stabil	Mod. I ist **immer** stabil
Umwandlung ist im Festzustand reversibel	Umwandlung ist im Festzustand nicht reversibel
Löslichkeit von Mod. I unter Up. höher als von Mod. II	Löslichkeit von Mod. I bei jeder Temperatur geringer als von Mod. II
Umwandlung von Mod. II in I endotherm	Umwandlung von Mod. II in I exotherm
$\Delta H_{f,I}$ kleiner als $\Delta H_{f,II}$	$\Delta H_{f,I}$ größer als $\Delta H_{f,II}$
1. IR-Peak von Mod. I vor 1. IR-Peak von Mod. II	1. IR-Peak von Mod. I **nach** 1. IR-Peak von Mod. II
Dichte von Mod. I kleiner als Dichte von Mod. II	Dichte von Mod. I größer als Dichte von Mod. II

Up. = Umwandlungspunkt,
Schmp. = Schmelzpunkt,
Mod. I = Mod. mit höherem Schmp.,
Mod. II = Mod. mit tieferem Schmp.

Strukturelle Aspekte

Zweifellos ist die Polymorphie primär kein thermodynamisches Problem, sondern die Folge struktureller Unterschiede im Kristallgitter. Allerdings gibt es darüber auch abweichende Ansichten. So wurde eine seit mehreren Jahrzehnten anerkannte Klassifikation polymorpher Umwandlungen bei anorganischen Substanzen (Mineralien), die bestimmte Strukturbeziehungen zwischen den Modifikationen voraussetzt, als weitgehend unzutreffend für Molekülkristalle zurückgewiesen. Demnach ist die Existenzfähigkeit polymorpher Modifikationen ausschließlich energetisch (thermodynamisch) bestimmt, d. h. durch die niedrigsten freien Energien. Das Prinzip der geringsten freien Energien bevorzugt aber keine Struktur im Fall der Umwandlung, und Strukturbeziehungen sind daher irrelevant. Vor allem aufgrund mikroskopischer Beobachtungen wird angenommen, daß es im Prinzip nur einen Umwandlungsmechanismus gibt, der als Kontaktmechanismus bezeichnet wird. Ganz gleich nämlich, welche Kräfte an der Kontaktfläche der beiden kristallinen Phasen eine Rolle spielen (Van-der-Waals-Kräfte oder H-Brücken), die Partikel stehen bei der Umwandlung unter demselben Einfluß beider Gitter.

Pragmatisch gesehen, hat eine solche Betrachtungsweise für die Pharmazie gewisse Vorzüge. Die Kenntnis der strukturellen Unterschiede zwischen polymorphen Modifikationen bedeutet nämlich nicht zwangsläufig, daß wir daraus immer alle Konsequenzen der Polymorphie prognostizieren können, die in der Pharmazie von Interesse sind.

Kinetik

Die Thermodynamik kann die Frage, wann mit einer Umwandlung einer metastabilen Modifikation zu rechnen ist oder wie schnell diese abläuft, nicht beantworten, da bei thermodynamischen Betrachtungen die Zeit nicht eingeht. Im Gegensatz zur Thermodynamik polymorpher Umwandlungen ist unsere Kenntnis über deren Kinetik viel geringer. Vielfach müssen wir uns mit einer rein phänomenologischen Beschreibung, die sich lediglich auf eine spezielle kristalline Form bezieht, begnügen.

Die thermodynamischen Gesetzmäßigkeiten machen immerhin deutlich, daß eine metastabile enantiotrope Modifikation verschiedentlich durch längeres Erwärmen einer stabilen Modifikation über den Umwandlungspunkt und anschließendes Abkühlen hergestellt werden kann. Ansonsten können metastabile Modifikationen nur durch vorsichtiges Unterkühlen oder Abschrecken der Schmelze, durch Kondensation des Dampfes (Sublimation), durch Kristallisation aus Lösung, durch Umwandlung aus einer anderen, noch weniger stabilen Modifikation oder durch Desolvatisierung einer lösungsmittelhaltigen Kristallform erhalten werden.

Die **Ostwald-Stufenregel** ist eine anschauliche Erklärung für dieses Verhalten. Sie besagt, daß „beim Verlassen irgendeines Zustandes und dem **Übergang in einen anderen stabileren der nicht unter den vorhandenen Verhältnissen stabilste aufgesucht wird, sondern der nächstliegende."** Das be-

deutet, daß „Umwandlungen in Stufen erfolgen, die den geringst möglichen
Verlust an freier Energie (freier Enthalpie) darstellen." Allerdings können
die Stufen natürlich so rasch aufeinanderfolgen, daß diese beispielsweise als
polymorphe Modifikationen nicht faßbar sind.

Eine Umwandlung läuft grundsätzlich entweder als Fest-Fest-Umwandlung oder als Fest-Flüssig-Fest-Umwandlung ab. Auch Übergänge sind möglich, was z. B. bei Meprobamat genauer untersucht wurde. Eine **Fest-Fest-
Umwandlung** hängt von der relativen Beweglichkeit der Moleküle und Mo-
lekülgruppen im festen Zustand ab. Diese ist aber nicht nur eine Funktion
der Temperatur, sondern v. a. der Perfektion des Kristallgitters, d. h. der
„Konzentration" an Fehlstellen. Dabei ist zu beachten, daß die höchste „Fehlstellenkonzentration" an der Oberfläche eines Kristalls zu finden ist. Eine
Kristalloberfläche ist ja nichts anderes als eine Netzebene, besetzt mit „Fehlstellen", da das Raumgitter abrupt endet. Somit ist klar, daß an dieser Phasengrenze Wechselwirkungen der kristallinen Bausteine mit anderen Stoffen
(Lösungsmittel, Netzmittel, Farbstoffe, Dämpfe, Gase etc.) einen wesentlichen Einfluß auf die Umwandlungs- und Keimbildungskinetik haben können.

Eine **Fest-Flüssig-Fest-Umwandlung** unterscheidet sich oft makroskopisch nicht von einer Fest-Fest-Umwandlung. Die Bildung der stabilen
Form erfolgt aber immer über eine flüssige Phase, von der während des gesamten Umwandlungsvorgangs nur Spuren vorhanden sind. Grundsätzlich
kommen 2 Möglichkeiten in Betracht:

1. Die stabile Form kristallisiert beim Erwärmen unmittelbar aus der sich
   gerade bildenden Schmelze der instabilen Form (inhomogenes Schmelzen). Als flüssige Phase genügen hier bereits geringe eutektische Schmelz-
   anteile, die sich infolge der Anwesenheit von Spuren von Verunreinigungen schon bei wesentlich tieferer Temperatur bilden als der, die dem
   Schmelzpunkt der metastabilen Form entspricht.
2. Die stabile Form fällt bei relativ tiefen Temperaturen (Lagertemperatur)
   mehr oder weniger langsam aus einer ihr gegenüber übersättigten Lösung
   aus, die sich mit Spuren von anhaftendem oder eingeschlossenem Lösungsmittel mit der instabilen Phase bildet. Als Lösungsmittel kommt
   v. a. Kapillarwasser in Frage. Umwandlungen dieses Typs sind daher nicht
   nur von der Temperatur, sondern auch von der relativen Luftfeuchtigkeit
   abhängig.

Gitterauflockerungen (Erhöhung der Fehlstellenkonzentration) als Folge von
Vermahlen oder Verpressen (Scherkräfte) sowie die Anwesenheit von Lösungsmitteln und Luftfeuchtigkeit erhöhen die Umwandlungsgeschwindig-
keit metastabiler Modifikationen. Hingegen können Umwandlungen suspendierter Kristalle metastabiler Formen durch Anwesenheit von oberflächenaktiven Stoffen (auch bestimmten Farbstoffen) oder durch Erhöhung der
Viskosität der Suspension verhindert oder verlangsamt werden.

1.3.3
Analytik kristalliner Formen

Kristallographie

Obwohl die Polymorphie eine Eigenschaft der kristallinen Materie ist, spielen bei Untersuchungen polymorpher Arzneistoffe kristallographische Methoden (optische oder röntgenographische Kristallstrukturuntersuchungen) eher eine bescheidene Rolle. Es ist auch nicht überraschend, daß nur sehr wenige Kristallgitter polymorpher Modifikationen von Arzneistoffen bekannt sind. Das hängt mit der Eigenart der Herstellung polymorpher Formen organischer Substanzen zusammen. Nur in wenigen Fällen werden Kristalle erhalten, die für Einzelkristallstrukturuntersuchungen geeignet sind. Sehr oft handelt es sich bei metastabilen Kristallformen nämlich um winzige Kristalle, kristalline Aggregate, polykristalline Partikel oder um Kristalle mit einem sehr hohen Fehlordnungsgrad. Solche kristallinen Produkte können in der pharmazeutischen Technologie durchaus erwünscht sein, aber es können oft nicht einmal die einfachsten kristalloptischen Bestimmungen (z. B. des Brechungsindex) damit durchgeführt werden.

Optische Methoden. Der grundsätzliche Vorteil der kristalloptischen Methoden, die mit Hilfe des Polarisationsmikroskops angewandt werden können, besteht darin, daß sich eine Reihe von charakteristischen Eigenschaften, in denen sich die Kristallformen einer Substanz unterscheiden (Lichtbrechung, Doppelbrechung, optische Achsenwinkel etc.), mit geringsten Mengen (10^{-10}–10^{-12} g) bestimmen lassen. Um aber alle Möglichkeiten dieser Verfahren ausschöpfen zu können, sind relativ umfangreiche Kenntnisse der Kristallographie und Erfahrungen in den notwendigen mikroskopischen Techniken erforderlich.

Röntgen-Pulverdiffraktometrie. Die Röntgen-Pulverdiffraktometrie vermag in der Polymorphieforschung meistens lediglich der Identifizierung zu dienen. An Probenmasse sind i. allg. (mindestens 10–250 mg (Partikeldurchmesser 1–10 µm) notwendig. Ein Vorteil dieser Methode besteht gegenüber den anderen darin, daß die Probe abgesehen vom Zerkleinern nicht zerstört wird. Wenn die Röntgen-Pulverdiffraktometrie aber nicht mit mindestens einer anderen Methode kombiniert wird, ist sie praktisch wertlos, da z. B. auch nicht zwischen Polymorphie und Pseudopolymorphie unterschieden werden kann.

Es ist zu beachten, daß lediglich unterschiedliche Winkellagen von Beugungsreflexen die Folge unterschiedlicher Kristallgitter sind, nicht jedoch differierende Beugungsintensitäten, für die z. B. Kristallhabitus und Probenpräparation verantwortlich sind. Winkellagen im vorderen Diagrammbereich sind meistens ungenauer als die in der 2. Diagrammhälfte.

Pyknometrie (Dichtebestimmung). Zur Volumenbestimmung ist die Verwendung eines Gasvergleichspyknometers zu bevorzugen (erforderliche

Probenmasse: etwa 0,5 – 10 cm^3). Aus den Dichteunterschieden polymorpher Modifikationen kann auch oft auf deren thermodynamische Stabilität geschlossen werden. Dabei hilft die **Dichteregel: „Eine Modifikation von geringerer Dichte weist am absoluten Nullpunkt i. allg. die geringere Stabilität auf."**

Thermoanalytik

Thermoanalytische Methoden spielen bei der Untersuchung von Kristallformen eine herausragende Rolle (außer bei chemisch labilen Substanzen), weil damit Kristallumwandlungen, Schmelzen und Kristallisieren direkt gesehen werden können oder (scheinbar) sichtbar gemacht werden. Dabei ist zu beachten, daß im Gegensatz zum Umwandlungs**punkt** eine experimentell bestimmte Umwandlungs**temperatur** (die ja schließlich auch bei monotropen Modifikationen gemessen werden kann) keine physikalische Konstante ist, sondern lediglich ein von den experimentellen Bedingungen abhängiger Meßwert.

Thermomikroskopie. Die Thermomikroskopie ist bei Polymorphieuntersuchungen die Methode der Wahl. Ein heizbares Polarisationsmikroskop ermöglicht die gleichzeitige Untersuchung der Doppelbrechung und des thermischen Verhaltens; als Probenmenge reichen ca. 0,001 mg (einzelne Kristalle) bis ca. 1 mg (Schmelzfilm).

Umwandlungsvorgänge machen sich beim Erwärmen v. a. durch folgende Erscheinungen ab einer bestimmten Temperatur bemerkbar:
1. Änderung oder Verlust der Interferenzfarben im polarisationsoptischen Dunkelfeld.
2. Die Kristalle werden undurchsichtig und erscheinen im durchfallenden Licht je nach Schichtdicke grau, braun oder schwarz. Dabei handelt es sich um die Bildung polykristalliner Aggregate, wobei die äußere Gestalt der ursprünglichen Kristalle beibehalten wird (Paramorphose).
3. Schmelzen unter gleichzeitigem Ausfallen einer neuen Kristallform (inhomogenes Schmelzen).

Vor allem wird mit dem Thermomikroskop auf das Vorhandensein von Solvaten geprüft, indem die Kristalle in Silgel (ein geeignetes Siliconöl mit einer Viskosität von 0,5 – 1 Pa · s) eingebettet thermomikroskopiert werden. Der Übergang vom lösungsmittelhaltigen (wasserhaltigen) Kristall zur lösungsmittelfreien Form äußert sich durch das plötzlich oder auch erst allmählich eintretende Entweichen von Gasblasen, durch Änderung oder Verschwinden der Interferenzfarben oder durch (partielles) inhomogenes Schmelzen.

Das Verhalten der Schmelze beim langsamen Abkühlen und beim Wiedererwärmen, auch nach dem Abschrecken auf einem Metallblock, wird eingehend untersucht. Nicht selten treten dabei mehrere Modifikationen nebeneinander auf, deren relative Stabilität durch wiederholtes Erwärmen oder durch Zugabe eines kleinen Tropfens eines geeigneten Lösungsmittels bestimmt werden kann.

DTA und DSC. Bei der Differenzthermoanalyse (auch als Differentialthermoanalyse bezeichnet) wird entweder eine Probe, meistens in einer kleinen Aluminiumkapsel, eingesiegelt und zusammen mit einer Referenzkapsel in einem Ofen programmiert aufgeheizt oder abgekühlt. Dabei werden dann Temperaturdifferenzen, die z. B. infolge Phasenänderungen auftreten, gemessen (DTA), oder es werden Probe und Referenz zeitlinear so aufgeheizt, daß die Temperaturdifferenz 0 ist, was eine unterschiedliche Leistungsaufnahme (sekundlicher Wärmefluß) der Probe zur Folge hat, die dann registriert wird (DSC).

DTA und DSC werden bei Polymorphieuntersuchungen häufig als scheinbar problemlose Methoden eingesetzt. 2 wichtige Punkte sind dabei aber zu beachten:

1. Um Fehlinterpretationen zu vermeiden, müssen die DSC- bzw. DTA-Kurven mit thermomikroskopischen Beobachtungen verglichen werden. Es empfiehlt sich ferner, die Versuchsbedingungen (Aufheizgeschwindigkeit, Masse und Dispersionsgrad der Probe) zu variieren. Insbesondere ist zu beachten, daß bei der Umwandlung einer pseudopolymorphen Kristallform (Lösungsmittelabgabe aus Kristallsolvaten) mehrere Reaktionen in unterschiedlicher Weise überlagert sein können.

2. Die quantitative Erfassung der Umwandlungs- und Schmelzwärmen ermöglicht oft einen tiefen Einblick in die thermodynamischen Zusammenhänge zwischen Modifikationen. Dabei helfen die **Umwandlungs-** und die **Schmelzwärmeregel:** „Die Umwandlungswärme zwischen 2 enantiotropen Formen ist über ihrem Umwandlungspunkt positiv (endotherme Reaktion), unter dem Umwandlungspunkt oder zwischen monotropen Formen negativ (exotherme Reaktion)" (Umwandlungswärmeregel). „**Anstelle der Umwandlungswärme kann meist auch die Differenz der Schmelzwärmen herangezogen werden**" (Schmelzwärmeregel).

Beim Vergleich von Schmelzwärmen (Anwendung der Schmelzwärmeregel), die bei weit auseinanderliegenden Temperaturen gemessen werden, ist der Fehler, der sich durch die unterschiedliche Wärmekapazität ergibt, nicht vernachlässigbar. Um diesen Umstand zu berücksichtigen, kommen folgende 3 Möglichkeiten in Betracht:

1. Die Differenz der Wärmekapazitäten zwischen Modifikationen und Schmelze wird gemessen oder abgeschätzt und beim Vergleich mitberücksichtigt.

2. Anstelle der Schmelzwärmen werden die Schmelzentropien ΔS_f miteinander verglichen, es wird also die Schmelzwärmeregel durch eine „**Schmelzentropieregel**" ersetzt.

3. Wegen der heute bereits komfortablen Möglichkeiten, ohne großen Aufwand mittels DSC-Bestimmungen die Wärmekapazitäten zu messen, können anstelle der Schmelzwärmen auch direkt die Wärmekapazitäten miteinander in Beziehung gebracht werden, was eine „Wärmekapazitätregel" voraussetzt: „**Die Wärmekapazität der bei 0 K stabileren Modifikation ist geringer als die der weniger stabilen Form**". Die Ableitung dieser Regel läßt sich unmittelbar aus Abb. 1.26 und den dazu gemachten Erläuterun-

gen vornehmen. Allerdings sind bei dieser Regel vermehrt Ausnahmen zu erwarten, insbesondere im Falle der Konformationspolymorphie.

Thermogravimetrie. Mit Hilfe der Thermogravimetrie (oder mittels eines Gasdetektors, z. B. eines Wärmeleitfähigkeitsdetektors, der mit dem DTA- oder DSC-Gerät gekoppelt ist, läßt sich der Verlauf der Desolvation von pseudopolymorphen Formen quantitativ verfolgen. Die Thermogravimetrie wird auch nicht selten mit DSC und DTA kombiniert. Die Probenmengen bewegen sich im Milligrammbereich. Das Meßprinzip thermogravimetrischer Methoden ist einfach, trotzdem ist mit einer Reihe von Unsicherheiten und Störungen zu rechnen.

Spektroskopie

Infrarotspektroskopie. Unterschiede im Kristallgitter wirken sich auf ein übliches IR-Spektrum aus, weil sich damit i. allg. auch die unmittelbare Umgebung IR-aktiver Stellen der Moleküle ändert. Die IR-spektroskopische Unterscheidung von Kristallformen kann schon mit preisgünstigen IR-Spektrometern vorgenommen werden. Es muß aber damit gerechnet werden, daß zwischen polymorphen Modifikationen zuweilen nur minimale IR-spektroskopische Unterschiede festzustellen sind. In diesem Fall können die Unterschiede nur noch mittels der Fourier-Transformtechnik (FTIR-Spektroskopie) ermittelt werden. Die notwendige Probenmasse beträgt i. allg. ca. 1,5 mg (KBr-Preßtechnik oder ZnSe-Aufrolltechnik) bzw. ca. 10 mg (Paraffinölsuspension). Für labile, insbesondere pseudopolymorphe Kristallformen kommt v. a. die Präparation mit Paraffinöl oder die Anwendung von Reflexionstechniken in Betracht. Die IR-spektroskopische Unterscheidung zwischen Modifikationen und Lösungsmitteladdukten bedarf besonderer Aufmerksamkeit.

IR-Spektren polymorpher Modifikationen dienen nicht nur der Identifizierung, sondern auch der Aufklärung des Umwandlungsverhaltens. Dabei hilft die **IR-Regel: „Bilden 2 Modifikationen Kristalle mit Wasserstoffbrücken, so hat meist diejenige die größere Entropie, deren erste Bande im IR-Spektrum bei höheren Frequenzen liegt."** Diese Regel setzt also Unterschiede in den Wasserstoffbrücken voraus. Ist das nicht der Fall (es sind keine Wasserstoffbrücken vorhanden, oder sie unterscheiden sich bei den verschiedenen Modifikation nicht) kann die Dichteregel angewandt werden.

Ramanspektroskopie. Die Ramanspektroskopie ermöglicht wie die IR-Spektroskopie die Aufzeichnung von Schwingungsspektren. Voraussetzung für das Auftreten des Raman-Effektes ist, daß sich beim Schwingungsvorgang die Polarisierbarkeit (Ausmaß der Deformation der Elektronenhülle) von Atomgruppen (z. B. $C \equiv C$, $C = C$, $C–C$, $N \equiv N$) ändert, nicht oder fast nicht aber dessen Dipolmoment. Da im Gegensatz dazu die periodische Änderung des Dipolmomentes eine Voraussetzung der IR-Spektroskopie ist, ergänzen sich diese beiden Methoden auch in der Polymorphieforschung.

Ein Vorteil der Ramanspektroskopie besteht darin, daß eine Probenpräparation (Vermahlen oder Verpressen bzw. Suspendieren) nicht notwendig ist. Außerdem könnte die Ramanspektroskopie von besonderem Nutzen z. B. bei der Untersuchung von Hydraten sein, die nur in Anwesenheit von Wasser stabil sind. Wasser hat (wie Glas) nur ein sehr schwaches Ramanspektrum und stört daher nicht wie bei der IR-Spektroskopie durch seine Anwesenheit.

^{13}C-NMR-Spektroskopie. Die Festkörper-^{13}C-NMR-Spektroskopie (^{13}C-CPMAS-Spektroskopie) kann zur Aufklärung einzelner Polymorphie- und Pseudopolymorphiefälle, z. B. zur Unterscheidung von Clathraten und Solvaten sowie zur Ermittlung von Komformationsunterschieden, durchaus von großem Nutzen sein, ist aber wegen des relativ hohen apparativen Aufwands für Routineuntersuchungen sicher weniger geeignet. Ein Vorteil der NMR-Spektroskopie gegenüber den anderen Untersuchungsmethoden besteht darin, daß sie am besten dafür geeignet ist, die Untersuchung einer Kristallform auch in Anwesenheit einer anderen Form oder anderer Stoffe (z. B. Hilfsstoffe) durchzuführen. Die durch unterschiedliche Kristallstrukturen bedingten chemischen Verschiebungen betragen bis zu etwa 10 ppm.

Darstellung polymorpher Systeme

Es empfiehlt sich, daß aufgrund der experimentellen Ergebnisse einer Polymorphieuntersuchung ein halbschematisches Energie-Temperatur-Diagramm erstellt wird. Die erwähnten Regeln (Schmelzwärme-, Umwandlungswärme-, IR- und Dichteregel etc.) sowie die in Tabelle 1.9 zusammengefaßten Unterscheidungsmerkmale zwischen enantiotropem und monotropem Verhalten sind dabei eine zweckdienliche Hilfe.

Die konsequente Anwendung dieser Regeln ermöglicht es, aus wenigen, experimentell auch im Mikromaßstab relativ leicht zugänglichen Daten (Schmelz- und Umwandlungswärmen, Reihenfolge der Schmelzpunkte sowie der thermodynamischen Stabilität der untersuchten Modifikationen bei einer bestimmten Temperatur) das Stabilitätsverhalten der polymorphen Modifikationen einer Substanz im gesamten Temperaturbereich vorauszusagen. Hinsichtlich der ausführlichen Begründung sowie der möglichen Ausnahmen und Einschränkungen, die sich bei Anwendung der 4 Regeln ergeben („Keine Regel ohne Ausnahme!"), muß auf die Originalliteratur verwiesen werden. Ist die Erstellung eines Energie-Temperatur-Diagramms nicht möglich, weil z. B. die Enthalpiedifferenzen (z. B. wegen Zersetzlichkeit der Substanz) nicht gemessen werden können, so sollte ein Dampfdruckdiagramm oder zumindest ein Umwandlungsschema (nach Art eines Fließdiagramms) die Zusammenhänge zwischen den Modifikationen wiedergeben.

1.3.4
Bedeutung unterschiedlicher Kristallformen

Polymorphie (und Pseudopolymorphie) ist unter organischen Arzneistoffen weit verbreitet (z. B. Barbital, Phenobarbital, Chloramphenicolpalmitat, Flufenaminsäure, Meprobamat, Paracetamol, Phenylbutazon, Sulfanilamid, Sulfathiazol, Tolbutamid, Progesteron, Oleum Cacao u. v. a.). Polymorphe und pseudopolymorphe Formen unterscheiden sich in allen mit der Kristallstruktur zusammenhängenden Eigenschaften. Dies kann sich auf die pharmazeutische Analytik, die Bioverfügbarkeit, die physikalische Stabilität und die technologische Verarbeitung (Arzneiformung) auswirken.

Analytik und Qualitätskontrolle

Die heute bevorzugte Anwendung physikalischer Analysenmethoden in der pharmazeutischen Qualitätskontrolle erfordert unbedingt einige grundlegende Kenntnisse über polymorphes und pseudopolymorphes Verhalten von Molekülkristallen. Bei Verarbeitung eines Wirk- oder Hilfsstoffes sollten alle Kristallformen und deren Eigenschaften bekannt sein. In diesem Fall genügen zur Identifizierung in den meisten Fällen eine oder zwei der erwähnten analytischen Methoden, wobei die Thermoanalytik und die IR-Spektroskopie wegen ihrer großen Aussagekraft und leichten Zugänglichkeit zu bevorzugen sind.

Auflösungsverhalten

Es läßt sich für (jeweils) 2 polymorphe Modifikationen zeigen, daß der relative Löslichkeitsunterschied unabhängig vom Lösungsmittel ist, wenn die gesättigten Lösungen annähernd einer idealen Lösung (Konzentration jedenfalls unter 0,01 mol/l) entsprechen, und daß der relative Unterschied in der (diffusionsgesteuerten) spezifischen Auflösungsgeschwindigkeit proportional dem relativen Unterschied in der Sättigungslöslichkeit ist, wenn die Konzentration 10 % (maximal 20 %) der Sättigungskonzentration nicht übersteigt („sink conditions"). Wesentlich größere Löslichkeitsunterschiede als bei polymorphen Modifikationen finden manchmal sich bei Solvaten und der amorphen Phase.

Die Sättigungslöslichkeit der Kristallformen sollte unbedingt auch in einem geeigneten, schlecht lösenden, organischen Lösungsmittel bestimmt werden, um möglichst der Forderung einer idealen Lösung zu entsprechen. Das hat folgende Vorteile:
1. vom pH-Wert und der Ionenstärke abhängige Einflüsse werden nicht wirksam, die Interpretation der Ergebnisse wird erleichtert.
2. Es ist eine Kontrolle der praktisch relevanten Unterschiede von Sättigungslöslichkeit und Auflösungsgeschwindigkeit in wäßrigen Medien.
3. Die Bestimmung der temperaturabhängigen Löslichkeit hat auch erhebliche analytische Bedeutung, da damit die temperaturabhängige Stabilität der Kristallformen, ihre Umwandlungspunkte und Lösungs- bzw. Umwandlungswärmen bestimmt werden können.

Mechanische Eigenschaften

Es ist offensichtlich, daß sich die Kristallformen einer Substanz in all jenen Eigenschaften unterscheiden, die vom Habitus und der Gitterstruktur abhängig sind. Dazu gehören das Fließverhalten und v. a. das Verformungsver-

halten der Kristalle, welche z. B. Produktion und Eigenschaften von hoch-
dosierten Tabletten wesentlich bestimmen.

Bisherige Untersuchungen über die Wechselwirkungen zwischen Tablet-
tierverhalten und dem unterschiedlichen Kristallgitter von Arzneistoffen
führten zur Erkenntnis, daß es von praktischem Interesse und meistens unbedingt notwendig ist, sowohl die mechanischen Eigenschaften als auch die
in-vitro-Verfügbarkeit in Abhängigkeit von Kristallform und Prozeßbedingungen zu untersuchen. So hat sich z. B. gezeigt, daß das unterschiedliche
Verformungsverhalten von verschiedenen Kristallformen und die daraus resultierenden unterschiedlichen Zerfallsmechanismen der Tabletten zu einer
Umkehrung polymorphie- bzw. pseudopolymorphiebedingter Auflösungs-
unterschiede führen kann.

Chemische Eigenschaften

Enzymatische Hydrolyse. Im Jahr 1967 wurde herausgefunden, daß die unterschiedliche Wirksamkeit von Chloramphenicolpalmitat-Präparaten mit
der Verwendung verschiedener Modifikationen zu erklären ist. Als eigent-
licher Grund für die mangelhafte Bioverfügbarkeit der thermodynamisch
stabilen Modifikation I wurde ihre schlechtere Löslichkeit angesehen. Inzwi-
schen ist bekannt, daß die wirkliche Ursache aber die unterschiedlich
schnelle enzymatische Hydrolyse der Modifikation I und II im Festzustand
ist, da die ungünstige stereochemische Anordnung des Esters in Modifikation I den Angriff der Esterase behindert. Die Annahme ist berechtigt, daß
mit ähnlichen Fällen, wie auch schon für andere Chloramphenicolester belegt, gerechnet werden muß.

Verhalten gegenüber feuchter Luft. Die Aufzeichnung von Wasserdampf-
sorptionsisothermen wurde bisher üblicherweise nur für pharmazeutische
Hilfsstoffe als unbedingt notwendig erachtet. Es zeigt sich aber, daß auch
bei einem festen Wirkstoff grundsätzlich die Wechselwirkungen mit der relativen Luftfeuchtigkeit zu ermitteln sind, insbesondere, wenn er in verschiedenen Festkörperformen auftreten kann. Es ist mit folgenden Erscheinungen
zu rechnen: unterschiedliche Hygroskopizität, reversible Umwandlungen,
irreversible Umwandlungen und unterschiedlich schnelle Umwandlungen.

Unterschiedliche Hygroskopizität verschiedener Kristallformen derselben
Substanz ist ein Phänomen, das vielfach zuwenig beachtet wird. Es gibt mehrere Mechanismen dafür, daß manche Feststoffe Wasser aus der Luft aufnehmen können (Tabelle 1.10). Die Form von Wasserdampfsorptionsisother-
men kann Aufschluß über diese Mechanismen geben.

Werden größere Mengen Wasser (z. B. über 1 %) in einem unstöchiometrischen Verhältnis gebunden, ist vielfach Chemisorption dafür verantwortlich. Als eigentliche Ursache für unterschiedliche, auf Chemisorption beruhende Hygroskopizität von Kristallformen werden die Unterschiede in den
intermolekularen Bindungen, insbesondere den Wasserstoffbrücken, durch
die sich die Kristallformen unterscheiden, angesehen werden müssen. Die

Tabelle 1.10. Bindungsmechanismen für Wasser (Hygroskopizität) bei pharmazeutischen Feststoffen

Mechanismus, Ursache	Bemerkungen
Physisorption	schwache Bindungskräfte
Chemisorption	häufig, viele Arzneistoffe haben polare Gruppen
Kapillarkondensation	bei porösen Materialien
Bildung von Einlagerungsmischkristallen	Wassermoleküle in Hohlräumen des Kristallgitters (Strukturwasser)
Hydratbildung	Kristallwasser

Kräfte, die sich zwischen Kristall und Wasserdampf ausbilden, sind v. a. durch das große Dipolmoment des Wassermoleküls pro Flächeneinheit gekennzeichnet. Zwischen Molekülen mit polaren Gruppen und den Wassermolekülen werden somit um so stärkere Kräfte wirksam, je weniger die wasseraktiven Gruppen durch den Aufbau des Kristallgitters beansprucht werden.

Es ist daher nicht erstaunlich, daß zwischen hygroskopischem Verhalten von verschiedenen durch Wasserstoffbindungen gekennzeichneten Modifikationen und ihren IR-Spektren kausale Zusammenhänge erkannt werden. Von Ausnahmen abgesehen kann festgestellt werden, daß diejenige Modifikation, welche im IR-Spektrum den ersten Peak bei einer höheren Wellenzahl hat als eine andere, auch durch eine größere Hygroskopizität gekennzeichnet ist. In diesem Sinn besteht eine Verbindung zur IR-Regel, die ja eine Aussage über die Entropie von Modifikationen macht, an deren Aufbau Wasserstoffbrückenkräfte beteiligt sind.

Reversible Umwandlungen, die isotherm ablaufen, betreffen die Bildung von Hydraten aus wasserfreien (oder wasserärmeren) Kristallformen. Sie sind reversibel, wenn allein durch zyklische Erhöhung oder Erniedrigung des Wasserdampfpartialdrucks immer wieder dasselbe Hydrat und dieselbe wasserärmere Kristallform erzeugt werden kann. Es gibt hydratbildende Substanzen, die sich nicht durch Lagerung in feuchter Luft in Hydrate überführen lassen. Ebenso ist es nicht möglich, manche Hydrate durch Lagerung bei 0 % relativer Feuchte zu entwässern, z. B. die von Oxyphenbutazon, Sulfametrol und Succinylsulfathiazol.

Irreversible Umwandlungen, die isotherm ablaufen, betreffen die Bildung unterschiedlicher wasserärmerer Kristallformen bei zyklischer Veränderung des Wasserdampfpartialdrucks und polymorphe Umwandlungen metastabiler Modifikationen. Eine Besonderheit metastabiler Sorbentien, die keine wasserhaltigen Kristallformen bilden können, ist ihre Neigung, beim Erreichen eines gewissen, wenn auch geringfügigen, Wassergehaltes einer Fest-Flüssig-Fest-Umwandlung in eine thermodynamisch stabile Modifikation zu unterliegen. Eine solche polymorphe Umwandlung ist allein durch Veränderung der atmosphärischen Feuchte aus thermodynamischen Gründen natürlich nicht reversibel. Das trifft auch auf Stoffe zu, die schwer wasserlöslich und nicht im eigentlichen Sinn hygroskopisch sind (z. B. Meprobamat). Verantwortlich dafür ist die pseudokatalytische Wirkung von Kapillarwasser auf die feuchtigkeitsinduzierte Keimbildung, welche die Voraussetzung für eine Fest-Fest-Umwandlung in eine stabilere Form ist. Damit gewinnen auch klimatische Besonderheiten, bedingt durch geographische Lage oder durch den Wechsel der Jahreszeiten, einen oft wenig beachteten Einfluß auf die Beständigkeit metastabiler Festkörperformen.

Unterschiedlich schnelle Umwandlungen (pseudo)polymorpher Kristallformen in Abhängigkeit von der relativen Luftfeuchtigkeit sind ein noch wenig untersuchtes Problem der Festkörperkinetik. So genügt oft nur eine geringe Erhöhung der relativen Luftfeuchtigkeit, um eine Umwandlung auf eindrucksvolle Weise zu beschleunigen.

Lichtempfindlichkeit. Ein bekanntes, von der Polymorphie abhängiges Phänomen sind die verschieden ablaufenden Festkörperreaktionen von Zimtsäuren. Beispielsweise dimerisiert unter UV-Licht eine Modifikation der trans-Zimtsäure zur zentrosymmetrischen Truxillsäure, die andere aber zur Truxinsäure. Diese Dimerisierung der trans-Zimtsäure geschieht ausschließlich im Festzustand; Bestrahlung ihrer Schmelze oder von Lösungen führt zu keiner Dimerisierung.

Unterschiedliche Stabilität verschiedener Kristallformen gegenüber UV-Licht ist z. B. von Acemetacin und von Oxytetracyclinhydrochlorid bekannt. Generell ist eine Korrelation zwischen der thermodynamischen Stabilität bzw. der Entropie einer Kristallform und ihrer chemischen Stabilität gegenüber Licht festzustellen.

Biopharmazie

Die Auswirkungen der Polymorphie und Pseudopolymorphie auf die Bioverfügbarkeit eines Arzneistoffes können sehr unterschiedliche Gründe haben. **Unmittelbare Wirkung** zeigen das spezifische Auflösungsverhalten und die chemische Reaktivität von Prodrugs im Festzustand, z. B. die Hydrolyse von Estern. **Mittelbare Wirkung** haben oft die chemische Reaktivität (Stabilität) im festen Zustand gegenüber anderen Reaktanten, dazu gehören z. B. Wasserbindung (Hydroskopizität) und andere Reaktionen; verschiedene physikalische, insbesondere mechanische Eigenschaften, die z. B. beim Tablettenzerfall in Erscheinung treten (verschiedene Kristallgitter bewirken unterschiedliche Zerfallcharakteristik); Umwandlungserscheinungen in flüssigen bzw. halbfesten Zubereitungen (Korngrößenveränderungen, Kuchenbildung, bei Suppositorien auch eine Änderung ihres Schmelzverhaltens).

Literatur

1. Beyer Ch, Maasz J (1987) Röntgendiffraktometrie in der Pharmazie. Pharm Unserer Zeit 16: 12 – 29
2. Burger A (1982) DTA und DSC – Grundlagen, Methodik und Anwendung. Pharm Unserer Zeit 11: 177 – 189
3. Burger A (1982) Zur Interpretation von Polymorphie-Untersuchungen. Acta Pharm Technol 28: 1 – 20
4. Burger A (1983) The Relevance of polymorphism. In: Breimer DD, Speiser P (ed) Tropics in pharmaceutical sciences 1983. Elsevier, Amsterdam Oxford New York, pp 347 – 358
5. Burger A (1990) Prüfung von Kristallmodifikationen der Wirkstoffe – Metastabile Kristallformen und flüssige Arzneizubereitungen. In: Essig H, Stumpf D (Hrsg). Flüssige Arzneiformen schwerlöslicher Arzneistoffe. Wissenschaftliche Verlagsgesellschaft, Stuttgart, S 84 – 122
6. Byrn SR (1982) Solid state chemistry of drugs. Academic Press, New York
7. Emons H-H, Keune H, Seyfarth H-H (1982) Chemical microscopy. In: Svehla G (ed) Wilson and Wilson's comprehensive chemistry, vol. 16 Elsevier, Amsterdam Oxford New York
8. Hemminger WF, Cammenga HK (1989) Methoden der Thermischen Analyse. Springer, Berlin Heidelberg New York
9. Hunnius Pharmazeutisches Wörterbuch (1998) 8. Aufl, völlig neu bearbeitet und stark erweitert von A. Burger und H. Wachter. De Gruyter, Berlin
10. Kuhnert-Brandstätter M (1982) Thermomicroscopy of organic compounds. In: Svehla G (ed), Wilson and Wilson's comprehensive chemistry, vol 16. Elsevier, Amsterdam Oxford New York
11. Thoma K, Serno P (1984) Physikalische Instabilität von Arzneimitteln als Folge von polymorphen Veränderungen der Kristallstruktur. Dtsch Apotheker Z 124: 2162 – 2170

1.4
Pulver

M. DITTGEN

1.4.1
Definition

Pulver sind Haufwerke (Synonym): Schüttgut oder englisch „bulk phase") aus fester Materie als innerer, inkohärenter und Luft als äußerer, kohärenter Phase. Die Einzelbestandteile der festen Materie sind die Teilchen (Abb. 1.27).

Ein Haufwerk ist teilweise eindeutig durch **primäre** Eigenschaften der Teilchen wie Schmelzverhalten oder Löslichkeit gekennzeichnet, andererseits zeichnet sich das Haufwerk selbst, insbesonders dann, wenn es relativ heterogen aufgebaut ist, durch spezifische, **sekundäre** Eigenschaften aus. Die sekundären Eigenschaften korrelieren i. allg. mit bestimmten primären pulvertechnologischen Parametern. Diese Zusammenhänge sind vielfach bekannt, jedoch nocht nicht in allen Fällen eindeutig geklärt.

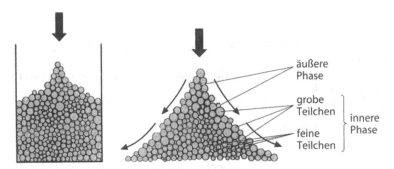

Abb. 1.27. Schematische Darstellung eines Haufwerkes, bestehend aus innerer und äußerer Phase in erzwungener Schüttung (**links**) und freier Schüttung (**rechts**)

1.4.2
Theorie

Zu den primären Eigenschaften eines Haufwerkes gehören:
- die Kristallinität,
- die Teilchengröße und damit korrespondierend
- die Oberfläche,
- die Teilchenform.

Über **Kristallinität** ist an dieser Stelle nur noch einmal darauf hinzuweisen, daß diese molekulare Eigenschaft im Ordnungs- oder Kristallinitätsgrad/ -index quantifizierbar ist [1] (s. Abschn. 1.1.3). Der Ordnungsgrad eines Feststoffes kann sich theoretisch zwischen 0 % (amorph) und 100 % (vollständig kristallin) bewegen. Die jeweiligen Extreme sind praktisch unerreichbar. Im allgemeinen bedeutet ein niedriger Ordnungsgrad eine hohe Aktivität (z. B. hohe Löslichkeit, Adsorptionsfähigkeit usw.) und ein hoher Ordnungsgrad eine geringe Aktivität (z. B. geringe Löslichkeit, hohe Hydrolysestabilität). Sofern kristalline Bereiche vorliegen, kann auch noch die Kristallstruktur eine Rolle spielen. Das ist insbesondere bei unterschiedlich kristallisierenden polymorphen Modifikationen der Fall (s. Abschn. 1.3.1).

Die **Teilchengröße** hat einen qualitativen (Geometrie des Einzelkorns, z. B. Durchmesser nach Martin, Ferret usw.) und einen quantitativen Aspekt. Pharmazeutisch-technologisch relevant ist insbesondere der quantitative Aspekt, die Teilchenverteilung innerhalb eines Haufwerkes, auch Dispersität genannt. Üblicherweise werden zur Kennzeichnung der Dispersität eines Haufwerkes der mittlere (statistische) Durchmesser oder Parameter aus dem RRSB-Netz, wie die Geradensteigung, der Formfaktor, benutzt.

Die Teilchengröße ist einer anderen primären Eigenschaft, der **Oberfläche,** umgekehrt proportional. Je kleiner die Teilchengröße eines Haufwerkes ist, desto größer ist dessen Oberfläche. Die formale Umrechnung setzt kugelförmige Teilchen voraus (Gleichung 1.2–1.4). Bei realen Teilchen gegebener Teilchengröße ist die Oberfläche von der Form des Teilchens abhängig.

$$O = \pi \cdot r^2 \tag{1.2}$$

$$\frac{O}{V} = \frac{\pi \cdot r^2}{\frac{\pi \cdot r^3}{6}} = \frac{6}{r} = O_V \tag{1.3}$$

$$\frac{O}{m} = O_m \tag{1.4}$$

O_V volumenbezogene Oberfläche
O_m massebezogene Oberfläche
m Masse
V Volumen
r Radius

Die Oberfläche kann auf das Teilchenvolumen (volumenbezogene Oberfläche) oder auf die Teilchenmasse (massenbezogene Oberfläche) bezogen werden. Volumenbezogene Oberfläche und massebezogene Oberfläche werden auch als spezifische Oberfläche bezeichnet.

Die spezifische Oberfläche läßt sich u. a. aus der Teilchengrößenverteilung ermitteln. Dazu kann der Randmaßstab im RRSB-Körnungsnetz benutzt werden. Dabei ist zu beachten, daß die feinen Teilchen besonders viel zur Größe der Oberfläche beitragen. Daher sollte die RRSB-Gerade insbesondere im feinen Teilchengrößenbereich durch Meßpunkte gesichert sein.

Grundlage der wichtigsten Bestimmungsmethoden für die Oberfläche sind die Strömung von Gas durch die Probe (Permeationsmethoden) oder die Adsorption von Gas an die Probe (Adsorptionsmethoden).

Bei den Permeationsmethoden wird die Probe von einem Gas durchströmt. Aus der Strömungsgeschwindigkeit des Gases kann nach der **Carman-Kozeny-Gleichung** die Oberfläche berechnet werden (Gleichung 1.5).

$$O_V = 14 \cdot \frac{\epsilon^3}{(1-\epsilon)^2} \cdot \sqrt{\frac{\Delta p \cdot t \cdot A \cdot \epsilon \cdot d_L}{\eta \cdot V \cdot l}} \tag{1.5}$$

O_V spezif. Oberfläche $[cm^2 \cdot cm^{-3}]$
ϵ Porosität des Pulverbettes
V geströmtes Gasvolumen $[cm^3]$
t Strömzeit [s]
A Fläche des Pulverbettes $[cm^2]$
l Schichtdicke des verdichteten Pulverbettes [cm]
Δp Druckdifferenz, hier als Längendifferenz der Manometersäule [cm]
d_L Dichte der Manometerflüssigkeit $[g \cdot cm^{-3}]$
η dynamische Viskosität des Gases, bei Luft (22 °C) = $1,841 \cdot 10^{-5}$ [Pa · s]

Folgende Bedingungen müssen bei den Permeationsmethoden eingehalten werden:
- Kontinuumsströmung, kann bei Luft für Teilchen > 10 μm (Oberflächen bis 6000 cm^2) angenommen werden,
- laminare Strömung, ist i. allg. bei Re < 1 gewährleistet (Re, Reynoldszahl),
- konstante Dichte und Viskosität des Gases, ist meist nur bei kleinen Druckdifferenzen, Δp, gewährleistet.

Außerdem muß die Porosität der Probe bekannt sein, was selten der Fall ist. Durch definiertes Verdichten kann jedoch eine Packung erzeugt werden, die für vergleichende Messungen eine hinlänglich übereinstimmende Porosität gewährleistet.

Grundlage der Adsorptionsmethoden ist die Annahme, daß die Oberfläche des Gutes eine monomolekulare Gasmolekülschicht adsorbiert. Danach kann aus dem Flächenbedarf eines Moleküls des Gases und aus dem insgesamt adsorbierten Gasvolumen die Oberfläche bestimmt werden. Beispielsweise besetzt ein Stickstoffmolekül $16,2 \cdot 10^{-20}$ m^2 Oberfläche.

Die Beziehung zwischen dem Gasdruck und der an einer Oberfläche adsorbierten Gasmenge wurde von **Brunauer, Emmet und Teller** untersucht. Sie stellten die nach ihnen benannte **BET-Gleichung** auf (Gleichung 1.6):

$$\frac{p}{V \cdot (p_s - p)} = \frac{1}{V_m \cdot C} = \frac{(C-1) \cdot p}{V_m \cdot C \cdot p_s} \qquad (1.6)$$

Bei Gültigkeit der BET-Gleichung resultiert bei Auftragung von $p / [V (p_s - p)]$ gegen p / p_s in einem Diagramm eine Gerade, die BET-Isotherme. Die Steigung der BET-Isotherme repräsentiert C. Zur Berechnung der massebezogenen Oberfläche dient Gleichung 1.7, die bei Stickstoff die einfache Form von Gleichung 1.8 annimmt.

$$O_m = \frac{A_m \cdot N_A \cdot V_m}{V_m} \qquad (1.7)$$

$$O_m = 4,35 \cdot V_m \qquad (1.8)$$

Die Schwierigkeit der Adsorptionsmethoden (auch Sorptionsmethoden) besteht darin, die monomolekulare Belegung der jeweiligen Oberfläche sicherzustellen.

Im allgemeinen beschränkt man sich auf eine mehr grobe Beschreibung der **Teilchenform**, z. B. über den Habitus (lat.) und unterscheidet lediglich zwischen
- isometrischen oder isodimensionalen und
- anisometrischen oder anisodimensionalen Teilchen.

Isometrische Teilchen (z. B. kugel-, würfel- oder prismenförmige Teilchen) sind regelmäßig gebaut und haben in den 3 Raumrichtungen etwa die gleichen Dimensionen. Anisometrische Teilchen (z. B. prismatische, nadelförmige oder plättchenförmige Teilchen) sind unregelmäßig gebaut.

Zur genaueren Beschreibung der Teilchenform sind verschiedene Formfaktoren üblich:
- Der oberflächenbezogene Formfaktor;
  dieser Faktor liefert nach Multiplikation mit dem Quadrat des Teilchendurchmessers die Oberfläche des Teilchens.
- Der volumenbezogene Formfaktor;
  dieser Faktor liefert nach Multiplikation mit der 3. Potenz des Teilchendurchmessers die Oberfläche des Teilchens.

– Der geometrische Formfaktor;
dieser Faktor liefert nach Multiplikation mit der 3. Potenz des Teilchendurchmessers die Oberfläche des Teilchens.
– Der geometrische Formfaktor;
dieser Faktor gibt an, in welchem Maß die Teilchenform von der Kugelgestalt abweicht. Je weiter ein Teilchen von der Kugelgestalt abweicht, um
so größer ist dessen spezifische Oberfläche.

Die Formfaktoren können bei der Umrechnung von Teilchengrößen in Oberflächen und umgekehrt hilfreich sein. Mit dem geometrischen Formfaktor
kann z. B. aus einem RRSB-Diagramm die spezifische Oberfläche ermittelt
werden.

Zu den **sekundären** Eigenschaften eines Haufwerkes gehören:
– die Fließeigenschaften,
– die Packungs- und Verdichtungseigenschaften,
– die Mischgüte / der Mischungsgrad und
– die Feuchte.

Die **Fließeigenschaften** sind ein Ausdruck der zwischen den Teilchen des
Haufwerkes (interpartikulär) wirkenden Kraft, der Kohäsion. Je nach der
Stärke der Kohäsion wird zwischen freifließenden, schwach und stark kohä-
siven Haufwerken unterschieden. Als grobe Orientierung kann der
Böschungswinkel dienen. Für ein schwach kohäsives Haufwerk ist ein
Böschungswinkel zwischen 30 und 50° typisch. Bei schwach kohäsiven Ma-
terialien ist die Böschung flacher, bei stark kohäsiven Materialien ist sie stei-
ler. Das Fließen kann durch interpartikuläre Haftkräfte behindert werden.
Zu den interpartikulären Haftkräften, die hier relevant sind, zählen u. a.
Van-der-Waals-Kräfte, elektrostatische Kräfte und Haftkräfte durch Flüssig-
keitsbrücken.
Das Fließen hängt weiterhin von der Größe und Größenverteilung der
Teilchen, ihrer Form und Oberflächenbeschaffenheit, ihrer elektrostatischen
Aufladbarkeit und Feuchte ab. So fließt z. B. ein Pulver besser als eine Schüttung von Tabletten. Pulver sind jedoch meist nur bis zu einer Teilchengröße
> 300 μm freifließend. Zwischen 50 und 300 μm können bereits Fließstörun-
gen auftreten, und bei einer Teilchengröße < 50 μm (kritische Teilchengröße) fließen Pulver meist nicht mehr. Der Fließvorgang wird durch eine enge
Kornverteilung begünstigt, ein breites Kornspektrum und insbesondere ein
großer Feinanteil erschwerten das Fließen. Entsprechende Schlüsse können
aus dem Verhältnis von Schütt- und Stampfvolumen / -dichte gezogen werden. Treten hier deutliche Unterschiede auf, so handelt es sich meist um
schlecht fließende Haufwerke.
Eine grobe Orientierung über die jeweiligen Fließeigenschaften liefern Beobachtungen des Ausflusses des Gutes z. B. aus dem Füllschuh einer Tablet-
tenpresse oder der Gutszuführung einer Kapselfüllmaschine. Wenn sich
beim Ausfließen des Gutes über den Querschnitt verteilt alle Teilchen bewegen und die Oberfläche glatt bleibt, besteht ein **Massefluß**. Bildet sich dage-

gen ein Krater, weil das Gut nur im mittleren Bereich ausfließt (**Kernfluß**), so handelt es sich um ein kohäsives, schlecht fließendes Haufwerk.

Die **Packungs- und Verdichtungseigenschaften** lassen sich oft nur unter bestimmten Bedingungen definieren. So beziehen sich Parameter, wie die Schüttdichte, die wahre Dichte und die Porosität, auf das möglichst unveränderte Haufwerk. Dagegen liefern die Stampfdichte, die Arbeitsdichte und der Hausner-Faktor Aussagen über das Haufwerk in einem verdichteten Zustand.

– Wahre Dichte:
Quotient aus Masse und Volumen der Probe.

Die wahre Dichte eines Haufwerkes charakterisiert die engste (porenfreie) Packung der Teilchen. Zu ihrer Bestimmung muß das in Haufwerken stets vorhandene Hohlraumvolumen mit organischen Lösungsmitteln oder mit Quecksilber verdrängt werden (Gleichung 1.9).

– Röntgendichte:
aus Daten der Röntgenstrukturanalyse der Probe errechnete Dichte.

– Relative Dichte (DAB 10):
Quotient aus der Dichte der Probe und der Dichte einer Bezugssubstanz.

– Schüttdichte:
Dichte der Probe nach Schüttung.

– Stampfdichte:
Dichte der Probe nach definierter mechanischer Beanspruchung. Beide Parameter charakterisieren eine Feststoff-Luft-Mischung, so daß es sich um scheinbare Dichten handelt.

– Hausner-Faktor:
Quotient aus Schütt- und Stampfvolumen bzw. aus Stampf- und Schüttdichte.

Der Hausner-Faktor hängt wesentlich von der Teilchenform ab. Er stellt aber dennoch ein gewisses Maß für die Kompressibilität eines Haufwerkes dar. Bei isometrischen Teilchen unterscheiden sich Stampfdichte und Schüttdichte meist nur geringfügig, und der Hausner-Faktor liegt nicht wesentlich über 1. Dagegen können bei anisometrischen Teilchen erhebliche Unterschiede zwischen der Stampfdichte und der Schüttdichte resultieren, was zu einem Hausner-Faktor von 1,3 – 1,5 führen kann.

– Die Porosität ist ein dimensionsloses Maß für den Hohlraumanteil des Haufwerkes. Sie kann sowohl für die lose Schüttung als auch für verdichtete Haufwerke, z. B. Tabletten, bestimmt werden.

– Arbeitsdichte:
Quotient aus Tablettenmasse und Matrizenfüllvolumen.

Die Arbeitsdichte (Gleichung 1.12) wurde von Hüttenrauch u. Roos eingeführt [2] und ist ein Charakteristikum für die Tablettiereigenschaften eines Haufwerkes.

Der problematische Punkt der Dichtebestimmung von festen Stoffen ist stets die Ermittlung des Volumens.

$$V_h = \frac{1}{\varrho_s} - \frac{1}{\varrho_0} \qquad (1.9)$$

$$\epsilon = 1 - \frac{V_h}{V_s} \qquad (1.10)$$

$$\epsilon = 1 - \frac{V_s}{V_0} \cdot 100 \qquad (1.11)$$

$$\varrho_a = \frac{4m}{T \cdot d^2 \cdot h} \qquad (1.12)$$

V_h Hohlraumvolumen, massebezogen [m^3/kg]
V_s Schüttvolumen [m^3]
V_0 wahres Volumen [m^3]
ϱ_s Schüttdichte [kg/m^3]
ϵ Porosität [\%, nur bei Gl. 1.10]
ϱ_0 wahre Dichte [kg/m^3]
ϱ_a Arbeitsdichte [kg/m^3]
m Tablettenmasse [kg]
d Tablettendurchmesser [m]
h Steghöhe [m]

Die Parameter **Mischgüte, Mischungsgrad** werden in Abschn. 1.5 definiert und besprochen.

Für die Arzneiformung sind sowohl die Luftfeuchte (engl. „humidity") als auch die Gutsfeuchte (engl. „moisture") von Bedeutung, denn Wasser ist sowohl in Haufwerken als auch in der Luft normalerweise enthalten. Außerdem kann infolge der Wechselwirkung zwischen Feststoff und Luft Wasser adsorbiert oder desorbiert werden.

Die **Luftfeuchte** kann als Absolut- oder Relativwert sowie auch indirekt über Druckangaben charakterisiert werden. Die absolute Feuchte der Luft ist gleich ihrem Wasserdampfanteil. Dieser Wasserdampfanteil kann als Masse Wasser je Volumeneinheit Luft (Gleichung 1.13) oder auch als Wasserdampfpartialdruck ausgedrückt werden. Der Wasserdampfpartialdruck eines Gasgemisches ist der Druckanteil des Wasserdampfes am Gasgesamtdruck.

$$w_L = \frac{m_W}{V_L} \qquad (1.13)$$

w_L Absolutfeuchte der Luft [g $\cdot$ cm^{-3}]
m_W Masse an Wasser [g]
V_L Volumen an Luft [m^3]

Die relative Feuchte der Luft bezeichnet das Verhältnis zwischen der absoluten Feuchte und der bei der herrschenden Lufttemperatur möglichen Sättigungskonzentration des Wassers (Gleichung 1.14). Die relative Feuchte kann auch durch das Verhältnis des Wasserdampfpartialdrucks zum Sättigungsdruck des Wasserdampfes bei derselben Temperatur definiert werden.

$$\varphi_{rel} = \frac{w_L}{w_S} \cdot 100 \qquad (1.14)$$

φ_{rel} Relativfeuchte der Luft [%]
w_L Absolutfeuchte der Luft [g $\cdot$ cm^{-3}]
w_S Sèttigungsfeuchte der Luft [g $\cdot$ m^{-3}]

Als Gleichgewichtsfeuchte wird die Feuchte der Luft bezeichnet, die sich im Gleichgewicht mit einer Feststoffprobe befindet.

Schließlich soll noch der Taupunkt erwähnt werden. Der Taupunkt ist die Temperatur, bei welcher der Wasserdampfpartialdruck gleich dem Sättigungsdampfdruck wird. Sinkt die Lufttemperatur unter den Taupunkt, so beginnt Wasserdampf als Tau zu kondensieren. Der Taupunkt steigt mit dem Luftdruck.

Die **Gutsfeuchte** kann ebenso wie die Luftfeuchte als Absolut- oder Relativwert angegeben werden. Demzufolge bezeichnet die absolute Feuchte den im jeweiligen Feststoff vorhandenen Wasseranteil. Entscheidend für die Definition ist, ob dieser Wasseranteil auf die trockene (Gleichung 1.15) oder auf die feuchte Substanz (Gleichung 1.16) berechnet wird.

$$w_t = \frac{100 \cdot w_f}{100 - w_f} \qquad\qquad (1.15)$$

$$w_f = \frac{100 \cdot w_t}{100 + w_t} \qquad\qquad (1.16)$$

w_t Gutsfeuchte, bezogen auf Trockensubstanz [%]
w_f Gutsfeuchte, bezogen auf feuchte Substanz [%]

Beispielsweise bezieht sich der Trocknungsverlust (DAB 10, V. 6. 22), der Masseverlust einer Substanz beim Trocknen in % (m / m), auf die Einwaage, d. h. auf die feuchte Substanz.

Der zur relativen Feuchte der Luft analoge Relativwert für Feststoffe ist die Wasseraktivität. Die Wasseraktivität (Gleichung 1.17) ist zahlenmäßig praktisch gleich dem Quotienten aus dem Gleichgewichtsdampfdruck unmittelbar über dem feuchten Feststoff und dem Sättigungsdampfdruck des Wasserdampfes bei derselben Temperatur.

$$a_w = \frac{p_e}{p_s} \qquad\qquad (1.17)$$

a_w Wasseraktivität
p_e Gleichgewichtsdampfdruck über dem feuchten Gut [mbar]
p_s Sättigungsdampfdruck bei der selben Temperatur [mbar]

Meist ist die im Gut gebundene Flüssigkeit Wasser, in dem auch Anteile des Gutes gelöst vorliegen können. Das Wasser kann auf verschiedene Weise an das zu trocknende Gut gebunden sein:
- Als Haftwasser
  bildet das Wasser einen zusammenhängenden Film auf der Oberfläche des Gutes, einschließlich der inneren Oberfläche großer Hohlräume von porösen Stoffen und Schüttungen. Der Dampfdruck des Haftwassers entspricht dem Dampfdruck ungebundenen Wassers. Das Haftwasser kann durch Trocknen vollständig entfernt werden.
- Als Kapillarwasser
  ist das Wasser in den engen Kapillaren poröser Körper gebunden. Der Dampfdruck des Kapillarwassers kann dem Dampfdruck ungebundenen

Wassers entsprechen (nichthygroskopisches Gut) oder unterhalb eines kritischen Feuchtegehaltes geringer sein als der Dampfdruck ungebundenen Wassers (hygroskopisches Gut). Auch das Kapillarwasser kann durch Trocknen vollständig entfernt werden. Allerdings stellt sich bei hygroskopischen Gütern unter Normalbedingungen der kritische Feuchtegehalt wieder ein.

– Das Kapillarwasser, das besonders bei feinkörnigen Gütern den inneren Hohlräumen anhaftet (Kapillarkondensation) ist eine wichtige Ursache des Phänomens Hygroskopizität. Weitere Ursachen sind die Adsorption des Wassers über Van-der-Waals-Kräfte an der äußeren und inneren Oberfläche des Gutes und bei Salzen die Dampfdruckdifferenz zwischen der nach Wasserzutritt resultierenden Salzlösung und reinem Wasser. Mit fortschreitender Trocknung wird die Lösung konzentrierter, und demzufolge nimmt auch die Dampfdruckerniedrigung zu.

– Als Quellwasser
durchdringt das Wasser das Gut (vorwiegend hydrophile anorganische Quellstoffe und organische Polymere) vollständig. Je nach Fortschreiten der Quellung kann zwischen primären und sekundären Hydratschichten und, nach Vergrößerung der Schicht- oder Kettenzwischenräume, Schwarmwasser unterschieden werden. Das Quellwasser kann durch Trocknen prinzipiell entfernt werden. Bei schonender Trocknung können die primären Hydrathüllen erhalten bleiben.

– Kristallwasser
ist chemisch gebundenes Wasser und kann daher erst oberhalb der Zersetzungstemperatur des Hydrates entfernt werden, was i. allg. beim Trocknen nicht der Fall ist.

Der jeweilige Gleichgewichtszustand, der sich bei einer gegebenen Temperatur zwischen der Gutsfeuchte und der Luftfeuchte einstellt, kann durch eine Sorptionsisotherme (Abb. 1.28) dargestellt werden. Als Abszissenmaß der Sorptionsisotherme können sowohl die relative Luftfeuchte als auch die mit ihr korrespondierende Wasseraktivität angegeben werden.

Bei zahlreichen Substanzen, insbesondere solchen, die durch Quellung und Kapillarkondensation Wasser binden können, verlaufen Adsorption und Desorption auf unterschiedlichem Niveau (Hysteresis). Die in Abb. 1.28 modellhaft dargestellten Sorptionsisothermen für eine Stärke und eine mikrokristalline Zellulose treffen in dieser Form für viele pharmazeutische Hilfsstoffe zu. Hier überlagern sich Oberflächenadsorption, zunächst monomolekular und dann multimolekular, und Kapillarkondensation. Es gibt darüber hinaus zahlreiche andere Typen von Sorptionsisothermen, die z. B. den Fall der reinen Kapillarkondensation, Oberflächenadsorption oder die Hydratbildung berücksichtigen [4–6].

Abb. 1.28. Sorptionsisothermen für Weizenstärke
(1) und mikrokristalline
Zellulose (Avicel, 2), dargestellt ist die nach Adsorption (A) bzw. Desorption (D)
resultierende Gutsfeuchte,
bezogen auf die Trocken-
substanz (w_t), in Abhängigkeit von der Wasseraktivität (a_w). (Nach [3])

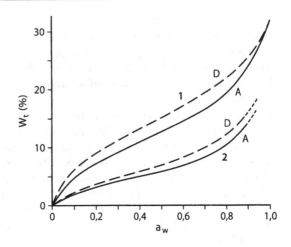

1.4.3
Methoden

Die Methoden der Pulvertechnologie betreffen einerseits die Bestimmung
und andererseits die Veränderung der Eigenschaften eines Haufwerkes.
Die Methoden zur Bestimmung pulvertechnologischer Parameter haben bisher nur in geringem Ausmaß Eingang in Arzneibücher gefunden. Sie werden
jedoch öfter in Standards (z. B. DIN) beschrieben, und die mit ihnen erzielten Ergebnisse werden in industriellen Produktspezifikationen aufgeführt.

Die Methoden zur Veränderung technologischer Eigenschaften werden im
Band „Technologische Arzneiformenlehre" behandelt.

Kristallinität

Die Bestimmung der **Kristallinität** ist in anderem Zusammenhang bereits
beschrieben (vgl. 1.1.3), so daß an dieser Stelle nur eine tabellarische Übersicht über geeignete Methoden gegeben werden soll (Tabelle 1.11).

Teilchenform

Zur Bestimmung der Teilchenform können die zur Bestimmung der Kristallinität genannten abbildenden Untersuchungsmethoden eingesetzt werden
(Tabelle 1.11).

Teilchengröße

Zur Bestimmung der **Teilchengröße** pharmazeutischer Haufwerke können
neben optischen und elektronischen Methoden verschiedene Varianten
der Sedimentationsanalyse eingesetzt werden. Des weiteren sind einige
der zur Gewinnung von Teilchenfraktionen einsetzbaren Grundoperationen
(Sieben und Sichten) zur Bestimmung der Teilchengröße geeignet. Bei der

Tabelle 1.11. Übersicht über Methoden, die in der Pharmazie zur Bestimmung der Kristallinität eingesetzt werden können (vgl. 1.3.3). (Nach [1])

Methode	Grundprinzip	Aussagefähigkeit bezüglich Kristallinität
Licht- und Elektronenmikroskopie	Direkte Abbildung	Qualitativ, quantitativ
Röntgendiffraktometrie	Röntgenbeugung im Weit- und Kleinwinkelbereich	Quantitativ
Spektroskopie	IR-, NMR- oder RAMAN-Spektren	Qualitativ, quantitativ
Dichtebestimmung Dilatation	Messung der Volumenänderung beim Schmelzvorgang	Quantitativ
Thermoanalytik (DSC, DTA)	Bestimmung der Schmelz- oder Lösungswärme	Quantitativ
Akzessibilitätsmethoden	Indirekte chemische und physikalisch-chemische Analyse der Hydrolysegeschwindigkeit, Wassersorption, Deuterierung usw.	Qualitativ

Auswahl einer Methode sollte 1.) deren Meßbereich (Abb. 1.29 a) berücksichtigt und 2.) entschieden werden, ob Einzelteilchen oder Teilchenkollektive zu beurteilen sind.

Darüber hinaus ist die Festlegung der Teilchengröße von der Art der Bestimmung der Ausdehnung der Teilchen abhängig.

Ein statistischer Durchmesser eines Teilchenkollektivs wird aus der Messung der jeweils größten Ausdehnung zwischen einer parallelen senkrechten Linienschar (**Ferret**-Durchmesser, Abb. 1.29 b) oder der Ausdehnung des Teilchens an der die Teilchengröße halbierenden waagerechten Linie (**Martin**-Durchmesser, Abb. 1.29 c) ermittelt. Aus Messungen der Fläche auch unregelmäßiger Teilchen wird der Durchmesser des flächenäquivalenten Kreises bzw. einer volumenäquivalenten Kugel berechnet (Abb. 1.29 d).

Optische Methoden. Eine optische Teilchengrößenbestimmung ist im einfachsten Fall mit einem **Mikroskop**, das mit eine Okularmikrometer ausgerüstet ist, möglich. Das Okularmikrometer, ein Glasplättchen, das in das Okular des Mikroskopes eingelegt werden kann, muß für die jeweilige Meßanordnung geeicht werden. Dies geschieht mit einem Objektmikrometer. Das ist ein Glasstreifen, vergleichbar einem Objektträger, in den eine Präzisionsskala eingeritzt ist, und der auf den Objekttisch gelegt wird.

Die Grundprobleme der mikroskopischen Messung, wie auch anderer Teilchengrößenanalysen, sind die Präparation der Probe und die Entscheidung, wieviele Teilchen gemessen werden sollen.

Übliche Präparationsmethoden sind z. B.

– die Abscheidung der Probe auf einem Membranfilter,

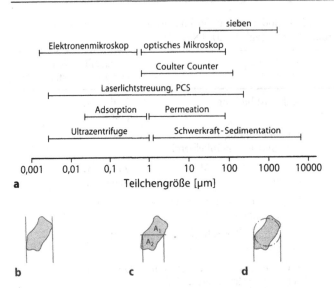

Abb. 1.29 a–d. Teilchengrößenbestimmung; **a** Meßbereiche der Methoden, **b** Ferret-Durchmesser, **c** Martin-Durchmesser, **d** Durchmesser eines flächenäquivalenten Kreises

– die Fixierung der Probe, z. B. durch Einschmelzen, Dispergieren in einer geeigneten hochviskosen Flüssigkeit.

Die Entscheidung, wieviel Teilchen gemessen werden sollen, wird dem Pharmazeuten meist durch Festlegungen in den Arzneibüchern abgenommen. Beispielsweise wird nach der Methode des DAB 10 (V.5.5.2 „Bestimmung der Teilchengröße durch Mikroskopie") eine solche Menge der suspendierten Probe untersucht, die 10 μg des Pulvers entspricht.

Bei der automatischen mikroskopischen Dispersitätsanalyse wird das Bild zeilenweise abgetastet. Aus dem resultierenden Hell-dunkel-Muster werden elektronisch die Teilchendurchmesser und eine Anzahldichteverteilung errechnet.

Der Meßbereich der mikroskopischen Dispersitätsanalyse kann durch Verwendung eines **Elektronenmikroskopes** um den Faktor 10 in Richtung zu kleineren Teilchen verschoben werden.

Teilchen, deren Teilchengröße deutlich größer als die Wellenlänge des Lichtes ist, also 2–9 000 μm beträgt, können **photometrisch** analysiert werden. Zur Messung wird der Teilchenstrom durch einen Lichtstrahl/Röntgenstrahl geführt. Während des Durchgangs eines Teilchens nimmt die Intensität des Lichtes/der Strahlung proportional zur Teilchenquerschnittsfläche ab, was registriert werden kann. Haupteinsatzgebiete der photometrischen Dispersitätsanalyse sind die Reinraum- und Staubanalyse.

Das Grundprinzip der **Streulichtmessungen** besteht darin, das von den Teilchen ausgehende Streulicht unter bestimmten Winkeln zu erfassen. Neben der Laserstreuung werden die Mie-, die Frauenhofer- und die Raleigh-Streuung (für Moleküle < 20 nm) zur Teilchenmessung eingesetzt.

Abb. 1.30. Grundprinzip der Laserstreulichtmessung (1 Laser, 2 Strahlaufweitung, 3 Küvette, 4 Fourier-Linse, 5 Detektor)

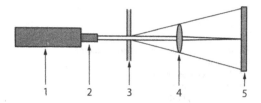

Teilchen, deren Teilchengröße in der Größenordnung der Wellenlänge des Lichtes liegt, also 200–800 nm beträgt, können mit der Laserstreulichtmethode analysiert werden. Bei dieser Streulichtmethode wird die Probe mit Laserlicht (bevorzugt Helium-Neon-Laser mit der Wellenlänge 633 nm) bestrahlt und die Intensität des Streulichtes gemessen (Abb. 1.30).

Der Laserstrahl wird aufgeweitet, um in der Meßzelle eine größere Zahl von Teilchen zu beleuchten. Die zu untersuchenden Teilchen gelangen auf unterschiedliche Weise in die Meßzelle. Flüssigkeiten (Suspensionen, Emulsionen) werden in einem Vorratsbehälter mittels Ultraschall desaggregiert und von dort durch die Meßzelle gepumpt. Pulver werden im freien Strahl durch das Laserlicht geblasen und anschließend abgesaugt. Aus der Meßzelle tritt gestreutes und ungestreutes Licht aus. Das ungestreute Licht wird mit einer Fourier-Linse fokussiert und damit eliminiert. Das gestreute Licht trifft abhängig vom Streuwinkel und damit von der Partikelgröße mit unterschiedlicher Intensität auf einen Detektor, auf dem Photodioden bandförmig in Halbkreisen angeordnet sind. Die Breite der Diodenbänder wächst logarithmisch nach außen. Dies führt zu logarithmisch geteilten Kornklassen.

Der Meßbereich kann durch Veränderung der Brennweite der Linse oder durch Verschieben der Meßzelle verändert werden. Entsprechende Meßgeräte sind computergesteuert. Der Computer erledigt auch die Umrechnung der radienabhängigen Intensitätsverteilung des Lichts in eine Häufigkeits- oder Summenhäufigkeitsverteilung der Teilchengrößen.

Teilchen, deren Größe unterhalb der Wellenlänge des verwendeten Lichtes liegt, können mit der **Photonenkorrelationsspektroskopie** (PCS) gemessen werden. Die PCS mißt im Bereich der Mie-Streuung, das bedeutet gegenüber der Vorwärtsstreuung (Laserstreulichtmethode) bei einem größeren Winkel (meist 90°). Das Grundprinzip der PCS beruht auf der größenabhängigen Brown-Molekularbewegung der Teilchen. Kleine Teilchen oszillieren stärker als große. Diese unterschiedliche Oszillation wird als Fluktuation der Lichtintensität meßbar. Aus der Fluktuation kann mit Hilfe einer „Korrelationsfunktion" auf die Partikelgröße zurückgerechnet werden (Gleichung 1.18 – 1.20).

$$C(T) = e^{-2 \cdot D \cdot K^2 \cdot \tau}$$

(1.18)

$$K = \frac{4 \cdot T \cdot n}{\lambda} \cdot \sin \frac{\theta}{2}$$

(1.19)

$$R = \frac{k \cdot T}{6 \cdot \pi \cdot D \cdot \eta} \qquad (1.20)$$

n Brechungsindex des Dispersionsmediums
θ Streulichtwinkel
λ Wellenlänge des Lichtes
k Boltzmann-Konstante
T absolute Temperatur
η Viskosität des Dispersionsmediums

Voraussetzung für eine genaue Messung ist die ungehinderte Diffusion der Teilchen, d. h. die Proben müssen ausreichend (3–10 %) verdünnt vorliegen. Wird bei der PCS nur die Streulichtintensität gemessen, so wird auch nur eine durchschnittliche Teilchengröße erhalten. Aus Fluktuationsmessungen werden dagegen nach aufwendiger Berechnung Teilchengrößenverteilungen erhalten. Wird nur bei einem Winkel gemessen, so können sich kleine Teilchen hinter großen „verstecken". Weitere Meßfehler können aus einer ungünstigen Meßzeit entspringen. Deshalb kann im sich schnell ändernden Teil der e-Funktion mit kurzen und später mit langen Meßzeiten gemessen werden (Multi-Tau-Korrelation).

Bei der **Laser-Doppler-Anemometrie** (LDA), einem anderen Meßverfahren mit Laserlicht, wird die Geschwindigkeit der Teilchen aus den Helligkeitsschwankungen interferierenden Streulichts ermittelt. Dazu wird ein Laserstrahl in 2 Teilstrahlen zerlegt, die in der Meßzelle interferieren. Teilchen die das resultierende Muster paralleler Interferenzstreifen passieren, verursachen Helligkeitsschwankungen, die von einem Photodetektor erfaßt werden.

Mit der **Phasen-Doppler-Anemometrie** (PDA), einer Weiterentwicklung der LDA, können die Teilchengeschwindigkeit, die Teilchengröße und -konzentration gleichzeitig gemessen werden. Das Meßverfahren setzt optisch durchsichtige Teilchen voraus. Diese fokussieren das Muster paralleler Interferenzstreifen, so daß danach ein divergentes Strahlenbündel entsteht. Das Licht dieses Bündels trifft auf ein Paar hochempfindlicher Photodetektoren. Die auftreffenden Lichtstrahlen unterscheiden sich durch die Phasenlage des Lichts, so daß aus dem Phasenunterschied die Teilchengröße berechnet werden kann.

Elektronische Teilchenzählung („**coulter counter**"). Beim „coulter counter" wird die Störung eines elektrischen Feldes benutzt, um ein der Teilchenquerschnittsfläche proportionales elektrisches Signal zu gewinnen (Abb. 1.31).

Die Teilchen (0,4–1,200 μm) müssen vor der Messung in einem Elektrolyten, in dem sie möglichst wenig löslich sind (Zusatz von Aceton, Isopropanol usw.), suspendiert werden. Die Suspension wird durch eine Öffnung gepumpt, wodurch sich das zwischen Meß- und Bezugselektrode anliegende elektrische Feld (Uc ~ 110 V) charakteristisch für die jeweilige Teilchengröße ändert. Die Öffnungsweite der Meßelektrode muß der zu messenden Teilchengröße angepaßt sein. Um einen einwandfreien Durchfluß der Suspension zu gewährleisten, sollte der Durchmesser der jeweils größten Teilchen maximal 30 % der Öffnungsweite betragen. Dem Verstopfen und asymme-

Abb. 1.31. Meßprinzip des Coulter-Counter (1 Meßelektrode, 2 Bezugselektrode, 3 Öffnung, 4 Suspension der Probe, 5 Elektrolyt, U_c) Wechselspannung, R_A Arbeitswiderstand, U_i Spannungsimpuls)

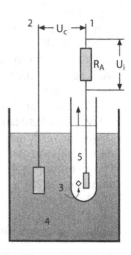

trischen Strömungsverhältnissen, bekannten Nachteilen des „coulter counter", wird neuerdings durch Meßelektroden mit 2 Öffnungen begegnet. Zur Eichung des „coulter counter" werden zweckmäßig monodisperse Latices (z. B. aus Polystyren) verwendet.

Sedimentationsanalyse. Durch die Sedimentationsanalyse können einzelne Teilchen nicht vermessen werden, sondern nur Teilchenkollektive. Grundlage der Sedimentationsanalyse ist das Stokes-Gesetz (Gleichung 1.21).

$$v = \frac{h}{t} = \frac{2r^2(d_1 - d_2) \cdot g}{9 \cdot \eta} \tag{1.21}$$

v Sedimentationsgeschwindigkeit [m/s]
h Sedimentationshöhe [m]
t Sedimentationszeit [s]
r Teilchenradius [m]
d_1 Dichte der Teilchen [kg/m³]
d_2 Dichte des Dispersionsmittels [kg/m³]
η Viskosität [Pa · s = N · m⁻² · s]
g Erdbeschleunigung $= 9,81$ m/s²

Bei dem resultierenden Teilchendurchmesser handelt es sich streng genommen um den Äquivalentdurchmesser einer Kugel mit der gleichen Sinkgeschwindigkeit. Die Sinkgeschwindigkeit wird üblicherweise in einer Flüssigkeit, seltener in einem Gas bestimmt. Beispielsweise lassen sich mit Luft als Dispersionsmedium Teilchen bis zu einem Durchmesser von ca. 10 µm messen. Das entspricht etwa der Größenordnung der mittleren freien Weglänge der Luftmoleküle. Für eine exakte Berechnung nach dem Stokes-Gesetz müssen folgende Randbedingungen eingehalten werden:
- Die Flüssigkeit/das Gas soll unendlich ausgedehnt und unbewegt sein, Konvektion durch Temperatur- oder Dichteunterschiede sowie Randeffekte sind auszuschließen. Das bedeutet, daß nach der Bewegung der Flüs-

sigkeit beim Dispergieren des Feststoffes eine Abklingzeit der Strömung von 20 s (Photometerküvette) bis 2 min (Andreas-Pipette) eingehalten werden muß.

- Das Sedimentationsmedium darf nicht mit dem Feststoff reagieren, ihn insbesondere nicht lösen, und es muß eine kleinere Dichte haben als der Feststoff.
- Die Temperatur des Mediums darf während der Messung nur $< 0,01\,°C$ schwanken. Insbesondere müssen Sonnen- und andere Lichteinstrahlung sowie ein Verdunsten / Verdampfen der Flüssigkeit an der Oberfläche (Verdampfungswärme!) vermieden werden.
- Die Strömungsgeschwindigkeit muß während der Sedimentation laminar sein (Re $< 0,25$).
- Die Feststoffteilchen dürfen während der Sedimentation nicht miteinander in Wechselwirkung stehen. Dazu wird in einer Konzentration unter 1 Vol-% gemessen. Flüssigkeiten wird gewöhnlich ein Peptisator zugesetzt.

Der Meßbereich der Sedimentationsanalyse ist im Schwerkraftfeld nach unten durch die Brown-Molekularbewegung (Teilchen $< 1\,\mu m$) und die langen Meßzeiten für kleine Teilchen begrenzt. Ersetzt man die Schwerkraft durch die Fliehkraft, so kann der Meßbereich bis in den nm-Bereich erweitert werden.

Die sedimentationsanalytischen Methoden unterscheiden sich danach, wie der sedimentierte Feststoff bestimmt wird. Dies kann beispielsweise durch Wiegen oder durch die Absorption von Strahlung geschehen.

Die **Andreasen-Pipette** besteht aus 2 Elementen, einem gläsernen Sedimentationszylinder und der eigentlichen Pipette, die genau 20 cm tief in den Glaszylinder ragt (Abb. 1.32).

Abb. 1.32. Andreasen-Pipette (1 Sedimentationszylinder, 2 Pipette, 3 Probe)

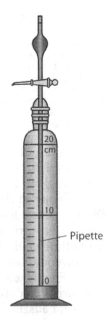

Vor der Bestimmung müssen die zu analysierenden Teilchen suspendiert werden. Die Suspension beginnt in dem Glaszylinder unter dem Einfluß der Schwerkraft zu sedimentieren. In festgelegten Zeitabständen werden durch die Pipette Proben aus dem Glaszylinder entnommen und deren Feststoffgehalt bestimmt. Aus der Zeit der Probenentnahme und der durch die Pipettengeometrie festliegenden Sedimentatinsstrecke kann die Teilchengröße errechnet werden. Es wird eine Volumenverteilungssumme erhalten.

Für eine einwandfreie Durchführung der Sedimentationsanalyse in der Andreasen-Pipette muß die Anwesenheit unzulässig großer Teilchen ausgeschlossen werden. Dazu wird vor der Sedimentation, zur Zeit 0, geprüft, ob die Masse der zu diesem Zeitpunkt entnommenen Probe (Nullprobe) der aus dem Gehalt berechneten theoretischen Masse entspricht (Gleichung 1.22). Weitere Hinweise zu dieser Methode sind in DIN 51033 zu finden.

$$m_0 = \frac{V_{10} \cdot M_0}{V_0} = m_1 \tag{1.22}$$

V_{10} Volumen der O-Probe [m^3]
V_0 Gesamtvolumen [m^3]
M_0 Masse des Arzneistoffes (insgesamt) [kg]
m_0 theoretische Masse der 0-Probe [kg]
m_1 gefundene Masse der 0-Probe [kg]

Ganz ähnlich funktioniert das **Photosedimentometer**, mit dem Unterschied, daß die Feststoffkonzentration in der Meßebene aus der Lichtdurchlässigkeit (Transmission) ermittelt wird. Aus dem Lambert-Beer-Gesetz kann der Streuungsquerschnitt und damit die geometrische Projektionsfläche der Teilchen berechnet werden (Gleichung 1.23).

$$\ln T = -A_v \cdot c_v \cdot L_k \tag{1.23}$$

T Transmission
A_v Streuungsquerschnitt
c_v Volumenkonzentration des Feststoffes
L_k Schichtdicke der Küvette

Das Photosedimentometer ist sehr empfindlich, so daß insbesondere niedrige Feststoffkonzentrationen (wenig Probenmaterial!) analysiert werden können. Für die Berechnung der Teilchengröße muß die Apertur des Gerätes bekannt sein. Anderenfalls kann es mit einem Polysteyrenlatex bekannter Teilchengrößenverteilung geeicht werden. Bei feinen Teilchen und demzufolge langen Meßzeiten kann die Messung dadurch beschleunigt werden, daß die Transmission an mehreren Höhen der Küvette gemessen wird. Die Umsetzung der gemessenen Intensitäten in Partikelgrößen übernimmt in der Regel ein Computer.

Beim **Röntgensedimentometer** werden die gegenüber Licht kurzwelligen Röntgenstrahlen eingesetzt, um die Feststoffkonzentration in der Meßebene zu bestimmen. Da jedoch die Strahlungsabsorption gemessen wird, müssen von Stoffen mit Atomen niedriger Ordnungszahlen höhere Konzentrationen zur Bestimmung eingesetzt werden.

Abb. 1.33. Prinzip einer Sedimentationswaage

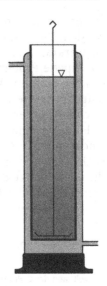

Bei der **Sedimentationswaage** werden die sedimentierenden Teilchen mit Hilfe einer Waage erfaßt, deren Waagschale sich in der Sedimentationsflüssigkeit befindet (Abb. 1.33). Aus dieser kumulativen Messung wird eine Summenverteilung erhalten.

Beim **Fliehkraftsedimentometer** wird die Sedimentation der Teilchen mit Hilfe einer Zentrifuge beschleunigt. Dadurch können auch kleinere Teilchen (Durchmesser 0,1–5 μm) gemessen werden. Im Stokes-Gesetz tritt die Zentrifugalbeschleunigung, $(2 \cdot p \cdot n) 2 \cdot r$, an die Stelle der Erdbeschleunigung (Gleichung 1.24).

$$d = \sqrt{\frac{18 \cdot \eta}{(\varrho - \varrho_0) \cdot (2 \cdot \pi \cdot n)^2 \cdot r}} \cdot \sqrt{\frac{h}{t}} \qquad (1.24)$$

d Teilchendurchmesser
ϱ Dichte der Teilchen
ϱ_0 Dichte des Mediums
η Viskosität
n Drehzahl
r Abstand der Teilchen von der Drehachse
h Sedimentationsstrecke
t Zeit

Die Sedimentation der Teilchen kann auch hier photometrisch oder gravimetrisch (mit Hilfe einer Abschäleinrichtung) verfolgt werden.

Siebanalyse. Sieben und Sichten sind Trennverfahren. Beide Grundoperationen liefern Kornfraktionen. Werden deren Mengenanteile genau bestimmt, können diese Trennverfahren auch zur Dispersitätsanalyse eingesetzt werden.

Beim einfachen Sieben wird ein Haufwerk in den Siebdurchgang und den Siebrückstand getrennt. Als Trenngrenze kann jedoch nicht die Maschenweite gelten, da die Teilchen die Maschen auch diagonal passieren können (Abb. 1.34).

Im allgemeinen wird der mittlere Teilchendurchmesser des jeweiligen Siebdurchgangs als Trenngrenze angenommen. Im DAB 10 (V.5.5.1 Siebanalyse) werden 2 Möglichkeiten zur Charakterisierung angegeben, durch eine und durch zwei Siebgrößen:

- Wenn das Haufwerk durch eine Siebgröße charakterisiert ist, müssen 97 % der Probe dieses Sieb passieren.

- Wenn das Haufwerk durch zwei Siebgrößen charakterisiert ist, müssen mindestens 95 % der Probe das größere Sieb passiert haben, und von diesem Durchgang dürfen höchstens 40 % durch das kleinere Sieb gehen.

Auf die Geometrie der Siebe wird im Arzneibuch (DAB 10 V.1.4) sowie in verschiedenen Siebnormen: DIN 4187, DIN 4188 und DIN 4195, ASTM E 11–70, TYLER und BS 410 hingewiesen.

Beim Sieben wird das Gut in eine Relativbewegung zum Sieb versetzt. Dies kann manuell (Handsiebung), maschinell mit geeigneten Vibratoren oder Siebmaschinen (maschinelles Sieben) oder pneumatisch (Luftstrahlsiebung) geschehen. Besonders feine Teilchen (Durchmesser zwischen 10 und 500 μm), die bei trockenem Sieben agglomerieren würden, können durch Naßsiebung getrennt werden. Für eine komplette Dispersitätsanalyse wird eine repräsentative Probe des Haufwerkes in einem Trennungsgang in verschiedene Kornfraktionen zerlegt. Dazu werden die einzelnen Siebe (z. B. des DAB-Siebsatzes) zu einem Siebturm zusammengestellt.

Bei der Luftstrahlsiebung wird nur jeweils ein Trennungsschritt vollzogen, da nur ein Sieb pro Trennung verwendet werden kann. Die Teilchen auf dem Sieb werden durch einen Luftstrom bewegt. Große Teilchen bleiben auf dem Sieb liegen, kleinere werden ausgeblasen und können anschließend entweder durch einen Filter oder einen Zyklon abgeschieden werden.

Sichten. Beim Sichten werden Haufwerke in strömenden Gasen, meist Luft, in Fraktionen getrennt. Es werden stets nur 2 Fraktionen, die Grobkorn- und die Feinkornfraktion, erhalten. Die Trenngrenze zwischen beiden Fraktionen muß in der Regel experimentell bestimmt werden. Sie hängt von der

Abb. 1.34. Siebgewebe, schematisch (1 Kette, 2 Schuß, d Durchmesser des Drahtes, m Maschenweite)

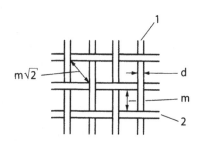

Kraft (Schwerkraft, Fliehkraft) ab, mit der die Teilchen dem Gasstrom entgegenbewegt werden.

Ein **Schwerkraftsichter** ist vom Aufbau her einer Luftstrahlmühle („jetmill") ähnlich. Das Haufwerk wird mit einem starken Luftstrom bewegt. Große Teilchen schweben in diesem Luftstrom bzw. sinken zu Boden, und kleine Teilchen werden mit ihm fortbewegt. Die Trenngrenze ist also erreicht, wenn die Sinkgeschwindigkeit des Teilchens gleich der Luftgeschwindigkeit ist. Somit kann ein Haufwerk je nach Luftgeschwindigkeit fraktioniert werden. Bei modernen Geräten ist die Trennzone nur 1 cm lang, und es können Teilchen zwischen 3 und 40 µm getrennt werden.

Beim **Zick-Zack-Sichter** (Abb. 1.35) wird das Gut von einer Dosierschnecke im Trägergas dispergiert. Die Teilchen passieren dann mit dem Luftstrom das rotierende Sichtrad.

Im Sichtrad strömt die Luft durch Kanäle von außen nach innen. Dadurch wirken an dieser Stelle zwei Kräfte auf die Teilchen ein, die Zentrifugalkraft und die Reibungskraft der Luft. Beim Grobgut dominiert die Zentrifugalkraft, und die Teilchen rutschen abwärts. Das Feingut hingegen wird mit dem Luftstrom weitertransportiert und kann später mit einem Zyklon aus dem Abluftstrom entfernt werden. Das Verfahren hat trotz weniger Trennstufen im Sichtrad eine hohe Trennschärfe.

Der **Impaktor** ist vom Aufbau her einem Zick-Zack-Sichter ähnlich, jedoch können mit ihm bis zu 7 Kornfraktionen zugleich (z. B. Kaskadenimpaktoren Pl der Fa. Retsch) gewonnen werden. Auch hier wird das Gut mit einem Luftstrom in das Gerät eingeblasen. Der Luftstrom wird stufenweise mehrfach mäanderförmig umgelenkt, wobei die für jede Stufe charakteristi-

Abb. 1.35. Funktionsprinzip eines Zick-Zack-Sichters (Alpine) (1 Antriebswelle, 2 Dosierschnecke, 3 Gut, 4 Sichtrand, 5 Gaszufuhr, 6 Grobgut, 7 Feingut)

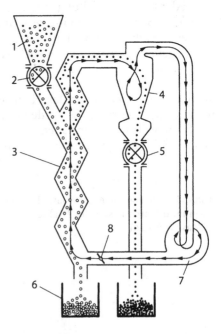

sche Kornklasse auf den sog. Impaktionsringen abgeschieden wird. Aus dem Massenanteil der einzelnen Kornfraktionen, die auf den Impaktionsringen anfallen, kann die Kornverteilung bestimmt werden.

Impaktoren trennen Teilchen zwischen 3 und 30 µm und dienen deshalb insbesondere der Luftüberwachung in Reinraumbereichen.

Oberfläche

Zur Bestimmung der **Oberfläche** sind neben der Photometrie, Permeations- und Sorptionsmethoden sowie das Quecksilberintrusionsverfahren geeignet. Da das Aufsaugvermögen eines Pulvers in Beziehung zu seiner aktiven Oberfläche steht, kann dessen Bestimmung als relative Bestimmungsmethode für die Oberfläche hier mit eingeordnet werden.

Photometrie. Unter bestimmten Voraussetzungen kann die Oberfläche **photometrisch** ermittelt werden. Die Zusammenhänge zwischen Transmission / Extinktion sind wegen des an den Teilchen gebeugten Lichtes und je nach der Wellenlänge des verwendeten Lichtes der zu messenden Teilchengröße und dem Strahlengang des Photometers mehr oder weniger kompliziert. Nach [7] kann die volumenbezogene Oberfläche nach einer vom Lambert-Beer-Gesetz (Gleichung 1.23) abgeleiteten Beziehung (Gleichung 1.25) aus der Transmission berechnet werden.

$$O_v = -\frac{4 \cdot \ln T}{c_v \cdot L_k} \tag{1.25}$$

T Transmission
O_v volumenbezogene Oberfläche
c_v Volumenkonzentration des Feststoffes
L_k Schichtdicke der Küvette

Permeationsmethoden fußen auf der Carman-Kozeny-Gleichung (Gleichung 1.26) und unterscheiden sich danach, welche Druckverhältnisse beim Durchströmen der Probe herrschen.

$$a_v = \frac{K}{\sqrt{\eta}} \cdot \sqrt{\frac{\epsilon^3}{(1-\epsilon)^2} \cdot t} \tag{1.26}$$

$K = 21,5\,g^{0,5} \cdot s^{-1} \cdot cm^{-1,5}$

Beim **Blaine-Gerät** wird durch die Geometrie der Meßzelle und des dazugehörigen Stempels die Probe vor der Messung auf eine Porosität von 0,5 verdichtet. Danach wird die Meßzelle auf ein U-förmiges Manometer aufgesetzt. Die Manometerflüssigkeit wird in einem Schenkel des Manometers hochgesaugt und anschließend dazu benutzt, ein definiertes Gas-(Luft-)volumen durch die Probe zu saugen, wobei sich die Flüssigkeitsspiegel wieder ausgleichen (Abb. 1.36).

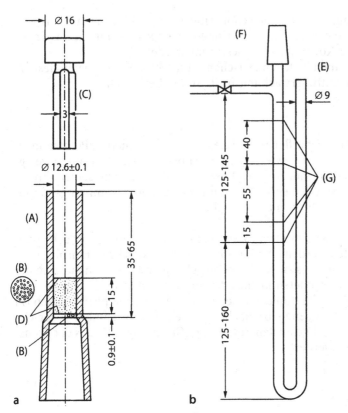

Abb. 1.36 a, b. Permeationszelle (a) und Durchströmungsmengenmeßgerät (U-Rohrmanometer, b). (Nach EuAB 2.9.14)

In der beschriebenen „Originalvariante" verändert sich die Druckdifferenz während der Messung. Die im DAB 10 N 1 unter V.5.5.3 zur „Bestimmung der spezifischen Oberfläche durch Gasdurchströmung" beschriebene Methode ist gegenüber der „Originalvariante" so verändert, daß die Druckdifferenz während der Messung konstant bleibt. Dies wird dadurch erreicht, daß nicht ein U-Manometer verwendet wird, sondern die Flüssigkeit in einen Auffangbehälter gelangt. Dadurch verändert sich der Unterdruck praktisch nicht.

Um die Übereinstimmung der Apparatur (Abb. 1.36) mit den im Arzneibuch angegebenen Maßen zu überprüfen, wird ein Preßkörper hergestellt, der aus 340–365 mg einer Mischung von 1 % (m/m) Magnesiumstearat und 99 % (m/m) Natriumchlorid (beides durch Sieb 125 gegeben) besteht. Der Preßkörper wird aus dem zylindrischen Rohr durch die näherliegende Öffnung mit Hilfe eines Kolbens von mindestens 75 mm Länge ausgestoßen. Die Abmessungen des Preßkörpers müssen innerhalb der vorgeschriebenen Grenzwerte liegen.

Auch beim **Fisher-Sub-Sieve-Sizer** wird während der Messung für eine konstante Druckdifferenz gesorgt. Außerdem wird hier das Volumen der Probe genau definiert (1 cm³), so daß aus dem Volumenstrom die spezifische Oberfläche errechnet werden kann. Bei der Oberflächenbestimmung mittels Knudsen-Diffusion, z. B. mit dem Micromeritics-Knudsen-Flow-Permeameter, wird der Druck auf 0 extrapoliert. Das setzt Messungen bei sehr kleinen Drücken voraus, bei denen die Bedingungen der Knudsen-Diffusion erfüllt sind.

Die **Sorptionsmethoden** basieren auf der BET-Gleichung (Gleichung 1.6) und unterscheiden sich danach, ob die Isotherme mehr oder weniger vollständig aufgenommen (Mehrpunktmessung) oder nur eine Einpunktmessung vorgenommen wird.

Nach DIN 66131 wird die spezifische Oberfläche durch Extrapolation aus 5 Meßpunkten des geradlinigen Teils der BET-Isotherme im Druckbereich $p/p_s = 0{,}1 - 0{,}3$ berechnet. In diesem Druckbereich kann eine chemische Bindung des Meßgases an die Probe weitgehend ausgeschlossen werden.

Bei der Einpunktmessung wird nur ein Punkt der Isotherme nahe an der oberen Gültigkeitsgrenze der BET-Gleichung gemessen und die Isotherme zwischen dem Koordinatenursprung und diesem Punkt als Gerade angenommen. Um den Fehler der Einpunktmessung gering zu halten, sollte möglichst an die Grenze des erwähnten Druckbereiches ($p/p_s = 0{,}3 - 0{,}35$) gegangen werden.

Kommerzielle Meßgeräte unterscheiden sich danach, woraus das adsorbierte Gasvolumen kalkuliert wird:
- aus dem zugeführten Gasvolumen beim DEN-AR-mat (Fa. Ströhlein),
- aus der Druckerniedrigung des Gases durch die Probe beim AREA-meter (Fa. Ströhlein) und den BET-Meßgeräten der Firmen Micromeritics, Grimm, Carlo-Erba,
- aus der Gaskonzentration des desorbierenden Gases, beim BET-Meßgerät der Fa. Quantachrome.

Quecksilberintrusionsverfahren. Das Quecksilberintrusionsverfahren läßt Quecksilber in ein zuvor evakuiertes Haufwerk eindringen. Quecksilber verhält sich gegenüber den meisten Feststoffen in zweierlei Hinsicht inert, es löst und benetzt sie nicht. Dadurch dringt das Metall unter Luftdruck nur bis in Poren von ca. 7,5 µm ein. Zu dieser 1. Messung wird die Probe evakuiert, mit Quecksilber in Kontakt gebracht und dann das Vakuum aufgehoben.

In einer anschließenden 2. Messung wird das Quecksilber mit hohem Druck ($4 \cdot 10^8$ Pa) in die feinsten Poren der Probe (bis minimal 1,9 nm) gepreßt. Bei beiden Messungen wird das Volumen des Quecksilbervorrates registriert. Eine Volumenänderung bedeutet eine Quecksilberpenetration. Zum Schluß wird der Druck wieder gesenkt. Dabei verläßt das Quecksilber die dem jeweiligen Druck entsprechende Porengröße. Durch Zuordnung der Volumenänderung zum jeweils registrierten Druck kann die Porengrößenverteilung errechnet werden.

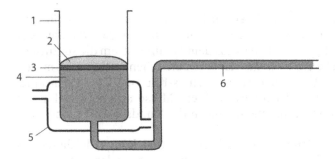

Abb. 1.37. Enslin-Apparatur zur Bestimmung des Aufsaugvermögens von Pulvern (1 Fritte, 2 Probe, 3 Frittenboden, 4 Meßflüssigkeit, 5 Thermostatierter Mantel, 6 Meßkapillare (Pipette))

Das Aufsaugvermögen (auch Enslin-Zahl) gibt an, wieviel ml Flüssigkeit 1 g eines Haufwerkes aufnehmen kann. Das Aufsaugvermögen steht zweifelsohne in Zusammenhang mit der Oberfläche, eine eindeutige Korrelation wurde jedoch noch nicht nachgewiesen. Dennoch wird die aus der Mineralienprüfung herrührende Methode in der Pharmazie gern benutzt, weil sie 1. apparativ einfach ist und 2. bezüglich der Qualität von Pudern und der Lagerfähigkeit von Pulvern und Granulaten einiges aussagt.

Zur Ermittlung der Enslin-Zahl dient eine Fritte, die so mit einer kalibrierten, flüssigkeitsgefüllten Kapillare (z. B. Meßpipette) verbunden ist, daß sich das Flüssigkeitsniveau auf gleicher Höhe mit der Oberkante des Frittenbodens befindet (Abb. 1.37). Die Kapillare soll noch Volumendifferenzen bis zu 0,01 ml erkennen lassen. Die Meßanordnung sollte thermostatiert sein, hierzu findet man bei [18] einen interessanten Vorschlag.

Nachdem die Meßanordnung vorbereitet und die Kapillare wie beschrieben mit Flüssigkeit gefüllt ist, wird eine definierte Masse der Probe in möglichst gleichmäßiger Schicht auf die Fritte gestreut. Die Art der Pulverpackung auf dem Frittenboden kann das Ergebnis beeinflussen. Der Flüssigkeitsverbrauch wird nach Gleichgewichtseinstellung an der Kapillare abgelesen und auf 1 g Probe umgerechnet.

Fließeigenschaft. Zur Bestimmung der **Fließeigenschaften** frei fließender Proben können eine ruhende Schüttung beurteilt (statische Methode) oder der Fließvorgang beobachtet (dynamische Methode) werden. Die Fließeigenschaften kohäsiver Proben sind erst nach deren Scherung meßbar. Allerdings können die hierzu üblichen Methoden (Bestimmung der Zug- oder Scherfestigkeit) auch zur Untersuchung schwach kohäsiver Materialien eingesetzt werden, wenn diese vorher ausreichend verdichtet werden.

Statische Methoden. Zur Charakterisierung einer ruhenden Schüttung wird häufig der **Böschungswinkel bestimmt.** Als Böschungswinkel wird der Winkel zwischen dem Anstieg der Schüttung und der Ebene bezeichnet (Abb. 1.38).

Abb. 1.38 a, b. Trichter-
methoden zur Bestimmung
des Böschungswinkels;
a freie Substanzeinwaage,
b Substanzeinwaage der
Meßgeometrie angepaßt
(**r** Radius der Schüttung,
h Höhe der Schüttung,
R Radius der Trichteröffnung, **H** Abstand der
Trichteröffnung zur Ebene)

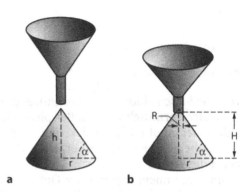

Die zu seiner Bestimmung gebräuchlichen Methoden unterscheiden sich darin, wie die Schüttung zustande kommt und wie der Winkel ermittelt wird. Bei einer Bestimmung des Böschungswinkels fließt das Schüttgut aus definierter Höhe auf eine ebene Fläche, und aus dem Durchmesser und der Höhe des Kegels wird der Winkel berechnet (Abb. 1.38 a). Bei einem speziell konstruierten Pulvertrichter, dessen Trichterauslauföffnung sich 20 mm über der ebenen Fläche befindet, und bei dem die Schüttung in die Trichteröffnung hineinragt, genügt der Radius der Schüttung zur Berechnung des Böschungswinkels (Abb. 1.38 b, Gleichung 1.27). Der Böschungswinkel kann durch weitere Methoden bestimmt werden (Abb. 1.39).

$$\tan\alpha = \frac{20}{r - 9} \qquad\qquad (1.27)$$

α Böschungswinkel [rad]
r Mittelwert der Radien [mm]
R = 9
H = 20

– durch Ausfließen der Probe aus einem rechteckigen schmalen Gefäß, das in der Mitte einen rechteckigen Schlitz aufweist (in diesem Fall kann der Winkel direkt am Gerät abgelesen werden, Abb. 1.39 a),
– durch Ausfließen der Probe aus einem Kasten, der dazu immer stärker geneigt wird (Abb. 1.39 b),
– durch Bewegen der Probe in einem durchsichtigen Zylinder (Abb. 1.39 c).

Die Ergebnisse unterscheiden sich, ob der Neigungswinkel der gerade noch ruhenden oder der zur Ruhe gekommenen Teilchen gemessen wird. Die Methode ergibt nur bei frei fließenden Materialien reproduzierbare Ergebnisse.

Dynamische Methoden. Die **Fließgeschwindigkeit** eines Schüttgutes ist der Quotient aus der Masse, die unter definierten Bedingungen aus einer Öffnung (z. B. eines DIN-Auslaufbechers oder Trichters) ausfließt, und der dafür erforderlichen Zeit (Gleichung 1.28).

$$f = \frac{t_1}{t_2} \qquad\qquad\qquad\qquad (1.28)$$

t Auslaufzeit
1 der Probe
2 der Vergleichssubstanz [s]

Die Fließgeschwindigkeit kann entweder nach Vorgabe der Masse oder der Auslaufzeit ermittelt werden. Beispielsweise kann die auslaufende Masse mit Hilfe einer empfindlichen elektronischen Waage fortlaufend registriert werden. Dabei wird eine Gerade erhalten, deren Steigung die Fließgeschwindigkeit repräsentiert.

Im Zusammenhang mit der Optimierung des Zusatzes von FST-Stoffen interessiert meist nur, ob die jeweilige Mischung besser oder schlechter als das Ausgangsmaterial fließt. In diesem Fall genügt es, den Quotienten aus Materialmenge und Zeit, den dimensionslosen **Fließfaktor** (f) zu bestimmen.

Abb. 1.39 a–c. Alternative Methoden zur Bestimmung des Böschungswinkels; **a** Plexiglaskasten mit zentraler Öffnung, **b** Kasten mit verstellbarer Neigung, **c** Plexiglastrommel. (Nach [8])

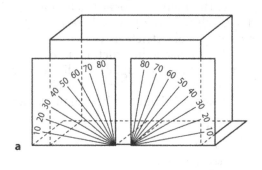

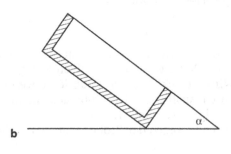

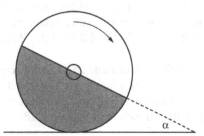

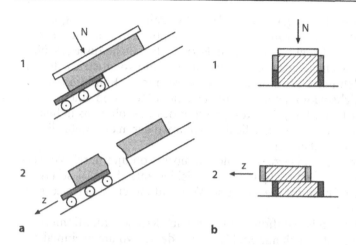

Abb. 1.40 a, b.   Meßanordnungen zur Bestimmung der Zugfestigkeit (a) und Scherfestig-keit (b) von Haufwerken, (1 vor der Messung, 2 bei der Messung, N Normalkraft zur Ver-dichtung der Probe, Z Zugkraft)

Für die Vergleichbarkeit von Fließgeschwindigkeiten ist u. a. die Größe der Auslauföffnung wesentlich.

Rheologische Methoden. Zur Bestimmung der **Zugfestigkeit** wurde der Split-plate-Apparat vorgeschlagen (Abb. 1.40 a). Er besteht aus 2 gleich großen ebenen Platten, die in einer geraden Verbindungslinie aneinanderliegen. Eine der Platten ist auf Rollen gelagert und kann durch eine Zugvorrichtung horizontal von der anderen fortgezogen werden. Das auf die Platten ge-brachte zu untersuchende Schüttgut wird mit definiertem Druck verdichtet. Danach wird die Zugkraft gemessen, die zur Plattentrennung notwendig ist.

Zur Bestimmung der **Scherfestigkeit** wurde von Jenike eine Scherzelle ent-wickelt (Abb. 1.40 b). Diese besteht aus 2 übereinanderliegenden flachzylind-rischen konzentrischen Ringen mit gleichem Durchmesser (95 mm). In den aus beiden Ringen gebildeten Zylinder wird das zu untersuchende Schüttgut eingefüllt und mit definiertem Druck verdichtet. Dann wird die Kraft gemes-sen, die erforderlich ist, um den oberen Ring horizontal zu verschieben.

In beiden Fällen besteht die Möglichkeit, die Probe mit wechselnden Nor-mallasten zu belasten und die jeweilige Zug- oder Scherfestigkeit zu bestim-men. Auf diese Weise werden Scherkurven erhalten, die den aus der Rheo-logie der halbfesten Systeme bekannten ähneln und die eine umfangreiche Auswertung gestatten.

Packungs- und Verdichtungseigenschaften

Die nachfolgend dargestellten Methoden zur Bestimmung von **Packungs-und Verdichtungseigenschaften** liefern Aussagen über das Verhalten des Haufwerks unter Druck.

Packungs- und Verdichtungsmethode. Die physikalische Ursprungseigenschaft dafür ist die Dichte von Kristallen und amorphen Reinsubstanzen. Während Gasvergleichspyknometer und Fekrumeter auch Aussagen über die wahre Dichte machen, liefern die Schütt- und Stampfvolumetrie lediglich Aussagen über definierte Schüttungen unter bestimmten Konditionen.

Das **Gasvergleichspyknometer** besteht aus einem Meß- und einem Kompressionszylinder (Abb. 1.41). Bei Kompression des Gasvolumens in beiden Zylindern resultiert eine Differenz, die dem Volumen der in den Meßzylinder eingebrachten Probe entspricht.

Durch Erwärmung infolge zu schneller Kompression und durch Wasserdampfadsorption aus dem Meßgas können Fehler entstehen. Diese lassen sich jedoch durch Thermostatierung und Verwendung eines getrockneten Meßgases vermeiden.

Das **Fekrumeter**, ein Feststoffdichtemesser nach Krutsch, funktioniert im Prinzip ähnlich. Es hat jedoch nur ein Meßgefäß, dessen Volumen einmal mit und einmal ohne die eingebrachte Probe ermittelt wird. Im Gegensatz zum Gasvergleichspyknometer arbeitet das Fekrumeter mit Unterdruck. Am Ende resultiert jedoch auch hier eine Volumendifferenz, aus der das Feststoffvolumen errechnet werden kann.

Beide Methoden erfassen geschlossene oder aus anderen Gründen für das Meßgas nicht zugängliche Hohlräume nicht mit.

Die **Schüttdichte** wird aus dem Volumen ermittelt, das z. B. 100 g der zu untersuchenden Probe nach dem Einschütten in einen Meßzylinder einnehmen. Vorsichtiges Glattstreichen des Schüttkegels ist erlaubt.

Die **Stampfdichte** wird nach DIN 53 194 aus dem Volumen ermittelt, das 100 g der zu untersuchenden Probe nach mindestens 1 250 Stampfbewegungen einnehmen. Dabei wird das Stampfen so lange wiederholt, bis sich dieses Volumen nach erneutem Stampfen um nicht mehr als 2 ml für 100 g Einwaage ändert. Zur Realisierung der Stampfbewegungen kann ein Stampfvolumeter (Abb. 1.42) eingesetzt werden. Hierbei wird die Stampfbewegung durch

Abb. 1.41. Schematische Darstellung des Beckmann-Gasvergleichspyknometers (A Vergleichskammer, B Probenkammer, 1, 2, 3 Kolbenstellungen, 4 Probe; Meßgrößen: Δp Druckdifferenz, Δs Wegdifferenz). (Nach [7])

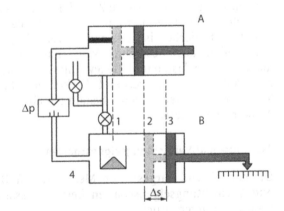

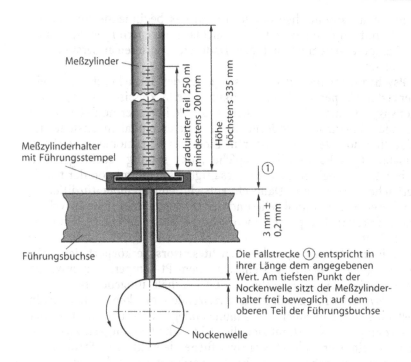

Meßzylinder

graduierter Teil 250 ml
mindestens 200 mm

Höhe
höchstens 335 mm

Meßzylinderhalter
mit Führungsstempel

①

3 mm ±
0,2 mm

Führungsbuchse

Die Fallstrecke ① entspricht in
ihrer Länge dem angegebenen
Wert. Am tiefsten Punkt der
Nockenwelle sitzt der Meßzylinderhalter frei beweglich auf dem
oberen Teil der Führungsbuchse

Nockenwelle

Abb. 1.42. Stampfvolumeter

einen Nocken ausgelöst. Eine Stampfbewegung entspricht einem Herabfallen
aus 3 mm Höhe.

Luftfeuchte

Zur Bestimmung der **Luftfeuchte** werden Haar- und Taupunkthygrometer,
Psychrometer und bestimmte Sensoren eingesetzt.

Beim **Haarhygrometer** wird die von der relativen Feuchte abhängige Dehnung von Menschenhaaren gemessen. Entsprechende Geräte sind preiswert.
Sie liefern jedoch nur dann befriedigende Meßergebnisse, wenn sie regelmäßig nachgeeicht und regeneriert werden. Das Nacheichen erfolgt in Hygros-
taten mit definierter Luftfeuchte. Das Regenerieren erfolgt in wasserdampf-
gesättigter Luft, die z. B. durch Umwickeln des Hygrometers mit feuchten
Tüchern erzeugt werden kann.

Der Taupunkt ist ein absolutes und eindeutiges Maß für die Luftfeuchte.
Um diesen zu bestimmen, wird im Taupunkthygrometer eine blankpolierte
Metallfläche (Spiegel) so weit abgekühlt (Peltier-Element), bis sich erste Wassertröpfchen abscheiden (Taupunkttemperatur). Dabei kann ganz einfach
visuell festgestellt werden, wann die Taupunkttemperatur erreicht ist. Aus
der Taupunkttemperatur sowie der aktuellen Lufttemperatur ergibt sich
die relative Feuchte.

Bei modernen Taupunkthygrometern wird das beginnende Beschlagen des Spiegels mit Hilfe einer Reflektionslichtschranke ermittelt, die auch die Spiegeltemperatur sehr genau regelt. Dadurch resultieren äußerst präzise Feuchteresultate.

Beim **Psychrometer** basiert die Messung auf der Tatsache, daß sich ein wasserbenetzter Körper im Luftzug abkühlt. Beim klassischen Assmann-Aspirationspsychrometer befinden sich 2 Quecksilberthermometer im zu analysierenden Luftstrom. Moderne Psychrometer enthalten anstelle der Quecksilberthermometer Thermistoren. Eines der Thermometer steckt in einem dochtartigen Baumwollstrümpfchen, das ständig feucht gehalten wird (Abb. 1.43). Vorbeiströmende ungesättigte Luft nimmt von der feuchten Oberfläche Wasser auf. Dadurch entsteht eine Temperaturdifferenz zwischen dieser feuchten Meßstelle und der trockenen Meßstelle (psychrometrische Differenz). Die psychrometrische Differenz ist ein Maß für die Feuchte der Luft.

Das klassische Meßprinzip eines **Feuchtesensors** verkörpert der LiCl-Feuchtesensor (Abb. 1.44). Er besteht aus einem Pt-Temperaturmeßwiderstand (Pt 100), der von Glasgewebe, das LiCl enthält, umgeben ist.

Das Glasgewebe ist mit 2 sich nicht berührenden, blanken Drahtwendeln umwickelt, an denen eine Wechselspannung anliegt. Nimmt das LiCl aus der Luft Wasserdampf auf, so erhöht sich die elektrische Leitfähigkeit zwischen den Drahtwendeln. Der dadurch kräftiger fließende elektrische Strom heizt den Sensor auf, wodurch verstärkt Wasser verdunstet und der Sensor abkühlt. Dieser Kreislauf von Erwärmung und Abkühlung besteht fort bis zur Einstellung eines Gleichgewichtes zwischen verdunstendem und absorbiertem Wasser. Die Temperatur des Sensors, die diesem Gleichgewichtszustand entspricht, ist ein Maß für die aktuelle Feuchte der Luft.

Abb. 1.43. Schematische Darstellung des Assmann-Aspirationspsychrometers (1 feuchte Luft, 2 Thermometer, ΔT psychometrische Temperaturdifferenz). (Nach [3])

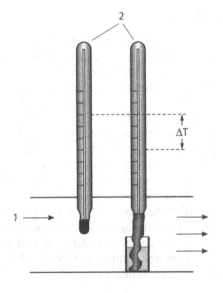

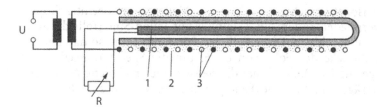

Abb. 1.44. Lithiumchloridfeuchtesensor (1 Platinmeßwiderstand, 2 Glasgewebe, 3 Elektroden, U Spannung, R variabler Widerstand). (Nach [9])

Moderner sind kapazitive und resistive Feuchtesensoren. Kapazitive Feuchtesensoren bestehen aus Kunststoffolie, die beidseitig mit einem Goldfilm bedampft ist. Die Folie stellt das Dielektrikum eines Plattenkondensators dar, die beiden Goldfilme sind dessen Elektroden. Unter dem Einfluß der Luftfeuchte ändert sich die Dielektrizitätskonstante der Folie und damit die Kapazität des Kondensators, die gemessen wird. Resistive Feuchtesensoren sind ganz ähnlich aufgebaut. Nur wird hier der unter dem Einfluß der Feuchte variierende elektrische Widerstand der Folie oder eines vergleichbaren Materials gemessen.

Gutsfeuchte

Zur Bestimmung der **Gutsfeuchte** kommen neben den erwähnten Sensoren Meßgeräte in Betracht, welche die dielektrischen Eigenschaften der feuchten Substanz oder die IR- oder Mikrowellenreflektion des im Gut enthaltenen Wassers erfassen. Außerdem können chemische Reaktionen, wie z. B. bei der Karl-Fischer-Methode (DAB 10) oder bei der Kalziumcarbidmethode, zur Bestimmung der Gutsfeuchte eingesetzt werden. Schließlich kann das im Gut enthaltene Wasser ausgetrieben und gravimetrisch (direkt oder nach Bindung an ein Trockenmittel) oder volumetrisch (bei der azeotropen Destillation) bestimmt werden.

Dielektrische Meßeinrichtungen sind in Form stationärer Meßgeräte und als Sensoren oder Meßsonden in Geräten, beispielsweise in Wirbelschichttrocknern, im Gebrauch. Das zu untersuchende Gut befindet sich zwischen den Platten eines Kondensators. Da Wasser von allen Stoffen die höchste Dielektrizitätskonstante (DK = 78,5 bis 20 °C) hat, bewirkt auch dieser Stoff die größte Kapazitätsänderung. Voraussetzung für eine genaue Messung sind eine Eichung gegen DK des jeweiligen Gutes, ein relativ großer Kondensator und der Ausschluß einer leitenden Verbindung zwischen den Kondensatorplatten.

Bei den stationären Meßgeräten ist der Meßkondensator meist größer ausgebildet und dem jeweiligen Probenmaterial angepaßt. Um Störungen durch Leitfähigkeitseffekte auszuschalten, liegt am Meßkondensator hochfrequente Wechselspannung an. Bei sondenförmigen Meßgeräten ist dafür gesorgt, daß möglicherweise auf die Kontaktflächen gelangende Partikel nicht die Kapazität und damit das Meßergebnis beeinflussen können [10]. Auch die Bildung einer Zwischensorptionsschicht, welche das Meßergebnis beeinträchtigen würde, wird vermieden, indem ein Axialfilter mit Teflon-Sinterfolie die Sonde gegen das Gut abschirmt. Diese Folie hat Poren um 1 µm, so daß bei der geringen Schichtdicke der Folie von ca. 65 µm die Speicherkapazität für Feuchte sehr gering ist. Dadurch hat der Sensor eine erträgliche Ansprechzeit. Diese beträgt z. B. für eine Feuchteänderung von 20 auf 50 % etwa 12 min.

Die Feuchtebestimmung mit **IR-Strahlen** beruht auf den Absorptionsbanden des Wassers im nahen Infrarot bei 1,93 µm und 1,45 µm. Diese Vorgehensweise eignet sich besonders zur Feuchtebestimmung in Pulvern. Die Pulver reflektieren bei den genannten Wellenlängen mit zunehmender Feuchte weniger IR-Strahlen.

Die Ergebnisse der Feuchtebestimmung auf der Basis der IR-Reflektion und der Dielektrizitätskonstanten werden in ihrem Ergebnis sehr stark durch pulvertechnologische Parameter (Schütteldichte, Korngröße, Kornform) beeinflußt. Diesen Nachteil soll die Feuchtebestimmung mit Mikrowellen nicht haben.

Die **Karl-Fischer-Methode** ist als Halbmikrobestimmungsmethode für Wasser in DAB 10 (V.3.5.6) beschrieben. Sie beruht auf dem Wasserverbrauch bei der Reduktion von Jod zu Jodid mit Schwefeldioxid. Für die Karl-Fischer-Titration ist im Arzneibuch eine Apparatur beschrieben, bestehend aus einem Titrationskolben von etwa 60 ml Inhalt mit 2 Platinelektroden, einem Stickstoffeinleitungsrohr (Gaseinlaßrohr), einem Stopfen, durch den die Bürettenspitze reicht, und einem Luftauslaßrohr, das durch ein Trocknungsmittel geschützt ist. Die zu untersuchende Probe wird durch eine seitliche Öffnung, die später mit einem Schliffstopfen zu verschließen ist, in die Apparatur eingebracht. Während der Titration wird mit einem Magnetrührer oder durch Einleiten von getrocknetem Stickstoff gemischt. Der Endpunkt der Titration wird elektrometrisch bestimmt. Von der verwendeten Karl-Fischer-Lösung, die als Reagenzlösung im Arzneibuch beschrieben ist, muß vor der Titration der Wirkungswert bestimmt werden.

Für die Karl-Fischer-Titration sind 2 Methoden angegeben, Methode A und Methode B. Bei Methode A wird Karl-Fischer-Lösung bis zum elektrometrisch ermittelten Endpunkt zugesetzt, bei Methode B wird mit einem Überschuß von etwa 1 ml gearbeitet.

Die **Kalziumcarbidmethode** nutzt die Reaktion des im Gut enthaltenen Wassers mit Kalziumcarbonat zu Kalziumhydroxid und Acetylen.

Kernstück einer entsprechenden Meßanordnung (C-Aquameter) ist ein Druckgefäß (Abb. 1.45). Darin wird die zuvor pulverisierte Probe mit Kalziumcarbid zur Reaktion gebracht. Das freigesetzte Acetylen bewirkt einen Druckanstieg, der mit einem Präzisionsmanometer gemessen werden kann.

Für eine genaue Aussage sind eine möglichst gute Temperaturkonstanz und eine innige Durchmischung des Probe-Carbid-Gemisches erforderlich. Diese Anforderungen werden von heutigen Meßgeräten, die nach diesem Prinzip arbeiten, erfüllt.

Im einfachsten Fall erfolgt eine **Bestimmung des ausgetriebenen Wassers** direkt und gravimetrisch. Die Probe wird dazu vor und nach einer Trock-

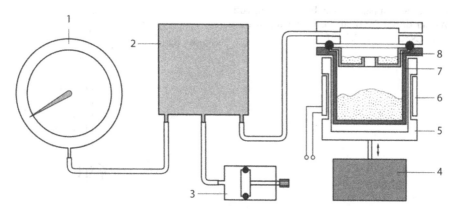

Abb. 1.45. Schematische Darstellung einer Meßanordnung zur Kalziumcarbidmethode (C-Aquameter) (1 Manometer, 2 Gasometer, 3 Justiervorrichtung, 4 Vibrator, 5 Druckgefäß, 6 Heizvorrichtung, 7 Probenraum, 8 Carbidvorrat). (Nach [3])

nung bei 105 °C gewogen. Das ist bei der Bestimmung des Trocknungsverlustes nach der Vorschrift des Arzneibuches (DAB 10 V.6.22 d sowie V.6.22 N1 und N2) der Fall. Meist reicht diese Vorgehensweise jedoch nicht aus, um alle in der Probe vorhandene Feuchtigkeit zu erfassen, oder die Substanz zersetzt sich bei den Temperaturbedingungen. In diesen Fällen wird über einem Trockenmittel getrocknet. Im Arzneibuch sind hierfür folgende Bedingungen angegeben:

a) im Exsikkator über Phosphor(V)-oxid bei Atmosphärendruck und Raumtemperatur,
b) im Vakuum über Phosphor(V)-oxid bei einem Druck zwischen 1,5 und 2,5 kPa und Raumtemperatur,
c) im Vakuum über Phosphor(V)-oxid bei einem Druck zwischen 1,5 und 2,5 kPa und dem in der Monographie angegebenen Temperaturbereich,
d) im Hochvakuum über Phosphor(V)-oxid bei einem 0,1 kPa nicht überschreitenden Druck und der in der Monographie angegebenen Temperatur.

In allen diesen Fällen wird der Trocknungsverlust durch Wägen bestimmt. Da jedoch die Gewichtszunahme des Trockenmittels dem Wasserverlust der Probe entspricht, kann auch durch dessen Wägung die Feuchte bestimmt werden. Diese Methode spricht nicht auf andere in der Probe enthaltene flüchtige Stoffe an und ist bei einem geeigneten Adsorbens spezifisch für Wasser.

Zur Bestimmung von Wasser in Proben mit höherem Wassergehalt ist im Arzneibuch (DAB 10 V.6.10) eine **Destillationsmethode** (azeotrope Destillation) beschrieben. Die Apparatur (Abb. 1.46) besteht aus einem Rundkolben (**A**), der durch ein Verbindungsstück (**D**) mit einem zylindrischen Kondensationsrohr (**B**) und einem graduierten Auffangrohr (**E**) verbunden ist. Der Kühler (**C**) wird auf das zylindrische Kondensationsrohr aufgesetzt. Das Auf-

Abb. 1.46. Apparatur zur Bestimmung von
Wasser durch Destillation. Erklärungen im
Text. (Nach EuAB 2.2.13)

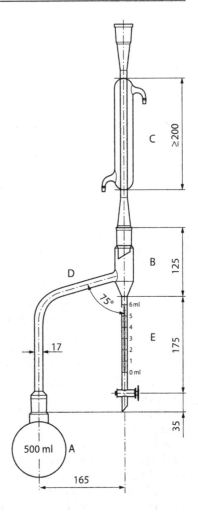

fangrohr (E) ist in 0,1 ml eingeteilt. Als Heizquelle wird vorzugsweise ein
elektrisches Heizbad mit Widerstandsregler oder ein Ölbad verwendet.
Der obere Teil des Kolbens und das Verbindungsstück können isoliert werden.

Zur Wasserbestimmung wird eine etwa 2–3 ml Wasser enthaltende Probenmenge zusammen mit 200 ml Toluol in den trockenen Kolben gefüllt.
Nach Zusatz von einigen Siedesteinchen wird mit der im Arzneibuch angegebenen Geschwindigkeit vorsichtig destilliert und dafür gesorgt, daß alles
Wasser in das Auffangrohr gelangt. Am Auffangrohr kann nach dem Abkühlen auf Raumtemperatur und wenn sich Toluol und Wasser vollständig getrennt haben, das Volumen des Wassers abgelesen werden. Der Wassergehalt
der Substanz in % (V/m) wird nach einer im Arzneibuch angegebenen Formel, die eine vorherige Vergleichsdestillation mit 2 ml Wasser berücksichtigt, errechnet.

Literatur

1. Hüttenrauch R (1978) Molekulargalenik als Grundlage moderner Arzneiformung. Acta Pharm Technol Suppl 6: 55 – 128
2. Hüttenrauch R, Roos W (1970) Zum Einfluß der Dichte auf die Dosiergenauigkeit von Pulvergemischen. Einführung einer Arbeitsdichte. Pharmazie 25: 259 – 260
3. Stahl PH (1980) Feuchtigkeit und Trocknen. Uni-Taschenbuch 1059, Steinkopff, Darmstadt, S 52, 64, 79
4. Giles CH, Smith D (1974) A general treatment and classification of the solute adsorption isotherm J Coll Interface Sci 47: 755 – 778
5. Umprayn K, Mendes RW (1987) Hygroscopicity and moisture adsorption kinetics of pharmaceutical solids: a review. Drug Dev Ind Pharm 13: 653 – 693 (1987)
6. Rupprecht H, Lee G (1988) Adsorption ad solid surfaces. In: Swarbrick J, Boylan JC (eds) Encyclopedia of pharmaceutical technology, vol 1. Dekker, New York, pp 73 – 114
7. Beyer C (1991) Charakterisierung von Pulvern. In: Nürnberg E, Surmann P (Hrsg) Hagers Handbuch der Pharmazeutischen Praxis, 5. Aufl., B 2: Methoden. Springer, Berlin Heidelberg New York, S 42 – 62
8. Hofer U (1983) Trockene Füllgüter, In: Fahrig W, Hofer U (Hrsg) Die Kapsel. Paperback APV, Bd 7. Wiss Verlagsges, Stuttgart, S 83 – 111
9. Hocke J (1991) Sensoren. In: Nürnberg E, Surmann P (Hrsg) Hagers Handbuch der Pharmazeutischen Praxis, 5. Aufl, B 2: Methoden. Springer, Berlin Heidelberg New York, S 8 – 32

1.5
Mischungen

H. Egermann

1.5.1
Allgemeines

Mischen ist einer der häufigsten Arbeitsprozesse, im täglichen Leben ebenso wie in den meisten Industriezweigen. Das Ziel ist eine möglichst gleichmäßige Verteilung der Komponenten im Gemisch. Das Mischen von Feststoffen (Pulver, Granulate, Drogen) ist in der Pharmazie v. a. für die festen Arzneiformen von Bedeutung. Die Herstellung von Arzneipulvern, Granulaten, Tabletten und Steckkapseln beinhaltet fast immer die Anfertigung von Arzneistoff-Hilfsstoff-Pulvergemischen.

Das theoretische Fundament des Feststoffmischens ist noch vergleichsweise wenig entwickelt. Die Grundlagen werden oft aus stark vereinfachten Modellen mit freifließenden Komponenten von einheitlicher Korngröße abgeleitet, die sich nur in der Farbe unterscheiden (Abb. 1.47). Reale Feststoffe weisen meist eine Korngrößenverteilung auf, und sie unterscheiden sich in der Korngröße, Kornform und Dichte. Zudem enthalten die Gemische meist feinkörnige, kohäsive Bestandteile, die zu interpartikulären Wechselwirkungen, Kohäsion und Adhäsion, Anlaß geben. Die zunehmende Beschäftigung mit solchen realen Gemischen in den beiden letzten Jahrzehnten hat aber ungeachtet einiger Irrwege zu wesentlichen Erkenntnisfortschritten geführt, die nicht selten im Widerspruch zu früheren Anschauungen stehen [1].

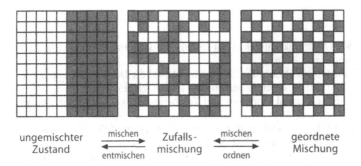

Abb. 1.47. Zufallsmischung bei gleicher Korngröße der Komponenten (Typ 1). (Aus [1])

1.5.2
Arten von Mischungen

Mischen ist ein Unordnungsprozeß. Entsprechend den Gesetzmäßigkeiten der Thermodynamik strebt die Verteilung der Partikeln der maximalen Entropie entgegen. Die erreichbare Homogenität ist durch die Güte der Zufallsmischung begrenzt. Geordnete Systeme mit idealer Homogenität, analog der regelmäßigen Anordnung der Felder eines Schachbrettmusters, sind durch Mischen nicht erreichbar. Sie erfordern Ordnungsprozesse. Nachfolgendes Mischen führt wie beim ungemischten Zustand wieder zur Zufallsmischung (s. Abb. 1.47). In Abhängigkeit vom Grad der Durchmischung können daher 3 Arten von Systemen unterschieden werden: **geordnete Mischungen**, **Zufallsmischungen** und **unvollständige oder segregierte Mischungen** von geringerem Durchmischungsgrad.

1.5.3
Zufallsmischungen

Eine Zufallsmischung ist charakterisiert durch die größtmögliche Unordnung der Partikelverteilung. In Abhängigkeit von den Eigenschaften der Komponenten können mehrere Arten von Zufallsmischungen mit verschiedener innerer Struktur unterschieden werden. Entscheidend dafür sind v. a. die Unterschiede in der Korngröße bzw. im eigentlich maßgebenden Kornvolumen sowie das Mischungsverhältnis, in geringerem Maß auch partikuläre Wechselwirkungen. Für die Berechnung ihrer Güte sind verschiedene Gleichungen einzusetzen. Mehrstoffgemische können dabei als binäre Mischungen behandelt werden. Der betrachtete Arzneistoff stellt die eine Komponente dar, alle anderen Bestandteile gemeinsam die zweite.

Nicht interaktive Zufallsmischungen

Beim Mischen freifließender, nicht interaktiver Komponenten kann sich jedes Teilchen einzeln und unabhängig von den anderen bewegen.

Gleiche Korngröße der Komponenten (Typ 1, Abb. 1.47). Mit Bestandteilen von gleichem und einheitlichem Kornvolumen ist jeder beliebige Platzaustausch zwischen den Individualteilchen möglich. Im Gleichgewichtszustand resultiert eine Zufallsverteilung aller Einzelpartikeln der Mischung. Die Berechnung der Güte kann bei zumindest ähnlicher Korngröße von Arzneistoff X und Hilfsstoff Y nach der Binomialverteilung mit Hilfe der **Stange-Poole-Gleichung** erfolgen [2, 3]:

$$\sigma_R\%_x = \frac{100}{x} \sqrt{\frac{x \cdot y(\overline{m}_x \cdot y + \overline{m}_y \cdot y)}{M}} \tag{1.29}$$

$\sigma_R\%_x$ (R: von „random", Zufall) ist die relative Standardabweichung des Wirkstoffgehaltes in den Einzeldosen (z. B. Tabletten) der Zufallsmischung (die zufällige Streuung des Arzneistoffgehaltes). x und y (gleich 1-x) sind die mittleren relativen Massenanteile von X und Y in den Dosen. $\overline{m}_x$ und $\overline{m}_y$ sind die repräsentativen mittleren Kornmassen von X und Y. M ist die Probenmasse (Tablettenmasse), die als konstant vorausgesetzt wird.

Die mittlere Kornmasse $\overline{m}$ ergibt sich aus dem entsprechenden mittleren Kornvolumen $\overline{v}$ und der Korndichte ϱ der Komponente:

$$\overline{m} = \overline{v} \cdot \varrho \tag{1.30}$$

und weiter aus der für die Mischgüte repräsentativen, volumenbezogenen mittleren Korngröße $\overline{d}_v$:

$$\overline{v} = \frac{\overline{d}_v^3 \cdot \pi}{6} \cdot F \tag{1.31}$$

$\overline{d}_v$ ist durch einen Mengenartindex und einen Korngrößenindex von je 3 gekennzeichnet. Dabei gilt:

$$\overline{d}_v^3 = \Sigma(d^3 \cdot f) \tag{1.32}$$

d ist der mittlere Korndurchmesser einer Korngrößenklasse des Pulvers, f die jeweilige Massefraktion.

Ein Beispiel für die Berechnung von $\overline{d}_v$ aus den Siebanalysendaten eines Arzneistoffes gibt Tabelle 1.12. Es zeigt auch, daß der Wert von $\overline{d}_v$ ganz überwiegend von den gröbsten Kornklassen dominiert wird. Er kann daher auch noch bei relativ feinen Pulvern, z. B. von $\overline{d}_v$ 40 μm, ausreichend genau mit der dafür am besten geeigneten Siebanalyse bestimmt werden. F ist der volumenbezogene Formfaktor der Teilchen. Bei annähernd isometrischer Kornform, wie sie z. B. Mahlprodukte aufweisen, kann F gewöhnlich ausreichend genau mit dem Wert 1 der Kugel approximiert werden. Im Fall stark anisometrischer, z. B. nadelförmiger Teilchen ist die von 1 abweichende Größe von F zu berücksichtigen.

Die der Stange-Poole-Gleichung zugrundeliegende Binomialverteilung setzt eine konstante Gesamtpartikelzahl der beiden Komponenten X und

Tabelle 1.12. Berechnung von $\bar{d}_v$ aus den Siebanalysedaten. Material: Medazepam ungemahlen

Maschenweite [µm]	d [µm]	d^3	f	$f \cdot d^3$
400				
315	357	45499293	0,001	45499
250	282	22425768	0,010	224258
200	225	11390625	0,001	11391
160	180	5832000	0,016	93312
100	130	2197000	0,032	70304
80	90	729000	0,072	52488
50	65	274625	0,156	42842
40	45	91125	0,089	8110
20	30	27000	0,407	10989
0	10	1000	0,216	216

$$\bar{d}_v = \sqrt[3]{\sum (f \cdot d^3)} = 82,4 \ \mu m \qquad \Sigma \qquad 1,000 \qquad 559409$$

Y in den Proben von konstanter Masse M voraus. Diese Bedingung ist bei deutlichen Korngrößenunterschieden nicht hinreichend erfüllt. Beträgt z. B. die Korngröße des Hilfsstoffes das 10fache jener des Arzneistoffes, so liefert die Stange-Poole-Gleichung viel zu hohe Werte der zufälligen Streuung des Wirkstoffgehaltes (s. 1.5.4).

Komponenten unterschiedlicher Korngröße (Typ 2, Abb. 1.48). Der Arzneistoff X kann aus der gröberen Komponente A oder aus der feineren Komponente B bestehen. Der scheinbare Volumenanteil jeder der beiden Komponenten am Gemisch ist bei Typ 2 so groß, daß er über der sog. **Perkolations-**

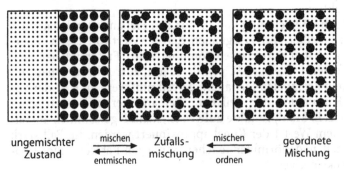

ungemischter Zustand ⇌ (mischen / entmischen) Zufallsmischung ⇌ (mischen / ordnen) geordnete Mischung

Abb. 1.48. Zufallsmischung bei unterschiedlicher Korngröße der Komponenten (Typ 2). (Aus [1])

● grobe Komponente (A)

▣ feine Komponente (B)

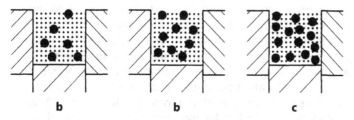

Abb. 1.49 a–c. Proben von konstantem Volumen aus einer Zufallsmischung (Typ 2); a B im Überschuß, b mittlere Zusammensetzung, c A im Überschuß. (Aus [1])

schwelle liegt. Der Begriff Perkolation hat in diesem Zusammenhang eine andere Bedeutung als die in der Pharmazie bei Extraktionsprozessen und bei Entmischungsvorgängen übliche. Er zeigt an, ob in dem betrachteten Zweistoffsystem eine der Komponenten eine kohärente, das ganze System durchziehende Struktur ausbildet und damit „perkoliert".

Anders als bei Typ 1 und Gleichung 1.29 vorausgesetzt, ist beim Mischen ein zufälliger Platztausch der Einzelteilchen von A und B wegen der Unterschiede im Kornvolumen nicht möglich. Die kleinste zwischen den Komponenten austauschbare Einheit entspricht dem Kornvolumen v_a der groben Komponente. Dabei ersetzt jedes Teilchen A eine Partikelgruppe B vom gleichen scheinbaren Gesamtvolumen v_a. Das wahre Partikelvolumen v_b als solches ist ohne Belang für die Struktur und die Güte der Zufallsmischung, solange es klein ist gegenüber v_a. Die größtmögliche Entropie der Mischung besteht in der zufälligen Verteilung der Grobkornpartikeln A in der kohärenten Matrix der Feinkornteilchen B (Abb. 1.48).

Bei der Tablettierung und Kapselfüllung, zumeist auch beim Dosieren von Pulvern erfolgt die Probennahme nicht nach konstanter Masse, sondern nach konstantem scheinbarem Volumen (Abb. 1.49). Wegen des zufälligen Platztausches von Volumeneinheiten sind für die Streuung der Probenzusammensetzung nicht die Massenanteile a und b (bzw. x und y Gleichung 1.29) maßgebend, sondern die entsprechenden scheinbaren Volumenanteile a_v und b_v, welche die Komponenten in den Proben einnehmen.

Diesen Gegebenheiten wird von Gleichung 1.33 Rechnung getragen [4]. Für die zufällige Gehaltsstreuung $\sigma_R\%_a$ der groben Komponente A pro Dosis gilt:

$$\sigma_R\%_a = 100\sqrt{\frac{\overline{v}_a \cdot b_v}{a_v \cdot V}} \qquad (1.33a)$$

und für die zufällige Gehaltsstreuung $\sigma_R\%_b$ der feinen Komponente B pro Dosis:

$$\sigma_R\%_b = 100\sqrt{\frac{\overline{v_a} \cdot a_v}{b_v \cdot V}} \qquad\qquad (1.33b)$$

Gleichung 1.33 a ist anzuwenden, wenn der Arzneistoff die gröbere Komponente darstellt (X = A), Gleichung 1.33 b, wenn er die feinere Komponente bildet (X = B). Das Probenvolumen V entspricht dem Matrizenvolumen bei der Tablettierung bzw. dem Fassungsvermögen der Kapselunterhälfte. Die Volumenanteile a_v und b_v (= 1-a_v) können unter Berücksichtigung der scheinbaren Dichte der Gemischkomponenten in der Matrize aus den entsprechenden Masseanteilen a und b abgeschätzt werden. Gleichung 1.33 setzt weiters eine kohärente Struktur der Feinkornkomponente voraus, welche die ganze Mischung durchdringt (s. Abb. 1.48 und 1.49). Nach der **Perkolations-theorie** ist diese Bedingung bei einem Volumenanteil b_v von ca. 0,3 und mehr erfüllt. Der Gültigkeitsbereich von Gleichung 1.33 ist daher auf Gemische mit Anteilen b_v von ca. 0,3–1,0 beschränkt, entsprechend Grobbkornanteilen a_v von ca. 0,3–0,7. Bei kleinerem Anteil b_v liegt B diskontinuierlich als Einzelteilchen oder diskrete Partikelgruppen („cluster") im Interpartikularraum von A vor (s. Typ 3).

Kleiner Arzneistoffanteil (Typ 2P und 3). Homogenitätsprobleme treten vornehmlich bei Formen mit niedrigem Arzneistoffgehalt auf. Bei diesen macht der Arzneistoff gleichzeitig nur einen geringen Bruchteil der Gesamtmischung aus. In diesen Fällen ist die Poissonverteilung anwendbar. Eine einfache Gleichung, welche die Bestimmung der Volumenanteile a_v und b_v umgeht, ist jene von Johnson [5] in der erweiterten Form von Egermann [6]:

$$\sigma_R\%_x = 100\sqrt{\frac{\overline{m_x}}{G}} \qquad\qquad (1.34)$$

$\sigma_R\%_x$ ist die relative Standardabweichung des Arzneistoffgehaltes in den Einzeldosen einer Zufallsmischung. $\overline{m_x}$ ist die Gleichung 1.30 entsprechende, mittlere Kornmasse des Arzneistoffes. Der mittlere Arzneistoffgehalt G der Einzeldosen entspricht im Idealfall dem Sollgehalt bzw. der Dosierung. Gleichung 1.34 setzt voraus, daß der Arzneistoff keinen zusätzlichen Raum in den Proben beansprucht. Stellt der Arzneistoff X die gröbere Komponente A dar (Typ 2P), so ist diese Bedingung auch bei sehr niedriger Konzentration nicht ganz erfüllt. Die Struktur der Mischung entspricht grundsätzlich jener der Abb. 1.48 und 1.49, wo jedes Teilchen A eine Volumenzunahme der Probe bewirkt. Der dadurch bedingte Fehler ist aber vernachlässigbar klein, solange der Volumenanteil a_v einen Wert von 0,1 nicht übersteigt. Dies entspricht in der Regel einer Massekonzentration des Arzneistoffes von ca. 20 %, in manchen Fällen bis zu 30 %.

Ist der Arzneistoff die feinere Komponente B, so resultiert eine andere Struktur der Zufallsmischung (Typ 3, Abb. 1.50). Die Arzneistoffteilchen können zur Gänze in den interpartikulären Zwischenräumen von A lokali-

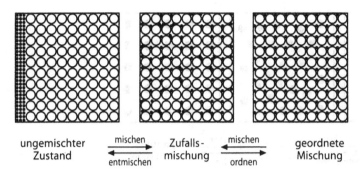

ungemischter $\xrightarrow{\text{mischen}}$ Zufalls- $\xleftarrow{\text{mischen}}$ geordnete
Zustand $\xleftarrow[\text{entmischen}]{}$ mischung $\xrightarrow[\text{ordnen}]{}$ Mischung

Abb. 1.50.   Zufallsmischung mit kleinem Anteil einer feinkörnigen Komponente (Typ 3).
(Aus [1])

siert sein, so daß das Volumen der Mischung und damit der Proben nur vom Hilfsstoff bestimmt wird. Die maximale Entropie besteht dann in der zufälligen Verteilung der Körnchen B im Interpartikularraum von A. In Analogie zu den Verhältnissen mit grobkörnigen Arzneistoffen ist Gleichung 1.34 aber auch bei größerem Arzneistoffanteil bis $b_v = 0,1$ noch mit hoher Genauigkeit einsetzbar.

Die Herstellung von nicht interaktiven Zufallsmischungen aus freifließenden Komponenten ist in der Praxis allerdings kaum realisierbar. Im Fall der zumeist vorhandenen Korngrößenunterschiede ist wegen der hohen Teilchenbeweglichkeit eine teilweise Entmischung schon während des Mischvorganges und v. a. bei der weiteren Handhabung der Gemische praktisch nicht zu vermeiden (s. 1.5.5).

Interaktive Zufallsmischungen

Die Mehrzahl der pharmazeutischen Pulvergemische enthält kohäsive Bestandteile, zumindest in Form von Feinanteilen einer Komponente. Die dadurch bedingten Kohäsions- und Adhäsionserscheinungen setzen die individuelle Teilchenbeweglichkeit herab. Sie erschweren daher einerseits das Entstehen einer Zufallsmischung. Andererseits bewirken sie eine Stabilisierung der einmal entstandenen zufälligen Verteilung. Die gebildeten Mischungsstrukturen sind gleich oder ähnlich jenen der nicht interaktiven Zufallsmischungen. Für die Berechnung ihrer Güte gelten daher im wesentlichen dieselben Gleichungen wie für die nicht interaktiven Systeme:

Mit kohäsiven Pulvern von gleicher oder ähnlicher Korngröße ist eine der Abb. 1.47 analoge, zufällige Verteilung aller Individualteilchen anzunehmen (s. Typ 1). Die Güte kann mit den Gleichungen 1.29 und 1.33 berechnet werden. Bei deutlichen Korngrößenunterschieden zeigt zumindest die feinere Komponente B gewöhnlich kohäsive Eigenschaften. Die Struktur der Mischung bleibt davon unberührt und entspricht dem Typ 2 der Abb. 1.48 und 1.49. Analoges gilt bei kleinem Anteil an grobkörnigem Arzneistoff, bei dem die Güte nach der einfacheren Gleichung 1.34 berechnet werden kann.

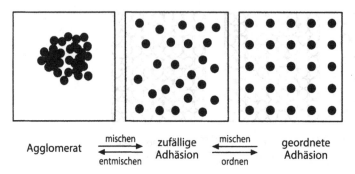

Abb. 1.51.   Arten der Adhäsion. (Aus [1])

Als **interaktive Mischungen** im engeren Sinne werden solche bezeichnet, bei denen eine Feinkornkomponente vollständig an einem gröberen Trägerstoff adhäriert (Typ 4, Abb. 1.51 und 1.52). Entgegen einer verbreiteten Ansicht führen solche Interaktionen zwischen den Bestandteilen nicht zur Bildung geordneter Mischungen (s. 1.5.4). Beim Mischen hat jedes feine Arzneistoffkörnchen die gleiche Chance, an einem beliebigen Punkt der Gesamtoberfläche der Hilfsstoffteilchen anzuhaften. Im Gleichgewichtszustand resultiert dann eine zufällige Verteilung auf der Oberfläche (**zufällige Adhäsion**, Abb. 1.55) und damit eine interaktive Zufallsmischung (Abb. 1.56). Die maximale Entropie ist erreicht, wenn auch die interaktiven Einheiten aus je einem Hilfsstoffkorn und anhaftendem Arzneistoff eine zufällige Lage eingenommen haben.

Die Güte ist bei Gleichkorn des Trägers identisch mit jener der nicht interaktiven Zufallsmischung Typ 3 und kann mit Gleichung 1.34 berechnet werden. Eine Korngrößenverteilung des Hilfsstoffes hat zwar theoretisch eine zusätzliche Gehaltsstreuung zur Folge, da die feinen Trägerkornklassen mit größerer spezifischer Oberfläche relativ stärker mit Arzneistoff beladen sind. In der Praxis ist dieser zusätzliche Effekt der Hilfsstoffkomponente allerdings minimal und ohne Bedeutung.

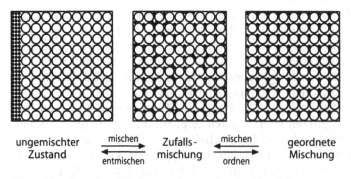

Abb. 1.52.   Interaktive Zufallsmischung (Typ 4). (Aus [1]

Interaktive Zufallsmischungen mit monopartikulärer, zufälliger Adhäsion des gesamten Arzneistoffes sind unter realen Mischbedingungen kaum herstellbar. Für eine stabile Adhäsion ist ein sehr hoher Feinheitsgrad erforderlich. Die damit verbundene starke Kohäsionskraft behindert die Auftrennung des Arzneistoffes in Einzelteilchen als Voraussetzung für die zufällige Adhäsion. Selbst bei langer Mischzeit und hoher Scherintensität bleibt die Mischung unvollständig. Das Beispiel von Abb. 1.53 a zeigt die rasterelektronenmikroskopische Aufnahme einer Mischung von mikronisiertem Ethinylestradiol mit Maisstärke nach 90 min Mischen in einem Planetenmischer.

Abb. 1.53 a, b. Mischung hergestellt aus 10 % Ethinylestradiol und 90 % Maisstärke; **a** nach 90 min Mischen in einem Planetenmischer, **b** nach 2 min in einem Schermischer. (Aus [1]

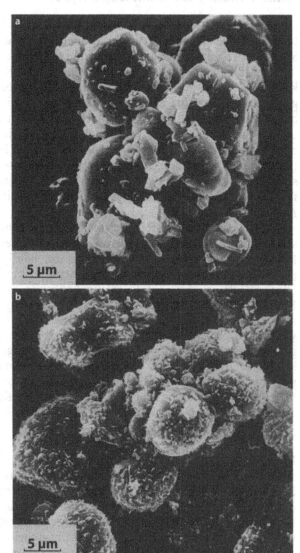

Der Arzneistoff haftet vorwiegend in Form kleiner Agglomerate und nur zum kleinen Teil als Einzelpartikeln an den Stärkekörnern. Nach nur 2 min Mischen in einem Hochschermischer ist andererseits schon eine deutliche Zerkleinerung erkennbar (Abb. 1.53 b), ohne daß die monopartikuläre Auftrennung gelungen wäre. Allerdings können auch solche unvollständigen interaktiven Mischungen aufgrund der geringen Primärteilchengröße des Arzneistoffes eine außerordentlich hohe Güte besitzen, sofern die Agglomerate ausreichend klein sind (s. Gleichung 1.34).

Partiell interaktive Zufallsmischungen (Typ 5)

In den meisten Gemischen mit kohäsiven Arzneistoffpulvern erfolgt eine teilweise Adhäsion. Bei niedriger Arzneistoffkonzentration ergibt sich die Struktur der Zufallsmischung als Kombination aus Typ 3 und Typ 4.

Der stabil adhärierende Anteil ist außer von der Korngröße und den Haftkräften auch von der Scherintensität des Mischprozesses und der nachfolgenden Arbeitsschritte abhängig. Er ist daher im einzelnen kaum abschätzbar. Da aber die Güte der Zufallsmischung von den Interaktionen praktisch unabhängig ist, ist sie auch unabhängig davon, ob eine vollständige, teilweise oder keine Adhäsion erfolgt. Diese Unabhängigkeit ist in der Praxis von Vorteil. Sie erlaubt eine Berechnung des Homogenitätsoptimums ohne Berücksichtigung der freifließenden oder kohäsiven Eigenschaften der Komponenten. Zu achten ist allerdings auf eine dem Gültigkeitsbereich entsprechende Auswahl der Gleichung.

Beispiele für die Herstellung von Zufallsmischungen mit pharmazeutischen Pulvern und ihre Weiterverarbeitung zu Tabletten von entsprechender Dosierungsgenauigkeit sind in der Literatur häufig beschrieben (Zitate in [1]). Mitentscheidend für die überraschend leichte Realisierbarkeit der zufälligen Güte ist der Einsatz mäßig kohäsiver, entmischungshemmender Hilfsstoffe. Auch wird sie zumindest bei niedriger Arzneistoffdosierung nur von der Korngröße des Arzneistoffes und dabei ganz überwiegend von dessen gröbsten Kornklassen bestimmt (Tabelle 10.12). Bei der Korngrößenanalyse fallen daher die größeren Ungenauigkeiten bei den Feinkornklassen kaum ins Gewicht. Ebenso spielen die unvermeidlichen Abweichungen von einer Zufallsverteilung der oft stark agglomerierenden Feinanteile bis zu einem gewissen Grad eine untergeordnete Rolle.

Charakteristika von Zufallsmischungen

Die Güte der Zufallsmischung ist ein Maß für die kleinstmögliche Gehaltsstreuung der Einzeldosen, die auch bei idealem Mischerfolg noch verbleibt. Damit sie einen bestimmten Wert nicht übersteigt, muß nach Gleichung 1.34 der Arzneistoff um so feiner sein, je niedriger er dosiert ist. Gleichung 1.34 läßt damit eine Abschätzung zu, welche Arzneistoffkorngröße zur Einhaltung der Arzneibuchforderungen nicht überschritten werden soll.

Nach PhEur / DAB 10 dürfen die gefundenen Abweichungen des Einzelgehaltes x_i vom Mittelwert G (Gleichung 1.35) 15 % nicht übersteigen. Nur ausnahmsweise – z. B. in 1 von 30 geprüften Einheiten – ist eine stärkere Abweichung bis 25 % erlaubt. Nach der 3 σ-Regel

$$3\sigma \approx (x_i - G)_{max} \tag{1.35}$$

umfaßt bei Vorliegen einer Normalverteilung der 3fache Wert der Standardabweichung σ praktisch alle – nämlich 99,7 % – der Einzelabweichungen x_i-G vom Mittelwert. Die Arzneibuchforderung entspricht demnach einer relativen Standardabweichung von ca. 5 %. Die zulässige Gesamtstreuung σ_{tot} beinhaltet allerdings neben dem zufälligen Mischfehler σ_R auch alle anderen in Betracht kommenden Fehler. Dazu zählen insbesondere ein zusätzlicher, bei unvollständigem Mischerfolg auftretender Mischfehler σ_{seg}, der Massefehler σ_M der Einheiten sowie der Analysenfehler σ_A. Bei voneinander unabhängigen Fehlern sind nach der **Fehleradditionsregel** deren Varianzen additiv:

$$\sigma_{tot} = \sqrt{\sigma_R^2 + \sigma_{seg}^2 + \sigma_M^2 + \sigma_A^2} = \sqrt{\sigma_R^2 + \sigma_{Rest}^2} \tag{1.36}$$

Diese Beziehung gilt auch in Form der entsprechenden relativen Standardabweichung σ%. Wird der zufällige Mischfehler σ_R% auf 1 % oder 2 % limitiert, so ergibt sich für die Summe der restlichen Fehler, σ_{Rest}%, ein Wert von 4,9 % bzw. 4,6 %.

$$\sigma_{Rest}\% = \sqrt{25 - 4} = 4,6\% \tag{1.37}$$

Der vorhandene Spielraum wird also kaum eingeengt. Tabelle 1.13 gibt eine Zusammenstellung der mittleren Arzneistoffkorngrößen $\bar{d}_v$, die für Dosie-

Tabelle 1.13. Zulässige Kornmasse $\overline{m}$ und Korngröße $\bar{d}$ des Arzneistoffs in Abhängigkeit von seiner Dosierung G (ρ 1,5 g/ml)

σ_R%	1 %		2 %		5 %	
G [mg]	$\overline{m}$ [µg]	$\bar{d}_v$ (µm)	$\overline{m}$ [µg]	$\bar{d}_v$ [µm]	$\overline{m}$ [µg]	$\bar{d}_v$ [µm]
50	5,0	185	20,0	294	125,0	542
20	2,0	137	8,0	217	30,0	399
10	1,0	108	4,0	172	25,0	317
5	0,5	86	2,0	137	12,5	252
2	0,2	63	0,8	101	5,0	185
1	0,1	50	0,4	80	2,5	147
0,2	0,02	29	0,08	47	0,5	86
0,1	0,01	23	0,04	37	0,25	68
0,05	0,005	18	0,02	29	0,10	54
0,01	0,001	11	0,004	17	0,025	32

rungen G im Bereich von 50 mg–0,01 mg σ_R%-Werte von 1 %, 2 % und 5 % liefert. Sie zeigt, daß bis herab zu Dosierungen von 2 mg, ab welcher die Einzelgehaltsprüfungen vorgeschrieben sind, noch mit relativ grobkörnigen Arzneistoffpulvern von $\bar{d}_v$ 100 µm eine arzneibuchkonforme Gleichförmigkeit des Gehalts gewährleistet ist. Umgekehrt sind bei dieser Dosierung mit Arzneistoffen gröber 200 µm die Arzneibuchforderungen selbst unter idealen Bedingungen nicht mehr erfüllbar.

Die Korngröße der Hilfsstoffkomponente ist in Gleichung 1.34 nicht enthalten. Sie übt bei niedriger Arzneistoffdosierung keinen limitierenden Effekt auf die Mischgüte aus, bei hohem Arzneistoffanteil nur dann, wenn der Hilfsstoff die gröbere Komponente darstellt (Gleichung 1.33 b). Analoges gilt für das Mischungsverhältnis. Bei niedriger Dosierung, z. B. von 1 mg, ist es ohne Belang, ob der Arzneistoff zu kleinen Tabletten von 20 mg oder zu Brausetabletten von mehreren g Masse verarbeitet wird. Der begrenzende Faktor für die bestmögliche Gehaltseinheitlichkeit besteht nur in der niedrigen Dosierung von 1 mg selbst. Diese Zusammenhänge stehen zwar in gewissem Gegensatz zu früheren Anschauungen, haben sich aber auch experimentell bestätigt.

1.5.4
Geordnete Mischungen

Nach einer in den 70er Jahren aufgestellten Hypothese führt die Adhäsion zur Bildung geordneter Mischungen von höherer als der Zufallsgüte. Diese in der Folge weit verbreitete Vorstellung hat sich bisher nicht bestätigt. Sie beruht auf einer Fehlinterpretation der Adhäsion als Ordnungsmechanismus. Die dadurch z. T. üblich gewordene Bezeichnung von interaktiven als geordnete Mischungen, unabhängig vom tatsächlichen Durchmischungsgrad, hat zusätzliche Verwirrung hervorgerufen.

In Wirklichkeit handelt es sich bei der Adhäsion nicht um einen Ordnungsprozeß, sondern um eine Wechselwirkung. Das Mischen arbeitet in Richtung einer ungeordneten Verteilung und führt im Grenzfall zur **zufälligen Adhäsion**. Für eine **geordnete Adhäsion** mit regelmäßiger Anordnung (s. 1.5.3, Abb. 1.50) wären Ordnungskräfte erforderlich. Sie müßten dem Unordnungseffekt des Mischens entgegenwirken und diesen überwiegen.

Experimentelle Belege für eine geordnete Adhäsion sind nicht bekannt. Die zahlreichen Abbildungen interaktiver Mischungen in der Literatur zeigen wie das Beispiel von Abb. 1.53 (s. 1.5.3) alle ein unregelmäßiges Adhäsionsmuster. Auch der experimentelle Nachweis einer geordneten Mischung selbst ist bisher nicht gelungen. Gegenteilige Angaben sind auf die Verwendung der für solche Systeme ungeeigneten Stange-Poole-Gleichung (Gleichung 1.29) zur Berechnung der zufälligen Güte zurückzuführen.

Die Frage der Herstellbarkeit geordneter Mischungen ist zwar von theoretischem Interesse, ihre praktische Bedeutung ist aber gering. Die Gehaltsstreuung der entsprechenden Zufallsmischungen nach Gleichung 1.34

(s. 1.5.3) liegt wegen der kleinen Arzneistoffkorngröße bei relativen Standardabweichungen von $< 0,1\,\%$ und damit jenseits der Nachweisgrenze der präzisesten Analyseverfahren. Eine noch höhere, nicht mehr nachweisbare Güte bringt keine Vorteile.

1.5.5
Unvollständige Mischungen

Mischungen von schlechterer als der Güte der Zufallsmischung besitzen einen unvollständigen Durchmischungsgrad. Dieser kann mit dem Mischungsindex I_m beschrieben werden. Er ist definiert als der Quotient aus der in der Stichprobe gefundenen relativen Standardabweichung des Arzneistoffgehaltes, $s\,\%$, und jener in der Zufallsmischung, $\sigma_R\,\%$:

$$I_m = \frac{s\,\%}{\sigma_R\,\%} \tag{1.38}$$

Bei unvollständigem Mischerfolg ist I_m signifikant größer als 1.

Hauptursachen sind Entmischungen bei freifließenden, nicht interaktiven Gemischen und eine unvollständige Desagglomerierung bei kohäsiven Pulvern (s. unten). Das Ausmaß dieser Störung ist selbst unter gleichen Prozeßbedingungen oft deutlichen Schwankungen unterworfen. Unvollständige Gemische zeigen daher nicht nur eine schlechtere Güte, sondern oft auch eine schlechtere Reproduzierbarkeit der Güte als Zufallsmischungen.

Maßgebend für den erreichten Durchmischungsgrad sind die Gestaltung des Mischprozesses (s. 1.5.6) und die Eigenschaften der Feststoffe.

Für den Mischerfolg maßgebende Feststoffeigenschaften

Die zentrale Rolle für Mischgüte und Durchmischungsgrad spielt die Korngröße. Einerseits limitiert sie die Güte der Zufallsmischung. Andererseits bestimmt sie in erster Linie die für den tatsächlich erreichten Durchmischungsgrad maßgebenden Fließeigenschaften. Der Übergangsbereich von freifließenden zu kohäsiven Eigenschaften liegt gewöhnlich bei ca. 100 µm Korngröße. Daneben ist die Kornform wegen ihres Effektes auf die Fließfähigkeit von gewisser Bedeutung. Eine stark anisometrische Form, wie sie z. B. direkt tablettierbare Zellulosearten aufweisen, bewirkt eine entmischungshemmende Zunahme der Kohäsion. Andererseits kann die damit verbundene Abnahme der scheinbaren Dichte die Perkolation kleinerer Teilchen erleichtern. Auch Unterschiede in der Kornform sowie in der Oberflächenrauhigkeit und in der Partikeldichte erhöhen die Entmischungsneigung. Feuchtigkeit verstärkt oft schon in geringer Konzentration die Kohäsion und Agglomerierneigung wesentlich. Bei geringer mechanischer Festigkeit der Teilchen kann deren Zerkleinerung das Mischergebnis beeinflussen.

Entmischung

Auslösend wirken Unterschiede in den physikalischen Partikeleigenschaften, insbesondere in der Korngröße. Korngrößenbedingte Entmischungen verlaufen nach 2 Mechanismen:

- **Perkolation:** Darunter ist in diesem Zusammenhang das Hindurchrieseln feinerer Teilchen durch die interpartikulären Räume zwischen den groben zu verstehen. Es kommt zu einer Anreicherung der Feinanteile in den unteren Regionen der Mischung. Durch mechanische Beanspruchung wie Rühren, Erschütterung, Vibration, die eine kurzzeitige Aufweitung von Interpartikularräumen zur Folge haben, wird die Perkolation u. U. dramatisch verstärkt. Vibration kann sogar eine Flotation der groben Körner nach sich ziehen, selbst wenn ihre Dichte höher ist als die der feinen.
- **Unterschiedliche Partikelbeschleunigung.** Beim Aufschütten eines Pulverkegels erfahren grobe, schwere Teilchen eine stärkere Beschleunigung als feine. Auch die größeren geometrischen Abmessungen erleichtern die Überwindung der von feinen Teilchen gebildeten Unebenheiten an der Kegeloberfläche. Die groben rollen daher an der Kegeloberfläche ab und reichern sich an der Peripherie an. Die feinen Teilchen bleiben vermehrt im Mittelteil des Kegels (Abb. 1.54).

Von Entmischungen sind v. a. grobkörnige, freifließende Systeme mit hoher Partikelbeweglichkeit betroffen. Nicht nur beim Mischprozeß selbst kann sich die voranschreitende Durchmischung mit einer Entmischung überlagern. Nahezu unvermeidlich ist sie bei der nachfolgenden Weiterverarbeitung. Schon das Umfüllen beim Entleeren des Mischbehälters kann zu beträchtlicher Segregation führen. Die Weiterverarbeitungsschritte lassen sich gewöhnlich nicht so genau normieren, daß das Ausmaß der Entmischung stets konstant ist. Bei nicht entmischungsstabilen Gemischen ist daher mit einer schlechten Reproduzierbarkeit ihrer Güte zu rechnen.

Grundsätzlich sinkt die Entmischungstendenz mit abnehmender mittlerer Korngröße und abnehmender Breite der Korngrößenverteilung. Durch kohäsive Eigenschaften der Mischung sind korngrößenbedingte Entmischungen meist vermeidbar.

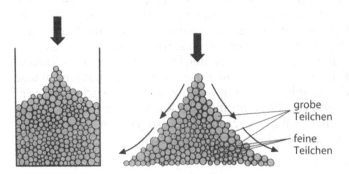

Abb. 1.54. Korngrößenbedingte Entmischung in Pulverschüttungen. (Aus [1])

Unvollständige Desagglomerierung

Der geschwindigkeitsbestimmende Schritt des Mischprozesses besteht bei kohäsiven Pulvern im Agglomeratabbau, der durch Bruch und Abrieb erfolgt. Die anschließende zufällige Verteilung der Einzelpartikeln verläuft vergleichsweise rasch. Von mikrofeinen Pulvern können auch nach stundenlangem Mischen noch einzelne Agglomerate von unzulässiger Größe vorliegen. Abb 1.55 a zeigt Agglomerate, die nach halbstündigem Mischen von mikronisiertem Medazepam mit Avicel PH 102 in einem Schüttelmischer beim vorsichtigen Aussieben auf einem 0,5-mm-Sieb als Rückstand verblieben. Die Gesamtmasse der Agglomerate betrug 9 % der Arzneistoffeinwaage, die Masse des größten Einzelagglomerates 9,5 mg. In einer Tablette von 1 mg Sollgehalt hätte dieses Agglomerat zusammen mit der feinverteilten Hauptmenge des Arzneistoffes eine ca. 10fache Überdosierung zur Folge. Auch nach 3 h Mischen waren noch 2 % an Agglomeraten mit einer Masse bis 1,2 mg zu finden (Abb. 1.55 b). Da die Zahl der Agglomerate oft viel kleiner ist als die Zahl der aus der Mischung herstellbaren Tabletten, ist ihr Nachweis überdies mit großen Unsicherheiten verbunden (s. 1.5.7).

Sowohl für eine hohe Mischgüte als auch für eine gute Aussagekraft der Prüfergebnisse ist ein lückenloser Agglomeratabbau auf ein unterkritisches Maß sicherzustellen. In der Regel genügt eine Limitierung der maximalen Agglomeratmasse m_{max} auf 5 % des Arzneistoffgehaltes pro Dosis. Dies kann durch Sieben von Vormischungen des Arzneistoffes, z. B. mit der 9fachen Menge an Hilfsstoff geschehen. Der überschüssige Hilfsstoff verhindert die Reagglomerierung nach der Siebpassage. Zur weiteren Erhöhung der Sicherheit kann die Siebung wiederholt werden. Die zulässige Maschenweite d des Siebes wird mit abnehmender Arzneistoffdosierung kleiner. Sie kann unter der Annahme einer Kugelform nach folgender Gleichung berechnet werden:

$$d = 3\sqrt{\frac{m_{max} \cdot 6}{\varrho_{Agg} \cdot \pi}} \tag{1.39}$$

Die Werte von Tabelle 1.14 gelten bei einer Dichte ϱ_{Agg} der Agglomerate von 0,5 g/ml. Über die Möglichkeit einer Reagglomerierung beim Mischen ist nur wenig bekannt, sie kommt aber höchstens ausnahmsweise vor.

Die Reproduzierbarkeit der Güte ist bei agglomerathaltigen Gemischen besonders schlecht. Kohäsive Pulvermassen besitzen stets eine ungleichmäßige Packungsdichte. Verschiedene Teilbereiche weisen daher eine unterschiedliche Kohäsionskraft auf, die von den detaillierten Druckbeanspruchungen bei der Herstellung, Lagerung und Handhabung abhängig ist. Aufgrund dieses „Gedächtnisses" haben verschiedene Einwaagen nicht die gleiche Agglomeratstabiliät und können recht unterschiedliche Mischergebnisse liefern. Dies um so mehr, je feiner und kohäsiver das Arzneistoffpulver ist. Durch das Desagglomerieren von Vormischungen wird die Reproduzierbarkeit entscheidend verbessert.

Abb. 1.55 a, b. Isolierte Agglomerate aus Mischungen von mikronisiertem Medazepam (0,5 %) und Avicel PH 102 (99,5 %) nach Mischen im Schüttelmischer; **a** nach 30 min Mischdauer, **b** nach 180 min Mischdauer. (Aus [1])

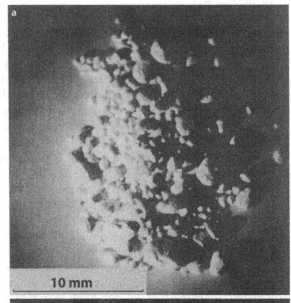

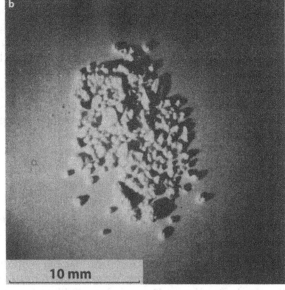

Tabelle 1.14. Siebmaschenweite d zur Limitierung der Maximalmasse m_{max} von Agglomeraten und Partikeln auf 5 % der Arzneistoffdosierung G

G [mg]	m_{max} [mg]	Agglomerate $\rho = 0.5$ g/ml d [μm]	Partikeln $\rho = 1,5$ g/ml d [μm]
50	2,5	2120	1470
20	1,0	1560	1080
10	0,5	1240	860
5	0,25	985	683
2	0,10	730	503
1	0,05	580	400
0,2	0,01	380	230
0,1	0,005	270	185
0,05	0,0025	212	150
0,01	0,0005	120	87

1.5.6
Herstellung homogener Mischungen

Aus den dargelegten Grundlagen ergeben sich folgende Richtlinien zur Herstellung homogener Mischungen:

Korngrößenspezifikationen

Die Güte der **Zufallsmischung** als Maß für die beim bestmöglichen Mischerfolg erzielbare Homogenität ist bei niedrigem Arzneistoffgehalt nur von der Korngröße der Arzneistoffkomponente abhängig. Zur Erfüllung der Arzneibuchbestimmungen über die Gleichförmigkeit des Gehaltes sind an den Feinheitsgrad des Arzneistoffes 2 Anforderungen zu stellen. Die mittlere Korngröße soll so begrenzt sein, daß die zufällige Gehaltsstreuung 1–2 % nicht übersteigt (s. Tabelle 1.13). Die maximale Kornmasse soll nicht mehr als 5 % des mittleren bzw. deklarierten Arzneistoffgehaltes pro Dosis betragen (s. Tabelle 1.14). Damit sind gleichzeitig die Voraussetzungen für eine Normalverteilung und eine hohe Aussagekraft der Stichprobenprüfungen gegeben (s. 1.5.7). Eine wesentlich stärkere Zerkleinerung des Arzneistoffes kann wegen seiner hohen Kohäsions- und Adhäsionskraft gewisse Probleme nach sich ziehen. Diese sind aber bei geeigneter Bereitung in der Regel vermeidbar.

Die angeführten Korngrößenspezifikationen gelten sinngemäß auch für Arzneiformen aus Suspensionssystemen, z. B. perorale Suspensionen, Suppositorien, entsprechende Weichkapseln und Injektabilia. Bei diesen ist die größtmögliche Homogenität der zufälligen Arzneistoffverteilung ebenso wie bei Feststoffgemischen für kleine Pulveranteile durch Gleichung 1.34, für große durch Gleichung 1.33 a gegeben.

Die Korngröße der Hilfsstoffkomponente ist oft ohne Belang für das Homogenitätsoptimum. Nur beim Typ 2 der Zufallsmischung mit hohem Anteil an feinkörnigem Arzneistoff übt sie einen limitierenden Effekt aus. Von beiden Komponenten ist die Korngröße aber wesentlich für den tatsächlich erreichbaren Durchmischungsgrad und für die Auswahl der Mischmethode.

Mischmethoden

Bei der Auswahl der im Band 3 näher beschriebenen Mischgeräte ist auf die Feststoffeigenschaften Bedacht zu nehmen. Wälz- und Schüttelmischer sind für freifließende und mäßig kohäsive Stoffe besser geeignet, Schermischer bei starker Kohäsion und hoher Partikelfestigkeit.

Eine ungünstige Materialbeschaffenheit ist aber nicht immer durch entsprechende Mischerauswahl auszugleichen. Bei starker Tendenz zur **Entmischung** kann zwar das Mischen selbst noch brauchbare Resultate liefern, die nachfolgende Weiterverarbeitung zur Arzneiform aber mit starken Inhomogenitäten verbunden sein. In solchen Fällen ist bei den Stoffeigenschaften anzusetzen. Eine **Reduktion der maximalen Korngröße** und damit auch der Korngrößenunterschiede verringert generell die Entmischungsneigung. Ein mäßig kohäsiver Charakter der Mischung, der noch keinen Schermischer erfordert und die Weiterverarbeitung zu Tabletten und Kapseln nicht behindert, kann sie oft ganz beseitigen.

Durch Herstellung **interaktiver Mischungen**, in denen eine Feinkornkomponente an gröberen Teilchen adhäriert, ist eine Stabilisierung unter Beibehaltung des freifließenden Charakters der Mischung erreichbar. An geeigneten Trägern mit hoher Oberflächenrauhigkeit können manchmal durch multipartikuläre Bedeckung relativ große Anteile von mehr als 10 % mikronisiertem Arzneistoff zur Adhäsion gebracht werden. Abb. 1.56 zeigt eine solche hochkonzentrierte interaktive Mischung aus Propanolol · HCl und sprühgetrocknetem Sorbit. Zu achten ist allerdings auf eine hinreichende

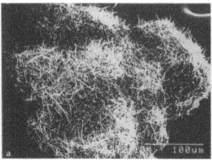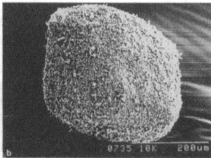

Abb. 1.56 a, b. Interaktive Mischung hergestellt aus Propanolol · HCl (16 %) und sprühgetrocknetem Sorbit; a sprühgetrocknetes Sorbit, b Mischung. (Aus [1])

Stabilität der Adhäsion bzw. auf die Möglichkeit der Verdrängung des Arzneistoffes von der Trägeroberfläche durch eine dritte Komponente.

Niedrigdosierte Arzneistoffpulver weisen schon wegen des erforderlichen Feinheitsgrades kohäsive Eigenschaften auf. Das Hauptaugenmerk beim Mischen ist auf eine ausreichende Desagglomerierung zu legen. Schon sehr kleine Agglomerate mit Durchmessern von wenigen mm-Bruchteilen können gefährliche Überdosierungen hervorrufen. Eine sehr einfache und sichere Methode ist das – evtl. wiederholte – Sieben von Vormischungen mit überschüssigem Hilfsstoff (s. 1.5.5). Die Vordesagglomerierung nimmt außerdem den geschwindigkeitsbestimmenden Schritt beim Mischen kohäsiver Pulver vorweg. Bei der Herstellung der Endmischungen können dann auch Kubusmischer und Schüttelmischer ausgezeichnete Ergebnisse liefern.

Herstellung der Zufallsmischungen

Die von den Arzneibüchern geforderte Gleichförmigkeit des Gehalts kann bei entsprechendem Feinheitsgrad sowohl mit vollständigen als auch mit unvollständigen Mischungen erzielt werden. Zufallsmischungen weisen jedoch wesentliche Vorteile auf. Ihre Güte ändert sich bei Überschreitung der erforderlichen Mindestmischzeit nicht mehr und ist daher sehr gut reproduzierbar. Die Normalverteilung des Arzneistoffes sichert verläßliche Analysenergebnisse.

Die Herstellung ist gerade mit niedrigdosierten Arzneistoffen oft recht einfach. Die Desagglomerierung kann durch Sieben einer kleinen Menge an Vormischung vorweggenommen werden. Die Fließeigenschaften der Mischung werden von den Hilfsstoffen bestimmt. Ein mäßig kohäsiver Charakter ist am besten geeignet. Er verhindert Entmischungen, die bei freifließenden Hilfsstoffeigenschaften auch mit kohäsiven Arzneistoffen nicht auszuschließen sind, und erlaubt noch ein problemloses Sieben der Vormischung.

Herstellung von unvollständigen Mischungen

Bei sehr hohem Feinheitsgrad des Arzneistoffes ist die Herstellung von Zufallsmischungen oft nicht möglich und auch nicht notwendig. Die kleine Korngröße erlaubt eine außerordentlich niedrige, oft unter dem Analysenfehler liegende Gehaltsstreuung, auch wenn die monopartikuläre Auftrennung nur unvollständig gelingt. Voraussetzung ist eine entsprechende Begrenzung der Agglomeratmasse beim Sieben der Vormischung. Solche Mischungen weisen hinsichtlich der Reproduzierbarkeit und Nachweisbarkeit ihrer hohen Güte ähnlich günstige Eigenschaften auf wie Zufallsmischungen. Die nicht ganz auszuschließende Möglichkeit der Reagglomerierung oder der selektiven Adhäsion an Geräteteilen ist aber im Auge zu behalten.

Abb. 1.57.   95 % Vertrauensgrenzen bei Vorliegen einer Normalverteilung. (Aus [1])

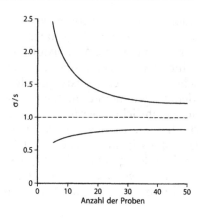

Anzahl der Proben

1.5.7
Prüfung der Mischgüte

Vertrauensbereich

Die Beurteilung der Mischgüte erfolgt mit Stichproben. Für Rückschlüsse
auf die Qualität der Gesamtcharge sind Annahmen über die Art der statistischen Verteilung des untersuchten Parameters in der Grundgesamtheit notwendig. Die einzige für die Gehaltsprüfung brauchbare Annahme ist die
einer Normalverteilung des Arzneistoffgehaltes in den Einzeldosen der Mischung bzw. der daraus hergestellten Arzneiformen. In diesem Fall kann ein
Vertrauensbereich um die in der Stichprobe gefundene Standardabweichung
s angegeben werden, in dem die tatsächliche Standardabweichung σ der
Grundgesamtheit mit vorgegebener Wahrscheinlichkeit P liegt. Die Breite
dieses Vertrauensbereiches wird wie jene des Mittelwertes mit zunehmendem Stichprobenumfang n und mit abnehmender Sicherheit der Aussage
kleiner.

Die für P = 95 % geltenden Bereiche sind in Abb. 1.57 dargestellt. Bei n =
10 kann σ zwischen 0,69 · s und 1,82 · s liegen, bei n = 30 immerhin noch
zwischen 0,80 · s und 1,34 · s. Die gleichen Relationen gelten für die relativen
Standardabweichungen s % und σ %. Signifikante Abweichungen von der
Normalverteilung können weitaus größere Unterschiede nach sich ziehen,
ohne daß ihr Ausmaß aus s abschätzbar ist.

Aussagekraft der Prüfergebnisse

In **Zufallsmischungen** mit einer pharmazeutischen Anforderungen entsprechenden Güte folgt der Arzneistoffgehalt einer Normalverteilung. Voraussetzung ist eine Begrenzung der maximalen Kornmasse des Arzneistoffes auf
5 % des mittleren Arzneistoffgehaltes pro Dosis. Gröbere Teilchen können zu
Abweichungen führen und sind durch Aussieben zu entfernen. Die dafür geeigneten Siebmaschenweiten sind in 1.5.5, Tab. 1.14 unter Zugrundelegung
einer Partikeldichte von 1,5 g / ml angegeben. Die Probennahme ist wenig

kritisch. Wegen der Zufallsverteilung des Arzneistoffes ist jede aus der Mischung abgeteilte Einheit gleichwertig. Stichproben aus kleinen Teilbereichen der Mischung und nacheinander aufgefangene Tabletten oder Kapseln sind daher ebenso repräsentativ wie Zufallsmuster aus der ganzen Charge.

Bei unvollständigen Gemischen sind die statistischen Eigenschaften von der Art der Unvollständigkeit abhängig. In **segregierten Mischungen** ausreichender Güte, in denen der Arzneistoff monopartikulär verteilt ist, liegt wie in Zufallsmischungen eine Normalverteilung vor. Die repräsentative Probennahme ist aber schwieriger und erfordert Zufallsmuster. Stichproben aus unterschiedlichen Teilen der Mischung können signifikant voneinander verschiedene Resultate liefern, u. U. kann auch die Güte der Zufallsmischung vorgetäuscht werden.

Wesentlich anders sind die Verhältnisse bei **agglomerathaltigen Mischungen**. In diesen liegt nur die feindisperse Hauptmenge des Arzneistoffes normalverteilt vor, der agglomerierte Anteil gehorcht der Poissonverteilung. Aufgrund der geringen Zahl und der starken Masseunterschiede der Agglomerate (s. 1.5.5, Abb. 1.55) kann ihr Gehalt auch von Zufallsstichproben nicht annähernd repräsentativ wiedergegeben werden. Das bedingt eine außerordentlich schlechte Reproduzierbarkeit der Prüfergebnisse, die bei wiederholter Analyse gefundenen Standardabweichungen können sich um den Faktor 10 und mehr unterscheiden. Experimentell nachgewiesen sind z. B. relative Standardabweichungen von 2,9–24,9 % bei mehrfacher Content Uniformity Prüfung direktgepreßter Tabletten nach den USP-Vorschriften. Häufig enthält nur ein kleiner Bruchteil der Dosen, z. B. jede hundertste, ein Agglomerat. Wie auch im angeführten Fall können daher agglomeratfreie Stichproben eine hohe Mischgüte und eine den Arzneibuchforderungen entsprechende Gleichförmigkeit des Gehaltes vortäuschen und dies, obwohl manche Einheiten Überdosierungen von 100 % und mehr aufweisen. Besonders irreführend ist dabei, daß solche Stichproben gleichzeitig eine Normalverteilung und damit eine hohe Aussagekraft des Prüfergebnisses vorspiegeln.

Da eine verläßliche Prüfung auf Normalverteilung des Gehaltes der Charge mit Stichproben nicht möglich ist, muß diese a priori bei der Herstellung der Mischungen sichergestellt werden. Das erfordert eine lückenlose Zerstörung der Arzneistoffagglomerate auf eine unterkritische Masse. Wie bei den Einzelteilchen genügt eine Limitierung auf 5 % der Dosierung. Gleichzeitig wird eine hohe Gleichförmigkeit des Gehaltes ermöglicht (s. 1.5.5, Tabelle 1.14).

Literatur

1. Egermann H (1991) Mischen von Feststoffen. In: Nürnberg E, Surmann P (Hrsg) Hagers Handbuch der Pharmazeutischen Praxis, 5. Aufl., B 2: Methoden. Springer, Berlin Heidelberg New York, S 565–582
2. Stange K (1954) Chem Ing Techn 26: 331–337
3. Poole KR, Taylor RF, Wall GP (1964) Trans Inst Chem Eng 42: T 305–T 315
4. Egermann H, Frank P (1992) J Pharm Sci 81: 551–555
5. Johnson MCR (1972) Pharm Acta Helv 47: 546–559
6. Egermann H (1985) J Pharm Pharmacol 37: 491–492

KAPITEL 2

Phase und System

Phase ist ein materieller Bereich mit gleichen physikalischen und chemischen Eigenschaften. Sie besteht aus reiner Materie oder wird aus 2 und mehr Komponenten wie bei festen und flüssigen Lösungen und auch bei Flüssigkristallen und Mikroemulsionen gebildet.

Systeme bestehen aus 2 oder mehr Phasen, die durch Phasengrenzen getrennt sind. In der Pharmazie treten 2- und mehrphasige Systeme wie Emulsionen und Suspensionen sowie auch deren Mischungen mit vielfältigen physikalisch-pharmazeutischen Eigenschaften auf.

2.1
Flüssige Lösungen

C.-D. HERZFELDT

2.1.1
Definition

Flüssige Lösungen sind flüssige Phasen mit 2 oder mehr Bestandteilen. Die flüssige Phase besteht aus dem Lösungsmittel (**Solvens**), das meist im Überschuß vorliegt, und einem oder mehreren gelösten Bestandteilen (**Solvendum**). Die gelösten Bestandteile sind Gase, feste Stoffe oder Mischungen mit anderen Flüssigkeiten. In der Pharmazie ist das Lösungsmittel hauptsächlich Wasser; daneben werden Lösungen mit Ethanol, Glycerol, Macrogolen, häufig auch in deren Mischungen mit Wasser und mit anderen organischen Lösungsmitteln angetroffen. Flüssige Lösungen werden aufgrund der Dispersität der gelösten Bestandteile unterschieden.

Molekulardisperse Lösungen enthalten gelöste Atome, Ionen oder Moleküle mit einem Teilchengrößenbereich von 0,1–1 nm. **Kolloiddisperse** oder **kolloide Lösungen** enthalten Molekül-, Assoziations- und Dispersionskolloide, also Moleküle oder Aggregate mit 10^3–10^9 Atomen und einer linearen Ausdehnung von 1–200 nm bzw. einem Volumen von 1 nm^3 bis 8 · 10^6 nm^3. **Molekülkolloide** sind Makromoleküle und bilden von sich aus kolloide Lösungen. **Assoziationskolloide** erreichen konzentrationsabhängig unter Anhäufung mehrerer bis vieler Moleküle zu Assoziaten einen kolloiden Lösungszustand. **Dispersionskolloide** werden durch technologi-

Abb. 2.1. Lösevorgang durch Kombination von Solvens und Solvendum nach Freiraumbildung und Molekülfreisetzung

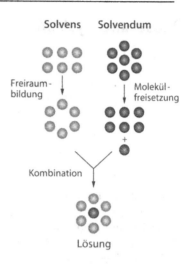

sche Dispersionsmaßnahmen erzeugt, bilden jedoch thermodynamisch instabile kolloide Lösungen. Zustand, Zusammensetzung und physikalische Eigenschaften einer flüssigen Lösung sind abhängig von den Zustandsgrößen Druck, Temperatur und Konzentration sowie von den Wechselwirkungen der Bestandteile untereinander oder miteinander.

Der **Lösevorgang** besteht in der Bildung eines Freiraums im Molekülverband des Solvens, der Freisetzung eines Moleküls aus dem Molekülverband des Solvendums und dessen Besetzung des Freiraums (Abb. 2.1). Bestehen Wechselwirkungen wie Wasserstoffbrückenbindungen zwischen den Molekülen des Solvendums und des Solvens, ist der Lösevorgang durch eine **Solvatation**, im Fall von Wasser als Solvens durch eine **Hydratation** erleichtert. Liegen dagegen Wechselwirkungen nur zwischen den Molekülen des Solvendums oder des Solvens vor, ist der Lösevorgang durch eine **Assoziation** behindert.

Konzentrationsmaße

Die Konzentration von Bestandteilen einer Lösung (Index i) wird auf unterschiedliche Weise aus der Masse m_i, dem Volumen V_i, der Stoffmenge (Mole) n_i oder der Teilchenzahl N_i oder dem Volumen V der Lösung berechnet (Tabelle 2.1). Die Stoffmenge n_i [mol] ist das Verhältnis aus Teilchenzahl N_i und Avogadro-Zahl N_A:

$$n_i = N_i/N_A$$

mit $N_A = 6{,}023 \cdot 10^{23}\,\text{mol}^{-1}$.

Tabelle 2.1. Konzentrationsmaße von Bestandteilen flüssiger Lösungen. w Masse [kg], V Volumen [l], n Stoffmenge [mol], Index 1: Lösungsmittel, Index 2: gelöster Stoff

Bezeichnung	Symbol	Definition	Einheit
Massenkonzentration	C	$C_2 = \dfrac{w_2}{V}$	$g \cdot l^{-1}$
Stoffmengenkonzentration (= Molarität)	c	$c_2 = \dfrac{n_2}{V}$	$mol \cdot l^{-1}$
Molalität	m	$m_2 = \dfrac{n_2}{w_1}$	$mol \cdot kg^{-1}$
Äquivalentkonzentration	c_{eq}	$c_{eq_2} = \dfrac{n_{eq_2}}{V}$	$mol \cdot l^{-1}$
Massengehalt, Massenanteil, Massenbruch	χ	$\chi_2 = \dfrac{w_2}{w_1 + w_2}$	(–)
Volumengehalt	Φ	$\Phi_2 = \dfrac{V_2}{V_1 + V_2}$	(–)
Molenbruch, Stoffmengengehalt	χ	$\chi_2 = \dfrac{n_2}{n_1 + n_2}$	(–)

2.1.2
Theorie

Die ideale Lösung

Flüssige Lösungen befinden sich in einem sehr viel höher kondensierten Zustand als die idealen Gase. Während das ideale Verhalten von Gasen auf dem vollständigen Fehlen von Kohäsionskräften beruht, setzt das ideale Verhalten von Lösungen die vollständige Einheitlichkeit der Kohäsionskräfte der Bestandteile untereinander voraus.

Der Dampfdruck eines Bestandteils über der Lösung, der Partialdruck p_i, ist ein Maß für die Tendenz dieses Bestandteils, aus der Lösung in die Gasphase überzugehen, gleichgültig, ob der Bestandteil i vollständig von denselben Molekülen oder von anderen umgeben ist. Der Partialdruck p_i des Bestandteils i über der idealen Lösung ist dann proportional zum Dampfdruck p_i^0 über dem reinen Stoff i (**Raoult-Gesetz** idealer Lösungen):

$$p_i/p_i^0 = \chi_i \quad \text{oder}: \quad p_i = p_i^0 \cdot \chi_i \tag{2.1}$$

Raoult-Gesetz einer idealen Lösung

Der Partialdruck p_i ist also das Produkt aus dem Dampfdruck p_i^0 über dem reinen Stoff i und dessen Molenbruch χ_1 in der Lösung. Die Partialdrücke einer Mischung zweier chemisch ähnlicher Bestandteile A und B in einer idealen Lösung sind die geradlinigen Funktionen des Molenbruchs (Abb. 2.2). Bei Abwesenheit von A ist der Partialdruck $p_A = 0$ und der Partialdruck p_B gleich dem Dampfdruck p_B^0 über dem reinen Bestandteil B (linker Ordinatenschnittpunkt). Umgekehrt ist bei Abwesenheit von B ($\chi_A = 1$)

Abb. 2.2. Partialdrücke p_A und p_B und die Summe der Partialdrücke zweier Bestandteile A und B als lineare Funktionen des Molenbruchs (Raoult-Gesetz und Dalton-Gesetz)

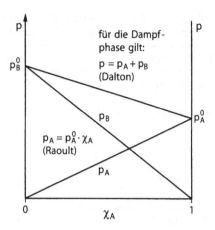

der Dampfdruck $p_A{}^0$ erreicht (rechter Ordinatenschnittpunkt). Der Dampfdruck über der Lösung ist bei diesem idealen Verhalten der Dampfdrücke der Bestandteile gleich der Summe ihrer Partialdrücke (**Dalton-Gesetz**):

$$p = p_A + p_B \qquad (2.2)$$

Dalton-Gesetz einer idealen Lösung

Verdünnte Lösungen eines Solvendums A in einem Solvens B zeigen eine Abweichung vom Raoult-Gesetz. Im Idealfall ist jedes Molekül von A einheitlich von Molekülen des Solvens B umgeben. Auch in diesen Lösungen ist der Partialdruck der gelösten Substanz p_A proportional zum Molenbruch χ_A, aber der Proportionalitätsfaktor K_A ist nicht mit dem Dampfdruck des reinen Bestandteils $p_A{}^0$ identisch (**Henry-Gesetz** verdünnter, idealer Lösungen, Abb. 2.3):

$$p_A = K_A \cdot \chi_A \qquad (2.3)$$

Henry-Gesetz einer verdünnten idealen Lösung

Abb. 2.3. Partialdruck p_A einer idealen Lösung (Raoult-Gesetz) und einer verdünnten idealen Lösung (Henry-Gesetz) als lineare Funktion des Molenbruchs X_A. K_A Henry-Konstante. (Aus: [1])

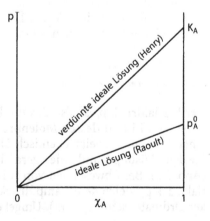

Die reale Lösung

Reale Lösungen gehorchen weder dem Raoult-Gesetz idealer Lösungen noch dem Henry-Gesetz verdünnter idealer Lösungen. Der Standardzustand der Bestandteile realer Lösungen läßt sich aber auf beide Gesetze zurückführen: Auf das Solvens wird das Raoult-Gesetz angewendet und auf das Solvendum des Henry-Gesetz. Liegt Bestandteil A als Solvens im Überschuß vor ($\chi_A \rightarrow 1$), ist der Dampfdruck dem Molenbruch proportional mit p_A^0 als Steigung. Bei verdünnten Lösungen von A (als Solvendum betrachtet, $\chi_A \rightarrow 0$) ist der Dampfdruck zwar auch dem Molenbruch proportional, aber mit K_A als Steigung. Die Abweichung vom Raoult-Gesetz ist in diesem Fall positiv (Abb. 2.4 a). Andere Bestandteile wie z. B. Aceton und Chloroform zeigen demgegenüber negative Abweichungen vom Raoult- bzw. Dalton-Gesetz. Bereits bei geringen Konzentrationsunterschieden zu $\chi = 1$ bzw. $\chi = 0$ weichen die Partialdrücke von Aceton und Chloroform vom Raoult- bzw. Henry-Gesetz ab (Abb. 2.4 b). Diese negativen Abweichungen vom Raoult-Gesetz werden durch Adhäsionskräfte zwischen den Bestandteilen, die stärker als die Kohäsionskräfte eines Bestandteils sind, hervorgerufen, so daß die Entweichungstendenz geringer ist. Positive Abweichungen vom Raoult-Gesetz treten auf, wenn die Kohäsionskräfte eines Bestandteils stärker als die Adhäsionskräfte zwischen den Bestandteilen sind, wodurch die Entweichungstendenz erhöht ist. Die Differenz aus Anziehungs- und Abstoßungskräften ist als **Binnendruck** definiert.

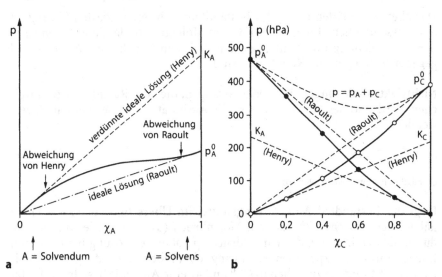

Abb. 2.4 a, b. Partialdruck p einer realen Lösung; Standardzustände: $\chi_A \rightarrow 1$ (A = Solvens), Abweichung von einer idealen Lösung (Raoult-Gesetz) $\chi_a \rightarrow 0$ (A = Solvendum), Abweichung von einer verdünnten idealen Lösung (Henry-Gesetz). a Positive Abweichung vom Raoult-Gesetz, negative Abweichung vom Henry-Gesetz. b Negative Abweichung vom Raoult-Gesetz von Aceton A und Chloroform C als Funktion des Molenbruchs von Chloroform C; die Summe der Dampfdrücke von Aceton und Chloroform p_A und p_C zeigt eine negative Abweichung vom Dalton-Gesetz

Chemisches Potential

Das chemische Potential ist für die theoretische Behandlung flüssiger Lösungen eine geeignete Größe zur Beschreibung einer Reihe von Eigenschaften. Das chemische Potential leitet sich aus der Druckabhängigkeit der **freien Enthalpie** von perfekten Gasen ab (s. Kap. 3 „Thermodynamik"). Gasförmige Systeme streben in Richtung abnehmender freier Enthalpie, die Bestandteile streben in Richtung abnehmenden Potentials. Das chemische Potential μ_A eines Bestandteils A einer Lösung, die dem Raoult-Gesetz gehorcht, ergibt in Analogie zum chemischen Potential eines perfekten Gases die Beziehung:

$$\mu_A = \mu_A^0 + RT \cdot \ln(p_A/p_A^0) \tag{2.4}$$

μ_A^0 chemisches Potential des reinen Bestandteils A
p_A^0 Dampfdruck des reinen Bestandteils A
p_A Dampfdruck des Bestandteils A über der Lösung

In einer idealen Lösung erfüllt das Lösungsmittel A das Raoult-Gesetz, und das Verhältnis $p_A/p_A{}^0$ ist konstant sowie zu dessen Molenbruch χ_A direkt proportional ($p_A/p_A{}^0 = \chi_A$), so daß Gleichung 2.4 umgeformt wird zu

$$\mu_A = \mu_A^0 + RT \cdot \ln \chi_A \tag{2.5}$$

Chemisches Potential einer idealen Lösung

Das chemische Potential μ_A des Bestandteils A in einer idealen Lösung ist also ausschließlich abhängig von dessen Molenbruch, da die weiteren Glieder der Gleichung im Standardzustand bei dem Druck von 1000 hPa und gegebener Temperatur Konstanten sind.

Nichtelektrolytlösungen. Für reale Lösungen, die vom Raoult-Gesetz abweichen, wird statt des Molenbruchs χ_A die **Aktivität** a_A des Bestandteils A verwendet:

$$\mu_A = \mu_A^0 + RT \cdot \ln a_A \tag{2.6}$$

Chemisches Potential einer realen Lösung

Liegt der Bestandteil A als Lösungsmittel im Überschuß vor ($\chi_A \rightarrow 1$), so nähert sich dessen Aktivität dem Molenbruch ($a_A \rightarrow \chi_A$). Die Aktivität ist durch die Bestimmung des Partialdrucks p_A über der Lösung bei mehreren Konzentrationen experimentell zugänglich (Tabelle 2.2), da gemäß Gleichungen 2.4 und 2.6 zwischen $p_A/p_A{}^0$ und a_A eine Analogie besteht. Aktivität a_A und Molenbruch χ_A aus Gleichungen 2.5 und 2.6 werden mit Hilfe des Aktivitätskoeffizienten γ_A miteinander verknüpft:

$$a_A = \gamma_A \cdot \chi_A \quad \text{bzw.} \quad \gamma_A = a_A/\chi_A \tag{2.7}$$

Aktivität und Aktivitätskoeffizient einer realen Nichtelektrolytlösung

Tabelle 2.2. Berechnung von Aktivität und Aktivitätskoeffizient von Wasser in der Lösung eines Nichtelektrolyten (Saccharose) aus Molenbruch und experimentell bestimmten Partialdruck von Wasser. (Aus [1])

Molenbruch Wasser	$\chi_A = n_A / (n_A + n_B)$				
	$n_A = 1000\ g/18{,}02\ g \cdot mol^{-1} = 55{,}49\ mol$				
	$n_B = 1000\ g \cdot m_B\ mol \cdot kg^{-1} = m_B\ mol$				
Wasserdampfpartialdruck p_A [hPa]	31,67	31,55	31,36	31,04	30,33
Molalität Rohrzucker m_B ($mol \cdot kg^{-1}$)	0	0,20	0,50	1,00	2,00
Molenbruch Wasser χ_A	1,00	0,996	0,991	0,982	0,965
Aktivität Wasser a_A	1,00	0,996	0,990	0,980	0,958

Der Aktivitätskoeffizient γ_A von Wasser ist bis zu einer Molalität von $2\ mol \cdot kg^{-1}$ des gelösten Nichtelektrolyten (Saccharose) annähernd 1, während Aktivität und Molenbruch bereits deutlich kleiner als 1 sind (Abb. 2.5). Die Abweichung vom idealen Verhalten nach dem Raoult-Gesetz kann daher also mit Hilfe des Aktivitätskoeffizienten interpretiert werden.

Aktivität und Standardzustand des in geringen Mengen gelösten Nichtelektrolyten B ($\chi_B \rightarrow 0$) werden aus dem Verhalten idealer verdünnter Lösungen im Sinne des Henry-Gesetzes abgeleitet. Für das chemische Potential des Bestandteils B gilt Gleichung 2.4 entsprechend:

$$\mu_B = \mu_B^0 + RT \cdot \ln(p_B/p_B^0).$$

Partialdampfdruck p_B und Molenbruch χ_B sind im Henry-Gesetz idealer verdünnter Lösungen proportional zur Henry-Konstante K_B:

Abb. 2.5. Aktivität a und Aktivitätskoeffizient γ des Solvens Wasser in Saccharoselösungen als Funktion der Saccharosekonzentration (χ Molenbruch Wasser, **m** Molalität Saccharose, **%** Gewichtsprozent Saccharose)

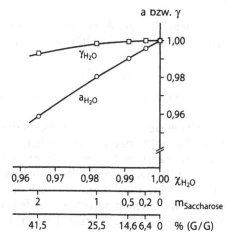

$p_B = K_B \cdot \chi_B$.

Einsetzen in die Gleichung führt zu der erweiterten Gleichung:

$\mu_B = \mu_B^0 + RT \cdot \ln(K_B \cdot X_B / p_B^0)$

oder:

$\mu_B = \mu_B^0 + RT \cdot \ln(K_B / p_B^0) + RT \cdot \ln \chi_B$.

Die Größen μ_B^0, K_B und p_B^0 sind charakteristische Größen des gelösten Bestandteils, so daß dafür ein weiteres chemisches Potential $\mu_B^{\ddagger}$ definiert wird:

$\mu_B^+ = \mu_B^0 + RT \cdot \ln(K_B / p_B^0)$.

Der Idealfall im Sinne des Henry-Gesetzes ergibt sich beim Einsetzen dieser Beziehungen:

$$\mu_B = \mu_B^+ + RT \cdot \ln \chi_B \qquad (2.8)$$

Chemisches Potential einer idealen verdünnten Lösung

Für reale Lösungen, bei denen Abweichungen vom Henry-Gesetz idealer verdünnter Lösungen bestehen, wird statt des Molenbruchs χ_B die Aktivität a_B des Bestandteils B verwendet, und Gleichung 2.8 erhält die Fassung:

$$\mu_B = \mu_B^+ + RT \cdot \ln a_B \qquad (2.9)$$

Chemisches Potential einer realen verdünnten Lösung

Aus diesen Gleichungen folgt für den Standardzustand der Lösung, die dem Henry-Gesetz rein hypothetisch gehorcht:

$p_B = K_B \cdot a_B$.

Molenbruch χ_B und Aktivität a_B eines gelösten Bestandteils in realen Lösungen sind mit dem Aktivitätskoeffizienten γ_B miteinander verknüpft:

$$a_B = \gamma_B \cdot \chi_B \quad \text{bzw.} \quad \gamma_B = a_B / \chi_B \qquad (2.10)$$

Aktivität und Aktivitätskoeffizient einer realen verdünnten Lösung

Diese Theorie kann auf das Beispiel der Saccharoselösung (Tabelle 2.2 und Abb. 2.5) nicht angewendet werden, da Saccharose nicht zum Dampfdruck über der wäßrigen Lösung beiträgt. Haben beide Bestandteile einer Lösung meßbare Partialdampfdrücke wie Chloroform und Aceton, so können Aktivität und Aktivitätskoeffizient nach dem Raoult- und dem Henry-Gesetz für beide Komponenten berechnet werden (Abb. 2.6). Bei kleinen Molenbrüchen nähert sich der Aktivitätskoeffizient γ_B dem Wert 1, wenn sowohl Chloro-

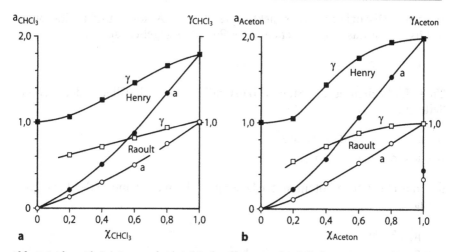

Abb. 2.6 a, b. Aktivität a und Aktivitätskoeffizient γ der Mischungen von Chloroform und Aceton als Funktion ihrer Molenbrüche χ_i. (Aus [1])

a $\gamma_B \to 1$, wenn $\chi_{CHCl_3} \to 0$ (Henry-Gesetz), $\gamma_A \to 1$, wenn $\chi_{CHCl_3} \to 1$ (Raoult-Gesetz),

b $\gamma_A \to 1$, wenn $\chi_{Aceton} \to 0$ (Henry-Gesetz), $\gamma_B \to 1$, wenn $\chi_{Aceton} \to 1$ (Raoult-Gesetz)

form (Abb. 2.6 a) als auch Aceton (Abb. 2.6 b) sich der idealen verdünnten Lösung nach dem Henry-Gesetz annähern. Demgegenüber nähert sich der Aktivitätskoeffizient γ_A dem Wert 1, wenn die Molenbrüche von Chloroform und Aceton gegen den Wert 1 streben. Wie schon bei der Saccharoselösung gezeigt, sind die Aktivitäten a_A und a_B im Sinne einer idealen Lösung nach dem Raoult-Gesetz dabei noch sehr verschieden von 1. Die Gleichungen 2.7 und 2.10 sind für die Verknüpfung von Molenbruch und Aktivität mit Hilfe der Aktivitätskoeffizienten eine wichtige Hilfe bei der Beschreibung der physikalischen Eigenschaften von flüssigen Lösungen. Das chemische Potential der Bestandteile einer Lösung wird bei einer gegebenen Temperatur und unter Standardbedingungen (p = 1000 hPa) nur durch deren Molenbruch oder Aktivität festgelegt.

Elektrolytlösungen. Die Dissoziationseigenschaften von schwachen und starken Elektrolyten in Lösungen werden dadurch berücksichtigt, daß Aktivität und Aktivitätskoeffizient weiter differenziert werden. Ausgehend von dem Bezug auf den Molenbruch χ ist die Aktivität a durch den **rationalen Aktivitätskoeffizienten** γ_M definiert. Wird dagegen der Bezug zur Molalität gewählt, so erfolgt die Verknüpfung mit einem **praktischen Aktivitätskoeffizienten** γ_m. In verdünnten Lösungen eines Elektrolyten mit einer Molalität m < 0,01 molal ist die Molalität m näherungsweise gleich der Molarität c, also m = c, so daß ein weiterer **praktischer Aktivitätskoeffizient** γ_c bezogen auf die Molarität bei Berechnungen eingesetzt wird. In idealen verdünnten Lösungen sind diese 3 Aktivitätskoeffizienten gleich.

$$a = \gamma_M \cdot \chi \qquad a = \gamma_m \cdot m \qquad a = \gamma_c \cdot c \tag{2.11}$$

Durch die Dissoziation eines Elektrolyten B in n_- Anionen und n_+ Kationen in Lösung ist das gesamte chemische Potential gegeben durch:

$$\mu_B = n_+ \cdot \mu_+ + n_- \cdot \mu_- \, .$$

Unter Einbeziehung der Standardzustände werden die Glieder der rechten Seite zu:

$$n_+ \cdot \mu_+ = n_+ \cdot \mu_+^\circ + RT \cdot \ln a_+^{n+} \text{ und,}$$
$$n_- \cdot \mu_- = n_- \cdot \mu_-^\circ + RT \cdot \ln a_-^{n-},$$

und das chemische Potential der Lösung ist dann die Summe der Einzelpotentiale.

$$\begin{aligned}\mu_B &= \mu_B^0 + RT \cdot \ln a_B \\ &= n_+ \cdot \mu_+^\circ + RT \cdot \ln a_+^{n+} + n_- \cdot \mu_-^\circ + RT \cdot \ln a_-^{n-}\end{aligned} \qquad (2.12)$$

Chemisches Potential einer Elektrolytlösung

Da im Gleichgewichtszustand die chemischen Potentiale gleich sind, folgt hieraus für die Aktivität des Elektrolyten:

$$\ln a_B = \ln a_+^{n+} + \ln a_-^{n-}$$

und nach Exponation:

$$a_B = a_+^{n+} \cdot a_-^{n-} \, .$$

Für die Konzentration (molal m oder molar c) in verdünnten Lösungen gilt diese Gleichung entsprechend:

$$m_B = m_+^{n+} \cdot m_-^{n-} \quad \text{bzw.} \quad c_B = c_+^{n+} \cdot c_-^{n-} \, .$$

Da sich jedoch die Konzentrationen der Kationen und Anionen zusammensetzen aus

$$m_+ = n_+ \cdot m \quad \text{und} \quad m_- = n_- \cdot m \quad \text{bzw.}$$
$$c_+ = n_+ \cdot c \quad \text{und} \quad c_- = n_- \cdot c,$$

folgt für die Gesamtkonzentrationen m_B bzw. c_B:

$$m_B = (n_+ \cdot m)^{n+} \cdot (n_- \cdot m)^{n-} \quad \text{bzw.}$$
$$c_B = (n_+ \cdot c)^{n+} \cdot (n_- \cdot c)^{n-} \, .$$

Die praktischen Aktivitätskoeffizienten γ_+ und γ_- für Kationen und Anionen sind somit definiert als:

$$a_+^{n+} = \gamma_+ (n_+ \cdot c)^{n+} \quad \text{und} \quad a_-^{n-} = \gamma_- (n_- \cdot c)^{n-} \, .$$

Die Gesamtaktivität des gelösten Elektrolyten wird damit zu:

$$a_B = a_+^{n+} \cdot a_-^{n-} = \gamma_+(n_+ \cdot c)^{n+} \cdot \gamma_-(n_- \cdot c)^{n-}.$$

Eine Vereinfachung der Gleichung wird mit der Definition eines **mittleren Aktivitätskoeffizienten** $\gamma_\pm$ erzielt:

$$a_B = \gamma_\pm(n_+ \cdot c)^{n+} \cdot (n_- \cdot c)^{n-} \qquad (2.13)$$

Aktivität und mittlerer Aktivitätskoeffizient einer Elektrolytlösung

Der Zusammenhang zwischen dem mittleren Aktivitätskoeffizienten $\gamma_\pm$ und dem Logarithmus der Molalität von Kalziumchlorid bei 25 °C zeigt bis zu einer Konzentration von 0,5 molal eine langsame Abnahme, danach einen starken Anstieg (Abb. 2.7). Durch Umformen von Gleichung (2.9) in

$$\mu_B - \mu_B^0 = RT \cdot \ln a_B$$

und Einsetzen von

$$a_B = \gamma_\pm \cdot m$$

wird Gleichung 2.14 erhalten (zur Vereinfachung wird der Standardzustand μ_B^+ mit μ_B^0 gleichgesetzt).

$$\mu_B - \mu_B^0 = RT \cdot \ln(\gamma_\pm \cdot m) \qquad (2.14)$$

Chemische Potentialdifferenz als Maß für Anziehungs-/Abstoßungskräfte von Elektrolytlösungen

Abb. 2.7. Mittlerer Aktivitätskoeffizient γ und chemische Potentialdifferenz ($\mu_B - \mu_B^0$) von Kalziumchlorid in wäßriger Lösung μ_B und des reinen Kalziumchlorid μ_B^0 als Funktion des Logarithmus der Molalität m. Änderung der chemischen Potentialdifferenz ab etwa 1 molal durch Reduktion der zwischenmolekularen Anziehungskräfte von Kalziumchlorid infolge Hydratation. (Mod. nach [1])

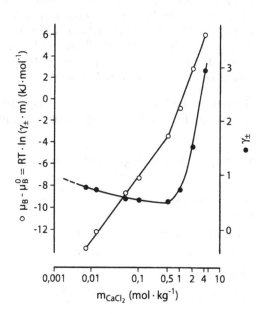

Dadurch wird die Differenz der chemischen Potentiale des Kalziumchlorids in wäßriger Lösung μ_B und des reinen Kalziumchlorids $\mu_B{}^o$ in der halblogarithmischen Darstellung zu 2 geradlinigen Beziehungen, die bei einer Molalität von 0,5 einen Knick aufweist (Abb. 2.7). Bei einer Molalität von etwa 1,1 molal sind die chemischen Potentiale gleich ($\mu_B = \mu_B{}^o$). Das bedeutet, daß bei dieser Konzentration Anziehungs- und Abstoßungskräfte gleich sind. Bei höherer Konzentration nimmt die Differenz der chemischen Potentiale höher positive Werte an, d. h. die Anziehungskräfte der Wassermoleküle (Hydratation) reduzieren die zwischenmolekularen Anziehungskräfte des Kalziumchlorids. Bei niedrigeren Konzentrationen dagegen sind die Anziehungskräfte des Kalziumchlorids größer.

Kolloide Lösung

Molekülkolloide. Lösungen von Makromolekülen mit Teilchengrößen von 1–500 nm entstehen durch Solvatation mit dem Lösungsmittel. Dadurch ist das Makromolekül lyophil und bildet ein **Sol**, sofern es im Lösungsmittel frei beweglich bleibt. Sind die Wechselwirkungen der Solvatation jedoch so stark, daß ein-, zwei- oder dreidimensionale festere Strukturen entstehen, tritt eine starke Erhöhung der Viskosität ein, und es kann schließlich zur Bildung eines halbfesten **Gels** mit Fließgrenze kommen. Besteht keine Solvatation des Molekülkolloids durch das Lösungsmittel, verhält es sich lyophob und bildet keine kolloide Lösung.

Wäßrige kolloide Lösungen von lyophilen Molekülkolloiden sind hydrophile Sole. Lyophile Molekülkolloide in Lösungen organischer Lösungsmittel bilden lipophile Sole (Tabelle 2.3).

Die für niedermolekulare Nichtelektrolyt- und Elektrolytlösungen geltenden Zusammenhänge zwischen chemischem Potential und Molenbruch bzw. Aktivität sind im Prinzip anwendbar. Die Abweichungen von den Grundgleichungen (2.5, 2.6, 2.9 und 2.12) sind jedoch nichtlinear, da die Wechselwirkungen zwischen Molekülkolloid und Lösungsmittel von den Konzentrationen und Moleküleigenschaften beider Bestandteile abhängen, die eine allgemeine Gesetzmäßigkeit ausschließen.

Dispersionskolloide. Lösungen von Dispersionskolloiden werden durch Dispergierung fester oder flüssiger Stoffe in einer flüssigen Phase mit Teilchen-

Tabelle 2.3.   Beispiele lyophiler Molekülkolloide

Stoff	Lösungsmittel	Eigenschaft
Gelatine	Wasser	Hydrophil
Polyvinylpyrrolidon	Wasser	Hydrophil
Methylzellulose	Wasser	Hydrophil
Amylose	Wasser	Hydrophil
Polyacrylsäureester	Organisch	Lipophil

größen wie die Molekülkolloide erhalten. Die Wechselwirkungen mit dem Lösungsmittel sind gegenüber diesen aber schwächer.

Dispersionskolloide sind durch eigene Dissoziation oder durch Adsorption von Ionen gleichsinnig elektrisch geladen, so daß die elektrostatische Abstoßungskraft zur Stabilisierung der kolloiden Lösung dienen kann, wenn diese größer ist als die Van-der-Waals-Anziehungskraft. Eine Koagulation besteht in der Bildung größerer Aggregate und bewirkt eine Instabilisierung des Systems, die bei Fortschreiten dieses Prozesses zu einer Flockung (Koaleszenz) durch Bildung einer zusammenhängenden Phase führt (s. Abschn. „Suspensionen").

Lyophile Dispersionskolloide mit einer noch merklichen Solvatation von Lösungsmittelmolekülen sind besser gegen Koagulation geschützt als lyophobe Dispersionskolloide mit einer geringeren, schwachen Solvatation. Lyophobe Dispersionskolloide werden häufig durch Zusatz von lyophilen Molekülkolloiden vor einer Koagulation geschützt. Das lyophile Molekülkolloid fungiert dann als **Schutzkolloid.**

Wäßrige kolloide Lösungen von Metallen werden als Metallsole bezeichnet. Mit Eisenoxid und Aluminiumhydroxid können lyophobe wäßrige kolloide Lösungen hergestellt werden. Hochdisperses Siliciumdioxid (Aerosil) mit Wasser als Lösungsmittel kann den lyophoben Kolloiden zugeordnet werden, dagegen verhält es sich in öligen Lösungen als lyophiles Kolloid. Stabile Dispersionen von Nanopartikeln in Wasser aus Polymethylmethacrylat oder Polymethylcyanacrylat mit Teilchengrößen unter 500 nm können ebenfalls den lyophilen kolloiden Lösungen zugeordnet werden (Tabelle 2.4).

Kolloide Lösungen von Dispersionskolloiden zeigen ebenfalls nichtlineare Abweichungen von den Zusammenhängen zwischen chemischem Potential und Molenbruch bzw. Aktivität. Während lyophile kolloide Lösungen von Dispersionskolloiden eher noch mit kolloiden Lösungen von Molekülkolloiden vergleichbar sind, tendieren die lyophoben kolloiden Lösungen von Dispersionskolloiden mehr zu den kleinpartikulären Suspensionen (s. Abschn. Suspensionen).

Tabelle 2.4. Kolloidale Lösungen von Dispersionskolloiden

Dispersionskolloid	Lösungsmittel	Eigenschaft	Stabilisierungs-maßnahme
Kupfer, Silber, Gold, Platin	Wasser	Lyophob	Gelatine, lösliche Harze, Eiweißstoffe, Proteine
Eisenoxid, Aluminiumhydroxid	Wasser	Lyophob	
Hochdisperses SiO_2	Wasser	Lyophob	
Hochdisperses SiO_2	Öl	Lyophil	
PMMA-Nanopartikel	Wasser	Lyophil	
PMCA-Nanopartikel	Wasser	Lyophil	

Assoziationskolloide. Lösungen von Assoziationskolloiden bestehen aus einem amphiphilen Bestandteil und dem Lösungsmittel. Der amphiphile Bestandteil besitzt Moleküteile mit entgegengesetzter Affinität zum Lösungsmittel und ist grenzflächenaktiv. Ein Assoziationskolloid besitzt gegenüber Wasser als häufigstem Lösungsmittel ein lipophiles und ein hydrophiles Moleküteil. Der hydrophile Teil des Moleküls kann nichtionisch, anionisch, kationisch oder amphoter sein. Der lipophile Teil besteht meistens aus einer C_6- bis C_{24}-Kohlenwasserstoffkette.

In niedriger Konzentration werden verdünnte, reale Lösungen gebildet, die den Gesetzmäßigkeiten von Nichtelektrolyt- oder Elektrolytlösungen gehorchen. Bei Erhöhung der Konzentration tritt eine Aggregation zu **Mizellen** aus mehreren bis vielen Molekülen ein. Dieser Übergang von der molekulardispersen Lösung zu einem Gemisch aus Mizellen und Einzelmolekülen findet stoffabhängig in einem engen Konzentrationsbereich statt. Mit weiterer Erhöhung der Konzentration bleibt die Konzentration der Einzelmoleküle annähernd gleich, die Konzentration der mizellar aggregierten Moleküle erhöht sich zunächst unter Vermehrung kugelförmiger Mizellen und schließlich unter Vergrößerung zu laminaren und vesikulären Mizellen. Dabei befinden sich Mizellen und Einzelmoleküle in einem dynamischen Gleichgewicht (Abb. 2.8). Beginnend mit dieser kritischen Mizellbildungskonzentration (CMC) ändern sich die Gesetzmäßigkeiten abrupt, so daß oberhalb der CMC andere, aber durchaus funktionelle Zusammenhänge zwischen chemischem Potential und Molenbruch bzw. Aktivität bestehen.

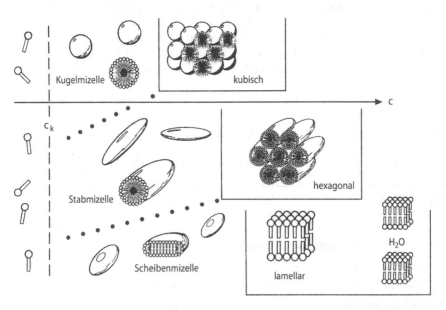

Abb. 2.8. Mizellare Strukturen von Assoziationskolloiden in wäßriger Lösung; (c Konzentration, c_k kritische Mizellbildungskonzentration). (Mod. nach [12])

2.1.3
Eigenschaften

Lösungen besitzen eine Reihe von physikalischen Eigenschaften, die zu ihrer Charakterisierung dienen:

Kolligativ:
Dampfdruckerniedrigung,
Siedepunkterhöhung,
Schmelzpunkterniedrigung,
osmotischer Druck.

Additiv:
Masse, Volumen, Energie, Enthalpie.

Konstitutiv:
Viskosität, Brechungsindex.

Kombiniert:
elektrische Eigenschaften, Grenzflächeneigenschaften, Löslichkeit.

Die **kolligativen Eigenschaften** sind ausschließlich abhängig von der Anzahl der Moleküle bzw. der Teilchen in einer Lösung. Die kolligativen Eigenschaften sind wesentliche Eigenschaften von pharmazeutisch verwendeten Lösungen.

Die **additiven Eigenschaften** werden durch die Gesamtverteilung der Atome in den Molekülen oder durch die Summe aller Eigenschaften der Bestandteile geprägt und werden z. T. im Kap. Thermodynamik behandelt.

Die **konstitutiven Eigenschaften** resultieren aus der Art und Anordnung der Atome, die am Aufbau einzelner Moleküle oder Teilchen beteiligt sind. Diese Eigenschaften sind wichtige Kenngrößen für reine Flüssigkeiten.

Kombinierte, vorwiegend konstitutive **Eigenschaften** sind ebenso wesentlich wie die ausschließlich kolligativen Eigenschaften zur Charakterisierung der Eigenschaften von pharmazeutisch verwendeten Lösungen.

Ausgangspunkt für die Herleitung von Gesetzmäßigkeiten bilden die Eigenschaften der Lösungen von Nichtelektrolyten. Im Idealfall erfüllen diese Lösungen das Raoult-Gesetz. Demgegenüber weichen aber die Eigenschaften von nichtidealen, realen Nichtelektrolyt- und Elektrolytlösungen sowie von kolloiden Lösungen von diesen Gesetzmäßigkeiten ab, die quantitativ erfaßt werden und deren Ursachen interpretiert werden.

Kolligative Eigenschaften

Die chemischen Potentiale des reinen Lösungsmittels A in der Gasphase μ_A^o (g), in der flüssigen Phase μ_A^o (l) und in der festen Phase μ_A^o (s) haben abhängig von der Temperatur innerhalb ihres Existenzbereichs unterschiedliche Steigungen (Abb. 2.9 a). Ein gelöster Bestandteil führt aufgrund der o. g. Theorie zu einer Senkung des chemischen Potentials des flüssigen Lösungs-

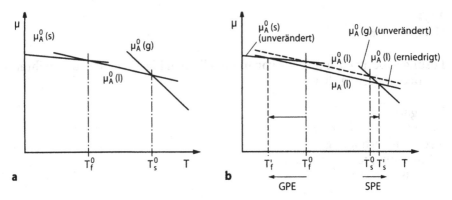

Abb. 2.9 a, b.   Die chemischen Potentiale µ des Lösungsmittels A in den 3 Aggregatzuständen fest (s), flüssig (l) und gasförmig (g) als Funktion der Temperatur T. a Reines Lösungsmittel, b Veränderung durch einen gelösten Bestandteil in einer Lösung (T_f^0 Gefrierpunkt, T_s^0 Siedepunkt, GPE Gefrierpunktserniedrigung von T_f^0 auf T_f', SPE Siedepunkterhöhung von T_s^0 auf T_s')

mittels auf μ_A (l) (Abb. 2.9 b). Der Siedepunkt T_s^0 des Lösungsmittels wird bei Anwesenheit eines gelösten Bestandteils zu einer höheren Temperatur T_s' verschoben (Siedepunkterhöhung) und der Gefrierpunkt T_f^0 auf eine niedrigere Temperatur T_f' abgesenkt. Gleichbedeutend ist die Schmelzpunkterniedrigung, wenn von der bei niedrigeren Temperaturen erstarrten Lösung ausgegangen wird. Aufgrund der temperaturabhängigen unterschiedlichen Steigung der chemischen Potentiale, d. h. der molaren freien Enthalpie, fällt die Gefrierpunkterniedrigung zahlenmäßig größer aus als die Siedepunkterhöhung. Bei einer quantitativen Ermittlung gilt es festzustellen, bei welcher Temperatur eine gasförmige oder eine feste Phase einer Lösung das gleiche chemische Potential wie das Lösungsmittel selbst besitzt.

Siedepunkterhöhung. Zwischen Partialdruck p_A und der Temperatur T besteht gemäß Gleichung 2.4 eine nichtlineare Beziehung, die in Abb. 2.10 für das reine Lösungsmittel A und für die Lösung eines Bestandteils B darin skizziert ist. Eine Gleichgewichtssituation von Lösungsmittel und Lösung bei Normaldruck ist erreicht, sobald der Dampfdruck der Lösung durch Temperaturerhöhung den Dampdruck des Lösungsmittels erreicht. Die Siedepunkterhöhung ΔT_s ergibt sich somit als Differenz der Siedepunkte von Lösung und Lösungsmittel:

$$\Delta T = T_s' - T_s^0 \tag{2.15}$$

Bei geringen Werten in verdünnten Lösungen wird die Dampfdruckerniedrigung der Lösung Δp beim Siedepunkt des Lösungsmittels T_S^0 als linear angesehen:

$$\Delta p = p^0 - p.$$

Abb. 2.10. Einfluß eines gelösten
Bestandteils auf Dampfdruck und
Siedepunkt des Lösungsmittels
(T_s^0 Siedepunkt des Lösungsmittels,
T_s' Siedepunkt der Lösung,
ΔT_s Siedepunktserhöhung,
Δp Dampfdruckerniedrigung,
p^0 Dampfdruck des Lösungsmittels,
p Dampfdruck der Lösung beim Sie-
depunkt des Lösungsmittels). (Aus [1])

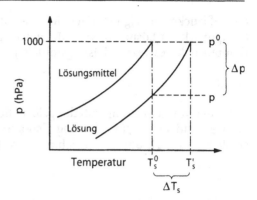

Bezogen auf den Dampfdruck des Lösungsmittels p^0 ist die relative Siedepunkterhöhung:

$$\Delta T_s = k \cdot \Delta p / p^0.$$

Da die Dampfdruckerniedrigung durch den Bestandteil B der Lösung verursacht wird, ist die relative Dampfdruckerniedrigung $\Delta p / p^0$ nach dem
Raoult-Gesetz gleich dem Molenbruch χ_B des Bestandteils B, da dies in
der verdünnten Lösung für das Lösungsmittel angewendet werden kann.
Die Siedepunkterhöhung ΔT_s erweist sich somit als kolligative Eigenschaft
des Stoffmengenanteils χ_B:

$$\Delta T_s = k \cdot \chi_B \tag{2.16}$$

Siedepunktserhöhung einer idealen Lösung

Im Umgang mit verdünnten Lösungen ist der Molenbruch χ_B der Molalität
m_B näherungsweise gleich:

$$\chi_B = n_B/(n_A + n_B) \cong n_B/n_A = m_B.$$

Die Siedepunkterhöhung ΔT_s ist damit direkt proportional zur Molalität m_B
des gelösten Bestandteils, und Gleichung 2.16 wird bezogen auf eine einmo-
lale Lösung zu:

$$\Delta T_s = K_b \cdot m_B \tag{2.17}$$

Siedepunktserhöhung einer realen verdünnten Lösung

Die **ebullioskopische Konstante** K_b hat für jedes Lösungsmittel einen charakteristischen Wert mit der Dimension $(K \cdot kg \cdot mol^{-1})$, z. B. Wasser $K_b = 0{,}51$
oder Ethanol $K_b = 1{,}22$. Sie läßt sich nach der **Clapeyron-Gleichung** berechnen (s. Kap. Thermodynamik).

Dampfdruckerniedrigung. Nach dem Raoult-Gesetz idealer Lösungen ist der Dampdruck der Lösung p_A vom Molenbruch des Lösungsmittels χ_A und dem Dampfdruck des reinen Lösungsmittels $p_A{}^0$ abhängig:

$$p_A = p_A^0 \cdot \chi_A.$$

Unter der Voraussetzung, daß der gelöste Bestandteil nicht flüchtig ist, wird der Gesamtdruck p einer Lösung also ausschließlich vom Partialdruck p_A gebildet ($p = p_A$), und die Gleichung wird zu:

$$p = p_A^0 \cdot \chi_A.$$

Wird das Raoult-Gesetz auf den Molenbruch des gelösten Stoffes χ_B mit ($\chi_A = 1 - \chi_B$) bezogen, ergibt sich:

$$p = p_A^0 \cdot (1 - \chi_B).$$

Der Klammerausdruck wird aufgelöst zu:

$$p = p_A^0 - p_A^0 \cdot \chi_B.$$

Die Dampfdruckerniedrigung Δp berechnet sich somit als:

$$\Delta p = p_A^0 - p = p_A^0 \cdot \chi_B \qquad (2.18)$$

Dampfdruckerniedrigung einer idealen Lösung

In verdünnten Lösungen, die näherungsweise dem Raoult-Gesetz gehorchen, wird der Molenbruch χ_B durch die Molalität m_B ersetzt, und es wird folgende Näherungsgleichung für die Dampfdruckerniedrigung erhalten:

$$\Delta p = p_A^0 \cdot m_B \qquad (2.19)$$

Dampfdruckerniedrigung einer realen verdünnten Lösung

Die relative Dampfdruckerniedrigung $\Delta p / p_A{}^0$ ist von der Zahl der gelösten Teilchen abhängig und daher eine kolligative Eigenschaft.

Gefrierpunkterniedrigung. Die Situation am Gefrierpunkt bei Normaldruck ist mit der am Siedepunkt vergleichbar (Abb. 2.11). Die Gefrierpunkterniedrigung $\Delta T_f = (T_f^0 - T_f{}')$ wird auch wieder näherungsweise mit der Dampfdruckerniedrigung linearisiert:

$$\Delta T_f = K_f \cdot \Delta p / p^0$$

Der Ausdruck $\Delta p / p^0$ ist nach dem Raoult-Gesetz gleich dem Molenbruch χ_B des gelösten Bestandteils, so daß die Gefrierpunkterniedrigung eine kolligative Eigenschaft des Stoffmengengehaltes ist:

Abb. 2.11. Einfluß eines gelösten Bestandteils auf Dampfdruck und Siedepunkt des Lösungsmittels (T_f^0 Gefrierpunkt des Lösungsmittels, T_f' Gefrierpunkt der Lösung, ΔT_f Gefrierpunkterniedrigung, Δp Dampfdruckerniedrigung). (Aus [1])

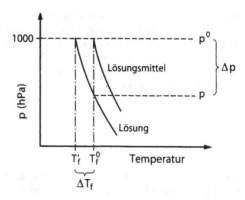

$$\Delta T_f = K_f \cdot \chi_B \tag{2.20}$$

Gefrierpunkterniedrigung einer idealen Lösung

In verdünnten Lösungen ist der Molenbruch χ_B näherungsweise gleich der Molalität m_B, so daß sich die **molale Gefrierpunkterniedrigung** wie folgt ergibt:

$$\Delta T_f = K_f \cdot m_B \tag{2.21}$$

Gefrierpunkterniedrigung einer realen verdünnten Lösung

Die **kryoskopische Konstante** K_f hat für jedes Lösungsmittel einen charakteristischen Wert, der sich wegen unterschiedlicher chemischer Potentiale von der ebullioskopischen Konstante unterscheidet (Wasser $K_f = 1,86$ $K \cdot kg \cdot mol^{-1}$, Ethanol $K_f = 3,0$ $K \cdot kg \cdot mol^{-1}$). Die kryoskopische Konstante K_f wird auch mit Hilfe der Clapeyron-Gleichung berechnet (s. Kap. Thermodynamik). Sie gilt nur für stark verdünnte Lösungen ($< 0,1$ molar); in höher konzentrierten Lösungen werden z. T. starke Abweichungen gefunden.

Osmotischer Druck. Ausgehend von den unterschiedlichen chemischen Potentialen einer Lösung μ_A und des reinen Lösungsmittels μ_A^0 wird bei einem Nebeneinander von Lösung und Lösungsmittel ein Ausgleich der chemischen Potentiale bis zum Gleichgewichtszustand angestrebt. Grundsätzlich erfolgt dieser Ausgleich in zwei Richtungen: Das Potential der Lösung μ_A wird durch Zuwanderung von reinem Lösungsmittel erhöht, während das Potential des reinen Lösungsmittels μ_A^0 durch Zuwanderung des gelösten Bestandteils erniedrigt wird.

Sind Lösung und Lösungsmittel durch eine Membran getrennt, die nur Moleküle des Lösungsmittels durchläßt (semipermeable Membran, Abb. 2.12), erfolgt der Potentialausgleich nur in Richtung der Verdünnung der Lösung. Befindet sich die Lösung in einem geschlossenen Volumen, so nimmt der Druck in diesem Volumen zwangsläufig zu: Es tritt ein **osmoti-**

Abb. 2.12. Einfluß eines gelösten Bestandteils B auf den Dampfdruck p der Lösung A durch Potentialausgleich ($\mu_A \rightarrow \mu_A^0$) bei Trennung von Lösungsmittel und Lösung durch eine nur für das Lösungsmittel durchlässige Membran (Nachweis des osmotischen Drucks Π)

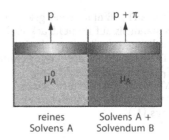

reines
Solvens A

Solvens A +
Solvendum B

scher Druck auf. Der gelöste Bestandteil B in der Lösung verhält sich theoretisch wie ein ideales Gas, denn er übt einen osmotischen Druck Π aus, der mit dem Dampfdruck identisch ist, den er als Gas bei gleichem Volumen einnehmen würde. Das ideale Gasgesetz erhält für den osmotischen Druck Π die Form (**Van't-Hoff-Gleichung**):

$$\pi \cdot V = n_B \cdot R \cdot T.$$

Der osmotische Druck ist danach proportional zur Molarität c, weil n_B/V gleich c ist. Die Gleichung wird damit zu:

$$\pi = c \cdot R \cdot T \tag{2.22}$$

Van't Hoff-Gleichung des osmotischen Drucks einer realen verdünnten Lösung eines Nichtelektrolyten

Eine Präzisierung dieses theoretischen Ansatzes ist aufgrund von experimentellen Befunden in der Weise notwendig, daß die molare Konzentration c durch die Molalität m_B unter Einbeziehung der Dichte ersetzt wird (**Morse-Gleichung**, Abb. 2.13).

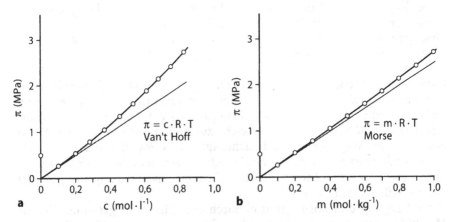

Abb. 2.13. Beziehung zwischen dem osmotischen Druck Π und der Konzentration eines gelösten Bestandteils. **a** Konzentration als Molarität in $mol \cdot l^{-1}$ (Van't Hoff-Gleichung), stärkere Abweichung, **b** Konzentration als Molalität in $mol \cdot kg^{-1}$ (Morse-Gleichung), geringere Abweichung

$$\pi = R \cdot T \cdot \varrho \cdot m_B \tag{2.23}$$

Morse-Gleichung des osmotischen Drucks einer realen verdünnten Lösung eines Nichtelektrolyten

In verdünnten Lösungen, die näherungsweise das Raoult-Gesetz erfüllen, wird die Dichte gleich 1 gesetzt, und die Gleichung vereinfacht sich zu:

$$\pi = R \cdot T \cdot m_B$$

Der osmotische Druck ist mit dieser Proportionalität zur Molalität des gelösten Bestandteils eine weitere kolligative Eigenschaft.

Die gefundenen Gesetzmäßigkeiten und ihre Näherungsgleichungen gelten für verdünnte Lösungen von **Nichtelektrolyten**, die in erster Näherung dem Raoult-Gesetz gehorchen.

Verdünnte Elektrolytlösungen zeigen ein abweichendes Verhalten in den kolligativen Eigenschaften. So ist der osmotische Druck von Elektrolytlösungen etwa 2- oder mehrfach höher als nach der Van't-Hoff-Gleichung. Der **Van't-Hoff-Faktor** i berücksichtigt dieses abweichende Verhalten:

$$\pi = i \cdot R \cdot T \cdot m_B \tag{2.24}$$

Van't-Hoff-Gleichung des osmotischen Drucks einer realen verdünnten Elektrolytlösung

Der Faktor i ist etwa gleich der Ionenzahl, die bei der Dissoziation des Elektrolyten in zunehmend verdünnter Lösung entsteht. Bei 1:1-Elektrolyten nähert sich der Faktor i dem Wert 2, bei 1:2-Elektrolyten dem Wert 3, bei 1:3-Elektrolyten dem Wert 4, während er bei Nichtelektrolyten zu 1 wird (Abb. 2.14).

Aufgrund der Analogie der kolligativen Eigenschaften untereinander gilt der Van't-Hoff-Faktor i in den entsprechenden Näherungsgleichungen für verdünnte Lösungen von Elektrolyten entsprechend (Tabelle 2.5).

Abb. 2.14. Van't Hoff-Faktoren i von gelösten Bestandteilen in Abhängigkeit von ihrer Molalität m

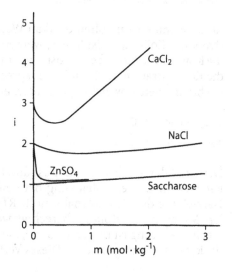

Tabelle 2.5. Näherungsgleichungen für kolligative Eigenschaften verdünnter Lösungen

Kolligative Eigenschaft	Näherungsgleichungen		
	Nichtelektrolyt	Elektrolyt	Kolloid
Siedepunkterhöhung	$\Delta T_s = K_b \cdot m_B$	$\Delta T_s = i \cdot K_b \cdot m_B$	
Dampfdruckerniedrigung	$\Delta p = p_A{}^o \cdot m_B$	$\Delta p = i \cdot p_A{}^o \cdot m_B$	
Gefrierpunkterniedrigung	$\Delta T_f = K_f \cdot m_B$	$\Delta T_f = i \cdot K_f \cdot m_B$	
Osmotischer Druck	$\Pi = R \cdot T \cdot m_B$	$\Pi = i \cdot R \cdot T \cdot m_B$	$\Pi/C = RT/M + B \cdot C + B' \cdot C^2 + \dots$

K_b ebullioskopische Konstante, m_B Molalität Solvendum, $p_A{}^o$ Dampfdruck reines Solvens, K_f kryoskopische Konstante, R allgemeine Gaskonstante, T Temperatur, M Molmasse, C Konzentration in g/l, B, B' .... Koeffizienten, i Van't-Hoff-Faktor.

Kolloide Lösungen zeigen nur im Bereich sehr geringer Konzentration eine Übereinstimmung mit der Van't-Hoff-Gleichung für den osmotischen Druck. Die Struktur der kolloiden Teilchen und der Grad der Wechselwirkung zwischen dem Lösungsmittel und den gelösten Bestandteilen wirken sich dabei unterschiedlich auf den osmotischen Druck aus. Darüber hinaus ist bei vielen Molekülen oder Makromolekülen eine einheitliche Molmasse nicht gegeben, so daß es nur eine mittlere Molmasse aus einer Verteilung gibt. Im praktischen Gebrauch wird die Molarität c durch den Quotienten C/M aus Masse an gelöstem Kolloid C (in g/l) und Molmasse M ersetzt:

$$\pi = C/M \cdot R \cdot T \quad \text{bzw.} \quad \pi/C = RT/M \tag{2.25}$$

Osmotischer Druck einer kolloiden Lösung

Kolloide mit einem hohen Grad an Wechselwirkung mit dem Lösungsmittel (lyophiles Kolloid, meist linear) werden in gelöster Form solvatisiert, so daß die Konzentration an freien Lösungsmittelmolekülen scheinbar abnimmt und die Konzentration des Kolloids entsprechend scheinbar zunimmt. Mathematisch wird den Abweichungen durch eine Reihenentwicklung begegnet:

$$\pi/C = RT/M + B \cdot C$$
$$\pi/C = RT/M + B \cdot C + B' \cdot C^2 + B'' \cdot C^3 + \dots$$

Der Grad der Wechselwirkung ist durch die Koeffizienten B, B', B'' usw. gekennzeichnet. Diese Gleichung hat den Vorteil, daß aus einer graphischen Darstellung der Ordinatenabschnitt RT/M erhalten wird, aus dem die mittlere Molmasse des Kolloids berechnet werden kann (Abb. 2.15). Der Grad der Wechselwirkung ist in Gerade a = 0, die Gerade folgt der Gleichung 2.25, und die kolloide Lösung ist ideal. Dieses Verhalten wird bei verdünnten Lösungen

Abb. 2.15. Einfluß gelöster Kolloide auf den osmotischen Druck π. Van't Hoff-Gleichung π = m_B · RT ist umgeformt zu: π/C = RT/M **a:** keine Wechselwirkungen zwischen Kolloid und Lösungsmittel (Gleichung 2.25), **b:** konstante Wechselwirkung zwischen Kolloid und Lösungsmittel, **c:** zunehmende Wechselwirkung mit steigender Konzentration des Kolloids.

Berechnung der mittleren Molmasse von Kolloiden aus dem Ordinatenabschnitt RT/M (m_B Molalität, C Konzentration in g/l, M Molmasse der Kolloide)

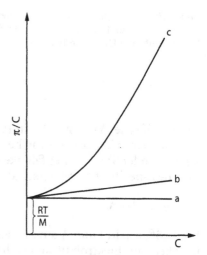

von Sphärokolloiden angetroffen. In Gerade b ist der Grad der Wechselwirkung einer realen kolloiden Lösung konstant (B = 0,5 relativ). Bei linearen lyophilen Kolloiden erhöht sich mit der Konzentration in realen Lösungen der Grad der Wechselwirkung beträchtlich (B = 0,5 und B' = 1, relativ), so daß ein funktioneller Verlauf wie in Kurve c resultiert.

Die kolligativen Eigenschaften sind in Tabelle 2.5 mit ihren Definitionen zusammengefaßt. Die kolligativen Eigenschaften verdünnter Lösungen von Nichtelektrolyten und Elektrolyten stehen untereinander mit der Molalität des gelösten Bestandteils in Beziehung. Dadurch ist es möglich, Kennzahlen der kolligativen Eigenschaften durch solche Untersuchungen zu ermitteln, die experimentell einfach zugänglich sind (s. S. 2.1.4 Methoden).

Konstitutive Eigenschaften

Wesentliche physikalische Eigenschaften von Lösungen sind vorwiegend konstitutiv, jedoch mit einer additiven, kolligativen Komponente.

Elektrische Leitfähigkeit. Die Gesetzmäßigkeiten des elektrischen Widerstands von metallischen Leitern sind auf Lösungen von Elektrolyten direkt übertragbar. Sie gehorchen in gleicher Weise dem **Ohmschen Gesetz:**

$$R = U/I \ (\Omega) \qquad\qquad (2.26)$$

Ohmsches Gesetz des elektrischen Widerstands

Wird eine Spannung U an einen Leiter angelegt, so fließt ein Strom I. Der Widerstand R des Leiters oder der Elektrolytlösung hängt von der stromdurchflossenen Länge l und dem Querschnitt A ab (Abb. 2.16):

$$R = \varrho \cdot l/A \quad \text{bzw.} \quad \varrho = R \cdot A/l.$$

Abb. 2.16. Abhängigkeit des elektrischen Widerstands eines
Leiters oder einer Elektrolytlösung von der stromdurchflossenen
Länge l mit dem Querschnitt A

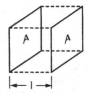

Der spezifische Widerstand ϱ in ($\Omega \cdot$ m) wird auf einen Querschnitt A von
1 m^2 und einer Länge l von 1 m bezogen. Der Reziprokwert des Widerstands
1/R (Ω^{-1} oder S) ist die **Leitfähigkeit** (auch Leitwert genannt). Der Reziprokwert des spezifischen Widerstands $1/\varrho$ ist die **spezifische Leitfähigkeit** κ:

$$\kappa = 1/\varrho = 1/R \cdot l/A.$$

Die Größen 1/R, l und A sind geräte- und meßtechnisch erfaßbar. Die Leitfähigkeit von Elektrolytlösungen hängt darüber hinaus von der Anzahl der
durch Dissoziation gebildeten Ionen in einem bestimmten Volumen ab. Für
vergleichende Untersuchungen verschiedener Elektrolytlösungen wird daher
der Bezug auf die Äquivalentkonzentration gewählt, denn Lösungen gleicher
Normalität enthalten stets die gleiche Anzahl Ionen, wenn die Moleküle vollständig dissoziiert sind. Aus der spezifischen Leitfähigkeit κ und der Äquivalentkonzentration c_{eq} = n/V (val/m^3) ist die Äquivalentleitfähigkeit Λ_c definiert als:

$$\Lambda_c = \kappa / c_{eq} \quad (\text{S} \cdot \text{m}^2 \cdot \text{val}^{-1}) \tag{2.27}$$

Spezifische Leitfähigkeit einer Elektrolytlösung

Hierin ist die spezifische Leitfähigkeit κ mit der Dimension (S/m) eingegangen.
Die Äquivalentleitfähigkeit Λ_c von Elektrolyten in Lösung vermittelt deren Einteilung in starke und schwache Elektrolyte (Abb. 2.17). Die Äquivalentleitfähigkeit eines starken Elektrolyten wie Kaliumchlorid nimmt mit
steigender Konzentration – als Quadratwurzel eingesetzt – linear ab,
denn die Beweglichkeit der Ionen wird durch die mit der Anzahl der Ionen
zunehmenden elektrostatischen Abstoßung geringer. Umgekehrt nimmt die
Beweglichkeit mit ihrer Verdünnung zu, die Äquivalentleitfähigkeit wird
größer und erreicht bei unendlicher Verdünnung den Grenzwert Λ_0 (**Quadratwurzelgesetz von Kohlrausch**):

$$\Lambda_c = \Lambda_0 - b \cdot \sqrt{c} \tag{2.28}$$

Quadratwurzelgesetz von Kohlrausch;
Äquivalentleitfähigkeit einer starken Elektrolytlösung

Die Steigung b der Geraden ist für starke Elektrolyte eine Konstante.
Die Eigenschaft der Äquivalentleitfähigkeit starker Elektrolyte in Lösung
ist somit eine konstitutive Eigenschaft der vollständigen Dissoziation, die
durch eine kolligative Eigenschaft der Anzahl von Ionen überlagert ist.

Abb. 2.17. Abhängigkeit der Äquivalentleitfähigkeit Λ_c starker und schwacher
Elektrolyte in Lösung von der Konzentration (Quadratwurzelgesetz von Kohlrausch)

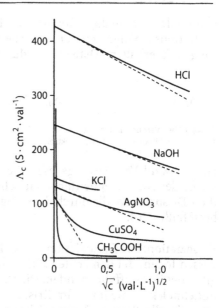

Die Auswirkung einer mit zunehmender Konzentration stark nichtlinear abnehmenden Äquivalentleitfähigkeit wird bei schwachen Elektrolyten wie Essigsäure beobachtet (Abb. 2.17). Der Grenzwert kann nicht durch Extrapolation erhalten werden. Das Quadratwurzelgesetz nach Kohlrausch wird von schwachen Elektrolyten in Lösung nicht erfüllt. In stark verdünnten Lösungen sind die Wechselwirkungen dieser Ionen untereinander so gering, daß der Grenzwert Λ_0 auf eine andere Weise ermittelt werden muß.

Das Verhältnis von Äquivalentleitfähigkeit Λ_c bei einer bestimmten Konzentration und dem Grenzwert Λ_0 bei unendlicher Verdünnung ist der **Dissoziationsgrad α nach Arrhenius:**

$$\Lambda_c / \Lambda_0 = \alpha \quad \text{bzw.} \quad \Lambda_c = \alpha \cdot \Lambda_0 \tag{2.29}$$

Dissoziationsgrad nach Arrhenius

Aus der Gleichgewichtsbeziehung der Dissoziation mit der Dissoziationskonstanten K des schwachen Elektrolyten Essigsäure in wäßriger Lösung

$$K = \frac{[H^+] \cdot [Ac^-]}{[HAc]}$$

und dem Dissoziationsgrad α und der Konzentration c ergibt sich die Beziehung:

$$K = \frac{(\alpha \cdot c) \cdot (\alpha \cdot c)}{(1 - \alpha) \cdot c}.$$

Diese Gleichung wird nach dem Kehrwert des Dissoziationsgrads aufgelöst, um dann nach Einsetzen von Gleichung 2.29 eine dem Quadratwurzelgesetz von Kohlrausch analoge Geradengleichung für die Dissoziations- und Konzentrationsabhängigkeit der Äquivalentleitfähigkeit schwacher Elektrolytlösungen zu erhalten (**Ostwald-Verdünnungsgesetz**):

$$K = \frac{c \cdot \Lambda_c^2}{\Lambda_0(\Lambda_0 - \Lambda_c)} \quad \text{bzw.} \quad \frac{1}{\Lambda_c} = \frac{1}{\Lambda_0} + \frac{c \cdot \Lambda_c}{\Lambda_0^2 \cdot K} \qquad (2.30)$$

Ostwaldsches Verdünnungsgesetz
Äquivalentleitfähigkeit schwacher Elektrolytlösungen

Das Ostwald-Verdünnungsgesetz beschreibt also die konstitutive Eigenschaft der Äquivalentleitfähigkeit schwacher Elektrolyte in Lösungen und ihrer Dissoziation, die durch die kolligative Eigenschaft ihrer Konzentration beeinflußt wird.

Dissoziation. Die Dissoziation eines Elektrolyten in Lösung ist der Zerfall in dessen Ionen. Bei den echten Elektrolyten sind die Ionen bereits im Ionengitter des Feststoffs vorhanden. Die Dissoziation besteht darin, daß Lösungsmittelmoleküle die Ionen im Kristallgitter solvatisieren. Potentielle Elektrolyte wie alle Säuren, Ammoniak und organische Basen dissoziieren erst durch eine Reaktion mit den Lösungsmittelmolekülen. Die Geschwindigkeit der elektrolytischen Dissoziation ist so hoch, daß ein Dissoziationsgleichgewicht chemisch nicht ermittelt werden kann, da sich bei der Entfernung einer Ionenart das Gleichgewicht sofort wieder neu einstellt.

Ein binärer Elektrolyt bildet das Dissoziationsgleichgewicht

$$AB \rightleftharpoons A^+ + B^-.$$

Der Dissoziationsgrad α gibt das Verhältnis der Konzentration des dissoziierten Anteils zur Totalkonzentration c_0 an:

$$\alpha = \frac{c_{A^+}}{c_0} = \frac{c_{B^-}}{c_0} \quad \text{bzw.} \quad c_{A^+} = \alpha \cdot c_0 \quad \text{und} \quad c_{B^-} = \alpha \cdot c_0.$$

Die Konzentration undissoziierter Moleküle c_{AB} an der Totalkonzentration c_0 ist dann

$$c_{AB} = (1 - \alpha)c_0.$$

Elektrolyte mit einem Dissoziationsgrad von $\alpha \rightarrow 1$ sind starke Elektrolyte, solche mit $\alpha \ll 1$ sind schwache Elektrolyte. Bei **starken** Elektrolyten ist die Konzentration c_{AB} sehr klein, so daß die Konzentration der dissoziierten Anteile c_{A^+} bzw. c_{B^-} sich der Totalkonzentration c_0 nähert:

$$c_{A^+} = c_{B^-} = c_0 \quad \text{und} \quad c_{A^+} + c_{B^-} = 2c_0.$$

Für **schwache** Elektrolyte wird die Dissoziation im Gleichgewicht mit dem Massenwirkungsgesetz beschrieben:

$$K^c = \frac{c_{A^+} \cdot c_{B^-}}{c_{AB}}.$$

Die Dissoziationskonstante K^c bezieht sich auf die Konzentrationen der beteiligten Ionen und Moleküle, sofern diese ungestört und regellos beweglich sind. Treten zwischenmolekulare Kräfte auf, so sind die Konzentrationen durch deren Aktivitäten zu ersetzen. Die im theoretischen Teil erörterten Gesetzmäßigkeiten finden hier ihre Anwendung. Mit den einzusetzenden Aktivitäten wird dann die thermodynamische Dissoziationskonstante K^a erhalten.

Für die 3 Unbekannten c_{A^+}, c_{B^-} und c_{AB} werden die durch den Dissoziationsgrad α bestimmten Anteile an der Totalkonzentration c_0 eingesetzt:

$$K^c = \frac{(\alpha \cdot c_0) \cdot (\alpha \cdot c_0)}{(1 - \alpha) \cdot c_0} = \frac{\alpha^2}{(1 - \alpha)} \cdot c_0 \qquad (2.31)$$

$$\text{bzw.} \quad \frac{\alpha^2}{(1 - \alpha)} = \frac{K^c}{c_0}$$

Ostwald-Verdünnungsgesetz.
Konzentrationsabhängige Dissoziation einer schwachen Elektrolytlösung

Dieses Gesetz ist wieder das **Ostwald-Verdünnungsgesetz**, aus dem hervorgeht, daß die Dissoziation eines schwachen Elektrolyten nicht nur von der Totalkonzentration c_0 (kolligative Eigenschaft), sondern auch von dem Dissoziationsgrad α (konstitutive Eigenschaft) abhängig ist.

Die elektrischen Eigenschaften und Gesetzmäßigkeiten von Lösungen schwacher und starker Elektrolyte sind in Tabelle 2.6 zusammengefaßt.

Löslichkeit. Die Löslichkeit eines Stoffes ist eine überwiegend konstitutive Eigenschaft. Aufgrund der Herleitung aus dem chemischen Potential einer verdünnten Lösung besteht jedoch ein physikalischer Zusammenhang mit den kolligativen Eigenschaften. Die Löslichkeit eines festen Bestandteils B in einem Lösungsmittel ist ein Gleichgewichtszustand, der beginnend bei einer bestimmten Konzentration zu einer **gesättigten Lösung** über einem meist festen Bodenkörper erreicht ist und durch weitere Zugabe des Bestandteils unverändert bleibt. In dem Gleichgewichtszustand einer gesättigten Lösung ändert sich das chemische Potential des festen Bodenkörpers

Tabelle 2.6. Elektrische Eigenschaften von Elektrolytlösungen

Eigenschaft	Starke Elektrolyte	Schwache Elektrolyte
Äquivalentleitfähigkeit	$\Lambda_c = \Lambda_0 - b \cdot \sqrt{c}$ (Kohlrausch)	$\frac{1}{\Lambda_c} = \frac{1}{\Lambda_0} + \frac{\Lambda_c}{\Lambda_0^2 \cdot K} \cdot c$ (Ostwald)
Dissoziation	$\alpha \to 1$	$\alpha \ll 1$: $K^c = \frac{\alpha^2}{(1-\alpha)} c_0$

$\mu_B{}^o(s)$ nicht mehr, so daß es gleich dem chemischen Potential dieses Stoffes in der gesättigten Lösung $\mu_B{}^o(l)$ vermindert um seinen Molenbruch χ_B ist (da der Molenbruch nur Werte zwischen 0 und 1 annimmt, ist der Logarithmus also stets negativ):

$$\mu_B^0(s) = \mu_B^0(l) + RT \cdot \ln\chi_B .$$

Die Löslichkeit χ_B ist nach Umformen der Gleichung dann definiert als die Differenz der chemischen Potentiale des Solvendums im festen und im gelösten Zustand:

$$\ln\chi_B = \frac{\mu_B^0(s) - \mu_B^0(l)}{RT} \tag{2.32}$$

Löslichkeit und chemische Potentiale fest und flüssig

Diese Definition der Löslichkeit ist also lediglich eine Umformung von Gleichung 2.5, die das chemische Potential einer verdünnten Lösung definierte, während hier beim Grenzzustand der gesättigten Lösung die Abhängigkeit der Löslichkeit von den chemischen Potentialen des festen Stoffes und dieses Stoffes in der flüssigen Lösung abgeleitet ist. Die Löslichkeit eines Stoffes ist also keine kolligative Eigenschaft, sondern ihr Molenbruch wird durch die chemischen Potentiale der jeweils gelösten Bestandteile und durch die Temperatur bestimmt. Die Differenz der chemischen Potentiale ist also identisch mit dem Phasenübergang fest/flüssig beim Schmelzpunkt des festen Stoffes und damit ein thermodynamischer Zustand. Die chemischen Potentiale beim Schmelzpunkt T_0 und bei einer Temperatur T einer gesättigten Lösung lassen sich trennen in:

$$\begin{aligned}\ln\chi_B &= \frac{\mu_B^0(s)}{R} \cdot \frac{1}{T_0} - \frac{\mu_B^0(l)}{R} \cdot \frac{1}{T}\\ &= \frac{\Delta\mu_B^0(s,l)}{R} \cdot \frac{1}{T_0} - \frac{1}{T} .\end{aligned}$$

Die chemische Potentialdifferenz $\Delta\mu_B{}^o(s, l)$ ist definitionsgemäß die freie Enthalpiedifferenz $\Delta G_B{}^o(s, l)$ des reinen festen Stoffes und desselben in der gesättigten Lösung:

$$\ln\chi_B = \frac{\Delta G_B^0(s,l)}{R} \cdot \frac{1}{T_0} - \frac{1}{T} .$$

Mit Hilfe der **Gibbs-Helmholtz-Gleichung** (s. Kap. Thermodynamik) wird die freie Enthalpie umgeformt in die Schmelzenthalpie, so daß die Löslichkeit eines festen Stoffes (ausgedrückt als Molenbruch) abhängig von der Temperatur T der gesättigten Lösung, dem Schmelzpunkt T_0 des reinen festen Stoffes und dessen Schmelzenthalpie ΔH_f beschrieben wird:

$$\ln \chi_B = -\left(\frac{\Delta H_f}{R}\right) \cdot \left(\frac{1}{T_0} - \frac{1}{T}\right) \qquad (2.33)$$

Thermodynamische Löslichkeit

Die Gleichung zeigt, daß bei Temperaturen unterhalb des Schmelzpunkts die Löslichkeit proportional abnimmt, und daß Stoffe mit hohem Schmelzpunkt und großer Schmelzenthalpie bei Raumtemperatur nur wenig löslich sind. Aufgrund von Wechselwirkungen zwischen dem zu lösenden Stoff und dem Lösungsmittel können Enthalpieänderungen beim Lösevorgang positiv oder negativ sein. Eine positive Enthalpieänderung führt zu einer besseren Löslichkeit mit zunehmender Temperatur (**endothermer Lösevorgang**).

Demgegenüber tritt mit zunehmender Temperatur eine schlechtere Löslichkeit ein, wenn die Enthalpieänderung negativ ist (**exothermer Lösevorgang**).

Der **Löslichkeitsparameter** δ kennzeichnet den Einfluß der unterschiedlichen Wechselwirkungsenergien zwischen den Molekülen des Solvens und den Molekülen des Solvendums auf die Löslichkeit des Solvendums. Die Löslichkeit χ_B eines Stoffes in nichtidealen Lösungen ist gemäß Gleichung 2.10 durch dessen Aktivität a_B und dessen Aktivitätskoeffizient γ_B gekennzeichnet:

$$\chi_B = a_B/\gamma_B \quad \text{bzw.} \quad \ln \chi_B = \ln a_B - \ln \gamma_B.$$

Gleichung 2.33 wird dadurch erweitert zu:

$$\ln \chi_B = -\left(\frac{\Delta H_f}{R}\right) \cdot \left(\frac{1}{T_0} - \frac{1}{T}\right) - \ln \gamma_B$$

oder

$$-\ln \chi_B = \left(\frac{\Delta H_f}{R}\right) \cdot \left(\frac{1}{T_0} - \frac{1}{T}\right) + \ln \gamma_B.$$

In idealen Lösungen ist der Aktivitätskoeffizient $\gamma_B = 1$. Bei realen, nichtidealen Lösungen, die sowohl eine positive als auch eine negative Abweichung vom Raoult-Gesetz zeigen, wird der Aktivitätskoeffizient $\gamma_B > 1$. Aktivitätskoeffizienten γ_B der realen Lösungen von Elektrolyten und von Assoziaten sind kleiner als 1.

Der Aktivitätskoeffizient γ_B ist direkt proportional zu den intermolekularen Anziehungskräften, die beim Lösungsvorgang überwunden werden (Abb. 2.18):
- Freisetzungsarbeit w_{BB} für die Entfernung eines Moleküls des Solvendums B,
- Arbeit für die Freiraumbildung w_{AA} eines Moleküls des Solvens A,
- Energiegewinn $(2 \cdot w_{AB})$ bei der Besetzung von B des Freiraums in A.

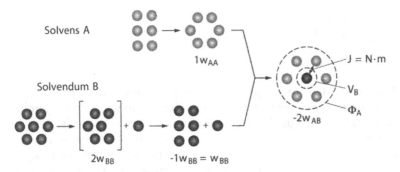

Abb. 2.18. Energieaufwand und -gewinn w beim Lösungsvorgang. Gesamtarbeit [J = N m] $\sim w_{AA} + w_{BB} - 2\,w_{AB}$ [J Arbeit (Joule), N Anziehungskraft zwischen A und B, m Abstand der Moleküle A und B, V_B molares Volumen des gelösten Stoffes B, Φ_A Volumenanteil des Lösungsmittels]. Potentielle Energie der Lösung $w_{AB} = (w_{AA} \cdot w_{BB})^{1/2}$ (geometrischer Mittelwert. (Nach [8])

Vereinfacht gilt für die Gesamtarbeit:

Gesamtarbeit $= w_{AA} + w_{BB} - 2w_{AB}$.

Die potentielle Energie ist dabei das Produkt aus Anziehungskraft und dem geometrischen Mittelwert des Abstands der Moleküle. Die potentielle Energie w_{AB} wird somit in erster Näherung der geometrische Mittelwert der potentiellen Energien w_{AA} und w_{BB} sein, sofern es sich um ähnliche Moleküle A und B handelt:

$$w_{AB} = (w_{AA} \cdot w_{BB})^{1/2}.$$

Die Gleichung für die Gesamtarbeit erhält damit die Fassung einer quadratischen Gleichung:

$$\text{Gesamtarbeit} = w_{AA} - 2(w_{AA} \cdot w_{BB})^{1/2} + w_{BB}$$
$$= (w_{AA}^{1/2} - w_{BB}^{1/2})^2.$$

Darüber hinaus ist der Aktivitätskoeffizient γ_B des gelösten Stoffes B proportional zu seinem molaren Volumen V_B als unterkühlte Flüssigkeit betrachtet ($T < T_o$) und dem Volumenanteil Φ_A des Lösungsmittels A zum Quadrat am Gesamtvolumen. Die aus beiden Proportionalitäten zusammengefaßte Herleitung des Aktivitätskoeffizienten ist somit:

$$\ln \gamma_B = (w_{AA}^{1/2} - w_{BB}^{1/2})^2 \cdot \frac{V_B \cdot \Phi_A^2}{RT}.$$

Die Terme $w^{1/2}$ sind definiert als die Löslichkeitsparameter δ_A für das Lösungsmittel A und δ_B für den sich lösenden Stoff B, so daß der Aktivitätskoeffizient γ_B mit Gleichung 2.34 beschrieben wird:

Tabelle 2.7. Löslichkeits- parameter pharmazeuti- scher Hilfsstoffe	Hilfsstoff	Löslichkeitsparameter δ
	Benzoesäure	11,3
	n-Propanol	11,9
	Ethanol	13,0
	Glycerol	16,5
	Wasser	23,4

$$\ln \gamma_B = (\delta_A - \delta_B)^2 \cdot \frac{V_B \cdot \Phi_A^2}{RT} \tag{2.34}$$

Aktivitätskoeffizient und Löslichkeitsparameter

Die Löslichkeitsparameter kennzeichnen die Kohäsion zwischen gleichen Molekülen und sind ein Maß für den Binnendruck des Solvens und des Solvendums. Für die Löslichkeit χ_B eines Stoffes in einer realen, nichtidealen Lösung ergibt sich dann letztendlich:

$$-\ln \chi_B = \left(\frac{\Delta H_f}{R}\right) \cdot \left(\frac{1}{T_0} - \frac{1}{T}\right) + (\delta_A - \delta_B)^2 \cdot \frac{V_B \cdot \Phi_A^2}{RT} \tag{2.35}$$

Thermodynamische Löslichkeit und Löslichkeitsparameter einer realen, nichtidealen Lösung

Die Löslichkeit eines Stoffes B in einem Lösungsmittel A ist groß, sofern die Löslichkeitsparameter δ_A und δ_B fast gleich sind. Ist $\delta_A = \delta_B$, wird die Differenz zu Null, und der zweite Teil der Gleichung entfällt. Die Löslichkeitsparameter einiger pharmazeutischer Hilfsstoffe zeigen, daß z. B. Benzoesäure sich besser in Ethanol als in Wasser lösen wird (Tabelle 2.7). Bei polaren, stark von Wasserstoffbrückenbindungen geprägten Systemen ist die Gleichung nicht gültig, da Gleichartigkeit der Kohäsionskräfte der Bestandteile vorausgesetzt ist.

Grenzflächeneigenschaften

An der Grenzfläche zwischen zwei Phasen 1 und 2 befinden sich die Moleküle der Phase 1 in einem anderen räumlichen, nämlich anisotropen Zustand als in der zugehörigen, isotropen Phase (Abb. 2.19 a). Der in die Phase gerichtete Kräftevektor der Kohäsionskräfte ist an der Grenzfläche größer als im Inneren der Phase: an der Grenzfläche besteht eine **Grenzflächenspannung**. Sie ist definiert als die Kraft, die auf eine in der Grenzfläche liegende Linie wirkt (Dimension: N/m).

Stoffe, die vornehmlich an dieser Grenzfläche ihre Wirkung entfalten, sind **grenzflächenaktiv**, im Fall von Luft als Phase 2 **oberflächenaktiv**. Sie reichern sich an der Grenzfläche an, bilden somit eine weitere Phase 3 und ändern dabei die Grenzflächenspannung zwischen den Phasen 1 und 2.

Angenommen, ein grenzflächenaktiver Stoff sei in den 3 Phasen gelöst, so setzt sich das chemische Potential des Systems μ aus den chemischen Potentialen des Stoffes in den 3 Phasen additiv zusammen:

$$\mu = \mu_1 + \mu_2 + \mu_3.$$

Das chemische Potential in der Grenzfläche ist dann:

$$\mu_3 = \mu - (\mu_1 + \mu_2).$$

Analog verhalten sich die Stoffmengen n_i in den 3 Phasen (n = gesamte Stoffmenge des grenzflächenaktiven Stoffes im System):

$$n_3 = n - (n_1 + n_2).$$

Die **Grenzflächenanreicherung** Γ wird als Menge pro Flächeneinheit der Grenzfläche A definiert:

$$\Gamma = n_3/A.$$

Die Anreicherung führt zu einer Flächenvergrößerung oder zu einer Volumenvergrößerung einer hypothetischen Grenzschicht (Abb. 2.19 b). Die Volumenvergrößerung kann vernachlässigt werden, da der Druck senkrecht zur Fläche überall gleich ist. Bei der Flächenvergrößerung wirkt dagegen tangential zur Fläche A die durch Kohäsionskräfte bedingte **Grenzflächenspannung** σ entgegen. Der mit weiterer Anreicherung dn_3 in der Grenzfläche verbundenen Flächenänderung dF wirkt die Grenzflächenspannung σ entgegen und trägt somit zur Änderung des chemischen Potentials $d\mu_3$ bei. Bei

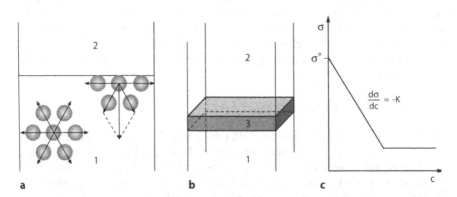

Abb. 2.19 a–c. Zustand und Verhalten einer Flüssigkeit oder einer Lösung an der Grenzfläche. Phase 1: Flüssigkeit/Lösung, Phase 2: nicht mischbare zweite Flüssigkeit oder Gas/Luft, Phase 3: hypothetische Grenzschicht. a Änderung der Kräftevektoren zwischen den Molekülen an der Grenzfläche, b Anreicherung eines grenzflächenaktiven Stoffes in Lösung in der Grenzschicht, c konzentrationsabhängiger Einfluß eines grenzflächenaktiven Stoffes auf die Grenzflächenspannung der Lösung. σ^* Grenzflächenspannung des Solvens (Nach [7])

konstanter Temperatur und konstantem Druck und unter der vereinfachten Annahme, daß sich der grenzflächenaktive Stoff nur in der Grenzfläche befindet, ist die Änderung des chemischen Potentials:

$$d\mu_3 = \sigma \cdot dA + \mu \cdot dn_3.$$

Dies ist die modellhafte Betrachtung, wie sich die Grenzflächenspannung σ, die Anreicherung dn_3 des grenzflächenaktiven Stoffes und eine hypothetische Flächenänderung dA auswirken. Es wird nun die Auswirkung der Zusammensetzung in der Grenzfläche auf die Änderung der Grenzflächenspannung $d\sigma$ ohne Flächenänderung A gesucht. Die infinitesimale Betrachtung der Änderung aller beteiligten Größen σ, A, n_3 und μ liefert die Gleichung:

$$d\mu_3 = \sigma \cdot dA + A \cdot d\sigma + n_3 \cdot d\mu + \mu \cdot dn_3.$$

Diese Gleichung und die oben gefundene Gleichung der Potentialänderung in der Grenzfläche beschreiben die chemische Potentialänderung der Grenzfläche, sind also gleichzusetzen:

$$d\mu_3 = \sigma \cdot dA + A \cdot d\sigma + n_3 \cdot d\mu + \mu \cdot dn_3 = \sigma \cdot dA + \mu \cdot dn_3.$$

Daraus resultiert:

$$A \cdot d\sigma + n_3 \cdot d\mu = 0 \text{ bzw. } A \cdot d\sigma = -n_3 \cdot d\mu.$$

Nach Division durch die Fläche A wird die **Gibbs-Gleichung für die Oberflächenspannung** erhalten (mit $n/A = \Gamma$):

$$d\sigma = -\Gamma_3 \cdot d\mu \tag{2.36}$$

Gibbs-Gleichung für die Oberflächenspannung

Wenn sich der grenzflächenaktive Stoff nur in der Grenzfläche befindet, ist nur das chemische Potential μ_3 betroffen:

$$d\sigma = -\Gamma_3 \cdot d\mu_3.$$

In verdünnten Lösungen ist die Änderung des chemischen Potentials direkt von der Konzentrationsänderung abhängig:

$$d\mu_3 = RT \cdot d \ln c_3.$$

Die Gibbs-Gleichung wird dann zu

$$d\sigma = -RT \cdot \Gamma_3 / c_3 \cdot dc_3$$
(Anmerkung : $d \ln c_3 = 1/c_3 \cdot dc_3$)

und erhält die neue folgende Fassung:

$$d\sigma/dc_3 = -RT \cdot \Gamma_3/c_3 \qquad (2.37)$$

Gibbs-Gleichung für die konzentrationsabhängige
Änderung der Oberflächenspannung

Ein positiver Überschuß des grenzflächenaktiven Stoffes in der Grenzfläche führt somit zu negativen Werten von $d\sigma/dc_3$, und die Grenzflächenspannung σ nimmt ab. Die Gleichung gilt nur für ideale Lösungen, bei denen eine lineare Beziehung mit der Steigung $K = -(d\sigma/dc_3)$ zwischen der Grenzflächenspannung σ und der Konzentration c zu erwarten ist (Abb. 2.19 c):

$$\sigma = \sigma^* - K \cdot c_3 \quad \text{bzw.} \quad (\sigma - \sigma^*) = -K \cdot c_3.$$

Die Gibbs-Gleichung 2.36 wird damit zu einer einfachen Geradengleichung:

$$\Gamma_3 = K \cdot c_3/RT = (\sigma - \sigma^*)/RT.$$

Die Differenz $\Pi = (\sigma - \sigma^*)$ ist als **Grenzflächen- oder Oberflächendruck** Π definiert, Γ wird durch n/A ersetzt, und es resultiert zunächst:

$$n_3/A = \Pi/RT.$$

Nach Umformung wird die Gleichung für ein zweidimensionales (Fläche F), perfektes Gas erhalten:

$$\Pi \cdot A = n_3 \cdot RT \qquad (2.38)$$

Ideales Gasgesetz der Grenzflächenaktivität

Die Anreicherung eines grenzflächenaktiven Stoffes an der Grenzfläche einer verdünnten, idealen Lösung ist also als ein perfektes Gas anzusehen, dessen Raum auf die zweidimensionale Grenzfläche beschränkt ist [1].

2.1.4
Methoden und Anwendungen

Siedetemperatur

Die Siedetemperatur ist die korrigierte Temperatur, bei der der Dampfdruck einer Flüssigkeit 1013 hPa erreicht.

DAB-Methode 1. Die Apparatur entspricht derjenigen zur Bestimmung des Destillationsbereichs, wobei das Thermometer so eingeführt wird, daß sich das Unterteil des Quecksilbergefäßes auf der Höhe des unteren Halsansatzes des Destillierkolbens befindet. Der Kolben wird auf eine Scheibe aus isolierendem Material mit einem Loch von 35 mm Durchmesser gestellt. 20 ml der zu prüfenden Flüssigkeit werden mit einigen Siedesteinchen in den Destillierkolben gebracht, schnell zum Sieden erhitzt und die Temperatur abgelesen, bei welcher die Flüssigkeit aus dem Seitenrohr in den Kühler zu fließen beginnt.

Abb. 2.20. Apparatur zur Bestimmung der Siedetemperatur (Methode 2, DAB), Maße in mm

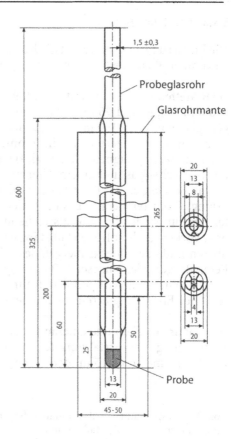

DAB-Methode 2. Die Apparatur besteht aus 2 koaxial miteinander verbundenen Glasrohren. Das innere Rohr dient zur Aufnahme von Substanz und Thermometer, dessen Lage durch je 3 Dorne in 60 mm und 200 mm Höhe über dem unteren Ende festgelegt ist. Verwendet werden Einschlußthermometer mit prismatischer Kapillare und einer Gradeinteilung von 0,2 °C. Das auf einem Drahtnetz von 1 mm Mascheneinweite stehende Gerät ist von einem weiteren, etwa 50 mm höher angebrachten Glasrohr umgeben (Abb. 2.20). Die Bestimmung wird mit 0,5 ml Substanz unter Zusatz einiger Siedesteinchen durchgeführt. Das Quecksilbergefäß der Thermometers erreicht die unteren 3 Dorne des inneren Rohrs. Die Flüssigkeit wird mit kleiner Flamme so zum Sieden erhitzt, daß die Flammenspitze gerade das Drahtnetz berührt. Die Temperatur, bei der die zurückfließende Flüssigkeit die Spitze der Quecksilbersäule erreicht, wird abgelesen.

Die **Korrektur** der abgelesenen Temperaturen wird mit Hilfe folgender Gleichung vorgenommen:

$$t_1 = t_2 + k(1013 - b).$$

t_1 korrigierte Temperatur
t_2 abgelesene Temperatur beim Luftdruck b

k Korrekturfaktor
b Luftdruck in hPa während der Bestimmung

Erstarrungstemperatur

Die Erstarrungstemperatur ist die höchste während der Erstarrung einer unterkühlten Flüssigkeit auftretende Temperatur.

DAB-Methode. Die Apparatur besteht aus einem Reagenzglas von etwa 150 mm Länge und 25 mm Durchmesser, welches in einem anderen Reagenzglas von etwa 160 mm Länge und 40 mm Durchmesser befestigt ist, einem in 0,2 °C unterteilten Thermometer, einem Rührstab aus Glas oder einem anderen geeigneten Material, einem bis 20 mm unter den Rand gefüllten 1-l-Becherglas und einem Thermometer (Abb. 2.21).

Das Becherglas wird mit Wasser oder einer gesättigten Natriumchloridlösung, deren Temperatur etwa 5 °C tiefer als die zu erwartende Erstarrungstemperatur ist, gefüllt. Eine ausreichende Menge der zu prüfenden, flüssigen oder vorher geschmolzenen Substanz wird in das innere Reagenzglas bis zum oberen Ende des Quecksilbergefäßes des Thermometers gefüllt und im äußeren Reagenzglas eingesetzt. Diese Apparatur wird in das Kühlbad getaucht. Bis zur Erstarrung wird mit dem Rührstab kräftig gerührt. Die höchste während der Erstarrung erreichte Temperatur wird abgelesen (DAB).

Automatische Halbmikromethode. Handelsübliche Kryoskopiegeräte zur Bestimmung der Erstarrungstemperatur bestehen aus einem Meßgefäß zur Aufnahme von 0,15 ml der Lösung oder Flüssigkeit, einer thermoelek-

Abb. 2.21. Apparatur zur Bestimmung der Erstarrungstemperatur (DAB), Maße in mm

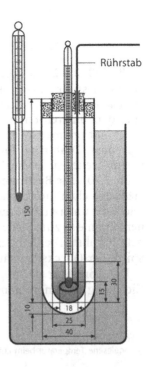

Rührstab

Abb. 2.22. Temperatur-Zeit-Diagramm einer Bestimmung der Erstarrungstemperatur von Wasser und einer wäßrigen Lösung (T_f^0 Erstarrungstemperatur von Wasser, T_f' Erstarrungstemperatur einer wäßrigen Lösung, Extrapolation der Wendepunktstangente auf die Abkühlkurve, T_f^e Erstarrungstemperatur des Eutektikums von Wasser und gelöstem Stoff)

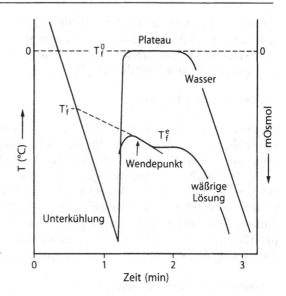

trischen Kühlvorrichtung auf der Basis eines Peltier-Elements, einem Meß-kopf mit Thermistortemperatursensor mit Vibrator zur Auslösung der Kristallisation und einem Meßverstärker zur Temperaturmessung mit einer Empfindlichkeit von 1/1000 °C. Die Probe wird auf eine Temperatur von 5–7 °C unterhalb der Erstarrungstemperatur abgekühlt. Danach wird mit dem Vibrator die Kristallisation eingeleitet. Die Erstarrungstemperatur stellt sich in einem Temperatur-Zeit-Diagramm bei reinen Flüssigkeiten als Plateau dar. Bei Lösungen wird die Erstarrungstemperatur durch Extrapolation der Wendepunkttangente auf die Abkühlkurve der Lösung erhalten (Abb. 2.22). Diese Erstarrungstemperatur ist die Gefrierpunkterniedrigung der Lösung gegenüber dem reinen Lösungsmittel.

Osmolarität und Osmolalität

Die Osmolarität kennzeichnet den molaren Massenanteil eines Stoffes in Lösung bezogen auf ein Volumen von 1 l multipliziert mit der Anzahl Ionen oder chemischer Produkte n, die in Lösung gebildet werden. In idealen verdünnten Lösungen ist n = 1 für Nichtelektrolyte wie Glukose, n = 2 für Elektrolyte wie Natriumchlorid oder Magnesiumsulfat, n = 3 für Kalziumchlorid und n = 4 für Kaliumcitrat. Die ideale Osmolarität Osm eines Stoffes gehorcht der Gleichung:

$$Osm = \frac{\text{Konzentration } [g \cdot l^{-1}]}{\text{molare Masse } [g]} \cdot n \ [osmol/l] \qquad (2.39)$$

Osmolarität einer idealen verdünnten Lösung

Im praktischen Gebrauch ist der 1000fache Wert und wird in mosmol/l angegeben. Abweichungen vom idealen Verhalten sind im Bereich arzneilich angewendeter Konzentration gering. Die ideale Osmolarität einer 0,9 % igen (w/v) Natriumchloridlösung berechnet sich nach Gleichung 2.39 zu

$(9/58,4) \cdot 2 \cdot 1000 = 308$ mosmol/l.

Experimentell wird jedoch eine Osmolarität von 286 mosmol/l gefunden. Tatsächliche Osmolaritäten auch von Mehrstofflösungen werden üblicherweise mit der Messung der Erniedrigung der Erstarrungstemperatur erfaßt.

Die **Osmolalität** ist dadurch gekennzeichnet, daß ein Stoff in 1000 g Lösungsmittel gelöst wird und nicht wie bei der Osmolarität zu einem Endvolumen von 1000 ml. Die Osmolalität einer wäßrigen Lösung entspricht der molalen Konzentration von nicht dissoziierten Stoffen in Mol oder Millimol pro 1000 g Wasser. Sie ist der Quotient aus der gemessenen Gefrierpunkterniedrigung und der molalen Gefrierpunkterniedrigung des Wassers:

$$\text{Osmolalität} = \Delta T_f / K_f \ (\text{osmol}/1000 \text{ g } H_2O) \tag{2.40}$$
$$= (\Delta T_f / K_f) \cdot 1000 \ (\text{mosmol}/1000 \text{ g } H_2O)$$

Osmolalität einer realen verdünnten Lösung

Die Osmolalität einer 0,9 % igen (m/m) Natriumchloridlösung berechnet sich zu:

$$\text{Osmolalität} = 0,52/1,86 = 0,280 \ (\text{osmol}/1000 \text{ g Wasser})$$
$$= 280 \ (\text{mosmol}/1000 \text{ g Wasser}).$$

Mit der Gefrierpunkterniedrigung einer Lösung geht die Dissoziation von Elektrolyten in den Meßwert ein, so daß die Osmolalität damit auch auf dissoziierende Stoffe anwendbar wird.

Osmotischer Druck. Gefrierpunkterniedrigung und osmotischer Druck sind durch die gezeigten Beziehungen untereinander verwandt (s. Tabelle 2.5). Tränenflüssigkeit und Blutserum haben einen osmotischen Druck von 764 kPa mit einem durch die Proteine verursachten kolloidosmotischen Anteil von 3–4 kPa (**kolloidosmotischer oder onkotischer Druck**). Plasmaersatzmittel besitzen einen kolloidosmotischen Druckanteil durch kolloidal gelöste Makromoleküle wie Oxypolygelatine (5 %: M = 20.000–27.000) oder Dextran (10 %: M = 40.000 bzw. 6 %: M = 70.000). Daneben enthalten sie gelöste Elektrolyte in Konzentrationen, die dem osmotischen Druck des Blutserums entsprechen können. Der kolloidosmotische Druckanteil kann somit durchaus zu einer hypertonen Lösung führen, was eine erhöhte Bindung von Wasser auch aus interzellulären Bereichen bewirkt. Insgesamt wird daher ein Plasmaflüssigkeitsersatz über eine längere Zeit als mit reinen Elektrolytlösungen erreicht.

Isotonie. Isoton sind Lösungen, deren Osmolarität gleich der der Körperflüssigkeit ist. Diese wiederum entspricht der Osmolarität einer 0,9 %igen Natriumchloridlösung mit 286 mosmol/l bzw. einer Gefrierpunkterniedrigung auf −0,52 °C. Lösungen mit einer geringeren Osmolarität sind hypoton, solche mit einer höheren sind hyperton. Am Auge werden hypotone Lösungen bis herab zu 250 und hypertone Lösungen bis zu 400 mosmol/l schmerzfrei toleriert. Bei parenteralen Lösungen wird Isotonie in der Regel angestrebt.

Isotonisierungszusatz. Hypotone Lösungen von Arzneistoffen werden durch Zusatz von Puffersubstanzen oder -lösungen im pH-Bereich von 5,0–8,5 isotonisiert. pH-Werte oberhalb und unterhalb dieses Bereichs werden durch Säuren oder Basen eingestellt. Bisher häufig benutzte Stoffe zur Isotonierung sind wie Natriumchlorid, Kaliumnitrat, Borsäure oder Natriumacetat. Zur Ermittlung der erforderlichen Menge des Isotonisierungszusatzes werden graphische, rechnerische und pragmatische Verfahren angewendet. Das graphische Verfahren ermöglicht das Ablesen eines Elektrolytzusatzes zu einer x-prozentigen Arzneistofflösung durch die vertikale Extrapolation auf die spiegelbildliche Gefrierpunkterniedrigungsgerade des gewünschten Elektrolyten (Abb. 2.23).

Abb. 2.23. Graphisches Verfahren zur Ermittlung des Natriumchloridzusatzes zwecks Isotonisierung von Arzneistofflösungen; Beispiel: KI 20 g/l wird durch Zusatz von NaCl 2 g/l isotonisiert. **Mor** Morphinsulfat, **Tet** Tetracainhydrochlorid, **Bal** Benzalkoniumchlorid, **Eth** Ethylmorphinhydrochlorid, **Bpe** Benzylpenicillinnatrium, **Glu** Glucose, **Pro** Procainhydrochlorid, **Pilo** Pilocarpinhydrochlorid, **Nap** Naphazolinchlorid, **Flu** Fluoresceinnatrium, **KI** Kaliumiodid, **NaCl** Natriumchlorid). (Aus [11])

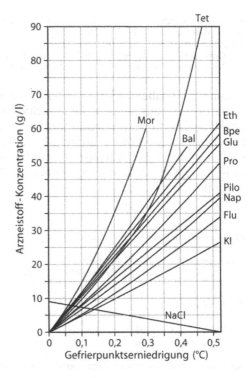

Das rechnerische Verfahren beruht auf dem Raoult-Gesetz:

$$\Delta T_f = K_f \cdot \frac{c}{M} = \frac{K_f \cdot m \cdot n \cdot 1000}{M \cdot L} \qquad (2.41)$$

Berechnung einer Gefrierpunkterniedrigung
ΔT_f Gefrierpunkterniedrigung der Arzneistofflösung
K_f 1,86 [K $\cdot$ kg $\cdot$ mol^{-1}] für Wasser
m Einwaage Arzneistoff
n Zahl der Ionen
M Molmasse des Arzneistoffs
L Masse des Lösungsmittels [g]

Der Natriumchloridzusatz x für eine isotone Lösung wird dann aus dem Verhältnis

$$x : 0,9 = \Delta T_f : 0,52, \quad \text{also}: \quad x = 0,9 \cdot (\Delta T_f / 0,52)$$

berechnet.

Bei den pragmatischen Verfahren werden Tabellen experimentell ermittelter Gefrierpunkterniedrigungen 1 % iger Lösungen zahlreicher Arznei- und Hilfsstoffe genutzt [2, 5]. Der Natriumchloridzusatz x wird berechnet nach der Formel:

$$x = \frac{0,52 - n \cdot \Delta T_A}{0,58} \qquad (2.42)$$

Isotonisierung durch Berechnung des Natriumchloridzusatzes bei bekannter
Gefrierpunkterniedrigung der Arzneistofflösung
n Arzneistoffgehalt der Lösung [%]
ΔT_A Gefrierpunkterniedrigung einer 1%igen Lösung des Arzneistoffs [K]
0,58 Gefrierpunkterniedrigung einer 1%igen Natriumchloridlösung [K]

Nachteilig ist dabei, daß der Van't-Hoff-Koeffizient i nicht berücksichtigt ist.

Darüber hinaus werden **Natriumchloridäquivalente** E von Arzneistoffen tabellarisch geführt, um daraus die Wassermenge y für eine isotone, x-prozentige Arzneistofflösung zu berechnen. Der Zusatz der isotonen Pufferlösung z ist dann die Differenz aus der herzustellenden Masse Arzneistofflösung m, Masse Arzneistoff A und Masse Lösungsmittel y der isotonen Arzneistofflösung:

1. $y = A \cdot E \cdot 111,1$ \qquad (2.43)

y Wassermenge für eine isotone Arzneistofflösung
A Masse Arzneistoff
E Natriumchloridäquivalent des Arzneistoffs
111,1 Kehrwert der isotonen 0,9%igen NaCl-Lösung (100/0,9)

2. $z = m - A - y$

z Masse des Zusatzes isotoner Pufferlösung
m Herstellungsansatzmasse

Isotonisierung über Natriumchloridäquivalente durch Zusatz isotoner Pufferlösung

Häufig verwendete isotone Pufferlösungen sind:
- Borsäure-Natriumtetraborat-Pufferlösungen pH 7,3 – 8,5,
- Natrium dihydrogenphosphat-Dinatriumhydrogenphosphat-Pufferlösungen pH 5,4 – 8,0,
- Natriumacetat-Borsäure-Pufferlösungen pH 5,5 – 7,4,
- Natriumpropionat-Borsäure-Pufferlösungen pH 5,0 – 8,2.

Bestimmung der Gefrierpunkterniedrigung nach Beckmann. Das Gerät zur Bestimmung der Erstarrungstemperatur wird mit Beckmann-Thermometern bestückt, die einen in 0,01 °C unterteilten Meßbereich von 5 °C besitzen. Mit Hilfe eines Quecksilbervorratsgefäßes wird die Quecksilbermeßsäule dem jeweiligen Temperaturbereich angepaßt, um eine exakte Temperaturbestimmung zu ermöglichen.

Automatisches Halbmikro-Osmometer. Aufbau und Meßprinzip gleichen dem bereits beschriebenen Kryoskopiegerät, jedoch erfolgt beim Osmometer die Meßwertanzeige in mosmol/kg, also als Osmolalität. Für verdünnte Lösungen im Bereich physiologischer Osmolarität sind die Unterschiede zwischen mosmol/l und mosmol/kg unerheblich.

Membranosomometer. Der osmotische Druck von kolloiden Lösungen ist nicht über Messungen der Gefrierpunkterniedrigung zu erfassen, da keine Kristallisation wie bei niedermolekularen Stoffen eintritt. Der kolloidosmotische, onkotische Druck wie auch ein osmotischer Druck werden daher mit einem Membranosmometer gemessen. Die kolloide Lösung und reines Lösungsmittel sind in einer Meßzelle durch eine semipermeable Membran getrennt, die nur für Lösungsmittelmoleküle passierbar ist. Die Diffusion von Lösungsmittelmolekülen durch die Membran in die kolloide Lösung führt zu einem Unterdruck in dem Lösungsmittelzellenteil, der mit elektronischen Druckaufnehmern gemessen wird.

pH-Wert

Der pH-Wert beschreibt in einer konventionell festgelegten logarithmischen Skala die Konzentration der Hydroxonium-Ionen in wäßriger Lösung. Für praktische Zwecke wird eine empirische pH-Skala verwendet. Der zu bestimmende pH-Wert wird dabei auf den pH-Wert einer Referenzlösung (pH_s) nach folgender Gleichung bezogen:

$$pH = pH_s - (E - E_s)/k.$$

Hierbei ist E die Spannung der Zelle mit der zu untersuchenden Lösung (meistens eine Glaselektrode) und E_s die Spannung der Zelle mit der Lösung bekannten pH-Wertes (meistens eine gesättigte Kalomelelektrode). Die Spannung wird in Volt gemessen. Der Wert k berücksichtigt die Temperaturabhängigkeit der Meßmethode. Die Meßapparatur besteht aus einem Voltmeter, gewöhnlich in pH-Einheiten eingeteilt. Der Meßbereich für die

Tabelle 2.8. pH-Werte von Arznei- und Darreichungsformen (– nicht eingeschränkt, E Empfehlung, A Anforderung DAB). (Aus [6])

Applikationsart	pH-Wert oder pH-Bereich	Tonizität
Oral	5 – 7,5 E	–
Peroral		
tropfenweise	3 – 9 E	–
löffelweise	5 – 7,5 E	–
Nasal	5 – 8 A	Annähernd isotonisch A
Am Ohr	5 – 8 A	Angepaßt A
Topisch		
Vaginal	reizlos	
Rektal		
Am Auge		
Augentropfen	5 – 8 E	Isotonisch A
Augenwässer	7,4 A	Isotonisch A
Parenteral		
zur Injektion	5 – 8 E	Isotonisch E
zur Infusion	7,4 A	Isotonisch A

Potentialdifferenz zwischen beiden Elektroden umfaßt 0 – 1400 mV entsprechend pH-Werten von 0 – 14 (Tabelle 2.8).

Isohydrie. Isohydrisch sind Lösungen, deren pH-Wert gleich dem pH-Wertbereich der Körperflüssigkeit von pH 7,2 – 7,6 ist. Am Auge werden pH-Werte von 3,5 – 8,5 schmerzfrei toleriert. Lösungen in diesem pH-Bereich werden als **euhydrisch** bezeichnet. Aus Gründen der Stabilität von Arzneistoffen mit z. B. Esterstruktur sind stärker saure Lösungen erforderlich, deren pH-Wert durch die Pufferkapazität der Tränenflüssigkeit schnell angepaßt wird. Bei intravenöser Applikation kleiner Lösungsvolumina ist die Isohydrie nicht zwingend erforderlich, da die Pufferkapazität der Körperflüssigkeit so groß ist, daß Reizungen kaum auftreten. Bei subkutaner und intramuskulärer Applikation sowie bei intravenösen Infusionen von Lösungen mit höherer Hydroxonium-Ionenkonzentration sollte der physiologische pH-Wert erreicht werden. Bei geringerer Hydroxonium-Ionenkonzentration ist dies von untergeordneter Bedeutung. Zusätzliche Probleme treten im Zusammenhang mit der Stabilität der Arzneistoffe auf, so daß entsprechende Kompromisse gesucht werden müssen.

Pufferlösungen

Pufferlösungen enthalten Stoffe oder Stoffgemische, die auf Zusatz von kleinen Säure- oder Alkalimengen einer pH-Änderung der Lösung entgegenwirken. Eine solche Pufferwirkung haben i. allg. Stoffgemische aus schwachen Säuren oder schwachen Basen jeweils zusammen mit ihren Salzen.

Eine äquimolare Lösung von Essigsäure und Natriumacetat hat diese Pufferwirkung gegen Säure- und gegen Alkalizusatz. Bei Säurezusatz binden die Acetationen die zugesetzten Wasserstoffionen:

$$Ac^- + H_3O^+ \rightleftharpoons HAc + H_2O.$$

Bei Basenzusatz werden die Hydroxidionen durch die Essigsäure neutralisiert:

$$HAc + OH^- \rightleftharpoons H_2O + Ac^-.$$

Das Dissoziationsgleichgewicht der Essigsäure ist durch folgende Gleichung gegeben:

$$K_a = \frac{[H_3O^+] + [Ac^-]}{[HAc]} = 1{,}75 \cdot 10^{-5}.$$

In der Mischung mit Natriumacetat ist die Konzentration $[Ac^-]$ vergrößert, so daß die Gleichgewichtskonstante K_a nur durch Verringerung der Wasserstoffionenkonzentration $[H_3O^+]$ beibehalten wird.

Der pH-Wert dieser Pufferlösung wird durch Umformung der Gleichung erhalten:

$$[H_3O^+] = K_a \cdot \frac{[HAc]}{[Ac^-]}.$$

Bei schwachen, wenig dissoziierten Säuren wie Essigsäure stammt die [HAc]-Konzentration (fast) vollständig von der Gesamtkonzentration der Säure, während die $[Ac^-]$-Konzentration vom Salz Natriumacetat herrührt, da dieses mit einer starken Base gebildet ist. Die Gleichung wird somit verallgemeinert zu:

$$[H_3O^+] = K_a \cdot \frac{[Säure]}{[Salz]}.$$

Um die Beibehaltung des pH-Werts durch Säure- oder Alkalizusatz zu erklären, wird die Gleichung mit negativem Vorzeichen logarithmiert:

$$-\log[H_3O^+] = -\log K_a - \log[Säure] + \log[Salz].$$

Gemäß den Definitionen für pH- und pK$_a$-Wert wird daraus die **Puffergleichung** oder **Henderson-Hasselbalch-Gleichung** erhalten:

$$pH = pK_a + \log \frac{[Salz]}{[Säure]} \hspace{3cm} (2.44)$$

Henderson-Hasselbalch-Gleichung für schwache Säuren und ihre Salze

Die Pufferwirkung ist demnach durch das Verhältnis von [Salz]- und [Säure]-Konzentration gegeben.

Die Puffergleichung für eine schwache Base und ihre Salze wird entsprechend hergeleitet:

$$[OH^-] = K_b \cdot \frac{[Base]}{[Salz]}.$$

Um eine analoge Gleichung zu Gleichung 2.44 zu erhalten, wird $[OH^-] = K_w/[H_3O^+]$ und $K_b = K_w/K_a$ eingesetzt:

$$\frac{K_w}{[H_3O^+]} = \frac{K_w}{K_a} \cdot \frac{[Base]}{[Salz]}.$$

Nach $[H_3O^+]$ aufgelöst, ergibt sich:

$$[H_3O^+] = K_a \cdot \frac{[Salz]}{[Base]}.$$

Logarithmieren mit negativem Vorzeichen führt über

$$-\log[H_3O^+] = -\log K_a - \log[Salz] + \log[Base]$$

zu:

$$pH = pK_a + \log \frac{[Base]}{[Salz]} \qquad\qquad (2.45)$$

Henderson-Hasselbalch-Gleichung für schwache Basen und ihre Salze

Die Entwicklung von Arznei- und Darreichungsformen für schwach elektrolytische Arzneistoffe erfordert theoretische Überlegungen in Abhängigkeit vom pH-Verhältnis Darreichungsform/Körperflüssigkeit und dem pKa-Wert des Arzneistoffs. Die dadurch bedingten nichtionischen, undissoziierten Anteile des Arzneistoffs in Lösung wirken sich auf das Löslichkeits- und in vivo mögliche Absorptionsverhalten aus. Die undissoziierten, nichtionischen Anteile werden durch Umformung der Henderson-Hasselbalch-Gleichungen 2.44 und 2.45 nach [Säure] bzw. [Base] erhalten (Abb. 2.24).

Löslichkeit schwacher Elektrolyte

Die Ermittlung der Löslichkeit schwacher Elektrolyte wendet die Gesetzmäßigkeiten der Löslichkeit von Nichtelektrolyten, der Dissoziation und der Pufferlösungen auf eine gesättigte Lösung an. Die Löslichkeit S eines schwachen Elektrolyten in Wasser ist die Summe der gelösten nichtionischen und ionischen Anteile c_n und c_i:

$$S = c_n + c_i.$$

Abb. 2.24. pH- und pK$_a$-Wert abhängige nichtionische Anteile von schwachen Säuren und schwachen Basen in wäßriger Lösung

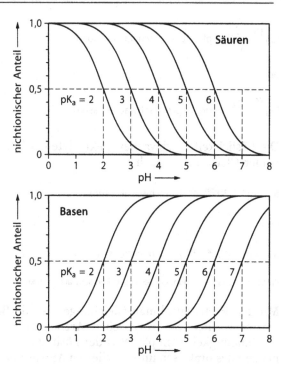

Dabei ist die Löslichkeit des ionischen Anteils in Wasser durch dessen Hydratation besser als die des nichtionischen Anteils. Das Verhältnis zwischen den gelösten nichtionischen und ionischen Anteilen c_n und c_i ist durch die umgeformten Henderson-Hasselbalch-Gleichungen 2.44 und 2.45 gegeben:

$$\log c_i/c_n = pH - pK_a \quad \text{(schwache Säuren)}$$

und

$$\log c_i/c_n = pK_a - pH \quad \text{(schwache Basen)}.$$

Die Löslichkeit des nichtionischen Anteils c_n ist wie bei den Nichtelektrolyten durch die Differenz der chemischen Potentiale des festen Stoffes und des gelösten Stoffes in gesättigter Lösung als konstant gegeben und wird als Minimallöslichkeit S_0 definiert:

$$c_n = S_0.$$

Für den ionischen Anteil c_i folgt dann aus obiger Gleichung:

$$c_i = S - S_0.$$

Die Gleichungen für das Verhältnis ionischer und nichtionischer Anteile erhalten mit dieser Substitution folgende Fassungen:

$$\log \frac{(S - S_0)}{S_0} = pH - pK_a \quad \text{(schwache Säuren)}$$

und

$$\log \frac{(S - S_0)}{S_0} = pK_a - pH \quad \text{(schwache Basen)}.$$

Die Löslichkeit S schwacher Elektrolyte ergibt sich daraus durch Auflösen beider Gleichungen nach S:

$$S = S_0[1 + 10^{(pH-pKa)}] \quad \text{(schwache Säuren)}$$

und   (2.46)

$$S = S_0[1 + 10^{(pKa-pH)}] \quad \text{(schwache Basen)}$$

Krebs-Speakman-Gleichungen der Löslichkeit schwacher Elektrolyte

Mit den Krebs-Speakman-Gleichungen ist die Berechnung der Löslichkeit von schwachen elektrolytischen Arzneistoffen mit gegebenem pK_a-Wert in Abhängigkeit vom pH-Wert der Lösung möglich, sofern die Minimallöslichkeit des praktisch undissoziierten Anteils bekannt ist oder experimentell ermittelt wird. Bei bekanntem pK_a-Wert genügt es, die Löslichkeit bei diesem pH-Wert zu bestimmen, um die Minimallöslichkeit S_0 zu berechnen. Die Differenz aus pH und pK_a wird zu 0, die Zehnerpotenz davon wird zu 1, und die Gleichungen 2.46 reduzieren sich auf:

$$S = 2 \cdot S_0 \ (pH = pK_a).$$

Somit ist die Minimallöslichkeit $S_0 = 1/2 \cdot S$ beim pH-Wert des pK_a-Werts schwacher Säuren und Basen.

Für die experimentelle Bestimmung der Minimallöslichkeit S_0 ist ein pH-Wert zu wählen, der bei schwachen Säuren mindestens 3 Einheiten kleiner als der pK_a-Wert bzw. bei schwachen Basen mindestens 3 Einheiten größer als der pK_a-Wert ist. Dadurch verringert sich die Zehnerpotenz auf 1/1000 oder kleiner, und die Löslichkeit S wird annähernd gleich der Minimallöslichkeit S_0.

Neben der Berechnung der Löslichkeit schwacher Elektrolyte bieten die Ausgangsgleichungen 2.46 die Möglichkeit, aus den Löslichkeiten über einen entsprechend großen pH-Bereich den pK_a-Wert experimentell zu bestimmen.

Erreicht $\log (S - S_0)/S_0$ bei einem bestimmten pH-Wert den Wert 0, wenn also $(S - S_0)/S_0 = 1$ ist, wird $pH = pK_a$ sein.

Lösungsvermittlung

Lösungsvermittlung ist die Erhöhung der Löslichkeit eines schwerlöslichen Stoffes durch Zusatz eines weiteren Stoffes ohne feststellbare chemische Umsetzung. Die Lösungsvermittlung bezieht sich meistens auf Wasser als Solvens. Die Erhöhung der Löslichkeit beruht auf unterschiedlichen Einflüssen, die sich auf die chemischen Potentiale des in gesättigter Lösung vorliegenden schwerlöslichen Stoffes zurückführen lassen. Der Zusatz eines lösungsvermittelnden Stoffes zum Solvens unter Erhaltung einer gesättigten Lösung mit Bodenkörper führt in der erhaltenen konzentrierteren Lösung zu einer Änderung des chemischen Potentials im Solvens. Der neue Gleichgewichtszustand der gesättigten Lösung mit dem erhöhten gelösten Anteil wird wie folgt beschrieben:

$$\mu_B^0(s) = \mu_B^0(l) + \Delta\mu_B^0(l) + RT \cdot \ln(\chi_B + \Delta\chi_B).$$

Das Potential des Bodenkörpers $\mu_B^0(s)$ ändert sich naturgemäß nicht. Die neue, erhöhte Löslichkeit des Stoffes wird wiederum (s. Gleichung 2.32) durch Auflösen nach $(\chi_B + /\chi_B)$, logarithmisch ausgedrückt, erhalten:

$$\ln(\chi_B + \Delta\chi_B) = \frac{\mu_B^0(s) - \mu_B^0(l) - \Delta\mu_B^0(l)}{RT} \tag{2.47}$$

Chemische Potentialänderung der Lösungsvermittlung

Daraus ergibt sich, daß die Änderung des chemischen Potentials $\Delta\mu_B^0(l)$ durch den Zusatz eines Lösungsvermittlers positiv ist. Dabei ist es unerheblich, auf welche Art von Wechselwirkung dies zurückzuführen ist.

Der lösungsvermittelnde Bestandteil kann mit dem schwerlöslichen Stoff oder mit dem Lösungsmittel in Wechselwirkung treten oder aber mit diesem gemischt werden, mit dem Ergebnis, daß mehr Moleküle des schwerlöslichen Stoffes solvatisiert werden.

Prinzipiell werden die Mechanismen der Lösungsvermittlung unterschieden in solche ohne Beteiligung von Assoziationskolloiden (Hydrotropie) und in jene mit Beteiligung von Assoziationskolloiden (Solubilisation).

Hydrotropie. Die hydrotrope Lösungsvermittlung kann durch Stoffe erfolgen, die ein **Aufbrechen der Wasserstruktur** (Cluster, s. Kap. Aggregatzustand) bewirken und über die Freisetzung von nicht mit sich selbst assoziierenden Wassermolekülen Bindungskapazitäten des Wassers zum schwerlöslichen Stoff erhöhen. Die Erhöhung der Löslichkeit kann aber auch durch **Wechselwirkung** mit einem in Wasser schwerlöslichen Stoff durch Komplexbildung, Bildung einer Molekülverbindung, Wasserstoffbrückenbindung oder durch Bildung von Einschlußverbindungen erfolgen. Damit erhält der schwerlösliche Stoff Molekülteile, die solvatisiert werden können. Diese Arten der Lösungsvermittlung sind auf eine Reihe von Beispielen bei wäßrigen Arznei- und Darreichungsformen beschränkt (Tabelle 2.9).

Tabelle 2.9. Lösungsvermittlung schwerlöslicher Arzneistoffe; hydrotrope Lösungsvermittlung (W Wasserstrukturbrecher, K Komplexbildung, E Einschlußverbindungen, C Kosolvenzien – aus [3], S Solubilisation durch Assoziationskolloide)

Arzneistoff	Lösungsvermittler	Art (W, K, E, C, S)
Chinin, Chinidin	Harnstoff 10–20 %	W
Chloramphenicol	Dimethylacetamid 50 %	W
Griseofulvin	Dimethylacetamid 50 %	W
Oxytetracyclin	N-(2-hydroxyethyl)-lactamid 50 %	W
Coffein, Theobromin, Theophyllin	Na-salicylat, Na-benzoat	K
Theophyllin	Ethylendiamin	K
Menadion	Nicotinamid	K
Riboflavin	Nicotinamid	K
Benzodiazepin	Na-salicylat, Na-benzoat	K
Chlordiazepoxid, Dexamethason, Digoxin, Estriol, Progesteron, Spironolacton	Hydroxypropyl-β-Cyclodextrin	E
Digoxin	Propylenglycol 40 % + Ethanol 10 %	C
Hydrocortison	Ethanol 50 %	C
Oxytetracyclin	Propylenglycol 67 %	C
Reserpin	Polyethylenglycol 10–30 %	C
Kortikosteroide, Sexualhormone, ätherische Öle, öllösliche Vitamine	Natriumdodecylsulfat, Polysorbate	S

Demgegenüber ist die hydrotrope Lösungsvermittlung, die durch Änderung der Polarität des Lösungsmittels durch Zusatz von **Kosolvenzien** bewirkt wird, das Mittel der Wahl bei der Entwicklung neuer wäßriger Arznei- und Darreichungsformen. Die Polarität von Wasser wird hierbei durch Zusatz von wassermischbaren Stoffen wie Ethanol, Propylenglycol, Macrogolen oder Glycerol vermindert, so daß weniger polare Stoffe in solchen Mischungen mit Wasser besser löslich sind als in Wasser allein. Zwischen der Konzentration an Kosolvens in Wasser und dem Molenbruch des schwerlöslichen Solvendums bestehen abhängig von den Polaritäten der 3 Bestandteile unterschiedliche Beziehungen (Abb. 2.25). Ist die Polarität von schwach polaren Nichtelektrolyten kleiner als die des Kosolvens-Wasser-Gemisches, so nimmt die Löslichkeit ausgedrückt als Logarithmus des Molenbruchs linear zu (Abb. 2.25 a). Liegt die Polarität von mittelpolaren Stoffen wie schwachen organischen Säuren und Basen zwischen den Polaritäten von Kosolvens und

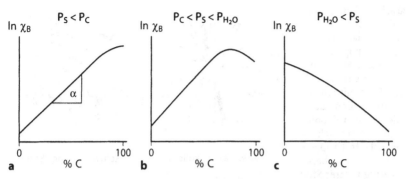

Abb. 2.25 a – c. Löslichkeit χ_B schwerlöslicher Stoffe S in Abhängigkeit von der Polarität P der Bestandteile der Lösung und der Konzentration des Cosolvens C in %. a Positive Lösungsvermittlung durch Kosolvenzien, b positive konzentrationsbegrenzte Lösungsvermittlung durch Kosolvenzien, c negative „Lösungsvermittlung" = Löslichkeitsverminderung. Die Steigung α in a bzw. begrenzt in b ist für Ethanol (EtOH), Propylenglycol (Pg), Macrogol (PEG) und Glycerol (Gly) wie folgt abgestuft: $\alpha_{EtOH} > \alpha_{Pg} = \alpha_{PEG} > \alpha_{Gly}$

Wasser, so durchläuft die Löslichkeit ein Maximum (Abb. 2.25 b). Sind dagegen Stoffe wie die Elektrolyte stärker polar als Wasser, so bewirkt der Kosolvenszusatz eine Verminderung der Löslichkeit (Abb. 2.25 c).

Solubilisation ist die Lösungsvermittlung normalerweise unlöslicher oder sehr schwerlöslicher Stoffe durch Assoziationskolloide. Voraussetzung ist eine über der kritischen Mizellbildungskonzentration liegende Konzentration des Assoziationskolloids. Es resultieren thermodynamisch stabile kolloide Lösungen.

In der Arzneiformung sind wäßrige Lösungen das hauptsächliche Ziel bei einer Solubilisation. Abhängig vom Molekülaufbau des unlöslichen Stoffes sind unterschiedliche Lokalisationen in einer mizellaren Struktur anzunehmen, die durch die möglichen Wechselwirkungen des Stoffes mit dem Assoziationskolloid bedingt sind. Unpolare Stoffe wie aliphatische Kohlenwasserstoffe werden daher durch eine hydrophobe Wechselwirkung („hydrophobic bonding") im Bereich der Kohlenwasserstoffreste eines Assoziationskolloids angetroffen (Abb. 2.26 a). Stoffe mit sehr schwachen polaren Gruppen dringen auch in die Kohlenwasserstoffresteregion des Assoziationskolloids ein, werden aber bereits näher an den hydrophilen Molekülteilen angetroffen (Abb. 2.26 b). Stoffe mit etwas stärker polaren Gruppen können bereits parallel zum Molekül des Assoziationskolloids liegen (Abb. 2.26 c). Typisch amphiphile Stoffe, die sogar gut löslich sein können, bilden so gemischte Mizellen. Für Stoffe mit mehreren entfernt stehenden polaren Gruppen kann auch eine Adsorption an die hydrophile Mizelloberfläche angenommen werden (Abb. 2.26 d). Im Fall von nichtionischen Assoziationskolloiden mit Polyoxyethylenkette als hydrophiler Gruppe wird auch die Anreicherung eines schwerlöslichen Stoffes zwischen den Polyoxyethylenketten durch Wasserstoffbrückenbindung postuliert (Abb. 2.26 e). Dies stellt die Verwandschaft zur hydrotropen Lösungsvermittlung her.

Abb. 2.26 a, b. Lokalisation schwerlöslicher Stoffe in Mizellen von Assoziationskolloiden; a stark lipophiler Stoff, b lipophiler Stoff mit schwach polarer Gruppe, c lipophiler Stoff mit etwas stärker polarer Gruppe und amphiphile Stoffe, d lipophiler Stoff mit entfernt stehenden gering polaren Gruppen (Adsorption an Mizelloberfläche), e gering polarer Stoff in Wechselwirkung mit Polyoxyethylenkettenbereichen. (Aus [10])

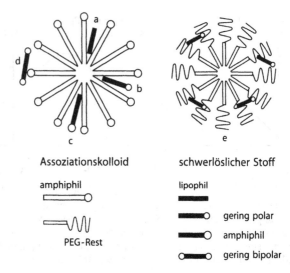

Für pharmazeutisch relevante Arzneistoffe sind die Lokalisationen für die Fälle b – e als wahrscheinlich anzunehmen.

Möglichkeiten der Solubilisation wasserunlöslicher oder schwerlöslicher Arzneistoffe durch Assoziationskolloide sind in Tabelle 2.9 beispielhaft aufgeführt. Zur parenteralen Anwendung sind Polysorbat 20, Polysorbat 80, Lecithin und Pluronic F68 zugelassen, wobei Lecithin und Pluronic F68 vorzugsweise eingesetzt werden. Während für topische Anwendungen viele Tenside zur Solubilisation grundsätzlich geeignet sind, bestehen Einschränkungen in der Auswahl bei oralen Darreichungsformen hinsichtlich der Geschmacksneutralität.

Konduktometrie

Mit der Konduktometrie wird die elektrische Leitfähigkeit von Elektrolytlösungen bestimmt. Daraus wird die spezifische Leitfähigkeit, die Äquivalentleitfähigkeit und auch der Dissoziationsgrad ermittelt. Die elektrische Leitfähigkeit wird mit Meßzellen gemessen, die meist aus 2 Elektroden aus Platinblech bestehen. Die Leitfähigkeit der Elektrolyte in Lösung führt bei einer angelegten Spannung zu einem Stromfluß. Zur Verminderung der Polarisation der Elektrode wird deren Oberfläche vergrößert, bei Platinblech durch Platinierung. Die angelegte Spannung ist eine Wechselspannung, um mögliche reversible Reaktionen der Ionen an den Elektroden zu vermeiden. Die Frequenz der Wechselspannung von einigen hundert Millivolt liegt zwischen 50 Hz und 20 kHz. Die Messung des Wechselstroms erfolgt indirekt in einer Kompensationsschaltung (Wheatstone-Brücke) bzw. direkt mit integrierten Schaltkreisen. Maße und Aufbau der Elektroden in einer Meßzelle werden in einer Zellkonstante zusammengefaßt. Die Temperaturabhängigkeit der Leitfähigkeit wird durch einen integrierten Thermofühler in der Messung berücksichtigt.

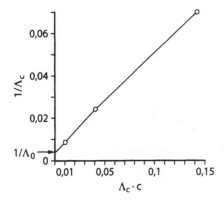

Abb. 2.27. Konduktometrische Methode zur Bestimmung der Dissoziationskonstante eines schwachen Elektrolyten (Essigsäure) in wäßriger Lösung. Nach Umformung von Gleichung 2.30 in eine allgemeine Geradengleichung (y = mx + b) K Λ_0^2 $1/\Lambda_c = \Lambda_c c$ + K Λ_0 wird $1/\Lambda_c$ als Ordinate und $\Lambda_c c$ als Abszisse aufgetragen. Die Extrapolation auf $\Lambda_c c = 0$ ergibt am Beispiel Essigsäure für die gesuchte Größe $1/\Lambda_0$ den Wert $\sim 0,003$ bzw. $\Lambda_0 \sim 333$. (Nach [6]). Die Dissoziationskonstanten von Essigsäure sind geringfügig konzentrationsabhängig:

Konzentration c (mol/l)	Äquivalent- leitfähigkeit Λ_c	Reziprok $1/\Lambda_c$	Dissoziations- konstante K	pK-Wert
0,0001	107,0	0,00935	$1,31 \cdot 10^{-5}$	4,88
0,001	41,0	0,0244	$1,50 \cdot 10^{-5}$	4,82
0,01	14,3	0,0699	$1,70 \cdot 10^{-5}$	4,77

Bei der graphischen Darstellung des Kehrwerts der Äquivalentleitfähigkeit $1/\Lambda_c$ als Ordinate gegen die Konzentration c auf der Abszisse wird die Äquivalentleitfähigkeit bei unendlicher Verdünnung Λ_c^0 durch Extrapolation auf die Ordinate erhalten (Abb. 2.27). Zusammen mit einem beliebigen Meßwert für die Äquivalentleitfähigkeit bei einer bestimmten Konzentration kann jetzt die Dissoziationskonstante K des schwachen Elektrolyten Essigsäure in wäßriger Lösung berechnet werden (s. Legende in Abb. 2.27).

Ionische Assoziationskolloide zeigen ebenfalls eine Abweichung vom Quadratwurzelgesetz nach Kohlrausch oder dem Ostwald-Verdünnungsgesetz (Abb. 2.28 a). In stark verdünnter Lösung verhalten sie sich wie ein schwacher Elektrolyt A. Beginnend bei einer stoffspezifischen Konzentration verhalten sie sich wie ein anderer schwacher Elektrolyt B. Diese Abweichung ist auf die Bildung von Assoziaten (Mizellen) zurückzuführen. In stark verdünnter Lösung liegen die Moleküle als Monomere vor, während beginnend mit der kritischen Mizellbildungskonzentration c_k bei zunehmender Konzentration Assoziate aus n Molekülen gebildet werden, wobei die Konzentration der Monomeren nahezu konstant bleibt (Abb. 2.28 b).

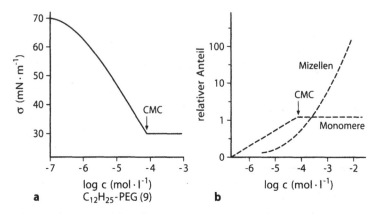

Abb. 2.28 a, b. Konzentrationsabhängiges Verhalten eines grenzflächenaktiven Stoffes [PEG(9)-dodecanol-ether] in wäßriger Lösung unter- und oberhalb der kritischen Mizellbildungskonzentration (CMC). **a** Abnahme der Grenzflächenspannung bis zur kritischen Mizellbildungskonzentration (CMC), **b** relative Anteile von Monomeren und Mizellen

Tensiometrie

Die Tensiometrie erfaßt die Grenzflächenspannung von Flüssigkeiten und Lösungen. Abhängig von den Anforderungen an die Genauigkeit einer Messung und von den Eigenschaften der Probe werden Kraftmeß-, geometrische und Massen-Volumenverfahren herangezogen.

Kraftmeßverfahren. Eine einfache Messung der Grenzflächenspannung ist mit der **Drahtbügelmethode** möglich (Abb. 29 a). In einem rechteckigen Drahtrahmen ist eine Flüssigkeitslamelle ausgebildet. Das Verschieben der beweglichen Seite a um den Weg dx führt zu einer Vergrößerung der Fläche A um den Betrag

$$dA = a \cdot dx \; [m^2].$$

Die potentielle Energieänderung dW aus der Wegänderung dx der vergrößerten Lamelle ist das Produkt aus der parallel zur Oberfläche angreifenden Anziehungskraft F zwischen den Teilchen, die mit einer Federwaage anschaulich gemessen werden kann:

$$dW = F \cdot dx \; [Nm]$$

und ist proportional zur Flächenänderung:

$$dW = \sigma \cdot dA.$$

Die Grenzflächenspannung σ ist damit definiert als

$$\sigma = dW/dA \; [Nm^{-1}].$$

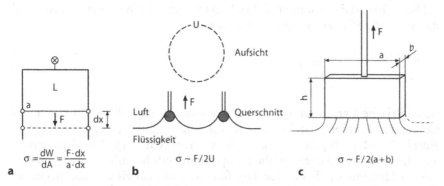

Abb. 2.29 a–c. Kraftmeßverfahren zur Bestimmung der Grenzflächenspannung von Flüssigkeiten und Lösungen. a Drahtbügelmethode, b Ringmethode nach Lecomte de Nouy, c Plattenmethode nach Wilhelmy. [Aus [2]]

Diese anschauliche Messung liegt der **Ringmethode nach Lecomte du Nouy** zugrunde. Mit dieser Methode wird die erforderliche maximale Kraft im Moment des Abrisses bestimmt, einen Pt-Ir-Ring aus der Grenz- oder Oberfläche herauszuziehen (Abb. 2.29 b). Moderne Geräte (Tensiometer) verwenden elektronische Kraftaufnehmer und bieten eine Präzision von $\pm$ 0,1 mN $\cdot$ m^{-1}.

Die **Plattenmethode nach Wilhelmy** benutzt statt des Rings eine rechteckige Pt-Ir-Platte. Hierbei wird die Flüssigkeit angehoben, bis sie die Platte benetzt und eine Zugkraft auf diese ausübt, die mittels Kraftaufnehmern bestimmt wird (Abb. 2.29 c). Beide Methoden können sowohl Grenzflächen- als auch Oberflächenspannungen erfassen.

Druckmeßverfahren. Mit der **Kapillarmethode** wird die Steighöhe einer Flüssigkeit in einer Kapillare gemessen, die sich beim Eintauchen in diese einstellt (Abb. 2.30 a). Im Gleichgewicht ist die Oberflächenspannung σ gleich der Schwerkraft der Flüssigkeitssäule F dividiert durch den inneren Umfang der Kapillare 2Πr:

$$\sigma \cdot \cos \theta = F/2\pi r.$$

wobei der Kontaktwinkel θ für die meisten Flüssigkeiten vernachlässigt werden kann ($\theta \rightarrow 0$, $\cos \theta \rightarrow 1$):

$$\sigma = F/2\pi r.$$

Die Schwerkraft der Flüssigkeitssäule F ist durch das Produkt aus Masse der Flüssigkeit m und die Erdbeschleunigung g, die Masse m durch die Dichte ϱ und das Volumen V gegeben:

$$F = m \cdot g = \varrho \cdot V \cdot g \ [kg \cdot m \cdot s^{-2}].$$

Schließlich wird das Volumen V durch das Produkt $\Pi r^2 h$ ersetzt. Daraus wird dann die Oberflächenspannung σ erhalten:

$$d = \frac{\varrho \cdot \pi r^2 h \cdot g}{2\pi r} = \frac{1}{2} \cdot \varrho \cdot r \cdot h \cdot g$$

Geometrische Verfahren. Ein empirisches Verfahren stellt die **Methode des hängenden Tropfens** dar, bei der ein aus einer Kapillare ausgetretener, sich einschnürender Tropfen mikroskopisch vermessen wird. Die Auswertung und die Berechnung der Oberflächenspannung erfolgt anhand einer Tabelle. Bei der **Methode des liegenden Tropfens** wird ein auf einer Platte liegender Tropfen mikroskopisch vermessen (Abb. 2.30 b). Neben der zu berechnenden Grenzflächenspannungen Festkörper/Flüssigkeit σ_{SL} und Flüssigkeit/Luft σ_L wird der Benetzungswinkel θ direkt erhalten:

$$\sigma_{SL} = \frac{1}{2} \cdot \varrho \cdot h^2 \cdot g \qquad \sigma_L = r / \cos \theta.$$

Massen-Volumen-Verfahren. Aus einem **Stalagmometer nach Traube** läßt man Tropfen austreten. Diese reißen unter ihrem Eigengewicht von der Kapillare mit dem Umfang $2\Pi r$ ab, wenn die durch die Oberflächenspannung auftretende Kraft und das Produkt aus Masse m und Erdbeschleunigung g (Schwerkraft) gleich groß sind (Abb. 2.30 c).

$$\sigma = \frac{m \cdot g}{2\pi r}.$$

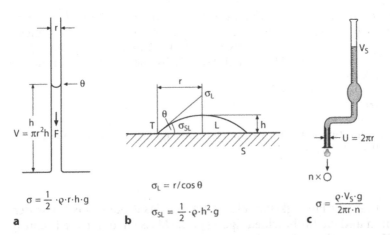

$$\sigma = \frac{1}{2} \cdot \varrho \cdot r \cdot h \cdot g$$

a

$$\sigma_L = r / \cos \theta$$

$$\sigma_{SL} = \frac{1}{2} \cdot \varrho \cdot h^2 \cdot g$$

b

$$\sigma = \frac{\varrho \cdot V_S \cdot g}{2\pi r \cdot n}$$

c

Abb. 2.30 a–c. Weitere Verfahren zur Bestimmung der Grenzflächenspannung von Flüssigkeiten und Lösungen. a Kapillarmethode (Druckmeßverfahren), b Methode des liegenden Tropfens (geometrisches Verfahren), c Stalagmometermethode nach Traube (Masse-Volumen-Verfahren). (Aus [2])

Die Masse des Tropfens m ist durch die Dichte der Flüssigkeit, das Volumen des Stalagmometers V_s und die austretende Tropfenzahl n gegeben:

$$\sigma = \frac{\varrho \cdot V_s \cdot g}{2\pi r \cdot n}.$$

Für vergleichende Messungen genügt es, unter gleichen Bedingungen die Tropfenzahl von Wasser n_W und der Probe n_x sowie ihre Dichten ϱ_W bzw. ϱ_x zu bestimmen. Die Oberflächenspannung der Probe σ_x ist dann:

$$\sigma_x = \sigma_W \frac{\varrho_x \cdot n_W}{\varrho_W \cdot n_x}$$

Schutzkolloidwirkung

Die Schutzwirkung lyophiler Schutzkolloide auf die Flockungskonzentration lyophober Dispersionskolloide ist für jedes zu stabilisierende Dispersionskolloid eine andere charakteristische Größe. Eine traditionelle Methode ist die Bestimmung der **Goldzahl**. Sie erfolgt nach Zsigmondy mit 10 ml eines Goldsols (50 mg Au/l), das steigende Mengen des Schutzkolloids enthält. Nach Zusatz von 1 ml einer 10 % igen Natriumchloridlösung wird eine Flockung durch einen Farbumschlag von rot nach blau oder violett angezeigt. Diejenige Konzentration des Schutzkolloids, die Flockung bzw. Farbumschlag verhindert, ist die Goldzahl (Tabelle 2.10).

Tabelle 2.10.   Schutzwirkung von Schutzkolloiden auf Goldsol

Schutzkolloid	Goldzahl (mg / 10 ml)
Proteine, Gelatine, Na-caseinat, Lysalbinsaures-Na, Protalbinsaures-Na, Albumin, Hämaglobin	$10^{-4} \dots 10^{-3}$
Polysaccharide mit COOH-gruppen, Pflanzengummi, Arabisch Gummi, Traganth; Seifen, Detergentien; Polyvinylpyrrolidon	$10^{-3} \dots 10^{-2}$
Stärke, Dextrin, Saponin, gallensaure Salze	$10^{-2} \dots 10^{-1}$

Literatur

1. Atkins PW (1987) Physikalische Chemie. VCH, Weinheim
2. Nürnberg E, Surmann P (Hrsg) (1991) Hagers Handbuch der pharmazeutischen Praxis, Bd 2: Methoden. Springer, Berlin Heidelberg New York
3. Deutsches Arzneibuch (1996) Deutscher Apotheker Verlag Stuttgart, Govi Pharmazeutischer Verlag Eschborn
4. Moore WJ, Hummel DO (1976) Physikalische Chemie, 2nd edn. Walter de Gruyter, Berlin New York
5. Adamson AW (1990) Physical chemistry of surfaces, 5th edn. John Wiley & Sons, New York
6. Oehme F (1960) Angewandte Konduktometrie. Hüthig, Heidelberg
7. Stauff J (1960) Kolloidchemie, Springer. Berlin Heidelberg New York

8. Stricker H (Hrsg) (1987) Martin-Swarbrick-Cammarata, Physikalische Pharmazie. Wissenschaftliche Verlagsges, Stuttgart
9. Herzfeldt CD (1992) Propädeutikum der Arzneiformenlehre, Galenik 1. Springer, Berlin Heidelberg New York
10. Elworthy PH, Florence AT, Macfarlane CB (1968) Solubilization by surface-active agents, Chapman & Hall, London
11. Gstirner F (1960) Grundstoffe und Verfahren der Arzneibereitung. Enke, Stuttgart
12. Behler A, Hansen H, Raths HC, Tesman H (1990) Seifen – Öle – Fette – Wachse 116: 60–67

2.2
Flüssigkristalle

C. C. MÜLLER-GOYMANN

2.2.1
Definition

Der flüssigkristalline Aggregatzustand vereinigt Eigenschaften der Flüssigkeiten und der Festkörper. Mit den Flüssigkeiten gemeinsam ist die mehr oder weniger ausgeprägte Fließfähigkeit, mit den Festkörpern der geordnete, kristalline Zustand [1]. Kristalline Festkörper weisen im Nah- und Fernbereich, also benachbart wie entfernt, eine Ordnung in bezug auf Position und Orientierung der Moleküle bzw. Bausteine auf (Abb. 2.31 a). Flüssigkeiten hingegen sind in der Regel amorph und besitzen allenfalls im Nahbereich noch Positionsordnung und evtl. Orientierungsordnung (Abb. 2.31 b). In Flüssigkristallen, englisch „liquid crystals" und daher als LC abgekürzt, bleibt mindestens die Orientierungsfernordnung B bei Verlust der Positionsfernordnung A erhalten (Abb. 2.31 c). Die flüssigkristallinen Phasen repräsentieren demnach einen Zwischenzustand und werden folglich auch als Mesophasen bezeichnet.

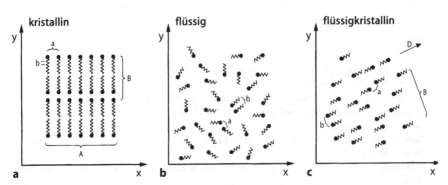

Abb. 2.31 a–c. Zweidimensionale Ordnung im Nah- (a, b) und Fernbereich (A, B) für Moleküle im a kristallinen, b flüssigen, c flüssigkristallinen (hier nematischen) Zustand

Eine Voraussetzung zur Bildung flüssigkristalliner Phasen ist eine anisometrische Molekülform, die in der Regel mit einer ausgeprägten Anisotropie
der Polarisierbarkeit kombiniert ist. Solche mesophasenbildenden Moleküle
werden als Mesogene bezeichnet. Je nachdem, ob die Moleküle eher stäbchenförmig oder scheibchenförmig sind, wird bei den gebildeten Mesophasen zwischen calamitisch und discotisch unterschieden.

Die Entstehung der Mesophase wird ausgehend vom kristallinen Zustand
entweder durch Temperaturerhöhung oder durch Zugabe eines Lösungsmittels erreicht. Entsprechend werden thermotrope von lyotropen Flüssigkristallen unterschieden. Bei den lyotropen Flüssigkristallen ist hervorzuheben,
daß eine zusätzliche Temperaturvariation wie bei den thermotropen Flüssigkristallen eine Phasentransformation zwischen verschiedenen Mesophasen
auslösen kann.

2.2.2
Typen flüssigkristalliner Systeme

Thermotrope Flüssigkristalle

Calamitische Mesophasen waren die ersten Flüssigkristalle, die vor gut 100
Jahren entdeckt wurden. Stäbchenförmige Moleküle sind hier in Richtung
ihrer Längsachsen parallel zueinander orientiert. Ausschließlich Orientierungsfernordnung ist zu finden bei den nematischen und cholesterischen
Mesophasen (Abb. 2.32 a, b). Beide unterscheiden sich darin, daß sich
beim cholesterischen Flüssigkristall senkrecht zur Vorzugsorientierung
der Moleküle deren Ausrichtung in einer rechts- oder linksdrehenden Helix
kontinuierlich ändert. Der Schichtabstand, bei dem nach Drehung um 360°
die Orientierung der Moleküle wieder derjenigen der Ausgangsorientierung
entspricht, wird als „pitch" bezeichnet und liegt häufig in der Größenordnung der Wellenlänge des sichtbaren Lichts. Dies und die Änderung der
Pitch-Höhe mit Variation der Temperatur verleihen vielen cholesterischen
Flüssigkristallen ihr charakteristisches Farbenspiel. Cholesterische Flüssigkristalle bilden sich nur bei Vorliegen chiraler Moleküle oder in Anwesenheit
derselben. Letzteres bedeutet im Fall von Substanzmischungen beispielsweise, daß die Lösung eines chiralen nichtmesogenen Moleküls in einem nematischen Flüssigkristall diesen in einen cholesterischen umwandelt.

Wenn die parallel orientierten stäbchenförmigen Moleküle zusätzlich in
Schichten angeordnet sind, wobei die gebildete Schichtebene senkrecht oder
geneigt zur Vorzugsorientierung der Moleküle liegt, liegen smektische Flüssigkristalle vor (Abb. 2.32 c–e). In smektischen Mesophasen sind gleichzeitig Orientierungs- und Positionsfernordnung in mindestens einer Dimension gegeben. Es gibt eine Reihe von unterschiedlichen smektischen Mesophasen: die Moleküllängsachsen können senkrecht oder gekippt zur Schichtebene sein. Ferner können sich die parallel orientierten stäbchenförmigen
Moleküle in einem regelmäßigen Abstand zueinander befinden und z. B. eine
hexagonale Anordnung einnehmen. Damit ist ein dreidimensionales Ordnungsprinzip gegeben. Der Unterschied zu Kristallen mit ebenfalls dreidi-

mensionaler Ordnung besteht darin, daß bei den Flüssigkristallen eine Rotation der Moleküle um deren Längsachse möglich ist, während Moleküle bzw. Atome im Kristall nur Schwingungen um eine definierte Position ausführen können.

Die verschiedenen smektischen Mesophasen besitzen unterschiedliche Energieinhalte, können sich daher bei Temperaturvariation ineinander umwandeln und werden mit unterschiedlichen Buchstaben gekennzeichnet, z. B. smektisch A, B, C. Allgemein gilt: je höher der Ordnungsgrad der jeweiligen Mesophase, um so niedriger ist die Temperatur, bei der sie existiert.

Beispiele für Phasenübergänge zwischen dem kristallinen und isotropen Zustand sind: kristallin → smektisch C → smektisch A → nematisch → isotrop oder kristallin → nematisch → isotrop.

Hieran wird deutlich, daß nicht alle möglichen Mesophasen tatsächlich auftreten müssen. Je nachdem, ob eine oder mehrere Mesophasen auftreten können, wird zwischen thermotropem Mono-, Di-, Tri-, Tetra- und Pentamorphismus unterschieden.

Discotische Flüssigkristalle aus scheibchenförmigen Molekülen können einerseits als nematische und cholesterische Mesophasen mit ähnlichen Strukturmerkmalen wie im Fall der calamitischen Phasen existieren. In diesen Fällen sind die Normalen auf der Scheibchenfläche parallel zueinander orientiert. Andererseits werden in den räumlich geordneten discotischen Mesophasen statt smektischer Phasen Säulen (englisch „columns") durch Übereinanderschichtung der Scheibchen gebildet. Im discotisch kolumnaren Flüssigkristall bilden die Säulen ein zweidimensionales Gitter, welches je nach Modifikation hexagonal oder rechteckig sein kann. Ferner können die Säulen gekippt oder nicht gekippt sein (Abb. 2.32 f, g).

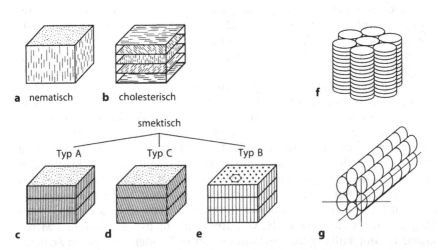

a nematisch **b** cholesterisch **f**

smektisch

Typ A Typ C Typ B

c **d** **e** **g**

Abb. 2.32 a–g. Modelle thermotroper Flüssigkristalle. Calamitische Mesophasen **a–e** (nach [2]); **a** nematisch, **b** cholesterisch, **c–e** smektisch des Typs A, C und B. Disscotische Mesophasen **f, g** (nach [3, 4]; **f** kolumnar hexagonal senkrecht, **g** kolumnar hexagonal gekippt

Lyotrope Flüssigkristalle

Der Aufbau lyotroper Flüssigkristalle unterscheidet sich von demjenigen thermotroper Flüssigkristalle. Die schichtartige Anordnung solvatisierter bzw. hydratisierter Moleküle hat Ähnlichkeit mit der smektischen Anordnung und wird hier als lamellar bezeichnet (Abb. 2.33). Aufgrund der amphiphilen Eigenschaften der Mesogene ist jedoch eine Kopf-Kopf-Anordnung gleichartiger funktioneller Gruppen die Regel. Als Konsequenz existieren polare neben unpolaren Schichtebenen, in die unter Quellung der Lamellarphase jeweils affine Moleküle, meistens Lösungsmittelmoleküle, eingelagert werden können. Außer der Schichtdickenzunahme der Lamellarphase ist eine laterale Einlagerung zwischen den Molekülen möglich, die mit zunehmender Konzentration des Lösungsmittels die Stäbchenform der solvatisierten Mesogene in Richtung Kegel verändert (Abb. 2.34). Es kommt zu einer Phasentransformation. Je nach Polarität des solvatisierenden Agens und des Mesogens selbst entsteht zunächst eine Hexagonalphase oder eine inverse Hexagonalphase (Abb. 2.33 b, c).

Die Hexagonalphase hat ihre Bezeichnung aufgrund der hexagonal gepackten Stäbchenmizellen aus solvatisierten Mesogenen, wobei deren polare funktionelle Gruppen entweder nach außen (Abb. 2.33 b) oder nach innen weisen (Abb. 2.33 c, inverse Hexagonalphase). In die Hexagonalphase können Wasser sowie unpolare Lösungsmittel nur in begrenztem Umfang zusätzlich aufgenommen werden. Bei weitergehender Veränderung der Molekülgeometrie im Zuge der Solvatation findet erneut eine Phasentransforma-

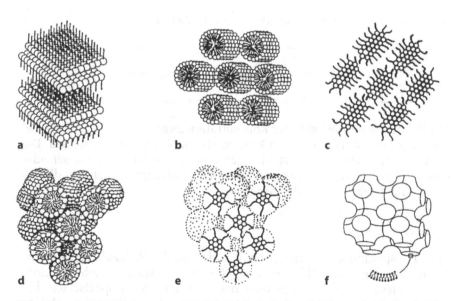

Abb. 2.33 a–f. Modelle lyotroper Flüssigkristalle (**a, b, d** nach [5], **c** nach [6], **f** nach [7]); **a** lamellar, **b** hexagonal, **c** invers hexagonal, **d** kubisch Typ I, **e** invers kubisch Typ IV, **f** kubisch Typ II

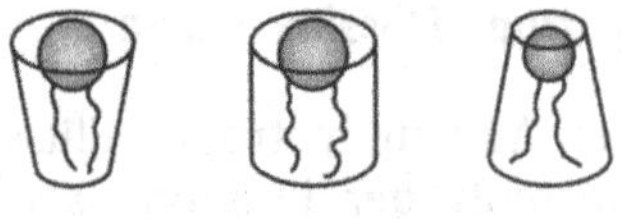

Abb. 2.34. Geometrie solvatisierter Mesogene. Zylinder assoziieren zur Lamellarphase, Kegelstümpfe zur Hexagonalphase bzw. inversen Hexagonalphase. (Mod. nach [8])

tion in eine kubische (Typ I) oder invers kubische Phase (Typ IV) statt, die aus sphärischen oder annähernd sphärischen (ellipsoiden) Mizellen bzw. inversen Mizellen besteht (Abb. 2.33 d, e).

Neben den bereits beschriebenen kubischen bzw. invers kubischen Phasen gibt es weitere, die als Übergangsformen zwischen dem Lamellarzustand und der hexagonalen (kubisch, Typ II) bzw. invers hexagonalen Mesophase (kubisch, Typ III) auftreten. Kubische Mesophasen des Typs II und III gehören zu den bikontinuierlichen Phasen (abb. 2.33 f) im Gegensatz zu den diskontinuierlichen des Typs I und IV.

In Abhängigkeit von der Mesogenkonzentration, der Lipophilie bzw. Hydrophilie des Lösungsmittels und des Mesogens selbst sind verschiedene lyotrope Mesophasen möglich. Wie im Fall der thermotropen Flüssigkristalle müssen aber nicht alle möglichen Mesophasen auftreten.

Mögliche Phasentransformationen lyotroper Flüssigkristalle (mod. nach [9]):

mizellar ↔ hexagonal ↔ lamellar ↔ invers hexagonal ↔ invers mizellar

⬍   ⬍   ⬍   ⬍   ⬍   ⬍   ⬍   ⬍

kubisch I   kubisch II   kubisch III   kubisch IV

→→→→→→→→→→→→→→→→→→→→→→→→→→→→→→→→→→→→→

Mesogenlipophilie, Lipophilie des Lösungsmittels

→→→→→→→→→→→ Mesogenkonzentration ←←←←←←←←←←←←←←

Es gibt Mesogene, die bei hoher Konzentration zwar eine Lamellarphase, bei Konzentrationsabnahme jedoch keine weiteren Mesophasen ausbilden. Die Lamellarphase wird im überschüssigen Solvens, in der Regel Wasser oder eine wäßrige Lösung, in Form konzentrisch geschichteter Partikeln dispergiert. Es entsteht eine Vesikeldispersion.

Liposomen

Sind Phospholipide das mesogene Material, ist die Vesikeldispersion eine Liposomendispersion [10]. Liposome können aus vielen Phospholipiddoppelschichten, einigen wenigen oder nur einer einzigen Doppelschicht bestehen. Sie werden entsprechend unterschieden als multilamellare (MLV), oligolamellare (OLV), kleine unilamellare (SUV) und große unilamellare Vesikel (LUV) sowie multivesikuläre Vesikel (Abb. 2.35).

Abb. 2.35. Schematische Querschnitte durch Vesikel, jede Linie repräsentiert eine Doppelschicht aus mesogenen Molekülen

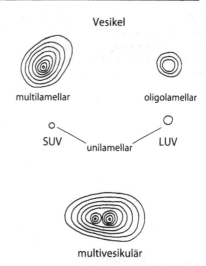

Liposomen sind i. allg. in Wasser bzw. wäßrigen Lösungen dispergiert und enthalten einen hydrophilen Kern. Dadurch ist die Verkapselung polarer Substanzen im Inneren möglich. Unpolare und amphiphile Substanzen werden entsprechend ihrer Affinität zu den Phospholipiden in der Doppelschicht eingebaut und dadurch solubilisiert. Sind anstelle der Phospholipide nichtionische Tenside am Aufbau der Vesikeldispersion beteiligt, wird häufig der Begriff Niosomen verwendet. Für Vesikel aus Sphingolipiden wurde der Begriff Sphingosomen vorgeschlagen. Die Nomenklatur derartiger Partikel ist uneinheitlich; häufig wird die Bezeichnung **Liposomen** als Oberbegriff verwendet, treffender wäre allerdings die Bezeichnung **Vesikel**.

Die klassische Herstellungsmethode für Liposomen ist die Filmbildungsmethode. Die Phospholipide werden zunächst in einem organischen Lösungsmittel gelöst, das anschließend am Rotationsverdampfer abgezogen wird. Dabei bildet sich an der Kolbenwand eine dünne mehrschichtige Phospholipidschicht aus. Die sich anschließende Redispergierung in Wasser oder Pufferlösung führt dann zur Bildung der Vesikel. Vesikelgröße und Vesikellamellarität variieren, so daß sich weitere Verfahrensschritte anschließen müssen, um über einen endlichen Zeitraum lagerstabile und anwendbare Dispersionen zu erhalten. Eine Homogenisierung mit gleichzeitiger Reduzierung der Vesikelgröße und der Vesikellamellarität wird durch Druckfiltration z. B. durch Polycarbonatfilter, durch Hochdruckhomogenisation z. B. in einer „French press" oder in einem Microfluidizer erreicht. Auch die Behandlung der Vesikel mit Ultraschall wirkt prinzipiell in der gleichen Weise, wenn auch nicht ein gleich hoher Dispersitätsgrad erreicht wird.

Alternative Herstellungsverfahren für Liposomen sind die Injektionsmethode und die Reverse-Phase-Dialyse, die insbesondere geeignet sind, um SUV und LUV herzustellen. Die Gefrier-Tau-Methode eignet sich einerseits als Beladungsmethode für arzneistoffhaltige Liposomen und andererseits zur Stabilitätstestung. Für diese Herstellungsverfahren und ihre vielen Varianten sei auf die Spezialliteratur verwiesen [10, 29].

Abb. 2.36. Flüssigkristalline Polymere (LCP) mit der mesogenen Einheit in der Hauptkette, in der Seitenkette oder in Haupt- und Seitenkette

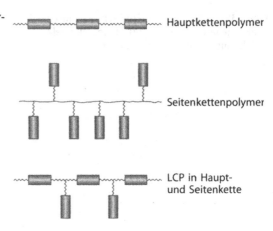

Hauptkettenpolymer

Seitenkettenpolymer

LCP in Haupt- und Seitenkette

Polymere Flüssigkristalle

Polymere Flüssigkristalle, englisch „liquid crystal polymers" und daher als LCP abgekürzt, können als thermotrope oder als lyotrope Flüssigkristalle mit den entsprechenden Strukturmerkmalen auftreten [11, 12]. Anisometrische Monomere (z. B. Stäbchen oder Scheibchen) sind dabei im Polymer in geeigneter Weise zu Kettenmolekülen verknüpft. Die anisotropen Bausteine, die auch als mesogene Einheit bezeichnet werden, können Bestandteile des Kettenrückgrats (Hauptketten-LCP), der Seitengruppen (Seitenketten-LCP) oder beider Bereiche sein. Als Abstandhalter zwischen den mesogenen Einheiten dienen flexible nichtmesogene sog. **Spacer** (Abb. 2.36).

2.2.3
Untersuchungsmethoden

Polarisationsmikroskopie

Lyotrope Flüssigkristalle, mit Ausnahme der kubischen Mesophasen, zeigen wie echte Kristalle Doppelbrechung, die im Polarisationsmikroskop erkennbar ist. Zwei Polarisationsfolien in der sog. Kreuzstellung, bei der die Schwingungsebenen des erzeugten polarisierten Lichts senkrecht zueinander stehen, sind über und unter dem zu untersuchenden doppelbrechenden Objekt angebracht. Die Schwingungsebene des eingestrahlten Lichts wird durch die Probe verändert, so daß ein Anteil dieses Lichts die zweite Polarisationsfolie passieren kann.

Jede flüssigkristalline Struktur zeigt typische Schwarz-weiß-Muster, die als **Texturen** bezeichnet werden. Durch zusätzliches Einbringen eines λ-Plättchens mit stark doppelbrechenden Eigenschaften werden charakteristische Farbeffekte dieser Texturen in gelb-türkisfarben-rotviolett erzielt. Die Farbeffekte kommen dadurch zustande, daß die Drehung der Schwingungsebene des polarisierten Lichts wellenlängenabhängig ist. Die Dicke des λ-Plättchens ist so bemessen, daß die Wellenlänge 550 nm nach Verlassen des λ-Plättchens in der gleichen Ebene schwingt wie das eingestrahlte weiße Licht. Sie wird damit vollständig von der zweiten Polarisationsfolie in Kreuzstellung absorbiert. Alle übrigen Wellenlängen im weißen Licht sind mehr oder weniger stark in ihrer Schwingungsebene verändert, so daß sie mit einem entsprechenden Helligkeitsanteil den zweiten Polarisator passieren. Weißes Licht minus Wellenlänge 550 nm (gelbgrün) ergibt als Farbeindruck rotviolett. Doppelbrechendes flüssigkristallines Material in geringer Schichtdicke beläßt beispielsweise der Wellenlänge 50 nm die gleiche Schwingungsebene wie dem eingestrahlten Licht. Durch Addition bzw. Subtraktion ergibt sich damit, daß nun die Wellenlängen 600 nm und 500 nm vom zweiten Polarisator absorbiert werden und sich türkisfarbene und gelbe Farbeindrücke beim Betrachter ergeben.

Hexagonale Mesophasen sind an flächenhaften Texturen zu erkennen, Lamellarphasen weisen eine typische teilweise vernetzte Streifentextur auf, die von Malteserkreuzen unterbrochen sein kann (Abb. 2.37 a–c). Letztere kennzeichnen Strukturdefekte, sog. „confocal domains", in denen sich vormals planare Schichten konzentrisch umorientieren. Die smektischen Mesophasen der thermotropen Flüssigkristalle haben ein vielfältiges Erscheinungsbild. Es dominieren flächenhafte Eindrücke. Für genaues Studium sei auf die umfangreiche Literatur verwiesen [2].

Elektronenmikroskopie

Dank der hohen Vergrößerung des Elektronenmikroskops kann die Mikrostruktur der Flüssigkristalle visualisiert werden. Da wasserhaltige Proben das Hochvakuum im Elektronenmikroskop nicht unbeschadet überstehen, muß eine spezielle Probenpräparation vorgenommen werden. Für halbfeste flüssigkristalline Systeme eignet sich die Gefrierbruchätzpräparation. Hierbei wird die Probe als dünnes Sandwich zwischen zwei Metallträgern zunächst in einem geeigneten Kühlmedium schockgeforen. Um hohe Einfrierraten in der Größenordnung von 10^5–10^6 K/s zu erreichen, werden stickstoffgekühltes flüssiges Propan ($-196\,°C$) oder schmelzender Stickstoff ($-210\,°C$) verwendet. Dieses Schockgefrieren ermöglicht den Erhalt der Struktur der zu untersuchenden Probe, die bei der jeweiligen Ausgangstemperatur vorgelegen hat.

Die gefrorene Probe wird in den Rezipienten einer Gefrierbruchätzanlage überführt, in der bei $-100\,°C$ und einem Vakuum zwischen 10^{-6} und $5 \cdot 10^{-7}$ bar der Bruch durchgeführt wird. Der Bruch verläuft in einem homogenen Material rein zufällig, so daß alle Strukturelemente die gleiche Wahrscheinlichkeit besitzen, offengelegt zu werden. In Realität brechen polare Bereiche aufgrund der höheren Bindungsenergie weniger häufig als unpolare Bereiche, so daß das entstandene Probenrelief zwar qualitativ, jedoch nicht quantitativ die Realität der Probenstruktur widerspiegelt.

Zur stärkeren Herausarbeitung des Probenreliefs kann die auf $-100\,°C$ temperierte Probe unmittelbar nach dem Brechen „geätzt" werden. Unter Ätzen ist das Sublimieren flüchtiger Bestandteile, in der Regel Eis, zu verstehen, wodurch die Höhenunterschiede in der Probenstruktur vergrößert

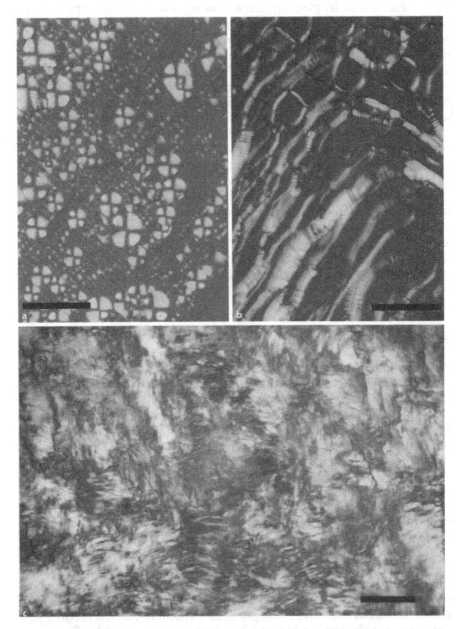

Abb. 2.37 a–c. Polarisationsmikroskopische Aufnahme einer Lamellarphase mit Streifentextur (**b**) und Malteserkreuzen (**a**); Hexagonalphase (**c**) Balken jeweils 100 μm (**b**)

und damit verdeutlicht werden können. Vom Oberflächenrelief wird sodann ein Abdruck erzeugt, indem eine maximal 2 nm dicke Platinschicht unter einem Winkel von 45° aufgedampft wird. Zusätzliche Vertikalbedampfung mit einer 10fach dickeren Kohleschicht führt zur mechanischen Stabilisierung des Replikums, was dessen Handhabbarkeit in bezug auf späteres Abnehmen von der Probe, Reinigen, Trocknen bis hin zur elektronenmikroskopischen Untersuchung verbessert.

Die Schrägbedampfung mit Platin verursacht in Probenbereichen wie z. B. Erhebungen, die der Platinquelle zugewandt sind, eine dickere Belegung als in Bereichen, die der Platinquelle abgewandt sind. Die unterschiedlich dikken Platinschichten absorbieren den Elektronenstrahl im Transmissionselektronenmikroskop (TEM) in unterschiedlichem Ausmaß. Es resultieren abgestufte Helligkeitseffekte, die eine Schattenbildung bewirken und so für den plastischen Eindruck der TEM-Aufnahmen verantwortlich sind. Aufgrund dieses Effekts wird die Erzeugung des Replikums auch als Beschattung bezeichnet.

Die Abb. 2.38 a–c repräsentieren TEM-Aufnahmen verschiedener lyotroper Flüssigkristalle nach erfolgter Gefrierbruchpräparation ohne Ätzung. Die Schichtstruktur der Lamellarphase inklusive konzentrisch geschichteter Defektstrukturen („confocal domains"), die hexagonal dichteste Packung von Stäbchenmizellen in der Hexagonalphase und die dichte Packung sphärischer Mizellen im kubischen Flüssigkristall treten deutlich zutage.

Die Abb. 2.38 d, e zeigen wäßrige Vesikeldispersionen. Mit Abnahme der Vesikelgröße sinkt die Wahrscheinlichkeit, Querbrüche zu erreichen. Die Entscheidung, ob es sich um mehrschichtige Vesikel oder um solche mit einem einzigen Bilayer handelt, wird damit erschwert bzw. unmöglich gemacht. Einen Ausweg bietet die Kryotransmissionselektronenmikroskopie, allerdings nur für dünnflüssige Vesikeldispersionen.

Hierbei wird ein dünner Film der Probe im gefrorenen Zustand bei −196 °C nach Kontrastierung mit beispielsweise Osmiumtetroxid direkt im TEM untersucht. Bei dieser Temperatur ist der Dampfdruck insbesondere des Wassers so niedrig, daß eine Untersuchung der dabei konservierten Mikrostruktur der Probe möglich ist. Da der Film jedoch nicht gleichmäßig dick ist – im Zentrum ist er am dünnsten –, kommt es zu einer Klassifizierung der Vesikel nach ihrer Größe: die kleinsten befinden sich im Zentrum, die größeren verteilen sich wegen der größeren Filmdicke im Außenbereich, in dem eine Untersuchung nicht mehr möglich ist. Es kommt dadurch leicht zu einer Verfälschung der Aussage in bezug auf die Teilchengröße.

Röntgenbeugung

Geordnete Strukturen ergeben in Röntgenbeugungsuntersuchungen charakteristische Interferenzen, aus denen der regelmäßig wiederkehrende Abstand d der zugehörigen Netzebenen nach Bragg berechnet werden kann:

$$d = \frac{n\lambda}{2\sin\vartheta}.$$

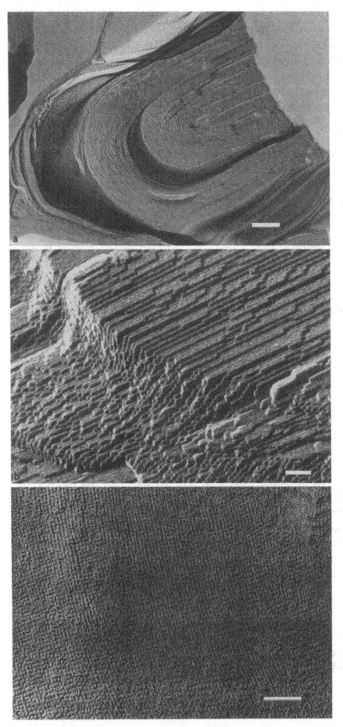

Abb. 2.38 a –c.

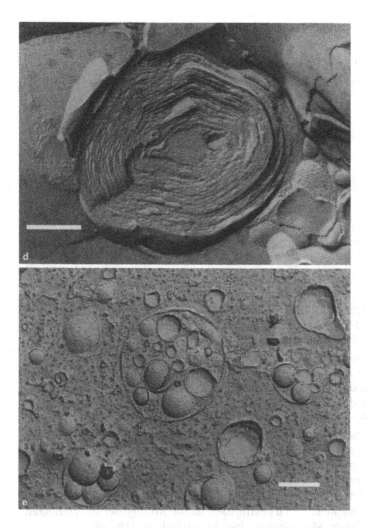

Abb. 2.38 a–e. Transmissionselektronenmikroskopische Darstellung gefriergebrochener Flüssigkristalle (**a, b** aus [13], **c** aus [14], **d** aus [15], **e** aus [16]). **a** Lamellarphase mit „confocal domains", Balken 100 nm, **b** Hexagonalphase, Balken 100 nm, **c** kubische Phase des Typs I, Balken 100 nm, **d** multilamellares Vesikel – Niosom – aus Lauryl-PEG 23-ether und Cholesterol, Balken 200 nm, **e** multivesikuläre Liposomen, Balken 1 µm

λ ist die Wellenlänge der verwendeten Röntgenstrahlung, z. B. 0,145 nm bei Verwendung einer Cu-Anode oder 0,229 nm bei Verwendung einer Cr-Anode; n ist eine ganze Zahl, die die Ordnung der Interferenz ergibt; ϑ ist der Winkel, bei dem die Interferenz auftritt, d. h. die Reflexionsbedingung erfüllt ist. Zur Erklärung sei auf Abb. 2.39 verwiesen.

Aus der Bragg-Gleichung wird die umgekehrte Proportionalität zwischen Netzebenenabstand und Reflexionswinkel ϑ ersichtlich. Große d-Werte im

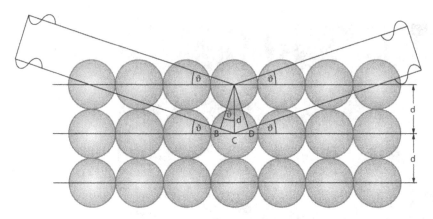

Abb. 2.39. Modell zur Bragg-Reflexionsbedingung. Die an im Abstand d angeordneten Netzebenen reflektierten Strahlen schwingen nur dann in Phase, wenn der Weglängenunterschied BCD ein ganzzahliges Vielfaches der Röntgenwellenlänge beträgt. (Nach [17])

Bereich der Fernordnung werden mit der Röntgenkleinwinkeltechnik (SAXD), kleine d-Werte im Bereich der Nahordnung mit der Röntgenweitwinkeltechnik (WAXD) erfaßt. Für flüssigkristalline Systeme ist insbesondere SAXD zur exakten Bestimmung der Netzebenenabstände von Bedeutung. Mit WAXD kann der Verlust der Nahordnung anhand des Fehlens von Interferenzen bzw. die Veränderung des Interferenzmusters im Weitwinkelbereich gegenüber dem kristallinen Zustand überprüft werden.

Auftretende Interferenzen können auf verschiedene Weise detektiert werden, es gibt einerseits die Filmdetektion und andererseits eine Detektion mit röntgenstrahlungsspezifischen Zählern, wie z. B. Szintillationszählern und ortsempfindlichen Detektoren (OED).

Unabhängig von der Detektionsmethode liefert SAXD neben der genauen Erfassung des Netzebenenabstands außerdem die Möglichkeit, die Art des vorliegenden Flüssigkristalls zu bestimmen, da die Abfolge der Interferenzen für die verschiedenen Mesophasen charakteristisch ist [18, 19].

lamellar	:	1	: 1/2	: 1/3	: 1/4 ...
hexagonal	:	1	: $1/\sqrt{3}$	: $1/\sqrt{4}$	: $1/\sqrt{7}$ ...
kubisch	:	1	: $1/\sqrt{2}$	: $1/\sqrt{3}$	: $1/\sqrt{4}$ ...
kubisch	:	1	: $1/\sqrt{4}$	: $1/\sqrt{5}$	: $1/\sqrt{6}$ ...

Kalorimetrie

Phasenumwandlungen sind mit einer Änderung des Energieinhalts des Systems verbunden. Dies kann einerseits durch eine Enthalpieänderung ΔH, andererseits durch eine Entropieänderung ΔS zustande kommen. Die Umwandlungsenthalpie tritt bei der dynamischen Differenzkalorimetrie (DSC) als endothermer oder exothermer Peak in Erscheinung, je nachdem, ob die Phasenumwandlung durch Temperaturerhöhung des Feststoffes (Schmelzen) oder Temperaturerniedrigung der isotropen Schmelze (Rekristallisation) ausgelöst wird.

Im Unterschied zur Umwandlung kristallin → amorph weisen die Phasenumwandlungen kristallin → flüssigkristallin bzw. flüssigkristallin → amorph sowie insbesondere die Umwandlungen zwischen den verschiedenen flüssigkristallinen Zuständen selbst nur geringe Enthalpiewerte auf. Dafür reicht häufig die Nachweisempfindlichkeit der Geräte nicht aus.

Entropisch bedingte Phasenumwandlungen sind an einer Änderung der Basislinie aufgrund einer Änderung der spezifischen Wärmekapazität erkennbar. Insbesondere bei den flüssigkristallinen Polymeren sind entropisch bedingte Phasenumwandlungen die Regel. Sie werden auch als Glasübergänge bzw. Umwandlungen 2. Art bezeichnet. Ihnen kann ein Enthalpieeinfluß überlagert sein, so daß ihre Detektion erschwert ist.

Rheologie

Die Fließeigenschaften unterschiedlicher Flüssigkristalltypen unterscheiden sich in charakteristischer Weise. Je höher der Ordnungsgrad des jeweiligen Flüssigkristalls ist, um so größer ist der dynamische Viskositätskoeffizient η, sofern ideal viskoses Fließverhalten gegeben ist. Für thermotrope Flüssigkristalle nimmt η in der Reihenfolge nematisch < smektisch A < smektisch C zu.

Bei den lyotropen Flüssigkristallen sind kubische und hexagonale Mesophase aufgrund des dreidimensionalen bzw. zweidimensionalen Ordnungsgrads weniger fließfähig als die Lamellarphase mit eindimensionaler Fernordnung. Sie besitzen eine Fließgrenze und damit Gelcharakter. Im Vergleich zu den entsprechenden inversen Flüssigkristallen ist der Gelcharakter stärker ausgeprägt, weil sich die polaren funktionellen Gruppen der amphiphilen Moleküle auf der Assoziatoberfläche befinden und miteinander in Wechselwirkung treten. Zwischen lipophilen Molekülbereichen, die im Fall der inversen Mesophasen die Assoziatoberfläche bilden, sind die Wechselwirkungen schwächer, was eine leichtere Verformbarkeit beinhaltet.

Da Gele auch elastische Eigenschaften besitzen, bieten sich schwingungsmechanische Untersuchungen ohne überlagerte Scherung an. Eine Strukturveränderung durch mechanische Verformung, wie sie bei rheologischen Untersuchungen stattfindet, tritt bei dieser Methode nicht auf. Der viskoelastische Charakter der kubischen und hexagonalen Mesophase kann auf diese Weise quantifiziert werden. Aber auch die lamellare Mesophase zeigt bereits viskoelastisches Verhalten, wie auch Vesikeldispersionen mit einem hohen Anteil disperser Phase viskoelastisch sein können. Niedrigkonzentrierte Vesikeldispersionen jedoch sind idealviskos. Ihr dynamischer Viskositätskoeffizient η ist gegenüber reinem Wasser um den Faktor 2,5 · Volumenanteil der dispersen Phase φ erhöht.

$$\eta = \eta_0(1 + 2,5\varphi)$$

η_0 Viskosität reinen Wassers
φ Volumenanteil der dispersen Phase

Vesikelgrößenbestimmung mit Laserstreuverfahren

Da die Lagerstabilität von Vesikeldispersionen von deren Teilchengröße und Teilchengrößenverteilung beeinflußt wird, ist die Vesikelgrößenbestimmung sowohl für die In-Prozeß-Kontrolle als auch für die Endkontrolle von großer Bedeutung. Eine Methode mit geringem Zeitbedarf ist die Laserlichtstreuung bzw. -beugung. Die Laserbeugungsmethode macht sich die Fraunhofer-Beugungstheorie zu Nutze, nach der eine Proportionalität zwischen Intensität der Beugung und dem Quadrat des Partikeldurchmessers besteht. Die Voraussetzung dafür ist das Vorliegen einer Partikelgröße oberhalb von etwa 1 μm. Für Partikelgrößen unterhalb 200 nm findet die Rayleigh-Theorie Anwendung, nach der die Streuintensität der 6. Potenz des Partikeldurchmessers proportional ist.

Beide Theorien sind Näherungen der Mie-Theorie, bei der die Streuintensität vom Streuwinkel, von der Absorption, der Größe und dem Brechungsindex der Partikel sowie vom Brechungsindex des Dispersionsmediums abhängt. Da letztgenannte Parameter in der Regel nicht zugänglich sind und Vesikeldispersionen häufig Partikelgrößen im Bereich von kleiner 200 nm bis 1 μm aufweisen, findet die Photonenkorrelationsspektroskopie (PCS) auf der Basis der Laserlichtstreuung breite Anwendung. Hierbei werden die Schwankungen der Streulichtintensität gemessen, die durch dynamische Vorgänge in der Probe wie die Brown-Molekularbewegung ausgelöst werden. Da die Brown-Molekularbewegung zu um so stärkeren Fluktuationen der Streulichtintensität führt, je kleiner die Partikel sind, ist eine Korrelation zwischen den Intensitätswerten bereits nach kurzer Zeit nicht mehr gegeben, d. h. die Autokorrelationsfunktion, die bei Vorliegen von Monodispersität einer Kinetik 1. Ordnung folgt, verläuft relativ steil. Aus der Steigung der Autokorrelationsfunktion im halblogarithmischen Auftrag kann der hydrodynamische Durchmesser der dispergierten Partikel entsprechend der Stokes-Einstein-Beziehung berechnet werden [20].

Bei den kommerziellen Geräten wird der **Z-Average** als die dem hydrodynamischen Durchmesser analoge Größe ausgegeben. Wenn anstelle einer monodispersen Verteilung Polydispersität vorliegt, kann außerdem durch spezielle Auswertealgorithmen die Verteilungsfunktion des dispersen Systems berechnet werden. Dazu müssen bestimmte Voraussetzungen wie Kugelform, ausreichende Verdünnung und hinreichend großer Unterschied zwischen den Brechungsindizes erfüllt sein. Da diese jedoch im Einzelfall nicht immer gegeben sind, ist der Z-Average als echter Meßwert den modellabhängigen Verteilungsfunktionen vorzuziehen.

2.2.4
Anwendungen

Zugelassene Arzneimittel mit flüssigkristallinen Strukturen sind bisher wenig verbreitet. Es bleibt abzuwarten, inwieweit sich der Einsatz von Mesophasen als bzw. in Arzneiformen bis zu einer Produktreife in größerem Umfang entwickeln läßt.

Dermatika – Salben, Cremes, Gele

Die Anwendung lyotroper Flüssigkristalle als einphasige Systeme ist relativ selten und findet sich nur bei den Gelen. Als pharmazeutisch relevantes Beispiel sei Contrheuma Gel forte N genannt. Es handelt sich hierbei um ein dermal applizierbares Antirheumatikum. Die Wirkstoffe sind in einem transparenten hochelastischen Gel aus dichtgepackten globulären Tensidassoziaten zusammen mit der lipophilen Komponente solubilisiert. In den Tensidassoziaten liegen die Tensidmoleküle hydratisiert vor.

Häufig dagegen ist bei Salben und Cremes die Beteiligung flüssigkristalliner Strukturen am Aufbau dieser Mehrphasen- bzw. Mehrkomponentensysteme. Bei den Salben bilden amphiphile Moleküle das strukturgebende Gerüst aus, das aufgrund des flüssigkristallinen Charakters leicht deformierbar ist. Es resultieren daher weiche, streichfähige Zubereitungen, die bei einer Scherbeanspruchung plastisch thixotropes Fließverhalten zeigen. Die Regeneration des Gerüstes ist leichter möglich als bei Salben, deren Gelgerüst kristalline Struktur aufweist und daher irreversibel zerstörbar ist.

Für die Ausbildung flüssigkristalliner Gerüststrukturen eignen sich amphiphile Moleküle, die insbesondere bei Raumtemperatur lyotrope Flüssigkristalle bilden. Letztere solubilisieren ggf. weitere Bestandteile der lipophilen Salbengrundlage und bilden lamellare, unter Gerüstbildung vernetzte, flüssigkristalline Strukturen aus. Häufig verwendete Fettalkohole wie Cetyl- oder Stearylalkohol bzw. deren Mischung bilden hingegen bei Raumtemperatur kristalline Gerüste. Im Zuge der Herstellung durch Abkühlen einer Schmelze entsteht zwar zunächst die sog. α-Phase der Fettalkohole, die dem smektischen Flüssigkristall des Typs B hexagonal in Doppelschichten zuzuordnen ist, sich jedoch beim Abkühlen in eine kristalline Modifikation umwandelt. Wenn es gelingt, diese α-Phase beispielsweise durch Zumischung weiterer kurzkettiger Fettalkohole wie Myristyl- und Laurylalkohol bis auf Raumtemperatur stabil zu erhalten, unterbleibt die Kristallisation des Gelgerüsts. Nach dem Raoult-Gesetz kommt es bei einer Verunreinigung zur Schmelzpunktdepression der Hauptkomponente, damit auch zu einer Erniedrigung der Phasenumwandlungstemperaturen

kristallin → flüssigkristallin bzw.

flüssigkristallin → isotrope Schmelze,

so daß bei Raumtemperatur stabile flüssigkristalline Zustände gebildet werden. Das gleiche wird durch eine Kombination geeigneter Tenside, die zusammen gemischte lamellare Flüssigkristalle bilden, möglich. Wird Cetylstearylalkohol z. B. ethoxylierter Oleylalkohol – ein bei Raumtemperatur flüssiges Tensid – zugesetzt, kann das gemeinsame Gerüst bei Raumtemperatur im flüssigkristallinen Zustand vorliegen.

Durch das Vorhandensein polarer funktioneller Gruppen im Tensidmolekül ist die Affinität gegenüber Wasser so stark, daß dessen Einarbeitung zu Cremesystemen führt. Je nachdem, ob der Emulgator oder die Emulgatormischung einen stark oder schwach polaren Charakter aufweist, resultieren Cremes des Typs O/W bzw. W/O. Ausschließlich mit wenig polaren Tensiden wie Fettalkoholen, Cholesterol, Glycerolmonostearat oder Sorbitanfettsäureestern stabilisierte Systeme repräsentieren W/O-Cremes. Die Tenside oder Tensidmischungen adsorbieren an der Phasengrenze zwischen der dispersen wäßrigen und der kontinuierlichen lipophilen Phase. Bei genügend hoher Konzentration an mesogenen Molekülen entstehen Mehrfachschichten, die damit eine eigene flüssigkristalline Phase bilden (Abb. 2.40). Außer über die Reduktion der Grenzflächenspannung bzw. Grenzflächenenergie wirkt die flüssigkristalline Phasengrenze mechanisch stabilisierend auf die Emulsionstropfen.

Tenside mit einer stärker hydratisierbaren polaren Gruppe, beispielsweise sulfatisierte Fettalkohole, stabilisieren Emulsionssysteme des Typs O/W. Als besonders günstig hat sich die Kombination eines anionischen Tensids mit einem nichtionischen erwiesen, da die elektrostatischen Repulsionskräfte zwischen ionischen Tensiden durch Einbau nichtionischer Tensidmoleküle in die Phasengrenze reduziert werden und die Stabilisierung effizienter wird. Im DAB ist die Kombination von Cetylstearylsulfat (Lanette E) und Cetylstearylalkohol (Lanette 0) ein solches Beispiel. In der Emulgatormischung – emulgierender Cetylstearylalkohol (Lanette N) – überwiegen die polaren Eigenschaften, so daß es zur Bildung einer Creme des Types O/W kommt.

Anders als bei den emulsionsartigen W/O-Systemen stabilisiert der Emulgator nicht in erster Linie durch eine Adsorption an der Grenzfläche. Vielmehr bleibt die Tendenz des Fettalkohols zur Bildung eines schichtartigen Gerüstes auch in der Emulgatormischung erhalten. Das hydratisierte Gelge-

Abb. 2.40. Transmissionselektronenmikroskopische Darstellung einer gefriergebrochenen W/O-Creme. Die wäßrige Phase ist in Tropfenform in der kontinuierlichen lipophilen Phase dispergiert. Die Phasengrenze ist mehrschichtig, wobei jede Schicht aus einer Doppelschicht hydratisierter Emulgatormoleküle besteht. Balkenlänge 500 nm. (Aus [21])

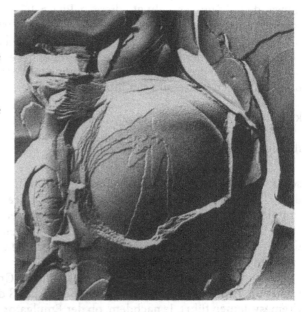

rüst ist bei Raumtemperatur jedoch nicht kristallin wie bei den entsprechenden Salben, sondern liegt als α-Phase vor. Es durchzieht die hydrophile kontinuierliche Komponente. In dem entstehenden Gel liegt die disperse lipophile Phase immobilisiert vor [22].

Analoge Gelgerüste flüssigkristalliner Lamellarphasen liegen auch beim alleinigen Einsatz nichtionischer Mesogene – wie z. B. ethoxylierter Fettalkohole oder -säuren – vor, sofern die hydrophilen und lipophilen Eigenschaften der Tensidmoleküle annähernd ausgewogen sind und damit die Bildung lamellarer Strukturen begünstigt ist. Ausgeprägt hydrophile Mesogene bilden hingegen im hydratisierten Zustand hexagonale und/oder kubische Strukturen. Bei Überschreiten der Solubilisationskapazität für lipophile Substanzen in den Tensidassoziaten kann der Überschuß an lipophiler Komponente in Tropfenform in der flüssigkristallinen Phase dispergiert werden (Abb. 2.41). Die dispersen Tropfen werden nicht zuletzt mechanisch stabilisiert, da sowohl Hexagonal- als auch kubische Phase eine Fließgrenze aufweisen. Durch die Änderung des Brechungsindex an der Phasengrenze von flüssigkristalliner und disperser Phase erscheinen solche Systeme weiß. Nachteil dieser Systeme mit kontinuierlicher Flüssigkristallphase als äußerer Phase ist der hohe Tensidgehalt, der zur Bildung dieser Strukturen notwendig ist. Je höher der Tensidgehalt ist, um so größer ist auch das irritative Potential. Damit ist eine direkte Anwendung auf der Haut eingeschränkt.

Liposomen

Trotz intensiver Forschung seit Beginn der 70er Jahre über Liposomen als potentielle Arzneistoffträger sind bisher nur sehr wenige liposomenhaltige Arzneimittel zugelassen [31, 32]. Das erste liposomale Fertigarzneimittel wurde in Italien zugelassen. Es handelt sich dabei um Pevaryl Lipogel, das liposomal verkapseltes Econazol in einer Hydrogelgrundlage enthält und als Antimykotikum nach lokaler Applikation auf der Haut verwendet wird. Die Bezeichnung der Arzneiform als Lipogel ist insofern irreführend, als dieser Begriff ein wasserfreies Gel aus Triglyceriden kennzeichnet. Die bei Raumtemperatur kristallinen Triglyceridanteile bilden das kohärente Gelgerüst, in dessen Maschen die flüssigen Anteile immobilisiert sind. Als Hydrogel stabilisierte Liposomendispersionen hingegen enthalten in der kontinuierlichen wäßrigen Phase immer hydrophile Polymere, die ein polares und hydratisiertes Gelgerüst ausbilden. Die flüssigen Rezepturkomponenten werden ebenso wie die dispersen Liposomenpartikel von der Gerüststruktur immobilisiert. Die Liposomen werden auf diese Weise mechanisch stabilisiert.

Diese Art der Stabilisierung durch Gelierung der kontinuierlichen Phase kann auch für andere disperse Systeme wie Suspensionen und Emulsionen eingesetzt werden. Als Beispiel für ein solchermaßen stabilisiertes Emulsionsgel, das als zusätzliche disperse Phase Liposomen enthält, sei Hepaplus Liposom genannt. Es handelt sich hierbei um eine dermale Zubereitung mit Heparin-Natrium als Wirkstoff. Ebenso ist Voltaren Emulgel mit Diclofenac-Diethylamin als Wirkstoff ein Emulsionsgel, das allerdings keine zusätzlichen Liposomen enthält. Die Stabilisierung erfolgt hier nicht ausschließlich

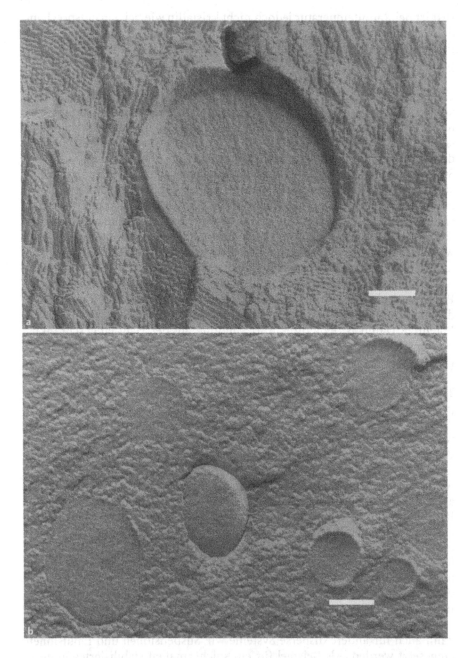

Abb. 2.41.   Transmissionselektronenmikroskopische Darstellung dispergierter Paraffintropfen in einem kontinuierlichen Flüssigkristall **a** hexagonaler bzw. **b** kubischer Struktur.

Abb. 2.42. Transmission-selektronenmikroskopische Darstellung von Voltaren Emulgel. Die Phasengrenze zwischen kontinuierlicher Hydrogelphase und dem dispergierten Emulsionstropfen ist durch Adsorption hydratisierter Tensiddoppelschichten mehrschichtig. Balkenlänge 500 nm. (Aus [23])

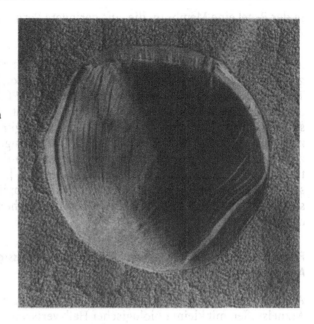

mechanisch über das Hydrogelgerüst der kontinuierlichen Phase. Die ebenfalls wirksame Grenzflächenstabilisierung wird am mehrschichtigen Aufbau der Phasengrenze, der durch adsorbierte Emulgatormoleküle und ggf. Arzneistoffmoleküle zustande kommt, deutlich (Abb. 2.42).

Bei parenteraler Applikation von Liposomen unterliegen diese den Wechselwirkungen mit dem retikuloendothelialen System und werden in Abhängigkeit von ihrer Größe, Oberflächenladung usw. von den Immunzellen in Leber, Milz, Knochenmark phagozitiert. Dieses sog. passive „drug targeting" kann genutzt werden, wenn Erkrankungen dieser Zellen bzw. der Organe, in denen sich Immunzellen bevorzugt aufhalten, therapiert werden sollen. In klinischen Versuchen hat die Therapie parasitärer Erkrankungen der Leber (z. B. Leishmaniose) mit liposomal verkapselten Arzneistoffen gute Erfolge gezeigt.

Transdermale Systeme

Arzneistoffe mit guter Permeationsfähigkeit durch die Hornhaut, die gleichzeitig so wirksam sind, daß sie relativ niedrig dosiert werden können, eignen sich für eine dermale Applikation zur Erziehung einer systemischen Wirkung. Besitzen diese Arzneistoffe darüber hinaus eine kleine biologische Halbwertszeit, ist die Entwicklung verzögert freisetzender Arzneiformen sinnvoll. Moderne Entwicklungen sind transdermale therapeutische Systeme (TTS) in Pflasterform. Der Arzneistoff befindet sich in einem Reservoir und wird aus diesem über ein die Arzneistofffreigabe steuerndes Element für die transdermale Absorption zur Verfügung gestellt. Das steuernde Element ist in der Regel eine Membran, die eine geringere Permeationsfähigkeit für den Arzneistoff als die Haut aufweist.

Auch flüssigkristalline Polymere wurden bereits auf ihre Eignung für eine membrangesteuerte Arzneistofffreigabe untersucht [24]. Zugelassene TTS gibt es mit den Arzneistoffen Nitroglycerin, Estradiol, Clonidin und Nicotin. Teilweise betragen die Verweilzeiten der jeweiligen Pflaster am Applikationsort bis zu einer Woche. Für diesen Fall muß eine entsprechend hohe Arzneistoffmenge im Reservoir vorhanden sein. Flüssigkristalline Vehikel, vorzugsweise mit lamellarer Struktur, bieten den Vorzug, hohe Arzneistoffkonzentrationen solubilisieren zu können. Sie werden daher als Reservoir für transdermale therapeutische Systeme empfohlen [25]. Da das Reservoir selbst nicht in unmittelbaren Kontakt mit dem Applikationsort tritt, kann sich ein hautirritatives Potential des u. U. tensidreichen Flüssigkristalls nicht auswirken.

Freigabeverzögerung des Arzneistoffs aus festen, flüssigen und halbfesten Arzneiformen

Aus der Notwendigkeit einer medikamentösen Dauertherapie ergibt sich bei Arzneistoffen mit kleiner biologischer Halbwertszeit eine Nachdosierung innerhalb kurzer Zeitspannen. Um die Applikationsfrequenz zu reduzieren, werden Arzneiformen entwickelt, die den betreffenden Arzneistoff über einen längeren Zeitraum, d. h. verzögert oder ggf. kontrolliert, freigeben. Auch hierzu eignen sich Flüssigkristalle. In flüssigkristallinen Medien ist die Arzneistoffdiffusion gegenüber flüssigen Medien wie klassischen Lösungen um den Faktor 10–1000 je nach Art des verwendeten Flüssigkristalls verlangsamt [26–28].

Die Solubilisierung eines Arzneistoffs in einem einphasig flüssigkristallinen Vehikel führt zu halbfesten Zubereitungen, die sich für eine dermale Anwendung eignen.

In flüssigen Mehrphasensystemen wie Emulsionen und Suspensionen besteht die Möglichkeit, eine flüssigkristalline Phasengrenze zu schaffen, indem geeignete mesogene Moleküle an dieser Phasengrenze adsorbieren. Die Arzneistofffreigabe aus der dispersen Phase wird durch die flüssigkristalline Phasengrenze verzögert. Multilamellare Liposomendispersionen oder andere Flüssigkristalldispersionen geben inkorporierte Arzneistoffmoleküle entsprechend der durch den Flüssigkristall limitierten Diffusionsgeschwindigkeit in die kontinuierliche Phase ab. Weiterhin besteht für Arzneistofflösungen die Möglichkeit, daß erst nach der Applikation durch Wechselwirkung mit körpereigenen Substanzen – z. B. Wasser, Elektrolyten, Hautlipiden – eine Phasentransformation der Lösung zu einem flüssigkristallinen Ein- oder Mehrphasensystem stattfindet. Beispielsweise transformieren ölige Lösungen mit inversen Phospholipidmizellen, in denen zusätzlich Arzneistoff solubilisiert ist, zu flüssigkristallinen Lamellarphasen, wenn sie bei Applikation auf der Schleimhaut mit Wasser in Kontakt kommen. Aus den gebildeten flüssigkristallinen Phasen erfolgt die Arzneistofffreigabe deutlich verzögert. Dies ist nicht nur von Interesse für eine ophthalmologische Anwendung, sondern auch für nasale, bukkale, rektale, vaginale und sogar parenterale intramuskuläre Applikation. Die perorale Applikation dieser Lösungen als Inhalt von Weichgelatinekapseln kommt ebenfalls in Frage, wobei die gastrointestinalen Verdauungsprozesse die Wirksamkeit des Retardierungsprinzips einschränken.

Als feste Formen mit verzögerter Arzneistofffreisetzung bieten sich Komprimate an, die als Matrixtabletten unter Einsatz mesogener Polymere als Hilfsstoffe konzipiert werden. Eine Reihe häufig verwendeter pharmazeutischer Hilfsstoffe wie einige Zellulosederivate bildet während des Auflösungsprozesses lyotrope Flüssigkristalle als Zwischenzustand.

Nicht unerwähnt bleiben soll die Fähigkeit zum **Mesomorphismus** bei Arzneistoffmolekülen selbst [29, 30]. Sofern diese den strukturellen Voraussetzungen für die Flüssigkristallbildung entsprechen, kommt es zur Ausprägung flüssigkristalliner Phasen, die für Wechselwirkungen sowohl mit mesomorphen Vehikeln als auch mit flüssigkristallinen Strukturen im Organismus prädestiniert sind.

Literatur

1. Kelker H, Hatz R (1980) Handbook of liquid crystals. Chemie, Weinheim
2. Demus D, Richter L (1978) Textures of liquid crystals. Chemie, Weinheim
3. Eidenschenk R (1984) Chem Unserer Zeit 18: 168 – 176
4. Neuling H-W (1988) Röntgenbeugungsuntersuchungen an Flüssigkristallen mit Schichtstrukturen -- insbesondere smektischer A-Phasen. Diss, Univ-Gesamthochschule Paderborn
5. Brown GH, Wolker JJ (1979) Liquid crystals and biological structures. Academic Press, New York London
6. Friberg SE (1976) Food emulsions. Dekker, New York
7. Larsson K (1972) Chem Phys Lipids 9: 181
8. Silver B (ed) (1985) The physical chemistry of membranes. Unwin & Solomon, Winchester, USA
9. Tiddy GJT (1980) Phys Rep 57: 1 – 46
10. Gregoriadis G (1993) Liposome technology, vol 1 – 3. CRC, Boca Raton
11. Blumstein A (ed) (1978) Liquid crystalline order in polymers. Academic Press, New York London
12. Cifferi A, Kriegbaum WR, Meyer RB (eds) (1982) Polymer liquid crystals. Academic Press, New York London
13. Mueller-Goymann C (1984) Pharm Res 1: 154 – 158
14. Schütze W, Mueller-Goymann CC (1992) Colloid Polym Sci 269: 85 – 90
15. Usselmann B (1987) Beitrag zur Strukturaufklärung topischer Zubereitungen mit Fettalkoholpolyethylenglykolethern und Cholesterol als Tensiden. Diss, Techn Univ Braunschweig
16. Schütze W (1998) Diffuse Röntgenkleinwinkelstreuung an kolloidalen Drug Delivery Systemen. Diss, Technische Univ Braunschweig
17. Krischner H (1990) Einführung in die Röntgenfeinstrukturanalyse, 4. Aufl. Vieweg, Braunschweig
18. Luzzati V, Mustacchi H, Skoulios A, Husson F (1960) Acta Cryst 13: 660 – 677
19. Fontell K, Mandell I, Ekwall P (1968) Acta Chem Scand 22: 3209
20. Müller BW, Müller RH (1983) Pharm Ind 45: 1150 – 1153
21. Müller-Goymann C (1984) Seifen Öle Fette Wachse 110: 395 – 400

22. Führer C, Junginger H, Friberg S (1978) J Soc Cosmet Chem 29: 703–716
23. Müller-Goymann C, Schütze W (1990) Dtsch Apotheker Z 130: 561–562
24. Euschen A (1986) Diffusion in flüssigkristallinen Silastomeren – ein Beitrag zur Kontrolle der Arzneistofffreisetzung durch Diffusion. Diss, Univ Saarlandes, Saarbrücken
25. Tiemessen, HLGM (1989) Nonionic surfactant systems for transdermal drug delivery. Thesis, Leiden Univ
26. Wahlgren S, Lindstrom AL, Friberg S (1984) J Pharm Sci 73: 1484–1486
27. Mueller-Goymann CC, Frank SG (1986) Int J Pharm 29: 147–159
28. Mueller-Goymann CC, Hamann H-J (1993) J Contrib Release 23: 165–174
29. Powell MF, Sanders LM, Rogerson A, Si V (1991) Pharm Res 8: 1258–1263
30. Rades T, Mueller-Goymann CC (1992) Pharm Pharmacol Lett 2: 131–134
31. Lill N, Krempel H (1996) Liposomen in Pharmazie und Kosmetik, Teil 1: Struktur und Herstellungsverfahren. PZ Prisma 3: 262–267
32. Krempel H, Lill N (1997) Liposomen in Pharmazie und Kosmetik, Teil 2: Anwendungen und Wirkungen. PZ Prisma 4: 46–54

Danksagung

Der Abschnitt 2.2 „Flüssigkristalle" ist ein an die Strukturierung des Lehrbuchs adaptierter Artikel, der in PZ Prisma 5 (1998), S. 129–140, erschienen ist. Für die bereitwillige Genehmigung des Nachdrucks sei dem Govi-Verlag, Eschborn, verbindlich gedankt.

2.3
Mikroemulsionen

A. Zimmer, D. Attwood

Der Begriff Mikroemulsionen wird erstmalig 1943 von Hoar und Schulman [1] verwendet. Seit dieser Zeit sind viele Versuche unternommen worden, den Zustand der Mikroemulsion eindeutig von dem einer mizellaren Lösung und dem einer Makroemulsion abzugrenzen. Daher schlagen Danielson u. Lindman [2] eine möglichst allgemeingültige Definition vor:

„Mikroemulsionen sind Systeme, die mindestens aus einer hydrophilen, einer lipophilen und einer amphiphilen Substanz bestehen und eine optisch isotrope, thermodynamisch stabile, niedrigviskose Flüssigkeit darstellen."

Der Begriff Mikroemulsion beruht auf der Annahme, daß sich im Gegensatz zu Makroemulsionen bei der Herstellung spontan sehr kleine Vesikel, typischerweise kleiner als 140 nm, bilden. Im Vergleich hierzu liegt der Teilchendurchmesser der milchig trüben Makroemulsionen zwischen 1 und 10 µm. Mikroemulsionen besitzen eine für sie charakterisitische Transparenz, die Lichtstreuung wird meist nur als schwache Opaleszenz wahrgenommen, die durch den Tyndall-Effekt erkärt werden kann. Mikroemulsionen besitzen eine niedrig- bis mittelvisköse Konsistenz und sind thermodynamisch stabile Systeme, wohingegen Makroemulsionen eine Neigung zur Koaleszenz aufweisen. In der Zusammensetzung wird neben den hydrophilen, meist wäßrigen und lipophilen Komponenten häufig nicht nur ein Tensid, sondern noch zusätzlich ein sog. Kotensid verwendet. Mikroemulsionen unterscheiden sich aufgrund dieser Eigenschaften auch eindeutig von Liposomengelen, für die der Begriff Mikroemulsion häufig fälschlich gebraucht wird.

Seit Ende der 60er Jahre werden Mikroemulsionen in technischen Bereichen bei der Erdölgewinnung [3, 4] und als Wasch- und Reinigungsmittel [5] verwendet. Seit ca. 15 Jahren steigt auch das Interesse an pharmazeutischen Anwendungen, besonders im Zusammenhang mit der Applikation schwerlöslicher Arzneistoffe.

2.3.1
Strukturtheorien

Mikroemulsionen werden in ihrer einfachsten Form als disperses System flüssig/flüssig mit ultrafeinen Tröpfchen (Durchmesser 5 –140 nm) beschrieben. Hierzu bedarf es einer außerordentlich hohen Tensidkonzentration (bis zu 25 %), eines weiteren amphiphilen Bestandteils, der auch als Kotensid bezeichnet wird, einer Wasser- und einer Ölphase. Diese werden im folgenden Abschnitt auch allgemeiner als hydrophile und lipophile Phase bezeichnet, weil z. B. nicht zwingend ein Öl für eine Mikroemulsion verwendet werden muß. Als disperses System kann sowohl eine O/W- als auch eine W/O-Mikroemulsion vorliegen.

Mikroemulsionen haben nicht nur die Eigenschaft, daß sie sich unter optimalen Bedingungen spontan bilden, sie stellen darüber hinaus auch sehr stabile Syseme dar. Als Voraussetzung hierfür gilt, daß die Grenzflächenspannung γ möglichst gering ist. Eine thermodynamisch stabile Mikroemulsion entsteht nur dann, wenn die positive Grenzflächenenergie ($\gamma \cdot A$; A = Grenzfläche) von der negativen freien Energie (ΔG_m) des Mischprozesses kompensiert wird. So darf z. B. für ein Mikroemulsionssystem mit einem mittleren Teilchenradius r von 10 nm eine Grenzflächenspannung von 0,03 mN $\cdot$ m^{-1} nicht überschritten werden. Da jedoch die Grenzflächenspannung zwischen einer Öl- und Wasserphase typischerweise Werte um 50 mN $\cdot$ m^{-1} beträgt und die Addition nur eines Tensides eine Reduktion auf den geforderten Wert allein nicht bewirkt, ist weiterhin ein sog. Kotensid erforderlich. Für diesen Zweck werden am häufigsten amphiphile Alkohole wie Pentanol u. a. verwendet.

Emulsionstheorie

Die einfachste Darstellung der Struktur einer Mikroemulsion besteht in dem „Tröfchenmodell". Die Theorie geht von einem zweiphasigen Emulsionssystem aus, in dem monodisperse Emulsionströpfchen (Durchmesser 5 – 140 nm), vorliegen. Der amphiphile Bestandteil, üblicherweise ein Tensid, und ein weiteres Kotensid reichern sich monomolekular an der Grenzfläche zwischen hydrophiler und lipophiler Komponente an. Für Systeme mit bekannter Zusammensetzung kann mit Hilfe der Gleichung 2.48 eine Aussage über den Tröpfchenradius r hergeleitet werden.

$$r = \frac{3V}{C_s \cdot a_0} \tag{2.48}$$

r Tröpfchenradius
V Volumen der dispergierten Phase
C_s Anzahl der Tensidmoleküle pro Volumen
a_0 Oberfläche eines Tensidmoleküls

Unter realistischen Bedingungen wird davon ausgegangen, daß sich nicht alle Tensidmoleküle an der Grenzfläche anreichern und somit der Parameter V nicht mit Sicherheit bestimmt werden kann. In solchen Fällen ist es dann möglich, mit Hilfe der „critical micelle concentration" (CMC) einen Wert für den nicht grenzflächengebundenen Tensidanteil zu berücksichtigen.

Die Orientierung der Tenside an der Grenzfläche hängt davon ab, ob es sich um ein W/O- oder O/W-System handelt (Abb. 2.43 a, b). Welches der Systeme vorliegt, wird auch von dem verwendeten Tensid beeinflußt. Einen Hinweis hierfür liefert die Theorie von Mitchell u. Nienham [6], welche die Geometrie der Tensidmoleküle berücksichtigt. Die kritische Packungsdichte, V/a · l, welche das Volumen V des Tensidmoleküls, die Oberfläche der Kopfgruppe a und die Länge des Moleküls l beinhaltet, sagt für Werte von 0–1 ein O/W-System voraus, wogegen für Werte > 1 eine W/O-Mikroemulsion angenommen wird. Der wesentliche Nachteil dieser Theorie liegt darin, daß nur geometrische Parameter berücksichtigt werden, wohingegen die kritische Packungsdichte auch von der Penetration der lipophilen Phase und des Kotensids in die Tensidgrenzschicht und weiterhin von der Hydratation der Tensidkopfgruppe beeinflußt wird. Generell kann festgestellt werden, daß O/W-Systeme immer dann bevorzugt entstehen, wenn nur geringe Mengen an lipophiler Phase vorliegen. Umgekehrt werden W/O-Systeme häufiger gebildet, wenn nur geringe Mengen an hydrophiler Phase vorhanden sind.

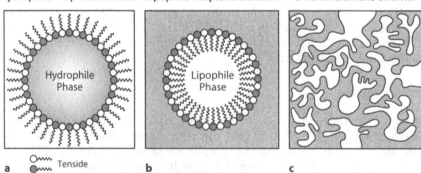

Abb. 2.43 a–c. Schematische Darstellung möglicher Mikroemulsionsstrukturen: a W/O-System, b O/W-System, c Übergang zwischen W/O und O/W, Anreicherung der Tenside in einer amphiphilen Grenzschicht

Hydrophile Struktur   Lipophile Struktur

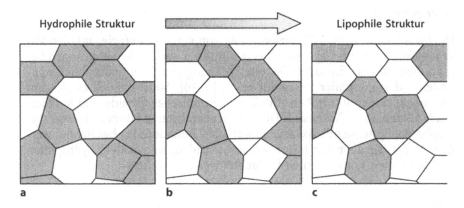

a   b   c

Abb. 2.44 a – c. Bikontinuierlicher Übergang von einer hydrophilen Mikroemulsion in eine lipophile Mikroemulsion durch Erhöhung des Ölanteils (**grau** hydrophile, **weiß** lipophile Zellen)

Nicht alle Strukturphänomene von Mikroemulsionen können mit dem Tröpfchenmodell erklärt werden. So können z. B. mizellare Zustände durch die sog. Mizellschwellung bei einem erhöhten Anteil der lipophilen Phase auftreten, welches begrenzt auch das Vorhandensein einer mizellaren Mikroemulsion andeutet. Verfügt eine Mikroemulsion über annähernd gleiche Anteile an lipophiler und hydrophiler Phase mit sehr hohen Tensid- und Kotensidanteilen, kann von **einer „bikontinuierlichen Mikroemulsion"** ausgegangen werden (Abb. 2.43 c). Diese Struktur, welche erstmalig von Scriven [7] beschrieben wurde, zeigt hydrophile und lipophile Phasen, die durch eine amphiphile Grenzschicht verbunden sind. Eine ähnliche Struktur ist in Abb. 2.44 dargestellt, welche den Zustand eines O/W-Systems mit geringem lipophilem Anteil in isolierten lipophilen Bereichen und einer kontinuierlichen hydrophilen Phase zeigt. Umgekehrt ist ein W/O-System mit isolierten Wasserzellen vorstellbar, während eine kontinuierliche Verteilung der Phasen den Übergangszustand zwischen einem W/O- und einem O/W-System beschreibt. Eine räumliche Vorstellung hierfür liefert das Cubic-random-cell-Modell (CRC) nach De Gennes u. Taupin [8] (Abb. 2.45).

Abb. 2.45. Dreidimensionale kubische Darstellung einer zufälligen Verteilung hydrophiler (**grau**) und lipophiler (**weiß**) Zellen in einer Mikroemulsion (CRC-Modell)

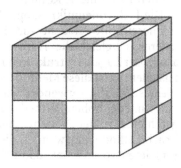

Lösungstheorie

Die bisher vorgestellten Theorien gehen von einer Strukturierung der Mikroemulsion aus. Im Gegensatz hierzu sind aber auch Mikroemulsionen beschrieben worden, die keine diskrete Trennung zwischen hydrophiler, lipophiler und amphiphiler Phase aufweisen [9, 10]. Meist handelt es sich um Mikroemulsionen mit hohen Anteilen nichtionischer Tenside und kurzkettigen Alkoholen als Kotenside. Diese Mikroemulsionen können als isotrope, einphasige Systeme mit Assoziaten aus allen Bestandteilen bezeichnet werden, so daß sie als echte Lösungen aus Tensiden, Kotensiden, hydrophilen und lipophilen Komponenten betrachtet werden können.

2.3.2
Strukturuntersuchungen

Phasendiagramme

Zur Darstellung von Gleichgewichtszuständen einer Mikroemulsion eignen sich Phasendiagramme, wie sie in Abb. 2.46 a zu sehen sind. Dabei wird der Einfluß von Tensid und Kotensid oftmals zusammengefaßt, was den Nachteil hat, daß nur fixe Kombinationen der beiden Komponenten in einem herkömmlichen Gibb-Phasendiagramm dargestellt werden. Jedoch können auch charakteristische Eigenschaften z. B. ternärer Mikroemulsionssysteme mit nichtionischen Tensiden, die in der Temperatursensitivität ihrer Mikrostruktur bestehen, mittels modifizierter Phasendiagramme gezeigt werden. Jedes dieser Systeme ist durch eine „Phaseninversionstemperatur" (PIT) gekennzeichnet. So kann z. B. eine Temperaturerhöhung auf die PIT bei einer O/W-Mikroemulsion mit hohem hydrophilen Anteil zu einer bikontinuierlichen Mikroemulsion führen. Der Einfluß der Temperatur wird durch eine erweiterte Darstellung, das „Aufklappen" des Phasendiagrammes oder ein dreidimensionales Phasenprisma, gezeigt (Abb. 2.46 b, c).

Elektronenmikroskopie

Für die Bestimmung der Teilchengröße eignen sich verschiedene Methoden, die jede für sich betrachtet ihre Vor- und Nachteile haben. Aus diesem Grund werden heute meist Kombinationen dieser Methoden verwendet.

Die Elektronenmikroskopie (EM) ist eine der ersten Methoden gewesen, mit deren Hilfe versucht wurde, die Struktur der Mikroemulsionen zu visualisieren. Obgleich die Transmissionselektronenmikroskopie (TEM) durchaus in der Lage ist, Strukturen im Größenbereich der Mikroemulsionen darzustellen, weist diese Methode Schwächen auf, aufgrund derer sie heute nicht mehr so häufig verwendet wird. Auch ist die EM für die Routineanalytik aufgrund des hohen Zeitbedarfes ungeeignet. Die wesentlichen Probleme liegen hierbei in der Probenaufbereitung. Sehr häufig wird hierzu die Gefrierbruchmethode angewendet, die aber ein besonders schnelles, artefaktfreies Einfrieren voraussetzt, damit Phasenseparation und Kristallisation inner-

Abb. 2.46 a–c. **a** Ternäres Phasendiagramm einer Wasser/Öl/Tensidverteilung (**a** inverse Mizellen, **b** W/O-Mikroemulsion, **c** zylindrische Strukturen, **d** lamellare Strukturen, **e** O/W-Mikroemulsion, **f** Tensidmizellen, **g** Makroemulsion)

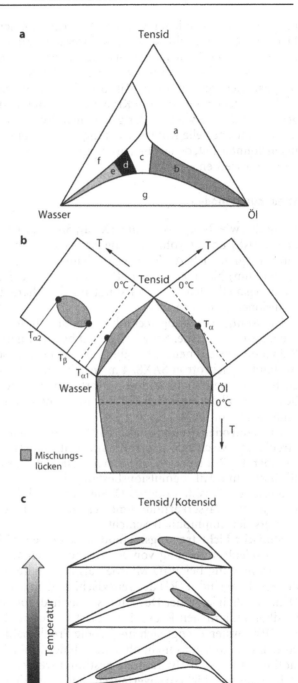

b Aufgeklapptes Phasendiagramm eines ternären Systems nichtionisches Tensid/Wasser/Öl. Zeigt die jeweiligen binären Systeme Tensid/Wasser, Tensid/Öl und Wasser/Öl mit den temperaturabhängigen Mischungslücken. T_α, T_{α^1}, T_{α^2} obere kritische Punkte der Mischungslücken, T_β unterer kritischer Punkt der Mischungslücke.

c Ternäres Phasenprisma zur Darstellung der Temperaturabhängigkeit der Mikroemulsionsbereiche

halb der Probe vermieden werden. Weiterhin müssen die Proben mit einem Platin-Kohlenstoff-Film so bedampft werden, damit einerseits ein dauerhafter Abdruck der Probe mit genügender Kontrastierung im TEM entsteht, andererseits soll dieser Abdruck die Oberfäche des Gefrierbruches möglichst original wiedergeben, ohne Mikrostrukturen zu verdecken.

Neuere Techniken wie die Kryoelektronenmikroskopie verwenden dagegen direkt dünne Schnitte der gefrorenen Probe innerhalb des EM, welches jedoch eine spezielle Kühlvorrichtung des EM voraussetzt. Mit diesen Techniken können Teilchengrößen bis zu einer minimalen Größe von etwa 20 nm bestimmt werden.

Streuungsmethoden

Methoden wie Röntgenstreuung (X-ray, SAXS), Kleinwinkelneutronenstreuung (SANS) und sowohl statische als auch dynamische Lichtstreuungsmethoden eignen sich zur Teilchengrößenmessung im unteren Nanometerbereich (2 nm) bis zu ca. 100 nm für SANS und SAXS und ca. 3 µm für Lichtstreuungsmethoden. Sie sind somit für die Charakterisierung von Mikroemulsionen prädestiniert.

Die **Röntgenstreuungstechnik** eignet sich besonders für verdünnte Mikroemulsionssysteme. Schwierigkeiten bereiten nach wie vor konzentrierte Präparate, obwohl neuere Geräte über einen vergrößerten Proben-Detektor-Abstand (Synchrotron SAXS: 4 m anstelle von bisher 30–50 cm) und somit auch über eine höhere Auflösung verfügen. Mit dieser Technik sind bisher besonders bikontinuierliche Mikroemulsionen und geschwollene Mizellen untersucht worden.

Die **Neutronenstreuung** basiert auf dem unterschiedlichen Vorzeichen der Streulänge zwischen Wasserstoff und Deuterium (H: $-$ 3,74; D: 6,67 fm). Gegenüber der Röntgenstreuung bietet diese Methode eine höhere Selektivität für bestimmte Mikroemulsionsbestandteile z. B. durch die Verwendung von deuterierten Tensiden oder D_2O. Sie eignet sich besonders für die Bestimmungen des Wasserkerndurchmessers, der Tröpfchengröße und des Durchmessers der amphiphilen Schicht.

Statische Lichtstreuungsmethoden werden ebenfalls sehr häufig zur Teilchengrößenbestimmung von Mikroemulsionen verwendet. Von Vorteil ist die Anwendung bei W/O-Mikroemulsionen unter der Voraussetzung, daß der Brechungsindex (RI) der Tensidschicht dem der lipophilen Phase ähnelt. Dann nämlich kann der Durchmesser der hydrophilen Tröpfchen, die in der lipidkontinuierlichen Phase dispergiert vorliegen, direkt bestimmt werden. Für O/W-Systeme zeigt sich hierbei die Problematik, daß der Durchmesser eines Lipidtröpfchens nicht ohne den an der Grenzfläche vorhandenen Tensidfilm und dessen Hydrathülle bestimmt werden kann.

Dynamische Lichtstreuverfahren, auch als Photonen-Korrelationsspektroskopie (PCS) bekannt, messen die Fluktuation der Brechungsintensität der Emulsionströpfchen über die Zeit, die durch die Braun-Molekularbewegung hervorgerufen wird. Verglichen mit Methoden wie Röntgenstreuung und Neutronenstreuung ist der apparative Aufwand gering. Die PCS hat ein breites Anwendungsspektrum und gilt als Standardverfahren zur Charakterisierung von kolloidalen Arzneistoffträgern bis hin zu Pigmenten aus der Farb- und Lackindustrie.

Im Prinzip wird der Diffusionskoeffizient des zu messenden Teilchens D aus einer Korrelationsfunktion bestimmt. Mit Hilfe von D kann dann nach der Stokes-Einstein-Gleichung 2.49 der hydrodynamische Teilchenradius r_H errechnet werden.

$$r_H = \frac{k_B \cdot T}{6\pi \cdot \eta \cdot D} \tag{2.49}$$

r_H Hydrodynamischer Teilchenradius
k_B Boltzmann-Konstante
T Temperatur
η Viskosität
D Diffusionskoeffizient

Generell gilt auch für diese Methode die Einschränkung, daß die Messung in verdünnten Systemen erfolgen muß, damit interpartikuläre Interferenzen möglichst ausgeschlossen werden. Die Methode eignet sich für pharmazeutische Anwendungen, neben der Messung der Tröpfchengrößen von O/W- und W/O-Mikroemulsionen auch zur Partikelgrößenmessung von Nano- und Mikropartikel, Mikrokapseln und Liposomen und zur Molekulargewichtsbestimmung von Polymeren.

Kernresonanzspektroskopie

NMR-Techniken werden für die Untersuchung des Diffusionsverhaltens (Eigendiffusionskoeffizienten) der Mikroemulsionen verwendet. Generell gilt für Mikroemulsionen mit einer hydrokontinuierlichen Phase eine schnellere Diffusion für hydrophile Mikroemulsionsbestandteile, wohingegen in einem lipidkontinuierlichen System die Diffusion von hydrophilen Komponenten erheblich verlangsamt ist. Darüber hinaus gibt die Methode Hinweise über die Wechselwirkungen der Tenside und Kotenside innerhalb der amphiphilen Grenzschicht und dient zur Strukturuntersuchung z. B. von flüssigkristallinen Bereichen der Mikroemulsionen.

2.3.3
Pharmazeutische Anwendungen

Im Gegensatz zu den eingangs erwähnten technischen Bereichen werden Mikroemulsionen bislang nur selten pharmazeutisch verwendet. Der Hauptgrund liegt in der physiologischen Verträglichkeit der Mikroemulsionen, die durch den hohen Tensidanteil beeinträchtigt ist. Generell wird die Toxizität von nichtionischen und amphoteren Tensiden geringer bewertet als die der ionischen Tenside. Eine besonders gute Verträglichkeit haben hierbei Lecithine. Natrium-bis(3-ethylhexyl)sulfosuccinat, das als Arzneistoff (Laxans) und in anderen Applikationsformen als Hilfsstoff (z. B. Tabletten, Dra-

Tabelle 2.11.   Pharmazeutisch relevante Tenside zur Bildung von Mikroemulsionen

Tensidgruppe		Beispiele:
Ionische	Alkaliseifen,	Na-Stearat,
	Aminseifen,	Triethanolaminstearat,
	sulfurierte Verbindungen,	Na-Cetylstearylsulfat,
	sulfonierte Verbindungen	Aerosol OT
Nichtionische	Fettalkoholether	Brij
	– des Polyoxyethylenoxids,	
	Partialfettsäureester	Tween
	– des Polyoxyethylensorbitans,	
	Partialfettsäureester des Sorbitans,	Span,
	Polyoxyethylenfettsäureester,	Myrj,
	Ethylenoxid-Propylenoxid-Copolymere	Poloxamer
Amphotere	Lecithine	Soja-, Eilecithin

gees, Netzmittel) verwendet wird und auch unter der Bezeichnung Aerosol OT (AOT) bekannt ist, wird von den ionischen Emulgatoren am häufigsten für Mikroemulsionen eingesetzt. Tabelle 2.11 zeigt eine Übersicht der pharmazeutisch verwendeten Tensidgruppen.

Die Nutzung der Mikroemulsionen für pharmazeutische Zwecke ist weiterhin von den Eigenschaften der zu applizierenden Arzneistoffe abhängig. Mikroemulsionen werden z. B. als Vehikel für schlecht wasserlösliche Arzneistoffe wie Steroide verwendet. Zielsetzung ist hier, die Erhöhung der Resorption und die Verbesserung der Bioverfügbarkeit durch die lösungsvermittelnden Eigenschaften der Mikroemulsion zu erreichen. Andererseits wird auch für sehr gut wasserlösliche Arzneistoffe eine gewisse Lipophilisierung angestrebt und damit eine verbesserte Penetration durch resorptionsbestimmende Lipidmembranen erreicht. Dies ist für neuere Peptidarzneistoffe relevant, deren Resorption aufgrund ihrer Hydrophilie und besonders wegen des hohen Molekulargewichtes gering ist. Weiterhin besteht auch die Möglichkeit zur Ionenpaarbildung innerhalb der Mikroemulsion, welche für eine Lipophilisierung niedermolekularer Arzneistoffe geeignet ist.

Topische Anwendungen

Ein Hauptanwendungsgebiet von Mikroemulsionen ist die Anwendung auf der Haut. Wie am Modell der Glukose gezeigt wurde [11], ist die Penetration hydrophiler, niedermolekularer Arzneistoffe abhängig von dem Wassergehalt der Mikroemulsion. Durch ein System Aerosol OT/Octanol/Wasser mit einem Wassergehalt von 68 % ist die perkutane Penetration von Glucose gegenüber einem Mikroemulsionssystem mit nur 15 % Wasergehalt um den Faktor 30 erhöht. Erklärt wird dies indirekt durch die weitgehende Bindung und Immobilisierung des Wassers an die hydrophile Kopfgruppe des AOT bei einem niedrigem Wassergehalt, wobei der Wasserflux selbst und die Penetration hydrophiler Wirkstoffe durch die Haut proportional zu dem Wassergehalt in der Mikroemulsion ansteigt.

Eine Verbesserung der Penetration ist auch für Tetracyclin Hydrochlorid gezeigt worden [12]. Die perkutane Resorption des Wirkstoffes ist durch eine Mikroemulsion bereits nach 5–6 h abgeschlossen. Vergleichspräparate auf Gel- oder Cremebasis benötigen hierfür 12 bzw. 24 h. Für topische Anwendungen hat sich auch der Zusatz eines Gelbildners innerhalb des Mikroemulsionssystems bewährt. Durch die Erhöhung der Viskosität kommt es zu einer verbesserten Applizierbarkeit, einer Erhöhung der Kontaktzeit bzw. zu einer verbesserten Haftung der ansonsten flüssigen Mikroemulsionen. Als Gelbildner werden neben dem bekannten Carbopol 934 und Gelatine auch ein Zusatz langkettiger, ionischer Emulgatoren genannt, die durch Wechselwirkungen mit dem eigentlichen Tensid zu einer Viskositätserhöhung führen. Für die Aknetherapie bieten sich solche „gelierten" Mikroemulsionssysteme mit Azelainsäure an [13]. Eine Mikroemulsion zeigt hier mit 35 % Wirkstoffpenetration gegenüber einem herkömmlichen Gel mit nur 1,8 % Wirkstoffpenetration innerhalb 8 h eine wesentlich erhöhte Bioverfügbarkeit.

Neben der Verbesserung der Penetration beeinflussen Mikroemulsionen auch die Verteilung des Arzneistoffes im Körper. Am Beispiel des α-Tocopherols ist gezeigt worden, daß durch die Applikation in einer W/O-Makroemulsion und alternativ mit Vaseline eine Anreicherung des Arzneistoffes nur in der Epidermis erreicht werden kann. Andererseits wurde durch die Verwendung einer O/W-Mikroemulsion eine hohe α-Tocopherolkonzentration in allen Hautschichten erzielt [14]. Darüber hinaus scheint eine systemische Verfügbarkeit nicht ausgeschlossen. Mikroemulsionen sind somit auch potentielle Arzneistoffträger für transdermale Anwendungen. Als Beispiele hierfür werden Peptide, Hormone und verschiedene Chemotherapeutika genannt, prinzipiell Arzneistoffe, die in geringen Konzentrationen hochwirksam sind, aber aufgrund ihres Molekulargewichtes und ihrer Polarität nur sehr unzureichend durch die Haut systemisch aufgenommen werden können.

Ophthalmologische Anwendungen

Neben der Anwendung auf der Haut erscheint die Applikation einer Mikroemulsion auf der Hornhaut (Cornea) besonders interessant. Der Grund hierfür liegt in der schlechten Bioverfügbarkeit wäßriger Augentropfen für fast alle Arzneistoffe, da wäßrige Darreichungsformen sehr schnell aus dem Auge ausgeschwemmt werden. Ölige Tropfen und besonders lipophile Salben erreichen zwar eine längere Kontaktzeit mit der Cornea, behindern aber die Sicht insoweit, daß sie vernünftigerweise nur abends angewendet werden können. Eine Arzneiform, die niedrig viskös und leicht applizierbar wäre und die Sicht kaum behindern würde, wäre für die Anwendung am Auge ideal. Für rein wäßrige Systeme kommen hier transparente Gele mit Gelbildner wie z. B. Carbopol in Betracht, jedoch bieten diese Systeme noch keine wesentlich erhöhte Penetration eines Arzneistoffes in die Cornea. Diese stellt aufgrund ihrer wechselseitig aufgebauten Struktur von lipophi len und hydrophilen Schichten eine besondere Penetrationsbarriere dar. Daher werden bislang am meisten solche Arzneistoffe ophthalmologisch verwendet, die die Fähigkeit haben, sowohl lipophile als auch hydrophile Gewebestrukturen zu durchdringen.

Die Hoffnungen, mit Mikroemulsionen sowohl sehr hydrophile als auch sehr lipophile Arzneistoffe erfolgreich zu applizieren, sind in Anbetracht der Erfahrungen mit kutanen Anwendungen vielversprechend, jedoch hat sich bis heute noch kein Mikroemulsionspräparat am Markt etablieren können. Der Grund hierfür liegt wieder in der zuvor erwähnten physiologischen Verträglichkeit, die wegen der hohen Tensidkonzentration für die Cornea eingeschränkt ist.

Eine mögliche Anwendung besteht für das Glaukommittel Timolol in Form einer O/W-Lecithinmikroemulsion, in dem der Arzneistoff als Octanonat in Form eines Ionenpaares vorliegt. Dabei erreicht die Mikroemulsion eine 3- bis 4fach höhere Timololkonzentration im Auge als eine vergleichbare wäßrige Lösung. Eine solche Applikation zeigt die Möglichkeit, mit Hilfe von Mikroemulsionen die Dosis und somit auch systemische Nebenwirkungen, z. B. Bradykardie im Falle der β-Blocker, zu senken.

Perorale Anwendungen

Ebenso wie bei der topischen Anwendung soll die Bioverfügbarkeit von oral verabreichten Arzneistoffen durch Formulierung einer Mikroemulsion verbessert werden. Mikroemulsionen lassen sich hierbei als flüssige Arzneiform, aber auch durch Zusatz eines Gelbildners, z. B. hochdisperses Siliziumdioxid für eine W/O-Mikroemulsion, als visköse Füllmasse in Hartgelatinekapseln applizieren. Dabei ist der Wassergehalt, aufgrund der Inkompatibilität mit der Gelatinehülle und einer folgenden Instabilität, gering zu halten. Wird ganz auf eine wäßrige Phase verzichtet, so bieten sich diese hochviskösen Lipogele als Träger für schwer wasserlösliche Arzneistoffe in Gelatinekapseln an. Wird dann nach der Einnahme der Kapsel die Gelatinewand durch die Magen-Darm-Flüssigkeit aufgelöst, kommt es an der Grenzfläche Lipogel/Magen-Darm-Flüssigkeit spontan zu der Bildung einer Mikroemulsion. Durch eine rasche Spreitung der Mikroemulsion auf dem Darmepithel und dem verbesserten Kontakt zu den resorptionsbestimmenden Barrieren ist eine erhöhte Bioverfügbarkeit des Arzneistoffes zu erwarten.

Am Beispiel makromolekularer Peptidarzneistoffe, wie z. B. Insulin, Vasopressin und Cyclosporin, ist für letzteres mit einer herkömmlichen peroralen Arzneiform nur eine langsame, unzureichende Bioverfügbarkeit mit interindividuellen Schwankungen von 1–95 % erzielt worden. Mit Hilfe verschiedener W/O-Mikroemulsionen kann hingegen die Bioverfügbarkeit erheblich gesteigert werden [15], wobei auch deutliche Unterschiede zwischen den Mikroemulsionen bestehen können (Tabelle 2.12). Dies verdeutlicht, daß für die Formulierung einer Mikroemulsion eine ebenso aufwendige galenische Optimierung erfolgen muß wie für herkömmliche perorale Arzneiformen. Für Insulin und Vasopressin ist die Bioverfügbarkeit mittels einer O/W-Mi-

Tabelle 2.12.   Absolute (F) und relative (F$_{rel}$) Bioverfügbarkeit von Cyclosporin A

Pharmakokinetische Parameter	Lösung	Mikroemulsion A	Mikroemulsion B
Bioverfügbarkeit absolut F [%]	11,80 ± 2,80	41,40 ± 18,10	15,00 ± 3,30
Bioverfügbarkeit relativ F$_{rel}$[%]	100 (Standard)	447,10 ± 287,60[a]	147,20 ± 26,50
Maximale Plasmakonzentration C$_{max}$ [µg/ml]	1,95 ± 0,03	4,36 ± 1,65[a]	3,72 ± 1,35
Zeitpunkt maximaler Plasmakonzentration t$_{max}$ [h]	4,35 ± 0,59	9,00 ± 3,47	4,25 ± 0,50

[a] Von der Lösung statistisch signifikant verschieden.

kroemulsion gesteigert worden. In einer vergleichenden Studie zwischen einer flüssigen, einer gelartigen und einer verkapselten Mikroemulsion werden nicht nur die Tröpfchengröße, sondern v. a. die Art des Lipids, die Abbaubarkeit der lipophilen Bestandteile und die Zusammensetzung der Tenside und Kotenside als wesentliche Faktoren für die Bioverfügbarkeit der Peptide genannt. Die hierbei gewonnenen Erkenntnisse sind bislang nur theoretisch für die Erklärung der Aufnahme der Peptide durch die Magen-Darm-Wand von Nutzen. Eine perorale Arzneiform von Insulin, die einmal die parenterale Anwendung bei Diabetikern ablösen könnte, ist mittels oraler Mikroemulsionen z. Z. nicht zu erreichen.

Parenterale Anwendungen

Parenteral werden Emulsionen (Makroemulsionen) schon seit geraumer Zeit, z. B. zur künstlichen Ernährung, verabreicht. Problematisch ist hierbei die Teilchengröße. Fetttröpfchen > 0,5 µm können immunologische Reaktionen sowie Fettembolien hervorrufen. Zudem ist ein hoher Prozentsatz von Tensiden toxikologisch bedenklich z. B. aufgrund von Hämolyse. Letzteres ist auch, wie schon zuvor erwähnt, bei Mikroemulsionen zu beachten, aber in Hinblick auf die Teilchengröße haben Mikroemulsionen Vorteile. Im Gegensatz zu den zuvor erwähnten Zielen der Erhöhung der Resorption und Bioverfügbarkeit durch Mikroemulsionen, die bei einer parenteralen Applikation definitionsgemäß schon 100 % ist, liegt die Hauptanwendung von parenteralen Mikroemulsionen in der Solubilisierung und Stabilisierung schlecht löslicher Arzneistoffe. Dabei besteht die Möglichkeit, die Mikroemulsionen i. v. und s. c. zu applizieren. Bei der i. v.-Route ist zu beachten, daß es nach der Applikation durch die Verdünnung im Blut nicht zu unerwünschten Effekten, wie dem Brechen der Emulsion, kommt. Ideal wären Mikroemulsionen, die sich beliebig mit Wasser verdünnen lassen. Solche in der Literatur vorgestellten Mikroemulsionen werden bisher mit physiologisch gut verträglichen Tensiden, wie nichtionischen Zuckertensiden (Triton CG) oder dem Polysorbat 80, hergestellt. Wie am Beispiel von Kalziumantagonisten gezeigt wurde, haben diese Mikroemulsionen einen höheren Arzneistoffgehalt als vergleichbare Liposomenpräparate oder Makroemulsionen. Generell ist aber die Unterscheidung zwischen solchen „Makroemulsionen" und Liposomenpräparaten schwierig. Ähnliche Anwendungen sind auch für Dexamethason und Chloramphenicol gezeigt worden. Eine spezielle Anwendung ist die Solubilisierung von Fluorcarbonen, die als Sauerstoffträger in Blutersatzstoffen verwendet werden. Die Bildung von Mikroemulsionen ist dabei wesentlich von der Löslichkeit des Tensids in dem extrem lipophilen perfluorierten Kohlenwasserstoff abhängig.

Für die s. c.-Applikation können Mikroemulsionen mit einem viskositätserhöhenden Hilfsstoff wie z. B. Acrylamid oder Polyvinylalkohol (PVA) versetzt werden. Zielsetzung ist hierbei nicht nur die Solubilisierung von Wirkstoffen, sondern auch die prolongierte Freisetzung.

Präparative Anwendungen

Die bisher erwähnten pharmazeutischen Anwendungen von Mikroemulsionen gehen von einer direkten Applikation der Mikroemulsion aus. Dem gegenüber stehen technologische Prozesse, die Mikroemulsionen zur Herstellung anderer Arzneiformen verwenden. So können z. B. Mikroemulsionen zur Herstellung von Implantaten genutzt werden. Zu Stäbchen oder Plättchen getrocknet, können diese therapeutischen Systeme unter die Haut appliziert werden. Da es sich initial um feste Arzneiformen handelt, liegt der Arzneistoff in Form einer festen Lösung oder festen Dispersion vor. Nach Applikation quellen diese, und der Arzneistoff wird durch Diffusion und/oder Abbau des Systems freigesetzt.

Weiterhin können kolloidale Arzneistoffträger wie z. B. Nanopartikel bzw. Nanokapseln mit Hilfe der Emulsionspolymerisation aus Mikroemulsionen hergestellt werden. Dabei besteht theoretisch die Möglichkeit, in einer W/O-Mikroemulsion innerhalb der dispergierten Wassertröpfchen hydrophile Arzneistoffe mit einem geeigneten Polymer zu verkapseln bzw. in Partikel einzuschließen.

Literatur

1. Hoar TP, Schulman JH (1943) Transparent water-in-oil dispersions: the oleopathic hydro-micelle. Nature, London 152: 102
2. Danielsen I, Lindman B (1981) The definition of microemulsion. Colloids Surf 3: 391
3. Shah DO, Schlechter RS (1977) Inproved oil recovery by surfactant and polymer flooding. Academic Press, New York London
4. Shah DO (ed) (1981) Surface phenomena in enhanced oil recovery. Plenum, New York
5. Gan-zuo L, Friberg SE (1983) W/O Microemulsions with anionic/nonionic surfactant combinations and pentanol as cosurfactant. J Disper Sci Tech 4: 19

6. Michell DJ, Nienham B (1981) Micells, vesicles and microemulsions. J Chem Soc Faraday Trans 11, 67: 601
7. Scriven LE (1976) Equilibrium bicontinous structure. Nature (London) 263: 123
8. De Gennes PG, Taupin C (1984) Evidence for zero mean curvature microemulsions. J Phys Chem 86: 2294
9. Lindman B, Stilbs P, Moseley ME (1981) Fourier Transform NMR self-diffusion and microemulsion structure. J Colloid Interfaces Sci 83: 569
10. Keipert S, Siebenbrodt I, Lüders F, Bornschein M (1989) Mikroemulsionen und ihre potentielle pharmazeutische Nutzung. Pharmazie 44: 433
11. Osborne DW, Ward AJI, O'Neill KJ (1991) Mikroemulsions as topical drug delivery vehicles: in vitro transdermal studies of a model hydrophilic drug. J Pharm Pharmacol 43: 451
12. Ziegenmayer J, Führer C (1980) Mikroemulsionen als topische Arzneiform. Acta Pharm Technol 26: 273
13. Gasco M, Gallarate M, Pattarino F (1991) In vitro permeation of azelaic acid from viscosized microemulsions. Int J Pharm 69: 193
14. Martini MC, Bobin MF, Flandin H, Caillaud F, Cotte J (1984) Role des microémulsions dans lábsorption percutanée de l'α-tocopherol. J Pharm Belg 39: 348
15. Ritschel WA, Ritschel GB, Sabouni A, Wolochuk D, Schröder T (1989) Study on the peroral absorption of the endekapeptide cyclosporin A. Meth Find Exp Clin Pharmacol 11: 281

2.4
Emulsionen

K. Westesen

Vom traditionellen Standpunkt aus betrachtet wird unter einer Emulsion eine Dispersion zweier miteinander nicht mischbarer Flüssigkeiten verstanden [1, 9]. Die derzeit gültige Definition der IUPAC (International Union of Pure and Applied Chemistry) ist jedoch viel weiter gefaßt: „In an emulsion liquid droplets and/or liquid crystals are dispersed in a liquid" [2]. Demnach gehören auch frei- und mehrphasige fließfähige Systeme in die Kategorie Emulsionen, wobei die dispergierte Phase sogar eine Fließgrenze aufweisen darf, d. h. keine Flüssigkeit darstellen muß. Trotzdem existiert eine eindeutige Abgrenzung der Emulsionen von den Suspensionen, weil ausschließlich flüssige und flüssigkristalline disperse Phasen in die Definition aufgenommen worden sind. Entsprechend der IUPAC Definition fallen also auch fließfähige Dispersionen multilamellarer Vesikel oder stabilisierte Dispersionen flüssigkristalliner kubischer Phasen sog. „Cubosomen", unter den Begriff Emulsionen (s. Abschn. Flüssigkristalle). Im Gegensatz dazu stellen die fließfähigen Zubereitungen unilamellarer Vesikel keine Emulsionen dar, weil sie dem Gibbs-Phasenbegriff nicht genügen. Die thermodynamische Instabilität der klassischen Emulsionen führt außerdem zu ihrer Abgrenzung von den Mikroemulsionen (s. Abschn. Mikroemulsionen), deren Herstellung ohne signifikanten Energieeintrag in das System erfolgen kann und die thermodynamisch stabile Systeme darstellen. Ebenfalls auszugrenzen sind die wasserhaltigen Salben, Cremes und Emulsionsgele (z. B. Voltaren Emulgel), da diese Systeme eine Fließgrenze aufweisen.

Die klassischen Emulsionen werden entsprechend der hydrophilen und lipophilen Eigenschaften der miteinander nicht mischbaren Flüssigkeiten weiter unterteilt. Besitzt die dispergierte Phase den hydrophileren Charakter, so wird von einer Wasser-in-Öl(W/O)-Emulsion und im entgegengesetzten Fall von einer Öl-in-Wasser(O/W)-Emulsion gesprochen. Es ist zu beachten, daß die für die Bezeichnung der Phasen verwendeten Begriffe Wasser und Öl repräsentativen Charakter besitzen bzw. ihnen im vorliegenden Zusammenhang eine allgemeinere Bedeutung zugedacht wird als im üblichen Sprachgebrauch. Die Mehrzahl der pharmazeutisch relevanten klassischen O/W- und W/O-Emulsionen enthalten lipophile Ölkomponenten und ein wäßriges Medium. Darüber hinaus gibt es jedoch eine Vielzahl von Emulsionssystemen, die nicht der einfachen O/W – W/O Klassifizierung folgen.

Übersicht über Emulsionstypen

O/W-Emulsionen:	dispergierte hydrophobe(re) Phase und kontinuierliche fließfähige hydrophile(re) Phase,
W/O-Emulsionen:	disperse hydrophile(re) Phase und kontinuierliche hydrophobe(re) Phase,
W/W-Emulsionen:	disperse und kontinuierliche Phase, besitzen hydrophilen Charakter (z. B. 2 miteinander nicht mischbare wäßrige Polymerlösungen),
O/W/O-Emulsionen:	Emulsionen, deren disperse wäßrige Phase wiederum eine Dispersion einer mit ihr nicht mischbaren hydrophoben Phase enthält: – Typ 1: kontinuierliche und dispergierte hydrophobe Phase sind identisch, – Typ II: kontinuierliche und dispergierte hydrophobe Phase sind verschieden,
W/O/W-Emulsionen:	Emulsionen, deren disperse hydrophobe Phase wiederum eine Dispersion einer mit ihr nicht mischbaren hydrophilen Phase enthält: – Typ 1: kontinuierliche und dispergierte hydrophile Phase sind identisch, – Typ II: kontinuierliche und dispergierte hydrophile Phase sind verschieden.

2.4.1 Theorie der Emulsionsstabilisierung

Emulsionen sind thermodynamisch instabile Merhphasensysteme, weil die Überführung einer oder mehrerer Phasen in den dispergierten Zustand zu einer Zunahme der Gibbs-Energie G (auch als freie Enthalpie bezeichnet) des Systems führt [3]. Die Zunahme der Gibbs-Energie des Systems (ΔG) ist auf die Vergrößerung der Grenzfläche zwischen den Phasen zurückzuführen und ist proportional der Größe der neu geschaffenen Grenzfläche (ΔA):

$$\Delta G = \gamma_{O/W} \cdot \Delta A = W \tag{2.50}$$

Der Proportionalitätsfaktor $\gamma_{o/w}$ wird als Grenzflächenspannung bezeichnet (s. Abschn. 2.1). Wie der Gleichung 2.50 zu entnehmen ist, entspricht die Zunahme der Gibbs-Energie der Arbeit W, die für die Vergrößerung der Grenzfläche (ΔA) unter isothermen Bedingungen aufzuwenden ist. Das folgende Modell soll die Zusammehänge veranschaulichen: 10 ml einer 50% igen (V/V) Paraffin/Wasser-Emulsion mit einem hypothetischen Einheitsdurchmesser der Paraffintropfen von 200 nm wird unter isothermen Bedingungen (25 °C) und einem konstanten Druck (1 atm) hergestellt. Die Grenzflächenspannung betrage bei 25 °C $\gamma_{o/w}$ = 57 mN/m. Unter der Annahme, daß sich die beiden überschichteten Phasen in einem Glasgefäß mit einer lichten Weite von 15 mm befinden, errechnet sich eine Ausgangsgrenzfläche Paraffin/Wasser von A_1 = 0,000177 m². Die Grenzfläche aller Emulsionstropfen beträgt dagegen A_2 = 150 m². Das Verhältnis der Grenzflächen A_2/A_1 von fast 850.000 verdeutlicht den enormen Grenzflächenzuwachs infolge des Emulgierprozesses. Die für diesen Flächenzuwachs aufzuwendende Arbeit W beträgt unter isothermen Bedingungen ungefähr 9 J. Der Energiebetrag wäre ausreichend, um die betrachtete Emulsionsmenge ($\rho \approx 1$ g/cm³) um ca. 90 m anzuheben. Dieser mit der Grenzflächenvergrößerung verbundene Energiezuwachs ist ausreichend, um das System thermodynamisch instabil werden zu lassen und stellt die Triebfeder für das **Brechen der Emulsion** dar. Unter dem Brechen einer Emulsion wird die Phasenseparierung infolge des Zusammenfließens der Tropfen verstanden. Die Zunahme an Gibbs-Energie ΔG ist jedoch nicht nur eine Funktion der Grenzflächenvergrößerung ΔA, sondern hängt auch von der Größe der Grenzflächenspannung zwischen den 2 Phasen ab. Bei einer vorgegebenen Grenzflächenvergrößerung (ΔA = konstant) ist ΔG direkt der Größe der Grenzflächenspannung proportional. Bezogen auf das Rechenmodell (10 ml einer 50% igen O/W-Emulsion mit einem Einheitstropfendurchmesser von 200 nm) würde eine hypothetische Reduktion der Grenzflächenspannung von ca. 57 mN/m auf 0,57 mN/m (Faktor 100) eine Abnahme von ΔG von ca. 9 J auf 0,09 J bewirken. Es muß allerdings darauf hingewiesen werden, daß die in der Grenzfläche einer Emulsion „konservierte" Energie zwar für die thermodynamische Instabilität dieser dispersen Systeme von elementarer Bedeutung ist, daß sie jedoch nur einen kleinen Bruchteil der Energie ausmacht, die für die Herstellung einer Emulsion benötigt wird. Ein Großteil der zur Emulsionsherstellung benötigten Energie muß zur Überwindung der viskosen Kräfte der kontinuierlichen Phase aufgewendet werden [4].

Destabilisierungskinetik

Eine nicht stabilisierte klassische Zweiphasenemulsion [z. B. 50% (V/V) Paraffin-in-Wasser] ist extrem instabil. Die Tropfen haben die Tendenz zu koaleszieren, d. h. zusammenzufließen, wenn sie kollidieren. Die Koaleszenzrate (dn/dt) einer nicht stabilisierten Emulsion hängt unter stark vereinfachenden Annahmen (Aneinanderhaften der Tropfen bei Berührung und augenblickliche Koaleszenz, d. h. Fehlen von Barrieren, Einheitstropfendurchmesser, Vernachlässigung der Gravitation, keine Scherung der Dispersion) nur von der Anzahl sowie der Diffusion der Tröpfchen ab und kann mit Hilfe der Smoluchowski-Gleichung beschrieben werden [5]:

$$dn/dt = \frac{-(8 \cdot k \cdot T \cdot n^2)}{3 \cdot \eta} \qquad (2.51)$$

dn/dt Koaleszenzrate
k Boltzmann-Konstante $(1,3805 \cdot 10^{-23}$ J/K)
T absolute Temperatur
n Tropfenanzahl pro Volumeneinheit
η Viskosität der kontinuierlichen Phase

Die Koaleszenzrate dn/dt (Anzahl an Tropfen, die pro Sekunde in einer Volumeneinheit zusammenfließen) ist in diesem Fall direkt proportional dem Quadrat der Tropfenanzahl n pro Volumeneinheit, dem Radius der Tropfen r und ihrem Diffusionskoeffizienten D, denn es gilt ferner:

$$D \cdot f = k \cdot T \qquad \text{Einstein-Relation mit} \qquad (2.52)$$
$$f = 6 \cdot \pi \cdot \eta \cdot r \qquad \text{Stokes-Gesetz} \qquad (2.53)$$

Die Halbwertszeit $t_{1/2}$ einer Emulsion ist die Zeit, in der die Zahl der Emulsionstropfen auf 50 % des ursprünglichen Wertes n_0 infolge von Koaleszenz reduziert worden ist. Basierend auf Gleichung 2.51 kann die Halbwertszeit $t_{1/2}$ einer Emulsion berechnet werden nach:

$$t_{1/2} = \frac{3 \cdot \eta}{8 \cdot k \cdot T \cdot n_0} \qquad (2.54)$$

$t_{1/2}$ Halbwertszeit
n_0 Tropfenanzahl pro Volumeneinheit zum Zeitpunkt t = 0)

Für eine Paraffin-in-Wasser-Emulsion mit einem einheitlichen Teilchenradius von 1 µm und einem Paraffin/Wasser-Volumenverhältnis von 1 : 1 errechnet sich entsprechend Gleichung 2.54 eine Halbwertszeit von knapp 0,8 s bei einem Gesamtvolumen der Emulsion von 1 ml. Innerhalb von 1 s würden demnach ca. 10^{11} Tröpfchen pro ml Emulsion koaleszieren.

Aufgrund der obigen Überlegungen wird verständlich, daß eine nicht stabilisierte klassische Emulsion keine reale Bedeutung hat. Die Existenz pharmazeutischer Emulsionsprodukte beweist jedoch, daß es möglich ist, ihren dispersen Zustand zu „stabilisieren". Stabilisierte Emulsionen sollten nicht mit thermodynamisch stabilen Systemen gleichgesetzt werden. Vielmehr existieren alle pharmazeutisch wichtigen klassischen Emulsionssysteme in metastabilen Gleichgewichtszuständen, die mit Hilfe verschiedener Stabilisierungsmaßnahmen erzielt worden sind. Stabilität ist somit ein relativer Begriff im Zusammenhang mit klassischen Emulsionen, der die kinetische Verzögerung der Phasenseparierung beschreibt.

Die Betrachtung der Stabilität klassischer Emulsionen konzentriert sich auf die Abhandlung zweier wesentlicher Faktoren: der rheologischen Eigenschaften der kontinuierlichen Phase (Viskositätseinflüsse) und der Barriere zwischen den Tropfen der dispergierten Phase (Energiebarrieren).

Viskositätseinflüsse

Gleichung 2.51 erlaubt es, den Einfluß einer Erhöhung der Viskosität der äußeren Phase auf die Emulsionsstabilität abzuschätzen. Nach Gleichung 2.54 ist die Koaleszenzrate umgekehrt proportional zur Viskosität der kontinuierlichen Phase. Die Viskosität reinen Wassers beträgt ca. 1,009 mPa · s bei 20 °C. Ein Viskositätsanstieg auf 10090 mPa · bei 20 °C, d. h. um einen Faktor 100000, wirkt sich jedoch entsprechend Gleichung 2.54 kaum auf die Halbwertszeit einer Emulsion aus. Die Halbwertszeit der zuvor diskutierten 50 % igen Paraffin-in-Wasser-Emulsion mit einem einheitlichen Tröpfchenradius von 1 µm würde theoretisch nur von ca. 0,8 s auf ca. 3 h erhöht werden. Dafür müßte jedoch eine sirupähnliche Konsistenz der Emulsion akzeptiert werden. Sollte diese Emulsion dagegen eine Halbwertszeit von 3 Jahren aufweisen, müßte die Viskosität um den Faktor 10^8 gegenüber der Ausgangsviskosität erhöht werden. Damit ist eine Stabilitätserhöhung ausschließlich über eine Viskositätserhöhung nicht praktikabel. Für viele Applikationsformen, z. B. O/W-Emulsionen zur parenteralen Ernährung, ist zudem die Einhaltung geringer Viskositäten der Emulsion essentiell. Hohe Viskositäten würden z. B. die Infusion oder Injektion parenteraler Emulsionen unmöglich machen. Das Rechenmodell weist aus, daß die Stabilisierung von pharmazeutischen lagerstabilen Emulsionen auf einem anderen Weg als durch Viskositätserhöhung erreicht werden muß.

Energiebarrieren

Eine weitere Möglichkeit, die Stabilität einer Emulsion, d. h. ihre Koaleszenzhalbwertszeit $t_{1/2}$ zu erhöhen, besteht in der Einführung einer Energiebarriere B zwischen den Tropfen:

$$t_{1/2} = \frac{3 \cdot B \cdot \eta}{8 \cdot k \cdot T \cdot n_o}$$

und

$$dn/dt = \frac{8 \cdot k \cdot T \cdot n^2}{3 \cdot \eta \cdot B} \qquad (2.55)$$

Die Energiebarriere B soll die Berührung der Tropfen untereinander verhindern, indem sie eine Abstoßung zweier sich einander nähernder Tröpfchen bewirkt. Sie kann in ihrer Weite, Lokalisation und Höhe variieren [7]. Existiert eine Barriere, befindet sich die Emulsion in einem metastabilen Gleichgewicht und kann u. U. sehr lange in diesem Zustand verbleiben. Allerdings können Energiebarrieren den Destabilisierungsprozeß, d. h. die Überführung der Emulsion in das stabile Gleichgewicht durch Phasenseparierung, nie vollkommen unterbinden, sondern ihn nur verlangsamen (Gleichung 2.55). Die (Aktivierungs-)Energie, die notwendig ist, um die (Energie-)Barriere zu überwinden, wird u. a. durch die Brown-Bewegung der Tröpfchen geliefert. Diese wird durch die zufälligen Stöße der Moleküle der kontinu-

Tabelle 2.13. Halbwertszeiten $t_{1/2}$ der Paraffin-in-Wasser-Emulsion unter Annahme einer Energiebarriere mit variabler Höhe H (angegeben in Vielfachen kT) und konstanter Weite W, die von den Tröpfchenoberflächen eine Tropfenradienlänge r aus in das kontinuierliche Medium ragt (Gesamtprobenvolumen: 1 ml, Tropfenradius: 1 µm, Phasenvolumenverhältnis: 1/1). (Nach [5])

H (kT)	$t_{1/2}$
0	0,8 s
5	38 s
10	1,6 h
20	3,9 Jahre
50	$4,2 \cdot 10^{13}$ Jahre

ierlichen Phase hervorgerufen. Die durchschnittliche Translationsenergie der Tröpfchen infolge Brown-Bewegung beträgt ungefähr (3/2) kT pro Partikel k (Boltzmann-Konstante) = $1,305 \cdot 10^{-23}$ J/K, (s. Gleichung 2.51) [3]. Daraus folgt, daß Tröpfchen bei einer Kollision bei Raumtemperatur (293 K) im Mittel etwa 10^{-20} J an Bewegungsenergie einbringen. Jedoch können einzelne Tröpfchen auch wesentlich niedrigere bzw. höhere Energien aufweisen. Wird die Höhe H einer hypothetischen Energiebarriere zwischen den Tröpfchen in Vielfachen von kT angegeben, so werden die nach Gleichung 2.55 berechneten und in Tabelle 2.13 aufgeführten Werte für die Halbwertszeit der Paraffin-in-Wasser-Emulsion erhalten. Die Daten demonstrieren, daß für viele pharmazeutisch relevante Systeme die Barriere ca. 20 kT aufweisen muß, um eine hinreichende Lagerstabilität zu erzielen. Mit Hilfe vergleichsweise einfacher Modellrechnungen konnte ferner demonstriert werden, daß die Weite einer Energiebarriere kaum einen Einfluß auf ihre Funktion hat, während die Lokalisation der Barriere, d.h. ihr Abstand von der Partikeloberfläche, ihre Funktion entscheidend beeinflußt. Allgemein gilt, daß mit steigendem Abstand der Barriere von der Partikeloberfläche bei konstanter Höhe und Weite der Barriere ihre Wirkung näherungsweise mit dem Quadrat des Abstandes sinkt [7].

Energiebarrieren können auf verschiedenen Wegen erzeugt werden. Im Zusammenhang mit klassischen O/W-Emulsionen sind die elektrostatische und die sterische Stabilisierung von besonderer Bedeutung. Diese beiden Stabilisierungsmechanismen sollen daher im folgenden näher betrachtet werden.

Elektrostatische Kräfte

Unabhängig von ihrem Aggregatzustand und ihrer chemischen Natur tragen alle Arten von Partikeln, die in einem wäßrigen Medium dispergiert vorliegen, eine elektrostatische Ladung. So weisen Paraffintropfen in wäßrigen Dispersionsmitteln eine negative (Oberflächen-)Ladung auf. Dies hat u. a. zur Folge, daß eine der wesentlichen Voraussetzungen für die Gültigkeit der

Smoluchowski-Gleichung 2.51 bereits für eine emulgatorfreie Emulsion nicht gegeben ist. Oberflächenladungen können auf verschiedensten Ursachen beruhen. Sie entstehen z. B., wenn funktionelle Gruppen der die disperse Phase bildenden Moleküle in der Tropfenoberfläche ionisiert oder Protonen, Hydroxylionen oder andere Ionen aus der wäßrigen Phase an der Oberfläche adsorbiert werden. Auch Ladungsübertritte zwischen kontinuierlicher Phase und dem Teilchen infolge eines Dielektrizitätsunterschiedes oder die spezifische Adsorption kationischer oder anionischer Tenside können zur Bildung von Oberflächenladungen führen. Der letztgenannte Fall hat im pharmazeutischen Bereich für die Emulsionsstabilisierung die weitaus größte Bedeutung.

Oberflächenpotentiale. Die Ladung eines Partikels verteilt sich über seine Oberfläche. Im Fall der spezifischen Adsorption eines anionischen Tensids (z. B. Natriumdodecylsulfat) ist die Tröpfchenoberfläche durch die fixierten Dodecylsulfatanionen negativ geladen. Das resultierende Oberflächenpotential wird als Nernstpotential Ψ° bezeichnet. Helmholtz, Gouy, Chapman, Stern und Grahame entwickelten Modellvorstellungen zur Ladungsverteilung. Helmholtz hatte sich ursprünglich vorgestellt, daß die Gegenionen (Natriumionen) im kontinuierlichen Medium eine geordnete (Mono-)Schicht an der Tröpfchenoberfläche in Analogie zur Anordnung von Kondensatorplatten bilden, die sog. elektrische Doppelschicht (Abb. 2.47 a). Tatsächlich bil-

Abb. 2.47 a, b. Modellvorstellung zur Ladungsverteilung nach Helmholtz (a) und zur diffusen Doppelschicht (b)

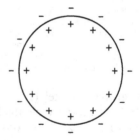

a

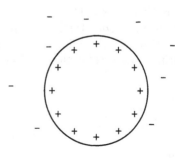

b

den die Gegenionen jedoch eine sog. Ladungswolke um das Tröpfchen, die auch Ionenatmosphäre oder diffuse Doppelschicht genannt wird (Abb. 2.47 b). Hier herrschen die Ladungen vor, die der Ladung des Tröpfchens entgegengesetzt sind. Ursache für die Ausbildung einer Ladungswolke im kontinuierlichen Medium ist die thermische Bewegung der gelösten Gegenionen, die zu einer Verteilung der Ladungen im Raum führt.

Potentialverlauf. Der Potentialverlauf, d. h. die Abhängigkeit des elektrischen Potentials in der kontinuierlichen Phase Ψ als Funktion des jeweiligen Abstandes x von der Phasengrenzfläche, hängt von der Teilchengröße (Radius r) ab. Für kugelförmige Teilchen wird u. a. die folgende Näherungsbeziehung angegeben [7]:

$$\Psi = \Psi^0 \frac{r}{r+x} \cdot e^{-\kappa \cdot x} \tag{2.56}$$

und

$$\kappa^2 = \frac{e_o^2 \sum v_i^2 \cdot n_i}{\varepsilon_o \cdot \varepsilon_r \cdot k \cdot T} \tag{2.57}$$

Ψ Potential in der kontinuierlichen Phase
Ψ° Oberflächenpotential
r Teilchenradius
x Abstand von der Teilchenoberfläche
e_o Elementarladung [$1,6 \cdot 10^{-19}$ C]
v_i Wertigkeit des Ions i
n_i Anzahlkonzentration des Ions i
[$n_i = c_i \cdot N_A$ mit c_i: Konzentration
des Ions i in mol/l N_A: Avogadro-Zahl ($6,02 \cdot 10^{23}$ mol^{-1})]
ε_o Influenzkonstante des Vakuums ($8,85 \cdot 10^{-12}$ C^2 J^{-1} m^{-1})
ε_r Dielektrizitätskonstante des kontinuierlichen Mediums
k Boltzmann-Konstante ($1,38 \cdot 10^{-23}$ J K^{-1})

Für große Partikel (r $\geq$ 1 µm) und nicht zu ausgedehnte Ionenschichten (c > 10^{-4} mol/l) vereinfacht sich die Näherungsformel, weil das Potential wegen r/(r + x) $\rightarrow$ 1 vom Teilchenradius r unabhängig wird:

$$\Psi = \Psi^0 \cdot e^{-\kappa \cdot x} \tag{2.58}$$

Im Abstand x = 1/κ ist das Potential Ψ nach Gleichung 2.58 auf $0,368 \cdot \Psi^\circ$ abgefallen. Die Strecke x = 1/κ ist ein Maß für die Ausdehnung der Doppelschicht und wird häufig als Dicke der Doppelschicht [3] oder auch als Debye-Hückel-Radius bezeichnet. Nach Umformung ergibt sich aus Gleichung 2.57 für κ:

$$\kappa = \left(\frac{2000 \cdot F^2}{\varepsilon_o \cdot \varepsilon_r \cdot R \cdot T} \right)^{1/2} \cdot \sqrt{I} \tag{2.59}$$

und

$$I := 0{,}5 \cdot \sum v_i^2 \cdot c_i$$

F Faraday-Konstante $(9{,}65 \cdot 10^4 \text{ C mol}^{-1})$
R allgemeine Gaskonstante $(8{,}31 \text{ J mol}^{-1}\text{ K}^{-1})$
c_i: Konzentration des Ions i in mol/l

Das Summenzeichen in den Gleichungen für κ zeigt, daß der Potentialverlauf nicht nur durch die Konzentration der Gegenionen im System bestimmt wird, sondern durch die Konzentration aller anwesenden Ionen. Von besonderer Bedeutung für die Pharmazie ist die Tatsache, daß die Dicke der Doppelschicht sowohl von der Ionenkonzentration als auch der Ionenwertigkeit stark abhängt.

Für die reziproke Debye-Hückel-Länge κ ergibt sich nach Gleichung 2.59 in Wasser bei 25 °C (ε_r: Dielektrizitätskonstante des wäßrigen Mediums [78, 5]):

$$\kappa := 3{,}288 \cdot \sqrt{I} \ [\text{nm}^{-1}] \tag{2.60}$$

Für einen einwertigen 1:1-Elektrolyten und eine Konzentration $c = 10^{-5}$ mol/l (z. B. 0,58 mg NaCl/l) errechnet sich nach Gleichung 2.60 eine Dicke der Doppelschicht 1/κ von 96 nm, während ein Konzentrationsanstieg auf 1 mmol/l (z. B. 58 mg NaCl/l) zu einer drastischen Abnahme der Dicke der Doppelschicht auf 9,6 nm führt (Abb. 2.48). Physiologische Kochsalzlösung enthält 9 g NaCl pro Liter (154 mmol/l) und dient u. a. zur Isotonisierung vieler intravenös applizierbarer Zubereitungen. Das Zahlenspiel veranschaulicht, weshalb eine Isotonisierung der ladungsstabilisierten i. v.-Emulsionen mit physiologischer Kochsalzlösung unmöglich ist und zur Isotoni-

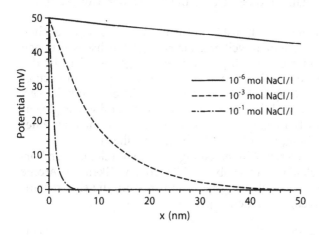

Abb. 2.48. Abnahme des Potentials Ψ (mV) mit dem Abstand von der Oberfläche eines isolierten Teilchens in wäßriger Natriumchloridlösung ($v^+ = v^- = 1$) für verschiedene Elektrolytkonzentrationen und ein angenommenes Oberflächenpotential Ψ° von 50 mV. Die Berechnung der Kurvenverläufe erfolgte nach Gleichung 2.58 und 2.59

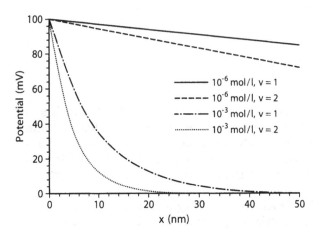

Abb. 2.49. Abnahme des Potentials Ψ (mV) mit dem Abstand von der Oberfläche eines isolierten Teilchens in wäßrigen Lösungen einwertiger ($v^+ = v^- = 1$) und zweiwertiger ($v^+ = v^- = 2$) Elektrolyte und für verschiedene Elektrolytkonzentrationen. Es wurde ein Oberflächenpotential Ψ° von 100 mV angenommen. Die Berechnung der Kurvenverläufe erfolgte nach Gleichung 2.58 und 2.59

sierung Glycerol oder Xylitol eingesetzt werden muß. Je höher die Ionenkonzentration in einer Emulsion, desto geringer ist die Dicke der Doppelschicht. Entsprechend den Gleichungen 2.57, 2.59 und 2.60 ist κ außerdem direkt proportional zur Wertigkeit. Mit steigender Wertigkeit der Ionen nimmt bei vorgegebener Ionenkonzentration die Dicke der Doppelschicht ab. Die Dicke der Doppelschicht $1/\kappa$ wird um 50 % reduziert, wenn $v^+ = v^- = 2$ ist (Abb. 2.49) und wird um ca. 66 % reduziert, wenn $v^+ = v^- = 3$ ist. Liegt ein 2 : 1-Elektrolyt vor, dann reduziert sich die Dicke der Doppelschicht um 58 %.

Während die Ausführungen sich bisher auf isoliert vorliegende Teilchen bezogen haben, müssen in einem weiteren Schritt die Wechselwirkungen zwischen den Teilchen in die Betrachtung mit einbezogen werden. Ist der Abstand zur Oberfläche eines geladenen Teilchens groß, wirkt es mit seiner abschirmenden diffusen Doppelschicht wie eine ungeladene Einheit. Verkleinert sich der Abstand, wird die Abschirmung unvollständig. Die gleichartige Ladung der Doppelschichten zweier Teilchen führt deshalb zu einer elektrostatischen Abstoßung, wenn sie sich einander nähern.

Vereinfacht gesagt, stoßen sich 2 Ionenladungswolken mit demselben Vorzeichen gegenseitig in gleicher Weise ab wie Elektronenwolken um Atome oder Moleküle. Mit Hilfe von Näherungsgleichungen kann die elektrostatische Abstoßung V_R berechnet werden [6]:

$$V_R = 2 \cdot \pi \cdot \varepsilon \cdot r \cdot \Psi^{\circ 2} \cdot \ln[1 - e^{-\kappa \cdot H}] \qquad (2.61)$$

H Kugelabstand

Gleichung 2.61 stellt eine Näherungslösung dar, die akzeptable Ergebnisse für sphärische Partikel in einem wäßrigen Medium liefert, wenn die Partikel hinreichend groß sind und eine mittlere Ionenstärke vorliegt [6]. Die Näherungsgleichung veranschaulicht den Zusammenhang zwischen der elektrostatischen Abstoßung V_R zweier kugelförmiger Teilchen und ihrem Radius r, der Ionenstärke des Mediums I, der Größe des Oberflächenpotentials Ψ° und dem Teilchenabstand H.

Die Abstoßung ist nach Gleichung 2.61 direkt proportional zum Teilchenradius. Für die pharmazeutische Praxis ist v. a. die Abhängigkeit der elektrostatischen Abstoßung, z. B. zweier tensidstabilisierter Tropfen, von der Ionenstärke des Mediums von Bedeutung.

Der elektrostatischen Abstoßung wirkt immer die Van-der-Waals-Anziehung V_A entgegen, die auf die Wechselwirkungen zwischen einzelnen Molekülen in zwei Teilchen zurückgeführt wird. Sie kann nach Gleichung 2.62 für gleichgroße Kugeln und Distanzen H ≪ r berechnet werden [6]:

$$V_A = -\frac{A \cdot r}{12H} \tag{2.62}$$

A Hamaker-Konstante (A für O/W-Emulsionen ca. 3 – 10 · 10^{-21} J)

Die Gesamtwechselwirkungsenergie bzw. Gesamtwechselwirkungskurve V_T ergibt sich demnach als Überlagerung der elektrostatischen Abstoßung V_R und der Van-der-Waals-Anziehung V_A bei Annäherung zweier Teilchen von unendlichem Abstand auf einen Abstand H:

$$V_T = V_R + V_A \tag{2.63}$$

Unter der Annahme, daß sich die Beträge der abstoßenden und anziehenden Wechselwirkungen additiv zur gesamten freien Energie zusammensetzen, können in Abhängigkeit von Reichweite und relativer Stärke dre beiden Beiträge viele verschiedene Kurven der gesamten freien Energie (sog. Potentialkurven) resultieren.

Charakteristisch ist, daß bei sehr kleinen Abständen das Van-der-Waals-Anziehungspotential numerisch immer größer ist als das elektrostatische Abstoßungspotential und deshalb eine Anziehung resultiert. Allerdings beginnen die Elektronen, in nichtbindenden Orbitalen bei sehr geringen Abständen in Wechselwirkung zu treten, woraus die sog. Born-Abstoßung resultiert. Die Überlagerung der Born-Abstoßung und der Van-der-Waals-Anziehung führt zur Ausbildung des sehr tiefen sog. primären Minimums. Außerdem ist die Ausbildung einer Energiebarriere B charakteristisch, die das Zusammentreten der Teilchen verhindert und somit für die Stabilität (Halbwertszeit der Emulsion) entscheidend ist. Da die Doppelschichtabstoßung von der Ionenstärke des kontinuierlichen Mediums abhängt, können die Potentialkurven in Abhängigkeit von der Ionenstärke die folgenden Charakteristika aufweisen:

Bei geringer Ionenstärke existiert eine hohe Abstoßungsbarriere und bei mittlerer Ionenstärke eine noch relativ hohe Abstoßungsbarriere sowie ein zusätzliches, vergleichsweise flaches, sog. sekundäres Minimum. Bei großen Abständen und bei hoher Ionenstärke tritt entweder nur noch eine kleine Energiebarriere auf oder gar keine mehr.

Die genannten Aspekte sind z. B. von herausragender Bedeutung bei der Beurteilung der Stabilität von Emulsionen zur parenteralen Ernährung, denen Elektrolytlösungen zugemischt werden sollen, oder arzneistoffhaltiger parenteraler Emulsionen, die ihrerseits Infusionslösungen, z. B. Aminosäurelösungen, zugesetzt werden sollen. Die unkritische Zumischung von Elektrolytlösungen zu i. v.-Emulsionen oder umgekehrt kann zu schwersten Instabilitätsproblemen führen.

Deshalb existieren noch keine gebrauchsfähigen Emulsionen nach TPN-Regime (TPN: „total parenteral nutrition"). TPN-Regimes basieren auf i. v.-Emulsionen, die Zucker, Aminosäuren, Vitamine, Mineralstoffe und Spurenelemente enthalten. Damit soll eine ausgewogene parenterale Ernährung erzielt werden. Allerdings sind diese komplexen Systeme nicht hinreichend lagerstabil, weshalb bislang die destabilisierenden ionogenen Zusätze wie Aminosäuren, wasserlösliche Kalziumsalze etc. den klassischen parenteralen Emulsionen erst kurzzeitig vor der Infusion zugemischt werden.

Es ist wichtig zu berücksichtigen, daß eine Betrachtung der elektrostatischen Kräfte vorrangig die Stabilität von O/W-Emulsionen zu beschreiben vermag, die ionogene Tenside enthalten.

Sterische Abstoßung

Sowohl die stabilisierende als auch die destabilisierende Wirkung von verschiedenen Polymeren auf Emulsionen ist seit langem empirisch bekannt. Die hierfür in Frage kommenden Polymere weisen u. a. die folgenden Merkmale auf: Ihre physikochemischen Eigenschaften unterscheiden sich deutlich von denen der dispersen Phase und ähneln denen der kontinuierlichen Phase. Ihre Kettenlänge sollte möglichst groß sein, damit sie hinreichend dicke Hüllen um die Tröpfchen bilden können. Voraussetzung dafür ist jedoch, daß sie an den Tröpfchenoberflächen adsorbieren. Die geforderte Kombination dieser Charakteristika wird u. a. von Blockkopolymeren der Form A_nB_m oder $B_mA_nB_m$ erfüllt, deren A-Ketten an den Tröpfchen adsorbieren und deren B-Ketten sozusagen in der kontinuierlichen Phase löslich sind. In Abb. 2.50 ist schematisch das Verhalten eines Modellblockkopolymers des Typs $B_mA_nB_m$ dargestellt. Auch verschiedene niedermolekulare nichtionogene Tenside können als $(A_nB_m)_1$-Einheiten betrachtet werden (Abb. 2.51). Damit ist es möglich, ihre emulsionsstabilisierenden Eigenschaften ebenfalls auf sterische Effekte zurückzuführen.

Im Gegensatz zu den Blockkopolymeren gibt es in Ko- und Homopolymeren keine klare Trennung zwischen hydrophilen und lipophilen Kettenabschnitten oder Molekülbereichen. Verschiedene Ko- und Homopolymere können jedoch trotzdem in O/W-Grenzflächen adsorbieren. Ihr Adsorptionsverhalten in Flüssig/flüssig-Dispersionen soll ihrem Adsorptionsverhalten an festen Partikeloberflächen ähneln. Sie sollen Schleifen und Schwänze bilden, die in das disperse und das kontinuierliche Medium ragen (Abb. 2.52).

Abb. 2.50. Verhalten eines Modellblockkopolymers des Typs $B_mA_nB_m$ in der Öl-Wasser-Grenzfläche

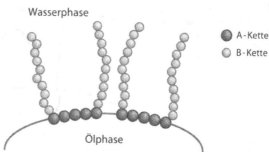

Geringe Konzentrationen eines Makromoleküls mit den oben ausgeführten Eigenschaften können entweder infolge einer Neutralisation der Oberflächenladungen der Tröpfchen durch ein makromolekulares Gegenion oder durch Verbrückung der Tröpfchen zur Destabilisierung einer Emulsion führen (Abb. 2.53). Höhere Konzentrationen des gleichen grenzflächenaktiven Polymers stabilisieren dagegen die Emulsion über verschiedene Mechanismen, die im weiteren näher ausgeführt werden sollen. Die Wirkungsweise dieser Makromolekülarten ist von der der löslichen Makromolekültypen abzugrenzen, die eine Stabilisierung über eine Anhebung der Viskosität der kontinuierlichen Phase bewirken (sog. Quasiemulgatoren).

Die adsorbierten Polymerschichten beeinflussen die zwischenpartikulären Kräfte auf zweierlei Art: Zum einen können sie die Van-der-Waals-Anziehungskräfte verändern, zum anderen können sie eine Abstoßung zwischen den Tröpfchen bewirken.

Analog wirken auch die makromolekularen Emulgatoren wie Blockkopolymere und viele Proteine. Über den erstgenannten Mechanismus wirken Polymere, die eine kompakte, starre Schicht (Hülle) um die Tropfen bilden, die bei Kollisionen der Tropfen nicht verformt wird. Die Stoßdurchmesser der Tröpfchen werden dadurch vom doppelten Tröpfchenradius $2 \cdot a$ auf den doppelten Tröpfchenradius plus der doppelten Oberflächenschicht $2 \cdot \delta$ erhöht [$= 2 \cdot (a + \delta)$], so daß bei Ähnlichkeit der Eigenschaften von kontinuierlicher Phase und Oberflächenschicht die Anziehung der Tröpfchen, d. h. ihr Van-der-Waals-Potential, für einen vorgegebenen Zentrum-zu-Zentrum-Abstand von der Anwesenheit der Oberflächenschicht nicht beeinflußt wird.

Abb. 2.51. Verhalten von niedermolekularen nichtionogenen Tensiden, die als $(A_nB_m)_1$-Einheiten aufgefaßt werden können, in der Öl-Wasser-Grenzfläche

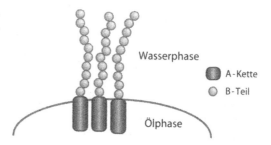

Abb. 2.52. Verhalten
eines Homopolymers in
der Öl-Wasser-Grenz-
fläche

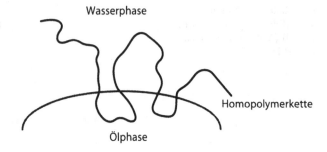

Wasserphase

Homopolymerkette

Ölphase

Bei Tröpfchenkontakt ist jedoch der Zentrum-zu-Zentrum-Abstand vergrößert auf $2 \cdot (a + \delta)$ (Abb. 2.54a). Da das Van-der-Waals-Potential der Tröpfchen schnell mit Zunahme des Zentrum-zu-Zentrum-Abstandes sinkt, kann
die Brown-Bewegung der Tröpfchen sie je nach Dicke der Oberflächenschicht und Tröpfchengröße deshalb entweder im dispersen Zustand halten,
oder aber es kommt zu einer Flokkulation. Dabei nähern sich die Tröpfchen
einander bis auf den Abstand ihres sekundären Energieminimums und lagern sich zusammen, ohne dabei jedoch ihre Individualität zu verlieren.

Allerdings bilden nicht alle grenzflächenaktiven Polymere hinreichend
dichte Schichten, um ihre Wirksamkeit über diesen Mechanismus erklären
zu können. In Abhängigkeit von der Natur der Wechselwirkungskräfte zwischen Polymerketten und kontinuierlicher Phase strecken sich die Polymerketten unterschiedlich weit in das sie umgebende Medium. Die Anordnung
der Polymerketten ist um so offener, je ähnlicher sich die chemischen Eigenschaften der Polymersegmente und des Dispersionsmediums sind. Kommen
sich Tröpfchen, die derartige Polymere adsorbiert tragen, näher, durchdringen sich die Polymerschichten (Abb. 2.55b). Dadurch nimmt die lokale Poly-
mersegmentdichte bzw. -konzentration zu. Daraus ergeben sich gleich 2
Konsequenzen: Erstens resultiert ein osmotischer Effekt, der dazu führt,
daß Wasser in den Bereich zwischen die beiden einander angenäherten

Abb. 2.53. Verbrückung zweier Emulsionströpfchen durch ein
Polymermolekül

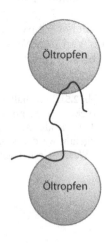

Öltropfen

Öltropfen

Abb. 2.54 a, b. Sterische Stabilisierung durch **a** Vergrößerung des Zentrum-zu-Zentrum-Abstandes durch kompakte, starre Polymerhüllen, die in ihren Eigenschaften dem Dispersionsmedium ähneln, oder **b** osmotische und entropische Effekte, die bei einer wechselseitigen Durchdringung von Polymerketten lockerer Polymerhüllen auftreten

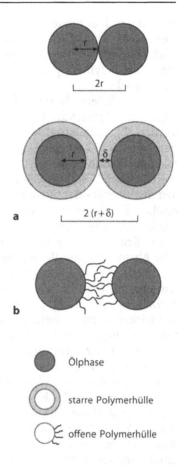

Ölphase

starre Polymerhülle

offene Polymerhülle

Oberflächen diffundiert und die Oberflächen auseinander drückt. Zweitens führt die erhöhte Polymersegmentkonzentration zu einer Reduktion der Anzahl der Anordnungsmöglichkeiten für die Polymerketten.

Dadurch sinkt die Entropie, und damit steigt die freie Energie Δ G um den Betrag T · Δ S. Dieser Beitrag zum zwischenpartikulären Potential wird als entropische Abstoßung bezeichnet. Im Fall der Stabilisierung durch entropische Abstoßung kann der Zentrum-zu-Zentrum-Abstand der Tröpfchen auch kleiner werden als 2 · (a + δ), was allerdings mit einem enormen Anstieg des zwischenpartikulären Potentials verbunden ist. Die Stärke der Abstoßung durch die absorbierte Schicht hängt bei konstanter Dicke δ von ihrer Dichte ab. Mit abnehmender Dichte sinkt ihre Effektivität, bis die Schicht schließlich nicht mehr verhindern kann, daß die Tröpfchen in das primäre Minimum treten. Außerdem hängt die Stärke der Abstoßung für Emulsionen bei vorgegebener Entropieabnahme (Δ = konstant) nach T · Δ S von der Temperatur ab. Deshalb kann die sterische Stabilisierung u. U. durch eine Temperaturerhöhung begünstigt werden. Allerdings sind hier Grenzen gesetzt, die u. a. auf eine Schwächung der Wechselwirkungen zwischen Polymer und kontinuierlicher Phase mit steigender Temperatur zurückzuführen sind. Dadurch sinkt die Schichtdicke, weil jetzt die Wechselwirkungen zwischen den Polymersegmenten dominieren und eine kompaktere Schicht gebildet wird.

Die stabilisierende Wirkung der in das kontinuierliche Medium herausragenden Polymerschwänze und -schleifen ist als sehr effizient beschrieben worden [7]. Eine einzelne Schleife bzw. ein Polymerschwanz soll eine Barriere von ca. 20 kT liefern [7]. Die sterische Stabilisierung von pharmazeutischen O/W-Emulsionen ist neben der elektrostatischen Stabilisierung das vorherrschende Stabilisierungsprinzip und nicht nur beim Einsatz von Polymeren zu berücksichtigen, sondern auch bei der Stabilisierung mit nichtionischen Emulgatoren – insbesondere, wenn die Moleküle lange Polyoxyethylenketten besitzen.

Die Kräfte Van-der-Waals-Anziehung, elektrostatische Abstoßung, sterische Abstoßung und Born-Abstoßung unterscheiden sich in ihrer entweder anziehenden oder abstoßenden Natur und in den Reichweiten, über die sie wirken. Während die elektrostatische Abstoßung und die Van-der-Waals-Anziehung zu den sog. „long-range forces" zählen, d. h. über große Distanzen wirken können, werden die sterische Abstoßung und die Born-Abstoßung zu den „short-range forces" gerechnet, d. h. sie wirken nur über kurze Distanzen. Die Zuordnung zu „long-range" und short-range forces" erlaubt eine Abschätzung, bei welchen Tröpfchenabständen die jeweiligen Kräfte zum Tragen kommen. Während z. B. die elektrostatische Abstoßung bei geringer Ionenstärke des kontinuierlichen Mediums u. U. 100 nm in das kontinuierliche Medium wirken kann (s. Zahlenbeispiel für Gleichung 2.60) d. h. bei großen Teilchenabständen schon wirksam ist, kommen die sterischen Abstoßungskräfte erst bei wesentlich geringeren Abständen zum Tragen, dann nämlich, wenn die (Polymer-)Schichten in Kontakt treten.

Stabilitätsfördernde Eigenschaften von Grenzflächenfilmen

Der Prozeß der Tröpfchenkoaleszenz und Emulsionsbrechung ist kompliziert und verläuft über eine Reihe von Einzelschritten. Der Gesamtprozeß wird bis heute erst ansatzweise verstanden, und es sind verschiedene Modellvorstellungen entwickelt worden. Im ersten Schritt müssen sich die Tröpfchen einander nähern. Das kann durch Brown-Bewegung, Sedimentation bzw. Aufrahmung oder Scherbeanspruchung des Systems geschehen. Dabei muß die kontinuierliche Phase zwischen den Tröpfchen verdrängt werden. Dieser Schritt wird durch die rheologischen Eigenschaften der kontinuierlichen Phase beeinflußt. Abstoßungskräfte, wie elektrostatische oder sterische Barrieren, wirken in der Regel einem Tröpfchenkontakt entgegen. Im allgemeinen nähern sich 2 Tröpfchen einander nur bis auf den Abstand ihrer beiden Barrieren. Bei diesen Abständen existiert zwischen den angenäherten Tröpfchen u. U. nur noch ein dünner Film aus wenigen Moleküllagen der kontinuierlichen Phase, z. B. Wassermolekülen, und den beiden Grenzflächenfilmen. Die Eigenschaften dieses dünnen Filmes, der kolloidale Größenordnungen aufweist, und damit die Eigenschaften der Stabilisatorschichten an den Tröpfchenoberflächen sind für die Emulsionsstabilität verantwortlich. Die Stabilität einer Emulsion gegen Koaleszenz hängt vom Widerstand gegen die Dickenabnahme und das Zerreißen des Films ab. Neben elektrostatischer und sterischer Abstoßung tragen weitere Mechanismen zur Stabilität bei, die in den vorhergehenden Abschnitten noch nicht näher berücksichtigt worden sind. Dies soll anhand eines Rezepturbeispiels veranschaulicht werden, welches häufig in der Literatur beschrieben wird. Der Zusatz von langkettigen Alkoholen, z. B. Dodecanol, erhöht die Stabilität von natriumdodecylsulfatstabilisierten O/W-Emulsionen gegen Koaleszenz. Solche Alkohole stellen jedoch weder geladene Tenside dar, noch weisen sie voluminöse hydrophile Molekülbereiche auf. In diesem Zusammenhang ist es deshalb wichtig, die dynamischen Eigenschaften von Grenzflächenfilmen näher zu betrachten.

Lagern sich amphiphile Moleküle oder grenzflächenaktive Polymere in einer Grenzfläche an, orientieren sie sich entsprechend der räumlichen Trennung ihrer polaren und apolaren Molekülteile in charakteristischer Weise (s. Abb. 2.51). Liegen hinreichend hohe Konzentrationen der grenzflächenaktiven Substanzen vor, bilden sie monomolekulare Filme, die eine hohe (Grenzflächen-)Viskosität aufweisen können. Ursache der hohen Viskosität ist die mit der Orientierung der Moleküle in der Grenzfläche verbundene hohe Ordnung. Grenzflächenfilme, die aus bipolaren Tensiden in der Weise aufgebaut sind, daß deren polare „Köpfe" in das wäßrige Medium und deren lipophile „Schwänze" in die lipophile Phase ragen, sind kaum kompressibel. Die Resistenz eines Grenzflächenfilmes gegen Kompression bezeichnet man als den Oberflächendruck Π. Er errechnet sich aus der Differenz der Grenzflächenspannung der tensidfreien Grenzfläche γ_0 und der tensidhaltigen Grenzfläche γ:

$$\pi = \gamma_0 - \gamma \tag{2.64}$$

Während die Grenzflächenspannung einer tensidfreien Grenzfläche üblicherweise in der Größenordnung von 30–50 mN/m liegt, beträgt die Grenzflächenspannung einer tensidstabilisierten Grenzfläche nur einen Bruchteil dieses Wertes (z. B. 1 mN/m). Oberflächendrücke Π in der Größenordnung von 30–50 mN/m können somit leicht erreicht werden. Derartig hohe Oberflächendrücke verursachen hohe Filmviskositäten. Auch makromolekulare Filme, die aus Schleifen und Schwänzen bestehen, weisen hohe Filmviskositäten auf.

Die Fähigkeit zur Filmbildung bzw. die Filmeigenschaften sind jedoch stark vom chemischen Aufbau der Moleküle abhängig. Die elektrostatischen Abstoßungskräfte zwischen geladenen Kopfgruppen ionischer Tenside, wie z. B. Dodecylsulfatanionen, verhindern die Ausbildung eines dichtgepackten, hochgeordneten Grenzflächenfilms aus Dodecylsulfatanionen. Der Zusatz geringer Mengen eines entsprechenden ungeladenen Moleküls, z. B. des C_{12}-Alkohols, führt zur Einlagerung der nichtionischen Komponente in die dodecylsulfathaltige Grenzfläche. Dadurch verringert sich die Grenzflächenspannung γ, und damit steigt nach Gleichung 2.64 der Oberflächendruck π sowie die Filmviskosität.

Allerdings weisen Grenzflächenfilme nicht nur viskose, sondern auch elastische Eigenschaften auf. Der stabilisierende Effekt von Alkoholzusätzen zu dodecylsulfathaltigen O/W-Emulsionen ist auch mit einer Erhöhung der Filmelastizität in Zusammenhang gebracht worden.

Die rasche Dehnung eines Filmelementes verursacht eine lokale Erniedrigung der Grenzflächenkonzentration des Tensids. Dadurch steigt die lokale Grenzflächenspannung. Sie wirkt der Filmstreckung entgegen. Entsprechend verursacht die lokale Kompression eines Filmes einen Anstieg der Grenzflächenkonzentration des Tensides, wodurch eine lokale Abnahme der Grenzflächenspannung bewirkt wird. Auch in diesem Fall bildet sich ein Gradient der Grenzflächenspannung, der jedoch zu einer Streckung des gestauchten Films führt. Der Film zeigt somit Elastizität. Zum Vergleich sei an den Drahtbügelversuch zur Veranschaulichung der Oberflächenspannung erinnert. Wird eine dünne Flüssigkeitslamelle in einem Drahtbügel nur so weit gedehnt, daß sie nicht reißt, und die Kraft, die die Dehnung verursacht hat, hört auf einzuwirken, dann zieht sich der Film aufgrund seiner Oberflächenspannung wieder zusammen (s. Abschn. 2.1).

Ein Grenzflächenspannungsgradient wirkt jedoch nicht nur direkt jeder Deformation entgegen, sondern verursacht auch eine Ausdehnung bzw. Stauchung der Grenzflächenfilme infolge eines Grenzflächentransportes, d. h. daß laterale Molekülbewegungen erfolgen. Die grenzflächenaktiven Substanzen reißen dabei Anteile der kontinuierlichen Phase mit sich, wodurch die beiden Tropfenoberflächen auseinander gedrückt werden.

Die kolloidalen und die rheologischen Eigenschaften (Viskosität, Elastizität) des Films beeinflussen somit die Stabilität der Tröpfchen gegen Koaleszenz. Ein Film reißt, und die beiden Tröpfchen vereinigen sich unter Ausbildung eines größeren Tröpfchens, wenn die Fluktuationen der Grenzflächenspannungen so groß werden, daß die adsorbierten Moleküle keine ausreichende Barriere mehr gegen die Filmausdünnung bilden können. Während des letzten Schrittes des Koaleszenzprozesses müssen schließlich die adsorbierten (Mono-)Schichten der grenzflächenaktiven Komponenten umgelagert werden. Verschiedene Modelle sind entwickelt worden, um die komplizierten und komplexen Umlagerungsprozesse zu beschreiben.

Neben den statischen Abstoßungskräften tragen somit auch dynamische Effekte zur Stabilität einer Emulsion bei. Ihr Beitrag ist jedoch schwer zu quantifizieren.

Stabilisierung durch eine dritte Phase

Während sich die bisherigen Überlegungen auf die Stabilisierung klassischer zweiphasiger Emulsionen konzentrierte, muß darüber hinaus die Stabilisierung nicht mischbarer flüssiger Phasen von pharmazeutischen und kosmetischen Dispersionen mit Hilfe einer dritten Phase diskutiert werden. Drei-Phasen-Emulsionen sind insbesondere im Bereich der kosmetischen und pharmazeutischen Dermatika anzutreffen (z. B. bei Lotionen). Es soll in diesem Zusammenhang jedoch noch einmal darauf hingewiesen werden, daß in diesem Abschnitt keine halbfesten wasserhaltigen Systeme (z. B. Cremes) besprochen werden, weil sie nicht den eingangs gegebenen Definitionen genügen. Die stabilisierende Wirkung der dritten Phase beruht auf ihrer Lokalisation in den Grenzflächen zwischen disperser und kontinuierlicher Phase. Der Aggregatzustand der dritten Phase kann flüssigkristallin, fest oder flüssig sein.

Stabilisierung durch flüssigkristalline Phasen. Im Kontakt mit Flüssigkeiten, insbesondere wäßrigen Medien, bilden bestimmte amphiphile Substanzen flüssigkristalline Phasen aus (s. Abschn. 2.2). Insbesondere das Auftreten von lamellar flüssigkristallinen Phasen und ihre ausgeprägte stabilisierende Wirkung sind im Zusammenhang mit der Stabilisierung von Emulsionen (O/W-Emulsionen) beschrieben worden [5]. Anstelle eines Emulgatormonolayers liegen zentrosymmetrisch lamellar flüssigkristalline Kugelhüllschichten in der Grenzfläche (Abb. 2.55). Die Bildung lyotroper lamellarer Flüssigkristallstrukturen in Emulsionen setzt allerdings voraus, daß im betreffenden 3-Komponenten-Phasendiagramm mit der wäßrigen Phase, der Ölkomponente und dem Tensid(gemisch) als Komponenten entsprechende Mehrphasenbereiche existieren. Ferner muß die Konzentration an Emulgator bzw. Tensidgemisch in der Emulsion so hoch sein, daß Tensidmultilayer überhaupt entstehen können. Darüber hinaus ist zu berücksichtigen, daß bei extrem hohen Energieeinträgen in das System während der Dispergierung, z. B. bei einer Hochdruckhomogenisation, die Multischichten abgeschert werden können. Entsprechende Erfahrungen existieren aus dem Bereich der Liposomenherstellung (s. Abschn. 2.2). Die stabilisierende Wirkung einer flüssigkristallinen Lamellarphase ist u. a. auf eine Reduktion des wirksam werden-

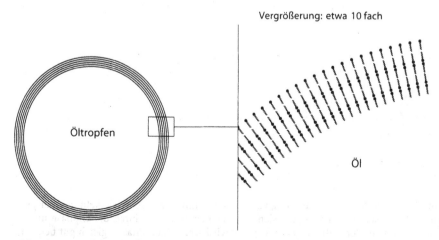

Abb. 2.55. Modellöltröpfchen mit flüssigkristalliner Lamellarphasenhülle, die vorrangig aus Emulgatormolekülen besteht und deren zwiebelschalenartige Struktur auf der rechten Bildseite vergrößert wiedergegeben ist

den zwischenpartikulären Van-der-Waals-Potentials (s. oben „Sterische Abstoßung") und der viskosen Eigenschaften der Flüssigkristallschicht zurückgeführt worden [5]. Besondere Beachtung verdient auch die große Volumenzunahme der Flüssigkristallphase durch aufgenommenes Wasser, weil sich
daraus eine enorme Schichtdicke bei relativ geringer Emulgatorkonzentration ergibt und das enthaltene Wasser somit zur Stabilisierung beiträgt.

Stabilisierung durch feste Phasen. Die Stabilisierung einer Emulsion mittels
einer dritten festen Phase stellt eine weitere Möglichkeit dar, die allerdings
nicht ausführlich diskutiert werden soll, weil sie im Bereich der klassischen
kosmetischen und pharmazeutischen Emulsionen eine eher unbedeutende
Variante darstellt. Damit Feststoffpartikel stabilisierend auf eine Flüssig/flüs-
sig-Dispersion wirken können, müssen sich die möglichst feinen Partikel
(vorzugsweise < 100 nm, [5]) in der Flüssig/flüssig-Grenzfläche anreichern.
Das setzt voraus, daß die feinen Partikel von beiden Flüssigkeiten benetzt
werden. Für die Stabilisierung von O/W-Emulsionen hat sich ein Benetzungswinkel $\Theta \leq 90°$ als notwendig erwiesen und für W/O-Emulsionen
ein Benetzungswinkel $\Theta \geq 90°$ (Abb. 2.56) [5]. Werden die Partikel jedoch
vollständig von einer der beiden Phasen benetzt, adsorbieren sie nicht mehr
in der Grenzfläche, sondern werden in die Phase aufgenommen. In der
Grenzfläche wirkt die möglichst geschlossene Partikelhülle als Barriere gegen die Koaleszenz. Dabei ist v. a. ihre mechanische Barrierefunktion von
Bedeutung. Darüber hinaus ist ebenfalls wieder mit einer Wirkung auf
die zwischenpartikulären Van-der-Waals-Potentiale zu rechnen (s. oben
„Energiebarrieren"). Sofern die Partikel zur wäßrigen Phase gerichtete Ladungen tragen, ist außerdem auch die Existenz einer elektrostatischen Barriere zu berücksichtigen, die u. U. eine Flokkulation der Tröpfchen verhindert, wie bereits im Abschnitt über Elektrostatische Kräfte näher ausgeführt
wurde.

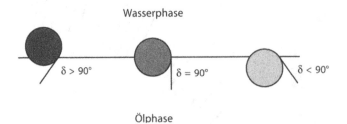

Abb. 2.56. Modell zur Einlagerung von 3 kugelförmigen Feststoffpartikeln in einer planaren Öl-Wasser-Grenzfläche, die sich in ihrer Benetzbarkeit durch die Ölphase unterscheiden. Das in der Mitte liegende Partikel wird von beiden Phasen gleich gut benetzt,
während das Partikel auf seiner rechten Seite besser von der Ölphase benetzt wird (Θ
$< 90°$) und somit die Bildung von O/W-Emulsionen fördert, während das Partikel zu seiner linken Seite schlecht vom Öl benetzt wird ($\Theta > 90°$)

2.4.2
Physikalische Stabilität von Emulsionen

Die thermodynamische Instabilität der klassischen pharmazeutischen und kosmetischen Emulsionen ist die Ursache vieler physikalischer Stabilitätsprobleme. Auf die chemischen Stabilitätsprobleme, wie z. B. die Zersetzung enthaltener Emulgatoren oder gelöster und solubilisierter Wirkstoffe, soll an dieser Stelle nicht eingegangen werden. Es sei hier nur in Erinnerung gerufen, daß in wasserreichen Systemen mit derartig großen Grenzflächen signifikante chemische Instabilitätsprobleme (z. B. hohe Hydrolyseraten) auftreten können. Aufrahmung oder Sedimentation, Flokkulation, Koaleszenz, Ostwald-Reifung und Phaseninversion sind die bekanntesten und häufigsten physikalischen Instabilitätsprozesse.

Aufrahmung und Aufrahmungsgleichgewicht

Das Stokes-Gesetz (Gleichung 2.65) kann zur näherungsweisen Beschreibung der konstanten Aufrahmungs- bzw. Sedimentationsgeschwindigkeit v der dispergierten Phase in (stark verdünnten) Emulsionen herangezogen werden, sofern laminare Strömungen vorliegen. Die Endgeschwindigkeit v eines Tropfens ist entsprechend Gleichung 2.65 proportional dem Dichteunterschied $\Delta\varrho$ zwischen disperser Phase (z. B. Paraffin) und kontinuierlicher Phase (z. B. Wasser), dem Tropfenradius r, der Erdbeschleunigung g und umgekehrt proportional der Viskosität der kontinuierlichen Phase η:

$$v = \frac{2 \cdot \Delta\varrho \cdot r^2 \cdot g}{9 \cdot \eta} \qquad (2.65)$$

Dispergierte Partikel eines gegebenen Durchmessers rahmen auf, wenn ihre Dichte kleiner ist als die der kontinuierlichen Phase (z. B. Paraffin-in-Wasser), und sedimentieren, wenn ihre Dichte höher ist als die der kontinuierlichen Phase (z. B. Wasser-in-Paraffin). Die Mehrzahl der pharmazeutisch relevanten O/W-Emulsionen besitzen disperse Phasen mit Dichten deutlich unter 1000 kg/m^3, d. h. sie neigen zur Aufrahmung. Die Aufrahmung führt zu beschleunigter Flokkulation und Koaleszenz, weil unterschiedlich große Tropfen unterschiedlich schnell aufrahmen und deshalb vermehrt Kollisionen auftreten. In Anlehnung an das Stokes-Gesetz kann eine Verlangsamung der Aufrahmung bzw. Sedimentation durch eine Verminderung der Tropfendurchmesser, Dichteangleich der beiden Phasen und Viskositätserhöhung der äußeren Phase erreicht werden. Die Abhängigkeit der Sedimentationsgeschwindigkeit von der Tropfengröße soll durch die Daten in Tabelle 2.14 veranschaulicht werden. Eine vollständige Unterbindung von Aufrahmung bzw. Sedimentation ist dagegen nur dadurch möglich, daß $\Delta\varrho = 0$ wird. Selbst im Fall einer Viskositätsanhebung um etliche Zehnerpotenzen bezogen auf die Ausgangsviskosität der kontinuierlichen Phase wird die Geschwindigkeit entsprechend Gleichung niemals 0. Erst die Einführung einer

Tabelle 2.14. Einfluß des Tropfendurchmessers d auf die Aufrahmungsgeschwindigkeit v a) einer stark verdünnten Paraffin-in-Wasser-Emulsion (Dichteunterschied $\Delta \varrho$ = 150 kg/m³) und b) einer stark verdünnten O/W-Emulsion, deren disperse Phase aus mittelkettigen Triglyceriden (MCT) besteht (Dichteunterschied $\Delta \varrho$ = 50 kg/m³). Die Viskosität der äußeren Phasen beträgt η = 0,001087 Pa · s

Tropfendurchmesser [µm]	Aufrahmungsgeschwindigkeit [cm/Jahr]	
	a) Paraffin	b) MCT
0,05	< 1	< 1
0,1	2,4	< 1
0,3	21,3	7,1
0,5	59,3	19,8
0,75	133,4	44,5
1,0	237,1	79,0
10,0	23710,0	79033,4

Fließgrenze böte eine Lösung, wobei der Gravitationseffekt kleiner sein muß als die Fließgrenze.

Das Stokes-Gesetz liefert verschiedene theoretische Ansatzpunkte für eine Beeinflussung der Aufrahmungs- bzw. Sedimentationsgeschwindigkeit. Im Bereich der pharmazeutischen Anwendung sind jedoch viele theoretische Lösungsansätze kaum bzw. gar nicht praktikabel. Pharmazeutisch relevante reale Tröpfchenkollektive werden mit Gleichung 2.65 kaum erfaßt, da die folgenden vereinfachenden Annahmen gemacht werden [8]:

a) Betrachtung eines Einzeltropfens, d. h. Volumenanteil der dispersen Phase → 0,
b) keine Verformbarkeit der Tropfen,
c) keine Oberflächenladung der Tropfen,
d) keine Tropfengrößenverteilung,
e) keine Diffusion der Tröpfchen und
f) Newton-Fließverhalten der kontinuierlichen Phase.

In Realsystemen ist es einem Einzelöltröpfchen z. B. nahezu unmöglich, ungehindert über mehrere Zentimeter Höhenunterschied aufzurahmen, weil es u. a. infolge der hohen Tröpfchenkonzentration und der unterschiedlichen Aufrahmgeschwindigkeit verschieden großer Tröpfchen Kollisionen ausgesetzt ist. Ferner ist zu berücksichtigen, daß bei Aufrahmprozessen, die in einem Behältnis ablaufen, jede Tröpfchenbewegung von einem Ausgleichsfluß der kontinuierlichen Phase begleitet sein muß. Dadurch wird die Aufrahmenbewegung anderer Tröpfchen behindert. Außerdem ist zu beachten, daß viele Realsysteme z. B. infolge ihres Gehaltes an wasserlöslichen Polymeren oder hoher Volumenanteile fein(st)disperser Phase kein Newton-Fließverhalten aufweisen.

Für Tröpfchen im kolloidalen Größenbereich (≤ 1 μm) gilt, daß die durch die Aufrahmung bzw. Sedimentation verursachten Konzentrationsgradienten zu einer signifikanten Diffusion aufgerahmter bzw. sedimentierter Tröpfchen in Gegenrichtung führen. Deshalb wird unterhalb einer Grenzteilchengröße auch bei bestehenden Dichteunterschiden makroskopisch keine vollständige Aufrahmung bzw. Sedimentation beobachtet. Dieser Sachverhalt läßt sich mit Hilfe des sog. Aufrahmungs- bzw. Sedimentationsgleichgewichtes beschreiben, wobei das physikalisch-chemische Gleichgewicht durch Ausgleich der Wirkungen von potentieller Energie (Schwerkraft) und thermischer Energie (Diffusion bzw. Brown-Bewegung) erzielt wird. Gleichung 2.66 setzt die Tropfenzahl n zweier Höhenniveaus h_1 und h_2 (= Δh) nach Erreichen des Gleichgewichtszustandes zueinander ins Verhältnis, wobei das Tröpfchenanzahlverhältnis (n_1/n_2 mit Hilfe der folgenden e-Funktion beschrieben wird.

$$n_1/n_2 = e^{-g \cdot \Delta h \cdot \Delta \varrho \cdot V/k \cdot T} \quad \text{bzw.} \quad n_1/n_2 = e^{-[(g \cdot \Delta h \cdot \Delta \varrho \cdot \Pi)/(6 \cdot k \cdot T)] \cdot d^3} \tag{2.66}$$

V Volumen eines Einzeltröpfchens
d Tröpfchendurchmesser

Tabelle 2.15 gibt eine Übersicht über die Aufrahmungsgleichgewichte in Abhängigkeit vom Tropfendurchmesser und des Dichteunterschiedes zwischen der Öl- und der Wasserphase. Als Beispielsysteme wurde wieder die Paraffin-in-Wasser-Emulsion gewählt sowie eine O/W-Emulsion, die als disperse Phase mittelkettige Triglyceride (MCT) enthält, deren Dichte der von Wasser sehr ähnelt. Die Daten in Tabelle 2.15 zeigen eine der Grenzen des Stokes-Gesetzes auf. Während eine Paraffin-in-Wasser-Modellemulsion mit einer Einheitströpfchengröße von 100 nm innerhalb von ungefähr 4,2 Jahren ($\mu_1/n_2 \cong 0$) komplett über eine Höhe von 10 cm über dem Gefäßboden aufgerahmt ist, weisen Systeme mit einem einheitlichen Tröpfchendurchmesser

Tabelle 2.15. Einfluß des (hypothetischen) Einheitstropfendurchmessers d auf das Aufrahmungsgleichgewicht a) einer stark verdünnten Paraffin-in-Wasser-Emulsion (Dichteunterschied $\Delta \varrho$ = 150 kg/m³) und b) einer stark verdünnten O/W-Emulsion, deren disperse Phase aus mittelkettigen Triglyceriden (MCT) besteht (Dichteunterschied $\Delta \varrho$ = 50 kg/m³). Der Niveauunterschied Δh beträgt entweder Δh = 10 cm oder Δh = 5 cm

Tröpfchendurchmesser d [nm]	n_1/n_2 für Δh = 10 cm		n_1/n_2 für Δh = 5 cm	
	Paraffin	MCT	Paraffin	MCT
5	0,998	0,999	0,999	0,999
10	0,982	0,994	0,991	0,997
25	0,743	0,906	0,862	0,952
50	0,093	0,452	0,304	0,672
75	0	0,069	0	0,262
100	0	0,002	0	0,042

von 50 nm bei der betrachteten Höhendifferenz von 10 cm wegen der Brown-Molekularbewegung eine Gleichgewichtseinstellung auf: $n_1/n_2 = 0{,}093$. Verschiedene kommerzielle i. v.-Emulsionen enthalten mittelkettige Triglyceride (DAB 10) als Ölphase. Der geringe Dichteunterschied zwischen MCT-Phase und Wasser führt dazu, daß eine MCT/Wasser-Emulsion mit einer Einheitströpfchengröße von 100 nm bereits nicht mehr komplett aufrahmen kann. Die Daten in Tabelle 2.15 verdeutlichen, daß die Einstellung eines Sedimentationsgleichgewichtes im Bereich des parenteralen Emulsionssystems von Bedeutung sein kann.

Flokkulation

Als Flokkulation wird die Zusammenlagerung von Tröpfchen unter Erhalt ihrer Individualität, d. h. eine Agglomeratbildung von Tröpfchen verstanden. In den Abschnitten „Elektrostatische Kräfte" und „Sterische Abstoßung" (s. oben) wurden bereits die energetischen Voraussetzungen für das Eintreten einer Flokkulation vorgestellt. Die Tröpfchen nähern sich bis auf den Abstand ihres sekundären Energieminimums und verbleiben in diesen Minima. Flokkulierte Tröpfchen können jedoch leicht wieder mechanisch voneinander getrennt, d. h. redispergiert werden, da das sekundäre Minimum flach ist.

3 Mechanismen können über einen Prozeß der Tröpfchenkollision zu einer Flokkulation von Tropfen führen: die Brown-Bewegung, Scherbeanspruchungen und Aufrahmung bzw. Sedimentation.

Flokkulation infolge der Brown-Bewegung wird auch als perikinetische Flokkulation bezeichnet und kann näherungsweise durch die bereits im Abschn. „Destabilisierungskinetik" (s. oben) vorgestellte Smoluchowski-Gleichung 2.51 beschrieben werden [5]. Die Flokkulationsrate dn/dt (Anzahl an Tropfen, die pro Sekunde in einer Volumeneinheit flokkulieren) wäre demnach direkt proportional dem Quadrat der Tropfenanzahl n pro Volumeneinheit, dem Radius der Tropfen r und ihrem Diffusionskoeffizienten D.

Jede Realemulsion weist eine Tröpfchengrößenverteilung auf. Tröpfchen mit unterschiedlichen Radien sedimentieren bzw. rahmen mit unterschiedlichen Geschwindigkeiten auf. Unter Zugrundelegung der Gültigkeit des Stokes-Gesetzes (Gleichung 2.65) verhalten sich die Aufrahmgeschwindigkeiten von Tropfen unterschiedlicher Größe zueinander wie die Quadrate ihrer Radien. Ein Tropfen mit einem Radius von 50 µm rahmt 100mal so schnell auf wie ein Tropfen mit einem Radius von 5 µm und 10.000mal so schnell wie ein Tropfen mit einem Radius von 0,5 µm. Deshalb kommt es während der Aufrahmung bzw. Sedimentation gehäuft zu Kollisionen in Tröpfchenkollektiven. Während jedoch die aus der Brown-Molekularbewegung resultierende Geschwindigkeit eines Tröpfchens mit Zunahme des Tröpfchenradius mit der 3. Potenz sinkt, nimmt die Sedimentations- bzw. Aufrahmgeschwindigkeit quadratisch mit dem Tröpfchenradius zu.

Wird Flokkulation durch Aufrahmung bzw. Sedimentation oder Scherung des Systems ausgelöst, also durch Bewegungen, die den Tröpfchen aufgezwungen werden, wird von einer orthokinetischen Flokkulation gesprochen.

Pharmazeutische Emulsionen werden u. a. während ihrer Abfüllung in ein Endbehältnis geschert. Näherungsformeln, die die orthokinetische Flokkulation in laminaren bzw. turbulenten Strömungen beschreiben, sind u. a. von Smoluchowski entwickelt worden.

Koaleszenz

Koaleszenz von Emulsionstropfen liegt vor, wenn einander berührende Tropfen zusammenfließen und einen neuen Tropfen bilden, d. h. ihre Individualität verlieren. Der Koaleszenzprozeß von (stabilisierten) Tröpfchen ist kompliziert und kann theoretisch durch eine Abfolge von Schritten näherungsweise beschrieben werden. Im ersten Schritt müssen sich analog zum Flokkulationsprozeß 2 Tröpfchen einander annähern. In einem 2. Schritt kommt es zu einer Schichtdickenabnahme des Dispersionsmediums zwischen den Tröpfchen, d. h. die kontinuierliche Phase muß zwischen den Tröpfchen verdrängt werden. Dieser Schritt wird durch die rheologischen Eigenschaften der kontinuierlichen Phase beeinflußt. Im 3. Schritt zerreißt schließlich der Film, und die beiden Tröpfchen vereinigen sich unter Ausbildung eines größeren Tröpfchens.

Ostwaldsche Reifung

Innerhalb eines Tropfens existiert ein Überdruck, der durch die Grenzflächenspannung verursacht wird. Dieser sog. Krümmungsdruck, der häufig auch Kapillardruck P_k genannt wird, kann mit Hilfe des folgenden Zusammenhanges beschrieben werden:

$$\Delta p = P_k = \frac{2 \cdot \gamma}{r} \tag{2.67}$$

Die Höhe der Druckdifferenz ist entsprechend Gleichung 2.67 von der Grenzflächenspannung γ und über den Tröpfchenradius von der Krümmung der Fläche abhängig. Je geringer die Grenzflächenspannung und je größer der Tropfen, d. h. je größer der Tropfenradius r, um so geringer ist der Überdruck im Tropfen. In einem Kollektiv verschieden großer Tröpfchen weisen die kleineren Tröpfchen einen höheren Innendruck auf als die größeren. Für Paraffintröpfchen in Wasser ($\gamma \approx 46$ mN/m) mit einem Durchmesser von 100 nm errechnet sich nach Gleichung 2.67 eine Druckdifferenz von 18,4 atm. Haben die Tröpfchen jedoch einen Durchmesser von 1 μm, beträgt die Druckdifferenz nur noch 1,84 atm ($\hat{=}$ 1864 hPa) und für Tropfen mit einem Durchmesser von 10 μm schließlich nur noch ca. 0,18 atm ($\hat{=}$ 186 hPa). Das Rechenbeispiel zeigt, daß nur beim Vorliegen kolloidaler Tröpfchengrößen (≤ 1 μm) hohe Druckdifferenzen auftreten. Für die Löslichkeit einer Flüssigkeit gilt nun, daß die Löslichkeit der tropfendispersen Form S aufgrund des Krümmungsdruckes größer ist als die Löslichkeit der Bulkphase S* mit planarer Grenzfläche:

$$\ln(S/S^*) = 2 \cdot \gamma \cdot V/r \cdot R \cdot T \qquad\qquad (2.68)$$

S Löslichkeit des Tröpfchens
S* Löslichkeit der Bulkphase
γ Grenzflächenspannung
V Molvolumen der Flüssigkeit
r Tröpfchenradius
R allgemeine Gaskonstante
T absolute Temperatur

Gleichung 2.68 ist insbesondere für Tröpfchen mit Durchmessern von weniger als 1 μm von Bedeutung, weil für diese Tröpfchengrößen die hohen Druckdifferenzen zu signifikanten Löslichkeitsunterschieden führen. Da in Realsystemen stets Tröpfchengrößenverteilungen vorliegen, können die größeren Tropfen auf Kosten der kleineren wachsen, d. h. diese lösen sich mit der Zeit auf und verschwinden schließlich. Dieser Vorgang wird als Ostwald-Reifung bezeichnet und kommt zum Tragen, wenn die Löslichkeit der dispersen Phase in der kontinuierlichen nicht vernachlässigbar gering ist. Allerdings ist zu beachten, daß Überschüsse bestimmter Tenside, z. B. von Natriumdodecylsulfat, zur Bildung von Mizellen in der kontinuierlichen Phase führen können. Diese vermögen u. U. Anteile der dispersen Phase zu solubilisieren und somit eine signifikante Konzentrationssteigerung der Ölkomponente in der äußeren Phase zu bewirken. Dadurch kann es zu einer für die betreffende Ölphase unerwartet schnellen Ostwald-Reifung kommen.

Phaseninversion

Die Phaseninversion, die auch als Phasenumkehr bezeichnet wird, kennzeichnet die Umwandlung einer Emulsion des O/W-Typs in eine W/O-Emulsion und umgekehrt. Die Inversion einer Emulsion ist von einer Reihe von Parametern abhängig. Außer der Temperatur können das Phasenvolumenverhältnis, die Viskositäten, der Öltyp, Emulgatortyp und -konzentration sowie Art und Konzentration von Ionen und Additiva Einfluß nehmen [9].

Im Gegensatz zu den ionogenen Tensiden weisen die nichtionogenen Emulgatoren, insbesondere ethoxylierte Verbindungen, eine starke Abhängigkeit ihrer Hydrophilie von der Temperatur auf. Mit steigender Temperatur sinkt ihre Wasserlöslichkeit, weil die Wechselwirkungen zwischen ihrem hydrophilen Molekülteil und den Wassermolekülen mit steigender Temperatur stark abnehmen, d. h. der Hydratationsgrad ihres hydrophilen Molekülteils sinkt. Die Emulgatoren werden mit steigender Temperatur deshalb kontinuierlich lipophiler. Mizellare Lösungen nichtionischer Tenside zeigen deshalb bei einer für das jeweilige Tensid charakteristischen Temperatur eine Phasenseparierung, die sich makroskopisch in Form einer Trübung des Systems äußert. Die Temperatur, bei der die Phasenseparierung makroskopisch erkennbar wird, wird als Trübungspunkt (englisch: „cloud point", CP) der Lösung bezeichnet.

In einem vollständig phasenseparierten System einer O/W-Emulsionsrezeptur aus Öl, Wasser und nichtionogenem, hydrophilem Emulgator führt die starke Temperaturabhängigkeit der Emulgatorhydrophilie zu dem nachfolgenden Phasenverhalten: Bei tiefen Temperaturen (Raumtemperatur) liegt eine Ölphase und eine mizellhaltige Wasserphase vor (Abb. 2.58 a). In den Mizellen können geringe Konzentrationen der Ölkomponente solubilisiert vorliegen, während die Ölphase nahezu tensid- und wasserfrei ist. Bei hohen Temperaturen koexistieren eine nahezu reine Wasserphase und eine tensidreiche Ölphase (Abb. 2.57 c). In einem Zwischentemperaturbereich koexistieren nun jedoch nicht nur eine Wasser- und eine Ölphase, sondern 3 flüssige Phasen: eine tensidarme Wasserphase, eine tensidarme Ölphase und eine sog. Tensidphase (englisch: „surfactant phase"), die den Hauptanteil an Tensid des Gesamtsystems neben großen Anteilen an Öl und Wasser enthält (Abb. 2.57 b). Jedoch ändert sich nicht nur das Phasenverhalten der Rezeptur temperaturabhängig, sondern auch ihr Emulgierverhalten.

Bei niedrigen Temperaturen entstehen O/W-Emulsionen. Absorbieren Emulgatormoleküle mit stark hydratisiertem hydrophilem Molekülteil an Wasser-Öl-Grenzflächen, so fördern sie offensichtlich die Ausbildung einer zur Wasserphase hin konvex gekrümmten Grenzfläche. Damit kommt es zur Ausbildung von O/W-Emulsionen. Nimmt der Hydratationsgrad des hydrophilen Molekülteils mit steigender Temperatur nun jedoch ab, kann der konvexe Krümmungssinn der Grenzfläche in einen konkaven übergehen, wie er für W/O-Emulsionen kennzeichnend ist, und es bilden sich W/O-Emulsionen. Im Temperaturübergangsbereich ist die Krümmung des Emulgatorfilms gleich 0. Diese Temperatur, bei welcher die hydrophilen und lipophilen Eigenschaften eines Emulgators für ein vorgegebenes Zweiphasensystem aus Öl und Wasser im Gleichgewicht stehen, wird als Phaseninversionstemperatur (PIT) der Emulsion bezeichnet. Die PIT wird auch als HLB-Temperatur bezeichnet (s. unten). Während also ein hydrophiler nichtionogener Emulgator bei tiefen Temperaturen die Bildung und Stabilisierung einer O/W-Emulsion ermöglicht, begünstigt derselbe Emulgator bei hohen Temperaturen die Ausbildung einer W/O-Emulsion. Deshalb kann ein starker

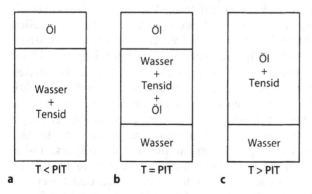

Abb. 2.57 a–c. Temperaturabhängiges Verhalten von Dreikomponentensystemen aus Wasser, Öl und ethoxyliertem O/W Emulgator a unterhalb, b an der PIT und c oberhalb der PIT

Temperaturanstieg eine mit einem hydrophilen nichtionogenen Emulgator stabilisierte O/W-Emulsion destabilisieren und zur Phaseninversion bzw. zum Brechen der Emulsion führen. Extreme Klimabedingungen, wie sie u. U. während der Lagerung oder dem Transport einer Emulsion im Sommer oder im Winter auftreten, können aufgrund der oben dargestellten Temperaturabhängigkeit der Emulsionsstabilität zu einer Destabilisierung des Systems führen.

Die Temperaturabhängigkeit der Emulgatoreigenschaften und des Emulsionstyps können gezielt im Rahmen der Emulsionsherstellung ausgenutzt werden. Eine Emulgierung bei der Phaseninversionstemperatur, eine sog. PIT-Emulgierung (englisch: „low-energy emulsification") ist dadurch gekennzeichnet, daß der Dispergierprozeß aufgrund der geringen Grenzflächenspannungen zwischen den korrespondierenden Phasen nur einen vergleichsweise geringen Energieeintrag voraussetzt und Dispersionen mit hohem Dispersitätsgrad bereits beim einfachen Schütteln der Phasen erzielt werden können. Allerdings müssen die frischen Dispersionen sofort (auf Raumtemperatur) abgekühlt werden, weil Emulsionen nahe der PIT sehr instabil sind [7, 9].

Shinoda hat die Bestimmung der PIT von Emulsionen zur Beurteilung ihrer Stabilität vorgeschlagen. Während O/W-Emulsionen ca. 30 °C unterhalb ihrer PIT eine hohe Stabilität aufweisen sollen, soll die Stabilität von W/O-Emulsionen ca. 20 °C oberhalb ihrer PIT hoch sein. Bei Vorgabe eines ethoxylierten Tensides hängt die PIT allerdings von der Wahl der Ölphase ab.

Eine Phaseninversion von O/W nach W/O oder umgekehrt kann nicht nur durch eine Temperaturerhöhung verursacht werden, sondern auch durch eine Veränderung des Phasenvolumenverhältnisses bei konstanter Temperatur. Monodisperse Kugeln bzw. Tröpfchen können bereits bei einem Volumenanteil der inneren Phase von ca. 50 % eine Packung aus sich berührenden Kugeln bilden. Die dichteste Kugelpackung eines monodispersen Emulsionssystems würde bei einem Volumenanteil der inneren Phase von ca. 74 % vorliegen, vorausgesetzt, die Emulgatorhülle könnte einen ausreichenden Koaleszenzschutz liefern. In realen Tröpfchenkollektiven könnten sogar wesentlich dichtere Tröpfchenpackungen erzielt werden, weil die Größenverteilung der Tröpfchen eine noch dichtere Packung erlaubt. Außerdem stellen Emulsionstropfen keine starren Kugeln dar, sondern können u. U. elastisch polyedrisch verformt werden. Wird der Volumenanteil der dispersen Phase jedoch bis auf 95–99 % erhöht, reicht in der Regel das Volumen der zweiten Phase nicht mehr aus, weiterhin die kontinuierliche Phase zu bilden, so daß dann das extreme Phasenvolumenverhältnis den Emulsionstyp vorgibt. Auch dieser Mechanismus der Phaseninversion wird im Rahmen der Emulsionsherstellung ausgenutzt. Beim Phaseninversionsverfahren wird das Gesamtvolumen der Phase vorgelegt, die im Endprodukt die disperse Phase darstellen soll. In diese Phase kann portionsweise die andere Phase, die im Produkt die kontinuierliche Phase bilden soll, eingearbeitet werden, bis es zur Phaseninversion kommt. Die auf diesem Weg hergestellten Emulsionen zeichnen sich dadurch aus, daß sie sehr fein zerteilte innere Phasen und enge Tröpfchengrößenverteilungen aufweisen.

Bereits 1940 haben Schulman u. Cockbain [4] ein schematisches Bild vom Mechanismus der Phaseninversion entwickelt, das die beobachtete Feinheit und Größeneinheitlichkeit der Tröpfchen zu erklären versucht: Wenn die Phasenumkehr erfolgt, befindet sich die ursprüngliche kontinuierliche Phase hauptsächlich in den Zwickelräumen zwischen den enggepackten Emulsionströpfchen. Die Flüssigkeitsvolumina in den Zwickelräumen sind in der Regel sehr gering und untereinander ähnlich. Das Flüssigkeitsvolumen jeweils eines Zwickelraumes soll bei der Phasenumkehr einen Emulsionstropfen bilden.

Während Emulsionen, die mit nichtionogenen Emulgatoren stabilisiert sind, eine ausgeprägte Temperaturabhängigkeit der Phaseninversion aufweisen, können Emulsionen, die ionogene Emulgatoren enthalten, durch Zugabe von Salzen destabilisiert und zur Phasenumkehr gebracht werden. Aufladung schwachgeladener W/O-Emulsionen und Entladung geladener O/W-Emulsionen durch Zusätze (mehrwertiger) Ionen können eine Phaseninversion auslösen. So kann z. B. ein Zusatz von Kalziumionen zu einer O/W-Emulsion, die mit einer Mischung aus Cholesterol und Natriumcetylsulfat stabilisiert ist, zur Koaleszenz der Öltröpfchen und zur Phaseninversion führen.

2.4.3
Tensidische Emulgatoren

Da Emulsionen thermodynamisch instabile Mehrphasensysteme sind, müssen Stabilisierungsmaßnahmen ergriffen werden, die den dispersen Zustand des Systems über einen pharmazeutisch sinnvollen Zeitraum zu erhalten helfen. Möglichkeiten von physikalischer Bedeutung sind die bereits beschriebenen rheologischen Faktoren sowie elektrostatische und sterische Energiebarrieren.

Vorrangig werden zur Stabilisierung pharmazeutischer Emulsionen niedermolekulare Verbindungen mit bipolarem Molekülaufbau, sog. Tenside, eingesetzt. Der bipolare Molekülaufbau der Tenside, d. h. die räumliche Trennung einer hydrophilen und eines hydrophoben Molekülteils, führt dazu, daß der eine Molekülbereich eine hohe Affinität zu wäßrigen Medien aufweist, während der andere eine höhere Affinität zu unpolaren Medien besitzt. Tensidmoleküle haben somit einen amphiphilen Charakter, der u. a. in ihrer Grenzflächenaktivität zum Ausdruck kommt, d. h. in ihrer Eigenschaft, sich in Phasengrenzflächen anzureichern. Da die Variationsbreite der chemischen Struktur der hydrophilen und hydrophoben Molekülteile sehr groß ist, können Tenside sehr unterschiedliche Charakteristika z. B. in Hinblick auf ihre Wasserlöslichkeit und ihr Assoziationsverhalten (s. Abschn. 2.1) aufweisen. Die Tenside können in ionische (kationische, anionische, zwitterionische) und nichtionische Verbindungen unterteilt werden. Während ionogene Tenside die Ausbildung elektrostatischer Barrieren fördern, können nichtionische Tenside zur Ausbildung von sterischen Barrieren beitragen.

Tenside können zum einen den Emulsionstyp festlegen (O/W oder W/O) und zum anderen die Stabilität einer Emulsion bestimmen. Als Emulgatoren kommen jedoch nur solche Tenside in Frage, die zur Bildung von Emulsionen hinreichender (Lager-)Stabilität führen. Geeignete Tenside werden entsprechend ihrer Funktion aus Emulgatoren bezeichnet. Allerdings werden häufig auch Gemische aus Tensiden zur Emulsionsstabilisierung eingesetzt, deren Einzelkomponenten keine ausgeprägten Emulgatoreigenschaften aufweisen. Optimierte Rezepturen sind dabei durch ein bestimmtes Tensidmengenverhältnis gekennzeichnet. Außerdem müssen hinreichend hohe Konzentrationen an Tensiden eingesetzt werden.

Stabile 25 %ige Paraffin-in-Wasser-Emulsionen können weder mit Cholesterol noch mit Natriumcetylsulfat allein hergestellt werden. Der Einsatz einer Kombination von Cholesterol und Natriumcetylsulfat im Gewichtsverhältnis von 2 : 1 liefert jedoch eine stabile O/W-Emulsion. Wird das Cholesterol durch andere Tenside wie Oleylalkohol oder Cholesterolstearat substituiert, resultieren instabile Dispersionen. 25 %ige Mineralöl-in-Wasser-Emulsionen, die mit Natriumcetylsulfat und Oleylalkohol stabilisiert werden, sind außerdem wesentlich instabiler als solche, die Natriumcetylsulfat und Elaidylalkohol (Transisomer des Oleylalkohols) enthalten.

Die Auswahl eines geeigneten Emulgators oder einer Tensidkombination bei Vorgabe von Emulsionstyp, Phasenvolumenverhältnis, Ölphase und Zusammensetzung der wäßrigen Phase ist bis heute eine schwierige Aufgabe. Es sind jedoch verschiedene Verfahren entwickelt und empirische Regeln aufgestellt worden, die helfen sollen, aussichtsreiche Emulgatoren oder Tensidgemische zu ermitteln bzw. vorherzusagen.

Die empirisch gefundene Bancroft-Regel besagt, daß die Phase, in welcher sich der Emulgator bevorzugt löst, die kontinuierliche Phase der resultierenden Emulsion bildet. Allerdings erlaubt die Bancroft-Regel keinerlei Aussagen bezüglich der Stabilität des Systems. Darüber hinaus kann festgestellt werden, daß sich viele pharmazeutisch wichtige Emulgatoren nicht in signifikanten Konzentrationen in der äußeren Phase in Lösung bringen lassen und trotzdem stabile Emulsionen zu liefern vermögen. Ein anschauliches Beispiel stellen Phospholipide dar, die zur Stabilisierung der i. v.-Emulsionen eingesetzt werden.

Bei der Ermittlung bzw. Vorauswahl geeigneter Tenside zur Herstellung stabiler Emulsionen werden heute zwei unterschiedliche Konzepte verfolgt. Das eine Konzept basiert auf der Betrachtung der isoliert vorliegenden Tensidmoleküle und einer Einteilung der Tenside anhand ihrer hydrophilen und lipophilen Molekülteile. Der zweite Ansatz beruht auf der Untersuchung der Wechselwirkung der Tenside mit der jeweiligen Öl/Wasser-Kombination. Beide Konzepte liefern Kennzahlen, die die Auswahl des optimalen Tensids erleichtern sollen.

Das bekannteste Bewertungssystem, das auf der Betrachtung des Tensidmoleküls beruht, ist das von Griffin 1949 eingeführte HLB-System (hydrophile-lipophile Balance). Hierbei handelt es sich um eine willkürlich festgelegte Zahlenskala, die ursprünglich von 0–20 reichte und die jeder technologischen Funktion eines Tensids, wie Lösungsvermittlung, Benetzung, Schaumzerstörung und Unterdrückung der Schaumbildung, Herstellung und Stabilisierung von O/W- bzw. W/O-Emulsionen, einen bestimmten Zahlenbereich zuordnet (Abb. 2.58). Jedem Tensid kann ein HLB-Wert zugeord-

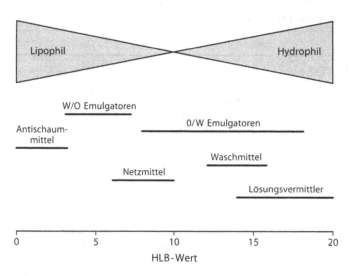

Abb. 2.58. HLB-Skala

net werden, der das Verhältnis von hydrophilem zu lipophilem Molekülanteil ausdrücken soll. Ist der HLB-Wert eines Tensids kleiner als 10, dominieren seine lipophilen Eigenschaften, und ist der HLB-Wert größer als 10, dominiert sein hydrophiler Charakter. Je höher der HLB-Wert, desto hydrophiler ist das Molekül. Ein HLB-Wert von 10 wird als der Wendepunkt in den vorherrschenden Eigenschaften angesehen. W/O-Emulgatoren sind durch HLB-Werte zwischen 3 und 6 gekennzeichnet, während die zur Herstellung stabiler O/W-Emulsionen eingesetzten Tenside HLB-Wert von 8–18 aufweisen sollen. Da sich Emulgatoren mit HLB-Werten zwischen 3 und 6 bevorzugt in der Ölphase lösen und die Ausbildung von W/O-Emulsionen fördern, während die zur Herstellung stabiler O/W-Emulsionen eingesetzten Tenside mit HLB-Werten von 8–18 sich bevorzugt in der wäßrigen Phase lösen, findet die Bancroft-Regel eine Bekräftigung im HLB-Konzept. In Tabelle 2.16 sind einige der in pharmazeutischen Emulsionssystemen häufig eingesetzten Tenside unter Angabe des in ihrer Gegenwart bevorzugt gebildeten Emulsionstyps aufgelistet.

Die Bestimmung der HLB-Werte von Tensiden erfolgt semiempirisch, d. h. es ist notwendig, entweder zeitraubende Emulgierversuche durchzuführen oder empirische Gleichungen anzuwenden. Zur Berechnung des HLB-Wertes nach Griffin existieren verschiedene Formeln. Für nichtionische Tenside, deren hydrophiler Molekülteil z. B. nur aus Ethylenoxydeinheiten besteht, hat Griffin den folgenden empirisch gefundenen Formelzusammenhang vorgeschlagen:

$$HLB = (20 \cdot M_h)/M \tag{2.69}$$

M_h Gewicht des hydrophoben Molekülteils
M Molekulargewicht des Tensids

Tabelle 2.16.   Tensidbeispiele. (Aus [1])

Emulgatoren	Beispiel	Typ
Anionenaktive Emulgatoren		
Alkaliseifen	Natriumpalmitat	O/W
Erdalkaliseifen	Calciumstearat	W/O
Alkylsulfate	Natriumstearylsulfat	O/W
Alkylsulfonat	Natriumcetylsulfonat	O/W
Kationenaktive Emulgatoren		
Quartäre Ammonium-verbindungen	Benzalkoniumchlorid	O/W
Pyridiniumverbindungen	Cetylpyridiniumchlorid	O/W
Amphotere Emulgatoren		
Phosphatide	Lecithin	O/W und W/O
Ampholytseifen	Cocamidopropylbetain	O/W
Nichtionische Emulgatoren		
Fettalkohole	Cetyl-, Stearylalkohol	W/O
Sterole	Cholesterol, Wollwachsalkohole	W/O
Glycerolfettsäureester	Glycerolmonostearat	W/O
Sorbitanfettsäureester	Sorbitanstearinsäureester	W/O
Macrogolfettsäureester	Macrogolmonostearat	O/W
Macrogolsorbitanfettsäureester	Macrogolsorbitanstearat (Polysorbat 60)	O/W
Macrogolglycerolfettsäureester	Macrogolglycerolmonostearat	O/W
Macrogolfettalkoholether	Macrogollaurylether	O/W und W/O

Diese Formel läßt sich gut auf verschiedene homologe Reihen nichtionischer Tenside anwenden. Ein HLB-Wert von 20 entspräche somit 100 % Hydrophilie. Für die Berechnung der HLB-Werte von Fettsäureestern mehrwertiger Alkohole schlug Griffin die folgende Berechnungsformel vor:

$$HLB = 20 \cdot (1 - VZ/SZ) \tag{2.70}$$

VZ Verseifungszahl
SZ Säurezahl

Griffin stellte außerdem fest, daß jeder beliebige HLB-Wert zwischen den beiden HLB-Werten zweier Tenside durch Mischen geeigneter Mengenanteile der beiden Tenside eingestellt werden kann. Für Tensidmischungen kann der HLB-Wert des Systems deshalb nach Gleichung 2.71 berechnet werden:

$$HLB_{Gemisch} = \sum_{i=1}^{n} HLB_i \cdot g_i \tag{2.71}$$

g Massenanteil des Tensids i

Für ionische Tenside können Gleichung 2.69 und 2.70 nicht verwendet werden, weil die errechneten Werte zu niedrig liegen. Ionische Tenside können HLB-Werte besitzen, die wesentlich größer als 20 sind. Natriumlaurylsulfat hat z. B. einen HLB-Wert von 40. Dieser Wert bedeutet jedoch keine 200 % Hydrophilie, sondern verdeutlicht die Bedeutung des Ionisationsprozesses für die Wasserlöslichkeit einer amphiphilen Verbindung.

Eine alternative Methode, den HLB-Wert abzuschätzen, wurde von Davies vorgeschlagen [4] und beruht auf einer Aufschlüsselung bzw. Zerlegung der chemischen Struktur der Tensidmoleküle in hydrophile und lipophile Gruppen. Der Einfluß bzw. Effekt jeder Gruppe auf das Tensidverhalten ist in der sog. Gruppenzahl festgelegt (Tabelle 2.17), die empirischen Ursprungs ist. Es wird dabei angenommen, daß der Effekt jeder Gruppe und damit ihr Zahlenwert für jedes Molekül gleich ist. Mit Hilfe der Gruppennummern kann der HLB-Wert eines Tensides nach Gleichung 2.72 berechnet werden:

$$HLB = 7 + \sum \text{hydrophile Gruppenzahl} - \sum \text{lipophile Gruppenzahl} \qquad (2.72)$$

Während die nach Griffin und nach Davies berechneten HLB-Werte für Sorbitanester und ethoxylierte Sorbitanester nahezu identisch sind, divergieren die Werte für ethoxylierte Alkohole und Alkylphenole jedoch erheblich. Die Grenzen des Verfahrens werden auch anhand der Stabilitätsunterschiede der 25 % igen Mineralöl-in-Wasser-Emulsionen deutlich, die entweder Natriumcetylsulfat und Oleylalkohol enthalten oder Natriumcetylsulfat und Eladylalkohol, das Transisomer des Oleylalkohols. Für beide C_{18}-Alkohole errechnet sich nach Davies derselbe HLB-Wert.

Es sind viele Ansätze vorgeschlagen worden, den HLB-Wert eines Tensides aus seinen physikochemischen Eigenschaften abzuleiten. Beispielsweise sind Beziehungen zwischen dem HLB-Wert und den nachfolgend aufgeführten Parametern aufgestellt worden: dem Spreitungsvermögen von Ölphasen

Tabelle 2.17. HLB-Gruppennummern

Hydrophile Gruppe	Gruppennummer
	Gruppe
Sorbitanester	6,8
Freier Ester	2,4
Carboxylgruppe	2,1
Freie Hydroxylgruppe	1,9
Ethersauerstoff	1,3
Hydroxylgruppe am Sorbitanring	0,5
Hydrophobe Gruppe	
$=CH-$	$-0,475$
$-CH_2$	$-0,475$
$-CH_3$	$-0,475$

auf tensidhaltiger Wasserphase, dem Verhältnis der Tensidlöslichkeit in der Wasser- und der Ölphase, dem Verteilungskoeffizient, der Koaleszenzgeschwindigkeit der Tröpfchen, der kritischen Mizellbildungskonzentration sowie der Mischungsenthalpie des Tensids.

Jedem Tensid wird im HLB-System ein Zahlenwert zugeordnet. Für viele handelsübliche Tenside sind die HLB-Werte in tabellierter Form zugänglich, so daß die Unsicherheiten bei der Berechnung eines HLB-Wertes umgangen werden können. Jedoch werden im HLB-Wert eines Tensides viele Parameter nicht berücksichtigt, die die (Emulgier-)Eigenschaften des Tensides beeinflussen. Einflüsse wie die Temperatur, die Salzkonzentration, der pH-Wert, der Dissoziationsgrad bzw. Ladungszustand der polaren Gruppe des Tensidmoleküls, Konfigurationsunterschiede in der lipophilen Kette des Moleküls, Emulgatorkonzentration sowie Öltyp finden keinen Eingang in den HLB-Wert eines Tensides.

Das HLB-Konzept nach Griffin vermag z. B. nicht zu erklären, warum 25 % ige Mineralöl-in-Wasser-Emulsionen, die mit Natriumcetylsulfat und Oleylalkohol stabilisiert werden, wesenlich instabiler sind als solche, die Natriumcetylsulfat und Elaidylalkohol (Transisomer des Oleylalkohols) enthalten. Auch der Umstand, daß viele nichtionogene Tenside unterhalb der Phaseninversionstemperatur O/W-Emulsionen und oberhalb W/O-Emulsionen stabilisieren, findet keine Berücksichtigung. Die begrenzte Bedeutung des HLB-Wertes eines Tensids kommt u. a. auch darin zum Ausdruck, daß für die Herstellung einer stabilen Paraffin-in-Wasser-Emulsion ein HLB-Wert des Tensides von ca. 11 gefordert wird, während für eine Sonnenblumenöl-in-Wasser-Emulsion ein HLB-Wert von etwa 8 als geeignet angesehen wird. Für viele Ölphasen sind allerdings die benötigten HLB-Werte bekannt [4]. Die praktische Bedeutung des HLB-Wertes beschränkt sich somit i. allg. auf eine erste grobe Vorauswahl der Emulgatoren.

Bei der Vorauswahl geeigneter Tenside zur Herstellung stabiler Emulsionen wird heute häufig ein alternatives Konzept verfolgt. Es beruht auf der Untersuchung der Wechselwirkung der Tenside mit Wasser und der jeweils interessierenden Ölphase. Auch dieses Konzept liefert Kennzahlen, die die Auswahl des optimalen Tensids erleichtern sollen. Das Verfahren beruht auf der Bestimmung der Phaseninversionstemperatur (PIT). An der PIT befinden sich die hydrophilen und lipophilen Eigenschaften des Tensides im Gleichgewicht (s. v. Phaseninversion). Für lagerstabile O/W-Emulsionen soll die PIT ca. 20–60 °C über der Lagerungstemperatur der Emulsion liegen. Die Stabilität einer Emulsion steigt mit Zunahme der PIT. Da die PIT mit dem HLB-Wert korreliert ist, kann außerdem der HLB-Wert eines Tensides von seiner PIT mit Hilfe von Kalibrierungskurven abgeleitet werden. Deshalb wird die Phaseninversionstemperatur auch häufig als HLB-Temperatur bezeichnet. Der Vorteil des PIT-Systems gegenüber dem HLB-System liegt u. a. darin, daß die PIT eine Größe ist, die meßtechnisch direkt zugänglich ist und in die alle Faktoren eingehen, die die Emulgiereigenschaften eines nichtionischen Tensides beeinflussen.

2.4.4
Einsatz makromolekularer Hilfsstoffe

Nur wenige pharmazeutische Emulsionen enthalten keine Tenside. Beispiele stellen die orale Emulsion Agarol und die Paraffin-Emulsion Ph. Helv. modif. dar [1]. Während Agarol Methylhydroxyethylzellulose und Agar als polymere Stabilisatoren enthält, werden Gummi arabicum und Traganth in der modifizierten Paraffin-Emulsion nach Ph. Helv. eingesetzt. Traditionell werden wasserlösliche makromolekulare Hilfsstoffe als Verdickungsmittel oder als Gelgerüstbildner in Emulsionen verwendet. Die stabilisierende Wirkung dieser sog. Quasiemulgatoren wird i. allg. anhand des Stokes-Gesetzes veranschaulicht (s. v.). Zu den Quasiemulgatoren werden Agar, Gummi arabicum, wasserlösliche Zellulosederivate wie Methylzellulose, Methylhydroxyethylzellulose, Hydroxypropylzellulose, Hydroxypropylmethylzellulose, Natrium-Carboxymethylzellulose, Gelatine, Pektine, Polyacrylsäuren und Traganth gezählt.

Allerdings weisen eine Reihe von Untersuchungen darauf hin, daß die den dispersen Zustand stabilisierende Wirkung verschiedener hydrophiler Makromoleküle nicht ausschließlich auf deren Beeinflussung der Viskosität der kontinuierlichen Phase zurückzuführen ist. Emulgatoreigenschaften, d. h. Grenzflächenaktivität und die Fähigkeit zur Ausbildung elektrostatischer oder sterischer Energiebarrieren sowie viskoelastischer Filme, werden u. a. für (hochgradig substituierte) Methylzellulose, Methylethylzellulose, Hydroxypropylmethylzellulose, Polyvinylalkohol, ein Kopolymer aus Methacrylsäure und Methacrylsäuremethylester, und Gelatine beschrieben [6, 8].

Die Anreicherung und Orientierung von Blockkopolymeren oder Proteinen, wie Caseinen und Gelatinen, in O/W-Grenzflächen sowie die durch sie verursachte Reduktion der Grenzflächenspannung wird aufgrund der räumlichen Trennung hydrophiler und lipophiler Molekülbereiche verständlich. Die hydrophoben Molekülbereiche der Blockpolymere müssen in der dispersen Phase löslich sein [10]. Polyethylen-Polypropylen-Blockkopolymere können sterische Barrieren bilden, indem die beiden hydrophilen Polyoxyethylenketten als Schwänze in das wäßrige Medium ragen und die hydrophobere Polyoxypropylenkette das Molekül in der Grenzfläche verankert. Polyethylen-Polypropylen-Blockkopolymere ähneln in ihren Eigenschaften niedermolekularen Tensiden. Sie assoziieren z. B. in Form von Mizellen [9].

Im Gegensatz zu den Emulgatoreigenschaften der Blockkopolymere ist das Grenzflächenverhalten insbesondere der nichtionogenen Homopolymere wie Polyvinylalkohol oder Methylzellulose sowie der durch sie verursachte Abfall der Grenzflächenspannung schwerer zu verstehen. Diese Polymere weisen weder räumlich getrennte lipophile und hydrophile Molekülbereiche bzw. Kettenabschnitte auf, noch bilden sie elektrostatische Wechselwirkungen zu Molekülen der dispersen Phase aus. Sie orientieren sich in der Grenzfläche in Form von Ketten, Schleifen und Schwänzen, die für die Entstehung sterischer Barrieren verantwortlich sind. Polyelektrolyte, wie verschiedene Proteine und Methacrylate, können außerdem eine elektrostatische Abstoßung fördern.

Die Abgrenzung der Quasiemulgatoreigenschaften wasserlöslicher Polymere von deren Emulgatoreigenschaften ist aufgrund des bislang nur im begrenzten Umfang vorliegenden Datenmaterials schwierig – insbesondere wenn makromolekulare Verbindungen in Kombination mit Tensiden bzw. Tensidgemischen eingesetzt werden. Pharmazeutische Emulsionen enthalten häufig gleichzeitig Tenside und hydrophile Polymere. Untersuchungen zum Stabilitätseinfluß von Polymeren und tensidhaltige O/W-Emulsionen und dem zugrunde liegenden Stabilisierungsmechanismus liegen im Bereich der Lebensmitteltechnologie für Sojaöl-in-Wasser-Emulsion mit mittleren Tröpfchengrößen im Nanometerbereich vor. Den O/W-Emulsionen, die wahlweise mit Phospholipiden, Natriumcaprylat, Monoolein, Sorbitanmonooleat (Span 80) oder einem Saccharoseester emulgiert sind, wurden nachträglich niedrigviskose Lösungen hydrophiler Polymere wie Methylzellulose, Ethylhydroxyethylzellulose, Traganth und Pektin zugesetzt. Die resultierenden Zubereitungen zeigten eine signifikant erhöhte Stabilität in Flokkulationsversuchen, obwohl sie gegenüber reinem Wasser nur leicht erhöhte Viskositäten aufwiesen. Zurückgeführt wurde der stabilisierende Effekt des Polymerzusatzes auf die Grenzflächenanlagerung der Polymeren, wobei sie sich bevorzugt der Tensidschicht auflagern sollen.

2.4.5
Bestimmung des Emulsionstyps

Die Ermittlung des Emulsionstyps, d. h. die Unterscheidung zwischen einer O/W-Emulsion und einer W/O-Emulsion, ist einfach, da sich die Eigenschaften von Ölphasen und Wasserphasen deutlich unterscheiden. Die Bestimmungsverfahren zielen darauf ab, den Charakter der kontinuierlichen Phase zu erfassen. Leitfähigkeitsmessungen, Auflösungsversuche mit hydrophilen und lipophilen Farbstoffen und Verdünnungstests stellen schnelle und aussagekräftige Testverfahren dar.

Eine Wasser-in-Öl-Emulsion besitzt eine sehr niedrige elektrische Leitfähigkeit, wird schnell und intensiv durch lipophile Farbstoffe gefärbt und kann mit der Ölphase verdünnt werden. Für O/W-Emulsionen gelten die entgegengesetzten Charakteristika.

2.4.6
Emulsionsbildung

Bislang sind vorrangig fertige Emulsionen und ihre Eigenschaften vorgestellt worden. Im Zusammenhang mit der Besprechung des HLB-Wertes und der PIT, der Vorstellung der Bancroft-Regel und des Einflusses des Phasen-Volumen-Verhältnisses auf die Emulsionsbildung und den Emulsionstyp wurde jedoch wiederholt darauf hingewiesen, daß verschiedene Faktoren auf den sich ausbildenden Emulsionstyp Einfluß zu nehmen vermögen und daß es bei Kenntnis der verschiedenen Einflußgrößen häufig möglich ist, den Emulsionstyp vorherzusagen. Hilfreich ist in diesem Zusammenhang auch die Kenntnis des entsprechenden Phasendiagramms Ölphase/Wasserphase/Tenside(gemisch).

In welcher Weise vermag nun jedoch der Emulgator die Bildung einer Emulsion und den Emulsionstyp zu beeinflussen? Ein hoher HLB-Wert (> 8) führt offensichtlich zur Bildung einer Öl-Wasser-Grenzfläche, die konvex zur Wasserphase hin gekrümmt ist. Der HLB-Wert liefert hierzu jedoch keinen mechanistischen Erklärungsansatz. Im Rahmen der Beantwortung dieser Frage sind eine Reihe von Modellen vorgeschlagen worden. Eines basiert auf geometrischen Vorstellungen, wie sie im Zusammenhang mit der Assoziation von Tensidmolekülen in mizellaren Lösungen sowie flüssigkristallinen Phasen diskutiert werden. Danach kann dem Tensidmolekül eine einfache geometrische Gestalt zugeordnet werden, die sich aus der chemischen Struktur des Moleküls ableitet und durch eine Reihe von äußeren Faktoren wie dem pH-Wert, der Ionenkonzentration des Mediums und der Temperatur beeinflußt wird. Je nach Verhältnis der Volumina von hydrophilem zu lipophilem Molekülbereich werden die Tensidmoleküle durch Zylinder, Kegelstümpfe oder Kegel repräsentiert, wobei die Kegelbasis entweder durch den hydrophilen Molekülbereich repräsentiert wird, wenn dieser voluminöser ist als der lipophile, oder umgekehrt (Abb. 2.59). Die Assoziation von Zylindern würde einen ebenen Monolayer aus Tensidmolekülen liefern, während die Assoziation konisch geformter Moleküle eine Krümmung verursachen würde (Abb. 2.59). Demnach könnte sich eine Öltröpfchenoberfläche ausbilden, wenn der hydrophile Molekülbereich des Emulgators voluminöser als der lipophile wäre und somit die Kegelbasis bilden würde. Umgekehrt würde sich eine Wasser-in-Öl-Grenzfläche ausbilden, wenn die lipophilen Bereiche die Kegelbasis bilden würden.

Derartige geometrische Überlegungen scheinen jedoch allenfalls zur Erklärung der Bildung kolloidaler Emulsionströpfchen im untersten Nanometergrößenbereich sinnvoll, da nur in derartig feindispersen Systemen die Tröpfchen hinreichend kleine Krümmungsradien aufweisen, die diesen mechanistischen Erklärungsansatz sinnvoll erscheinen lassen [6].

Ein anderes Modell zur Erklärung des Tensideinflusses auf den Emulsionstyp geht von einer Betrachtung der Dynamik des Emulsionsbildungsprozesses aus [6]. Im Rahmen des Emulgierprozesses kommt es infolge des Ein-

Abb. 2.59. Graphische Darstellung des Zusammenhanges der Gestalt von Tensidmolekülen und der resultierenden Assoziatform

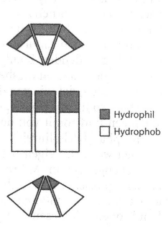

Hydrophil
Hydrophob

trages mechanischer Energie zur Zerteilung der zuvor getrennt vorliegenden Öl- und Wasserphase. Der endgültige Emulsionstyp ist davon abhängig, welcher der beiden Phasen während des Emulgierprozesses infolge des ständigen Zusammenpralls der Tröpfchen schneller koalesziert und damit die kontinuierliche Phase bildet. Eine O/W-Emulsion entsteht, wenn die Wassertröpfchen untereinander schneller koaleszieren als die Öltröpfchen. Umgekehrt bildet sich eine W/O-Emulsion, wenn die Wassertropfen eine höhere Lebensdauer besitzen. Zur Koaleszenz neigen ungeschützte oder unzureichend geschützte, d. h. unzureichend stabilisierte Tröpfchen. Deshalb beruht der Tensideinfluß auf den Emulsionstyp vorrangig auf der Adsorptionsgeschwindigkeit des Tensides an die neu gebildeten Grenzflächen und der Geschwindigkeit, mit der das Tensid eine Koaleszenzbarriere zu bilden vermag.

Jedoch beeinflussen die kinetischen Eigenschaften des Tensides nicht nur die Ausbildung eines bestimmten Emulsionstyps. Bei vorgegebenem Eintrag an mechanischer Energie in ein System können verschiedene Tenside zu unterschiedlich feinen Dispersionen führen. Je schneller ein Tensid die während des Emulgierprozesses neugebildeten Grenzflächen besetzt und effiziente koaleszenzbehindernde Barrieren bildet, um so feinere Produkte können erzielt werden.

2.4.7
Strukturmerkmale von Emulsionen

Bereits in der Einleitung zu diesem Abschnitt ist der klassischen Definition einer Emulsion die der IUPAC gegenübergestellt worden. Dabei wurde die Möglichkeit der Koexistenz von mehr als 2 flüssigen Phasen in einer Emulsion angesprochen. Die Struktur einer Emulsion kann sehr komplex sein. Es wurde bereits dargestellt, daß Emulsionströpfchen nicht einphasig sein müssen, sondern durch flüssigkristalline oder feste Phasen, die in der O/W-Grenzfläche angereichert vorliegen, stabilisiert sein können. Neben den durch eine dritte dispergierte Phase stabilisierten Emulsionströpfchen können Emulsionen jedoch noch weitere Partikelarten enthalten. Überschüsse an Emulgatoren, die lyotrope lamellare Flüssigkristallphasen in O/W-Grenzflächen bilden, können z. B. in Form von multilamellaren Vesikeln neben den Emulsionströpfchen vorliegen (Abb. 2.60). Allerdings hängt die Gesamtstruktur in einem Emulsionssystem nicht nur von Art und Konzentration an strukturbildenden Emulgatoren ab, sondern wird darüber hinaus auch stark von den Herstellungsbedingungen beeinflußt. Tendenziell kann festgehalten werden, daß die von den Emulgatoren bevorzugt gebildeten Strukturen stark vom Gesamtenergieeintrag in das System bei dessen Herstellung abhängen und somit von der zu erzielenden Tröpfchenfeinheit.

Phosphatidylcholinreiche Phospholipidgemische, die aus Ei oder Soja gewonnen werden, neigen bei der Herstellung grober O/W-Emulsionen mit Tröpfchengrößen im Mikrometerbereich zur Ausbildung flüssigkristalliner Lamellarphasen. Diese reichern sich zum einen in den O/W-Grenzflächen an und können zum anderen multilamellare Vesikel bilden. Werden jedoch i. v.-Emulsionen mit diesen Phospholipidgemischen hergestellt, d. h. hohe Ener-

Vergrößerung: etwa 10 fach

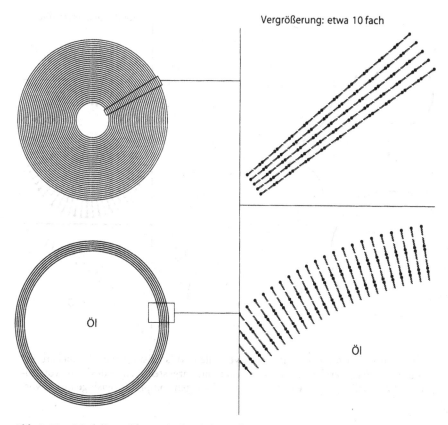

Abb. 2.60. Modelltröpfchen mit flüssigkristalliner Lamellarphasenhülle und koexistierendes multilamellares Vesikel

gien bei der Produktion eingetragen, bilden die Phospholipidüberschüsse häufig kleine unilamellare Vesikel. Diese liegen dann im Produkt neben Öltröpfchen vor, die vorzugsweise durch monomolekulare Filme aus Emulgatormolekülen stabilisiert sind (Abb. 2.61). Der extrem hohe Energieeintrag in das System während der Hochdruckhomogenisation führt offensichtlich zu einer Abscherung der Multischichtungen und zu ihrem Zerreißen.

Jedoch können nicht nur die lamellarphasenbildenden Emulgatoren koexistenzfähige Strukturen ausbilden. Häufig werden Mizellbildner, wie z. B. Natriumdodecylsulfat, in Kombination mit anderen grenzflächenaktiven Substanzen zur Stabilisierung von O/W-Emulsionen eingesetzt. Überschüsse an Mizellbildner können dann u. U. in mizellarer Form vorliegen. Auf die mögliche Koexistenz von Emulsionströpfchen und Mizellen wurde bereits im Zusammenhang mit der Ostwald-Reifung hingewiesen. Weder die unilamellaren Vesikel noch die Mizellen stellen nach der Gibbs-Phasendefinition eine disperse Phase dar. Trotzdem muß das mögliche Vorliegen derartiger kolloidaler Strukturen berücksichtigt werden, wenn die Stabilität von Emulsionssystemen oder biopharmazeutische Fragestellungen betrachtet werden.

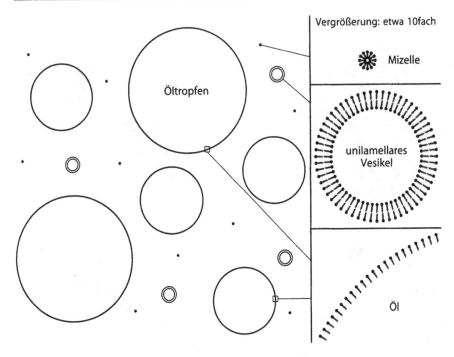

Abb. 2.61. Modellöltröpfchen mit Monolayerhülle und koexistierende unilamellare Vesikel. Zum (Größen-)Vergleich wurden Mizellen mit dargestellt. Eine Koexistenz von Mizellen und unilamellaren Vesikeln setzt u. a. das Vorliegen komplexer Tensidgemische voraus

Mizellen und unilamellare Vesikel können u. U. signifikante Anteile des in das Applikationssystem eingearbeiteten Arzneistoffes enthalten und somit Einfluß auf die Bioverfügbarkeit nehmen. Außerdem sind Strukturveränderungen in einer Emulsion während der Lagerung möglich, die ebenfalls zu Veränderungen der pharmakokinetischen Daten führen können.

2.4.8
Biopharmazeutische Aspekte

In Abhängigkeit von der Rezeptur und der herstellungstechnisch beeinflußten Struktur einer Emulsion sowie den physikochemischen Eigenschaften des Arzneistoffes kann sich dieser sehr unterschiedlich verteilen. Es ist denkbar, daß sich ein Wirkstoff nicht bevorzugt in der Ölphase anreichert, sondern z. B. in den Emulgatorfilmen oder in koexistierenden Vesikeln bzw. Mizellen. Außerdem muß die Freisetzung des Arzneistoffes über einen längeren Zeitraum nicht zwangsläufig aus den ursprünglichen Strukturelementen der Lagerungsform, d. h. der Emulsion, erfolgen. Vielmehr ist davon auszugehen, daß sich die Struktur der Applikationsform z. B. nach dermaler, peroraler oder intravenöser Verabreichung grundlegend verändert. Ursachen sind u. a. Wasserverlust, pH-Sprünge, Elektrolyte und Enzymangriffe. Die resultierenden Strukturveränderungen erfolgen u. U. sehr schnell und sind i. allg. nur in sehr begrenztem Umfang vorhersagbar.

2.4.9
Anwendungen

Im Vergleich mit der ebenfalls flüssigen Darreichungsform Lösung ist die Anzahl der auf dem Markt befindlichen pharmazeutischen Emulsionspräparate gering. Dies wird durch die Stabilitäts- und Stabilisierungsprobleme verständlich, die mit dieser thermodynamisch instabilen Applikationsform verbunden sind. Obwohl Emulsionen vereinzelt auch peroral, okular und nasal verabreicht werden, stehen heute die äußerliche und die parenterale, spezieller die intravenöse Applikation von Emulsionen im Vordergrund.

Zur äußerlichen Anwendung kommen (wirkstoffhaltige) Emulsionen sowohl des O/W- als auch des W/O-Typs. Die Teilchengröße liegt i. allg. im Mikrometerbereich. Emulsionen zur topischen Applikation können sehr komplex zusammengesetzt sein. Neben einer Ölphase, einer Wasserphase und niedermolekularen Emulgatoren enthalten diese Emulsionen zusätzlich häufig makromolekulare Zusätze wie Traganth, Arabisch Gummi oder Zellulosederivate, Konservierungsmittel, Antioxidanzien, Puffersubstanzen, Farbstoffe und Duftstoffe. Der Volumenanteil an innerer Phase kann nur wenige Prozent oder aber weit über 50 % betragen.

O/W-Emulsionen mit mittleren Teilchengrößen unter 500 nm dienen seit Jahrzehnten zur parenteralen Ernährung, d. h. der Zufuhr von Energie und essentiellen Fettsäuren. Sie werden i. v. verabreicht, weshalb sie auch als i. v.-Emulsionen bezeichnet werden. Diese Emulsionen gehören zur Gruppe der klassischen O/W-Emulsionen, d. h. sie bestehen aus 2 flüssigen Phasen, und weisen in der Regel mittlere Teilchengrößen weit unter 1 μm auf, weil Partikel, z. B. Öltropfen, mit Durchmessern oberhalb von 5 μm Embolien und Thrombosen verursachen. Alle auf dem deutschen Markt erhältlichen Produkte enthalten Triglyceridgemische als Ölkomponente, phosphatidylcholinreiche Phospholipidgemische tierischen oder pflanzlichen Ursprungs als Emulgatoren und Glycerol bzw. Xylitol als nichtionischen Isotonisierungszusatz. i. v.-Emulsionen stellen hinsichtlich ihrer chemischen Zusammensetzung die einfachsten pharmazeutischen Emulsionen dar. Sie enthalten u. a. keine viskositätserhöhenden Zusätze, keine Antioxidanzien und keine Konservierungsmittel. Sie besitzen somit eine viel einfachere chemische Zusammensetzung als viele topisch anzuwendende O/W-Emulsionen. Der Volumenanteil der inneren Phase beträgt in kommerziellen parenteralen O/W-Emulsionen derzeit entweder ca. 10 oder ca. 20 %. Im Rahmen einer parenteralen Ernährung müssen dem Organismus über längere Zeiträume täglich ausreichend große Kalorienmengen und damit entsprechend große Emulsionsvolumina zugeführt werden. Da 1 l der 20 % igen Emulsion Intralipid 20 lediglich 8400 kJ (2000 kcal) entspricht, müssen Emulsionen zur parenteralen Ernährung dem Patienten täglich über viele Stunden infundiert werden.

Solche Emulsionen können jedoch auch als Träger für schwer wasserlösliche Arzneistoffe, wie Dexamethason-21-palmitat, Diazepam, Etomidat und Propofol eingesetzt werden. Obwohl bereits seit den 60er Jahren auf diesem Gebiet gearbeitet wird, sind bis heute nur wenige arzneistoffhaltige Emulsionen zur intravenösen Applikation auf dem deutschen Markt verfügbar. Im Gegensatz zu den Emulsionen zur parenteralen Ernährung weden arzneistoffhaltige i. v.-Emulsionen in Einzeldosen von nur 2–10 ml verabreicht.

Literatur

1. Herzfeldt CD (1992) Propädeutikum der Arzneiformenlehre. Galenik 1. Springer, Berlin Heidelberg New York, S 178
2. Everett DH (1972) Pure Appl Chem (in Lit. 2, 5, 7, 8, 9) 31: 577–638
3. Everett DH (1992) Grundzüge der Kolloidwissenschaft. Steinkopff, Darmstadt
4. Sherman P (ed) (1968) Emulsion science. Academic Press, New York London
5. Friberg SE (1988) (in Lit. 2, 5, 7, 8, 9) In: Lieberman HA (ed) Pharmaceutical dosage forms: disperse systems, vol 1. Dekker, New York Basel
6. Hunter RJ (ed) (1993) Foundations of colloid science, vol 1. Clarendon, Oxford
7. Friberg SE (1990) (in Lit. 2, 5, 7, 8, 9) In: Larson K, Friberg SE (eds) Food emulsions. Dekker, New York Basel
8. Dickinson E, Stainsby G (eds) (1988) (in Lit. 2, 5, 7, 8, 9) In: Advances in food emulsions and foams. Elsevier, London New York
9. Shinoda K, Friberg SE (eds) (1986) (in Lit. 2, 5, 7, 8, 9) In: Emulsions and solubilization. John Wiley & Sons, New York
10. Napper DH (ed) (1983) In: Polymeric stabilization of colloidal dispersions. Academic Press, New York London

2.5
Suspensionen

T. KISSEL

2.5.1
Definitionen

Unter Suspensionen in pharmazeutischem Sinne werden grobdisperse Systeme verstanden, welche sich dadurch auszeichnen, daß die Feststoffteilchen in einer kontinuierlichen, flüssigen Phase verteilt vorliegen. Die Feststoffteilchen stellen die innere oder disperse Phase dar, die Flüssigkeit wird synonym als äußere Phase, kontinuierliche Phase, Vehikel oder Dispersionsmittel bezeichnet. Suspensionen sind also Dispersionen des Typs „fest in flüssig". Üblicherweise liegen die Partikelgrößen pharmazeutisch relevanter Systeme in einem Bereich zwischen 1 und 100 µm. Suspensionen mit mittleren Teilchengrößen unter 1 µm = 1000 nm können als „Nanosuspensionen" bezeichnet werden. Diese fallen damit in den Bereich kolloiddisperser Systeme, der allerdings nicht scharf definiert ist. Wird als Kriterium die Sichtbarkeit im Lichtmikroskop zugrundegelegt, so ist diese Grenze bei etwa 500 nm anzusiedeln.

Dispersionen fest/flüssig haben eine enorme Bedeutung für viele technische Anwendungen, die von der Druckindustrie über die Photographie bis hin zur Keramik reichen. Die Zuordnung von Dispersionen zu bestimmten Arzneiformen wird jedoch nicht einheitlich gehandhabt. Manche Arzneibücher unterscheiden nach Anwendungsart, wie z. B. äußerliche, orale, otiatrische, ophthalmologische und sterile Suspensionen (USP XXII). Je nach Anwendungsart sind Partikelgrößen, Feststoffanteil und Fließverhalten der Suspensionen unterschiedlichen Anforderungen unterworfen. Die vielfältigen Formulierungsprobleme und Anwendungsmöglichkeiten von Suspensionen sind in Tabelle 2.18 dargestellt. Im folgenden sollen nur „klassische" Suspensionen, die durch einen Feststoffanteil von ca. 0,5–40 %, eine langsame Sedimentation der inneren Phase und eine leichte Aufschüttelbarkeit gekennzeichnet sind, näher besprochen werden.

Tabelle 2.18. Eigenschaften und Anwendungsbeispiele pharmazeutisch verwendeter Suspensionen

Bezeichnung	Partikelgröße [μm]	Dispersionsmittel	Typischer Feststoffanteil [%]	Anwendung	Beispiel
Nanosuspension	0,1 – 0,5	Wäßrig	0,5	i. v.	Ciclosporin A, Hydrosol
Nanopartikel	0,1 – 1,0	Wäßrig	0,5	i. v. / oral ophthalmologisch	Trägersysteme, Cyanoacrylate, Albumin
Liposomen	0,025 – 1,0	Wäßrig	0,5	i. v.	Trägersysteme
Mikropartikel	1,0 – 100	Wäßrig	10	i. m. / s. c.	parenterale Depotformen, Adsorbatimpfstoffe
Suspension	< 50	Wäßrig	<5	i.m./s.c. ophthalmologisch	Insulin, Kortison, Antibiotika
		Ölig	< 40	i. m.	Steroide, Neuroleptika, Penicillin
Suspension	< 100	Wäßrig	20	Peroral	Pädiatrie, Antibiotika, Bariumsulfat
Lotio Schüttelmixtur	< 100	Wäßrig	< 40	Äußerlich	Schüttelpinselung, z. B. Lotio alba
Ölige Suspension	< 100	Ölig	50	Äußerlich	Zinci oleum

Hochkonzentrierte Dispersionen mit geringem Flüssigkeitsanteil, wie Suspensionssalben, Pasten und Suppositorien, werden an anderer Stelle gesondert abgehandelt. Die Übergänge zwischen den Dispersionssystemen fest/flüssig sind in Schema 2.1 dargestellt.

Die Formulierung von Suspensionen wird meist dann in Erwägung gezogen, wenn eines oder mehrere der nachstehenden Wirkstoffprobleme zu lösen sind: Verabreichung von unlöslichen oder schwerlöslichen Wirkstoffen in flüssiger Form, chemische Stabilisierung des Wirkstoffs in Suspensionsform, Geschmacksmaskierung oder Anstreben eines Retardeffekts durch die langsame Auflösung der Wirkstoffkristalle.

2.5.2
Theoretische Aspekte

Suspensionen sind thermodynamisch nicht stabil und bilden sich deshalb nicht spontan. Die Kenntnis der physikalisch-chemischen Grundlagen von Dispersionen des Typs fest/flüssig ist eine wesentliche Voraussetzung für die optimale Formulierung dieser Arzneiformen oder Zwischenprodukte. Dennoch ist zu berücksichtigen, daß viele dieser Theorien für quantitative Voraussagen an „realen" Suspensionen noch nicht ausreichend verfeinert worden sind. Sie gewähren jedoch einen Einblick in die oft recht komplexen Zusammenhänge und erlauben eine Interpretation von Meßdaten.

Das augenfälligste Merkmal von Suspensionen ist deren Neigung zur Sedimentation. Hierunter wird die Entmischung der festen und flüssigen Phase unter Bildung eines festen Bodenkörpers verstanden. Aufgrund der thermodynamischen Instabilität nimmt unmittelbar nach Beenden des Dispergierens der Dispersionsgrad wieder ab. Ziel der Formulierungsmaßnahmen ist es, eine Suspension herzustellen, die ausreichend lang stabil ist, um eine exakte Dosierung zu ermöglichen. Andererseits soll die Redispergierung ohne weitere Hilfsmittel durch Schütteln leicht möglich sein.

Die Summe aller Wechselwirkungen zwischen innerer und äußerer Phase bestimmt, in welcher Weise und wie schnell diese Vorgänge ablaufen können. Die in Tabelle 2.19 aufgeführten Eigenschaften und deren Wechselwirkungen sind hierbei zu berücksichtigen.

Partikelform, -größe und -verteilung

Bei dispersen Systemen spielen Grenzflächenphänomene eine entscheidende Rolle. Im Fall der Suspensionen kommen partikelabhängige Faktoren in vielfacher Hinsicht zum Tragen. Sie beeinflussen beispielsweise die Stabilität, das Fließverhalten, die Sedimentation und, wo anwendbar, die Bioverfügbarkeit. Für Suspensionen wird i. allg. eine möglichst enge Partikelgrößenverteilung angestrebt. Gelingt dies aus technologischen Gründen nicht, so muß mit Kristallwachstum in Suspensionen gerechnet werden. Kleine Teilchen lösen sich wegen der größeren Oberfläche rascher auf (Noyes-Whitney), und es kommt durch die Ostwald-Reifung zu einer Verschiebung größeren mittleren Teilchendurchmessern.

Schema 2.1 Übergänge zwischen pharmazeutischen Dispersionssystemen fest/flüssig

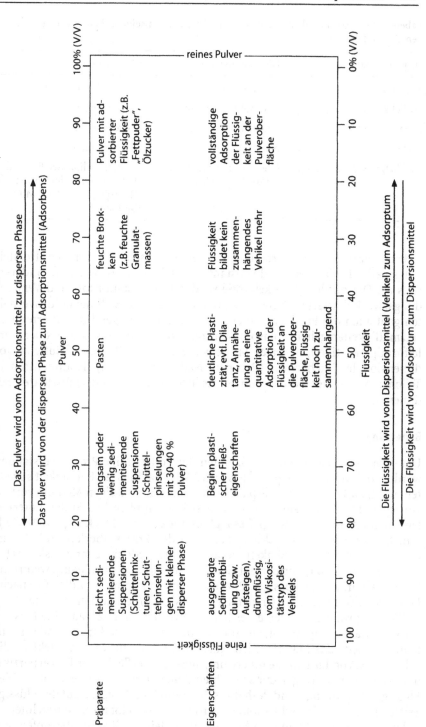

Tabelle 2.19. Abhängigkeit der Phasen- und Suspensionseigenschaften von verschiedenen Einflußfaktoren

Disperse Phase	Dispersionsmittel	Suspension
Teilchenform	Feststoffanteil	Sedimentationsverhalten
Löslichkeit	Hydrophilie / Lipophilie	Grenzflächenspannung
Benetzbarkeit	Ionenzusätze	Zeta-Potential
Dichte	pH-Wert	Feststoffanteil
Partikelgröße / -verteilung	Grenzflächenspannung, Viskosität, Dichte	Kompatibilität der Bestandteile, Stabilität des Wirkstoffs, Redispergierbarkeit, Mikrobiologie

Partikelgröße und -verteilung hängen hauptsächlich von der Herstellungsmethode einerseits und Substanzeigenschaften des Wirkstoffs andererseits ab. Die mittlere Partikelgröße wird von Applikationsort und Verwendungszweck diktiert (Tabelle 2.19). In das Fließ- und Sedimentationsverhalten geht auch die Partikelform ein. Viele der nachfolgend diskutierten Gesetzmäßigkeiten gehen von isodimensionalen Teilchen aus (kugel- oder würfelförmige Partikel), in realen Suspensionen liegen allerdings häufig anisodimensionale Teilchen vor (Prismen, Nadeln, Plättchen). Isodimensionale Teilchen begünstigen die Bildung eines lockeren, leicht aufschüttelbaren Sediments.

Benetzung

Unter Dispergierung soll im folgenden der vollständige Prozeß verstanden werden, bei welchem ein pulvriges festes Material in einer Flüssigkeit so verteilt wird, daß diskrete Pulverpartikel homogen im flüssigen Medium verteilt vorliegen. Der Dispersionsprozeß läßt sich gedanklich in 3 Stufen unterteilen, nämlich in: **Benetzung, Desagglomeration** und **Flockung.** Diese Teilschritte der Suspensionsbildung laufen in der Praxis überlappend ab, aus Gründen der Übersichtlichkeit werden sie hier jedoch separat diskutiert.

Der Begriff **Benetzung** bezieht sich auf den Vorgang, der abläuft, wenn eine feste Phase mit einer flüssigen Phase in Kontakt kommt und die Oberfläche Luft/Feststoff durch eine Grenzfläche Flüssigkeit/Feststoff ersetzt wird.

Werden größere Mengen eines feingepulverten Materials auf eine Flüssigkeitsoberfläche aufgestreut, so läßt sich beobachten, daß trotz großer Dichteunterschiede das Material nicht absinkt. Ursache für diesen Effekt ist die Adsorption von Luft an die innere und äußere Oberfläche der Pulverpartikel und Agglomerate. Wegen der schlechten Benetzung wird diese nicht von der Flüssigkeit verdrängt, und deshalb „schwimmt" das Material auf der Flüssigkeitsoberfläche. Dieses Phänomen wird auch als „Flotation" bezeichnet.

Die Benetzbarkeit kann am Beispiel eines kleinen Flüssigkeitstropfens auf einer ebenen Feststoffoberfläche erläutert werden (Abb. 2.62). Wenn sich der

Dampfgesättigte Gasphase

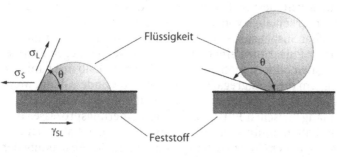

Abb. 2.62. Benetzungswinkel Θ und bei einer Benetzung auftretende Kräfte (Erläuterungen s. Text)

Tropfen vollständig über die Oberfläche ausdehnt, ist dies eine vollständige Benetzung, und der Kontaktwinkel Θ ist 0. Die Einteilung in benetzbar und nicht benetzbar ist recht willkürlich. Üblicherweise werden Systeme mit Θ > 90° als schlecht benetzbar bezeichnet. Der Bereich 0° < Θ < 90° wird als teilweise benetzbar bezeichnet. Die Young-Gleichung verdeutlicht den Zusammenhang zwischen den bei der Benetzung auftretenden Kräften:

$$\cos\theta = (\sigma_S - \gamma_{SL})/\sigma_L \tag{2.73}$$

σ_s Oberflächenspannung des Feststoffs
γ_{SL} Grenzflächenspannung zwischen Feststoff und Flüssigkeit
σ_L Oberflächenspannung Flüssigkeit
Dimension [mNm^{-1}]

Es entsteht im Berührungspunkt der Phasen ein vektorielles Gleichgewicht der Kräfte. Aus der Young-Gleichung folgt, daß die Benetzung begünstigt wird, wenn σ_s groß und γ_{SL} oder σ_L klein werden. Aus dieser Betrachtung resultiert, daß die Beeinflussung der Grenz- und Oberflächenspannung durch Tenside sinnvoll sein kann.

Das Benetzungsverhalten von Feststoffpartikeln wird in der Terminologie disperser Systeme auch mit den Begriffen „lyophil" (Flüssigkeit liebend) und „lyophob" (Flüssigkeit abstoßend) umschrieben. In wäßrigen Suspensionssystemen werden die Begriffe „hydrophil" (Wasser liebend) und „hydrophob" (Wasser abstoßend) analog verwendet. Hydrophile Feststoffe werden i. allg. leicht von Wasser und polaren Suspensionsmitteln benetzt. Hydrophobe Substanzen stoßen Wasser ab und werden deshalb von apolaren Suspensionsmedien benetzt.

Desagglomeration

Neben der Benetzbarkeit des Feststoffes durch das Suspensionsmedium hängt die Dispergierbarkeit auch von der Desagglomeration ab. Zur Herstellung pharmazeutischer Suspensionen werden häufig gemahlene oder mikronisierte Wirkstoffe in Pulverform eingesetzt. In Haufwerken liegen Partikel in Form von Aggregaten oder Agglomeraten vor. Es ist deshalb mechanische Energie notwendig, um diese Aggregate zu zerstören, besonders dann, wenn die Zerkleinerung des Feststoffs durch Trockenmahlung erfolgt.

Ein Zusammenhang zwischen Effizienz des Zerkleinerungsprozesses und Suspensionseigenschaften ergibt sich meist empirisch, scheint aber bei lyophilen Dispersionen von der Grenzflächenspannung und der Absenkung der Oberflächenenergie durch Adsorption abzuhängen. Die Verringerung der freien Oberflächenenergie durch adsorbierte Materialien wird auch als **Rehbinder-Effekt** bezeichnet.

Flockung

Nachdem nun die Grenzfläche benetzt und die Aggregate durch Desagglomeration in diskrete Partikel zerteilt und homogen im Dispersionsmedium verteilt wurden, tritt das Problem auf, die entstandene Suspension über einen hinreichenden Zeitraum zu stabilisieren. Da dies in der Praxis nur unvollständig gelingt, müssen Flockungsvorgänge auch bei der Suspensionsherstellung berücksichtigt werden. Disperse Mehrphasensysteme sind aufgrund der großen Grenzfläche thermodynamisch instabil. Die Partikel kollidieren häufig und zufällig, bedingt durch die Brown-Bewegung.

Zwischen den Partikeln können bindende oder abstoßende Wechselwirkungen beobachtet werden, die das makroskopische Verhalten der Suspension drastisch beeinflussen. Wenn bindende Wechselwirkungen überwiegen, reduziert sich die Anzahl suspendierter Partikel als Funktion der Zeit. Dieser Vorgang wird unabhängig vom zugrundeliegenden Mechanismus als Flockung (englisch: „flocculation") bezeichnet. Dieser Prozeß führt also wieder zu größeren Agglomeraten. Die Stabilität einer Suspension läßt sich dadurch kennzeichnen, welchen Widerstand sie der Flockung entgegensetzt. Eine allgemein akzeptierte Unterteilung in Flockung und Koagulation hat sich bislang nicht durchgesetzt – von manchen Autoren wird der Begriff Koagulation für ein relativ dichtes, nicht mehr aufschüttelbares (irreversibles) Aggregat verwendet, während durch Flockung relativ offene (reversible) Agglomerate entstehen, die sich leicht redispergieren lassen.

Interpartikuläre Wechselwirkungen in Suspensionen

Zwischen Partikeln einer Suspension können Wechselwirkungen auftreten, die sich grob folgenden Klassen zuordnen lassen:
1.) London-Van-der-Waals-Kräfte → Anziehung,
2.) Coulomb-Kräfte durch Ladungen → Anziehung oder Abstoßung,
3.) Solvat/Polymerhüllen → Abstoßung.

Strikt genommen gelten diese Überlegungen nur für kolloidale Systeme, also verdünnte Suspensionen mit monodispersen, sphärischen Partikeln < 100 nm. Da diese Überlegungen in ihren qualitativen Auswirkungen auch für die Stabilität realer Suspensionen Relevanz haben können, sollen sie hier kurz erläutert werden. Die Stabilisierungsmöglichkeiten für kolloidale Dispersionen sind in Abb. 2.63 schematisch dargestellt.

Die Wechselwirkung zwischen anziehenden London-Van-der-Waals-Kräften und abstoßenden oder anziehenden Coulomb-Kräften ist auch unter der Bezeichnung DLVO-Theorie bekannt geworden, benannt nach Derjaguin, Landau, Verway und Overbeek, die sich mit dem Flockungsverhalten lyophober Kolloide beschäftigten. Die Stabilisierung durch Makromoleküle ist weniger gut definiert.

Wird die Wechselwirkung von zwei Partikeln als Funktion des Abstandes betrachtet, so zeigt sich, daß bei Entfernungen größer als ca. 10 Å primär anziehende London-Van-der-Waals-Kräfte wirken, die sich als attraktive Dipol-Dipol-Wechselwirkungen beschreiben lassen. Obgleich diese relativ schwach sind und nur über kurze Distanzen wirken, machen sie sich auch auf größere Distanz (z. B. 100 Å) bemerkbar, da in realen Suspensionen eine große Anzahl von Partikeln vorliegen.

Die London-Van-der-Waals-Anziehung V_A läßt sich wie folgt beschreiben:

$$V_A = \frac{-A \cdot a}{12 \cdot H} \tag{2.74}$$

H Oberflächenabstand
a Partikeldurchmesser
A Hamaker-Konstante

Die Abschätzung der Hamaker-Konstanten stellt ein Problem dar, das bislang noch nicht befriedigend gelöst ist.

Für die elektrostatische Abstoßung gibt es für sphärische Partikel nur Näherungslösungen. Für große Partikel in wäßriger Lösung bei mäßigen Ionenstärken gilt:

$$V_R = \frac{1}{2} \Sigma\, a \Psi_0^2 \, \ln[1 + \exp^{-\kappa H}] \tag{2.75}$$

V_R elektrostatische Abstoßung
Σ dielektrische Konstante
a Partikeldurchmesser
Ψ_0 Oberflächenpotential
$1/\kappa$ Dicke der Doppelschicht

Die Gesamtwechselwirkungskurve V_r ergibt sich durch Addition der abstoßenden und anziehenden Wechselwirkungen, da die Doppelschichtabstoßung und London-Van-der-Waals-Anziehung unabhängig voneinander wirksam werden:

$$V_r = V_A + V_R \tag{2.76}$$

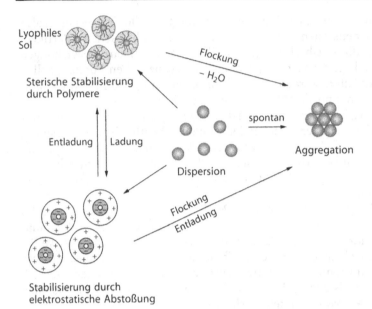

Abb. 2.63. Stabilisierung von kolloidalen Dispersionen durch verschiedene Effekte

Wird die potentielle Energie des Systems gegen den Oberflächenabstand aufgetragen, so wird der in Abb. 2.64 dargestellte Verlauf erhalten. Während V_R etwa exponentiell mit dem Abstand abfällt, zeigt V_A in etwa das inverse Verhalten. Auf kurze Entfernung dominiert die Anziehung, und V_T wird negativ.

Abb. 2.64. Potentialverlauf der Oberflächenenergie bei der Wechselwirkung zweier geladener Partikel (V_R elektrostatische Abstoßung, V_A Van-der-Waals Anziehung, V_T Gesamtwechselwirkungskurve, V_{max} Energiebarriere). (Aus [3])

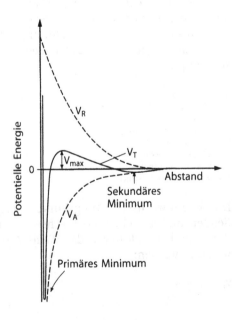

Ansonsten hängt V_T hauptsächlich von der Abstoßung V_R ab. 3 interessante Eigenschaften für das Flockungsverhalten lassen sich aus dieser Darstellung ableiten:

Zum einen müssen Partikel eine Energiebarriere überwinden, um das primäre Minimum zu erreichen, wenn V_{max} wesentlich größer ist als die thermische Energie kT der Partikel, so entsteht eine stabile Suspension. Der zweite Aspekt betrifft das sekundäre Minimum: Wenn dieses viel tiefer ist als kT, dann entsteht eine geflockte Suspension mit lockerer Struktur, welche sich leicht aufschütteln läßt. Da sowohl anziehende wie auch abstoßende Kräfte proportional zum Partikelradius abnehmen, erhält das sekundäre Minimum mit zunehmender Partikelgröße erhöhte Bedeutung. Zum dritten hängt die abstoßende Wechselwirkung vom Oberflächenpotential und damit von der Elektrolytkonzentration ab. Mit zunehmender Elektrolytkonzentration kommt es aufgrund der abnehmenden Dicke $1/\kappa$ der Doppelschicht zu einem kürzeren Abstand zwischen den Teilchen. Wird ein Mindestabstand von ca. 2–3 Wasserschichten oder 5–10 A unterschritten, so tritt eine irreversible Flockung ein, die dem primären Miniumum zuzuschreiben ist. Die Höhe der Energiebariere $V_{(max)}$ hängt deshalb von elektrischen Eigenschaften der Suspension, nämlich dem Oberflächenpotential Ψ und der Dicke der diffusiven Ionenschicht $1/\kappa$ ab. Der Einfluß der Elektrolytkonzentration auf die Gesamtwechselwirkungsenergiekurve V_T ist in der Abb. 2.65. dargestellt.

Wenn $1/\kappa$ groß wird (10^{-6} cm), dann tritt ein sekundäres Minimum auf, da V_R eine größere Reichweite hat als V_A. Durch geeignete Manipulation von $1/\kappa$ läßt sich also die Stabilität von Suspensionen nachhaltig beeinflussen.

Systeme, die im 2. Minimum Flockung aufweisen, lassen sich meist wieder leicht redispergieren. Systeme, die das primäre Minimum erreicht haben, sind irreversibel geflockt und können nicht mehr durch manuelles Schütteln redispergiert werden.

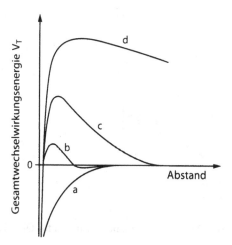

Abb. 2.65. Einfluß der Elektrolytkonzentration auf die Gesamtwechselwirkungsenergie V_T zwischen zwei kugelförmigen Partikeln mit einem Radius von 1000 Å in wäßrigem Medium; (aus 3) **a:** $1/\kappa = 10^{-7}$ cm, **b:** $1/\kappa = 10^{-6}$ cm, **c:** $1/\kappa = 10^{-5}$ cm, **d:** $1/\kappa = 10^{-4}$ cm

Elektrische Eigenschaften von Suspensionen

Eine Grenzfläche kann mit Hilfe verschiedener Mechanismen zu einer elektrischen Ladung gelangen. Diese prinzipiellen Ursachen von Grenzflächenladungen an Festkörpern sind in der Abb. 2.66 schematisch dargestellt. Unterschieden werden:
a) differenzielle Ionenlöslichkeit,
b) direkte Ionisation von Oberflächengruppen,
c) isomorphe Substitution von Ionen,
d) spezifische Adsorption von Ionen,
e) Ladungen aufgrund anisotroper Kristallstrukturen.

Diese Darstellung zeigt häufig beobachtete Mechanismen, soll jedoch keineswegs erschöpfend sein. Die differenzielle Ionenlöslichkeit fällt bei schwerlöslichen, meist anorganischen, kristallinen Materialien ins Gewicht,

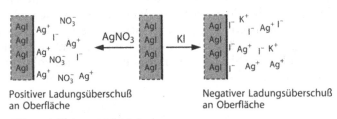

Positiver Ladungsüberschuß an Oberfläche

Negativer Ladungsüberschuß an Oberfläche

a Differenzielle Ionenlöslichkeit

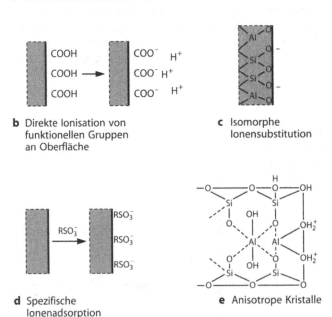

b Direkte Ionisation von funktionellen Gruppen an Oberfläche

c Isomorphe Ionensubstitution

d Spezifische Ionenadsorption

e Anisotrope Kristalle

Abb. 2.66 a – e. Prinzipielle Quellen für Oberflächenladungen von Festkörpern; (Aus [2])

repräsentative Vertreter sind die Silberhalogenide, die in der Photoindustrie von großer Bedeutung sind. Die Löslichkeit von AgI in Wasser ist durch dessen Löslichkeitsprodukt bestimmt (10^{-16} mol/l). Wegen der besseren Löslichkeit von Ag^+ in Wasser ist die I^--Konzentration auf der Festkörperoberfläche erhöht, und es resultiert eine netto negative Grenzflächenladung. Setzt man ein lösliches Silbersalz zu, so wird die Auflösung von Ag^+ bei einer bestimmten Konzentration unterdrückt, und die Grenzflächenladung wird 0. Dieser Punkt wird als „point of zero charge" (pzc) bezeichnet. Setzt man die Zugabe von löslichen Silberionen fort, so entsteht eine netto positive Grenzflächenladung.

Die direkte Ionisation von Oberflächengruppen nach dem Mechanismus in Abb. 2.66 b spielt bei Polymerlatices eine Rolle. Der pzc wird hier hauptsächlich durch den umgebenden pH-Wert kontrolliert.

Bei der Frage nach der Größe dieser Ladungswolke um das geladene Suspensionspartikel im Medium kann man im Prinzip vom Coulomb-Gesetz ausgehen, welches die Wechselwirkung zweier Punktladungen beschreibt, und dies mit dem Boltzmann-Verteilungsgesetz kombinieren, welches die Wahrscheinlichkeit angibt, ein Partikel mit einer bestimmten potentiellen Energie an einem bestimmten Ort anzutreffen. Im thermischen Gleichgewicht wird die Ladungsverteilung daher durch 2 Elemente bestimmt, die elektrische Kraft, die gleichnamige Teilchen abstößt, und die gegenläufige thermische Bewegung. Die Wahrscheinlichkeit, ein zum elektrischen Potential gegensätzlich geladenes Ion zu finden, ist daher

$$C_+ = C_0 \exp \cdot R - (z_+ \cdot e \cdot \Psi / kT) \tag{2.77}$$

kT Ausdruck für die thermische Energie
k Boltzmann-Konstante
T absolute Temperatur
Ψ elektrostatische Energie
z Valenz des Ions
e Elementarladung
Ψ elektrisches Potential [mV]

Der Ladungsüberschuß läßt sich dann als Differenz ausdrücken:

$$D = C_+ - C_- = C_0 [\exp(-e\Psi/kT) - \exp(+e\Psi/kT)] \tag{2.78}$$

Um den Konzentrationsverlauf der Gegenionen in einer Grenzschicht berechnen zu können, müssen wir Ψ als Funktion des Orts kennen. Für kolloidale Systeme hat sich hierbei die Modellvorstellung einer elektrischen Doppelschicht als nützlich erwiesen. Die Idee einer elektrischen Doppelschicht geht auf Helmholtz zurück, der annahm, daß sich die potentialbestimmenden Gegenionen in 2 parallelen Ebenen anordnen und mathematisch wie ein molekularer Kondensator behandelt werden können.

Durch die thermische Bewegung der Ionen in Lösung kommt es jedoch zu einer „Verschmierung" der Ladung, und es entsteht eine diffuse Doppelschicht. Diese Modellvorstellung wurde nach Gouy-Chapman benannt. Eine zusätzliche Verfeinerung dieses Modells erfolgte dann durch Stern, der erkannte, daß Ladungen sterische Konsequenzen nach sich ziehen. Diese nur wenige Angström dicke Schicht wird als Stern-Schicht bezeichnet. Die Kombination dieser Modellvorstellung ist in Abb. 2.67 schematisch dargestellt.

Die bei der Bewegung der Teilchen in der Flüssigkeit auftretenden Scherkräfte wirken sich nicht auf die in der Stern-Schicht gebundenen Ionen aus. Als Zetapotential wird die Potentialdifferenz bezeichnet, die sich zwischen der Scherebene und dem Neutralbereich der Lösung ergibt. Die Potentialdifferenz zwischen der Stern-Schicht und der Scherebene wird zur Bestimmung des Zetapotentials ausgenutzt. Das „wahre" Zetapotential kann nur annähernd bestimmt werden, da die Potentialdifferenz über die Goy-Chapman-Schicht experimentell nicht zugänglich ist. Das „wahre" Oberflächenpotential eines Teilchens (Nernst-Potential), welches als Potentialdifferenz zwischen Grenzfläche und dem Inneren der Lösung definiert werden könnte, ist experimentell nicht bestimmbar.

Als Konsequenz des elektrischen Verhaltens von Suspensionen läßt sich, wie oben erwähnt, eine Elektrolytempfindlichkeit von Suspensionen beobachten. Diese Ioneneffekte sind in der „Schulze-Hardy-Regel" zusammengefaßt worden. Divalente Ionen sind ca. 10 bis 100 mal Trivalente 100 bis 1000 mal wirksamere Elektrolyte für die Flockung von Suspensionen. Durch

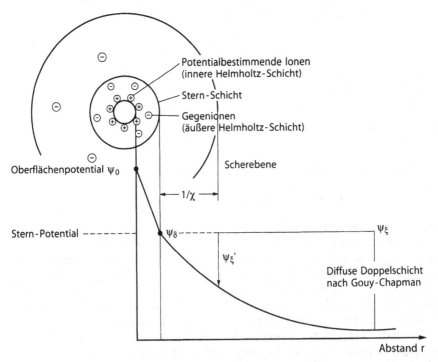

Abb. 2.67. Schematische Darstellung des Potentialverlaufs der elektrischen Doppelschicht

Adsorption schwacher, meist mehrfach geladener Elektrolyte, sog. Peptisatoren, lassen sich die Oberflächen der Suspensionspartikel gleichnamig aufladen und durch gegenseitige Abstoßung stabilisieren.
Dieser Effekt wird auch als Peptisation bezeichnet. Als Elektrolyte kommen Citrate, Tartrate, Di- und Polyphosphate sowie Carbonate in Betracht, da sie zu hohen Zetapotentialen führen. Zu beachten sind jedoch die große Empfindlichkeit gegenüber Fremdelektrolyten und die engen Konzentrationsbereiche.

Stabilisierung durch Makromoleküle

Die Erhöhung der Suspensionsstabilität durch Makromoleküle wird mit deren Adsorption an die Partikeloberfläche und einer damit verbundenen „sterischen" oder „entropischen" Stabilisierung erklärt, da die adsorbierten Makromoleküle bzw. die durch die gebundenen Lösungsmittelmoleküle (Lyosphären) sich nicht gegenseitig durchdringen können. Diese Effekte wirken sich primär auf kolloidale Systeme aus, und eine vollständige quantitative Beschreibung ist derzeit noch nicht möglich.

Sedimentationsverhalten

Die Art und Weise sowie die Geschwindigkeit bei der Trennung beider Phasen unter dem Einfluß der Schwerkraft wird als Sedimentationsverhalten bezeichnet. Hierzu wird die Sedimenthöhe als Funktion der Zeit aufgetragen. Die Absetzgeschwindigkeit v läßt sich bei Suspensionen mit niedrigem Feststoffanteil [< 5 %] und hinreichender Partikelgröße [> 5 μm] mit Hilfe des Stokes-Gesetzes beschreiben.

$$v = \frac{2r^2(\delta_S - \delta_L) \cdot g}{9\eta} \ [m \cdot s^{-1}] \tag{2.79}$$

v Sedimentationsgeschwindigkeit
r Partikelradius
g Erdbeschleunigung
η dynamische Viskosität Dispersionsmittel
δ_S Dichte disperse Phase
δ_L Dichte Dispersionsmittel

Unter der Annahme einer kugelförmigen Partikelform lassen sich wichtige Faktoren für das Suspensionsverhalten erkennen. Entscheidend sind die Teilchengrößen, die quadratisch in die Gleichung eingehen, sowie die Dichtedifferenz beider Phasen und die Viskosität des Dispersionsmittels. Da weder Ladungen, Flockungszustand oder Zetapotential beim Stokes-Gesetz Berücksichtigung finden, ist es nicht verwunderlich, daß die praktische Anwendbarkeit dieser Gleichung sehr beschränkt ist. Neben der Reduktion der Partikelgröße wirkt sich eine Viskositätserhöhung oder Angleichung der Dichtedifferenz stabilitätsfördernd aus. Aus der Beobachtung des Sedimentationsvorgangs und des Sedimentationsvolumens lassen sich Aussagen

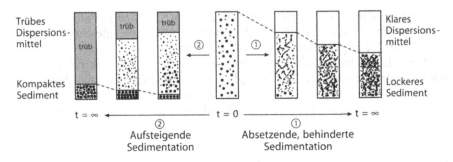

Abb. 2.68.   Sedimentationsverhalten geflockter und nicht geflockter Suspensionen

über den Flockungszustand machen. Geflockte Systeme sedimentieren rasch mit großem Sedimentationsvolumen. Dieses „weiche" Sediment enthält viel Flüssigkeit und läßt sich leicht aufschütteln. Harte Sedimente, die schlecht aufschüttelbar sind, weisen auf nicht geflockte Systeme hin, welche langsam sedimentieren. Der Sedimentationsverlauf beider Grenzfälle ist in Abb. 2.68 dargestellt. Die in Richtung 1 verlaufende Sedimentation wird als absetzende Sedimentation bezeichnet. Es bilden sich zuerst Aggregate („Flocken"), die sich rasch absetzen. Kennzeichnend für diesen Prozeß ist die Klarheit des Dispersionsmittels über dem lockeren Sediment. Die Sedimentation nach Mechanismus 2 wird auch als aufsteigende, unbehinderte oder freie Sedimentation bezeichnet. Bei diesem Mechanismus erfolgt keine Aggregatbildung, sondern die größten Partikel scheiden sich nach dem Stokes-Gesetz zuerst ab, und es bildet sich ein kompakter Niederschlag oder Kuchen (englisch: „caking"), der sich schlecht oder nicht mehr resuspendieren läßt. Derartige Suspensionen sind aus pharmazeutischer Sicht nicht erwünscht.

Rheologie von Suspensionen

Disperse Mehrphasensysteme, wie Suspensionen, besitzen meist recht komplexe Fließeigenschaften. Sehr verdünnte Suspensionen können Newton-Fließverhalten zeigen, wenn das Dispersionsmittel eine idealviskose Flüssigkeit ist. Nach Einstein gilt für die Viskosität von Suspensionen aus sphärischen Partikeln Gleichung 2.80.

$$\eta = \eta_0(1 + F\phi) \tag{2.80}$$

η Viskosität der Dispersion
η_0 Viskosität Dispersionsmittel
F Konstante ca. 2,5
ϕ Volumenanteil dispergierter Substanz

Überraschenderweise ist die Gesamtviskosität η von Zerteilungsgrad und Art der dispersen Phase unabhängig. Der Volumenanteil Festsubstanz ϕ und die Viskosität des Dispersionsmittels sind die dominierenden Faktoren. Suspensionen zeigen jedoch häufig pseudoplastische Eigenschaften (lineare

Makromoleküle zur Viskositätserhöhung), seltener plastische (verzweigte Makromoleküle). Suspensionen mit hohem Pulveranteil zeigen dilatantes Fließverhalten. Diese Phänomene werden detailliert in Abschn. 2.7 besprochen.

2.5.3
Herstellungsmethoden

Suspensionen sind, wie die vorangegangene Darstellung des theoretischen Hintergrunds belegt, technologisch sehr anspruchsvolle Arzneiformen. Die Herstellungsmethoden für Suspensionsformulierungen können in 2 Klassen unterteilt werden:
- Dispersion gemahlener Partikel,
- Präzipitationsmethoden.

An dieser Stelle sollen die Grundprinzipien der Suspensionsherstellung erläutert werden, eine detailliertere Diskussion der Methoden ist dem Band 3 vorbehalten. Das Formulierungsproblem untergliedert sich in die Herstellung der festen, dispergierten Phase und die des Dispersionsmittels. Die dispergierte Phase kann, je nach Eigenschaften des Mahlguts, durch geeignete Mühlen auf den gewünschten Feinheitsgrad zerkleinert werden. Dieser Prozeß kann als Trockenmahlung mit Kugel-, Stift- oder Luftstrahlmühlen durchgeführt werden oder als Naßzerkleinerung, beispielsweise in Kolloidmühlen. Anschließend wird das so erhaltene Material in das Dispersionsmittel eingearbeitet. Das Dispersionsmittel enthält außer dem Lösungsmittel meist noch Tenside, viskositätserhöhende Zusätze, Salze, Schutzkolloide und ggf. Puffersubstanzen, isotonisierende Zuschlagstoffe, Konservierungsmittel, Farbstoffe und Geschmackskorrigenzien. Die Anforderungen an die Suspensionsformulierung werden durch den Anwendungszweck festgelegt. Parenteral zu verabreichende Suspensionen müssen steril sein. Eine Dampfsterilisation der gebrauchsfertigen Suspension ist aus Stabilitätsgründen und wegen des zu erwartenden Kristallwachstums oft nicht möglich. In diesen Fällen finden Präzipitationsmethoden unter aseptischen Bedingungen ihre Anwendung. Beispiele hierfür sind Kristallsuspensionen für Peptidhormone wie Insulin und Adenocorticotropin (ACTH). Bei empfindlichen Wirkstoffen kann die Anwendungsform Suspension auch unmittelbar vor dem Gebrauch aus einer Trockenform durch Zugabe des Lösungsmittels rekonstituiert werden.

2.5.4
Charakterisierung von Suspensionen

Bedingt durch die große Breite der Anwendungsmöglichkeiten ergeben sich sehr unterschiedliche Anforderungen an Suspensionsformulierungen. An dieser Stelle sollen nur solche Methoden vorgestellt werden, die für die Ermittlung der Suspensionsstabilität weitere Bedeutung erlangt haben.

Zu Fragen der Charakterisierung von Haufwerken, Prüfung der Stabilität und, wo notwendig, Sterilität wird auf die einschlägige Literatur verwiesen. Von besonderer Bedeutung für die Charakterisierung von Suspensionseigenschaften sind folgende Methoden:
- Partikelgrößenbestimmung,
- elektrokinetische Eigenschaften,
- Sedimentationsvolumen,
- Rheologie,
- Benetzungswinkel.

Partikelgrößenbestimmungen an Suspensionen sind von Leschonski [5] zusammenfassend dargestellt worden. Für den Größenbereich 1–100 µm haben sich optische Verfahren, die auf dem Prinzip der Laserlichtbeugung beruhen, in letzter Zeit durchgesetzt. Hierbei wird monochromatisches Laserlicht durch eine dünne Schicht einer zirkulierenden, verdünnten Suspension geschickt und das Beugungsmuster mit einem Frauenhofer-Linsensystem auf einem in Sektoren angeordneten Photodetektorsystem abgebildet. Aus der Intensitätsverteilung des Streulichts läßt sich auf die Partikelgrößen zurückrechnen. Vorteilhaft ist, daß die Messung sehr schnell durchführbar ist und dünne Suspensions- oder Aerosolschichten in Bewegung gemessen werden können. Die bekannten Probleme des Musterzugs und der Probenvorbereitung (Dispergierung) bedürfen der besonderen Beachtung. Mehrere Meßsysteme, die auf diesem Prinzip beruhen, sind kommerziell erhältlich.

Mit dieser Methode lassen sich auch leicht Partikelgrößenveränderungen durch Kristallwachstum erfassen, besonders wenn Suspensionen einem klimatischen Schaukeltest unterworfen werden.

Die Bestimmung des **Zetapotentials** wird von vielen Autoren recht kontrovers diskutiert. An kolloidalen Suspensionen (0,02–2 µm) lassen sich Zetapotentiale mit der Laser-Doppler-Anemometrie bestimmen. Für pharmazeutische Suspensionen hat diese Methode nur begrenzte Aussagekraft, da in großer Verdünnung < 0,1 %, und nur mit feinsten Suspensionen < 2 µm gearbeitet werden kann.

Eine andere Methode bedient sich der lichtmikroskopischen Bestimmung der Wanderungsgeschwindigkeit der Suspensionspartikel in einer **Elektrophoresezelle**. Diese Methode ist für Teilchen geeignet, die größer sind als die Wellenlänge des Lichts, also > 500 nm. Es können aber auch kleinere Teilchen bis hinab zu 50 nm anhand ihrer wandernden Beugungsmuster erkannt und analysiert werden. Da das Zetapotential nur von der Oberflächenladung und nicht von der Teilchengröße abhängt, ist es nicht notwendig, die Primärteilchen zu erkennen. Die Methode, sich der Beugungsmuster zu bedienen, kann durch Verwendung von Laserlichtquellen und Videokamerasystemen sowie Darstellung auf Bildschirmen optimiert werden.

Aus praktischer Sicht erfolgt die Optimierung geflockter Suspensionen unter Beobachtung des **Sedimentationsverhaltens**. Hierbei werden Sedimentationsgeschwindigkeit und -volumen als Funktion von pH, Ionenstärke, Tensid- und Schutzkolloidzusatz untersucht. Die Bestimmung ist recht einfach: in einem verschließbaren, graduierten Standzylinder wird die Sedimentbildung (Volumen) als Funktion der Zeit abgelesen. Anschließend wird die Redispergierbarkeit überprüft. Mit dieser Methode lassen sich die Einflüsse von Stabilisierungsmaßnahmen und der Flockungszustand verfolgen. Trotz des empirischen Charakters dieser Methode, die sich einer rigorosen mathematischen Modellierung bislang entzogen hat, können nützliche Daten zur Ermittlung der Suspensionsstabilität erhoben werden.

Suspensionen weisen oft ein komplexes **rheologisches Fließverhalten** unter Scherbeanspruchung auf, wobei bei Suspensionen aus anisodimensionalen Wirkstoffpartikeln, pseudoplastisches Fließverhalten zu beobachten ist. Plastische, thixotrope und dilatante Suspensionssysteme können ebenfalls auftreten. Mit Hilfe der Rotationsviskosimetrie lassen sich diese Suspensionssysteme beschreiben (s. Abschn. 2.7).

Der **Benetzungswinkel** wird häufig so bestimmt, daß ein Flüssigkeitstropfen auf einen Preßling, der aus reinem Wirkstoff besteht, mit Hilfe einer Mikropipette aufgebracht wird und der sich bildende Kontaktwinkel unter mikroskopischer Beobachtung mit einem Goniometer bestimmt wird. Die Methode ist sehr aufwendig und fehleranfällig, so daß in der Praxis Tensidzusätze häufig besser empirisch anhand des Sedimentationsverhaltens ermittelt werden.

2.5.5
Anwendungen

An einigen ausgewählten Beispielen sollen hier typische Suspensionsarzneiformen ohne Anspruch auf Vollständigkeit vorgestellt werden. Suspensionen finden u. a. bei folgenden Applikationsrouten Anwendung:
- peroral,
- opthalmologisch,
- intramuskulär/subkutan,
- äußerlich.

Typische Verteter für peroral zu verabreichende Suspensionen sind pädiatrische Dosisformen für hochdosierte, schwerlösliche, instabile Wirkstoffe. In diese Klasse fallen zahlreiche Antibiotika wie oral anwendbare Penicilline, Erythromycin u. ä. Aus Stabilitätsgründen werden diese Produkte z. T. als „Trockensäfte" angeboten, d. h. die gebrauchsfertige Suspension ist erst kurz vor der Anwendung herzustellen. Da Kleinkinder festen Arzneiformen oft ablehnend gegenüberstehen, liegt in der leichteren Einnehmbarkeit der Vorteil von peroralen Suspensionen begründet. Suspensionen können auch dann von Interesse sein, wenn größere Mengen einer Substanz eingenommen werden müssen, wie z. B. Antazida auf der Basis von Aluminium- bzw. Magnesiumhydroxiden.

Für die lokale Anwendung am Auge nehmen Suspensionen von Kortikosteroiden eine Sonderstellung ein. Die Partikelgrößen sollen im Bereich zwischen 3 und 20 µm liegen. Größere Partikel lösen Reizerscheinungen aus, kleiner als 3 µm werden schnell durch den Tränenkanal ausgeschwemmt.

Aus Gründen der Verträglichkeit sind Netzmittel, Peptisatoren und Schutzkolloide nur beschränkt einsetzbar. Das Kriterium der Keimfreiheit wird durch gezielte Kristallisation unter aseptischen Bedingungen erreicht. Ähnliche Vorsichtsmaßnahmen gelten auch für die parenterale Anwendung. Kristallsuspensionen von Kortikosteroiden sind beispielsweise Depotinjektionsformen, die jedoch nicht intravenös verabreicht werden dürfen. Ölige Suspensionen von Steroiden, Protaminsulfat-Zink-Komplexe von Peptiden, wie Insulin und ACTH, sowie Adsorbat-Impfstoffe sind weitere Beispiele für parenterale Produkte mit verlängerter Wirkung. Diese Suspensionen müssen gut verträglich und keimfrei sein und sollen Partikelgrößen im Bereich von 5–80 µm aufweisen, um die Spritzbarkeit durch eine Kanüle G 22 sicherzustellen. Die homogene und exakte Dosierbarkeit muß durch ausreichende Stabilität der Suspension und die leichte Aufschüttelbarkeit gewährleistet werden. Suspensionen in Mehrfachdosenbehältnissen sind zu konservieren. Eine intravenöse oder intraarterielle Injektion ist zu vermeiden, da lebensbedrohliche Zwischenfälle auftreten können. Für die äußerliche Anwendung können Lotionen oder „Schüttelpinselungen" eingesetzt werden.

Bei der Abgabe von Fertigarzneimitteln in Suspensionsform sollte unbedingt darauf hingewiesen werden, daß diese vor Gebrauch zu schütteln sind.

Literatur

1. Sato, T Ruch R (1980) Stabilisation of colloidal dispersions by polymer adsorption. Dekker, New York
2. Myers D (1991) surfaces, interfaces and colloids. VCH, Weinheim
3. Parfitt GD (1973) Dispersions of powders in liquids. Applied Science Publ, London
4. Asche H, Essig D, Schmidt PC (Hrsg) (1984) Technologie von Salben, Suspensionen und Emulsionen. Wiss Verlagsges, Stuttgart
5. Leschonski K (1984) Partikelgrößenbestimmungen in Suspensionen: In: Asche H, Essig D, Schmidt PC (Hrsg) Technologie von Salben, Suspensionen und Emulsionen. Wiss Verlagsges, Stuttgart
6. Weigl J (1977) Elektrische Grenzflächenvorgänge. Chemie, Weinheim

2.6
Feste Dispersionen

J. KREUTER

2.6.1
Definition, Morphologie, Eigenschaften

Feste Dispersionen sind ultrafeine Dispersionen eines festen Arzneistoffes oder eines anderen Feststoffes in einem festen Träger. Folgende Systeme werden zu den festen Lösungen gezählt [1]:
- einfache eutektische Mischungen,
- feste Lösungen,

- Lösungen in Gläsern und Glasdispersionen,
- amorphe Präzipitate,
- Komplexverbindungen zwischen Arzneistoffen und meist makromolekularen Trägern,
- Kombinationen dieser Systeme.

Es ist nicht immer einfach oder in bestimmten Fällen unmöglich, eindeutig feste Dispersionen von gröberen physikalischen Mischungen zu unterscheiden [2]. Zur Charakterisierung fester Dispersionen werden verschiedene analytische Verfahren herangezogen. Diese Verfahren ermöglichen häufig zusätzlich auch eine Unterscheidung zwischen den aufgeführten verschiedenen Systemen, die eine feste Dispersion darstellen können.

Eutektika

Eutektika sind innige Mischungen von 2 oder manchmal mehreren kristallinen Substanzen, die durch Erstarren einer homogenen Schmelze entstanden sind ([3], Abb. 2.69 a). Häufig erscheinen diese Mischungen makroskopisch als homogen, beispielsweise bei verschiedenen Legierungen (Antimon – Blei). In anderen Fällen, wie im Mischungsdiagramm von Kupfer und Zink (Messing) wechseln Bezirke mit verschiedenen eutektischen Mischungen mit echten festen Lösungen dieser Metalle miteinander ab (Abb. 2.69 c, d). Eutektika sind um so härter, je kleiner die ineinander verteilten kristallinen Bezirke sind. Auch Arzneistoffe untereinander (Verunreinigungen → Mischschmelzpunkt) oder Kombinationen mit und von Hilfsstoffen können Eutektika bilden. Beispiel für eutektische Mischungen sind feste Dispersionen von Paracetamol oder Chloramphenicol in Harnstoff.

Feste Lösungen

Feste Lösungen stellen im Gegensatz zu Eutektika eine molekulardisperse Verteilung des einen Stoffes in dem anderen Feststoff dar (Abb. 2.69 b). Manche Stoffe (z. B. Kupfer und Nickel) bilden in jedem Verhältnis eine feste Lösung, andere (wie Kupfer und Zink) nur bei bestimmten Zusammensetzungsverhältnissen (Abb. 2.69 c, d). Es wird zwischen kristallinen und amorphen festen Lösungen unterschieden.

Bei **kristallinen festen Lösungen** kann der gelöste Stoff auf 2 Arten in das Kristallgitter eingebaut sein: Im einen Fall ersetzen die Atome, Ionen oder Moleküle des gelösten Stoffes Atome, Ionen oder Moleküle des Trägers (Abb. 2.70 a), und es entsteht eine substitutionelle Lösung. Im 2. Fall der interstitionellen festen Lösung befinden sich die gelösten Moleküle in den Zwischenräumen des durch die Trägermoleküle gebildeten Kristallgitters (Abb. 2.70 b). Auch Makromoleküle können kristalline feste Lösungen bilden. Hierbei werden die gelösten Moleküle zwischen die die kristallinen Bezirke bildenden Makromolekülketten eingebaut (Abb. 2.71 a).

Amorphe feste Lösungen werden ebenfalls häufig durch Makromoleküle gebildet [2]. Hier befinden sich die gelösten Stoffe dispers verteilt zwischen

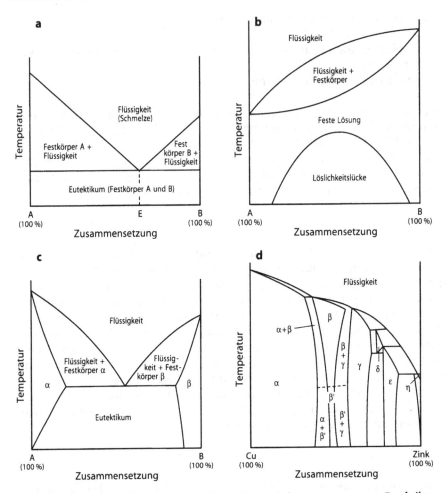

Abb. 2.69 a–d. Phasendiagramme von Eutektika und festen Lösungen. **a** Eutektikum ohne Löslichkeit der beiden Feststoffe ineinander. **b** Feste Lösung; die **untere Kurve** beschreibt eine Löslichkeitslücke bei niedrigen Temperaturen. **c** Teilweise Löslichkeit (α feste Lösung von B in A, β feste Lösung von A in B), in der **Mitte** Entstehung eines Eutektikums. **d** Phasendiagramm von Messing: α, β, γ, δ, ε, η sind homogene feste Lösungen, α + β, β + γ bezeichnen Bezirke, in denen verschiedene feste Lösungen koexistieren. (Nach [3])

Abb. 2.70 a, b. Schematische Darstellung von kristallinen festen Lösungen aus kleineren Molekülen. **a** Substitutionelle feste Lösung, **b** Interstitielle Lösung, im 2. Fall befinden sich die gelösten Moleküle in den Zwischenräumen (Interstitien) des Kristallgitters (**weiße Kreise** Moleküle des Trägerstoffes, **schwarze Kreise** die des gelösten Stoffes). (Nach [1])

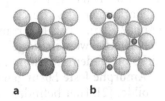

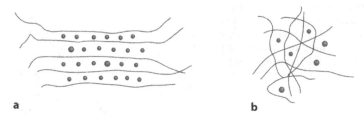

Abb. 2.71 a, b. Feste Lösungen mit makromolekularen Trägern. **a** Feste Lösung von kleineren Molekülen in den kristallinen Bezirken von Makromolekülen. **b** Amorphe feste Lösung. Die **langen Fäden** stellen die Makromoleküle dar, die **schwarzen Punkte** die gelösten kleineren Moleküle.

dem amorphen Polymerkettennetzwerk (Abb. 2.71 b). Diese Lösung von Stoffen in Makromolekülen führt häufig zum Verschwinden der Glasübergangstemperatur Tg (s. unten: „Gläser und Glasdispersionen") des reinen Polymers (Weichmachereffekt). Ein derartiger Weichmachereffekt läßt sich auch nach Aufnahme (Absorption) von Wasser aus der Umgebung in amorphe Bezirke von festen Arzneistoffen oder Arzneistoff- und v. a. Hilfsstoffgemischen feststellen, wobei die Wasserkonzentration in diesen Gebieten im Vergleich zur Umgebung erheblich ansteigen kann [4]. Dieser durch das sorbierte Wasser hervorgerufene Weichmachereffekt führt zu einer wesentlich größeren Mobilität der Moleküle und oft zu deren größerer Instabilität und rascheren Zersetzung.

In amorphen festen Lösungen können die gelösten Stoffe diffundieren, während dies in kristallinen festen Lösungen vergleichsweise nur schwer möglich ist. Amorphe feste Lösungen ähneln daher in ihrem Verhalten flüssigen Lösungen. Werden derartige amorphe feste Lösungen in Flüssigkeiten dispergiert, so verteilt sich der gelöste Stoff zwischen der flüssigen und der festen Phase [5]. Es resultiert eine lineare Sorptionsisotherme (Abb. 2.72), aus der sich der Verteilungskoeffizient des gelösten Stoffes zwischen der Flüssigkeit und der festen Phase bestimmen läßt. Diese Sorptionsisothermen lassen sich zur Charakterisierung von festen Lösungen heranziehen (s. unten).

Eine Diffusion von Arznei- oder anderen Stoffen durch porenfreie Polymere wie beispielsweise bei porenfreien Polymermembranen (z. B. Filmdragees) ist nur möglich, wenn der Arzneistoff im Polymer löslich ist. Die Diffusionskoeffizienten der gelösten Stoffe hängen in erster Linie von Ladungsverhältnissen und ebenfalls sehr stark von der Dichte des Polymers bzw. des Polymernetzwerkes ab, wobei die Diffusion in dichteren Polymerbezirken langsamer ist als in weniger dichten. In weniger dichten Bezirken kann es darüber hinaus zu mikrokristallinen Ausfällungen der gelösten Stoffe kommen. Es ist allerdings oft schwierig, zwischen Bezirken geringerer Dichte und Mikroporen zu unterscheiden. Aus diesem Grund ist die Unterscheidung zwischen festen Lösungen und nicht molekulardispersen festen Dispersionen nicht einfach. Zu dieser Unterscheidung kann häufig die Thermoanalyse nach Tempern (englisch: „annealing"; [2], s. unten) herangezogen werden.

Abb. 2.72. Sorptions-Desorptions-Isotherme von Benzocain in wäßrigem Medium (0,5 mol KCl) bei 30° an Nylon 6-Pulver. ■ Sorption, ● Desorption, ○ Sorption aus durch Abkühlung entstandenen übersättigten Lösungen. Nach [5])

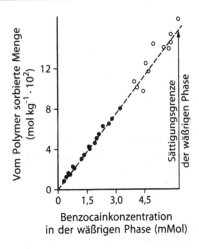

Benzocainkonzentration in der wäßrigen Phase (mMol)

Der Diffusionskoeffizient ist außer von den Ladungsverhältnissen und der Dichte des Polymernetzwerkes von dem Molekulargewicht des gelösten Stoffes abhängig. Diese Abhängigkeit ist aber bei Lösungsdiffusion (Verteilung, Abb. 2.73) wesentlich geringer als bei Diffusion durch Poren.

Lösungen in Gläsern und Glasdispersionen

Gläser sind Stoffe, die strukturmäßig einer Flüssigkeit ähneln, deren Zähigkeit aber so hoch ist, daß sie als feste Körper zu bezeichnen sind [6]. Sie weisen vielfach Transparenz auf, können aber auch vollkommen undurchsichtig sein. Es wird zwischen dem Zustand der hochviskosen unterkühlten Schmelze und dem Glaszustand unterschieden (Abb. 2.74). Diese beiden Zustände sind durch die Glasübergangstemperatur Tg, auch Einfrier- und Transformationstemperatur genannt, voneinander unterschieden. Während im Zustand der unterkühlten Glasschmelze ein Körper plastische Eigenschaften aufweist, ist der Glaszustand durch typische Sprödigkeit gekennzeichnet (z. B. Fensterglas bei Raumtemperatur). Dementsprechend ist nach der klassischen Definition der Glaszustand eine eingefrorene unterkühlte Schmelze [7].

Abb. 2.73. Abhängigkeit des Diffusionskoeffizienten D vom molekularen Durchmesser bei der Diffusion durch polymere Materialien: ● Porendiffusion (starke Abhängigkeit), ▲ Lösungsdiffusion (Verteilung; geringe Abhängigkeit)

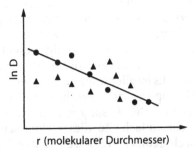

r (molekularer Durchmesser)

Abb. 2.74. Temperatur-Volumen-Diagramm bei Kristallen und Gläsern. Die **mittlere gestrichelte Kurve** entsteht bei langsamerem Abkühlen von Gläsern als bei der **oberen Kurve** (**Tg** Glasübergangstemperaturbereich)

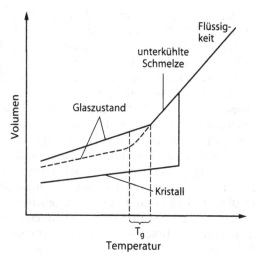

Obwohl eine Glasübergangstemperatur Tg feststellbar ist, ist sie nicht mit einer abrupten Änderung der Eigenschaften des Materials verbunden wie beim Schmelzen von kristallinen Substanzen. Sowohl unterkühlte Schmelzen wie auch Stoffe im Glaszustand weisen ein isotropes Verhalten auf, d. h. ihre Eigenschaften sind im Gegensatz zu vielen Kristalleigenschaften nicht richtungsabhängig (Abb. 2.75). Der Übergang von der Schmelze in den Glaszustand und umgekehrt geschieht im Gegensatz zu Kristallen ohne Phasenänderung. Unterkühlte Schmelze und Glaszustand sind durch ein größeres Volumen (Abb. 2.74) wie auch durch eine höhere Entropie gekennzeichnet als kristalline

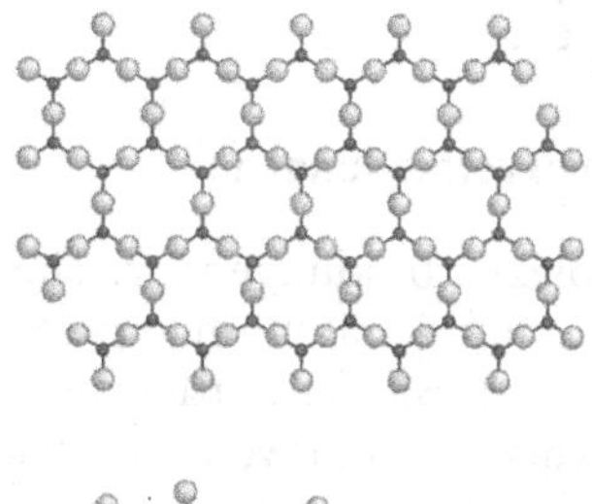

Abb. 2.75 a, b. Netzwerk von SiO_2-Tetraeder **a** im Kristall, **b** im Kieselglas. Im Glas tritt keine geordnete Ausrichtung der Atome auf. Durch den unregelmäßigen Abstand der Bindungen werden beim Erhitzen die Bindungen nur langsam aufgebrochen. Daraus resultiert die langsame graduelle Änderung der Eigenschaften. (Aus [6])

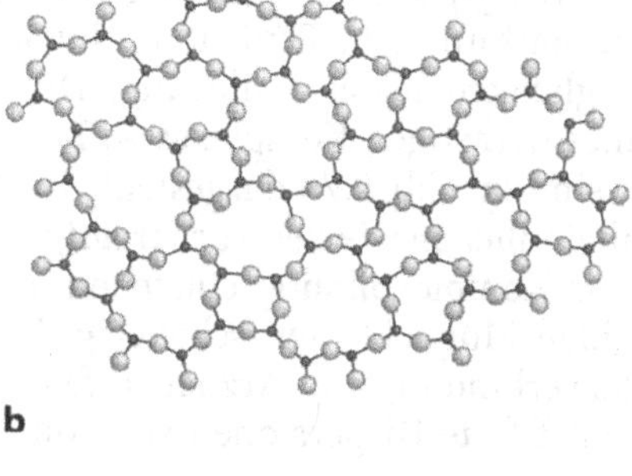

Zustände desselben Stoffes. Alle unterkühlten Schmelzen mit einer Viskosität oberhalb 10^{12} Pa · s werden demnach als Gläser bezeichnet [1].

Arznei- oder andere Stoffe können in Gläsern sowohl monomolekular verteilt in Form echter amorpher Lösungen wie auch als Dispersionen größerer Aggregate in Form von Glasdispersionen vorliegen. Farbige Fenster- und Gebrauchsgläser (Arzneigläser) beispielsweise sind derartige Lösungen oder Dispersionen von Stoffen, die bestimmte Wellenlängen des Lichts absorbieren im ansonsten klaren Glasmaterial. Unterkühlte Schmelzen von Zitronensäure, Zuckern und auch Polymere bilden unter verschiedensten Bedingungen Gläser (Lutschbonbons, Lutschpastillen). Bei anderen Polymeren wie Polyvinylpyrrolidon können nach Lösung in einem organischen Lösungsmittel und Verdampfung dieses Lösungsmittels ebenfalls Gläser entstehen. In diese Gläser können dann Arzneistoffe wie Griseofulvin, Pentobarbital, Sulfathiazol etc. in Form fester Lösungen oder Dispersionen dispergiert werden. Durch die Inkorporation von Arzneistoffen oder anderen Substanzen in Polymere wird die Entstehung eines glasartigen Zustands erleichtert [1].

Amorphe Präzipitate

Amorphe Präzipitate entstehen, wenn im Gegensatz zum Eutektikum nur das Trägermaterial, nicht aber die dispergierte Substanz kristallin ausgefällt wird [1]. Ein Beispiel hierfür ist amorphes Sulfathiazol verteilt in kristallinem Harnstoff.

Außerdem entstehen amorphe Präzipitate durch gemeinsame nichtkristalline Ausfällung von gelösten Trägermaterialien und dispergierten Stoffen ohne Bildung einer echten festen Lösung. Derartige Systeme können eine sehr komplexe Morphologie aufweisen. Hierzu dürften verschiedene Systeme von Griseofulvin und anderen schwer wasserlöslichen Substanzen in ausgefällten oder sprühgetrockneten Polymeren wie Polyvinylpyrrolidon gehören.

Komplexverbindungen

Komplexverbindungen zwischen einem inerten, löslichen Träger und einem Arzneistoff gehören im engeren Sinne eigentlich nicht zu den festen Dispersionen [1]. Häufig werden sie aber dennoch dazugezählt und sollen deshalb hier kurz erwähnt werden. Viele Polymere wie Polyvinylpyrrolidon und Polyethylenglykole verschiedener Molekulargewichte bilden mit Arzneistoffen wie Barbituraten, Penicillin, Novocain, Prostigmin u. a. Komplexe. Diese Möglichkeiten der Auflösung, Dissoziation und Absorption (Resorption) eines derartigen Komplexes $A_n T_m$, bestehend aus Träger T und Arzneistoff A, sind in Abb. 2.76 dargestellt. Da die erwähnten Trägersubstanzen häufig mit ähnlichen wie den vorher aufgeführten Arzneistoffen feste Dispersionen ohne Komplexbildung entstehen lassen, ist eine Unterscheidung zwischen beiden Möglichkeiten schwierig. Deshalb ist eine Einbeziehung der Komplexverbindung von Arzneistoffen mit derartigen Trägern unter dem Oberbegriff feste Dispersionen sinnvoll.

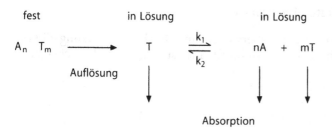

Abb. 2.76. Auflösung, Dissoziation und mögliche gastrointestinale Absorption eines Komplexes aus inertem polymerem Träger T mit einem Arzneistoff A. (Nach [1])

Einteilung nach Freisetzungseigenschaften

Es wird zwischen schnell und langsam freisetzenden festen Lösungen unterschieden, wobei im Normalfall von wäßrigen Lösungen als Freisetzungsmedium ausgegangen wird [2]. Bei schnell freisetzender fester Dispersion bestimmt v. a. die Auflösungsgeschwindigkeit des Trägermaterials die Freigabegeschwindigkeit. Bei langsam freisetzender fester Dispersion löst sich der Träger sehr langsam oder überhaupt nicht auf. Aus diesem Grund erfolgt die Freisetzung v. a. oder ausschließlich durch Diffusion durch das Trägermaterial in Form einer festen Lösung (Diffusion durch Hülle eines Retarddragees, Progestasert®) oder durch Porendiffusion (viele Mikrospheren). Bei anderen langsam abbaubaren Trägern erfolgt die Freigabe des Wirkstoffes dagegen z. T. oder vollständig während des Matrixabbaus (Polymilchsäuremikrospheren).

2.6.2
Herstellung

Trägermaterialien

Für die Herstellung von schnell freisetzenden festen Lösungen sind v. a. folgende Trägermaterialien von Bedeutung:

Polyvinylpyrrolidon,
Polyethylenglycol,
Citronensäure,
Bernsteinsäure,
Pentaerythrit,
Pentaerythrityltetraacetat,
Harnstoff,
Desoxycholsäure,
Galactomannan,
Methylcellulose,
Poloxamer 188,

Renex® 650,
Dextrose,
Sucrose,
Galactose,
Maltose,
Sorbit,
Xylit,
Mannit,
Polyoxyethylenstearat,
Hydroxyalkylxanthine,
Cyclodextrin.

An der Ausbildung langsam freisetzender fester Lösungen sind die unterschiedlichsten Materialien, v. a. Polymere, aber auch Wachse, Fette, Phospholipide etc. als Träger beteiligt.

Schnell freisetzende feste Dispersionen

Für die Herstellung von festen Dispersionen zur schnellen Freisetzung gibt es eine Reihe von Verfahren, deren wichtigste hier aufgeführt und beschrieben werden sollen:
- Kopräzipitation (Lösungsmethode),
- Schmelzmethode,
- Lösungsmittelverdampfung („solvent evaporation"),
- Sprühtrocknung,
- Sprüherstarrung.

Kombinationen dieser Verfahren sind möglich und werden häufig angewandt.

Kopräzipitate. Bei dieser Herstellungsmethode werden Arzneistoff und Träger gemeinsam in einem geeigneten (meistens organischen) Lösungsmittel gelöst. Anschließend werden beide Stoffe meistens durch Verdampfen des Lösungsmittels oder, seltener, durch Zufügen eines Nichtlösungsmittels für beide Partner ausgefällt. Der Vorteil dieses Verfahrens ist die relativ niedrige Temperatur, die v. a. bei Verwendung von reduziertem Druck zur Verdampfung angewendet wird. Nachteilig sind der relativ hohe Herstellungsaufwand und die oftmals auftretende Schwierigkeit, reproduzierbare Produkte zu erhalten. Darüber hinaus bereiten die Übertragung auf die Herstellung im Großmaßstab („scaling-up") und die Entfernung von Restlösungsmitteln große, wenn nicht unüberwindliche Probleme. Aus diesem Grunde hat dieses Verfahren bis jetzt keine wesentliche industrielle Anwendung erfahren.

Schmelzmethode. Bei der Schmelzmethode werden Wirkstoffe und Träger gemischt und bis zur homogenen Schmelze erhitzt. Anschließend muß diese Schmelze sehr schnell abgekühlt werden. Dies kann durch Ausgießen auf eine stark gekühlte Platte oder durch Rühren unter intensiver Kühlung erfolgen. Das erstarrte Produkt wird dann durch Mahlen zerkleinert. Dem Vorteil der Einfachheit und Wirtschaftlichkeit des Verfahrens steht der Nachteil der Notwendigkeit hoher Temperaturen während des Schmelzvorgangs gegenüber.

Lösungsmittelverdampfung. Die Lösungsmittelverdampfungsmethode („solvent evaporation") ist im Prinzip eine Weiterentwicklung der Kopräzipitätherstellung. Hierbei wird das Gemisch Trägermaterial, Wirkstoff und leicht flüchtiges organisches Lösungsmittel in zumeist Wasser dispergiert. Anschließend wird dann das Lösungsmittel, das nicht mehr mit Wasser mischbar sein darf, unter vermindertem Druck und leicht erhöhter Temperatur verdampft. Auf diese Weise entstehen Mikropartikel (Mikrosphären oder Mikrokapseln), oder, wenn die Rührung während der Verdampfung intensiv genug ist (Turborührer, Hochleistungshomogenisator, Ultraschall), sogar Nanopartikel. Nach dieser Methode können sowohl schnell wie langsam freisetzende feste Dispersionen und Lösungen hergestellt werden. Der

Vorteil dieser Methode gegenüber der klassischen Präzipitation beruht darauf, daß die Reproduzierbarkeit erhaltener Produkte wesentlich besser ist und die Großherstellung viel leichter möglich ist. Allerdings bleibt auch hier das Problem der Restlösungsmittelentfernung bestehen.

Sprühtrocknung. Die Sprühtrockung ist ein Verfahren, das nicht von sich aus feste Dispersionen ergibt, sondern in Kombination mit anderen Verfahren. Die Lösungsmittel von Kopräzipitaten und von Emulsionen (Lösungsmittelverdampfungsmethode) sind auf diese Weise leicht zu entfernen. Es entstehen oftmals sehr poröse Produkte, die zu Auflösungsgeschwindigkeiten führen, die wesentlich höher sind als bei konventionell hergestellten Kopräzipitaten. Die Sprühtrocknung hat außerdem den Vorteil, daß bei größeren Herstellungsansätzen zwar die Herstellungszeiten verlängert, aber ansonsten gleiche Versuchsbedingungen eingehalten werden. Aus diesem Grund ist die Übertragung aus dem Kleinmaßstab auf die Großproduktion relativ einfach. Allerdings können sich durch relativ kleine Änderungen der Zusammensetzung unterschiedliche Produkte ergeben. Durch die Sprühtrocknung ist auch das Problem der Restlösungsmittel leichter in den Griff zu kriegen. Ein derartig hergestelltes Produkt ist auf dem Markt (Parlodel®, Bromocryptin-Milchsäure-Mikropartikel).

Sprüherstarrung. Das für die Sprühtrocknung gesagte gilt auch für die Sprüherstarrung. Auch hier entstehen erst durch Kombination mit mehreren Verfahren, v. a. der Schmelzmethode, feste Dispersionen. Bei dieser Methode werden durch Sprühen fein verteilte Tröpfchen erzeugt, die in einem gekühlten Luft- oder Flüssigkeitsbad erstarren. Der Träger und der Arzneistoff dürfen sich natürlich nicht in der als Bademedium verwendeten Flüssigkeit lösen. Mittels Sprüherstarrung können sowohl feste Dispersionen in höher schmelzenden kristallinen Trägern (Zitronensäure, Harnstoff) wie auch in Wachsen und Fetten hergestellt werden.

Langsam freisetzende feste Dispersionen

Zur Herstellung von langsam freisetzenden festen Dispersionen dienen v. a. 2 Verfahren:
- Lösungsmittelverdampfung,
- Sorption.

Die **Lösungsmittelverdampfungsmethode** ist bereits im vorigen Abschnitt behandelt worden.

Sorption. Beim Sorptionsverfahren wird der zu sorbierende Wirkstoff in einem geeigneten Lösungsmittel gelöst und der Träger in dieser Lösung gebadet oder suspendiert, wobei es zu einer teilweisen Quellung des Trägers kommen kann. Der Arzneistoff wird dann vom Trägermaterial unter Bildung einer festen Lösung absorbiert, bis sich ein durch den Verteilungskoeffizienten bestimmtes Verteilungsverhältnis zwischen flüssiger Lösung und Träger einstellt (Abb. 2.72). Eine 2. Möglichkeit der Beladung nach diesem Verfahren stellt die Diffusion des Lösungsmittels gemeinsam mit dem Arzneistoff in Poren dar, wobei der Arzneistoff im Inneren **an den Porenwänden adsorbiert** werden kann. Das Lösungsmittel kann anschließend durch Trocknung entfernt werden.

Derartige feste Lösungen entstehen nicht nur bei der Herstellung spezieller Arzneiformen (arzneistoffhaltige Drageehülle eines Retarddragees, Ocusert®, Progestasert®), sondern sie entstehen auch während der Diffusion von Arzneistoffen durch Membranen mit und ohne Poren, beispielsweise durch unlösliche Drageehüllen bei Retarddragees und durch die Membranen therapeutischer Systeme bei deren Freigabe. Außerdem werden beim Eindringen von Arznei- oder Hilfsstoffen (Konservierungsmittel) in Behältnis- oder Membranfiltermaterialien ebenfalls feste Lösungen gebildet. Die Ausbildung von festen Lösungen und Dispersionen ist deshalb bei sehr vielen Arzneiformen für deren Eigenschaften von Bedeutung.

2.6.3
Analytische Charakterisierung

Zur Charakterisierung von festen Lösungen werden verschiedene analytische Methoden eingesetzt:
- thermoanalytische Verfahren wie Differentialthermoanalyse und Thermomikroskopie,
- Röntgenbeugung,
- mikroskopische Methoden incl. Polarisationsmikroskopie und Rasterelektronenmikroskopie,
- spektroskopische Methoden v. a. IR-Spektroskopie,
- Lösungsgeschwindigkeitsbestimmungen,
- kalorimetrische Messungen wie Bestimmung der Lösungs- und Schmelzwärmen zur Berechnung der Entropieänderungen,
- Methoden zur Charakterisierung übersättigter Lösungen wie dynamische Dialyse.

Die aufgeführten Verfahren dienen, wie oben erwähnt, neben der Charakterisierung der festen Dispersion auch zur Unterscheidung von einfachen physikalischen Mischungen und zur Unterscheidung untereinander. Trotzdem ist die Unterscheidung wegen der Komplexität der Systeme oft schwierig, und die verschiedenen Methoden können unterschiedliche Ergebnisse liefern.

Die wichtigsten analytischen Verfahren sind thermoanalytische Methoden, Röntgenbeugung, mikroskopische Methoden und Auflösungsgeschwindigkeitsbestimmungen.

Thermoanalytische Methoden liefern Information über die Temperaturabhängigkeit der thermodynamischen Zustandsgröße. Ein Beispiel ist in Abb. 2.74 gezeigt. Bei amorphen Polymeren ermöglichen sie häufig die für die Stabilitätsvoraussage wichtige Unterscheidung zwischen molekulardispersen festen Lösungen und festen Dispersionen mit größeren Wirkstoffaggregaten. Häufig ist nämlich der Arzneistoff nach der Herstellung noch für einige Zeit in metastabilen Agglomeraten im Träger verteilt. Diese metastabilen Agglomerate können durch Diffusion im Polymer entweder unter Ausbildung einer stabilen festen Lösung verschwinden oder durch Zudiffusion weiterer Arzneistoffmoleküle vergrößert werden. Im 2. Fall kommt es dann meist zur Auskristallisation des Arzneistoffes. Bei der analytischen Untersuchung wird die Diffusion durch Tempern (englisch: „annealing") beschleunigt, wobei die feste Dispersion für mehrere Tage bei erhöhter Temperatur (50 – 80 °C) gelagert wird. Danach zeigt sich bei der Thermoanalyse als Ergebnis entweder ein Verschwinden des Glasübergangspunktes Tg durch Ausbildung einer festen Lösung (Weichmachereffekt des gelösten Stoffes), oder im anderen Fall – Kristallisation des Arzneistoffes – erscheint bei der Thermoanalyse der typische Kristallisationspeak des Arzneistoffes.

Die Röntgenbeugung dient sowohl zur Charakterisierung von Eutektika als auch von amorphen Trägersystemen. Während Eutektika in der Regel charakteristische Röntgenbeugungsmuster aufweisen, sind amorphe feste Dispersionen v. a. durch die Abwesenheit jeglicher Kristallinität auch des eingebetteten Arzneistoffes gekennzeichnet. Ein Nachweis von Kristallinität würde in diesem Fall gegen die Existenz einer amorphen festen Lösung sprechen. Dennoch ist zu beachten, daß erst ein Kristallinitätsanteil von über ca. 2 % nachweisbar ist. Viele Arzneistoffe sind dem Träger in geringerer Konzentration zugesetzt. Ein Auftreten ihrer Kristallinität wäre mittels Röntgenbeugung in diesem Fall nicht nachweisbar.

Mikroskopische Methoden sind zumeist einfach durchzuführen und lassen v. a. bei Verwendung von polarisiertem Licht Aussagen zur Unterscheidung zwischen verschiedenen Systemen zu. Rasterelektronenmikroskopie ermöglicht nur eine Beurteilung der Oberfläche und ist darum nur in Verbindung mit anderen analytischen Methoden für die Beurteilung der festen Dispersion brauchbar.

Freigabeuntersuchungen allein können feste Dispersionen nicht differenzieren. Da die einzelnen Systeme aber häufig zu sehr unterschiedlichen Freigabekurven führen, liefern sie in Verbindung mit anderen Methoden und durch mögliche phenomenologische Interpretation wichtige Hinweise.

Ebenfalls ist das Erstellen von Sorptionsisothermen sehr hilfreich bei der Unterscheidung zwischen festen Lösungen und festen Dispersionen. Feste Lösungen ergeben durch Verteilung des gelösten Stoffes zwischen flüssigem Medium und festem Träger lineare Sorptionsisothermen (Abb. 2.72).

2.6.4
Anwendung und Vorkommen

Feste Dispersionen dienen zur Modifikation der Freigabegeschwindigkeit von Wirkstoffen. Aufgabe schnell freisetzender fester Dispersion ist die Erhöhung der Lösungsgeschwindigkeit schwerlöslicher Arzneistoffe. Bis jetzt gibt es aber erst sehr wenige derartiger fester Dispersionen auf dem Markt (z. B. gris-PEG®, eine Griseofulvin-Polyethylenglycol-Dispersion, hergestellt von Wander, USA; und Cesamet®, ein Nabilon-PVP-Produkt, hergestellt von Lilly, USA). Hierfür gibt es mehrere Gründe:

- **Mangelnde Stabilität:** Häufig ist die Freigabegeschwindigkeit der frisch hergestellten Dispersion zwar stark beschleunigt, durch Alterung aber nimmt die Freigabegeschwindigkeit stark ab. Gründe hierfür sind Auskristallisation des Wirkstoffs (s. Abschn. Lösungsgeschwindigkeit) und Umorientierungen der Moleküle des Trägermaterials. Darüber hinaus ist vielfach auch die chemische Stabilität des Arzneistoffes in Form fester Dispersion vermindert. Bei dieser Instabilität spielt die höhere Mobilität der Moleküle in festen Dispersionen eine große Rolle.
- **Schwierigkeiten bei der Großherstellung:** Auf diese Probleme von Reproduzierbarkeit, hoher Temperatur, Restlösungsmittelentfernung) wurde bereits in Abschn. 2.6.2 eingegangen.
- **Keine Verbesserung der Bioverfügbarkeit:** In vielen Fällen ist die Freigabegeschwindigkeit zwar verbessert, jedoch ist infolge einer Wechselwirkung mit dem Trägermaterial im Magen-Darm-Trakt oder einer durch das Trägermaterial verursachten Viskositätserhöhung die gastrointestinale Wirkstoffabsorption erschwert [2]. Vielfach gibt es auch billigere oder einfachere Alternativsysteme, die den Wirkstoff gleich schnell freisetzen oder absorbierbar machen.

Langsam freisetzende feste Lösungen und Dispersionen dienen als Retardzubereitungen für Injektions- oder Implantationszwecke (Parlodel®), perorale Darreichungssysteme (perorale Retarddragees) und treten bei den verschiedensten therapeutischen Systemen während der Diffusion der Arzneistoffe durch die Polymermembranen auf (Ocusert®, Progestasert®). Ebenfalls gehören zu den langsam freisetzenden (oder absorbierenden → Gleichgewichtsreaktion!) festen Lösungen Behältnismaterialien und Polymerfilter (s. Abschn. 2.6.1 und 2.6.2). Diese Materialien können einerseits Arzneistoffe oder Hilfsstoffe (Konservierungsmittel) der Arzneistofflösung durch Absorption entziehen, andererseits können sie diese Stoffe sowie auch den Polymeren zugesetzte Zuschlagstoffe (Weichmacher, Stabilisatoren) bei entsprechenden Konzentrations- bzw. Verteilungsverhältnissen wieder an die Arzneistoffzubereitungen abgeben.

Literatur

1. Chiou WL, Riegelman S (1971) Pharmaceutical applications of solid dispersion systems. J Pharm Sci 60: 1281–1301
2. Kreuter J (1983) Solid dispersion and solid solution. In: Breimer DD, Speiser P (eds) Topics in Pharmaceutical Sciences. Elsevier, Amsterdam, pp 359–370
3. Castellan GW (1983) Physical Chemistry, 3rd edn. Addison-Wesley, Menlo Park, pp 324–336
4. Ahlneck C, Zografi G (1990) The molecular basis of moisture effects on the physical and chemical stability of drugs in the solid state. Int J Pharm 62: 87–95
5. Richardson NE, Meakin BJ (1974) The sorption of benzocain from aqueous solution by nylon 6 powder. J Pharm Pharmacol 26: 166–174
6. Pfaender HG (1986) Schott Glaslexikon. mvg, Landsberg/Lech, S 24–28
7. Schatt W (1987) Einführung in die Werkstoffwissenschaft. Deutscher Verlag f. Grundstoffindustrie, Leipzig, S 104–113

2.7
Rheologie

G. Reich

Die Rheologie, auch Lehre vom Fließen genannt, beschreibt das mechanische Verhalten defomierbarer bzw. fließfähiger Stoffe. Sie umfaßt somit ein sehr weites Gebiet, wobei die beiden Extreme bezüglich ihres Verhaltens der idealelastische Festkörper und die idealviskose Flüssigkeit sind. Die meisten technisch und pharmazeutisch wichtigen Stoffe und Zubereitungen sind allerdings zwischen diesen Extremen einzuordnen, wobei das Spektrum von strukturviskosen Flüssigkeiten bis hin zu Feststoffen reicht, deren Deformationsverhalten neben elastischen auch viskose Anteile aufweist. Im Fall komplex zusammengesetzter Mehrstoffsysteme sind nicht selten sogar mehrere rheologische Phänomene gleichzeitig anzutreffen. Im folgenden werden die wichtigsten rheologischen Erscheinungen und Meßmethoden, einschließlich der ihnen zugrundeliegenden Gesetzmäßigkeiten, sowie ihre Bedeutung für die Entwicklung und Herstellung pharmazeutischer Produkte behandelt.

2.7.1
Theorie

Grundlagen der elastischen, plastischen und viskosen Deformation

Wird ein Körper, wie in Abb. 2.77 gezeigt, durch eine mechanische Kraft F belastet, so treten in ihm Materialspannungen auf. Diese sind als Kraft pro Flächeneinheit $[N \cdot m^{-2}]$ definiert und treten bei Dehnung als Zugspannung $\sigma = F/A$ und bei Scherung als Schubspannung $\tau = F/A$ auf. Die entsprechende Verformung wird als dimensionslose relative Verlängerung $\epsilon = \Delta l/l_0$ bzw. als Schubverformung $\gamma = dx/dy$ definiert und ist je nach Art des Stoffes unterschiedlich.

Für idealelastische, sog. Hooke-Festkörper ist die Deformation ϵ bzw. γ den entsprechenden Spannungen σ bzw. τ zu jedem Zeitpunkt proportional. Sie deformieren sich zwar unter Krafteinfluß, kehren aber nach Wegnahme der Kraft sofort wieder in den ursprünglichen Zustand zurück. Zwischen

Abb. 2.77 a, b. Deformation eines Stabes bei Dehnung (**a**) und eines Würfels bei Scherung (**b**). Mod. nach [1])

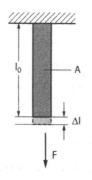
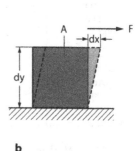

Zug- bzw. Schubspannung und Verformung besteht somit der in Abb. 2.78 gezeigte lineare Zusammenhang, der als Hooke-Gesetz bekannt ist.

$$\sigma = \epsilon \cdot E \ [\mathrm{N \cdot m^{-2}}] \tag{2.81}$$

$$\tau = \gamma \cdot G \ [\mathrm{N \cdot m^{-2}}] \tag{2.82}$$

Die Proportionalitätskonstante E bzw. G $[\mathrm{N \cdot m^{-2}}]$ werden als Elastizitäts- bzw. Schubelastizitäts- oder Gleitmodul bezeichnet. Ein einfaches Modell zur Beschreibung des idealelastischen Verhaltens ist die Feder (Abb. 2.78). Ist die auf einen Körper aufgebrachte Deformation irreversibel, wird also der Ausgangszustand nach Entlastung nicht wieder eingenommen, so liegt eine plastische Deformation vor (Abb. 2.78). Die plastische Deformation ist an eine bestimmte Schubspannung, die sog. Fließspannung τ_F, gebunden und hält so lange an, wie die Fließspannung einwirkt. Im mechanischen Analogiemodell wird sie durch ein Reibungselement symbolisiert. Plastische Stoffe verhalten sich unterhalb der Fließgrenze τ_F elastisch. Bei der Verformung realer Feststoffe werden daher häufig die in Abb. 2.79 dargestellten Spannungs-Dehnungs-Verhältnisse gefunden, d.h. ein mehr oder weniger ausgeprägter linearer Bereich (I) der reversiblen elastischen Verformung bis zur sog. Elastizitätsgrenze σ_f, gefolgt von einem nichtlinearen Bereich (II) der irreversiblen plastischen Verformung bis hin zur Bruchgrenze σ_b.

Flüssigkeiten sind im Gegensatz zu Feststoffen fließfähige Systeme, d.h. sie werden unter dem Einfluß äußerer Kräfte einschließlich der Schwerkraft stets irreversibel verformt. Der innere Widerstand, den eine Flüssigkeit dieser Verformung entgegensetzt, ist ihre Viskosität. Die Deformation von Flüssigkeiten wird daher als **viskose Deformation** oder auch als **Fließen** bezeichnet. Da bei der viskosen Deformation die Verformung $\gamma = dx/dy$ (vgl. Abb. 2.77) unter Krafteinfluß linear mit der Zeit zunimmt, ist die angelegte

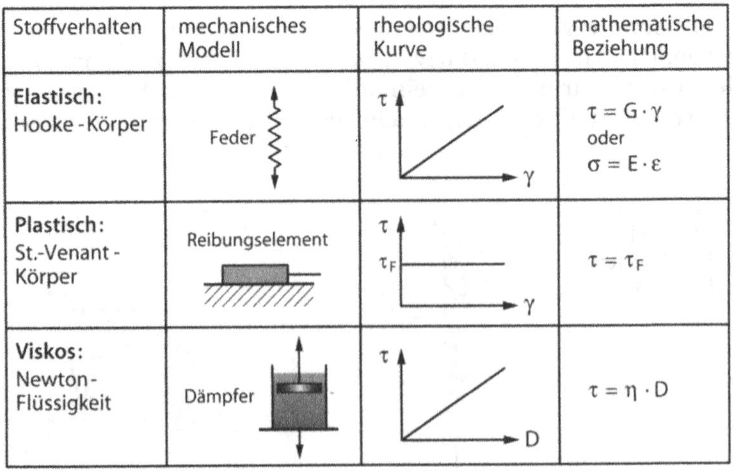

Stoffverhalten	mechanisches Modell	rheologische Kurve	mathematische Beziehung
Elastisch: Hooke-Körper	Feder	τ ／ γ	$\tau = G \cdot \gamma$ oder $\sigma = E \cdot \epsilon$
Plastisch: St.-Venant-Körper	Reibungselement	τ τ_F ——— γ	$\tau = \tau_F$
Viskos: Newton-Flüssigkeit	Dämpfer	τ ／ D	$\tau = \eta \cdot D$

Abb. 2.78. Mechanische Analogiemodelle und ihr Verhalten. (Mod. nach [2])

Abb. 2.79. Spannungs-Dehnungs-Kurve bei der Verformung eines Feststoffes (**I** elastischer Bereich, **II** plastischer Bereich, σ_f Elastizitäts-grenze, σ_b Bruchgrenze). (Aus [3])

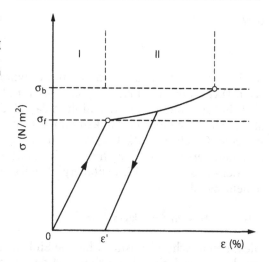

Spannung τ der Deformationsgeschwindigkeit $D = d\gamma/dt$ bzw. $D = dv/dy$ [s^{-1}] proportional.

Zum besseren Verständnis stelle man sich eine Flüssigkeit in einem Spalt zwischen 2 parallelen, großen Platten vor (Abb. 2.80). Die untere Platte soll fixiert sein. Wird nun die obere Platte mit der Fläche A durch eine tangential angreifende Kraft F mit konstanter Geschwindigkeit v in x-Richtung verschoben, so stellt sich in der Flüssigkeit zwischen den beiden Platten eine stationäre, parallele Schichtenströmung mit dem angegebenen Geschwindigkeitsprofil ein. Der auch als Schergefälle bzw. Schergeschwindigkeit D [s^{-1}] bezeichnete Geschwindigkeitsgradient dv/dy ist konstant und im stationären Zustand proportional der Schubspannung $\tau = F/A$ [N · m^{-2}]. Da die Schubspannung τ, die für eine bestimmte Schergeschwindigkeit D erforderlich ist, um so größer sein muß, je größer der innere Reibungswiderstand, d. h. die Viskosität der Flüssigkeit ist, gilt:

$$\frac{F}{A} = \eta \cdot \frac{dv}{dy} \tag{2.83}$$

Abb. 2.80. Laminare Scher-strömung einer Flüssigkeit zwischen zwei parallelen Platten. (Aus [4])

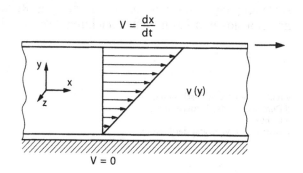

bzw.

$$\tau = \eta \cdot D,$$ (2.84)

worin der Proportionalitätsfaktor η die dynamische Viskosität [Pa · s] ist. Nach DAB 10 ist sie durch die Tangentialkraft je Flächeneinheit, berechnet als Schubspannung τ mit der Einheit Pascal, die erforderlich ist, um 2 parallele Schichten einer Flüssigkeit von je 1 m^2 in einem Abstand (y) von 1 m mit einer Geschwindigkeit (v) von 1 m · s^{-1} parallel zueinander zu verschieben, definiert und wird auch als Viskositätskoeffizient bezeichnet. Die Einheit der dynamischen Viskosität ergibt sich durch Einsetzen der SI-Basiseinheiten. Es gilt:

$$1 \, Pa \cdot s = 1 \, N \cdot s \cdot m^{-2} = 1 \, kg \cdot s^{-1} \cdot m^{-1}$$

Die kinematische Viskosität v hat die Einheit [m^2 · s^{-1}] und ist der Quotient aus der dynamischen Viskosität und der Dichte:

$$v = \frac{\eta}{\varrho} \, [m^2 \cdot s^{-1}]$$ (2.85)

Fließprozesse werden in Rheogrammen dargestellt, wobei es in Kontinentaleuropa üblich ist, als Abszisse die Schubspannung τ und als Ordinate die Schergeschwindigkeit D aufzutragen. Im angelsächsischen Sprachraum wird vorzugsweise umgekehrt verfahren. Besteht zwischen der Schubspannung τ und der Schergeschwindigkeit D ein linearer Zusammenhang, so liegt eine Newton-Flüssigkeit vor, die im mechanischen Analogiemodell durch ein Dämpfungsglied symbolisiert werden kann (Abb. 2.78).

Strömungsarten

Bewegen sich die Teilchen einer Flüssigkeit, wie in Abb. 2.80 dargestellt, auf parallelen Stromlinien, innerhalb derer Richtung und Geschwindigkeit konstant sind, so handelt es sich um eine laminare Strömung. Bei der turbulenten Strömung gilt dies nur für die Randteilchen; die Mehrzahl der Teilchen bewegt sich auf wirbelförmigen Stromlinien, wodurch Energie verloren geht. Welche Strömungsart im Einzelfall vorliegt, hängt vom Verhältnis aus Beschleunigungs- und Reibungsarbeit, der sog. Reynolds-Zahl, ab. Sie ist dimensionslos und kann nach Gleichung 2.86 berechnet werden.

$$Re = \frac{\bar{v} \cdot d \cdot \varrho}{\eta}$$ (2.86)

$\bar{v}$ mittlere Strömungsgeschwindigkeit
d Durchmesser des Fördersystems
ϱ Dichte
η dynamische Viskosität der Flüssigkeit

Bei kleinen Reynolds-Zahlen überwiegt die Reibungsarbeit, und die Strömung ist laminar, z. B. in einem glatten Rohr bis Re < 2320, beim Umströmen einer Kugel hingegen nur bis Re < 0,5. Laminare Strömungsverhältnisse sind die Grundvoraussetzung für eine exakte und reproduzierbare Viskositätsmessung (vgl. Abschn. 2.7.2).

Newton-Systeme

Bei Newton-Systemen ist die dynamische Viskosität η eine echte Materialkonstante (Abb. 2.81 b), die nur von der Temperatur und vom Druck, nicht aber vom absoluten Betrag der angelegten Spannung bzw. vom herrschenden Schergefälle abhängig ist. Für diese Systeme, die auch als idealviskose Flüssigkeiten bezeichnet werden, gilt das Newton-Gesetz (Gleichung 2.84):

$$D = \frac{1}{\eta} \cdot \tau$$

und

$$\eta = \frac{\tau}{D} = \cot \alpha = \text{konst.}$$

Das Rheogramm (Abb. 2.81 a) stellt eine Gerade dar, die im Ursprung entspringt. Beispiele für idealviskose Flüssigkeiten sind Wasser, Glycerin, flüssige Kohlenwasserstoffe, fette Öle, aber auch verdünnte homogene Dispersionen.

Abhängigkeit der Viskosität von Temperatur und Druck. Die Viskosität von Flüssigkeiten nimmt im Gegensatz zur Viskosität von Gasen mit steigender Temperatur ab: bei Wasser um 0,8 % / °C, bei hochviskosen Ölen um bis zu 10 % / °C. Bei der Messung ist daher stets auf eine präzise Temperaturkonstanthaltung zu achten. Der Grund für die Viskositätsabnahme liegt darin, daß mit steigender Temperatur und demzufolge wachsender kinetischer Energie der Teilchen die Kohäsionskräfte abnehmen. Ein Vorschlag zur Charakterisierung dieses Zusammenhangs zwischen Temperatur und Viskosität ist die Andrade-Gleichung

Abb. 2.81 a, b. Fließverhalten von Newton-Systemen

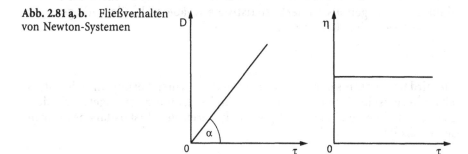

$$\eta = A \cdot e^{E/RT} \qquad (2.87)$$

A von der Molmasse und dem molaren Volumen der Flüssigkeit abhängige Konstante
E sog. Fließaktivierungsenergie

Die Fließaktivierungsenergie beträgt üblicherweise ca. 1/3 des Wertes der Verdampfungsenergie, kann aber insbesondere bei Flüssigkeiten mit Wasserstoffbrückenbindungen auch wesentlich höhere Werte annehmen.

Neben der Temperatur hat auch der Druck Einfluß auf die Viskosität im Sinne einer Viskositätserhöhung. Diese ist bei Drücken < 50 bar für Flüssigkeiten allerdings unbedeutend und damit vernachlässigbar.

Zusammenhang zwischen Viskosität und molarer Masse

Die Viskositätserhöhung, die eine idealviskose Flüssigkeit durch dispergierte sphärische Partikel erfährt, kann bei hinreichender Verdünnung nach der Einstein-Gleichung berechnet werden.

$$\eta = \eta_S(1 + 2{,}5\ \Phi) \qquad (2.88)$$

η Viskosität der Dispersion
η_s Viskosität des Dispersionsmediums
Φ Volumenanteil der dispergierten Partikel

Für verdünnte Polymerlösungen mit $\Phi = c \cdot N_L \cdot V_h/M$ läßt sich Gleichung 2.88 zu Gleichung 2.89 erweitern.

$$\eta = \eta_S(1 + 2{,}5 \cdot c \cdot N_L \cdot V_h/M) \qquad (2.89)$$

Bei verdünnten Polymerlösungen besteht somit eine deutliche Abhängigkeit der Viskosität η von der Konzentration c, dem hydrodynamischen Volumen V_h und der molaren Masse M des gelösten Polymers. Unter Bezugnahme auf die in Tabelle 2.20 aufgeführten Viskositätskoeffizienten kann Gleichung 2.89 auch als

$$\eta_{red} = 2{,}5 \cdot N_L \cdot V_h/M \qquad (2.90)$$

geschrieben werden. Speziell für lineare, unverzweigte Polymere, die in verdünnten Lösungen als isolierte statistische Knäuelmoleküle vorliegen, gilt die Mark-Houwink-Beziehung.

$$[\eta] = K \cdot M^{\alpha} \qquad (2.91)$$

Sie wird bei Kenntnis der für das betreffende Polymer-Lösungsmittel-System charakteristischen Konstanten K und α zur Berechnung der ungefähren Molmasse von linearen, unverzweigten Polymeren aus Viskositätsmessungen herangezogen.

Tabelle 2.20. Definitionen. (Aus [1])

$\eta,\ \eta_s$	Viskosität der Lösung, bzw. des Lösungsmittels
$\eta_{rel} = \dfrac{\eta}{\eta_s}$	Relative Viskosität (> 1) Viskositätserhöhung
$\eta_{sp} = \eta_{rel} - 1$	Spezifische Viskosität (> 0)
$\eta_{red} = \dfrac{\eta_{sp}}{c}$	Reduzierte spezifische Viskosität
$\eta_{inh} = \dfrac{\ln \eta_{rel}}{c}$	Inhärente Viskosität (c nach Konvention)
$\lim\limits_{\substack{c\ \to\ 0 \\ D\ \to\ 0}} \dfrac{\eta_{sp}}{c} = [\eta]$	Staudinger-Index Grenzviskosität(-szahl)
Dimension Einheit	η_{rel} und η_{sp} ohne, η_{sp}/c und $[\eta]$: Volumen/Masse nach IUPAC-Vorschlag: cm^3/g vielfach üblich: dl/g $100\ cm^3/g = 1\ \frac{dl}{g}$

Nicht-Newton-Systeme

Stoffe und Zubereitungen, deren Fließ- und Deformationscharakteristik sich nicht durch das Newton-Viskositätsgesetz beschreiben lassen, werden als Nicht-Newton-Systeme bezeichnet. Die Viskosität η ist für diese Systeme keine Konstante bei konstanter Temperatur und konstanter chemischer Zusammensetzung, sondern abhängig von ihrer Struktur und damit von den Scherbeanspruchungen, denen sie unterworfen werden. Sie wird daher zur Unterscheidung vom echten Viskositätskoeffizienten als scheinbare Viskosität bzw. als Quasiviskositätskoeffizient bezeichnet. Die rheologische Beschreibung von Stoffen, die gleichzeitig viskose und elastische Eigenschaften aufweisen, erfordert die Einführung spezieller Stoffunktionen.

Pseudoplastisches Fließverhalten. Bei einem pseudoplastischen Material nimmt die scheinbare Viskosität mit zunehmender Schubspannung ab, das System wird flüssiger (Abb. 2.82 a). Dieses Verhalten wird insbesondere bei Lösungen fadenförmiger Makromoleküle gefunden. Es erklärt sich aus einer mit zunehmender Schubspannung steigenden Orientierung der Moleküle bzw. Strukturelemente in Strömungsrichtung. Durch diesen Ausrichtungseffekt verringert sich die innere Reibung, d. h. die Viskosität nimmt ab. Bei hohen Schergeschwindigkeiten kann das pseudoplastische Fließverhalten in manchen Fällen in Newton-Verhalten übergehen. Als Näherungsgleichung zur Beschreibung des pseudoplastischen Fließverhaltens ist u. a. die Ostwald-Gleichung vorgeschlagen worden.

$$D = k \cdot \tau^N \quad (N > 1) \tag{2.92}$$

Hier wird der Exponent N um so größer, je mehr sich das Fließverhalten von dem einer idealviskosen Flüssigkeit entfernt.

Dilatantes Fließverhalten. Dilatantes Fließverhalten ist dadurch charakterisiert, daß die Viskosität mit zunehmender Schubspannung überproportional zunimmt (Abb. 2.82 b), d. h. es tritt Fließverfestigung ein. Dieses eher seltene Phänomen wird bei Suspensionen mit hohem Feststoffanteil (> 50 %) beobachtet und kann damit erklärt werden, daß der im Ruhezustand vorhandene interpartikuläre Flüssigkeitsfilm des Dispersionsmittels mit steigender Schereinwirkung abreißt, so daß der mechanische Widerstand zunehmend von einer Festkörperreibung beeinflußt wird. Bei extremer Schereinwirkung kann es zu einer völligen Fließunfähigkeit kommen. Das Rheogramm läuft dann in eine Horizontale aus. Das System verhält sich wie ein elastischer Festkörper. Als Näherungsgleichung zur Beschreibung dilatanter Materialien kann wiederum Gleichung 2.92 herangezogen werden. In diesem Fall ist N jedoch immer kleiner als 1 und nimmt mit zunehmender Dilatanz ab.

Plastisches Fließverhalten. Plastische Körper (Abb. 2.83 c, d) zeichnen sich durch die Existenz einer Fließgrenze aus. Darunter wird die Schubspannung verstanden, oberhalb derer das Fließen beginnt. Unterhalb der praktischen Fließgrenze τ_{fB} bzw. τ_{fc} verhalten sich plastische Stoffe wie feste, elastische Körper. Oberhalb der Fließgrenze können sie entweder ideal- oder strukturviskoses Fließverhalten aufweisen. Im 1. Fall liegt ein Bingham- (Abb. 2.82 c), im 2. Fall ein Casson-Körper (Abb. 2.82 d) vor. Plastisches Fließverhalten zeigen ganz allgemein disperse Systeme, in denen sich je nach Art, Konzentration, Form und/oder Ladung der Einzelkomponenten durch entsprechende Anziehungskräfte (Van-der-Waals-Kräfte, Dipole, Wasserstoffbrückenbindungen von Solvathüllen etc.) eine zusammenhän-

Abb. 2.82 a –d. Rheogramme von Nicht-Newton-Systemen: **a** pseudoplastisches, **b** dilatantes, **c** plastisches System (Bingham-Körper), **d** plastisches System (Casson-Körper); η_B, η_C plastische Viskosität, τ_{fB}, τ_{fc} Fließgrenze)

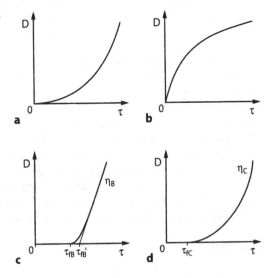

gende Struktur ausbilden kann. Um ein derartiges System zum Fließen zu bringen, müssen zunächst diese strukturbildenden Haftkräfte zwischen den dispergierten Partikeln überwunden werden. Die der praktischen Fließgrenze entsprechende Mindestschubspannung τ_{fB} bzw. τ_{fC} ist demzufolge ein Maß für den Assoziationsgrad eines dispersen Systems.

Da sich die praktische, sog. statische Fließgrenze außer mit der Viskowaage (vgl. Abschn. 2.7.2) nur sehr ungenau bestimmen läßt, wird zur Charakterisierung plastischer Stoffe meist die theoretische bzw. dynamische Fließgrenze τ'_{fB} herangezogen. Sie ergibt sich bei Bingham-Körpern aus der Fließkurve durch Extrapolation des geraden Kurventeils auf die Abszisse (τ; vgl. Abb. 2.82). Bei Kenntnis der plastischen Viskosität η_B kann der Bingham-Körper somit durch Gleichung 2.93 exakt beschrieben werden.

$$D = \frac{1}{\eta_B} (\tau - \tau'_{f_B}) \tag{2.93}$$

Als Näherungsgleichung zur Beschreibung des Casson-Körpers kann Gleichung 2.94 herangezogen werden.

$$D = \frac{1}{\eta_C} (\sqrt{\tau} - \sqrt{\tau_{fC}})^2$$

$$\sqrt{D} = \frac{\sqrt{\tau} - \sqrt{\tau_{fC}}}{\sqrt{\eta_C}} \tag{2.94}$$

Die grafische Darstellung von $\sqrt{D}$ über $\sqrt{\tau}$ liefert eine Gerade mit der Steigung $1/\sqrt{\eta_C}$ und dem x-Achsenabschnitt $\sqrt{\tau_f}$. Die plastische Viskosität η_C darf hierbei allerdings auf keinen Fall mit der absoluten Viskosität η verwechselt werden, da letztere bei Casson-Körpern im Gegensatz zu Bingham-Körpern für $\tau > \tau_f$ eine Variable ist. Die Anwendung der Casson-Darstellung von $\sqrt{D}$ über $\sqrt{\tau}$ kann auch bei Bingham-Körpern recht nützlich sein, um die praktische Fließgrenze τ_{fB} zu bestimmen.

Thixotropie, Rheopexie. Bei vielen strukturviskosen Systemen hängt die Strukturänderung und damit auch die scheinbare Viskosität nicht nur von der Intensität, sondern auch von der Dauer der Schereinwirkung ab. Nimmt die scheinbare Viskosität mit der Scherzeit ab (Abb. 2.83 a), so wird von Thixotropie gesprochen, wobei vorausgesetzt wird, daß dieser Vorgang unter isothermen Bedingungen reversibel ist, d. h. die Ausgangsviskosität nach einer bestimmten Ruhezeit wieder erreicht werden kann. Stellt sich hingegen eine scherzeitbedingte irreversible Viskositätsänderung ein (Abb. 2.83 b), so handelt es sich um eine unechte Thixotropie oder Rheodestruktion (z. B. bei Yoghurt und Gelatinegelen).

Echte Thixotropie wird sowohl bei pseudoplastischen als auch bei plastischen Systemen beobachtet (Abb. 2.84) und ist bei vielen pharmazeutischen Darreichungsformen eine erwünschte Eigenschaft (vgl. Abschn. 2.7.3). Sie ist an die Existenz einer dreidimensionalen Gerüststruktur gebunden, wel-

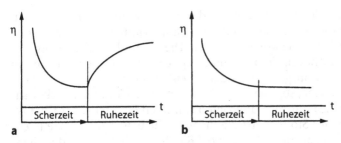

Abb. 2.83 a, b. Scher- und ruhezeitabhängige Viskositätsänderung bei echter (a) und unechter (b) Thixotropie

Abb. 2.84. Thixotropie bei plastischen und pseudoplastischen Materialien

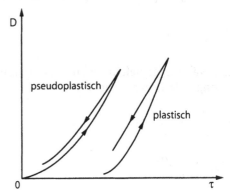

che mit zunehmender Intensität und Dauer der Scherung mehr und mehr zerstört, nach dem Aufhören der Schereinwirkung aber allmählich wieder zurückgebildet werden kann (isotherme Gel-Sol-Gel-Umwandlung). Im Rheogramm sind Auf- und Abwärtskurve somit unterschiedlich. Sie umschließen eine Hysteresisfläche, die unter der Voraussetzung standardisierter Versuchsbedingungen als Maß für die thixotropen Eigenschaften eines Stoffes herangezogen werden kann.

Neben der Thixotropie gibt es als weitere Form des reversiblen, scherzeitabhängigen Fließverhaltens die Rheopexie (Abb. 2.85). Sie liegt dann vor,

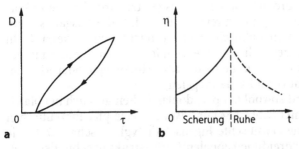

Abb. 2.85 a, b. Fließverhalten rheopexer Körper

wenn der Aufbau einer dreidimensionalen Gerüststruktur durch Schereinwirkung beschleunigt werden kann, so daß die scheinbare Viskosität mit
zunehmender Scherzeit zunimmt. Bekannte rheopexe Flüssigkeiten sind
Bentonitsole.

Viskoelastizität, Elastoviskosität. Elastoviskose und viskoelastische Körper
sind Stoffe, die gleichzeitig elastische und viskose Deformationsanteile aufweisen. Der Unterschied zwischen den beiden Verhaltensweisen liegt in der
vorherrschenden Deformationsart, was im mechanischen Analogiemodell
durch entsprechende Kombination der Grundmodelle Feder (Elastizität)
und Stoßdämpfer (Viskosität) dargestellt werden kann (Abb. 2.86). Die Se-
rienschaltung, das sog. Maxwell-Element, symbolisiert hierbei die elastoviskose Flüssigkeit; die Parallelschaltung, der sog. Voigt-Kelvin-Körper, den
viskoelastischen Festkörper. Mit diesen beiden kombinierten Modellen ist
es möglich, das zeitabhängige Verhalten elastoviskoser und viskoelastischer
Stoffe zu erklären und je nach Art der Versuchsdurchführung durch entsprechende Stoffunktionen quantitativ zu beschreiben.

Bei einer elastoviskosen Maxwell-Flüssigkeit ergibt sich die Gesamtdefor-
mation γ additiv aus den Anteilen der viskosen und der elastischen Deformation.

$$\gamma = \gamma_E + \gamma_V \tag{2.95}$$

Die Deformationsgeschwindigkeit D berechnet sich daher nach Gleichung
2.96.

$$D = \frac{d\gamma}{dt} = \frac{d\tau}{dt} \cdot \frac{1}{G} + \frac{\tau}{\eta} \tag{2.96}$$

Stoffverhalten	mechanisches Modell	rheologische Kurve	mathematische Beziehung
Elastoviskoses Verhalten: Maxwell-Flüssigkeit	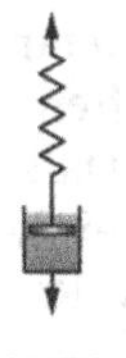	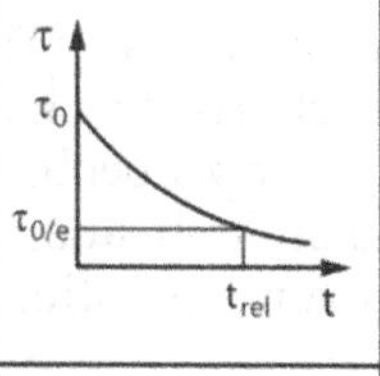	$D = \frac{d\tau}{dt} \cdot \frac{1}{G} + \frac{\tau}{\eta}$
Viskoelastisches Verhalten: Voigt-Kelvin-Körper	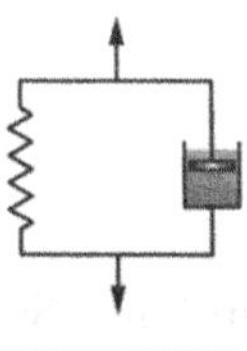	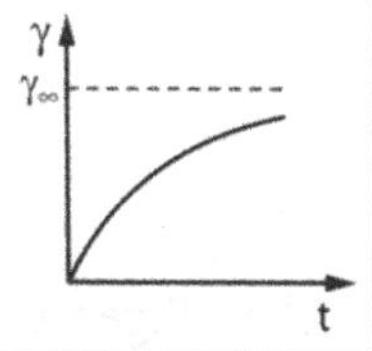	$\tau = G \cdot \gamma + \eta \cdot D$

Abb. 2.86. Kombinierte Modelle und ihr Verhalten. (Mod. nach [2])

Maxwell-Flüssigkeiten zeigen das Phänomen der Spannungsrelaxation. Hierunter wird das allmähliche Abklingen von Spannungen bei konstanter Deformation γ_0 verstanden. Die zeitabhängie Stoffunktion zur Beschreibung der Spannungsrelaxation ist der Schubrelaxationsmodul G(t).

$$G(t) = \frac{\tau(t)}{\gamma_0} = G \cdot e^{-t \cdot G/\eta} = G \cdot e^{-t/t_{rel}} \tag{2.97}$$

Das Verhältnis $t_{rel} = \eta/G$ hat die Dimension einer Zeit und heißt Relaxationszeit. Sie gibt an, nach welcher Zeit die Spannung auf den e-ten Teil des ursprünglichen Wertes τ_0 abgefallen ist.

Bei Maxwell-Flüssigkeiten bauen sich aufgrund des gleichzeitigen Vorhandenseins elastischer und viskoser Deformationsanteile zusätzlich zu den tangentialen Scherkräften immer auch senkrecht zur Fließrichtung Kräfte auf, was u. a. dazu führt, daß diese am Schaft eines Rührers hochkriechen. Diesem auch als Weißenberg-Effekt bezeichneten Phänomen kann z. B. durch Schrägstellung des Rührers entgegengewirkt werden.

Bei einem viskoelastischen Voigt-Kelvin-Körper ist die Deformation im Gegensatz zur Maxwell-Flüssigkeit grundsätzlich reversibel. Die Einstellung des mechanischen Gleichgewichtes erfolgt jedoch sowohl bei Be- als auch bei Entlastung mit zeitlicher Verzögerung. Dieses Phänomen wird als Retardation bzw. als Kriechen bezeichnet. Durch Addition der elastischen und viskosen Schubspannungsanteile wird die Gesamtspannung τ nach Gleichung 2.98 erhalten.

$$\tau = \tau_E + \tau_V = G \cdot \gamma + \eta \cdot D \tag{2.98}$$

Die Kriechdeformation $\gamma(t)$ bei konstanter Schubspannung τ_0 kann hieraus durch eine als Komplianz oder Nachgiebigkeit J(t) bezeichnete Stoffunktion nach Gleichung 2.99 beschrieben werden.

$$J(t) = \frac{\gamma(t)}{\tau_0} = J_\infty(1 - e^{-t \cdot G/\eta}) = J_\infty(1 - e^{-t/t_{ret}}) \tag{2.99}$$

Das Verhältnis $t_{ret} = \eta/G$ wird in diesem Fall als Retardationszeit bezeichnet.

Elastoviskose und viskoelastische Eigenschaften sind insbesondere bei makromolekularen Substanzen zu beobachten. Da sie auf molekulare Umlagerungsprozesse zurückzuführen sind, wird bei Systemen dieser Art immer ein ganzes Spektrum von Relaxations- bzw. Retardationszeiten gefunden.

2.7.2
Meßmethoden

Zur Messung der rheologischen Eigenschaften eines Systems werden prinzipiell Methoden unterschieden, welche nur mit einer bestimmten Schergeschwindigkeit arbeiten und solche mit variabler Schergeschwindigkeit. Er-

Abb. 2.87. Verschiedene Fließkurven, die sich alle im Punkt P schneiden: **A** Newton-Flüssigkeit, **B** pseudoplastisches Material, **C** und **D** plastische Materialien. (Mod. nach [3])

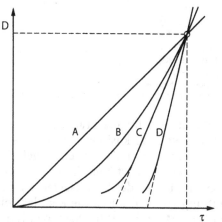

stere erlauben nur Einpunktmessungen, letztere hingegen Zwei- oder Mehrpunktmessungen. Daß die exakte Bestimmung der rheologischen Eigenschaften eines Systems in hohem Maß von der Wahl der geeigneten Meßmethode abhängt, läßt sich z. B. anhand der verschiedenen Fließkurven in Abb. 2.87, die sich alle im Punkt P schneiden, erklären. Für eine idealviskose Flüssigkeit (Kurve A) liegt das Rheogramm durch eine Einpunktmessung in Punkt P eindeutig fest, weil ein linearer Zusammenhang zwischen Schubspannung und Schergeschwindigkeit besteht und der 2. Wert durch den Nullpunkt des Koordinatensystems gegeben ist. Zur Messung der Viskosität von Newton-Flüssigkeiten eignet sich demnach jede Art von Viskosimeter, auch solche, die nur mit einer bestimmten Schergeschwindigkeit arbeiten. Für die Untersuchung von Nicht-Newton-Systemen (Kurven B, C, D) dürfen hingegen nur Geräte mit variabler Schergeschwindigkeit eingesetzt werden, weil zur Erstellung eines vollständigen Rheogramms mehrere Meßwerte erforderlich sind.

Newton-Systeme

Die Viskosität von Newton-Flüssigkeiten läßt sich mit hoher Genauigkeit mit verschiedenen konstruierten Kapillar- bzw. Kugelfallviskosimetern bestimmen, da sie die für eine exakte und reproduzierbare Viskositätsmessung erforderliche Bedingung des laminaren Fließens erfüllen.

Kapillarviskosimeter. Beim Kapillarviskosimeter wird die Tatsache genutzt, daß die Auslaufzeit eines bestimmten Volumens einer Flüssigkeit aus einer genormten Kapillare der Viskosität η direkt proportional ist. Es gilt das Hagen-Poiseuille-Gesetz

$$\eta = \frac{\pi \cdot \Delta p \cdot r^4 \cdot t}{8 \cdot l \cdot V} \qquad\qquad (2.100)$$

Δp Druckdifferenz
r Radius der Kapillare
t Durchfließzeit
l Länge der Kapillare
V in der Zeit t durch die Kapillare laufendes Flüssigkeitsvolumen

Gebräuchlich für die praktische Anwendung sind das Ostwald- bzw. Ostwald-Fenske-Viskosimeter sowie das in Abb. 2.88 dargestellte Ubbelohde-Viskosimeter mit hängendem Kugelniveau. Die zu untersuchende Flüssigkeit wird hier zunächst über das Einfüllrohr (1) bis in den Bereich zwischen den beiden Marken des Vorratsgefäßes gefüllt und dann bei geschlossenem Entlüftungsrohr (3) durch die Kapillare bis zur Füllung der beiden Vorratskugeln im Meßrohr (2) hochgesaugt. Zur Messung wird die Flüssigkeit bei geöffnetem Entlüftungsrohr (3) durch die Kapillare zurücklaufen gelassen. Bestimmt wird die Zeit, die der Meniskus braucht, um von der Meßmarke m_1 bis zur Meßmarke m_2 zu sinken. Durch die Öffnung des Entlüftungsrohres bildet sich im Hohlgefäß unterhalb der Kapillare eine Luftblase, das sog. hängende Kugelniveau. Da somit im Raum unter der Kapillare ein konstanter Druck, nämlich der Atmosphärendruck, herrscht, geht in die Messung nur noch der Druckabfall, der vom abnehmenden Eigengewicht der Flüssigkeitssäule geliefert wird, ein. Mit $p = h \cdot \varrho \cdot g$ läßt sich die Viskosität nach Gleichung 2.101 berechnen.

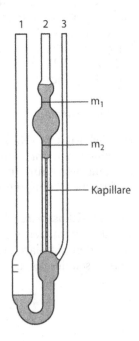

Abb. 2.88. Kapillarviskosimeter nach Ubbelohde; 1 Einfüllrohr, 2 Meßrohr mit Kapillare, 3 Entlüftungsrohr, m_1, m_2 Meßmarken

$$\eta = \frac{\varrho \cdot g \cdot \pi \cdot h \cdot r^4 \cdot t}{8 \cdot l \cdot V} \qquad (2.101)$$

ϱ Dichte der Flüssigkeit
g Erdbeschleunigung
h Höhe der Flüssigkeitssäule

Wird, wie allgemein üblich, der Ausdruck $h \cdot \Pi \cdot r^4 \cdot g/8 \cdot l \cdot V$ zur Gerätekonstanten k zusammengefaßt, so vereinfacht sich Gleichung 2.101 zu

$$\eta = k \cdot \varrho \cdot t \qquad (2.102)$$

bzw.

$$\frac{\eta}{\varrho} = k \cdot t = v \qquad (2.103)$$

Mit Kapillarviskosimetern wird somit durch Multiplikation der Auslaufzeit t [s] mit der Gerätekonstanten die kinematische Viskosität v erhalten. Die Bestimmung der dynamischen Viskosität η setzt die zusätzliche Kenntnis der Dichte der Flüssigkeit voraus.

Kugelfallviskosimeter. Die Abb. 2.89 zeigt schematisch den Aufbau eines Kugelfallviskosimeters nach Höppler. Das Meßprinzip beruht darauf, daß eine definiert dimensionierte Kugel bekannter Dichte ϱ_K in einem thermostatisierten schräggestellten Glasrohr unter dem Einfluß der Schwerkraft durch die zu untersuchende Flüssigkeit fallen gelassen wird. Durch die Schrägstellung des Fallrohres wird die Kugel auf einer exakten Geraden geführt, was

Abb. 2.89. Kugelfallviskosimeter nach Höppler

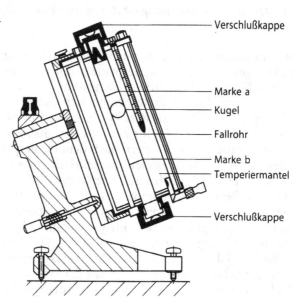

Verschlußkappe

Marke a

Kugel

Fallrohr

Marke b
Temperiermantel

Verschlußkappe

eine hohe Reproduzierbarkeit der Messung gewährleistet. Als Meßgröße dient die Zeit t in Sekunden, welche die Kugel braucht, um eine bestimmte Strecke l zwischen 2 Markierungen a und b zu durchlaufen. Unter der Voraussetzung, daß die Fallzeit t nicht unter 30 s liegt, kann bei bekannter Dichte ϱ_{Fl} der Flüssigkeit deren dynamische Viskosität η mit guter Meßgenauigkeit in Anlehnung an das Stokes-Gesetz nach folgender Formel berechnet werden:

$$\eta = K \cdot (\varrho_K - \varrho_{Fl}) \cdot t \qquad (2.104)$$

Der Wert K ist eine vom Hersteller mit Hilfe von Flüssigkeiten bekannter Viskosität ermittelte Gerätekonstante. Sie umfaßt außer den Gerätemaßen (Radius r der Kugel, Fallstrecke l der Kugel zwischen den beiden Markierungen a und b) und der Erdbeschleunigung g noch einen zusätzlichen Faktor, welcher die durch die Schrägstellung des Fallrohres bedingte Abweichung der Kugelfallgeschwindigkeit vom Stokes-Gesetz berücksichtigt.

Nicht-Newton-Systeme

Prinzipiell lassen sich rheologische Messungen an Nicht-Newton-Systemen auch mit Kapillar- und Kugelfallviskosimetern durchführen, wenn die zu untersuchende Flüssigkeit in verschiedenen Kapillarviskosimetern unterschiedlichen Kapillardurchmessers oder in einem Kugelfallviskosimeter mit Kugeln unterschiedlichen Durchmessers und unterschiedlicher Dichte gemessen wird. Da die Variation der Schubspannung hierbei allerdings sehr begrenzt und eine einfache Feststellung der Größen τ und D meist nicht möglich ist, werden Nicht-Newton-Systeme besser mit sog. Rotationsviskosimetern oder bedingt mit der Viskowaage untersucht. Rheometer gestatten zusätzlich die Bestimmung elastoviskoser bzw. viskoelastischer Stoffunktionen.

Rotationsviskosimeter. Bei den Rotationsviskosimetern werden Meßeinrichtungen nach dem Becherprinzip mit entweder zylindrischen oder T-spindelförmigen Meßkörpern, Kegel-Platte- und Platte-Platte-Meßeinrichtungen unterschieden. Erstere eignet sich insbesondere für die Untersuchung niedrigviskoser Flüssigkeiten, Lösungen und Dispersionen. Die beiden letzteren werden vorteilhaft für hohe Viskositätsbereiche eingesetzt.

Bei Rotationsviskosimetern nach dem **Becherprinzip** wird die Meßprobe laminar im Ringspalt zweier konzentrisch angeordneter Zylinder geschert, wobei eine Rotation des Außenzylinders bei stationärem Innenzylinder (Couette-Prinzip) oder umgekehrt (Searle-Prinzip) möglich ist. Die heute gebräuchlichen Rotationsviskosimeter arbeiten meist nach dem in Abb. 2.90 gezeigten Searle-Prinzip, bei dem sich nur der innere Meßkörper mit der Winkelgeschwindigkeit ω dreht. Das hierdurch im Meßspalt der Höhe h und der Breite $r_a - r_i$ zwischen Meßkörper und ruhendem Meßbecher erzeugte Schergefälle ergibt sich aus der Winkelgeschwindigkeit ω und den Radien r_a und r_i des Außen- und des Innenzylinders nach Gleichung 2.105.

Abb. 2.90. Rotationsviskosimeter
(Zylindermeßeinrichtung, Searle-Typ)

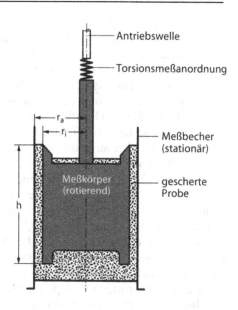

$$D = \frac{2\omega \cdot r_a^2}{r_a^2 - r_i^2} \; [s^{-1}] \tag{2.105}$$

Das durch die Viskosität der Masse am Meßkörper entstehende Drehmoment M kann mit Hilfe einer Torsionsfeder gemessen und als Anzeigewert genutzt werden. Die tangential am Zylindermantel des Meßkörpers angreifende Kraft F berechnet sich aus dem Drehmoment M und dem Radius r_i des Meßkörpers nach Gleichung 2.106.

$$F = \frac{M}{r_i} \; [N] \tag{2.106}$$

Die Schubspannung τ ergibt sich dann zu Gleichung 2.107.

$$\tau = \frac{F}{2\pi r_i h} = \frac{M}{2\pi r_i^2 h} \; [Pa] \tag{2.107}$$

In den o. g. Gleichungen ist die Einwirkung der Meßprobe auf den Boden des Meßkörpers nicht berücksichtigt. Hierzu werden entweder entsprechende Korrekturfaktoren eingesetzt, oder es wird, wie in Abb. 2.90 gezeigt, mit an den Stirnflächen ausgehöhlten Meßkörpern gearbeitet. Hierdurch wird zwischen Probe und Meßkörper eine Luftblase eingeschlossen, so daß in diesem Fall der Einfluß der Bodenfläche vernachlässigt werden kann.

An dieser Stelle sei noch auf einen Nachteil der Bechermethode hingewiesen. Wie aus den o. g. Formeln zu ersehen ist, nimmt die Schubspannung in der Meßsubstanz mit wachsendem Radius stark ab. Bei großen Spaltbreiten kann sie zwischen Meßkörper und Meßbecher so stark variieren, daß es bei strukturviskosen Stoffen, insbesondere bei solchen mit Fließgrenze, durch

entsprechende Wandeffekte zu einer erheblichen Beeinträchtigung der Meßgenauigkeit kommen kann. Um diese auszuschalten, wird bei den in der Praxis verwendeten Zylindersystemen der Meßspalt so eng gewählt, daß $r_a - r_i \ll$
r_i gilt und τ und D über den ganzen Radius des Meßspaltes ungefähr konstant
ist. Darüber hinaus lassen sich mögliche Gleiteffekte, insbesondere bei Sus-
pensions- und Emulsionszubereitungen, durch Verwendung von Meßzylin-
dern mit profilierter Oberfläche zurückdrängen.

Die Verwendung von **T-förmigen Spindeln** anstelle der zylindrischen
Meßkörper hat sich aufgrund der nichtvorhandenen Gleiteffekte insbesondere für die schnelle, orientierende Untersuchung von Salben (auch im Ori-
ginalbehältnis) bewährt. Da allerdings komplizierte Fließphänomene auftreten, erfolgt die Auswertung nur rein empirisch, so daß diese Methode von
vielen Fachleuten als nicht exakt abgelehnt wird.

Die **Kegel-Platte-Einrichtung** (Abb. 2.91) besteht aus einer horizontalen,
feststehenden, ebenen Platte, auf die die zu untersuchende Substanz aufgetragen wird. Auf diese Platte wird mit Hilfe einer Feder die Spitze eines sehr
stumpfen Kegels (Öffnungswinkel nahezu 180°) gedrückt, so daß die Substanz den ringförmigen Keilspalt zwischen Platte und Kegel vollständig und
gleichmäßig ausfüllt. Die Öffnungswinkel liegen üblicherweise im Bereich
zwischen 0,2 und 4°, wobei die kleineren Winkel bevorzugt werden. Der Kegel wird mit bestimmten Umdrehungsgeschwindigkeiten ω in Rotation versetzt und das dabei auf den Kegel ausgeübte Drehmoment M an einer Skala
abgelesen. Hieraus kann die Schubspannung τ nach Gleichung 2.108 berechnet werden.

$$\tau = \frac{3M}{2\pi r^3} \; [N \cdot m^{-2}] \qquad\qquad (2.108)$$

r Kegelradius

Das Schergefälle ist vom Durchmesser des Kegels unabhängig und ergibt
sich aus der Winkelgeschwindigkeit ω und dem Öffnungswinkel α zwischen
Platte und Kegel nach Gleichung 2.109.

Abb. 2.91. Rotationsviskosimeter
(Kegel-Platte-Meßeinrichtung)

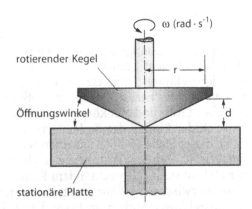

$$D = \frac{\omega}{\alpha} \ [s^{-1}] \tag{2.109}$$

Das Kegel-Platte-Prinzip besitzt damit gegenüber dem Becherprinzip den entscheidenden Vorteil, daß die Schergeschwindigkeit an allen Punkten des Spaltes gleich ist, so daß jeglicher Randeffekt vermieden wird. Weitere Vorteile dieser Methode bestehen in dem sehr geringen Substanzbedarf, dem minimalen Zeitaufwand für das Einfüllen und Reinigen sowie der möglichen Automatisierung, was insbesondere bei Vergleichsuntersuchungen thixotroper Stoffe von Bedeutung ist.

Zur Untersuchung grobkörniger Dispersionen und Suspensionen, die sich bei Scherung in den engen Spalten der Rotationsviskosimeter vom Becher- bzw. Kegel-Platte-Prinzip instabil verhalten, wird vorteilhaft eine **Platte-Platte-Einrichtung** verwendet. Die Schergeschwindigkeit hängt bei dieser Einrichtung vom radialen Abstand der Probe ab. Sie ist am Plattenrand maximal und kann in einfacher Weise durch Veränderung des Plattenabstandes variiert werden.

Viskowaage. Zur Bestimmung des Fließverhaltens pharmazeutischer Zubereitungen wird neben den Rotationsviskosimetern vielfach auch die Viskowaage eingesetzt. Bei diesem Gerät wird eine Kugel von einem Gewichtsstück eine bestimmte Strecke entgegen der Fallrichtung durch ein kalibriertes Glasrohr, welches die Probe enthält, gezogen. Als Meßgröße dient die Zeit t der Kugelbewegung, aus der sich die Viskosität η nach Gleichung 2.110 berechnen läßt.

$$\eta = K' \cdot F_g \cdot t \tag{2.110}$$

K' Kugelfaktor [m^2]
Fg Gewichtskraft [N]

Die Zugkraft kann hierbei durch verschiedene Gewichtsauflagen varriiert werden, so daß Mehrpunktmessungen bedingt möglich sind. Da es sich bei der Viskowaage um eine statische Meßmethode handelt, ist sie insbesondere zur Bestimmung der praktischen Fließgrenze von plastischen Systemen geeignet.

Schwingungs- und Kriechrheometer. Zur Untersuchung der elastoviskosen und viskoelastischen Eigenschaften strukturviskoser Systeme dienen u. a. Schwingungs- bzw. Kriechrheometer. Für die Meßzellen werden bei den meisten Geräten dieselben Geometrien verwendet wie bei den Rotationsviskosimetern (Couette-, Kegel-Platte- und Platte-Platte-Systeme). Die Beanspruchung der Probe ist jedoch durch die Beschränkung auf kleine Deformationen wesentlich „milder", so daß die Bestimmung elastoviskoser bzw. viskoelastischer Stoffunktionen möglich wird.

Beim Schwingungsrheometer (Abb. 2.92 a) wird der bewegliche Teil der Meßzelle durch einen mechanischen Antrieb statt zu einer Rotation zu einer kleinen sinusförmigen Oszillationsbewegung angeregt, wodurch die Probe in der Meßzelle (c) geschert wird. Die Amplitude dieser Schwingung wird durch einen Wegaufnehmer (e) elektrisch gemessen. Die Spannung, die die Probe in der Meßzelle deformiert, kann alternativ über einen Kraft- oder einen Wegaufnehmer (d) verfolgt werden. In beiden Fällen werden zwei Sinusfunktionen erhalten, deren Phasen je nach Relaxationsvermögen der Probe mehr oder weniger gegeneinander verschoben sind. Die Auswertung ist vergleichsweise komplex.

Die Abb. 2.92 b zeigt die wesentlichen Bestandteile eines Kriechrheometers mit Kegel-Platte-Anordnung (f). Die Schubspannung kann hier durch Verdrillung eines geeichten Torsionsdrahtes (b) erzeugt werden. Die langsame Bewegung des Kegels wird mit einem induktiven Wegaufnehmer (g) verfolgt. Aus der Schubspannung τ_x

$$\tau_x = \frac{3K \cdot \theta}{2\pi \cdot r^3} \qquad (2.111)$$

und der Scherung

$$\gamma = \frac{\tan\alpha}{\tan\beta} \quad (\gamma = \frac{\alpha}{\beta} \text{ für kleine } \alpha\text{- und } \beta\text{-Werte}) \qquad (2.112)$$

kann die Kriechfunktion bzw. Compliance J nach Gleichung 2.113 bestimmt werden.

Abb. 2.92 a, b. Rheometer.
a Schwingungsrheometer (Weissenberg-Rheogoniometer; a Torsionsstab, b Luftlager, c Platte-Platte-Meßeinrichtung, d Kraft- bzw. Wegaufnehmer, e Wegaufnehmer).

b Kriechrheometer (a Verdrillungswinkelskala, b Torsionsfeder, Θ Verdrillungswinkel, c Masseauflage, d Luftlager, e Feststellbremse, f Kegel-Platte-Meßeinrichtung, g induktiver Wegaufnehmer, β Kegel-Platte-Winkel). (Aus [4])

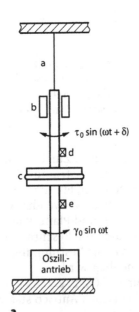

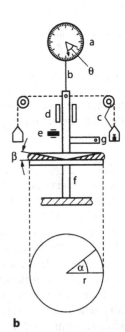

a   b

$$J(t, \tau_X) = \frac{\gamma(t)}{\tau_X} = \frac{2\pi \cdot r^3 \cdot \alpha(t)}{3 \cdot K \cdot \theta \cdot \beta} \qquad (2.113)$$

K Torsionsdrahtkonstante
Θ gemessener Verdrillungswinkel

Penetrometer. Für einfache konventionelle Messungen der Plastizität von Salben und Pasten werden häufig sog. Penetrometer verwendet. Das Meßprinzip der Penetrometer beruht darauf, daß ein definiert gestalteter und belasteter Meßkörper, z. B. ein Kegel, eine bestimmte Zeit in eine Probe eindringt. Die Eindringtiefe des Meßkörpers wird in Penetrometergraden (0,1 mm) gemessen und ist ein Maß für die Konsistenz des untersuchten Systems. Aus den Ergebnissen lassen sich die rheologischen Kenngrößen wie η oder τ_f allerdings nicht ableiten.

2.7.3
Anwendung

Bereiche der Pharmazie, in denen die Rheologie eine wichtige Rolle spielt (nach [4])

- Flüssigkeiten:
  - Mischen,
  - Naßvermahlung,
  - Transport durch Leitungen, Pumpen,
  - Durchfließen enger Öffnungen (z. B. Sprühdüsen, Injektionsnadeln, Flaschenhälse),
  - physikalische Stabilität disperser Systeme.
- Quasifeststoffe:
  - Mischen von Feststoffen mit Flüssigkeiten,
  - Entnahme aus Tuben,
  - Spreitung und Haftfähigkeit auf der Haut,
  - Wirkstofffreisetzung.
- Feststoffe:
  - Ausfließen aus Fülltrichtern (Kapsel- bzw. Tablettenherstellung),
  - Abpacken von Pulvern und Granulaten,
  - Verpressen von Pulvern und Granulaten.

Bei der Entwicklung und Herstellung pharmazeutischer Produkte kommt den rheologischen Untersuchungen eine besondere Bedeutung zu. Sie geben u. a. Auskunft über Struktur und Qualität vieler flüssiger und halbfester Hilfsstoffe und Zubereitungen und sind insofern ein wichtiges Instrument der Qualitätskontrolle. Darüber hinaus lassen sich durch rheologische Untersuchungen während der Produktentwicklung wichtige Informationen über die Eignung einer Herstellungs- und/oder Abfülltechnologie, die Eignung von Hilfsstoffen zur Erzielung bestimmter Produkteigenschaften, die Lagerstabilität und/oder die Anwendungseigenschaften der entsprechenden Zubereitung erhalten. Die Wahl der Meßmethode richtet sich dabei, wie schon in Abschn. 2.7.2 angeführt, sowohl nach den rheologischen Eigenschaften des zu untersuchenden Systems als auch nach dem Verwendungszweck der erhaltenden Meßergebnisse. Einige der genannten Aspekte sollen im folgenden im Hinblick auf ihre Bedeutung für die verschiedenen pharmazeutischen Darreichungsformen näher besprochen werden.

Lösungen. Pharmazeutische Lösungen, bei denen die Wirk- und Hilfsstoffe molekulardispers gelöst sind, zeigen idealviskoses Fließverhalten. Ihre Viskosität weicht dabei i. allg. nur in vernachlässigbarem Maß von der Viskosität des verwendeten Lösungsmittels bzw. Lösungsmittelgemisches ab. Aus biopharmazeutischen Gründen kann es daher insbesondere bei wäßrigen Lösungen bisweilen erforderlich sein, die Viskosität durch hydrophile Makromoleküle wie z. B. Methylzellulose oder Carboxymethylzellulose etc. zu erhöhen. Beim Einsatz dieser Stoffe gilt es allerdings zu beachten, daß mit zunehmender Konzentration und Molmasse der gelösten Komponente nicht nur eine Viskositätserhöhung, sondern auch, wie dies in Abb. 2.93 in einem log η/log D-Diagramm schematisch dargestellt ist, ein Übergang vom idealviskosen zum pseudoplastischen Fließverhalten stattfindet. Ähnliches gilt auch für tensidhaltige Lösungen, die pharmazeutisch als Solubilisate von Interesse sind. Rheologische Untersuchungen können hier Auskunft geben über die Art des vorliegenden Solubilisates und über mögliche Strukturveränderungen bei der Applikation.

Suspensionen. Das Fließverhalten einer Suspension hängt sowohl von der Form und vom Volumenanteil der dispersen Phase als auch von den rheologischen Eigenschaften des Vehikels ab. Bei Suspensionen mit geringem Feststoffanteil wird das Fließverhalten praktisch ausschließlich vom Vehikel bestimmt. Anders verhält es sich, wenn der Volumenanteil der dispersen Phase höher wird, so daß die Partikel gegenseitige Anziehungskräfte aufeinander ausüben oder sich sogar berühren, wie z. B. bei geflockten Suspensionen. In diesem Fall wird zunächst pseudoplastisches, schließlich plastisches Fließverhalten gefunden. Bei sehr hohem Feststoffanteil ($> 50\%$) kann sogar Dilatanz auftreten.

Abb. 2.93. Pseudoplastisches Fließverhalten von Polymerlösungen. (Mod. nach [6])

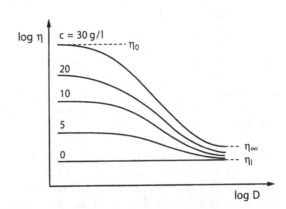

Aus pharmazeutischer Sicht sollte eine Suspension bei geringer Scherung, d. h. während der Lagerung, eine hohe Viskosität besitzen, um die Sedimentation der suspendierten Partikel zu behindern. Bei hohen Schergeschwindigkeiten sollte sie dagegen eine niedrige Viskosität aufweisen, d. h. sie sollte beim Fördern, Schütteln, Injizieren bzw. Ausgießen und Spreiten freifließend sein. Unter diesen Aspekten sind Vehikel, die sowohl pseudoplastisch als auch thixotrop sind, wie z. B. eine Kombination aus Bentonit und Natriumcarboxymethylzellulose, besonders vorteilhaft. Auch bei der i. m.-Applikation einer Suspension kann die thixotrope Strukturausbildung durchaus wünschenswert sein, weil hierdurch ein zusätzlicher lokaler Depoteffekt hervorgerufen wird.

Emulsionen. Emulsionen können während der Herstellung und, je nach Art der Anwendung, auch während des Gebrauchs diversen Scherbeanspruchungen ausgesetzt sein. Bei vielen dieser Vorgänge sind die rheologischen Eigenschaften des Produktes für das Verhalten bzw. die Stabilität der Emulsion von entscheidender Bedeutung. Für die Auswahl der geeigneten Homogenisier- und Fördertechnik und eine dem Verwendungszweck angepaßte Produktoptimierung ist es demzufolge wichtig, die Einflüsse der Formulierung auf das Fließverhalten einer Emulsion zu untersuchen. Bezüglich der Interpretation der erhaltenen Meßergebnisse ist dies allerdings im Vergleich zu den Suspensionen nicht immer ein ganz einfaches Unterfangen, weil die rheologischen Eigenschaften einer Emulsion nicht nur vom Phasen-Volumen-Verhältnis und vom Fließverhalten der äußeren Phase abhängen, sondern auch vom Deformationsverhalten der dispersen Phase und von den gegenseitigen Wechselwirkungen aller Komponenten einer Formulierung bestimmt werden. Da diese Wechselwirkungen um so ausgeprägter und komplexer sind, je höher der Volumenanteil Φ der dispersen Phase ist, ist es für die meisten pharmazeutischen Emulsionen schwierig, exakte Vergleiche zwischen verschiedenen Formulierungen anzustellen. Dennoch gibt es einige mathematische Ansätze, die es dem Technologen ermöglichen, den Einfluß einzelner Formulierungsparameter wie z. B. des Volumenanteils Φ der dispersen Phase (Gleichung 2.114), der durchschnittlichen Partikelgröße d (Gleichung 2.115) oder der Emulgatorkonzentration c (Gleichung 2.116) auf die Viskosität einer Emulsion näherungsweise vorherzusagen.

$$\eta = \eta_0 (1 - \sqrt[3]{k \cdot \Phi})^{-1} \tag{2.114}$$

$$\eta = \frac{k_1}{d} + k_2 \quad (\text{für } \Phi > 0{,}5) \tag{2.115}$$

$$\ln \frac{\eta}{\eta_0} = k_1 \cdot c \cdot \Phi + k_2 \tag{2.116}$$

Gleichung 2.115 ist insofern interessant, als sie zeigt, daß das Homogenisieren einer Emulsion zu einer Viskositätserhöhung, Koaleszenzvorgänge während der Lagerung hingegen zu einer Viskositätserniedrigung führen.

Salben. Nach DAB 10 sind Salben halbfeste Zubereitungen, die zur Anwendung auf der Haut oder einigen Schleimhäuten bestimmt sind. Ihre rheologische Gemeinsamkeit ist die Existenz einer mehr oder weniger ausgeprägten Fließgrenze. Bezüglich ihres Aufbaus reicht das Spektrum von einfachen Einphasensystemen (z. B. Hydrogele und gelöste Arzneistoffe) bis zu komplex zusammengesetzten Mehrphasensystemen (z. B. Suspensionssalben, wirkstoffhaltige Cremes), was auf ein sehr unterschiedliches rheologisches Verhalten der einzelnen Zubereitungen schließen läßt. Im einfachsten Fall werden plastische, aufgrund der Strukturierung der meisten Grundlagen thixotrope Fließkurven gefunden. Bei komplex zusammengesetzten wirkstoffhaltigen Mehrphasensystemen können aber auch gegensätzliche rheologische Phänomene wie z. B. Thixotropie und Dilatanz nebeneinander vorkommen. Darüber hinaus weisen viele Salben und Salbengrundlagen neben plastisch-viskosen auch elastische Eigenschaften auf, was die Interpretation eines mit dem Rotationsviskosimeter erhaltenen Rheogramms häufig erheblich erschwert.

Ein typisches Beispiel ist das in Abb. 2.94 dargestellte Rheogramm von weißer Vaseline, dessen charakteristische Merkmale bei fast allen Vaseline enthaltenden Salben bzw. Salbengrundlagen zu finden sind. Markante Punkte der Aufwärtskurve sind die beiden getrennten Schubspannungsmaxima (3 und 4) bei niederen Schergeschwindigkeiten und die sich anschließenden negativen Gradienten (Anzeichen für negative Viskosität). Sie kommen durch die Zerstörung unterschiedlicher Strukturen und eine dadurch bedingte Inhomogenität der Probe zustande und sind somit eindeutig experimentell bedingte Artefakte. Gelegentlich verhalten sich Salben dieser Art so feststoffähnlich, daß sie unter der Scherbeanspruchung brechen und aus dem Viskosimeter herausgeschleudert werden. Darüber hinaus ist die Festlegung sowol der praktischen als auch der theoretischen Fließgrenze bei diesen Zubereitungen ein nicht immer ganz einfaches Unterfangen (vgl. Abb. 2.94).

Abb. 2.94. Rheogramm von weißer Vaseline (1 Fläche unter der Kurve, 2 dynamische Fließgrenze, 3 statische Fließgrenze, 4 Schubspannungsmaximum, 5 scheinbare Viskosität, 6 Endviskosität, 7 Schubspannungsminimum, 8 extrapolierte statische Fließgrenze). (Aus [12])

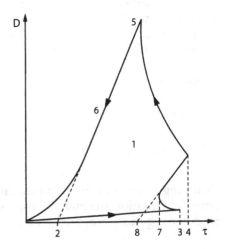

Um diesen rheologischen Besonderheiten Rechnung zu tragen, werden zur Konsistenzbeurteilung halbfester Systeme neben der Viskosimetrie noch alternative Meßverfahren benötigt. Für einfache konventionelle Routinemessungen hat sich die Penetrometrie bewährt, wobei das Meßsystem dem jeweils interessierenden Meßbereich optimal angepaßt werden kann. Die Methode weist dabei den großen Vorteil auf, daß sie zu keiner wesentlichen Strukturzerstörung führt und somit auch Informationen über den mechanischen Zustand der ungeschwerten Probe liefert. Sie wird daher vorzugsweise in der Qualitätskontrolle eingesetzt.

Strukturuntersuchungen an halbfesten Systemen lassen sich vorteilhaft durch Aufnahme von Compliance-Zeit-Kurven, sog. Kriechkurven, z. B. mit dem Kriechrheometer durchführen. Die verschiedenen Bereiche im Compliance-Zeit-Profil lassen sich dabei verschiedenen Strukturen im System zuordnen. Durch Kopplung eines Maxwell-Elementes mit einer Anzahl von Voigt-Elementen (vgl. Abschn. 2.7.1) ergibt sich ein Spektrum von Verzögerungszeiten, die dem Deformationsverhalten der unterschiedlichen Strukturelemente eines halbfesten Systems zugeordnet werden können. Die Methode eignet sich sowohl für die Qualitätskontrolle von Salben als auch zur Untersuchung herstellungs- oder lagerungsbedingter Veränderungen.

Zur Bestimmung der praktischen Fließgrenze von Salben wird vorteilhaft die Viskowaage eingesetzt.

Die Spreitbarkeit von Salben wird üblicherweise mit einem Extensometer bestimmt. Hierbei wird nach definierten Zeiten die Fläche der zwischen 2 Platten befindlichen halbfesten Zubereitung in Abhängigkeit vom Belastungsgewicht ermittelt.

Suppositorien. Suppositorien werden heute fast ausschließlich nach dem Schmelzverfahren hergestellt und enthalten den Wirkstoff überwiegend in suspendierter Form. Dem rheologischen Verhalten der Grundmasse kommt somit im Hinblick auf mögliche Sedimentations- und/oder Förderprobleme große Bedeutung zu. Erstere lassen sich erfolgreich durch den Zusatz thixotropierend wirkender Kieselsäuren beheben, wobei die Konzentration allerdings nicht zu hoch gewählt werden darf, weil es sonst zu einer erheblichen Beeinträchtigung der Wirkstofffreigabe kommen kann. Förderprobleme treten insbesondere dann auf, wenn die geschmolzene Grundlage durch sehr feinteilige und hochdosierte suspendierte Wirkstoffe ein stark dilatantes Fließverhalten zeigt. Um eine Verarbeitung derartiger Systeme zu ermöglichen, müssen viskositätserniedrigende Hilfsstoffe wie z. B. Lecithin zugesetzt werden. Entsprechende Untersuchungen können vorteilhaft am Rotationsviskosimeter durchgeführt werden.

Pulver, Granulate, Kapseln, Tabletten. Rheologische Phänomene spielen, wie oben aufgelistet, auch bei der Fertigung fester Arzneiformen eine nicht zu unterschätzende Rolle. Technologisch von besonderem Interesse sind in diesem Zusammenhang das Fließ- und Verformungsverhalten von Pulvern und Granulaten. Letzteres ist beim Zerkleinern und Tablettieren von Wirk-

und Hilfsstoffen von Bedeutung. Während beim Zerkleinern eine hohe Materialsprödigkeit von Vorteil ist, eignen sich zum Verpressen nur irreversibel verformbare Massen mit einem ausgeprägt plastischen Bereich (vgl. Abb. 2.79). Da die meisten Wirk- und Hilfsstoffe nur eine geringe plastische Verformbarkeit aufweisen, muß diese häufig im Zwischenschritt der Granulierung durch polymere Bindemittelbrücken künstlich herbeigeführt werden. Auf diese Weise werden Preßmassen erhalten, deren Schernachgiebigkeit während des Pressens unter hohem Druck kurzfristig so stark zunimmt, daß eine viskoelastische Verformung möglich wird und die partikularen Bindungskräfte der Tabletten besonders groß sind.

Das Fließverhalten von Pulvern und Granulaten spielt sowohl beim Abfüllen dieser Darreichungsformen ins Endbehältnis als auch im Hinblick auf die Herstellung gleichmäßig dosierter Kapseln oder Tabletten eine wichtige Rolle. Eine Pulvermasse kann hierbei in etwa mit einer Nicht-Newton-Flüssigkeit verglichen werden, die plastisches Fließverhalten, manchmal auch Dilatanz zeigt. Je nach Ausmaß der Anziehungskräfte zwischen den Teilchen lassen sich somit freifließende und kohäsive, nicht fließende Pulvermassen unterscheiden, wobei nur erstere beim Auslaufen aus Fülltrichtern den gewünschten Massenfluß zeigen. Sie neigen allerdings u. U. zu Entmischungen.

Systeme mit modifizierter Freigabe. Die Herstellung von membrankontrollierten Retardsystemen erfolgt üblicherweise über den viskosen Zustand durch Aufsprühen von Polymerlösungen oder -dispersionen auf wirkstoffhaltige Kerne und Abtrocknen des Lösungs- bzw. Dispersionsmittels. Das Fließverhalten dieser Zubereitungen, das je nach Art und Menge der Rezepturbestandteile sehr unterschiedlich sein kann, hat dabei sowohl auf den Ab-

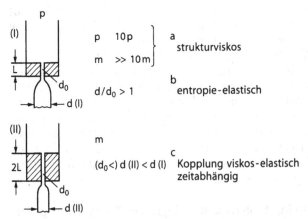

Abb. 2.95. Demonstration der rheologischen Eigenschaften von Polymerschmelzen und -lösungen beim Auspressen aus Düsen (p Druck, m ausgepreßte Masse, d_0 Durchmesser der Düse, d (I) bzw. d (II) Durchmesser des aufgeweiteten Stranges, L bzw. 2L Länge der Düse). (Aus [1])

lauf des Sprühvorgangs als auch auf die Qualität des fertigen Überzugs einen entscheidenden Einfluß und sollte daher den jeweiligen Verfahrensbedingungen optimal angepaßt sein.

Bei der Herstellung von Matrixsystemen richtet sich die Wahl des Verfahrens u. a. nach den rheologischen Eigenschaften des Matrixbildners. Im Fall von Thermoplasten kann die Formgebung häufig ohne Lösungsmittel aus der Schmelze z. B. durch Extrusion erfolgen. Die Wahl der Prozeßführung hat dabei einen nachhaltigen Einfluß auf die Eigenschaften des entstehenden Fremdkörpers, was auf die elastoviskosen Eigenschaften polymerer Schmelzen und das damit verbundene Phänomen der sog. Strangaufweitung zurückzuführen ist (Abb. 2.95).

Literatur

1. VDI-Gesellschaft Kunststofftechnik (1978) Praktische Rheologie der Kunststoffe. VDI, Düsseldorf
2. Bartnig K, Hauptmann P, Kießling D, Leps P, Schiefer H, Schmiedel H, Schröder E, Rufke B (1977) Prüfung hochpolymerer Werkstoffe. Hanser, München Wien
3. Martin, Swarbrick, Cammarata (Hrsg) vollständig überarbeitet von Stricker H (1987) Physikalische Pharmazie, Kap 7, 3. Aufl. WBS, Stuttgart
4. Ullmanns Enzyklopädie der technischen Chemie (1980) Bd 5, Kap Rheometrie. Chemie, Weinheim
5. Reiner M (1986) Rheologie in elementarer Darstellung. Hanser, München
6. Schwarzl FR (1990) Polymermechanik. Springer, Berlin Heidelberg New York
7. Elias HG (1981) Makromoleküle, Kap 7, 9, 11, 36, 4. Aufl. Hüthig & Wepf, Basel Heidelberg New York
8. Hoffmann M, Krömer H, Kuhn R (1977) Polymeranalytik I, Kap 6. Thieme, Stuttgart
9. Sherman P (1970) Industrial rheology, Academic Press, New York London
10. Martin AN, Banker GS, Chun AHC (1964) Rheology. In: Bean HS, Beckett AH, Carless JE (eds). Advances in pharmaceutical sciences, Chap 1. Academic Press, New York London
11. Shermann P (1968) Rheology of emulsions. In: Sherman P (ed) Emulsion science, Academic Press, New York London
12. Asche H, Essig D, Schmidt PC (1984) Technologie von Salben, Suspensionen und Emulsionen. Wiss Verlagsges, Stuttgart

KAPITEL 3

Thermodynamik

J.-O. Henck

Die Thermodynamik ist ein Teilgebiet der Physik. Mit Hilfe thermodynamischer Gleichungen werden sowohl Gleichgewichtszustände beschrieben wie auch die Umstände, unter welchen diese erreicht werden können. Aussagen über die Geschwindigkeit, mit der ein thermodynamisches Gleichgewicht erreicht wird, können nicht gemacht werden. In der Thermodynamik wird die Zeit als variable Größe nicht berücksichtigt. Es werden Energieänderungen bei Übergängen zwischen Aggregatzuständen und chemischen Reaktionen diskutiert. Die traditionelle Einteilung der Aggregatzustände der Materie in fest, flüssig und gasförmig ist heute abgelöst worden durch die Unterteilung in Kristalle, amorphe Stoffe (fest oder flüssig), Gase und Plasma (Ionen und Elektronen). Außerdem werden verschiedene Zwischenzustände wie z. B. Flüssigkristalle (kristalline Flüssigkeiten), plastische Kristalle oder Plasmagas unterschieden.

3.1
Definitionen

Wie in der Physik wird auch in der Thermodynamik zwischen Größen, Eigenschaften und Funktionen unterschieden. **Intensive Größen** sind von der Ausdehnung des Systems unabhängig. Sie sind nicht additiv (z. B. Temperatur, Druck). **Extensive Größen** sind auf die Stoffmenge bezogen und verhalten sich daher additiv (z. B. Teilchenzahl, Volumen, Masse). Additive Eigenschaften sind zum einen geprägt durch die Gesamtverteilung und zum anderen durch die Summe der Eigenschaften der betrachteten Moleküle und Atome.

In der Thermodynamik wird unter einem System ein wohldefiniertes Teilstück der Welt verstanden. Dieses ist durch einen geschlossenen Rand von der Umgebung abgegrenzt. Wichtig sind die Wechselwirkungsmöglichkeiten eines Systems mit der Umgebung. Ein System, das von seiner Umgebung materiell, mechanisch und thermisch isoliert ist, wird als **abgeschlossenes System** bezeichnet. Ein **geschlossenes System** ist zum Energieaustausch mit der Umgebung befähigt. Bei einem **offenen System** ist Stoff- und Energieaustausch mit der Umgebung ermöglicht. Ein System, das keinen Wärmeaustausch mit der Umgebung zuläßt, wird als adiabatisches System bezeichnet. Den Systemen sind bestimmte meßbare Eigenschaften (Druck, Temperatur und Volumen) zugeordnet, die dessen Zustand charakterisieren und deshalb **Zustandsgrößen** oder Zustandsvariablen genannt werden. Die absolute **Temperatur** T (SI-Einheit: Kelvin [K]) repräsentiert die mittlere kinetische Energie der Materieteilchen (Moleküle und Atome) eines betrachteten Systems in Abhängigkeit von der zu- oder abgeführten Wärmemenge. Die Temperaturänderung eines Systems ist eine Folge der zu- oder abgeführten Energie. Weniger abstrakt formuliert bedeutet dies: treten zwei Objekte miteinander in direkten Kontakt, ohne daß eine Zustandsänderung eintritt, befinden sich diese im thermischen Gleichgewicht. Diese experimentelle Beobachtung wird in folgender Aussage zum Ausdruck gebracht:

0. Hauptsatz der Thermodynamik

Ist A im thermischen Gleichgewicht mit B und B ebenso mit C, ist auch A im thermischen Gleichgewicht mit C.

Die Wichtigkeit dieses fundamentalen Prinzips besteht in der Tatsache, daß dessen praktische Umsetzung ermöglicht, die Temperatur mit Hilfe eines Thermometers zu messen. Hierbei macht man sich die meßbare Änderung einer physikalischen Eigenschaft in Abhängigkeit von der Temperatur, z. B. die Länge einer Quecksilbersäule, zunutze.

Eine **Zustandsfunktion** ist eine thermodynamische Funktion, die sich von den Zustandsgrößen ableiten läßt und deren Wert ausschließlich vom augenblicklichen Zustand des betrachteten Systems abhängig ist. Es bleibt unberücksichtigt, auf welchem Weg dieser Zustand erreicht wurde. Zu den Zustandsfunktionen zählen u. a. die Enthalpie, die freie Enthalpie und die Entropie.

3.2
Arbeit, Energie und Wärme

Arbeit, Energie und Wärme sind fundamentale Basisgrößen der Thermodynamik. Die Thermodynamik beschreibt Energieänderungen (Wärmetönungen), die beim Ablauf von bestimmten Prozessen auftreten. Ein Prozeß ist z. B. die Änderung eines einfachen Zustandes (z. B. Ausdehnung, Kühlung), eines physikalischen Zustandes (z. B. Schmelzen, Kondensieren) oder die Änderung eines chemischen Zustandes infolge einer Reaktion. All diese Prozesse können **Arbeit** außerhalb des betrachteten Systems leisten (z. B. Benzinmotor), oder an diesen Systemen kann Arbeit geleistet werden (z. B. Topf mit Wasser auf einer Heizplatte). Die Arbeit w (SI-Einheit: Joule [J]) ist definiert als das Produkt aus Kraft und Weg. In einem Körper, an dem Arbeit verrichtet wurde, ist diese als Energie gespeichert. Somit ist **Energie** die Fähigkeit, Arbeit zu leisten. Ändert sich der Energieinhalt eines betrachteten Systems infolge eines Temperaturunterschiedes zu seiner Umgebung, wird die Energie in Form von Wärme übertragen. Bei einem exothermen Prozeß wird Wärme frei, also an die Umgebung abgegeben; endotherme Prozesse benötigen Wärme.

3.3
Innere Energie und Enthalpie

In der Thermodynamik wird die Gesamtenergie eines Systems als **innere Energie** U (SI-Einheit: J) bezeichnet. Obwohl es scheint, als ob die Thermodynamik eine hochmathematische Disziplin ist, basiert sie doch im wesentlichen auf experimentellen Beobachtungen. So wurde experimentell ermittelt, daß Wärme und Arbeit die innere Energie eines Systems in gleicher Weise beeinflussen. Angenommen, w ist die an einem System verübte Arbeit, q die in Form von Wärme in ein System übertragene Energie und ΔU die daraus resultierende Änderung der inneren Energie dieses Systems, so folgt:

$$\Delta U = q + w.$$

Diese Gleichung drückt aus, **daß die Änderung der inneren Energie eines geschlossenen Systems äquivalent der Energie ist, die in Form von Wärme oder Arbeit an diesem wirkt.**

Die **Enthalpie** H (SI-Einheit: J) ist eine thermodynamische Zustandsfunktion, die den Wärmeinhalt eines Systems bei konstantem Druck angibt. Die Enthalpie ist definiert als die Summe aus der **inneren Energie** U und der Volumenarbeit $p \cdot V$ (p Druck, V Volumen):

$$H = U + p \cdot V.$$

Unter Volumenarbeit wird diejenige Arbeit verstanden, die von einem System bei der Expansion gegen einen konstanten äußeren Druck aufgewendet wird. Die Änderung der Enthalpie ΔH bei isobaren und isothermen Vorgängen wird als Reaktionsenthalpie bezeichnet. Die Enthalpie hat gegenüber der inneren Energie einen entscheidenden praktischen Vorteil. Mit Hilfe der Enthalpie ist es möglich, ein System durch experimentelle Bestimmung der Änderung einer Größe zu charakterisieren. Hierbei handelt es sich um die von der Umgebung auf ein System übertragene Wärmemenge. Das darauf aufbauende Meßprinzip ist die Kalorimetrie.

3.3.1
Wärmekapazität

Die molare Wärmekapazität (Molwärme) C (SI-Einheit: $J \cdot mol^{-1} \cdot K^{-1}$) ist diejenige Wärmemenge, die benötigt wird, um 1 Mol einer Substanz um ein Kelvin zu erwärmen. Da die Enthalpie mit steigender Temperatur zunimmt, ist die Wärmekapazität einer Substanz von der Temperatur abhängig. Die Beziehung zwischen der Zunahme der Enthalpie und der Zunahme der Temperatur hängt von den äußeren Bedingungen (konstanter Druck oder konstantes Volumen) ab. Von größerer praktischer Bedeutung sind konstante Druckverhältnisse. Die Steigung der Auftragung der Enthalpie H gegen die Temperatur bei konstantem Druck wird als **Wärmekapazität bei konstantem Druck** C_p bezeichnet (Abb. 3.1):

Abb. 3.1. Änderung der Gibbs-Energie G und der Enthalpie H eines reinen Stoffes mit der Temperatur T bei konstantem Druck p (schematisch) (S Entropie, C_p Wärmekapazität). Die Grenzwerte der Steigung der beiden Kurven bei T = 0 sind 0, so daß C_p und S →0, wenn T → 0 (Mod. nach [5])

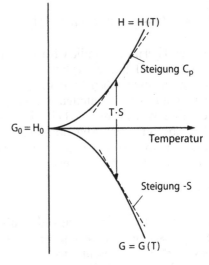

$$C_p = \left(\frac{\partial H}{\partial T}\right)_p.$$

Wird die Innere Energie U gegen die Temperatur aufgetragen, so entspricht die Steigung der Funktion der **Wärmekapazität bei konstantem Volumen** C_V:

$$C_V = \left(\frac{\partial U}{\partial T}\right)_V.$$

C_p und C_V unterscheiden sich in der Arbeit, die zur Volumenänderung eines Systems bei konstantem Druck benötigt wird. Das Symbol ∂ steht für partielle Ableitung. Bei einer partiellen Ableitung wird eine Variable verändert, während alle anderen Variablen eines Systems konstant bleiben.

3.3.2
1. Hauptsatz der Thermodynamik

In einem adiabatischen System bestimmter Zusammensetzung (z. B. 1 kg Wasser) wurde experimentell gezeigt, daß die gleiche Temperaturerhöhung bei Zuführung von 1 kJ Energie erzielt werden kann, unabhängig davon, ob dies in Form von mechanischer Energie (mit Hilfe eines Rührers) oder elektrischer Energie (mit Hilfe eines elektrischen Heizstabs) geschieht. Diese Erfahrung führte zu folgender Formulierung des 1. **Hauptsatzes der Thermodynamik:**

$$\Delta U = w_{ad}.$$

Die Arbeit, die zur Änderung eines adiabatischen Systems (w_{ad}) von einem definierten zu einem anderen definierten Zustand benötigt wird, ist die gleiche, unabhängig davon, wie die Arbeit verrichtet wird.

Dies zeigt auch, daß es unmöglich ist, eine Maschine zu konstruieren, die einmal angetrieben ständig Arbeit leistet, ohne Energie zu verbrauchen (Perpetuum mobile).

Die Interpretation dieses Sachverhalts auf molekularer Ebene zeigt, daß die innere Energie eines Systems die Gesamtenergie der darin enthaltenen Moleküle darstellt. Eine andere Formulierung des 1. Hauptsatzes lehnt sich an den aus der allgemeinen Physik bekannten „Energieerhaltungssatz" an und lautet: **Die innere Energie eines abgeschlossenen Systems ist konstant.**

3.4
Entropie

Die Entropie S (SI-Einheit: $J \cdot K^{-1}$) ist eine thermodynamische Zustandsfunktion, die ein Maß für den thermodynamischen Ordnungszustand eines Systems bzw. für die Irreversibilität eines Vorganges in einem abgeschlossenen System darstellt. Die Zahl der Anordnungsmöglichkeiten der Moleküle wird als thermodynamische Wahrscheinlichkeit W bezeichnet. Diese steht über die Boltzmann-Konstante k mit der Entropie folgendermaßen in Beziehung (Boltzmann-Funktion):

$$S = k \cdot \ln W.$$

Die Änderung der Entropie ΔS während einer isobaren und isothermen Reaktion wird als Reaktionsentropie bezeichnet. Reaktionsentropien (Entropiedifferenzen), die bei isothermen und isobaren Vorgängen (z. B. beim Schmelzen) auftreten, lassen sich leicht ermitteln. Für die Schmelzentropie ΔS_f (in $J \cdot mol^{-1} \cdot K^{-1}$) beim Schmelzpunkt T_f (in K) gilt z. B.:

$$\Delta S_f = \frac{\Delta H_f}{T_f}.$$

ΔH_f molare Schmelzenthalpie $[J \cdot mol^{-1}]$

3.5
Freie Enthalpie und chemisches Potential

Die freie Enthalpie G, auch als Gibbssche Freie Energie, Gibbs-Funktion oder Gibbs-Energie (IUPAC) in der Literatur zu finden, ist eine von J. W. Gibbs eingeführte thermodynamische Zustandsfunktion, die durch

$$G = H - T \cdot S$$

definiert ist (Abb. 3.1). Die Änderung der Freien Enthalpie ΔG bei isobaren und isothermen Vorgängen wird als Freie Reaktionsenthalpie bezeichnet. Werden Freie Enthalpie und Enthalpie kombiniert, so wird für ein geschlossenes System, das infinitesimale Änderungen der betreffenden Eigenschaften erfährt, folgender Ausdruck erhalten:

$dG = V \cdot dp - S \cdot dt.$

Unter Berücksichtigung des 1. und des 2. Hauptsatzes der Thermodynamik folgt dann für die partielle Ableitung von G nach p bzw. T:

$$\left(\frac{\partial G}{\partial p}\right)_T = V \quad und \quad \left(\frac{\partial G}{\partial T}\right)_p = -S.$$

Für ein offenes System, das eine infinitesimale Änderung von Temperatur (T), Druck (p) und Zusammensetzung (n_1, n_2 ...) erfährt, ändert sich die Freie Enthalpie wie folgt:

$$dG = \left(\frac{\partial G}{\partial p}\right)_{T,n} dp + \left(\frac{\partial G}{\partial T}\right)_{p,n} dT + \left(\frac{\partial G}{\partial n_1}\right)_{p,T,n_2} dn_1 + \left(\frac{\partial G}{\partial n_2}\right)_{p,T,n_1} dn_2.$$

Die verbleibenden Koeffizienten werden als **chemisches Potential** μ einer Substanz in einer Mischung definiert.

$$\left(\frac{\partial G}{\partial n_1}\right)_{p,T,n_2} = \mu_1 \quad und \quad \left(\frac{\partial G}{\partial n_2}\right)_{p,T,n_1} = \mu_2.$$

Das chemische Potential μ_1 drückt aus, wie sich G bei Zugabe der Substanz 1 (n_1: Stoffmengenanteil der Komponente 1) zu einem System ändert (Druck, Temperatur und die Menge an Substanz 2 seien konstant); dies gilt ebenfalls für μ_2 bei Zugabe von Substanz 2. Das chemische Potential hängt von der Zusammensetzung einer Mischung ab.

Ganz allgemein wird das chemische Potential für eine beliebige Substanz Y wie folgt definiert:

$$\mu_Y = \left(\frac{\partial G}{\partial n_Y}\right)_{p,T,n}.$$

n bedeutet, daß die Menge aller anderen Substanzen im System (andere als Y) konstant ist.

Das chemische Potential entspricht der molaren Freien Enthalpie einer Substanz.

3.5.1
2. Hauptsatz der Thermodynamik

Experimente zeigen, daß manche Prozesse spontan und von selbst ablaufen, andere wiederum nicht. Ein Gas expandiert in ein zur Verfügung gestelltes Volumen, ein heißer Gegenstand kühlt sich auf Umgebungstemperatur ab, eine chemische Reaktion führt zu einem bestimmten Produkt (z. B. Wasserstoff und Sauerstoff reagieren zu Wasser). Derartige Prozesse benötigen keine Zuführung von Energie und laufen spontan ab. Spontane Prozesse sind **irreversibel**. Unter einem **reversiblen Prozeß** wird ein Vorgang verstanden, der durch einem infinitesimale Veränderung einer Variablen umgekehrt werden kann. Irreversible Prozesse erzeugen Entropie. Für das Komprimieren eines Gases, die Abkühlung eines Gegenstandes im Kühlschrank oder die Umkehrung einer Reaktion (z. B. Elektrolyse von Wasser) muß Arbeit geleistet werden. Derartige Prozesse laufen erfahrungsgemäß keinesfalls spontan ab. Spontane Vorgänge sind immer mit einer Verringerung der „Qualität" von Energie verbunden und zwar in dem Sinne, daß sie dabei stärker verteilt wird, so daß eine größere Unordnung resultiert (s. Entropie). Diese Beobachtung wird im 2. **Hauptsatz der Thermodynamik** zum Ausdruck gebracht.

Es ist kein Prozeß möglich, bei dem aus einem Vorrat Wärme entnommen und vollständig in Arbeit umgewandelt wird.

Der 1. Hauptsatz der Thermodynamik verwendet die Innere Energie U, um zulässige Änderungen (unter Erhalt der Gesamtenergie des Systems) zu erkennen. Der 2. Hauptsatz ermöglicht es, unter diesen Prozessen mit Hilfe der Entropie die spontan ablaufenden zu identifizieren. Da die Entropie definiert worden ist, läßt sich der 2. Hauptsatz der Thermodynamik auch wie folgt formulieren:

Die Entropie eines geschlossenen Systems nimmt bei einem spontanen Vorgang zu

$$\Delta S_{tot} > 0,$$

wobei ΔS_{tot} die Gesamtentropie des betrachteten Systems ist.

3.5.2
Fundamentalgleichung

Die Kombination des 1. und 2. Hauptsatzes wird als Fundamentalgleichung bezeichnet:

$$dU = T \cdot dS - p \cdot dV.$$

Sie gilt für beliebige reversible oder irreversible Prozesse in geschlossenen Systemen, wenn damit keine Nichtvolumenarbeit verbunden ist. Wenn U als Funktion von S und V behandelt wird, läßt sich die Änderung dU in Abhängigkeit von dS und dV ausdrücken.

$$dU = \left(\frac{\partial U}{\partial S}\right)_V dS + \left(\frac{\partial U}{\partial V}\right)_S dV.$$

Beim Vergleich dieser Funktion mit der Fundamentalgleichung ergeben sich für ein System mit konstanter Zusammensetzung folgende Beziehungen:

$$\left(\frac{\partial U}{\partial S}\right)_V = T \quad \text{und} \quad -\left(\frac{\partial U}{\partial V}\right)_S = p.$$

Die erste Beziehung stellt eine **thermodynamische Definition der Temperatur** als Verhältnis der Änderungen von Innerer Energie und Entropie in einem abgeschlossenen System bei konstantem Volumen dar. Die Fundamentalgleichung ist ein vollständiges Differential (exaktes Differential). Ein vollständiges Differential zeichnet sich dadurch aus, daß bei partiellen Ableitungen die Reihenfolge des Differenzierens vertauscht werden kann. Macht man sich diese Eigenschaft der Fundamentalgleichung zunutze, lassen sich Beziehungen zwischen Größen ableiten, die auf den ersten Blick nichts miteinander zu tun haben. Die Zustandsfunktionen der Enthalpie, der Freien Enthalpie und der Inneren Energie sind ebenfalls exakte Differentiale und somit einer derartigen Behandlung zugänglich. Diese abgeleiteten Gleichungen werden als **Maxwell-Formeln** bezeichnet.

$$\left(\frac{\partial T}{\partial V}\right)_S = -\left(\frac{\partial p}{\partial S}\right)_V,$$

$$\left(\frac{\partial T}{\partial p}\right)_S = \left(\frac{\partial V}{\partial S}\right)_p,$$

$$\left(\frac{\partial p}{\partial T}\right)_V = \left(\frac{\partial S}{\partial V}\right)_T,$$

$$\left(\frac{\partial V}{\partial T}\right)_p = -\left(\frac{\partial S}{\partial p}\right)_T.$$

3.5.3
3. Hauptsatz der Thermodynamik

Am absoluten Nullpunkt ist die thermische Bewegung der sich in einem einheitlichen und eindeutigen Aufbau befindenden Atome in einem idealen Kristall auf ein Minimum reduziert. Da in einem solchen System jegliche Unordnung und thermische Bewegung abwesend ist, liegt der Schluß nahe, daß hier die Entropie = 0 ist. Die Überlegung ist im Einklang mit der Boltzmann-Funktion für die Entropie. Denn für $W = 1$ wird $S = 0$. Diese Überlegung ist auch als Nernst-Wärmetheorem bekannt: **Die Änderung der Entropie, die jeden Prozeß begleitet, nähert sich in dem Maße 0, wie sich die Temperatur dem absoluten Nullpunkt nähert.** Unter Berücksichtigung dieses Ansatzes lautet der 3. Hauptsatz der Thermodynamik wie folgt:

Wird die Entropie jedes Elementes in seinem stabilen Zustand bei $T = 0$ K als 0 angenommen, dann hat jede Verbindung eine positive Entropie. Die Entropie kann nur für perfekte kristalline Substanzen am absoluten Nullpunkt gleich 0 sein.

Bisher ist es nicht gelungen, irgendein System auf den absoluten Nullpunkt abzukühlen. Es ist auch praktisch unmöglich, da eine unendlich große Menge an Arbeit aufgewendet werden müßte, um $T = 0$ K für ein beliebiges System zu erreichen. Nichtsdestotrotz gibt es Bemühungen, dem absoluten Nullpunkt so nahe wie möglich zu kommen. Der derzeitige (1997) Weltrekord liegt bei $2 \cdot 10^{-8}$ K.

3.6
Gibbs-Helmholtz-Gleichung

Die Gibbs-Helmholtz-Gleichung ist die fundamentale Gleichung der chemischen Thermodynamik; sie ermöglicht z. B. die Berechnung der Freien Reaktionsenthalpie ΔG. Bei einer Umsetzung unter **konstantem Druck** p wird sie auch als **Reaktionsisobare** bezeichnet. Für die Änderung zwischen 2 Zuständen (z. B. flüssige Phase – kristalline Phase oder Edukte-Produkte) läßt sich nach ihr bei konstanter Temperatur T angeben:

$$\Delta H = \Delta G + T \cdot \Delta S$$

(p = konstant).

Die Reaktionsenthalpie ΔH ist die gesamte mit der Umsetzung verbundene Energieänderung des Systems und $\Delta S \cdot T$ der nicht nutzbare Anteil davon (gebundene Energie; ΔS ist die Reaktionsentropie). Die Freie Reaktionsenthalpie ΔG ist der als Arbeitsleistung gewinnbare Anteil. Wird für eine Zustandsänderung ΔG negativ, handelt es sich um eine exergonische Reaktion, die freiwillig abläuft und Energie freisetzt. Kommt ΔG jedoch ein positiver Wert zu, handelt es sich um eine endergonische Reaktion. Im Gleichgewicht zwischen 2 Zuständen (z. B. Flüssig-Fest beim Schmelzpunkt) gilt $\Delta G = 0$, so daß auf diese Weise die mit der Zustandsänderung verbundene Entropieänderung ΔS ermittelt werden kann, wenn die Reaktionsenthalpie ΔH (in diesem Fall die Schmelzwärme) bekannt ist. Die für die **Reaktionsisochore**, der entsprechenden Zustandskurve **bei konstantem Volumen** V, geltende Beziehung lautet:

$$\Delta U = \Delta F + T \cdot \Delta S$$

(V = konstant),

wobei ΔF die Freie Reaktionsenergie und ΔU die Reaktionsenergie ist.

3.7
Van't-Hoff-Reaktionsisochore

Die van't-Hoff-Reaktionsisochore ist eine wichtige Beziehung in der chemischen Thermodynamik, die die Abhängigkeit der Gleichgewichtskonstante k und damit die Gleichgewichtslage einer chemischen Reaktion in Abhängigkeit von der Temperatur T angibt (ΔH = Reaktionsenthalpie, R = allgemeine Gaskonstante):

$$\frac{d \ln k}{dT} = \frac{\Delta H}{R \cdot T^2}.$$

Die Integration mit der (in kleinen Temperaturintervallen angenähert gültigen) Annahme ΔH = konstant ergibt

$$\ln k = \frac{-\Delta H}{R \cdot T} + \text{const.}$$

Die graphische Auftragung von **ln k** gegen $1/T$ liefert daher eine Gerade mit der Steigung $-\Delta H/R$. Damit ergibt sich z. B. die Möglichkeit zur Bestimmung von Reaktionsenthalpien, z. B. der Lösungsenthalpie (Lösungswärme).

3.8
Osmotischer Druck

Das Bestreben eines Lösungsmittels, durch eine **semipermeable Membran** in eine Lösung hineinzuwandern, wird als Osmose bezeichnet. Bekanntestes Beispiel hierfür ist der Transport von Flüssigkeiten durch Zellmembranen. Das Prinzip der Osmose findet praktische Anwendung bei der Dialyse. Der Fluß durch eine semipermeable Membran ist umkehrbar bzw. kommt zum Stillstand, wenn auf die Lösung ein entsprechender Druck ausgeübt wird (Abb. 3.2). Dieser Druck wird als **osmotischer Druck** Π bezeichnet. Nur die Teilchen, die für eine Membran durchlässig sind, tragen zum osmotischen Druck bei. Lösungen mit gleichem osmotischem Druck sind **isotonisch**.

Die thermodynamische Beschreibung der Osmose erfolgt unter der Annahme, daß im Gleichgewicht das chemische Potential des Lösungsmittels auf beiden Seiten der Membran gleich ist. Auf der Seite des reinen Lösungsmittels (A) beträgt das chemische Potential μ_A. Auf der anderen Seite ist das chemische Potential des Lösungsmittels (A) aufgrund der gelösten Substanz (Y) erniedrigt und aufgrund des höheren Drucks (im Gleichgewicht) erhöht. Somit folgt:

$$\mu_{(A)} = \mu_{(A+Y)} + RT \ln x_Y.$$

R universelle Gaskonstante
x_y Stoffmengenanteil Y

Abb. 3.2. Osmotischer Druck: Im thermodynamischen Gleichgewicht ist der Druck p des reinen Lösungsmittels A genauso groß wie der Druck p + Π einer Mischung A + Y, die das Lösungsmittel A zur Grundlage hat

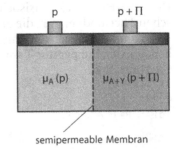

In Abschn. 3.5 wurde gezeigt, wie der Druck in die Gleichung für das chemische Potential eingeht:

$$\mu_{(A)_{p=\Pi}} = \mu_{(A)_p} + \int_p^{p+\Pi} V_A \, dp.$$

Die Kombination der beiden Gleichungen ergibt:

$$-RT \ln x_A = \int_p^{p+\Pi} V_A \, dp.$$

Diese Gleichung beschreibt die Abhängigkeit des osmotischen Drucks vom Molenbruch der gelösten Substanz ($x_B = 1 - x_A$). Für verdünnte Lösungen gilt in erster Näherung $\ln x_A \cong - x_B$. Wird vorausgesetzt, daß sich der Druck im Integrationsbereich nicht wesentlich ändert, kann das Molvolumen V_A des Lösungsmittels als konstant angesehen und vor das Integrationszeichen geschrieben werden. Der Molenbruch der gelösten Substanz ist $n_B/(n_B + n_A)$. Für eine verdünnte Lösung folgt somit näherungsweise n_B/n_A. Die Berücksichtigung dieser Annahmen führt zur **van't-Hoff-Gleichung für den osmotischen Druck:**

$$\Pi \cdot V = n_B \cdot RT.$$

Der osmotische Druck ist eine kolligative Eigenschaft der Materie. Andere kolligative Eigenschaften sind z. B. Siedepunkterhöhung, Dampfdruckerniedrigung und Gefrierpunkterniedrigung (Raoult-Gesetz). Die thermodynamische Beschreibung dieser Eigenschaften ist in Abschn. 2.1 Flüssige Lösungen zu finden.

3.9
Phasenübergänge

In der Thermodynamik wird eine **Phase** als ein homogenes Gebiet in einem heterogenen Stoffsystem angesehen; z. B. enthält Eiswasser die beiden Phasen Eis und Wasser. Prozesse wie Sieden, Kristallisation oder die Umwandlung von Graphit zu Diamant finden ohne Änderung der chemischen Zusammensetzung statt. Die thermodynamische Beschreibung dieser Vorgänge erfolgt nach dem Prinzip, daß ein System bei konstanten Druck- und Temperaturbedingungen den Zustand mit der geringsten Freien Enthalpie einnimmt bzw. diesem zustrebt.

3.9.1
Phasenregel

In einem Einkomponentensystem ($C = 1$) können Druck und Temperatur unabhängig voneinander verändert werden, wenn lediglich eine Phase ($P = 1$) vorhanden ist. Definieren wir die Varianz F eines Systems als Anzahl intensiver Variablen, die unabhängig voneinander verändert werden können, ohne die Anzahl der Phasen im Gleichgewicht zu verändern, ist F = 2. Das System weist 2 Freiheitsgrade auf. J. W. Gibbs entwickelte die Phasenregel, die eine generelle Beziehung zwischen der Varianz F, der Anzahl der Komponenten C und der Anzahl der Phasen P im thermodynamischen Gleichgewicht eines Systems beliebiger Zusammensetzung darstellt:

$$F = C - P + 2.$$

Für das Einkomponentensystem Wasser gilt somit:

$$F = 3 - P.$$

Ist nur eine Phase vorhanden, folgt F = 2, und sowohl Druck als auch Temperatur können unabhängig voneinander verändert werden. Dies bedeutet, daß eine einheitliche Phase im Phasendiagramm durch eine Fläche wiedergegeben wird. Sind 2 Phasen im Gleichgewicht (F = 1), d. h. an der Grenzlinie zwischen 2 Phasendiagrammflächen, ist der Druck bei einer gegebenen Temperatur nicht mehr frei wählbar. Anstelle der Temperatur kann auch der Druck festgelegt werden, aber dann sind die beiden Phasen ausschließlich bei einer bestimmten Temperatur im Gleichgewicht. Das Gleichgewicht zweier Phasen wird im Phasendiagramm (s. 3.9.4) durch eine Linie repräsentiert. Deshalb erfolgt z. B. das Sieden für jede Verbindung bei gegebenem Druck bei einer bestimmten Temperatur. Sind 3 Phasen im Gleichgewicht, ist F = 0. Diese spezielle Situation wird nur bei einem bestimmten Druck und einer bestimmten Temperatur erreicht. Das Gleichgewicht dreier Phasen wird durch einen Punkt im Phasendiagramm, dem sog. Tripelpunkt, wiedergegeben. 4 Phasen können in einem Einkomponentensystem nicht im Gleichgewicht auftreten, da F niemals negative Werte annehmen kann.

3.9.2
Clausius-Clapeyron-Gleichung

Diese wichtige thermodynamische Beziehung stellt in ihrer allgemeinen Form für ein Einkomponentensystem mit 2 Phasen einen Zusammenhang zwischen der Abhängigkeit eines Gleichgewichtsdrucks p von der Temperatur T und einer Phasenübergangsenthalpie (Reaktionsenthalpie) ΔH dar:

$$\frac{dp}{T} = \frac{\Delta H}{T \cdot \Delta V}.$$

ΔV ist die Differenz der Molvolumina der beiden Phasen und ΔH die Phasenübergangsenthalpie. Mit der integrierten Gleichung kann z. B. die Änderung des Schmelzpunktes in Abhängigkeit von der Druckänderung berechnet werden:

$$p_2 - p_1 = \left(\frac{\Delta H}{\Delta V}\right) \cdot \ln\left(\frac{T_2}{T_1}\right).$$

Für die Temperaturabhängigkeit des Dampfdrucks z. B. einer Flüssigkeit kann deren spezifisches Volumen gegenüber dem des Gases (wird als ideales Gas aufgefaßt) vernachlässigt werden (ΔH_{vap} = Verdampfungsenthalpie, R = allgemeine Gaskonstante):

$$\frac{d \ln p}{dT} = \frac{\Delta H_{vap}}{R \cdot T^2}.$$

Die Integration unter der – in einem kleinen Temperaturintervall näherungsweise gültigen – Annahme ΔH_{vap} = konstant liefert die integrierte Gleichung für die Dampfdruckkurve:

$$\ln \frac{p_2}{p_1} = \frac{-\Delta H_{vap}}{R} \cdot \left(\frac{1}{T_2} - \frac{1}{T_1} \right).$$

3.9.3
Klassifizierung von Phasenübergängen

Die thermodynamischen Eigenschaften von Substanzen werden zur Unterscheidung von verschiedenen Typen von Phasenübergängen herangezogen. Diese Einteilung geht auf P. Ehrenfest zurück und wird daher auch als Ehrenfest-Klassifizierung bezeichnet. Phasenübergänge, wie z. B. Schmelzen und Sieden, gehen mit einer Änderung der Entropie (und damit auch der Enthalpie) und des Volumens einher. Da bei derartigen Prozessen sowohl ΔV als auch ΔS 0 sind, folgt, daß die Steigung der Freien Enthalpie aufgetragen gegen die Temperatur oder den Druck eines Systems unterschiedlich auf beiden Seiten des Übergangs ist.

Die **erste Ableitung** des chemischen Potentials ändert sich am Übergangspunkt sprunghaft. Man spricht von einem **Phasenübergang 1. Ordnung**. Die Wärmekapazität C_p einer Substanz ist eine Funktion der zugeführten Enthalpie in Abhängigkeit von der Temperatur. Am Phasenübergangspunkt erster Ordnung erfolgt durch eine endliche Änderung der Enthalpie eine infinitesimale Änderung der Temperatur. Somit ist an diesem Punkt sowohl die Steigung von H als auch C_p unendlich (Abb. 3.3). Der physikalische Grund hierfür ist, daß ein Phasenübergang nicht in erster Linie durch eine Temperaturänderung hervorgerufen wird, sondern durch die Zufuhr bzw. Abfuhr von Wärme.

Ein **Phasenübergang 2. Ordnung** weist für die 1. Ableitung des chemischen Potentials nach der Temperatur einen kontinuierlichen Verlauf auf; die 2. Ableitung nach der Temperatur hingegen ändert sich sprunghaft. Eine kontinuierliche Steigung von μ über den gesamten Temperaturverlauf bedeutet, daß sich sowohl das Volumen als auch die Entropie (und damit auch die Enthalpie) am Übergangspunkt nicht ändern (Abb. 3.3). Ein typisches Beispiel eines Phasenübergangs 2. Ordnung stellt der Übergang einer festen amorphen Substanz in die flüssige Form (Glasübergangstemperatur) dar.

Abb. 3.3 a, b.   Die Ehrenfest-Klassifizierung
von Phasenübergängen (a) 1. Ordnung und (b)
2. Ordnung. (Mod. nach [1])

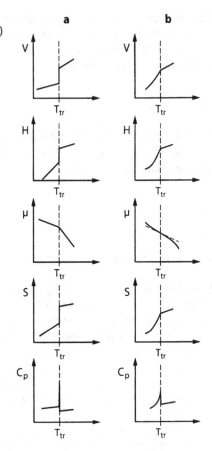

3.9.4
Phasendiagramm

Es werden 2 Arten von Phasendiagrammen (Zustandsdiagrammen) unterschieden:

1. Das Zustandsdiagramm eines Stoffes unter Darstellung der von Druck
   und Temperatur abhängigen Gleichgewichtskurven (Zustandskurven)
   der verschiedenen Phasen. Entlang der Gleichgewichtskurven sind 2 Phasen, beim Tripelpunkt 3 Phasen miteinander im Gleichgewicht. Die
   Clausius-Clapeyron-Gleichung beschreibt die Zustandskurven (Dampf-,
   Schmelz- und Sublimationskurve).

2. Das Zustandsdiagramm einer Mischung (Schmelz- oder Siedediagramm)
   unter Auftragung von Schmelz- oder Siedetemperatur in Abhängigkeit
   von der Zusammensetzung einer Mischung von 2 oder 3 Substanzen
   zwecks Veranschaulichung der Phasengrenzen unter verschiedenen Bedingungen.

Phasendiagramm einer Komponente am Beispiel des Kohlendioxids

Das Phasendiagramm des CO_2 (Abb. 3.4) weist eine positive Steigung für die Fest-Flüssig-Grenzlinie auf. Das bedeutet, daß der Schmelzpunkt des festen CO_2 mit zunehmendem Druck zunimmt (vgl. Phasendiagramm des Wassers, Kap. 1 Materie). Da der Tripelpunkt oberhalb von 1 bar (10^5 Pa) liegt, kann die flüssige Phase des CO_2 unter Normalbedingungen nicht existieren. Festes CO_2 sublimiert, wenn es offen liegengelassen wird. Diese Beobachtung hat zur Bezeichnung „Trockeneis" geführt. Um die flüssige Phase des CO_2 zu erhalten, ist ein Druck von mindestens 5,11 bar (Tripelpunkt) vonnöten. Am und oberhalb des kritischen Punktes tritt keine flüssige Phase mehr auf. Für CO_2 ist dies bei einem Druck von mehr als 72,8 bar und einer Temperatur oberhalb von 31 °C der Fall.

Phasendiagramm eines Systems aus 2 Komponenten

Wird in einer Schmelze A kristallines B oder umgekehrt in flüssigem B der Stoff A in steigenden Mengen gelöst, so werden die Erstarrungspunkte bzw. Schmelzpunkte je nach dem Gehalt an B oder A sinken. Die in ein Koordinatensystem eingetragenen experimentell ermittelten Schmelzpunkte [Ordinate: Schmelzpunkte; Abszisse: Stoffmengenanteil (Molprozente) A bzw. B] führen zu 2 abfallenden Kurven (Schmelzdiagramm), die sich schließlich in einem tiefsten Punkt (eutektischer Punkt) schneiden. Dies ist der niedrigste Erstarrungspunkt bzw. Schmelzpunkt, in dem sich sowohl A wie B in Form eines innigen mikroskopisch kristallinen Gemenges von konstanter Zusammensetzung, dem Eutektikum, abscheiden (Abb. 3.5). Alle Lösungen haben

Abb. 3.4. p-T-Zustandsdiagramm des Kohlendioxids. (Nach [1])

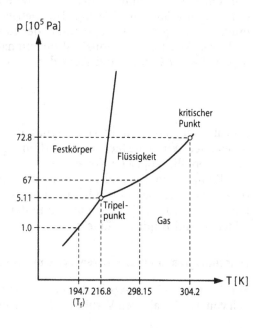

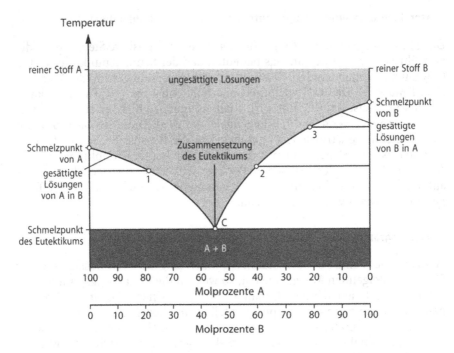

Abb. 3.5. Eutektikum: Abscheidung reiner Stoffe im Schmelzdiagramm ohne Bildung einer Verbindung. (Mod. nach [5])

einen niedrigeren Gefrierpunkt als die reinen Schmelzen (Lösungsmittel), während der Siedepunkt ansteigt. Dies wird bedingt durch die Dampfdruckerniedrigung über der Lösung. Die Gefrierpunkterniedrigung bzw. Siedepunkterhöhung ΔT ist proportional der Konzentration des gelösten Stoffes und umgekehrt proportional (Proportionalitätsfaktor E) seiner Molekülmasse (**Raoult-Gesetz**) und dient daher zu deren Bestimmung:

$$\Delta T = \frac{E}{n}.$$

Im Falle der Gefrierpunkterniedrigung wird E als kryoskopische Konstante bezeichnet. Wird eine Siedepunktserhöhung berechnet, handelt es sich bei E um die ebullioskopische Konstante.

  2 Komponenten A und B können auch in Wechselwirkung miteinander treten und eine sog. Molekülverbindung AB bilden. Diese weist einen höheren Schmelzpunkt als das Eutektikum der reinen Komponenten auf. Somit bilden A und B mit AB Eutektika.

Phasendiagramm eines binären Systems zweier Enantiomere

Für die galenische Praxis ist das Phasendiagramm eines binären Systems im Fall von optisch aktiven Verbindungen von besonderer Bedeutung. In zunehmendem Maß werden in der pharmazeutisch-chemischen Industrie optisch aktive Substanzen produziert. Enantiomerenreine Synthesen zur Herstellung von Arzneistoffen sind aufgrund der hohen Entwicklungskosten bisher noch nicht gängige Praxis. Es überwiegen Herstellungsprozesse, bei denen razemische Mischungen anfallen. In den meisten Fällen enthält die Reaktionslösung die Enantiomere im äquimolaren Verhältnis. Werden derartige Lösungen zur Kristallisation gebracht, können folgende Festkörpertypen anfallen:

- **Konglomerat** (Eutektikum),
- **Razemische Verbindung** (Molekülverbindung),
- **Mischkristall** (feste Lösung).

Chemische Verunreinigungen in einer Substanz führen zu einer Abnahme des Schmelzpunktes. Auch optisch aktive Substanzen betrachten ihren jeweiligen enantiomeren Partner als chemische Verunreinigung. Beide reinen optischen Antipoden zeigen denselben Schmelzpunkt und dieselbe Schmelzwärme. Alle physikalisch-analytischen Methoden, die unempfindlich gegenüber der optischen Aktivität einer Substanz sind, zeigen für das R- und das S-Enantiomer einer Verbindung dieselben Analysenergebnisse. In Abb. 3.6 sind die verschiedenen Festkörpertypen von Mischungen optisch aktiver Substanzen illustriert.

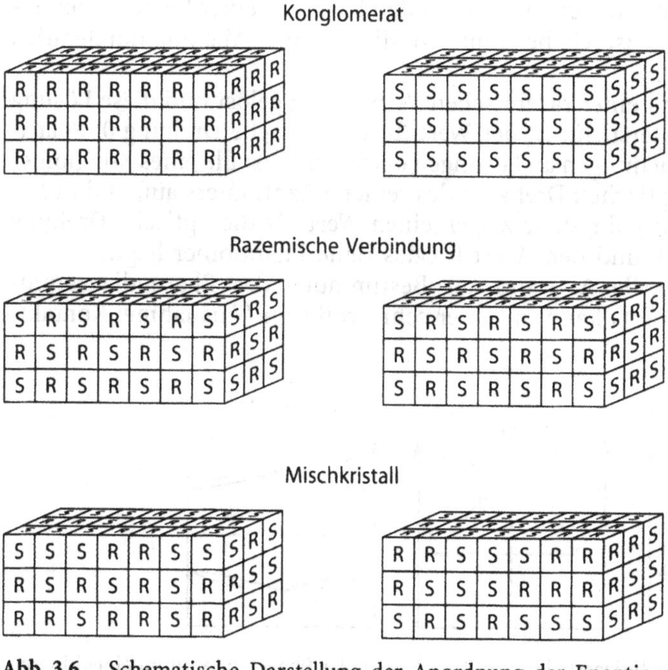

Abb. 3.6. Schematische Darstellung der Anordnung der Enantiomere auf den Gitterplätzen im Konglomerat, Razemische Verbindung und Mischkristall (**R** R-Enantiomer, **S** S-Enantiomer)

Diskrete Kristalle eines **Konglomerats** weisen nur jeweils R- oder S-Moleküle im Kristallgitter auf. Während der Kristallisation lagern sich ausschließlich R-Moleküle zu einem Kristall und S-Moleküle zu einem anderen Kristall zusammen. Durch mechanisches selektieren der einzelnen Kristalle kann prinzipiell eine Enantiomerentrennung erfolgen. Der Schmelzpunkt des Konglomerats ist der eutektische Punkt im Phasendiagramm des binären Gemisches der beiden Enantiomere; die beiden Enatiomere liegen im äquimolaren Verhältnis vor (Abb. 3.7).

Bei einer razemischen Verbindung sind die optischen Antipoden alternierend in allen 3 Raumrichtungen auf den Gitterplätzen des Kristalls angeordnet. Die razemische Verbindung stellt einen Spezialfall unter den sog. Molekülverbindungen dar. Jedes S-Molekül ist von R-Molekülen umgeben und umgekehrt. Die Bezeichnung Molekülverbindung ist in diesem Fall eher irreführend, da eine chemische Reaktion zwischen den Enantiomeren nicht stattgefunden hat. Die razemische Verbindung bildet mit den Enantiomeren je ein Eutektikum (Abb. 3.7).

Mischkristalle unterscheiden beim Aufbau des Kristallsystems nicht zwischen den optischen Antipoden. Auf den Gitterplätzen eines Mischkristalls befinden sich R- und S-Moleküle in willkürlicher Anordnung. Im Extremfall kann ein Mischkristall ausschließlich aus einem der beiden Enantiomere aufgebaut sein. Die festkörperanalytischen Eigenschaften von Mischkristallen mit unterschiedlichen Anteilen der Enantiomere unterscheiden sich i. allg. nicht wesentlich. So führen die Schmelzpunkte derartiger Systeme im Phasendiagramm in den überwiegenden Fällen zu einer horizontalen Linie. Es sind auch Beispiele bekannt, wo Minima oder Maxima durchlaufen werden (Abb. 3.7).

Wird ein Kristall einer razemischen Verbindung gelöst und diese Lösung polarimetrisch untersucht, ist der Wert für die optische Drehung 0. Polarimetrische Untersuchungen an Lösungen einzelner Kristalle eines Konglomerats weisen den optischen Drehwert des reinen Enantiomers auf, und in Lösung gebrachte Mischkristalle zeigen einen Wert für die optische Drehung an, der **zwischen** 0 und dem Wert für das reine Enantiomer liegt.

Der experimentelle Aufwand zur Bestimmung des Phasendiagramms eines binären Systems kann mitunter sehr groß sein (Ausnahme: Kontakt-

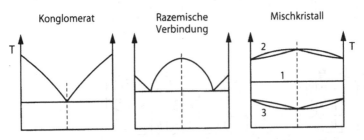

Abb. 3.7. Schematische Darstellung der 3 fundamentalen Phasendiagramme eines binären Sytems zweier Enantiomere. Konglomerat, razemische Verbindung und Mischkristall (**1** ideal; **2** mit Maximum; **3** mit Minimum; **R** R-Enantiomer, **S** S-Enantiomer. (Mod. nach [6])

methode nach Kofler). Üblicherweise werden hierzu die Gefrierpunkternie-drigungen von Mischungen unterschiedlicher Zusammensetzung bestimmt. Unter Anwendung der **Schröder-van-Laar-** und der **Prigogine-Defay-Gleichungen** ist es jedoch möglich, mit Hilfe weniger experimentell ermittelter Parameter die Kurvenverläufe in Phasendiagrammen abzuschätzen.

Schröder-van-Laar-Gleichung

Binäre Systeme zweier Enatiomere, die ein Konglomerat bilden, sind einer thermodynamischen Beschreibung unter folgender Voraussetzung zugänglich: im flüssigen Zustand muß unbegrenzte Mischbarkeit, im festen Zustand absolute Nichtmischbarkeit der Enantiomere vorliegen. In diesen gängigen Fällen können die Liquiduskurven einer Mischung optisch aktiver Substanzen berechnet werden. Schröder und van Laar stellten nahezu zeitgleich eine Funktion vor, die die Zusammensetzung einer Mischung mit deren Schmelzpunkten in Beziehung setzt:

$$\ln x = \frac{\Delta H_{f,E}}{R} \cdot \left(\frac{1}{T_{f,E}} - \frac{1}{T_f} \right).$$

x Molenbruch
$\Delta H_{f,E}$ Schmelzwärme eines Enantiomers
$T_{f,E}$ Schmelzpunkt des Enantiomers
T_f Schmelzpunkt der Mischung

Prigogine-Defay-Gleichung

Sind Schmelzpunkt und Schmelzwärme der razemischen Verbindung experimentell bestimmt worden, kann der entsprechende Kurvenverlauf im Phasendiagramm mit Hilfe folgender, von Prigogine und Defay entwickelter Gleichung berechnet werden:

$$\ln 4x(1-x) = \frac{2\Delta H_{f,M}}{R} \cdot \left(\frac{1}{T_{f,M}} - \frac{1}{T_f} \right).$$

x Molenbruch
$\Delta H_{f,M}$ Schmelzwärme des Razemats
$T_{f,M}$ Schmelzpunkt des Razemats
T_f Schmelzpunkt der Mischung

Die Schnittpunkte dieser beiden Funktionen entsprechen den Eutektika der razemischen Verbindung mit den reinen Enatiomeren. Beliebig kompliziert werden derartige Systeme, wenn Polymorphie (s. 1.3 „Morphologie") beteiligt ist. Die razemische Verbindung selbst kann polymorph sein. Die reinen Enantiomere können ebenfalls in verschiedenen Modifikationen auftreten, was die Existenz mehrerer Konglomerate zur Folge hat. Und schließlich ist auch bei Mischkristallen das Auftreten von Polymorphie beobachtet worden. Die Aufklärung der Phasendiagramme derartiger Systeme ist eine Grundvoraussetzung zur erfolgreichen Interpretation der in der Routineanalytik, z. B. im Produktionsprozeß einer festen oder halbfesten Arzneiform, erhaltenen festkörperanalytischen Ergebnisse.

3.10
Energie-Temperatur-Diagramm

Viele Substanzen kristallisieren in mehr als einer Kristallform. Diese Eigenschaft wird bei Elementen als Allotropie, bei Verbindungen als Polymorphie bezeichnet. Wöhler und Liebig beobachteten 1832 am Benzamid erstmals polymorphes Verhalten einer organischen Verbindung. Die Modifikationen einer Substanz sind chemisch identisch, zeigen jedoch unterschiedliche physikalische Eigenschaften. Unterschiede treten z. B. in den Schmelzpunkten, den Schwingungsspektren, den Röntgendiffraktogrammen und den Löslichkeiten auf. Die Löslichkeitseigenschaften verschiedener Modifikationen eines Arzneistoffes können einen entscheidenden Einfluß auf dessen Bioverfügbarkeit haben. Ebenso ist die physikalische Stabilität einer festen oder halbfesten Arzneiform abhängig von der eingesetzten Modifikation der Arznei- und Hilfsstoffe. Die unterschiedlichen physikalischen Eigenschaften können zu Problemen bei der Verarbeitung eines Arzneistoffs zu einem pharmazeutischen Produkt führen. Mahl- und Tablettiereigenschaften einer Substanz sind ebenfalls modifikationsabhängig. Untersuchungen zur Polymorphie einer Verbindung werden mit zahlreichen Methoden durchgeführt. Die dabei anfallenden Daten können mit Hilfe thermodynamischer Gleichungen interpretiert werden. Besonders wichtig ist hierbei die bereits diskutierte Gibbs-Helmholtz-Gleichung sowie die Gleichungen zur Beschreibung der Wärmekapazität und zur Entropie. Es ist vorteilhaft, die Daten in einem geschlossenen System zu behandeln; Fehlinterpretationen können hierdurch vermieden werden. Die sich dabei ergebende graphische Lösung ist das Energie-Temperatur-Diagramm.

3.11
Methoden und Anwendungen

Die Charakterisierung der thermodynamischen Eigenschaften einer Substanz beinhaltet die Bestimmung von Phasenübergangstemperaturen (z. B. Schmelzpunkt, Siedepunkt etc.) und den zugehörigen Wärmen (Enthalpien).

3.11.1
Charakterisierung von Phasenübergängen

Phasenübergang Fest-Flüssig (Schmelzpunkt und Schmelzwärme); Phasenübergang Fest-Fest (thermodynamischer Übergangstemperatur und Übergangswärme)

Der **Schmelzpunkt** ist diejenige Temperatur, bei der ein Stoff in den flüssigen Aggregatzustand übergeht; er hängt vom Druck ab. Die Angabe erfolgt daher in Grad Celsius (°C) oder in Kelvin (K) bei atmosphärischem Druck. Statt der Schmelzpunkte sind oft **Schmelzintervalle** angegeben. Hierunter versteht man den Temperaturbereich, innerhalb dessen die Substanz schmelzen muß. Die Bestimmung des Schmelzpunktes ist eine Konventionsmethode; die Ergebnisse sind von den experimentellen Bedingungen abhängig.

Neben den kalorimetrischen gibt es eine Vielzahl weiterer Methoden, mit deren Hilfe der Schmelzpunkt bestimmt werden kann. Hier sind v. a. die **Kapillarröhrchenmethode**, die **Kofler-Heizbank**, der **Metallblock** sowie das **Heizmikroskop** zu nennen. Das Heizmikroskop hat neben dem geringeren Substanzverbrauch den Vorteil, daß unter dem Mikroskop jedes einzelne Kriställchen während des Schmelzens genau beobachtet werden kann. Die Konstruktion des Heizmikroskops ermöglicht es, exakt diejenige Temperatur zu bestimmen, bei der die feste und die flüssige Phase einer Substanz im Gleichgewicht vorliegen ($\Delta G = 0$). Somit stellt es die einzige Methode dar, mit deren Hilfe der thermodynamische Schmelzpunkt (Gleichgewichtsschmelzpunkt) einer Substanz bestimmt werden kann.

Die **thermodynamische Übergangstemperatur** ist diejenige Temperatur, bei der die Differenz der Freien Enthalpie zweier Modifikationen 0 ist. Enantiotrope Modifikationen besitzen einen thermodynamischen Übergangspunkt. Wird ein realer Fest-Fest-Phasenübergang in einem enantiotropen System beobachtet, so erfolgt dieser beim Aufheizen oberhalb (endothermer Prozeß) bzw. beim Abkühlen unterhalb (exothermer Prozeß) des thermodynamischen Übergangspunktes. Gemessen wird die Phasenübergangstemperatur. Der thermodynamische Übergangspunkt liegt zwischen diesen Temperaturen. Die gemessenen Phasenübergangstemperaturen sind abhängig von den experimentellen Bedingungen. Es handelt sich hierbei um kinetisch kontrollierte Prozesse. In monotropen Systemen ist die thermodynamische Übergangstemperatur zweier Modifikationen eine virtuelle Größe, da der Schnittpunkt der G-Isobaren oberhalb des Schmelzpunktes der höherschmelzenden Form liegt. Fest-Fest-Übergänge in monotropen Systemen sind daher ausschließlich exothermer Natur. Die Temperatur, bei der ein Fest-Fest-Phasenübergang in einem monotropen System stattfindet, hängt von der Kinetik des Prozesses und den experimentellen Bedingungen (z. B. Probenpräperation, Heizrate etc.) ab.

Phasenübergang flüssig-gasförmig (Verdampfungswärme)

Die vollständige Überführung einer Flüssigkeit in den dampfförmigen Zustand durch Erwärmen wird als **Verdampfung** bezeichnet (Siedepunkt: s. Abschn. 2.1 Flüssige Lösungen). Die molare Verdampfungswärme ΔH_{vap} ist die Wärmemenge, die benötigt wird, um 1 mol eine Verbindung vollständig zu verdampfen.

Phasenübergang fest-gasförmig (Sublimationswärme)

Die Überführung eines flüchtigen festen Stoffes in den dampfförmigen Zustand unter Umgehung der flüssigen Phase wird als **Sublimation** bezeichnet. Häufig lassen sich Substanzen durch Sublimation reinigen. Die molare Sublimationswärme ΔH_{sub} ist die Wärmemenge, die benötigt wird, um 1 mol einer Substanz vollständig zu sublimieren. Die Sublimationswärme, die Verdampfungswärme und die Schmelzwärme einer Substanz sind über folgende Beziehung miteinander verknüpft:

$$\Delta H_{sub} = \Delta H_f + \Delta H_{vap}.$$

Diese Beziehung gilt streng, wenn die beteiligten Wärmen bei derselben Temperatur bestimmt worden sind.

Für die Modifikationen einer polymorphen Verbindung sind die Verdampfungswärmen gleich. Dies bedeutet für 2 Modifikationen A und B einer Verbindung:

$$\Delta H_{sub.A} - \Delta H_{sub.B} = \Delta H_{f.A} - \Delta H_{f.B}.$$

Da die Differenz der Schmelzwärmen zweier Modifikationen in erster Näherung der Übergangswärme dieser Modifikationen entspricht, gilt:

$$\Delta H_{sub.A} - \Delta H_{sub.B} = \Delta H_{tr.B \to A}.$$

Mit Hilfe der kalorimetrischen Methoden können wärmetönende Prozesse quantitativ untersucht werden. Von besonderem Interesse ist hierbei die Bestimmung von **Schmelzwärmen** ΔH_f, **Übergangswärmen** ΔH_{tr} und **Reaktionswärmen** ΔH_r (molare Größen; SI-Einheit: J/mol). Außerdem kann der Schmelzpunkt einer Substanz analysiert werden. Die Kalorimetrie ist eine Methode, bei der die Messung der Wärmekapazität oder der Wärmemenge erfolgt, die bei physikalischen und chemischen Vorgängen entsteht. Kalorimeter sind Geräte zur Durchführung kalorimetrischer Messungen.

Es gibt verschiedene Typen von Kalorimetern, z. B. **Flüssigkeitskalorimeter,** hierbei wird die bei einem Prozeß umgesetzte Wärme von einer Flüssigkeit aufgenommen, deren Temperaturänderung gemessen wird, oder **Metallkalorimeter,** die die zu bestimmende Wärmemenge von einem gut leitenden Metallkörper (z. B. Cu, Ag, Al) aufnehmen, dessen Temperaturänderung bestimmt wird. **Mikrokalorimeter** dienen zur Messung sehr geringer Wärmetönungen. Moderne Instrumente können Leistungen von weniger als 0,1 µW messen. **Differenz-Temperatur-Scanning-Kalorimeter:** (DTSC, „difference-temperature-scanning-calorimeter"; Wärmestrom-DSC) sind Wärmeleitungskalorimeter, bei denen Wärme infolge eines Temperaturgefälles zwischen einer Probe und einer thermisch inerten Referenzsubstanz (ein Ofen) ausgetauscht wird. Die Temperaturdifferenz wird gemessen. **Differenz-Leistungs-Scanning-Kalorimeter:** (DPSC, „difference-power-scanning-calorimeter"; Leistungskompensations-DSC) arbeiten mit je einem getrennt regelbaren Ofen für Probe und Referenzsubstanz. Auf wärmetönende Prozesse in der Probe reagiert die Steuereinheit des Gerätes mit unterschiedlicher Zuführung von elektrischer Energie zur Aufrechterhaltung der Isothermie zwischen beiden Öfen. Die Energieänderung pro Zeiteinheit wird gemessen.

Die **Thermogravimetrie** wird u.a. zur Charakterisierung des Übergangs einer pseudopolymorphen Form (z. B. eines Arzneistoffhydrats) in eine lösungsmittelfreie Kristallform eingesetzt. Die Thermogravimetrie ist eine Methode, mit der die Veränderung der Masse einer Probe (Abgabe vergasbarer Stoffe, z.b. Wasser, CO_2) über ein bestimmtes Zeitintervall (programmierte Heizrate) in einer definierten Atmosphäre registriert wird. Mit Hilfe dieser Methode wird z.b. die Abgabe von Solvatlösungsmitteln oder adsorbierten Lösungsmitteln untersucht. Häufig kann der in einer Substanz vorhandene Lösungsmittelanteil quantitativ bestimmt werden. Die Daten thermogravimetrischer Analysen können zur Charakterisierung der Mechanismen der Desolvatisierung (Kinetik) eingesetzt werden. Die direkte Bestimmung thermodynamischer Daten ist mit dieser Methode nicht möglich.

3.11.2
Thermodynamik in der galenischen Praxis

Thermodynamische Prinzipien spielen in der galenischen Praxis eine entscheidende Rolle. Die Herstellung und Eigenschaften von flüssigen, halbfesten und festen Arzneizubereitungen unterliegen thermodynamischen Gesetzmäßigkeiten. An dieser Stelle kann nur kurz auf einige Anwendungsmöglichkeiten etwas näher eingegangen werden.

Feste und halbfeste Arzneiformen

Polymorphie und Pseudopolymorphie von Arznei- und Hilfsstoffen. Nach derzeitigem Wissensstand (1997) ist davon auszugehen, daß mehr als 50 % der Arznei- und Hilfsstoffe Polymorphie und/oder Pseudopolymorphie (s. 1.3 Morphologie) aufweisen. Die Bedeutung dieser Eigenschaften wird in zunehmendem Maß erkannt. Das Verständnis für die Festkörpereigenschaften sowie die thermodynamischen Zusammenhänge eines polymorphen Systems sind unabdingbare Voraussetzung für die rationelle, zielgerichtete Entwicklung einer Darreichungsform. Auf dem Weg von der Synthese bis zum Wirkort im Organismus kann die Wirkung eines Arzneistoffs durch Polymorphie oder Pseudopolymorphie beeinflußt werden. Liegt der Arzneistoff als Festkörper vor, muß in jedem Abschnitt dieses Weges mit dem Auftreten verschiedener Kristallformen gerechnet werden. In Abb. 3.8 sind die verschiedenen Möglichkeiten dargestellt, bei denen die Polymorphie bzw. Pseudopolymorphie eine Rolle spielen können.

Zur Ermittlung des prinzipiellen Verlaufs der G- und H-Isobaren (G: Freie Enthalpie; H: Enthalpie) eines E-T-Diagramms ist bei einer Verbindung, die in **n** Modifikationen kristallisiert, die Kenntnis von **2 n** Meßdaten erforderlich. Experimentell nicht zugängliche Meßdaten können mit Hilfe der Beziehungen zur Konstruktion des E-T-Diagramms berechnet werden. Das E-T-Diagramm ist eine halbquantitative Darstellung der thermodynamischen Zusammenhänge von Modifikationen einer Verbindung. Auf der Ordinate werden die relativen Energien und auf der Abszisse die Temperatur aufge-

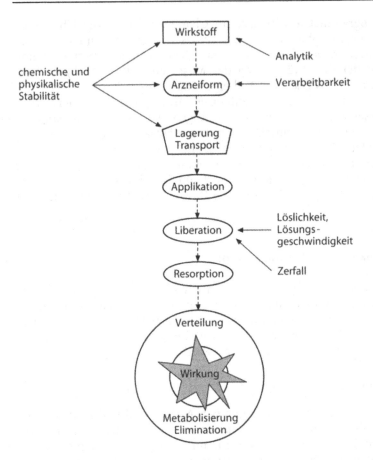

Abb. 3.8. Weg eines Arzneistoffs von der Synthese bis zur Wirkung im Körper (● → oder ← ●; möglicherweise durch die Kristallform beeinflußte Prozesse und Eigenschaften). (Nach [4]).

tragen. Es ist üblich, die Abszisse zu tiefen Temperaturen zu stauchen. Damit werden die Schnittpunkte der G-Isobaren, die in der Regel zwischen Raumtemperatur und den Schmelzpunkten liegen, besser veranschaulicht. In das E-T-Diagramm (Abb. 3.9) werden zuerst schematisch die Verläufe der H- und der G-Isobaren eingezeichnet. Die Schmelzpunkte der Modifikationen werden im E-T-Diagramm durch den Schnittpunkt der G-Isobaren der jeweiligen Modifikation mit der G-Isobare der Schmelze angezeigt. Die Form mit dem höchsten Schmelzpunkt ist die bei dieser Temperatur thermodynamisch stabile Modifikation.

Im Abschn. 1.3 Morphologie ist auf die Regeln zur Erstellung eines Energie-Temperatur-Diagramms näher eingegangen worden. In diesem Kapitel wird anhand des Wirkstoffs Nimodipin dessen Konstruktion und praktische Bedeutung diskutiert. Außerdem wird die Erstellung des Phasendiagramms eines binären Systems am Beispiel dieses Arzneistoffs besprochen.

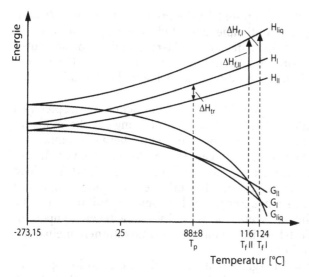

Abb. 3.9.   Energie-Temperatur-Diagramm der Modifikationen des Nimodipins. (Mod. nach [2])

Konstruktion des Energie-Temperatur-Diagramms am Beispiel von Nimodipin

Der Wirkstoff Nimodipin INN ist eine optisch aktive Verbindung mit einem Chiralitätszentrum und stellt somit ein Beispiel für Polymorphie in einem binären System dar. Das Razemat dieses Arzneistoffs kristallisiert in 2 Modifikationen, die sich enantiotrop zueinander verhalten [2]. Bei den reinen Enantiomeren des Nimodipins hingegen ist bisher nur eine Kristallform beschrieben worden ($T_f = 135\,°C$, $\Delta H_f = 47$ kJ mol^{-1}). Die beiden Modifikationen, die durch Kristallisation einer äquimolaren Lösung der beiden Enantiomere des Nimodipins erhalten werden können, sind die razemische Verbindung (Modifikation I) und das Konglomerat (Modifikation II). In Tabelle 3.1 sind die wichtigsten physikalisch-chemischen Eigenschaften der Modifikationen gegenübergestellt. Mit Hilfe der Dichteregel folgt, daß Mod. II des Nimodipins am absoluten Nullpunkt die thermodynamisch sta-

Tabelle 3.1.   **Nimodipin:** Die wichtigsten physikalisch-chemischen Eigenschaften. (Nach [2])

	Mod. I	Mod. II
Schmelzpunkt (DSC-onset) [°C]	124	116
Schmelzwärme [kJ · mol^{-1}][a]	39 ± 1	46 ± 1
Schmelzentropie [J · mol^{-1}][a]	98 ± 0,3	118 ± 0,3
Wahre Dichte [g · cm^{-3}][a]	1,27 ± 0,01	1,30 ± 0,01
Löslichkeit in Wasser bei 25 °C [mg pro 100 ml][a]	0,036 ± 0,007	0,018 ± 0,004

[a] ± 95 % VB

bile Form ist. Am absoluten Nullpunkt ist die Freie Enthalpie und (wegen G = H für T = 0) auch die Enthalpie der Mod. II geringer als die der Mod. I. Wegen der unterschiedlichen Stabilitätsreihenfolge am absoluten Nullpunkt im Vergleich zum Schmelzpunkt müssen sich die G-Isobaren der Mod. I und Mod. II des Nimodipins schneiden: die Modifikationen sind enantiotrop.

Die Anwendung der Schmelzwärmeregel (und der Schmelzentropieregel) führt zum gleichen Resultat. Bleibt noch die Bestimmung des thermodynamischen Übergangspunktes. Die thermodynamische Übergangstemperatur kann z. B. durch Löslichkeitsbestimmungen der Reinformen bei verschiedenen Temperaturen ermittelt werden. Auch durch Aufheizen und Abkühlen im DSC-Experiment kann die thermodynamische Übergangstemperatur bei geeigneten Substanzen eingegrenzt werden. Bei Nimodipin wurde sie durch modifizierte Löslichkeitsversuche [2] bei verschiedenen Temperaturen ermittelt, da ein Fest-Fest-Übergang der Modifikationen ineinander nicht beobachtet werden konnte.

Die thermodynamische Übergangstemperatur für die enantiotrope Umwandlung Mod. II ↔ Mod. I liegt zwischen + 80 und + 95 °C (Mittelwert: + 88 °C). Somit ist Mod. II die thermodynamisch stabile Kristallform zwischen dem absoluten Nullpunkt und ca. + 88 °C, Mod. I stellt die thermodynamisch stabile Kristallform zwischen ca. 88 und 126 °C dar. Liegen die Schmelzpunkte zweier Modifikationen nicht zu weit auseinander (< 30 K), können experimentell nicht zugängliche Schmelz- und Übergangswärmen mit Hilfe verfügbarer Daten abgeschätzt werden. Im Fall von Nimodipin kann die Übergangswärme des Phasenübergangs Mod. II → Mod. I wie folgt berechnet werden:

$$\Delta H_{f.Mod.I} = 39 \ kJ \cdot mol^{-1},$$

$$\Delta H_{f.Mod.II} = 46 \ kJ \cdot mol^{-1},$$

$$\Delta H_{tr.Mod.II \rightarrow Mod.I} = \Delta H_{f.Mod.II} - \Delta H_{f.Mod.I},$$

$$\Delta H_{tr.Mod.II \rightarrow Mod.I} = 7 \ kJ \cdot mol^{-1}.$$

ΔH_f Schmelzwärme
ΔH_{tr} Übergangswärme

Konstruktion des Phasendiagramms am Beispiel von Nimodipin

Zur Konstruktion des Phasendiagramms werden Schmelzpunkt und Schmelzwärme (bzw. Schmelzpunkte und Schmelzwärmen im Fall von Polymorphie) eines der beiden Enantiomere benötigt. Das Razemat des Nimodipins kristallisiert in 2 Modifikationen. Die beiden Modifikationen können bei unter Normalbedingungen nebeneinander existieren. Die kinetische Stabilität der unter diesen Bedingungen thermodynamisch metastabilen Mod. I ist so ausgeprägt, daß ein spontaner Phasenübergang in die thermodynamisch stabile Mod. II nicht beobachtet wird.

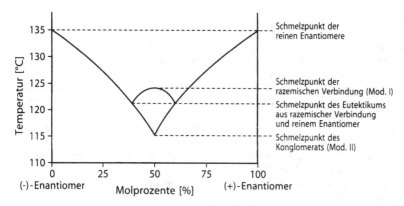

Abb. 3.10. Phasendiagramm des Nimodipins (Mod. nach [2])

Unter Anwendung der Prigogine-Defay- und Schröder-van-Laar-Gleichungen (s. S. 321) ist es mit Hilfe der experimentell ermittelten Daten für die Schmelzpunkte und Schmelzwärmen der Modifikationen und des reinen Enantiomers nun möglich, das Phasendiagramm dieses binären Systems zu konstruieren (Abb. 3.10).

In festen oder halbfesten Arzneiformen sollte in der Regel die thermodynamisch stabile Kristallform eingesetzt werden. Mod. II des Nimodipins stellt die bei 20 °C thermodynamisch stabile Kristallform dar. Die Aufklärung der thermodynamischen Eigenschaften dieses binären Systems ermöglicht eine eindeutige Interpretation festkörperanalytischer Untersuchungsergebnisse.

3.11.3
Flüssige Arzneiformen

Stabilitätsuntersuchungen an Arzneistoffen in Lösung werden häufig mit Hilfe mikrokalorimetrischer Methoden vorgenommen. Darüber hinaus kann die Wechselwirkung zwischen Arzneistoffen und Nahrungsmitteln, Lymphzellen, Mikroorganismen, Blut und pharmazeutischen Hilfsstoffen untersucht werden. An derartigen biologischen Prozessen sind physikalische und/oder chemische Reaktionen beteiligt, welche Wärme benötigen oder freisetzen. Mit Hilfe mikrokalorimetrischer Untersuchungen werden diese bezüglich Geschwindigkeit und Umsatz charakterisiert. Die gemessenen Daten werden hauptsächlich zur Ermittlung kinetischer Modelle herangezogen. Kinetische Modelle sollen einen Einblick in die Art der Wechselwirkung der beteiligten Reaktanden ermöglichen.

Literatur

1. Atkins PW (1987) Physikalische Chemie. VCH, Weinheim
2. Grunenberg A, Keil B, Henck J-O (1995) Polymorphism in binary mixtures, as exemplified by nimodipine, Int J Pharm 118: 11–21
3. Grunenberg A, Henck J-O, Siesler HW (1996) Theoretical derivation and practical application of energy/temperature diagrams as an instrument in preformulation studies of polymorphic drug substances. Int J Pharm 129: 147–158
4. Henck J-O, Grießer UJ, Burger A (1997) Polymorphie von Arzneistoffen. Eine wirtschaftliche Herausforderung? Pharm Ind 59: 165–169
5. Hunnius Pharmazeutisches Wörterbuch (1998) 8. Aufl., neu bearbeitet und erweitert von A. Burger und H. Wachter. De Gruyter, Berlin
6. Jaques J, Collet A, Wilen SH (1981) Enantiomers, racemates and resolutions. John Wiley & Sons, New York
7. Koenigbauer MJ (1994), Pharmaceutical applications of microcalorimetry. Pharm Res 11: 777–783
8. Kuhnert-Brandstätter M (1993) Schmelzdiagramme von optisch aktiven Substanzen – Enantiomere und ihre Racemate. Pharmazie 48: 795–800
9. Westrum EF Jr., McCullough JP (1963) Thermodynamics of crystals. In: Fox D, Labes MM, Weissberger A (eds) Physics and chemistry of the organic solid state, vol 1. John Wiley & Sons, New York

KAPITEL 4

Gleichgewicht

Gleichgewicht ist der zeitlich konstante Zustand in einem System. Das Gleichgewicht ist erreicht, wenn sich die in diesem System ablaufenden physikalischen oder chemischen Reaktionen wie Verteilung, Sorption, Extraktion oder solche an Grenzflächen in ihrer Wirkung aufheben. Das Gleichgewicht wird durch Änderung einer oder mehrerer Variablen eines Systems beeinflußt, ohne daß sich die Summe dieser Variablen ändert.

4.1
Verteilung

M. Dittgen

4.1.1
Definitionen

Verteilung ist der Stofftransport von einer Phase in eine andere. Die Verteilung schließt eine Diffusion des sich verteilenden Stoffes innerhalb der Phasen und durch die Grenzfläche zwischen den Phasen ein. Insofern bestehen Zusammenhänge zur Diffusion, die in entsprechenden Lehrbüchern gründlich behandelt sind [1].

Die beteiligten Phasen können fest und/oder flüssig sein. Die Verteilung kann jedoch weiterhin auch bei dem Stofftransport zwischen Kompartimenten, dem Stoffdurchgang durch eine Membran, einen Film usw. eine Rolle spielen. In den beiden letztgenannten Fällen handelt es sich um eine Verteilung zwischen drei Phasen.

Verteilung ist stets ein zeitlich ausgedehnter Prozeß, als dessen Ergebnis definierte Konzentrationen des transportierten Stoffes in den Phasen vorhanden sind. Zur Kennzeichnung dieses Prozesses kann erstens die Geschwindigkeit dienen, mit der sich das Gleichgewicht einstellt (Verteilungsgeschwindigkeit, Kinetik der Verteilung).

Zur Kennzeichnung des Ergebnisses des Transportprozesses dient der Verteilungskoeffizient. Bei ionisierbaren Arzneistoffen wird zwischen dem **scheinbaren** und **wahren** Verteilungskoeffizienten unterschieden. Ersterer bezeichnet das Konzentrationsverhältnis des Stoffes für einen bestimmten Ionisationsgrad, d. h. bei einem pH-Wert der wäßrigen Phase, bei dem der Stoff ionisiert vorliegt. Der wahre Verteilungskoeffizient bezieht sich hingegen auf die nichtionogene Form des Arzneistoffs. Durch Untersuchungen der Verteilung bei verschiedenen pH-Werten und entsprechende Berechnungen kann der wahre Verteilungskoeffizient aus den scheinbaren Verteilungskoeffizienten berechnet werden [2]. Zwischen Verteilungskoeffizient und Löslichkeit bestehen enge Beziehungen.

4.1.2
Theorie

Eine Substanz verteilt sich zwischen 2 nicht miteinander mischbaren Flüssigkeiten bis zu einem bestimmten Verhältnis oder bis zur Sättigung der beiden Phasen. Den resultierenden Gleichgewichtszustand beschreibt der **Nernst-Verteilungssatz** (Gleichung 4.1).

$$P_x = \frac{c_1}{c_2} \tag{4.1}$$

c_1 Konzentration der Substanz X in Phase 1 (oft n-Octanol) [mol · l⁻¹]
c_2 Konzentration der Substanz X in Phase 2 (meist Wasser) [mol · l⁻¹]
P_x: wahrer Verteilungskoeffizient

Die Gleichgewichtskonstante „P_x" in Gleichung 4.1 repräsentiert das Verteilungsverhältnis bzw. den (dimensionslosen!) Verteilungskoeffizienten.
Gleichung 4.1 gilt strenggenommen nur
– für verdünnte Lösungen, bei denen die Aktivitätskoeffizienten vernachlässigt werden können, und
– für Phasen mit äußerst geringer gegenseitiger Löslichkeit.

Viele Arzneistoffe stellen schwache Basen oder Säuren dar und liegen demzufolge je nach ihrem pK_a-Wert und dem pH-Wert der wäßrigen Phase in unterschiedlichen Anteilen in dissoziierter, mehr hydrophiler, oder nichtdissoziierter, mehr lipophiler Form vor. Dementsprechend widerspiegelt der in dieser Situation bestimmte Verteilungskoeffizient die Verteilung der nichtionisierten Form des Arzneistoffs nur scheinbar (scheinbarer Verteilungskoeffizient). Durch Zurückdrängen der Dissoziation oder durch Umrechnung des scheinbaren Verteilungskoeffizienten gelangt man zum wahren Verteilungskoeffizienten.

Löslichkeit und Verteilung

Wie schon erwähnt, gilt Gleichung 4.1 strenggenommen nur für verdünnte Lösungen. Wird einem Zweiphasensystem eine 3. Substanz bis zur vollständigen Sättigung zugesetzt, kann P_x konzentrationsabhängig steigen oder fallen.
Mit steigender Konzentration kann der Verteilungskoeffizient P_x in den Quotienten K_x der Löslichkeiten (S_i, S_w) der betreffenden Substanz in den beiden Phasen übergehen (Tabelle 4.1).

Tabelle 4.1. Gegenüberstellung von Löslichkeiten, Löslichkeits- und Verteilungskoeffizienten (S_i Löslichkeit in Isooctan, S_w Löslichkeit in Wasser, $S_{w(i)}$ Löslichkeit in Wasser, das in Kontakt mit Isooctan steht, $P_{i/w}$ Verteilungskoeffizient Isooctan/Wasser) Nach [1, 2]

Substanz	S_i $[10^{-3}$ mol/l]	S_w $[10^{-3}$ mol/l]	$S_{w(i)}$ $[10^{-3}$ mol/l]	$P_{i/w}$
Norethindron	0,069	0,0236	0,0213	3,9
Norethindronacetat	2,52	0,0157	0,0176	210
Norethindronönanthat	23,2		0,00007	33000
Methyltestosteron	1,3	11,2	11,1	16
Methyltestosteronacetat	5,3	0,0143	0,08	3300

Weitere Beziehungen bestehen zwischen log P, der molaren Schmelzentropie und dem Schmelzpunkt der sich verteilenden Substanz [1]. Für Vergleiche kann die molare Schmelzentropie für die meisten starren aromatischen Moleküle als konstant angesehen werden, so daß log P_x aus dem Schmelzpunkt und dem Logarithmus der Löslichkeit der Substanz kalkulierbar ist:

$$\log P_x = -\log S_x - 0,01 \cdot FP + 1,05 \tag{4.2}$$

FP Schmelzpunkt der Substanz X
S_x Löslichkeit der Substanz X in Wasser von der Temperatur, die auch für P_x gilt

Eine ähnliche Beziehung besteht zwischen log P und den Löslichkeitsparametern der Substanz in den Phasen.

Dissoziation, Assoziation und Verteilung

Der scheinbare Verteilungskoeffizient ist, wie schon erwähnt, pH-abhängig. Bei Darstellung von log P in Abhängigkeit vom pH-Wert resultieren einem Ionisationsprofil ähnliche Kurvenzüge (Verteilungs-pH-Diagramme, Abb. 4.1). Die Verteilungs-pH-Diagramme von Säuren (z. B. Phenylbutazon), Basen (z. B. Dioxopromethazin) und Neutralstoffen (z. B. Phenacetin) unterscheiden sich. Bei Säuren und Basen fällt oder steigt log P in dem Maße, wie die jeweilige Substanz in die undissoziierte Form übergeht, bis schließlich bei alleinigem Vorliegen der undissoziierten Form der Verteilungskoeffizient konstant bleibt. Bei Neutralstoffen bleibt log P weitestgehend pH-unabhängig.

Beispielsweise fällt die Lipidlöslichkeit des sauren Phenylbutazons zwischen pH 4 und pH 8 etwa um 3 Zehnerpotenzen. Aber auch die im alkalischen Medium vorliegende Salzform hat noch den beachtlichen Verteilungskoeffizienten von 2,3.

Bei der Base Dioxopromethazin ist es umgekehrt. Hier steigt die Lipidlöslichkeit mit dem pH-Wert um 3,5 Zehnerpotenzen. Der Verteilungskoeffizient der im sauren Medium vorliegenden Salzform liegt unterhalb 0,2.

Beim Neutralstoff Phenacetin beträgt der Verteilungskoeffizient weitgehend konstant 13,8.

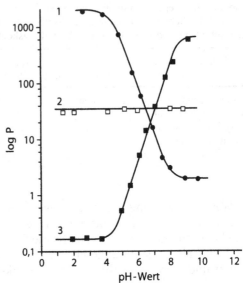

Abb. 4.1. Verteilungs-pH-Diagramme von Phenylbutazon (1), Phenacetin (2) und Dioxopromethazin (3). (Nach [3, 4])

Aus dem Verteilungs-pH-Diagramm und der Henderson-Hasselbalch-Gleichung können die Beziehungen zwischen dem wahren und scheinbaren Verteilungskoeffizienten für eine Base (Gleichung 4.3) oder eine Säure (Gleichung 4.4) hergeleitet werden.

$$P_s = P_x \cdot \frac{1}{1 + 10^{(pH-pK_a)}} \tag{4.3}$$

$$P_s = P_x \cdot \frac{1}{1 - 10^{(pK_a-pH)}} \tag{4.4}$$

P_s scheinbarer Verteilungskoeffizient

Da jedoch auch die ionisierten Formen vieler Substanzen (wie die Salzform des erwähnten Phenylbutazons) eine endliche Lipidlöslichkeit besitzen, treten Abweichungen auf. Wird berücksichtigt, daß sich der scheinbare Verteilungskoeffizient einer Base, $P_{s(B)}$, aus einem Anteil des wahren Verteilungskoeffizienten der ionisierten Form, $P_{BH\oplus}$, und einem Anteil des wahren Verteilungskoeffizienten der nichtionisierten Form, P_B, zusammensetzt, so gilt Gleichung 4.5.

$$P_{s(B)} = \frac{P_B \cdot 10^{(pH-pK_a)} + P_{BH\oplus}}{1 + 10^{(pH-pK_a)}} \tag{4.5}$$

Bei $P_B \gg P_{PH\oplus}$ resultiert ein Verteilungs-pH-Diagramm mit dem typischen gestreckt S-förmigen Verlauf und einem oberen und unteren Grenzwert. Der obere Grenzwert entspricht dem wahren Verteilungskoeffizienten der nicht-

ionisierten Form und der untere Grenzwert dem wahren Verteilungskoeffizienten der ionisierten Form. Das bedeutet:
- Bei pH < pK_a, also im sauren Miliieu, nähert sich $P_{s(B)}$ ... $P_{BH\oplus}$.
- Bei pH > pK_a, also im alkalischen Millieu, nähert sich $P_{s(B)}$ ... P_B.
- Bei pH = pK_a entspricht $P_{s(B)}$ dem Mittelwert aus $P_B + P_{BH\oplus}$.

Für Säuren gilt analog Gleichung 4.6.

$$P_{s(A)} = \frac{P_{HA} \cdot 10^{(pK_a - pH)} + P_A}{1 + 10^{(pK_a - pH)}} \tag{4.6}$$

Das bedeutet:
- Bei pH < pK_a, also im sauren Millieu, nähert sich $P_{s(A)}$ ... P_{HA}.
- Bei pH > pK_a, also im alkalischen Millieu, nähert sich $P_{s(A)}$ ... P_{A^-}.
- Bei pH = pK_a entspricht $P_{s(A)}$ dem Mittelwert aus $P_{HA} + P_{A^-}$.

Auch von den abgeleiteten Gleichungen 4.5 und 4.6 sind noch Abweichungen möglich, wenn
- der Verteilungskoeffizient einer Komponente durch bestimmte Ionen beeinflußt wird,
- sich Ionenpaare, Komplexe oder andere Assoziate bilden.

Die Bildung von Assoziaten ist z. B. für die Verteilung Benzoesäure zwischen einer Öl- und einer Wasserphase typisch (Abb. 4.2).
Benzoesäure kann in der Ölphase zu einer dimeren Form assoziieren. In der Wasserphase liegt sie monomer vor. Die Benzoesäure in der Wasserphase dissoziiert in Abhängigkeit vom pH-Wert mehr oder weniger stark. Somit sind für eine Verteilung 3 Komponenten zu berücksichtigen:
- das dimere Produkt $[HA]_d$,
- das monomere undissoziierte Produkt $[HA]_m$,
- das infolge Dissoziation entstandene Anion $[A^-]$.

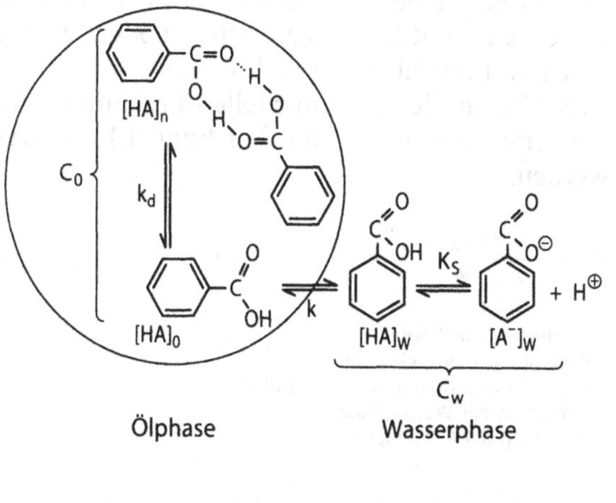

Abb. 4.2. Verteilung von Benzoesäure zwischen einer Öl- und einer Wasserphase. (Nach [1])

[HA]$_m$, das Benzoesäuremolekül in nichtassoziierter und undissoziierter Form, kommt sowohl in der Öl- als auch in der Wasserphase vor.

In diesem Fall wird der scheinbare Verteilungskoeffizient sowohl von der Verteilung der undissoziierten Säure zwischen den beiden Phasen als auch vom Anteil der Säurekomponente in der wäßrigen Phase beeinflußt, wobei letzterer von der Wasserstoffionenkonzentration [H$_3$O]$^+$ und der Dissoziationskonstante K$_a$ der Säure abhängig ist.

4.1.3
Methoden

Als wichtige Methoden zur Bestimmung des Verteilungskoeffizienten gelten [13]:
- die rechnerische Methode,
- die experimentelle Methode,
- die HPLC-Methode.

Relativ neu ist eine elektrochemische Methode zur Bestimmung von Verteilungskoeffizienten [5], die insbesondere den Vorteil der schnellen Bestimmung mit wenig Substanz in sich birgt.

Es gibt eine Reihe **rechnerischer** Methoden zur Kalkulation des Verteilungskoeffizienten. Diese bergen die Schwierigkeit, daß alle Faktoren erfaßt werden müssen, welche die Wechselwirkung zwischen Gelöstem und Lösungsmittel in beiden Phasen beeinflussen können.

Zu diesen Faktoren gehören die grundlegenden molekularen Eigenschaften, wie Ladungsverteilung, Dipolmoment, Molvolumen, Molmasse, Oberfläche und geometrische Form der Moleküle von Gelöstem und Lösungsmittel. Üblicherweise werden die erforderlichen Rechnungen mit geeigneten Computerprogrammen realisiert, die ganz allgemein zur Konformationsanalyse organischer Verbindungen eingesetzt werden. Eines der ersten diesbezüglichen Programme war MINDO/3 von Klopman u. Troff [7]. Neuere Programme wurden u. a. von Bodor et al. vorgestellt [8, 9].

Die **experimentelle** Methode dauert lang. Außerdem kann es Schwierigkeiten bereiten, die Gleichgewichtseinstellung genau zu erfassen. Dies gilt insbsesondere bei sehr hohen oder sehr niedrigen Verteilungskoeffizienten. Durch empfindliche Analysenmethoden, HPLC, GC, gelangt man jedoch meist zu brauchbaren Ergebnissen.

Nachdem die experimentellen Ergebnisse vorliegen, kann Gleichung 4.7, eine erweiterte Form von Gleichung 4.1, zur Berechnung von P$_x$ verwendet werden.

$$P_x = \frac{(y - x)}{x} \frac{V_w}{V_0} \tag{4.7}$$

P$_x$ Verteilungskoeffizient
y Gesamtmasse an Gelöstem
x Masse an Gelöstem in der Wasserphase
V$_w$ Volumen der Wasserphase
V$_0$ Volumen der Octanolphase

Aus der Fülle möglicher experimenteller Vorgehensweisen sollen hier nur die „Schüttelmethode" („**shaking flask method**") für den Zweiphasenverteilungskoeffizienten sowie der Aufbau eines pharmazeutisch bedeutsamen Dreiphasenmodells erläutert werden.

Bei der Schüttelmethode wird eine gesättigte wäßrige Arzneistofflösung mit dem äquivalenten Volumen einer organischen Phase geschüttelt und in Abständen die Arzneistoffkonzentration in der wäßrigen Phase analysiert. Der Verteilungskoeffizient kann in diesem Fall nach Gleichung 4.8 berechnet werden.

$$K = \frac{V_2 \cdot (c_2^0 - c_2^t)}{V_1 \cdot c_2^t} \tag{4.8}$$

V_1 Volumen der lipophilen Phase [m³]
V_2 Volumen der hydrophilen Phase [m³]
c_2^0 Konzentration der hydrophilen Phase zu Beginn [mol · l⁻¹]
c_2^t Konzentration der hydrophilen Phase nach Gleichgewichtseinstellung [mol · l⁻¹]

Bei einem Dreiphasenmodell wird die Permeation des Arzneistoffs aus einer wäßrigen Phase (Donator) durch eine lipoide Phase in eine zweite wäßrige Phase (Akzeptor) untersucht. Für den Konzentrationsausgleich in den Phasen muß entweder gerührt werden oder, was beim Drehkolben nach Koch [10] der Fall ist, das gesamte Gefäß rotieren. Die Dreiphasenmodelle sind den erwähnten Resorptionsmodellen vergleichbar. Während sich bei ersteren eine Membran zwischen den beiden wäßrigen Phasen befindet, ist es bei letzteren das lipophile Medium.

Bei der Hochleistungsflüssigchromatographie (HPLC)), einem Trennprozeß, bei welchem ein Probengemisch zwischen einer ruhenden (stationären) festen Phase und einer strömenden flüssigen Phase (Hilfsphase, mobile Phase) verteilt wird, bestimmt der Verteilungskoeffizient, in welchem Maß sich Bestandteile des Probengemisches bevorzugt in der stationären oder der mobilen Phase aufhalten.

$$P_x = \frac{a_{stat}}{a_{mob}} \tag{4.9}$$

a_{stat} Aktivität der Substanz X in der stationären Phase
a_{mob} Aktivität der Substanz X in der mobilen Phase

Zur Auswertung eines Hochleistungsflüssigkeitschromatogramms (Abb. 4.3) werden üblicherweise [11] die Retentionszeit (t_R) und der Kapazitätsfaktor (k') herangezogen.

$$k' = \frac{t_R - t_0}{t_0} \tag{4.10}$$

t_R Retentionszeit [min]
t_0 Totzeit [min]

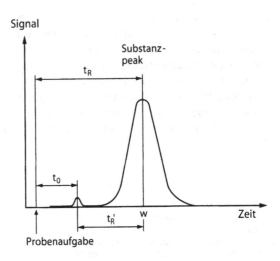

Abb. 4.3. Typisches Hochleistungsflüssigchromatogramm (t_R, t_0 Erklärung im Text, t'_R Netto-Retentionszeit, w Basisbreite des Peaks)

Während t_R von der Fließgeschwindigkeit (u) der mobilen Phase und der Länge der Trennsäule abhängig ist, trifft das für k' unter Einhaltung bestimmter Randbedingungen (z. B. $u < 5$ cm $\cdot$ s^{-1}) nicht zu.

Der Kapazitätsfaktor k' ist im linearen Bereich, wo er von der Probenkonzentration unabhängig bleibt, dem Volumen, das die stationäre Phase einnimmt, direkt und dem Volumen der mobilen Phase indirekt proportional. Als Proportionalitätsfaktor in Gleichung 4.11 erscheint der Verteilungskoeffizient, der demzufolge aus den genannten Volumina und k' berechnet werden kann.

$$k' = P_x \cdot \frac{V_{stat}}{V_{mob}} \tag{4.11}$$

V_{stat} Volumen der stationären Phase der Trennsäule [1]
V_{mob} Volumen der mobilen Phase in der Trennsäule [1]

Bei Adsorbenzien kann in Gleichung 4.11 anstelle V_{stat} die spezifische Oberfläche A_s [m^2/g] des Adsorbens eingesetzt werden.

Dabei ist zu beachten, daß mit einer Säule mit oberflächenporösen Teilchen gegenüber einer Säule mit vollständig porösen Teilchen unter sonst gleichen Bedingungen kleinere k'-Werte und damit kürzere Analysenzeiten erhalten werden. Säulen mit engporigem Material (z. B. Silcagel) liefern größere k'-Werte als Säulen mit weitporigem Material.

4.1.4
Anwendung

Die Verteilung von Arznei- und Hilfsstoffen ist für alle pharmazeutisch genutzten Phasensysteme von Bedeutung, und der Verteilungskoeffizient ist ein wichtiger und aussagefähiger Stoffparameter für Arznei- und Hilfsstoffe.

Der scheinbare Diffusionskoeffizient für die Diffusion von Arzneistoffen durch Membranen oder Filme ist in bestimmten Fällen dem Verteilungskoeffizienten direkt proportional. Dabei korreliert jedoch der Medium-Film-Verteilungskoeffizient meist besser mit den Diffusionskoeffizienten als der Octanol-Wasser-Verteilungskoeffizient [12, 13].

Zwischen der Lipohilie von Arzneistoffen (ausgedrückt als Octanol-Wasser-Verteilungskoeffizient) und der Adsorbierbarkeit an hydrophobe Materialien wurden mehrfach Beziehungen nachgewiesen [14–16]. Am Beispiel von porösen Styren-Divinylbenzen-Kopolymeren (Amberlite, Wofatit) konnte gezeigt werden, daß die Adsorption von Arzneistoffen (Glutethimid, Phenobarbital, Didropyridin, Barbital, Atropinsulfat) direkt mit deren Verteilungskoeffizienten korreliert [17, 18].

Auch bei der Wechselwirkung von Arzneizubereitungen mit der Primärverpackung bestehen enge Beziehungen zum Verteilungskoeffizienten. Dies betrifft insbesondere das Einwandern der Arzneistoffe in das Verpackungsmaterial (Migration).

So läßt sich die Sorption von Arzneistoffen aus Plastikinfusionsbehältern in einfacher Weise auf Verteilungsvorgänge zurückführen [19].

$$\frac{C_a}{C_T} = \frac{1}{\left(1 + P_{app} \cdot \dfrac{V_p}{V_a}\right)} \tag{4.12}$$

C_a Konzentration des Arzneistoffs in der wäßrigen Phase
C_T Konzentration des Arzneistoffs im Gesamtsystem
V_a Volumen der wäßrigen Phase
V_p Volumen des Plastikinfusionsbehälters
P_{app} scheinbarer (pH-abhängiger) Verteilungskoeffizient des Arzneistoffs

Insbesondere spielen Verteilungsprozesse eine Rolle, wenn in Mehrphasensystemen, aber auch in einphasigen Zubereitungen, geringe Arznei- oder Hilfsstoffkonzentrationen vorliegen. Speziell Konservierungsmittel sind solche Hilfsstoffe, bei denen die Wirksamkeit vom Verteilungskoeffizienten abhängt. Das gilt insbesondere für Phasensysteme wie Suspensionen und Emulsionen.

Des weiteren beeinflussen Verteilungsvorgänge die Resorption und Distribution von Wirkstoffen. Die Anreicherung bestimmter Wirkstoffe oder Metaboliten in Kompartimenten des Körpers steht in direktem Zusammenhang mit den relevanten Verteilungskoeffizienten.

Am Ende sei erwähnt, daß die Verteilungschromatographie selbstverständlich auf den unterschiedlichen Verteilungskoeffizienten der zu trennenden Substanzen basiert und daß die Verteilungskoeffizienten auch im Zusammenhang mit der Beurteilung der Stabilität von Komplexverbindungen wichtig sind.

Literatur

1. Stricker H (Hrsg) (1987) Martin, Swarbrick, Cammarata. Physikalische Pharmazie, 3. Aufl. Wiss Verlagsges, Stuttgart, S 145–150, 285–289
2. Higuchi T, Shih F-ML, Kimura T, Rytting JH (1979) Solubility determination of barely aqueous-soluble organic solids. J Pharm Sci 68: 1267–1272
3. Le Petit G (1977) Die pH-abhängige „Lipidlöslichkeit" von Arzneistoffen. Pharmazie 32: 289–291
4. Le Petit G (1980) Die pH-abhängige Lipidlöslichkeit von Arzneistoffen. Mathematische Darstellung des scheinbaren Verteilungskoeffizienten. Pharmazie 35: 696–698
5. Sawyer L (1990) Enzyme structure, chap 5.1. In: Hansch C, Sammes PG, Taylor JB (eds) Comprehensive medicinal chemistry, vol. 2: Encymes and other molecular targets. Pergamon, Oxford, pp 1–38
6. Kontturi K, Murtomäki L (1992) Electrochemical determination of partition coefficients of drugs. J Pharm Sci 81: 970–975
7. Klopman G, Iroff L D (1981) Calculation of partition coefficients by the charge density method. J Comput Chem 2/2: 157–160
8. Bodor N, Gabanyi Z, Wong CK (1989) A new method for the estimation of partition coefficient. J Am Chem Soc 111/11: 3783–3786
9. Bodor N, Huang M-J (1992) An extended version of a novel method for the estimation of partition coefficients. J Pharm Sci 81: 272–281
10. Koch H (1977) A simple apparatus for the simulation of the resorption of drugs and metabolites in vitro. Oesterr Apoth Z 31/1: 1–10
11. Meyer VR (1990) Praxis der Hochleistungs-Flüssigchromatographie, 6. Aufl. Salle und Sauerländer, Frankfurt, S 13–22
12. Jensch H-P (1987) Untersuchung des Einflusses eines elektrischen Feldes sowie dielektrischer und physikalisch-chemischer Parameter auf die Arzneistoffdiffusion aus Polyacrylatfilmen. Diss, Univ Greifswald
13. Thele V, Jarmatz P, Pflegel P (1983) Beziehungen zwischen der Struktur von Hydroxybenzoesäuren und ihrem Permeationsverhalten im Membran- bzw. Verteilungsmodell. Pharmazie 38: 855–857
14. Abe I, Hayashi K, Kilagawa M, Urahata T (1980) Adsorptive mechanism on activated carbon in the liquid phase III. The relationship between the physical constants of organic compounds and their adsorbabilities on activated carbon from an aqueous solutions. Bull Chem Soc Jpn 53/5: 1199–1205
15. Frölich P, Schwachula G, Sarodnik E (1980) Molecular adsorption on porous styrene-divinylbenzene copolymers. Plaste Kautschuk 27/10: 557–559
16. Jostell K-G, Westerling R (eds) (1983) Drug-plastic interactions in parenteral drug administration. Acta Pharm Suec Suppl 3
17. Pflegel H, Dittgen M (1983) Adsorption von Arzneistoffen an porösen Styren-Divinylbenzen-Copolymeren, 2. Mitt: Untersuchung der pH-Abhängigkeit der Adsorption. Pharmazie 38: 272–273
18. Pflegel H, Dittgen M (1983) Adsorption von Arzneistoffen an porösen Styren-Divinylbenzen-Copolymeren, 3. Mitt: Untersuchung der pH-Abhängigkeit der Adsorption schwacher Basen: Imipramin. Pharmazie 38: 422–423
19. Illum L, Bundgaard H, Davis SS (1983) A constant partition model for examining the sorption of drugs by plastic infusion bags. Int J Pharm 17/2–3: 183–192

4.2
Grenzfläche

C.-D. Herzfeldt

4.2.1
Definition

Grenzflächen sind die Kontaktflächen zwischen zwei oder mehr Phasen eines Systems unabhängig von deren Aggregatzustand. Sie entstehen durch Kohäsionskräfte der Komponenten in den einzelnen Phasen und werden durch Adhäsionskräfte zwischen den Komponenten beider Phasen beeinflußt. In pharmazeutischen Systemen werden Grenzflächen sowohl zwischen zwei Phasen
- flüssig/gasförmig,
- flüssig/flüssig (nicht mischbar),
- fest/gasförmig,
- fest/flüssig und
- fest/fest

als auch zwischen drei Phasen
- flüssig/flüssig/gasförmig,
- flüssig/flüssig/flüssig,
- fest/flüssig/gasförmig
angetroffen.

4.2.2
Grenzflächenspannung

Komponenten im Inneren einer Phase unterliegen nach allen Richtungen den gleichen Kohäsionskräften. An der Grenzfläche wirken diese **Kohäsionskräfte** in Richtung auf das Phaseninnere stärker ein als **die Adhäsionskräfte** in Richtung der Nachbarphase. Diese Kraft führt zu Ausbildung einer minimal möglichen Grenzfläche (Abb. 4.4a). Im Fall einer Flüssig/gasförmig-Grenzfläche nimmt die flüssige Phase Kugelgestalt (z. B. Wassertropfen) an. Andere Kräfte wie die Gravitationskraft wirken dem entgegen, so daß Wasser die Gestalt von Pfützen oder Seen annimmt.

Im Idealfall hat eine Grenzfläche keine räumliche Ausdehnung in Form einer Schichtdicke. In der Realität werden dagegen Grenzschichten von monomolekularen Filmen bis zu Zwei- oder Dreiphasensystemen angetroffen.

Die notwendige Kraft zur Aufhebung der nach innen gerichteten Kohäsionskraft ist als **Grenzflächenspannung** σ definiert. Sie hat die physikalische Dimension $[N \cdot m^{-1}]$. Die Grenzfläche zwischen den Phasen flüssig/gasförmig wird als Oberfläche bezeichnet, demzufolge hat diese Grenzfläche eine **Oberflächenspannung**. Oberflächenspannungen von Flüssig/gasförmig-Systemen sind deutlich größer als Grenzflächenspannungen von Flüssig/flüssig-Systemen, da Adhäsionskräfte zwischen den Komponenten beider Phasen die Kohäsionskräfte in den Phasen vermindern (Abb. 4.4b).

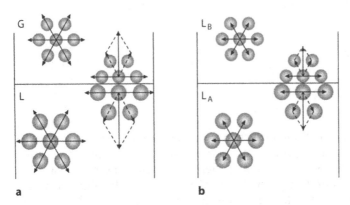

Abb. 4.4a, b. Kohäsions- und Adhäsionskräfte; **a** vollständige Kohäsion der Moleküle in den Phasen L (flüssig) und G (gasförmig); **b** teilweise Adhäsion der Moleküle zwischen den Phasen L_A (flüssig A) und L_B (flüssig B), die geringeren Kohäsionskräfte in den beiden Phasen sind durch kürzere Pfeile kenntlich gemacht

4.2.3
Grenzfläche flüssig/gasförmig

Physikalische Modelle

Drahtbügelmodell. Das Drahtbügelmodell (Abb. 4.5a) veranschaulicht die Herleitung der Dimension der **Grenzflächenspannung** (Kraft pro Längeneinheit, $[N \cdot m^{-1}]$): In einem rechteckigen Drahtrahmen ist eine Flüssigkeitslamelle mit einer Grenzfläche zur umgebenden Luft ausgebreitet. Das Verschieben der beweglichen Seite mit der Länge a um den Weg dx mit der Kraft F führt zu einer Vergrößerung der Fläche A um den Betrag dA.

$$dA = a\,dx\ [m^2].$$

Dies ist der Idealfall. Real ist die Flüssigkeitslamelle jedoch zweiseitig, so daß sich die Länge a verdoppelt:

$$dA = 2a\,dx\ [m^2].$$

Die Oberflächenenergie W wird dabei um den Betrag dW vergrößert. Die Energievergrößerung ist das Produkt aus der angewendeten Kraft F und der Wegänderung dx:

$$dW = F\,dx\ [Nm].$$

Energiezuwachs dW und Flächenzuwachs dA sind damit proportional zur Wegänderung dx:

$$dW = \sigma\,dA.$$

Die Oberflächenspannung wird aus der kurz vor dem Zerreißen der Flüssigkeitslamelle gemessenen Kraft berechnet.

$$\sigma = \frac{dW}{dA} = \frac{F\,dx}{2a\,dx} = F/2a\ \frac{[Nm]}{[m][m]} = [N \cdot m^{-1}].$$

Blasenmodell. Das Blasenmodell beschreibt den Zustand der Grenzflächen einer gasgefüllten Seifenblase, die ohne Einwirkung anderer Kräfte eine Kugelgestalt hat, also bei gegebenem Volumen die kleinstmögliche Grenzfläche nach außen besitzt (Abb. 4.5b). Die Grenzflächenspannung σ wird hier als **freie Grenzflächenenergie W** bzw. Oberflächenenergie pro Flächeneinheit A definiert:

$$\sigma = W/A.$$

Die Grenzfläche A der Kugel ist bei einem Radius r gleich $4\pi r^2$. Die Grenzflächenenergie W ist dann das Produkt aus Grenzflächenspannung σ und Fläche A.

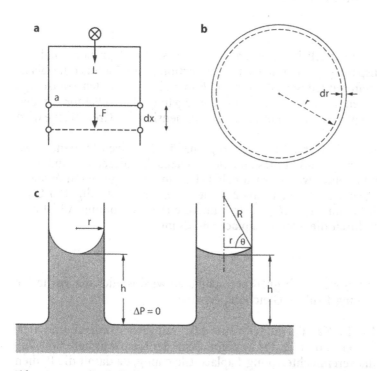

Abb. 4.5a–c.   Physikalische Modelle der Grenzfläche flüssig/gasförmig; **a** Drahtbügelmodell (⊕ Fixpunkt, **L** Flüssigkeitslamelle, **a** Seitenlänge, **dx** Wegänderung der Seitenlänge a, **F** Kraft); **b** Blasenmodell (**r** Radius der Luftblase, **dr** Veränderung des Radius); **c** Kapillarmodell, **links:** Radius des Meniskus = Radius der Kapillare, **rechts:** Radius des Meniskus > Radius der Kapillare (**r** Radius der Kapillare, **h** Höhe der Flüssigkeitssäule, **R** Radius des Meniskus der Flüssigkeitssäule, θ Kapillarkontaktwinkel, ΔP Druckdifferenz)

$W = \sigma\,A = \sigma\,4\pi r^2.$

Die Verminderung des Radius um den Betrag dr führt zu einer Abnahme der Grenzflächenenergie um den Betrag

$dW = \sigma\,8\pi r\,dr.$

Dies ist die 1. Ableitung der Ausgangsgleichung. Zur Erhaltung einer stabilen Blase wird die verminderte Grenzflächenenergie jedoch ausgeglichen durch eine Erhöhung des Drucks in der Gasblase.

$dW = \Delta P\,4\pi r^2\,dr.$

Die Abnahme der Grenzflächenenergie durch Radiusverkleinerung und die Kompensation durch Druckerhöhung stellen sich damit als gleich heraus.

$dW = \Delta P\,4\pi r^2\,dr = \sigma\,8\pi r\,dr.$

Durch Kürzen wird erhalten:

$\Delta P = 2\sigma/r.$

Die Druckerhöhung ΔP im Inneren der Blase ist direkt proportional zur Grenzflächenspannung und umgekehrt proportional zum Radius r der Blase. Auch bei diesem Modell wird deutlich, daß in realen Zuständen zweiseitige Filme angetroffen werden, die wie im Drahtbügelmodell den Faktor 2 in den Gleichungen bewirken. Bei einer idealen eindimensionalen Grenzfläche wird der Faktor zu 1.
    Da aber auch die Anreicherung von grenzflächenaktiven Stoffen, selbst die Kräfteverteilung eines Stoffes an einer Grenzfläche, diesen eindimensionalen Zustand in eine zweidimensionale Fläche mit einer gewissen Ausdehnung bewirkt, sind zur Betrachtung 2 Radien r_1 und r_2 notwendig. Der Quotient $2\sigma/r$ wird dann zu $\sigma\,(1/r_1 + 1/r_2)$, und die Druckerhöhung ΔP ist präzise definiert durch die **Young-Laplace-Gleichung**.

$\Delta P = \sigma(1/r_1 + 1/r_2).$

Werden r_1 und r_2 als gleich groß betrachtet, so wird wieder die vorherige vereinfachte Young-Laplace-Gleichung erhalten.

Kapillarmodell. Im Kapillarmodell (Abb. 4.5c) mit kreisförmigem und kleinem Durchmesser und unter der Annahme, daß der Meniskus halbkugelförmig ist, gilt die vereinfachte Young-Laplace-Gleichung, da damit die Radien r_1 und r_2 gleich groß sind. Die Druckdifferenz ΔP zwischen Flüssigkeit und Luft wird durch den hydrostatischen Druck der Kapillarsäule mit der Höhe h aufgehoben. ΔP wird ersetzt durch die Dichtedifferenz $\Delta\rho$ zwischen Flüssigkeit und Gasphase multipliziert mit der Gravitationskonstante und Kapillarsäulenhöhe h.

$\Delta P = \Delta \varrho \; g \; h.$

Die Young-Laplace-Gleichung umgeformt für das Kapillarmodell bekommt dann die Fassung

$\Delta P = \Delta \varrho \; g \; h = 2\sigma/r.$

Das Steigen einer Flüssigkeit in einer Kapillaren tritt bei solchen Flüssigkeiten ein, deren Adhäsionskraft Glas/Flüssigkeit größer ist als die Kohäsionskraft der Flüssigkeit (Kapillaraszension).

Ist der Meniskus nicht halbkugelförmig im Kapillarradius r, besitzt der Meniskus also den größeren Radius R, so folgt geometrisch R = r/cos θ. Die allgemeine Form der **Young-Laplace-Gleichung für Kapillaren** lautet dann

$\Delta P = \Delta \rho \; g \; h = 2\sigma \cos \theta/r.$

Für Flüssigkeiten mit größerer Kohäsionskraft gegenüber der Adhäsionskraft Glas/Flüssigkeit gelten die Gleichungen entsprechend, nur daß die Größe h hierbei die Senkung des Meniskus bezeichnet (Kapillardepression).

Methoden und Anwendungen

Die Messung von Grenzflächenspannungen wird in der pharmazeutischen Technologie insbesondere bei Lösungen von grenzflächenaktiven Stoffen vorgenommen, um z. B. ihre konzentrationsabhängige Grenzflächenaktivität oder ihre kritische Mizellbildungskonzentration zu ermitteln (s. Abschn. 2.1 „Flüssige Lösungen"). Mit der Kenntnis dieser Eigenschaften kann der Einsatz grenzflächenaktiver Stoffe als Lösungsvermittler oder Emulgator abgeschätzt werden. Zugleich können die Einflüsse auf die Stabilisierung von Emulsionen erklärt werden (s. Abschn. 2.4 „Emulsionen").

4.2.4
Grenzfläche flüssig/flüssig

Zwei nicht miteinander mischbare Flüssigkeiten sind durch eine Grenzfläche getrennt. Die spezifisch dichtere Flüssigkeit befindet sich aufgrund der Gravitationskraft näher zur Erdoberfläche. Das physikalische Modell für die Grenzflächenspannung ist wieder das Drahtbügelmodell, das in diesem Fall nicht horizontal lamellar zweidimensional, sondern vertikal dreidimensional zu denken ist. Die Länge a wird hier durch den Umfang a eines Drahtrings repräsentiert. Die Gesetzmäßigkeiten der Grenzflächenspannung flüssig/flüssig σ führt analog zu

$\sigma = F/2a.$

4.2.5
Grenzfläche flüssig/flüssig/gasförmig

Eine lipophile Flüssigkeit mit geringerer Dichte als Wasser breitet sich auf einer Wasser-Luft-Oberfläche aus. Es entstehen die Grenzflächen Öl/Luft und Öl/Wasser, z. T. bleibt die Grenzfläche Wasser/Luft erhalten. Diese **Spreitung** erfolgt abhängig von den Eigenschaften des Öls, von der Menge oder der zur Verfügung stehenden Fläche zu **monomolekularen Filmen**, zu **Doppelfilmen** mit einer Schichtdicke von 5 nm oder mehr oder zu einer **Linse** mit noch größerer Schichtdicke (Abb. 4.6). Monomolekulare Filme und Doppelfilme können endlos spreiten. Gravitationskräfte wirken hier vernachlässigbar gering. Linsen dagegen haben bedingt durch Gravitationskräfte eine endliche Ausdehnung.

Monomolekulare Filme

Nach der Gibbs-Gleichung für die Grenzflächenspannung ist der Prozeß der Anreicherung Γ_3 eines grenzflächenaktiven Stoffes eine Adsorption des Stoffes in der Grenzfläche (Index 3) (s. Abschn. 2.1 „Flüssige Lösungen").

$$\Gamma_3 = \frac{n_3}{A} = -\frac{c_3}{RT}\frac{d\sigma}{dc_3}$$

Gibbssche Gleichung für die Grenzflächenspannung

n_3 Anzahl der Moleküle in der Grenzfläche
c_3 Konzentration der Moleküle in der Grenzfläche
$d\sigma/dc_3$ Änderung der Grenzflächenspannung durch
        Konzentrationsänderung
A Fläche
RT allgemeine Gaskonstante, Temperatur

Diese **Adsorption** kann so bemessen sein, daß sie mit einem monomolekularen Film gleichzusetzen ist, die wiederum einen eigenen **Oberflächen- oder Filmdruck** Π aus der Differenz der Grenzflächenspannungen des Lösungsmittels und der Lösung besitzt.

$$\Pi = \sigma_{\text{Lösungsmittel}} - \sigma_{\text{Lösung}}.$$

Im Gleichgewicht des monomolekularen Films in der Grenzfläche besteht keine Änderung der Grenzflächenspannung durch eine Konzentrationsänderung, der Term $-(d\sigma/dc_3)$ ist konstant, und $-c_3\,(d\sigma/dc_3)$ wird zu Π.

$$\Gamma_3 = \frac{n_3}{A} = \frac{\Pi}{RT} = \frac{(\sigma_{\text{Lösungsmittel}} - \sigma_{\text{Lösung}})}{RT}.$$

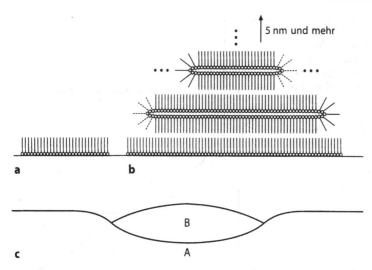

Abb. 4.6a–c.   Grenzfläche flüssig/flüssig/gasförmig; a monomolekularer Film; b Doppelfilm; c Linse (A, B z. B. Öl auf Wasser, darüber Luft)

Bei einer gegebenen konstanten Anzahl von Molekülen n_3 in dem Film wird die Gibbs-Gleichung dann umgeformt zum zweidimensionalen idealen Gasgesetz:

$$\Pi A = n_3\, RT \ [Nm].$$

Der Oberflächen- oder **Filmdruck Π eines monomolekularen Films** auf einer Grenzfläche ist somit unter Normalbedingungen (RT) definiert durch die Anzahl der Moleküle n_3 pro Flächeneinheit A.

$$\Pi = RT(n_3/A).$$

Filmzustände

Filme besitzen insbesondere bedingt durch Molekülgröße, -struktur, -flächenbedarf und -anzahl vielfältige Zustände, die gasartige, flüssige und feste Eigenschaften besitzen. Diese Eigenschaften werden durch den Filmdruck Π, also der Differenz aus Oberflächenspannung des reinen Lösungsmittels und der Oberflächenspannung der Lösung, in Abhängigkeit vom Flächenbedarf F des Moleküls beschrieben (Abb. 4.7).

– **Gasartige Filme (G):** Der Film erfüllt das Gesetz eines idealen zweidimensionalen Gases. Der Film ist monomolekular, und der Flächenbedarf (10 – 25 nm²/Molekül) ist sehr viel größer als der Flächenbedarf eines einzelnen Moleküls. Demzufolge ist der Filmdruck gering. Reale gasartige Filme nehmen einen Übergangszustand zu den flüssigen Filmen ein.
– **Flüssige Filme (L):** Die Moleküle dieser Filme sind kohärent verteilt. Sie werden unterschieden durch ihr Kompressionsverhalten.

Abb. 4.7. Filmzustände; Orientierung eines Moleküls an der Grenzfläche und Einfluß der Fläche eines Moleküls auf den Filmdruck Π (G gasartige Filme, L1 flüssig expandierte Filme, L1-G Übergangszustand, L2 flüssig kondensierte Filme, I Übergangszustand, S feste Filme)

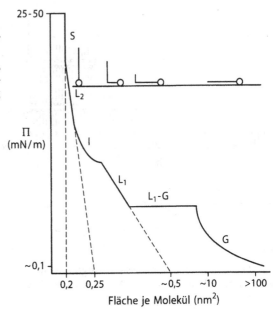

- **Flüssig expandierte Filme (L1)** lassen sich komprimieren. Sie bilden jedoch keine Inseln oder Flecken. Der Flächenbedarf liegt im Bereich 0,3 – 0,5 nm²/Molekül.
- **Flüssig kondensierte Filme (L2)** sind wie Flüssigkeiten nicht oder nur geringfügig komprimierbar. Die beanspruchte Fläche beträgt mit 0,22 – 0,25 nm²/Molekül etwa 25 % mehr als der Flächenbedarf einer Kohlenwasserstoffkette.
- **Feste Filme (S)** sind ebenso gering komprimierbar, sind dicht gepackt, ähneln zweidimensionalen Flüssigkristallen und haben einen extrapolierten Flächenbedarf von 0,205 nm²/Molekül, der dem dichtgepackter Kohlenwasserstoffketten entspricht.

Übergangszustände zwischen diesen wichtigsten Filmzuständen beruhen auf dem gleichzeitigen Vorhandensein der jeweils benachbarten Zustände.

Doppelfilme

In dispersen Systemen wie Emulsionen oder wasserhaltigen Salben werden Doppelfilme mit deutlich stärkerer Phasenschichtdicke an den dispergierten Phasengrenzen häufig angetroffen. Ihre Stabilität ist ein Zusammenwirken von Adhäsion und Kohäsion.

Adhäsionsarbeit W^a wird zur Überwindung der Anziehung zwischen ungleichen Phasen benötigt (Abb. 4.8a). Nach dem Blasenmodell sind die Grenzflächenspannungen vor und nach Trennung der Phasen als freie Grenzflächenenergien pro Flächeneinheit A definiert:

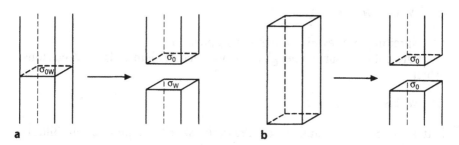

Abb. 4.8a, b. Adhäsion und Kohäsion; a Überwindung der Adhäsion; b Überwindung der Kohäsion

$$\frac{W^a_{OW}}{A} = \sigma_{OW},$$

$$\frac{W^a_O}{A} = \sigma_O,$$

$$\frac{W^a_W}{A} = \sigma_W,$$

Die Grenzflächenspannung des Ausgangszustands σ_{OW} geht nach der Trennung verloren. Es entstehen zwei neue Grenzflächenspannungen σ_O und σ_W nach Überwindung der Adhäsion. Die Gesamtbilanz der Adhäsionsarbeit pro Flächeneinheit ist dann

$$W^a/A = \sigma_O + \sigma_W - \sigma_{OW}.$$

Kohäsionsarbeit W^c wird zur Trennung der Moleküle der spreitenden Phase benötigt und die Spreitung auf der zweiten Phase ermöglicht. Zwischen den Molekülen der spreitenden Phase besteht im Ausgangszustand keine Grenzflächenspannung. Nach Trennung in 2 Teile entstehen 2 neue Grenzflächenspannungen σ_O der gleichen Phase (Abb. 4.8b).

Die Kohäsionsarbeiten pro Flächeneinheit nach der Trennung sind

$$\frac{W^c_{01}}{A} = \sigma_O$$

und

$$\frac{W^c_{02}}{A} = \sigma_O.$$

Die Gesamtbilanz der Kohäsionsarbeit pro Flächeneinheit ist also:

$$\frac{W^c}{A} = 2\sigma_O.$$

Ist die Adhäsionsarbeit bei gleich großer Fläche größer als die Kohäsionsarbeit

$W^a > W^c$ bzw. $W^a - W^c > 0$,

tritt Spreitung auf, es bildet sich ein Doppelfilm.

Ist die Adhäsionsarbeit bei gleich großer Fläche kleiner als die Kohäsionsarbeit

$W^a < W^c$ bzw. $W^a - W^c < 0$,

tritt keine Spreitung auf, durch Graviationskräfte kommt es zur Bildung einer Linse.

Die Differenz aus Adhäsions- und Kohäsionsarbeit pro Flächeneinheit A ist als Spreitungskoeffizient S definiert:

$S = (W^a/A) - (W^c/A)$.

Die Adhäsions- und Kohäsionsarbeit pro Flächeneinheit ist durch Summation von Grenzflächenspannungen gekennzeichnet, so daß sich durch Einsetzen folgende Gleichung für den Spreitungskoeffizienten ergibt:

$S = (\sigma_O + \sigma_W + \sigma_{OW}) - 2\sigma_O$

bzw. zusammengefaßt:

$S = \sigma_W - \sigma_O - \sigma_{OW}$.

Zur Berechnung, ob Spreitung oder Linsenbildung eintritt, wird umgeformt zu:

$S = \sigma_W - (\sigma_O + \sigma_{OW})$.

Ist die Summe aus Oberflächenspannung eines Öls σ_O und dessen Grenzflächenspannung zum Wasser σ_{OW} kleiner als die Oberflächenspannung von Wasser σ_W, wird der Spreitungskoeffizient > 0, es tritt Spreitung auf (Tabelle 4.2).

Ist dagegen die Summe aus Oberflächenspannung eines Öls σ_O und dessen Grenzflächenspannung zum Wasser σ_{OW} größer als die Oberflächenspannung von Wasser σ_W, wird der Spreitungskoeffizient < 0, daher ist keine Spreitung möglich, es tritt Linsenbildung ein. Eine ausreichende Senkung der Grenzflächenspannung σ_{OW} durch Anreicherung eines grenzflächenaktiven Stoffes an der Grenzfläche Öl/Wasser kann die Linsenbildung zugunsten der Bildung eines Doppelfilms verhindern.

Linsen

Lipophile Flüssigkeiten mit Spreitungskoeffizienten < 0 bilden auf Wasser oder einer anderen Flüssigkeit mit höherer Dichte Tropfen, die durch Gravitationskräfte zu Linsen verformt werden (Abb. 4.9). Die Grenzflächenspannungen zwischen jeweils zwei der drei Phasen sind durch die Tangenten im

Tabelle 4.2. Oberflächenspannung, Grenzflächenspannung und Spreitungskoeffizient lipophiler Flüssigkeiten auf Wasser. (Nach [1])

Flüssigkeit	Oberflächen-spannung σ_O [mN $\cdot$ m^{-1}]	Grenzflächen-spannung σ_{OW} [mN $\cdot$ m^{-1}]	Spreitungs-koeffizient S [mN $\cdot$ m^{-1}]	Auswirkung nach Gleichung $S = \sigma_W - (\sigma_O + \sigma_{OW})$ [mit σ_W = 72,8 mN $\cdot$ m^{-1}]
Flüssiges Paraffin	44,4	41,0	− 12,6	S < 0: flüssiges Paraffin spreitet nicht auf Wasser; Tropfenbildung und Linsenformung durch Gravitationskräfte
Ölsäure	32,5	15,8	+ 24,5	S > 0: Ölsäure spreitet auf Wasser
n-Octanol	28,7	8,5	+ 35,6	S > 0: n-Octanol spreitet auf Wasser stärker als Ölsäure

Tripelpunkt T geometrisch durch das **Neumann-Dreieck** gekennzeichnet. Im Gleichgewichtszustand einer Linse heben sich die tangentialen Grenzflächenspannungen gegenseitig auf.

$$\sigma_A \cos \gamma = \sigma_B \cos \beta + \sigma_{AB} \cos \alpha$$

Neumann-Gleichung für eine Linse

Die Krümmung des Wassers am Tripelpunkt ist meist sehr klein, so daß $\cos \gamma$ gegen 1 strebt und die Gleichung sich vereinfacht zu

$$\sigma_W = \sigma_A \cos \beta + \sigma_{AB} \cos \alpha.$$

Methoden und Anwendungen

Filme lipophiler Flüssigkeiten auf Wasser werden durch Messung des Grenzflächen- oder Filmdrucks, also der Differenz aus der Grenzflächenspannung

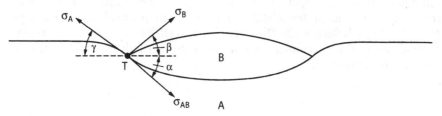

Abb. 4.9. Neumann-Dreieck einer Linse (A z. B. Wasser, B z. B. Öl, darüber Luft, T Tripelpunkt, σ_A, σ_B, σ_{AB} Grenzflächenspannungen der drei Phasen, α, β, γ tangentiale Winkel der drei Phasen im Tripelpunkt)

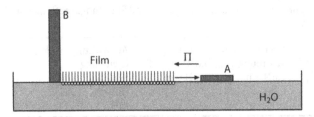

Abb. 4.10.   Meßprinzip einer Filmwaage zur Messung des Filmdrucks Π [B Barriere fest-
stehend, A Floß (Wilhelmy-Platte: vertikal), Π Filmdruck, Richtung rechts, gemessen wird
die Kraft in Richtung links, die zur Herstellung der Ausgangsfläche notwendig ist]

des Wassers und der Grenzflächenspannung der filmüberzogenen Grenzfläche, gekennzeichnet. Beide Grenzflächenspannungen können tensiome-
trisch bestimmt werden, dabei besitzt die Wilhelmy-Plattenmethode Vorzüge [1]. Während hierbei 2 Messungen notwendig sind, kann mit einer Filmwaage der Filmdruck direkt gemessen werden.

Mit der Filmwaage wird der Filmdruck Π, den ein Film auf ein Floß (A),
heute präziser auf eine dünne Wilhelmy-Platte, ausübt, direkt gemessen
(Abb. 4.10). Durch Verschieben der Barriere B wird die Filmfläche verändert,
so daß abhängig von der Filmfläche die zugehörigen Filmdrücke gemessen
werden. Die als Film aufgebrachte Stoffmasse repräsentiert die Anzahl Moleküle, so daß der Flächenbedarf A je Molekül für die unterschiedlichen komprimierten Flächen berechnet wird. Schließlich wird ein Diagramm Filmdruck Π vs. Flächenbedarf A erhalten (Abb. 4.11). Die Extrapolation auf
einen Filmdruck von 0 ergibt als Flächenbedarf je Molekül für die Beispiele
Stearinsäure 0,22 nm², Cholesterol 0,5 nm² und Lecithin 0,68 nm². Für eine
ideal gasartige Filmbildung von 5 ml dieser Stoffe werden Flächen von etwa
2000 m² für Stearinsäure, etwa 4000 m² für Cholesterol und etwa 2700 m² für
Lecithin beansprucht (Beispielberechnung: Tabelle 4.3).

4.2.6
Grenzfläche fest/flüssig

In dispersen pharmazeutischen Systemen fest/flüssig treten Grenzflächeneigenschaften besonderer und vielfältiger Natur auf. Grenzflächeneigenschaften von Fest/flüssig-Dispersionen und anderer Systeme mit flüssiger Phase
im Überschuß sind in den Abschnitten 2.5 „Suspensionen" und 4.3 „Sorption" ausführlich dargestellt. Die Grenzfläche fest/flüssig mit fester Phase im
Überschuß wird insbesondere bei der Feuchte von Pulvern angetroffen (s.
Abschn. 1.4 „Pulver").

Abb. 4.11. Filmdrücke von 3 Stoffen in Abhängigkeit ihres Flächenbedarfs an einer Wasser-Luft-Grenzfläche. (Aus [1])

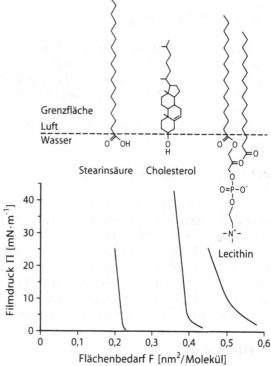

Tabelle 4.3. Beispielberechnung des Flächenbedarfs von 5 ml filmbildender Stoffe

	Dimension	Sterarinsäure	Cholesterol	Lecithin
Flächenbedarf $\Pi \to 0$ (s. Abb. 4.11)	[nm²/ Molekül]	0,22	0,50	0,68
	[m²/Molekül]	2,20 E-19	5,00 E-19	6,80 E-19
Filmvolumen experimentell	[m³]	5,00 E-06	5,00 E-06	5,00 E-06
Dichte	[g/m³]	847.000	1.030.000	1.030.000
Molmasse	[g/mol]	282	386	785
mol Film = (Volumen · Dichte)/Molmasse	[mol]	1,50 E-02	1,33 E-02	6,56 E-03
Avogadro-Zahl	[Moleküle/ mol]	6,02 E+23	6,02 E+23	6,02 E+23
Anzahl Moleküle n = mol · Avogadro		9,04 E+21	8,03 E+21	3,95 E+21
Beanspruchte Fläche = Anzahl Moleküle · Flächenbedarf/Molekül	[m²]	1989	4016	2686

4.2.7
Grenzfläche fest/gasförmig

Die Grenzfläche fest/gasförmig tritt bei allen festen Arznei- und Darrei-chungsformen, die der Luft und deren unterschiedlichem Wasserdampfge-halt ausgesetzt sind, auf. Die Wasserdampfaufnahme von Feststoffen behan-delt Abschn. 1.4 „Pulver". Die Sorption von Gasen an Feststoffe ist in Abschn. 4.3 „Sorption" am Beispiel der Stickstoffadsorption zur Bestim-mung der spezifischen Oberfläche von Pulvern beschrieben.

4.2.8
Grenzflächen fest/flüssig/gasförmig

Der Kontakt einer Flüssigkeit mit einem Feststoff in der umgebenden Luft führt in den Extremfällen entweder zu einer **Benetzung** oder zu einer **Nicht-benetzung** des Feststoffs. Im Fall einer idealen Benetzung entstehen die Grenz-flächen fest/flüssig (S/L) und flüssig/gasförmig (L/G). Bei einer vollständigen Nichtbenetzung bleiben die ursprünglichen Grenzflächen fest/gasförmig (S/G) und flüssig/gasförmig (L/G erhalten. Real werden meist teilweise Benet-zungen angetroffen. Die Gesetzmäßigkeiten der Kohäsion und Adhäsion der Spreitung eines Öls auf Wasser gelten entsprechend für die Benetzung.

Benetzungswinkel

Der Benetzungswinkel θ ist durch die Tangente eines auf einer Feststofffläche liegenden Tropfens am Tripelpunkt zwischen der Grenzfläche fest/flüssig (S/L) und flüssig/gasförmig (L/G) (Abb. 4.12).
Die zugehörigen Grenzflächenspannungen σ_{LG}, σ_{SG} und σ_{SL} im Tripel-punkt heben sich im Gleichgewichtszustand auf (Young 1805):

$$\sigma_{LG} \cos \theta = \sigma_{SG} - \sigma_{SL} \text{ oder}: \cos \theta = \frac{\sigma_{SG} - \sigma_{SL}}{\sigma_{LG}}$$

Young-Gleichung

Die Young-Gleichung korrespondiert mit der Neumann-Gleichung. Da die Grenzflächenwinkel S/G und S/L 0 sind, wird deren Kosinus zu 1, entfällt also in der Young-Gleichung.

Abb. 4.12a, b. Verhalten einer Flüssigkeit (L) auf einem Feststoff (S) an der Luft (G) (θ Benetzungswin-kel); a Benetzung; b Nicht-benetzung

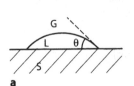
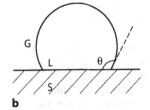

Benetzung tritt ein, wenn der Benetzungswinkel θ zwischen Feststoff und Flüssigkeit 0 oder nahe 0 ist. Nichtbenetzung wird bei Benetzungswinkeln größer 90 ° festgestellt.

Der **Benetzungsdruck** berechnet sich aus der Differenz von Adhäsions- und Kohäsionsarbeit.

$$\sigma_B = (W^a - W^c)/A,$$

bzw. $\sigma_B = \sigma_{SG} - \sigma_{SL} - \sigma_{LG} \cos\theta,$

oder $\sigma_B = \sigma_{SG} - (\sigma_{SL} + \sigma_{LG} \cos\theta).$

Benetzung tritt ein, wenn $\sigma_B > 0$ ist. Das ist bei $\sigma_{SG} > (\sigma_{SL} + \sigma_{LG} \cos\theta)$ der Fall, wenn also die Grenzflächenspannung des Feststoffs größer ist als die Summe aus den Grenzflächenspannungen der S/L-Grenzfläche und der L/G-Grenzfläche, letztere mit dem Kosinus des Benetzungswinkel multipliziert.

Benetzung

Die Benetzung insbesondere von Pulvern folgt auch dem Kapillarmodell. Sie ist abhängig von Länge und Durchmesser der Kapillaren in dem Feststoff, der Grenzflächenspannung der eindringenden Flüssigkeit gegen Luft, der Viskosität der Flüssigkeit und dem Benetzungswinkel. Die Betrachtung geht von der Theorie der Grenzflächenspannung in einer Kapillare mit dem Radius r aus (s. Kapillarmodell).

$$\Delta P = 2\sigma_{LG} \cos\theta/r.$$

Zwei mögliche Zustände sind, daß der Benetzungswinkel $= 0$ oder $\neq 0$ ist. Ist der Benetzungswinkel $\neq 0$, so wird aufgrund der Young-Gleichung $\sigma_{LG} \cos\theta$ durch $(\sigma_{SG} - \sigma_{SL})$ ersetzt, und die Gleichung erhält die Fassung

$$\Delta P = 2(\sigma_{SG} - \sigma_{SL})/r.$$

Für eine optimale Benetzung durch eine große Druckdifferenz ist es also notwendig, die Grenzflächenspannung fest/flüssig σ_{SL} möglichst klein zu halten, da die Grenzflächenspannung fest/gasförmig σ_{SG} vorgegeben ist.

Ist jedoch der Benetzungswinkel $= 0$, wird in der oberen Gleichung $\cos\theta$ zu 1, und die Gleichung wird zu

$$\Delta P = 2\sigma_{LG}/r.$$

Für eine große Druckdifferenz mit dem Ziel einer optimalen Benetzung ist es hier notwendig, die Grenzflächenspannung flüssig/gasförmig σ_{LG} möglichst groß zu halten.

Am besten geeignet für eine bessere Benetzbarkeit eines gegebenen Feststoffs sind also Hilfsstoffe, die nur die Grenzflächenspannung fest/flüssig σ_{SL} erniedrigen, ohne gleichzeitig die Grenzflächenspannung flüssig/gasförmig σ_{LG} zu erniedrigen.

Benetzungsgeschwindigkeit

Die Benetzungsgeschwindigkeit eines pulverförmigen Feststoffs wird gleichfalls aus dem Kapillarmodell abgeleitet. Wird eine Kapillare in horizontaler Lage betrachtet, kann die Gravitationskraft aus der Betrachtung ausgeschlossen werden. Die Zeit t einer Flüssigkeitsfront für eine Kapillarstrecke l ist umgekehrt proportional zum Radius r der Kapillare, zur Grenzflächenspannung der Flüssigkeit gegenüber der Luft σ_{LG} und dem Kosinus des Benetzungswinkels cos θ, jedoch direkt proportional zum Quadrat der Länge der Kapillare l und zur dynamischen Viskosität η.

$$t = \frac{2\eta\ l^2}{r\ \sigma_{LG}\ \cos\ \theta}$$

Washburn-Gleichung

Bei gegebener Viskosität und Kapillarstrecke sind danach große Radii, hohe Grenzflächenspannung und kleine Kontaktwinkel (cos θ → 1) maßgebend für kurze Eindringzeiten einer Flüssigkeit in Kapillaren in einem Pulverbett. Bei zusätzlich angenommenem gleichem Radius werden Erniedrigungen der Grenzflächenspannung durch Tenside z. B. auf die Hälfte des Ausgangswerts häufig durch eine überproportionale Kontaktwinkeländerung mehr als kompensiert.

Beispiel (relativ berechnet):

Fall A: $\sigma_{LG} = 1$, θ = 80°, also σ_{LG} cos θ = 0,17.

Fall B: $\sigma_{LG} = 0,5$, θ = 10°, also σ_{LG} cos θ = 0,49.

Da diese Zahlen im Nenner der Washburn-Gleichung stehen, ergibt sich durch den Zusatz eines Tensides eine Verkürzung der Benetzungszeit von t (relativ) = 5,8 auf t (relativ) = 2,0.

Methoden und Anwendungen

Benetzungswinkel. Der in Abb. 4.12 auf einer horizontalen geebneten Fläche eines Stoffes dargestellte Winkel θ des Wassertropfens wird unter geeigneter Vergrößerung mit einem Winkelmesser optisch bestimmt (Beispiele: s. Tabelle 4.4).

Benetzungsgeschwindigkeit. Aus den Grenzflächenspannungen von Wasser und einer wäßrigen Natriumlaurylsulfat-Lösung und deren Benetzungswinkeln an Chloramphenicolpalmitat und Lactose ergibt eine Beispielberechnung anhand der Washburn-Gleichung eine unendlich große relative Steigerung der Benetzungszeit für Chloramphenicolpalmitat und für Lactose lediglich um das 1,8fache (Tabelle 4.5).

Tabelle 4.4. Benetzungswinkel von Wasser an festen Stoffen (T = 20 ... 25 °C)

Stoff	Benetzungswinkel θ [°] aus [1,2]
Paraffin	110
Polytetrafluorethylen	110
Polypropylen	108
Polyethylen	95
Humanhaut, gereinigt	90
Humanhaut ungereinigt	75
Stearinsäure	80
Platin	40
Glas	klein
Chloramphenicolpalmitat	125
Magnesiumstearat	121
Acetylsalicylsäure	75
Chloramphenicol	59
Lactose	30
Natriumchlorid	28
Dicalciumphosphatdihydrat	0

Tabelle 4.5. Einfluß von Natriumlaurylsulfat (**NaLS**) auf die Benetzungszeit von Chloramphenicolpalmitat (**CA-palm**) und Lactose mit Wasser nach Washburn-Gleichung (Beispielberechnung)

Physikalische Eigenschaft	H_2O	NaLS-Lösung	CA-palm		Lactose	
			H_2O	NaLS-Lösung	H_2O	NaLS-Lösung
Grenzflächenspannung σ_{LG} [mN $\cdot$ m^{-1}]	72,8	35,5				
Benetzungswinkel θ [°]			125[a]	10[b]	30[a]	10[b]
Washburn-Term $\sigma_{LG} \cos \theta$			-42[c]	$+35$	$+63$	$+35$
Benetzungszeit (relativ): $t_{relativ} = 1/\sigma_{LG} \cos \theta$			$-0,025$	$+0,029$	$+0,016$	$+0,029$
relative Steigerung $\Delta t_{relativ}$			$\to \infty$		1,8fach	

a) Aus Tabelle 4.4.
b) Fiktiv.
c) Das negative Vorzeichen resultiert aus cos 125 = $-0,5736$.

Literatur

1. Adamson AW (1990) Physical chemistry of surfaces, 5th edn. John Wiley & Sons, New York
2. Lerk CF, Lagas M (1977) Die Benetzbarkeit von pharmazeutisch verwendeten Pulvern. Acta Pharm Technol 23: 21 – 27
3. Stauff J (1960) Kolloidchemie. Springer, Berlin Heidelberg New York
4. Wolff A (1991) Grenzflächenphänomene. In: Nürnberg E, Surmann P (Hrsg) Hagers Handbuch der pharmazeutischen Praxis, Bd 2: Methoden. Springer, Berlin Heidelberg New York, S 96 – 111

4.3
Sorption

J. Kreuter

4.3.1
Definitionen

Sorption bezeichnet Stoffaustauschvorgänge zwischen zwei verschiedenen Phasen und die damit verbundene Anreicherung des sorbierten Stoffes (Sorbendum) an der Grenzfläche oder in der Tiefe der sorbierenden zweiten Phase (Sorbens). Die Anreicherung des Sorbendums an der Grenzfläche des Sorbens wird als Adsorption, die in der Tiefe als Absorption bezeichnet. Darüber hinaus wird zwischen positiver und negativer Adsorption unterschieden. Bei der positiven Adsorption kommt es zu der erwähnten Anreicherung des adsorbierten Stoffes an der Grenzfläche. Einige Stoffe, z. B. bestimmte Ionen in Wasser, reichern sich dagegen im Inneren der sie umgebenden Phase an und verarmen dementsprechend an der Grenzfläche zum Sorbens. Dieser Fall wird als negative Adsorption bezeichnet (Abb. 4.13).

Der umgekehrte Vorgang zum Stoffaustausch der Sorption wird als Desorption bezeichnet. Sorptions- und Desorptionsvorgänge laufen gleichzeitig ab, so daß sich ein charakteristisches, konzentrations- und temperaturabhängiges Fließgleichgewicht einstellt (Gleichung 4.13).

$$\text{Sorbendum} + \text{Sorbens} \overset{\text{Sorption}}{\underset{\text{Desorption}}{=}} \text{Adsorbat} \qquad (4.13)$$

Die Stärke des Sorptionsvorgangs (Bindungsstärke, Sorptionsgeschwindigkeit) hängt von verschiedenen Faktoren ab:
- Oberfläche (Grenzfläche),
- Oberflächenenergie und Oberflächenspannung,

Abb. 4.13. Oberflächenspannung bei isothermen Sorptionsvorgängen in wäßrigen Systemen. (Aus [1])

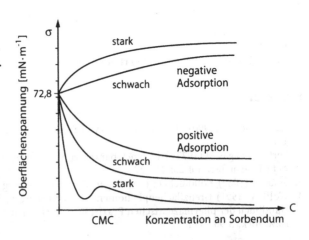

- Aktivierungsenergie,
- Sorptionskraft und Sorptionswärme,
- Interaktion zwischen den sorbierenden Molekülen (Abb. 4.16),
- Besetzung der Oberfläche durch andere Stoffe,
- Interaktion (Konkurrenz, Synergismus) der sorbierten Stoffe untereinander.

Aufgrund des aus diesen Faktoren resultierenden Ausmaßes der Adsorption wird zwischen Physisorption, manchmal auch als nichtpolare Adsorption bezeichnet, und Chemisorption bzw. polarer Adsorption unterschieden. Der Übergang zwischen Physisorption und Chemisorption ist fließend. Als Richtgröße zur Unterscheidung zwischen diesen beiden Sorptionsarten wird die Adsorptionswärme herangezogen, wobei Vorgänge, bei denen die Adsorptionswärme unter 42 kJmol^{-1} liegt, der Physisorption zugerechnet werden [1].

4.3.2
Praktische Bedeutung

Sorptionsvorgänge haben im täglichen Leben und in der Pharmazie eine große Bedeutung. Zu diesen Vorgängen gehören die Entfernung von unangenehmen Gerüchen durch mit Aktivkohle beschickte Luftfilter oder von Giftgasen durch Gasmaskenfilter ebenso wie die Bestimmung der spezifischen Oberfläche von Pulvern durch Stickstoffadsorption. Die Adsorption von oberflächenaktiven Substanzen an Grenzflächen spielt bei der Herstellung von Emulsionen und Suspensionen sowie Schäumen und bei der Entschäumung eine große Rolle. Beispiele für die Adsorption von Stoffen aus Flüssigkeiten an Feststoffe sind die Adsorption von Giftstoffen, aber auch von Arzneistoffen oder Farbstoffen an Aktivkohle oder Tonerde, die Adsorption von Arzneistoffen, Proteinen und Antigenen an die Oberfläche von Glas- und Kunststoffbehältnissen sowie die Adsorption von Plasmaproteinen an Kunststoffschläuche von Dialysesystemen. Auch die Adsorptions- oder Adsorptionsvorgänge bei den verschiedensten Chromatographieverfahren sind Anwendungen dieser Erscheinungen. Nicht zu vergessen ist die Adsorption von Wasserdampf durch die verschiedensten Materialien und Stoffe aus der Atmosphäre. Diese Wasserdampfsorption spielt eine große Rolle bei der Herstellung und Aufbewahrung (Haltbarkeit) von Arznei- und Hilfsstoffen.

Absorptionsvorgänge in Filter- und Kunststoffbehältnismaterialien sind für das Verschwinden von Arzneistoffen und Konservierungsmitteln aus Arzneistofflösungen verantwortlich, wobei sich feste Lösungen der absorbierten Stoffe in den Kunststoffmaterialien bilden. Umgekehrt werden durch Desorptionsvorgänge gezielt Wirkstoffe aus ähnlichen festen Lösungen, die als Arzneistoffträger (Mikrospheren, Nanopartikeln) dienen, freigesetzt (s. Abschn. Lösungsgeschwindigkeit).

4.3.3
Adsorption an flüssige Grenzflächen

Oberflächenaktive Stoffe, auch als Emulgatoren oder Tenside bezeichnet, sind Stoffe, die sich aufgrund ihres amphiphilen Charakters an Grenzflächen von Flüssigkeiten anreichern. Diese Grenzflächen können flüssig/gasförmig, flüssig/flüssig und flüssig/fest sein, wobei der letztere Fall in Abschn. 4.3.4 besprochen wird, da hier auch sehr häufig nicht oberflächenaktive Stoffe ad- oder absorbieren, während das an den Grenzflächen flüssig/gasförmig und flüssig/flüssig nur äußerst selten der Fall ist. (Quasiemulgatoren wie die meisten Proteine und viele andere Makromoleküle allerdings sind oberflächenaktiv und reichern sich deshalb an allen 3 genannten Arten von Grenzflächen an.) Amphiphile Stoffe besitzen einen polaren und einen unpolaren Teil, der in polaren bzw. in unpolaren Lösungsmitteln besser löslich ist, während die Solvatation ihres schlechter löslichen Anteils einen erheblichen thermodynamischen Energieaufwand erfordert. Ihre Adsorption an der Phasengrenzfläche bewirkt, daß die Solvatationsenergie für diesen in Lösungsmitteln schlechter löslichen Molekülteil wesentlich verkleinert wird. Diese Grenzflächenanreicherung findet statt, bevor es zur Bildung von Molekülassoziaten dieser amphiphilen Stoffe in Form von Assoziationskolloiden (Mizellen) kommt, also bei Konzentrationen unterhalb der kritischen Mizellbildungskonzentration (CM). Erst wenn die Gesamtsolvatationsenergie für zusätzliche Amphiphilmoleküle nicht mehr durch deren Anreicherung an den Grenzflächen verkleinert werden kann, bilden sie Molekülassoziate, um ihre Solvatationsenergie auf diese Weise zu erniedrigen.

An der Grenzfläche bilden derartige Moleküle Filme, die in der Regel aus Monoschichten bestehen. Dabei wird vielfach bei Adsorption an flüssig/gasförmigen Grenzflächen je nach Löslichkeit des Adsorbats in der flüssigen Phase zwischen „löslichen" Monoschichten und „unlöslichen" Filmen unterschieden [2]. Die Anreicherung von amphiphilen Stoffen bewirkt eine Reduktion der Grenzflächenspannung γ, die im Fall des Systems flüssig/gasförmig auch als Oberflächenspannung bezeichnet wird (Abb. 4.13).

Gibbs-Adsorptionsgleichung

Die sich bei der Anreicherung von Stoffen an der Grenzfläche abspielenden Vorgänge wurden erstmals von Gibbs in Beziehung gesetzt (Gleichung 4.14).

$$\Gamma = -\frac{c}{RT}\frac{d\gamma}{dc} \tag{4.14}$$

Hierbei bezeichnet Γ die Oberflächenkonzentration pro Oberflächeneinheit in mol/m^2, c die Konzentration in der Lösung, γ die Oberflächenspannung in mN/m und dγ/dc dementsprechend die Änderung der Oberflächenspannung in Abhängigkeit von der Konzentrationsänderung in der Lösung. R ist die allgemeine Gaskonstante und T die absolute Temperatur. In realen Systemen wird c durch die Aktivität α ersetzt.

Die Änderung der freien Energie einer Phase mit 2 Komponenten kann durch Gleichung 4.15 beschrieben werden.

$$G = -T\Delta S + \Delta H \tag{4.15}$$

Hieraus kann die für die Grenzflächenadsorption relevante Form abgeleitet werden [2].

$$dG = -SdT + Vdp + \mu_1 dn_1 + \mu_2 dn_2 \tag{4.16}$$

In Gleichung 4.16 bedeuten G die freie Gibbs-Energie, S die Entropie, V das Volumen, μ_1 und μ_2 die chemischen Potentiale der beteiligten Komponenten und n_1 und n_2 die jeweilige Anzahl Moleküle. Unter Betrachtung und Bezug auf die Grenzfläche wird aus Gleichung 4.16 die Gleichung 4.17.

$$dG^S = -S^S dT + \gamma dA + \mu_1^S dn_1^S + \mu_2^S dn_2^S \tag{4.17}$$

dG^S Zuwachs an freier Oberflächenenergie
A Fläche der Grenzfläche

Im Gleichgewichtszustand ist dG^S des gesamten Systems = 0, wobei Temperatur, Druck und Oberfläche konstant sind.

4.3.4
Sorption an feste Grenzflächen

Eine Sorption an feste Grenzflächen kann aus einer angrenzenden Gasphase wie auch aus einer Flüssigkeit erfolgen. Neben amphiphilen, grenzflächenaktiven Stoffen sorbieren an feste Grenzflächen auch nichtgrenzflächenaktive Moleküle, Molekülaggregate und ebenfalls die Moleküle des mit der Grenzfläche in Kontakt stehenden Lösungsmittels. Die sorbierten Stoffe können dabei in allen 3 Aggregatzuständen vorkommen, es können Gase, Flüssigkeiten sowie gelöste Feststoffe sein. Wie bei der Adsorption an flüssigen Grenzflächen stellt wiederum die Verkleinerung der Gesamtenergie des Systems die treibende Kraft für den Sorptionsvorgang dar.

Die Beziehung zwischen der Menge an ad- oder absorbierten Molekülen (oder in speziellen Fällen auch Molekülaggregaten) und dem in der Gasphase herrschenden Gleichgewichtsdruck – oder bei Flüssigkeiten der Gleichgewichtskonzentration – bei **konstanter Temperatur** ist durch eine Kurve charakterisiert, die als Adsorptionsisotherme oder genauer als Sorptionsisotherme bezeichnet wird. Hierbei wird die sorbierte Menge x pro Gewichtseinheit Adsorbens m (Gleichung 4.18) gegen den Gleichgewichtsdruck p oder die Gleichgewichtskonzentration c aufgetragen (Abb. 4.14a).

$$y = \frac{x}{m} \tag{4.18}$$

Die Einstellung dieses Sorptionsgleichgewichts erfolgt in der Regel bei adsorptiven Prozessen v.a. aus der Gasphase relativ schnell, d. h. innerhalb we-

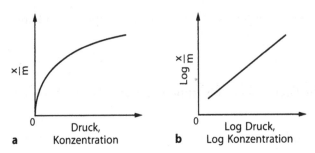

Abb. 4.14a, b. Adsorptionsisothermen für Gase (Druck) oder für in einer Flüssigkeit ge-löste Moleküle (Konzentration) an einem Feststoff. (**x/m** adsorbierte Menge x pro Masse m Adsorbens); **a** Freundlich-Adsorptionsisotherme (L1-Isotherme in Abb. 4.15); **b** Lineari-sierung der Freundlich-Adsorptionsisotherme durch log/log-Darstellung.

niger Minuten. Kompliziertere Adsorptionsprozesse, beispielsweise von Pro-teinen v.a. aus Proteinmischungen, können mehrere Stunden bis Tage benö-tigen, Absorptions- und Verteilungsprozeß (C-Isotherme, Abb. 4.15) sogar Tage bis Monate oder Jahre. Beim experimentellen Erstellen einer Sorptions-isotherme ist daher darauf zu achten, daß die Zeit zum Erreichen dieses Gleichgewichts ausreicht. Eine Sorptions-Zeit-Kurve sollte bei möglichst ho-hen Sorbendumkonzentrationen ausgeführt werden.

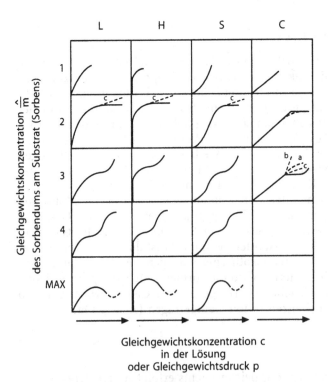

Abb. 4.15. System der Klassifikation von Sorptionsisothermen. (Nach [3–5])

Es existieren eine Reihe von verschiedenen Sorptionsisothermen (Abb. 4.15), die zum ersten Mal in dieser Ausführlichkeit von Giles et al. [3–5] zusammengestellt und beschrieben wurden.

L-Isothermen

Die einfachsten und wohl auch häufigsten Formen der Adsorptionsisothermen stellen die L-Isothermen dar. Die L-Isothermen sind nach Langmuir benannt, der eine Theorie entwickelt hat, nach der Atome oder Moleküle in Form einer Monoschicht auf der Oberfläche des Adsorbens adsorbieren. Vor Langmuir hat schon Freundlich eine empirische Beziehung aufgestellt, nach der folgender Zusammenhang zwischen Gleichgewichtsdruck und adsorbierter Menge besteht:

$$y = \frac{x}{m} = kp^{\frac{1}{n}} \tag{4.19}$$

Es ergibt sich die in Abb. 4.14a dargestellte Isotherme, die durch Logarithmieren eine Gerade ergibt (Abb. 4.14b). Obwohl die Freundlich-Isotherme durch keine Theorie belegt ist und auf empirischen Beobachtungen beruht, kommt diese Isotherme relativ häufig vor. Sie wird aufgrund der Klassifizierung nach Giles den L1-Isothermen (Abb. 4.15) zugerechnet. Die L2-Isotherme in Abb. 4.15 ist die eigentliche Langmuir-Adsorptionsisotherme. Wie erwähnt werden gemäß der Langmuir-Theorie die adsorbierten Moleküle von den aktiven Stellen eines Feststoffes auf der Oberfläche eines Adsorbens in Form einer Monoschicht gebunden. Der Anteil der besetzten Bindungsplätze wird mit Θ bezeichnet, dementsprechend ist der Anteil der nicht besetzten Stellen $(1 - \Theta)$.

Wie eingangs erwähnt, finden Adsorption und Desorption gleichzeitig statt. Die Adsorptionsgeschwindigkeit r_1 ist von der Anzahl der nicht besetzten Stellen, von Druck (oder der Konzentration) und der Adsorptionsgeschwindigkeitskonstante k_1 abhängig.

$$r_1 = k_1(1 - \theta)p \tag{4.20}$$

Die Desorptionsgeschwindigkeit r_2 hingegen ist proportional der Desorptionsgeschwindigkeitskonstanten k_2 und der Anzahl der besetzten Stellen.

$$r_2 = k_2\theta \tag{4.21}$$

Im Gleichgewichtszustand ist r_1 gleich r_2 und entsprechend

$$k_1(1 - \theta)p = k_2\theta \tag{4.22}$$

oder

$$\frac{k_1}{k_2}(1 - \theta)p = \theta \tag{4.23}$$

Der Quotient aus den 2 Konstanten k_1 und k_2 wird durch eine neue Konstante b ersetzt, und durch Umformung ergibt sich:

$$\theta = \frac{bp}{1 + bp} \qquad (4.24)$$

Der Anteil der besetzten Bindungsplätze Θ entspricht dem Quotienten y/y_m, wobei nach Gleichung 4.18 y als die adsorbierte Menge pro Gramm Adsorbens bei einem bestimmten Druck definiert ist und y_m die maximal bei Ausbildung einer Monoschicht adsorbierbare Menge darstellt. Dadurch wird Gleichung 4.25 erhalten, die auch als **Langmuir-Adsorptionsgleichung** bezeichnet wird:

$$y = \frac{y_m bp}{1 + bp} \qquad (4.25)$$

Durch weiteres Umformen entsteht Gleichung 4.26.

$$\frac{p}{y} = \frac{1}{y_m b} + \frac{p}{y_m}, \qquad (4.26)$$

mit deren Hilfe durch Auftragung von p/y gegen p bei Vorliegen einer echten Langmuir-Adsorptionsisotherme eine Gerade resultiert, mit deren Hilfe y_m aus der Steigung und b aus dem Achsenabschnitt berechnet werden kann.

L3- und L4-Isothermen (Abb. 4.15) sind durch einen Wendepunkt charakterisiert. Bei diesen Isothermen entsteht zunächst eine Monoschicht, bei steigendem Druck werden weitere Moleküle adsorbiert, und es entstehen Multischichten. Es können dabei mehrere Wendepunkte resultieren. Bei derartigen Isothermen läßt sich die Ausbildung der Monoschicht mit Hilfe einer Gleichung berechnen und quantifizieren, die von Brunauer, Emmet und Teller (**BET-Gleichung**) abgeleitet wurde (Gleichung 4.27).

$$\frac{p}{y(p_o - p)} = \frac{1}{y_m b} + \frac{b - 1}{y_m b} \cdot \frac{p}{p_o} \qquad (4.27)$$

In dieser Gleichung werden dieselben Symbole verwendet wie in der Langmuir-Gleichung, p_o ist der Sättigungsdampfdruck bei der Meßtemperatur, die Konstante b ergibt sich aus der Differenz der als konstant angenommenen Sorptionswärme ΔH_A und der ebenfalls als konstant angenommenen latenten Kondensationswärme des Sorbendums ΔH_V.

$$b = e^{\frac{\Delta H_A - \Delta H_V}{RT}} \qquad (4.28)$$

Die BET-Isotherme wird zur Bestimmung der spezifischen Oberfläche von Pulvern herangezogen. Die Auftragung von $p/y(p_o - p)$ über p/p_o ergibt eine Gerade, aus der mit Hilfe der Steigung und dem Achsenabschnitt b und y_m errechnet werden kann. Aus praktischen Gründen wird dabei y und y_m durch V und V_m, die entsprechenden Volumina des adsorbierten Gases, ersetzt:

$$\frac{p}{V(p_o - p)} = \frac{1}{V_m b} + \frac{b-1}{V_m b} \cdot \frac{p}{p_o} \tag{4.29}$$

Neben der Entstehung von Multischichten kann auch Kapillarkondensation, also Kondensation des Adsorbendum in Poren auf oder unter der Oberfläche des Adsorbens für das Entstehen von L3- und L4-Isothermen, aber auch von H3-, H4-, S3- und S4-Isothermen verantwortlich sein.

L_{MAX}-Isothermen (Abb. 4.15) wie auch H_{MAX}- und S_{MAX}-Isothermen werden in Fällen beobachtet, in denen verschiedene sorbierte Substanzen um die Bindungsstellen konkurrieren (Adsorption aus komplexen Proteinmischungen), oder wenn die adsorbierten Substanzen bereits in Lösung Aggregate formen. Vor allem wenn in der Lösung konzentrationsabhängig verschiedene Formen von Aggregaten vorliegen, ist die Ausbildung von Maxima bei den verschiedensten Isothermen zu beobachten.

H-Isothermen

H-Isothermen (von englisch „high affinity") (Abb. 4.15) entstehen, wenn eine starke Bindungstendenz des adsorbierten Materials an das Adsorbens vorliegt. Tierkohle z. B. bindet sehr stark Giftstoffe, Toxine und Bakterien und entfärbt viele Farbstofflösungen. Die H-Isothermen sind dadurch gekennzeichnet, daß bei niedrigen bis mittleren Konzentrationen alles sorbierte Material aus der Lösung entfernt und gebunden wird (hoher x/m-Wert) und dadurch gleichzeitig die verbleibende Konzentration in der Lösung (oder im Trägergas) auf 0 sinkt. Außerdem wird das Entstehen von H-Isothermen alternativ zu Max-Isothermen beobachtet, wenn in der Lösung große Molekülaggregate entstehen und diese als Einheit auf der Oberfläche adsorbiert werden [5]. Besonders häufig ist dies der Fall, wenn die Oberfläche des Adsorbens geladen ist und die Molekülaggregate eine starke Gegenladung tragen.

S-Isothermen

S-Isothermen (von englisch „slow", wegen der Form und des verzögerten Verlaufs) treten dann auf, wenn die Adsorption bei höheren Konzentrationen größer ist als bei niedrigeren (Abb. 4.15). Sie kommen v.a. bei starker Interaktion der adsorbierten Moleküle vor. Diese Interaktion kann synergistisch oder konkurrierend sein.

Ein Beispiel für eine konkurrierende Interaktion ist die Sorption von Wasser und von organischen Substanzen an Siliziumoxidoberflächen (z. B. Aerosil®). Wasser besitzt eine starke Affinität zu diesen Oberflächen. In wäßrigem System wird deshalb bei diesen Adsorbentien meistens die Adsorption von organischen Substanzen unterdrückt. Aus organischen Lösungen hingegen werden organische Moleküle oder auch Lösungsmittelmoleküle von Siliziumoxid effizient in Form einer Langmuir-Isotherme adsorbiert. Kleine Verunreinigungen der organischen Lösung mit Wasser senken dabei zunächst y_{max}, mit steigendem Wassergehalt verschiebt sich die Langmuir-Isotherme immer mehr in Richtung der S-Isotherme [5].

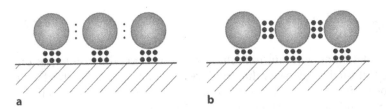

a   b

Abb. 4.16a, b. Oberflächenadsorption von Molekülen mit schwachen (a) und starken (b) Wechselwirkungen untereinander.

Die zweite Möglichkeit für das Auftreten einer S-Isotherme ist eine „kooperative Adsorption". In diesem Fall entstehen zwischen den adsorbierten Molekülen Wechselwirkungen (Abb. 4.16b), die bei einer geringen und daher weit verstreuten Belegung der Bindungsstellen nicht zustande kommen können. Bei diesen Molekülen handelt es sich häufig um längliche Moleküle, die zunächst flach oder in geknäuelter Form auf der Oberfläche adsorbiert werden (Abb. 4.17a). Bei höherer Konzentration in der Lösung richten sie sich auf und können die erwähnten Wechselwirkungen ausbilden. Diese Art der Adsorption wird vielfach bei Proteinmolekülen (aber auch anderen Molekülen) beobachtet, die dann nach Auf- und Ausrichten (Strecken des vorher zufällig angeordneten oder geknäuelten Moleküls) hydrophobe Wechselwirkungen oder auch Wasserstoffbrücken untereinander ausbilden können (Abb. 4.17b).

C-Isothermen

C-Isothermen (von englisch „constant partitioning") weisen bei Auftragung der sorbierten Menge gegen den Druck oder v.a. gegen die Konzentration

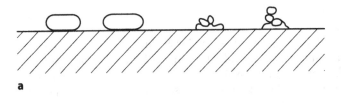

a

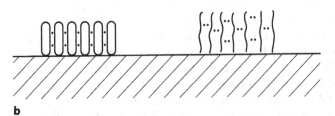

b

Abb. 4.17a, b. Adsorption von länglichen Molekülen bei geringen Konzentrationen (a) und hohen Konzentrationen (b) in der flüssigen Phase.

einen geradlinigen Verlauf auf. Die Bezeichnung C-Isotherme für eine konstante Verteilung deutet darauf hin, daß sich wie bei der Verteilung zwischen zwei flüssigen Phasen der sorbierte Stoff hier in gleicher Weise zwischen der Lösung und dem Feststoff verteilt. Der sorbierte Stoff wird dementsprechend nicht auf der Oberfläche gebunden, sondern dringt in den Festkörper ein, wird also absorbiert. Dieses Eindringen kann in Poren hinein erfolgen, wobei proportional zur Konzentration in der Lösung oder bei Gasen proportional zum Druck neue Bindungsstellen geschaffen werden [4]. Häufiger aber diffundiert der absorbierte Stoff in das amorphe, in manchen Fällen auch kristalline Festgerüst und bildet hier eine feste Lösung (s. Abschn. 2.6 „Feste Lösungen"). Da es sich also dabei um einen Verteilungsvorgang handelt, kann aus der Sorptionsisotherme ein Verteilungskoeffizient errechnet werden.

$$k = \frac{c_1}{c_2} = \frac{y}{c} \tag{4.30}$$

c_1 und c_2 stellen die Konzentrationen in der festen und der flüssigen Phase dar.

In einigen Fällen (C2-Isotherme) kommt es zu einer Sättigung der Feststoffphase, obwohl die Sättigungslöslichkeit in der flüssigen Phase noch nicht erreicht ist. Dieser Fall ist durch einen scharfen Knick in der Isotherme gekennzeichnet (Abb. 4.15). Manchmal kommt es danach zusätzlich zu einer Oberflächenadsorption (Fall C3a). Ebenfalls kann sich durch Bildung der festen Lösung der Verteilungskoeffizient ändern (Fall C3b oder C3c). In manchen Fällen wird der Festkörper durch die absorbierten Moleküle bei höheren Konzentrationen sogar aufgelöst [4].

Praktische Hinweise

Wie oben erwähnt, ist zur Erstellung einer Sorptionsisotherme das Erreichen des Sorptionsgleichgewichts notwendig. Darüber hinaus ist auch darauf zu achten, daß zuweilen erhebliche Stoffmengen ad- oder absorbiert werden und dementsprechend die Konzentration in der Lösung (bzw. der Druck) erheblich sinken kann. Deswegen muß in solchen Fällen nach Einstellen eines ersten Gleichgewichts weiteres Sorbendum zugesetzt werden, um hohe Gleichgewichtskonzentrationen auch in der Lösung zu erreichen. Das ist besonders deshalb wichtig, weil viele Sorptionsisothermen (z. B. L2-Isothermen) im unteren Konzentrationsbereich wie eine Gerade aussehen und dadurch einen falschen Isothermentyp vortäuschen können.

Literatur

1. Speiser P, Wiederkehr-v. Vincenz C (1978) Sorbieren und Extrahieren. In: Sucker H, Fuchs P, Speiser P (Hrsg) Pharmazeutische Technologie, Thieme, Stuttgart, S 202–212
2. Stricker H (Hrsg) (1987) Martin, Swarbrick, Cammarata. Physikalische Pharmazie, 3. Aufl. Wiss Verlagsges, Stuttgart, S 95–108

3. Giles CH, MacEwan TH, Nakhwa SN, Smith D (1960) Studies in adsorption. Part XI. A system of classification of solution adsorption isotherms, and its use in diagnosis of adsorption mechanisms and in measurement of specific surface areas of solids. J Chem Soc: 3973–3993

4. Giles CH, Smith D (1974) A general treatment and classification of the solute adsorption isotherm. I. Theoretical. J Colloid Interf Sci 47: 755–765

5. Giles CH, D'Silva AP, Easton IA (1974) A general treatment and classification of the solute adsorption isotherm. II. Experimental interpretation. J Colloid Interf Sci 47: 766–778

6. Parfitt GD, Rochester CH (1983) Adsorption from Solution at the Solid/Liquid Interface. Academic Press, New York, London

4.4
Extraktion

J. B. MIELCK

4.4.1
Definitionen

Extraktion ist die Entfernung von Komponenten aus einem Stoffgemisch und Aufnahme durch einen Hilfsstoff [1]. Verfahrenstechnisch betrachtet gehört das Extrahieren zu den Verfahren zur Stofftrennung. Dabei ist zunächst von Bedeutung, ob das zu behandelnde Stoffgemisch heterogen oder homogen ist.

Bei **heterogenen, d.h. mehrphasigen Gemischen** können mechanische Trennverfahren eingesetzt werden. **Homogene, d. h. einphasige Gemische** können aufgrund ihrer unterschiedlichen physikalisch-chemischen Eigenschaften durch Zufuhr von Energie oder von Hilfsstoffen getrennt werden. Beim Zusatz von Hilfsstoffen als zweiter Phase kann ein Verfahren resultieren, das entweder durch die Einstellung von Gleichgewichten oder durch die Geschwindigkeit von Stoffübergängen bestimmt wird.

Je nach dem thermodynamischen Zustand des Hilfsstoffes ergeben sich unterschiedliche Extraktionsverfahren. In Abb. 4.18 sind die Möglichkeiten in einem schematischen p (T)-Zustandsdiagramm [2] zusammengefaßt.

Ist der zu extrahierende Stoff bereits neben anderen Stoffen in einer flüssigen Phase gelöst und wird er mehr oder weniger selektiv mit einer weiteren flüssigen Phase extrahiert (Flüssig/flüssig-Extraktion), läßt sich der Vorgang nach Nernst als Verteilung beschreiben (s. Abschn. 4.1 „Verteilung"). Der Übergang der extrahierten Komponente kann in erster Näherung mit der Kinetik einer reversiblen Reaktion 1. Ordnung beschrieben werden: die Geschwindigkeit des Übergangs in das Extraktionsmittel nimmt wegen der Rückverteilung kontinuierlich ab, bis ein Gleichgewicht erreicht ist.

Pharmazeutisch-technologische Extraktion

Beim Extrahieren werden meist lösliche Stoffe aus einer festen, trockenen und strukturierten Phase in ein Lösungsmittel überführt [3]. Die zu extra-

Abb. 4.18. Thermodynamische Zustände eines Hilfsstoffes bei Trennprozessen, die zum Extrahieren genutzt werden können. (Nach [2])

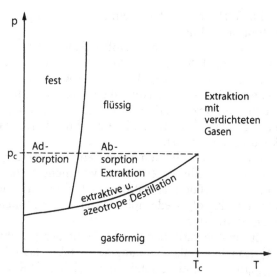

hierende Komponente liegt dabei meist in fester Form, isoliert oder gebunden an andere Komponenten vor, z. B. als Inhaltsstoff einer getrockneten Droge.

Der Extraktivstoff ist dann vom Extraktionsmittel (Menstruum) durch weitere Phasen oder kolloide Strukturen, z. B. Zellmembranen, oft in der Gesamtheit als Drogenskelett oder -gerüst bezeichnet, getrennt. Der Extraktion geht eine Diffusion des Extraktionsmittels durch die Membran voraus. Das Menstruum muß zunächst also die Membran quellen und anschließend den Extraktivstoff möglichst selektiv lösen können.

Vom Inneren der gequollenen Droge in Richtung auf das reine Menstruum entsteht ein Konzentrationsgefälle. In der Folge verläuft die eigentliche Extraktion als Diffusion des gelösten Extraktivstoffs nach dem 1. Fick'schen Gesetz (s. Abschn. 5.1 „Diffusion").

Es wird aber auch diskutiert, daß die kolloide Natur zahlreicher Extraktivstoffe zu berücksichtigen sei (s. unten). Dabei folgt aus der Ostwald-Buzagh-Bodenkörperregel, daß bei Kolloiden die Gleichgewichtskonzentration in Lösung von der Menge an Bodenkörper abhängig ist.

Es wird versucht, entweder eine einzelne Komponente oder eine Summe von Komponenten (Gesamtextraktivstoff) zu extrahieren. Das beladene Menstruum, d. h. der flüssige, nach dem Abtrennen von Drogenskelett und nicht extrahierten Stoffen erhaltene Extrakt wird Miscella genannt.

Extraktionssysteme

Die Extraktion kann im physikalischen Sinn in einem geschlossenen System erfolgen; sie führt im einfachsten Fall zur Einstellung eines Gleichgewichtes der Konzentration an Extraktivstoff zwischen dem Volumenanteil Menstruum innerhalb und außerhalb der gequollenen Droge, d. h. im Extrakt (Abb. 4.19a). Hat sich das Gleichgewicht eingestellt, ist die Extraktion beendet.

Ein Verfahren nach diesem Prinzip wird pharmazeutisch meist als **Maze-ration** bezeichnet.

Wird das mit Extraktivstoff beladene Menstruum außerhalb der Droge laufend abgeführt und durch frisches Menstruum ersetzt, wird im offenen System extrahiert (Abb. 4.19b). Hier wird die Einstellung des oben beschriebenen Gleichgewichts laufend gestört. Die Extraktion ist erst dann beendet, wenn die Konzentration an Extraktivstoff im abgeführten Extrakt gegen 0 geht. Ein Verfahren nach diesem Prinzip wird pharmazeutisch meist als **Per-kolation** bezeichnet.

Zwischen den beiden Verfahren sind verschiedene Übergänge möglich, z. B. die Aufteilung des Gesamtvolumens Menstruum in 2 (Dimazeration) und mehr (Polymazeration) Teilvolumina. Die Perkolation stellt dann eine beliebig oft wiederholte Mazeration mit mehr oder weniger beladenem Menstruum dar.

Zur mathematischen Beschreibung der Extraktion bietet sich nach Müller [4] deshalb an, als unabhängige Variable das Ansatzverhältnis v (z. B. $V_{Menstruum}/m_{Droge}$) und als abhängige Variable die Konzentration an Extraktivstoff im Extrakt c ($m_{Extraktivstoff}/V_{Menstruum}$) zu wählen:

$$c = f(v).$$

In dieser Form kann ebenso das Ergebnis von Mazerationen einer konstanten Drogenmenge mit jeweils unterschiedlichen Volumina Menstruum wie auch das Ergebnis der Perkolation als Extraktion derselben Drogenmenge mit kontinuierlich strömendem Menstruum ($dV/dt = $ konstant) beschrieben

Abb. 4.19a, b. Grundmodell der Extraktion: **a** im geschlossenen System (Mazeration). Auf dem Drogenpartikel D sind an Bindungspartner (o) Extraktivstoffteilchen (●) gebunden, für die sich ein Konzentrationsgleichgewicht mit dem freien und gelösten Anteil im Menstruum F einstellt. **b**: Grundmodell der Extraktion im offenen System (Perkolation): Zur Zeit t stellt sich in der Schicht vom Volumen $V = \pi r^2 h$ das in **a** beschriebene Gleichgewicht ein, wobei die Geschwindigkeiten der Stoffübergänge und des Flüssigkeitstransports den Grad der Annäherung an das Gleichgewicht bestimmen

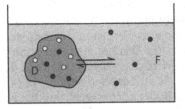

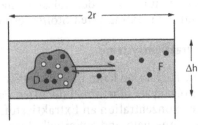

werden, wenn die Konzentration an Extraktivstoff in getrennt aufgefangenen Teilperkolaten bestimmt und auf deren Volumina bezogen wird.

Grundsätzlich werden 2 Gruppen von Produkten mittels Extraktion von frischem oder konserviertem biologischem Material gewonnen: Einerseits kann angestrebt werden, einen bestimmten, chemisch definierten Stoff mit optimiertem Extraktionsmittel und -verfahren möglichst selektiv zu extrahieren und anschließend das Extraktionsmittel zu entfernen.

Andererseits wird mit einem festgelegten Extraktionsmittel und oft auch mit einem festgelegten Verfahren ein Stoffgemisch extrahiert, wobei das Produkt direkt erhalten wird (z. B. flüssige Drogenauszüge nach dem Arzneibuch), weitere Reinigungsschritte angeschlossen werden oder ebenfalls das Extraktionsmittel anschließend entfernt wird (Trockenextrakte).

4.4.2
Mathematische und physikalische Modelle

Modellgleichungen für Einstellung von Gleichgewichten (Mazeration)

Ausgleichsfunktion. Im Bereich kleiner Ansatzverhältnisse, etwa von $v = 1$ bis $v = 12$, wird nach logarithmischer Transformation von c und von v ein linearer Zusammenhang beobachtet [4], und zwar sowohl für die Konzentration bestimmter Inhaltsstoffe wie auch für die Gesamtmasse an Extraktivstoffen, bestimmt als Trockenrückstand. Aus der Funktion

$$\log c = \log p - q \cdot \log v \qquad (4.31)$$

wird durch Rücktransformation die Gleichung 4.32

$$c = p \cdot v^{-q} \qquad (4.32)$$

erhalten. Für eine bestimmte Kombination von Droge und Menstruum unter konstanten Vesuchsbedingungen lassen sich durch wenige Mazerationsansätze mit variiertem v die Konstanten der Gleichung, p und q, graphisch aus der logarithmischen Transformation oder durch mathematische Regression von c auf v schätzen.

Da es sich nur um eine mathematisch-statistisch begründete Ausgleichsfunktion handelt, bleibt die physikalische Bedeutung der Parameter undefiniert.

Verteilungsformel. Nach Müller [4] kann die Mazeration als Verteilung von Extraktivstoff zwischen Droge und Mazerat aufgefaßt werden.

$$k = c_{Droge} / c_{Mazerat} \qquad (4.33)$$

$$= \frac{m_{Droge}}{V_{Droge}} \cdot \frac{V_{Mazerat}}{m_{Mazerat}} \qquad (4.34)$$

Zusätzlich gilt als Massenbilanz

$$A = m_{Droge} + m_{Mazerat} \tag{4.35}$$

mit A als Menge Extraktivstoff im geschlossenen System, die mit dem verwendeten Menstruum mit diesem Verfahren bei $v \rightarrow \infty$ insgesamt extrahierbar ist.

Dieser Parameter A hat besondere Bedeutung für Überlegungen zur Wirtschaftlichkeit der Extraktion [5].

Wird Gleichung 4.34 nach m_{Droge} aufgelöst und in Gleichung 4.35 eingesetzt, ergibt sich Gleichung 4.36.

$$A = m_{Mazerat}(1 + k \cdot V_{Droge}/V_{Mazerat}) \tag{4.36}$$

Wird Gleichung 4.36 nach $m_{Mazerat}$ aufgelöst und die resultierende Gleichung mit $1/V_{Mazerat}$ multipliziert, ergibt sich Gleichung 4.37.

$$\frac{m_{Mazerat}}{V_{Mazerat}} = \frac{A}{k \cdot V_{Droge} + V_{Mazerat}} \tag{4.37}$$

Die Gleichung 4.37 wird vereinfacht formuliert als Gleichung 4.38.

$$c_{Mazerat} = \frac{A}{B + v} \tag{4.38}$$

Die Mazeratkonzentration $c_{Mazerat}$ ergibt sich aus dem Quotienten m/V. Der Parameter B ist ein fiktives Volumen pro Menge Droge, v ist das Ansatzverhältnis (V/m).

Beide Parameter können zunächst graphisch geschätzt werden, wenn Gleichung 4.38 in die reziproke Form transformiert und 1/c gegen v aufgetragen wird (Abb. 4.20). Ein linearer Zusammenhang ist im Bereich von $v > 5$ gut erfüllt. Die Steigung ist 1/A, der extrapolierte Ordinatenabschnitt ergibt B/A bzw. der extrapolierte, negative Abszissenabschnitt direkt B.

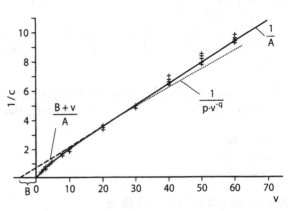

Abb. 4.20. Mazerationsisotherme für Chinaalkaloide (g/100 g Droge), extrahiert mit Ethanol 60 % (V/V) bei variiertem v (g Menstruum/g Droge), in der Form (1/c) = f (v). Meßwerte (+) im Vergleich zu berechneten Werten nach den Gleichungen 4.42 (–), 4.38 (- - - -) und 4.32 (····). (Nach [5])

Mazerationsisotherme. Die Mazeration kann als Dissoziation eines Komplexes aus Droge (Summe der nicht lösbaren Stoffe) und Extraktivstoff aufgefaßt werden und analog zur Überlegung von Langmuir (s. Abschn. 4.3 „Sorption") zur Ableitung der Adsorptionsisotherme nach dem Massenwirkungsgesetz im Gleichgewicht beschrieben werden [6]. Die Geschwindigkeit der Zunahme ($+ dx/dt$) an Droge-Extraktivstoff-Komplex (x) im Sinne einer Reaktion 2. Ordnung ist dann proportional der Differenz (a–x) zwischen der maximal gebundenen Menge Stoff (a) und der bereits gebundenen Menge (x) und der Konzentration in Lösung (c). Die Geschwindigkeit der entgegengesetzten Reaktion ($- dx/dt$) ist proportional der gebundenen Menge. Im Gleichgewicht ergibt sich dann nach Umformen Gleichung 4.39.

$$c = b \cdot x/(a - x) \tag{4.39}$$

mit c wie in Gleichung 4.32 und 4.38, x als Konzentration des Droge-Extraktivstoff-Komplexes (m/m_{Droge}), a als maximale Bindungskapazität der Droge für Extraktivstoff (m/m_{Droge}), b als Quotient der Geschwindigkeitskonstanten für die Desorption $^1k_{des}$ $[t^{-1}]$ und der Geschwindigkeitskonstanten für die Adsorption $^2k_{ads}$ $[V\,m^{-1}\,t^{-1}]$.

Die insgesamt extrahierbare Menge (vgl. Gleichung 4.35) für $v \to \infty$ ergibt sich aus der Bilanz-Gleichung 4.40.

$$A = c \cdot v + x, \tag{4.40}$$

wobei das eingesetzte Volumen Menstruum vom Volumen Mazerat um mindestens den Anteil abweicht, der von der Droge zur Quellung verbraucht wird und als Lösungsmittel nicht mehr zur Verfügung steht.

Gleichung 4.40 wird nach x aufgelöst und in Gleichung 4.39 eingesetzt.

$$c = \frac{b \cdot (A - c \cdot v)}{a - (A - c \cdot v)} \tag{4.41}$$

Gleichung 4.41 ergibt eine gemischt-quadratische Gleichung für c, wobei in der Lösung nur die positive Wurzel einen physikalisch sinnvollen Wert ergibt.

$$c = \frac{1}{2v}\left(A - a - bv + [(A - a - bv)^2 + 4\,Abv]^{1/2}\right) \tag{4.42}$$

Wiederum kann zur graphischen Schätzung der Parameter die reziproke Form von Gleichung 4.42 (s. Abb. 4.20) benutzt werden. Deren Differentialquotient $d(1/c)/dv$ für $v \Rightarrow \infty$ ergibt eine Schätzung für $1/A$; nach Gleichung 4.40 in der Form $x = A - c \cdot v$ kann damit für jedes v das zugehörige x berechnet werden. Nach Transformation der Gleichung 4.39 in die reziproke Form, $1/x = [b/(a - x)] \cdot 1/c$, oder allgemein $1/x = f(1/c)$, können die Parameter a und b geschätzt werden, wie dies für die Adsorptionsisotherme nach Langmuir üblich ist.

Dieses Modell beschreibt den Bereich von etwa $v = 2$ bis $v \to \infty$ sehr gut im Rahmen der Streuung der Meßwerte (Abb. 4.20). Die reziproke Form von Gleichung 4.42 wird als Mazerationsisotherme bezeichnet. Die Mazerationsergebnisse lassen sich im Bereich von $v = 2$ bis etwa $v = 12$ ebensogut mit der Ausgleichsformel (Gleichung 4.32) beschreiben. Werden mit den durch Regression in diesem Bereich gewonnenen Parametern der Gleichung 4.32 Werte für höheres v errechnet und in der Form $(1/c) = f(v)$ aufgetragen, so ergeben sich zunehmend größere Abweichungen (Abb. 4.20).

Auch der Fall, daß die Sättigungskonzentration an Extraktivstoff im Menstruum c_s erreicht wird, kann berücksichtigt werden.

Kolloide Auflösung. Melichar [7] faßte die Extraktion als eine kolloide Auflösung auf, wobei nach der Ostwald-Buzagh-Bodenkörperregel [8] die Löslichkeit von Kolloiden im Gegensatz zu der kleiner Moleküle von der Menge an Bodenkörper abhängig ist. Statt einer sorptiven Bindung von Extraktivstoffen werden Interaktionen zwischen den verschiedenen mikro- und makromolekularen Stoffen dafür verantwortlich gemacht, daß bei kleinem Ansatzverhältnis die Ausbeute relativ geringer ist, während bei großem v die spontane, kolloide Auflösung überwiegt.

Die Ausbeute $R_{100,max}$, als Massenfraktion der Extraktionsmischung „Droge + Menstruum" aufgefaßt, ist von vielen Faktoren abhängig:

$$R_{100,max} = f(c_D, \pi, r, \varphi, t, T, \ldots)$$

c_D Fraktion Droge mit $(1 - c_D)$ als Fraktion Extraktflüssigkeit
π Parameter der kolloiden Auflösungsvorgänge
r Dispersitätsgrad der Drogenteilchen
φ Parameter der technologischen Operationen beim Trennen der dispergierten Anteile vom Extrakt
t Zeit
T Temperatur

Die maximale Ausbeute bei einem bestimmten Ansatzverhältnis ist R_0. Sie wird durch fünfstufige Wirbelmazeration mit Teilvolumina bei diesem v ermittelt.

Ein Verteilungsverhältnis K, analog zu Gleichung 4.33, wird definiert als Quotient der Konzentration der extrahierten Stoffe im Extrakt und der Konzentration der nicht extrahierten Stoffe in der Droge und mittels der definierten Variablen ausgedrückt:

$$K = \frac{R_{100,max}}{(1 - c_D)} \cdot \frac{c_D}{R_0 \cdot c_D - R_{100,max}} \tag{4.43}$$

Gleichung 4.43 nach der Ausbeute $R_{100,max}$ aufgelöst, ergibt

$$R_{100.max} = R_0 \cdot c_D \cdot \frac{(1 - c_D) \cdot K}{c_D + (1 - c_D) \cdot K} \tag{4.44}$$

Melichar postuliert eine Gültigkeit dieser Beziehung von $c_D = 0 \ldots 1{,}0$, wobei experimentell nur Werte für $c_D = 0 \ldots 0{,}3$ zugänglich sind und darüber hinaus

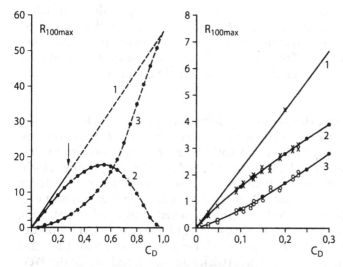

Abb. 4.21. Modell der Mazeration als kolloide Auflösung (nach [8]): Ausbeute (R_{10max}) in Abhängigkeit vom Drogenansatz (c_D), d. h. der Fraktion Droge in der Mischung „Droge + Menstruum" **(links)**. Aus Mazerationsversuchen im Bereich c_D 0...0,28 **(Pfeil)** an Radix Gentianae errechneter Verlauf für 1 die Menge der extrahierbaren Stoffe, 2 die Ausbeute R_{100max} nach Gleichung 4.45 und 3 die Menge Extraktivstoff, die in der Droge verbleibt. **Rechts:** aus einer isothermen Turbomazeration von Folium hyoscyami gewonnene, experimentelle und berechnete Werte im Bereich c_D 0...0,3

extrapoliert werden muß. Melichar nimmt für $K = f(c_D)$ einen paraboloiden Zusammenhang an, da die kolloide Löslichkeit bei der nicht spontanen Auflösung ein Maximum bei einer mittleren Bodenkörpermenge zeigt [7].

$$R_{100.max} = R_o \cdot c_D \cdot \frac{4\,K_{max} \cdot (1 - c_D)^2}{1 + 4\,K_{max}(1 - c_D)^2} \tag{4.45}$$

Die Berechnung über den gesamten Bereich von c_D ergibt die Kurven in Abb. 4.21 (links), experimentelle Daten für ein Beispiel im Bereich $c_D = 0...0,3$ sind in Abb. 4.21 (rechts) dargestellt.

Modellgleichungen für kontinuierliche Extraktion (Perkolation)

Ausgleichsfunktion. Die Konzentration im ablaufenden Perkolat in Abhängigkeit vom abgelaufenem Extraktvolumen ändert sich offensichtlich unter dem Einfluß mindestens zweier Prozesse, die mit deutlich verschiedener Geschwindigkeit ablaufen. Die Konzentration als Funktion des abgetropften Perkolatvolumens läßt sich nach Müller [4] phänomenologisch mit akzeptabler Genauigkeit durch eine Summe von 2 Exponentialtermen beschreiben.

$$c = a_1 \cdot e^{-b_1 v} + a_2 \cdot e^{-b_2 v} \tag{4.46}$$

Die Konstanten von Gleichung 4.46 können nach Auftragung der natürlichen Logarithmen von c gegen v nach der Abschältechnik (s. Abschn. 5.3 „Pharmakokinetik") geschätzt werden. Ihre physikalische Bedeutung ist nicht bekannt, der erste, schnelle Term wird häufig mit dem Auswaschprozeß, der zweite mit der Diffusion durch gequollene Zellmembranen in Zusammenhang gebracht.

Perkolationsisotherme (begrenzte, explizite Lösung). Zusätzlich zu den Gesetzmäßigkeiten zur Beschreibung der Mazeration ist der Transport von Menstruum bzw. Extrakt zu berücksichtigen, die Konzentration im Extrakt wird abhängig vom Ort in der Drogensäule und von der Zeit [9]. Die Schicht $\Delta h \cdot \pi \cdot r^2$ (Abb. 4.19b) ist ein offenes System, durch welches sich die Flüssigkeitssäule F von oben nach unten bewegt (Abb. 4.22). Die Fließgeschwindigkeit g (h/t) beeinflußt den Stoffübergang zwischen Droge und Menstruum, so daß x und c in Gleichung 4.40 bzw. 4.41 Funktionen vom Ort h und der Zeit t werden. Während sich in einem Volumenelement von h bis (h + Δh) der Wert für x nur mit der Zeit ändert (Gleichung 4.47), ändert sich der Wert für c mit der Zeit und dem Ort (Gleichung 4.48).

$$dx = \frac{dx}{dt}\, dt \qquad\qquad (4.47)$$

$$dc = \frac{dc}{dh}\, dh + \frac{dc}{dt}\, dt \qquad\qquad (4.48)$$

Da der Weg dh gleich g · dt ist und − dx/dt der zeitlichen Zunahme der Konzentration im Menstruum + dc/dt entspricht, ergibt sich die Summe der Änderungen (Gleichung 4.49).

$$\frac{dc}{dh}\, g + \frac{dc}{dt} + \frac{dx}{dt} = 0 \qquad\qquad (4.49)$$

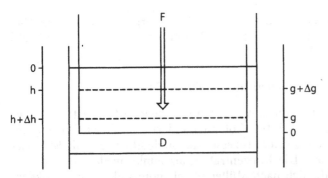

Abb. 4.22. Stofftransport durch eine Perkolationsschicht. Die Menstruumsäule F bewegt sich von oben nach unten mit der Geschwindigkeit g in einer Drogenschicht D; Extraktivstoff wird aufgenommen, abgegeben und transportiert. In einem Volumenelement von h bis (h + Δh) ändert sich die Stoffmenge x an der Droge mit der Zeit, die Konzentration im fließenden System c mit der Zeit und dem Ort. (Nach [10])

Unter Vernachlässigung des Einflusses von $(x \cdot c)$ ergibt sich folgende Gleichung, welche die Konstanten der phänomenologischen Gleichung 4.46 physikalisch begründet:

$$c = D \, x_o \frac{k_1}{F_a} \exp\left(-\frac{k_1}{F_a} F\right) + D \, y_o \frac{k_2}{F_a} \exp\left(-\frac{k_2}{F_a} F\right) \tag{4.50}$$

D Drogenmenge (m)
x_o, y_o Mengenanteile Extraktivstoff, die mit einem
schnellen bzw. langsamen Prozeß in das Menstruum übergehen
k_1, k_2 Geschwindigkeitskonstanten für den schnellen
bzw. langsamen Stoffübergang von der Droge in das Menstruum $(1/t)$
F_a Geschwindigkeit des Abtropfens (V/t), wobei für g
aus Gleichung 4.43 gilt: $g = F_a - h/F_v$ mit F_v als Gesamtvolumen Menstruum in der Säule
F abgetropfte Perkolatmenge (V)

Damit enthalten die Parameter bereits die Geometrie der Säule und die Übergangsgeschwindigkeiten.

Perkolationsisotherme (erweiterte, numerische Lösung). Die Berücksichtigung der Erfahrung, daß die Extraktkonzentration im ersten ablaufenden Extraktvolumen häufig begrenzt und damit kleiner ist, als sich nach Gleichung 4.50 ergeben würde, führt zu einem System von Differentialgleichungen, welches nur numerisch lösbar ist, aber die bisher weitestreichenden Schlußfolgerungen erlaubt [10].

$$dx_1/dt = -k_1 x_1 \tag{4.51}$$

mit x_1 als „lose Masse" Extraktivstoff auf der Droge, die lediglich gelöst werden muß, und k_1 als Lösungsgeschwindigkeitskonstante;

$$dx_2/dt = -k_2 \, x_2 + k_3 \, c(x_s - x_2) \tag{4.52}$$

x_2 „gebundene Masse" Extraktivstoff auf der Droge
k_2 Desorptionsgeschwindigkeitskonstante
k_3 Adsorptionsgeschwindigkeitskonstante
c Konzentration Extraktivstoff im Menstruum
x_s Sättigungskonzentration von Extraktivstoff auf der Droge (Bindungskapazität)

$$dc/dt = + k_1 \, x_1 + k_2 \, x_2 - k_3 \, c \, (x_s - x_2) - g \, (c_{i-1} - c_i) \tag{4.53}$$

g ist die Strömungsgeschwindigkeit des Menstruums bzw. Extrakts beim Weitertransport um einen theoretischen Boden, wobei sowohl die Zahl der theoretischen Böden der Drogensäule n_B als auch die Volumina der theoretischen Böden für die Droge V_D und für das Menstruum V_{Fl} den Verlauf der Kurve beeinflussen.

Wie aus Abb. 4.23 ersichtlich, bestimmen die Transportgeschwindigkeit und die Anfangsbedingungen entscheidend den Verlauf der Isotherme. Der „Kopf" des Perkolates im Bereich von $v < 1$ wird v.a. von der noch zu lösenden Masse Extraktivstoff, der Verlauf im Bereich $v = 4$ bis 8 durch Desorption bestimmt.

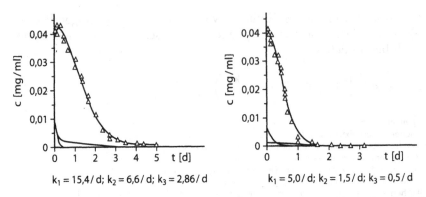

$k_1 = 15{,}4/d; \; k_2 = 6{,}6/d; \; k_3 = 2{,}86/d$ $k_1 = 5{,}0/d; \; k_2 = 1{,}5/d; \; k_3 = 0{,}5/d$

Abb. 4.23a, b. Perkolationsisothermen bei großer (a) bzw. kleiner (b) Tropfgeschwindigkeit und die entsprechenden, durch Iteration aus dem System von Differentialgleichungen 4.45 erhaltenen Geschwindigkeitskonstanten für die Auflösung k_1, Desorption k_2, und Adsorption k_3. (Aus [7])

Wird vor der eigentlichen Perkolation noch mazeriert, wie es bis zur 9. Ausgabe des Deutschen Arzneibuches vorgeschrieben war, so wird der Verlauf der Isotherme wesentlich durch die Verdrängung einschließlich einer Verdünnung des Mazerates bestimmt.

4.4.3
Extraktionsmittel

Flüssigkeiten

Zur selektiven Extraktion von Einzelstoffen werden Wasser und organische Flüssigkeiten verwendet wie Kohlenwasserstoffe, Alkohole, Ether, Ester, Ketone, aber auch Öle. Oft werden einphasige Gemische eingesetzt. Neben der Selektivität tritt die Umweltverträglichkeit in den Vordergrund, da die Extraktionsmittel dem Extrakt – meist durch Verdampfen – wieder entzogen werden müssen.

Zur Herstellung bestimmter pflanzlicher Zubereitungen nach den Vorschriften der Arzneibücher sind die Extraktionsmittel vorgegeben und zumeist Mischungen aus Ethanol und Wasser.

Verdichtete Gase

Verdichtete Gase, insbesondere Gase jenseits des kritischen Druckes und der kritischen Temperatur (Fluide; Abb. 4.18), zeigen gegenüber den flüssigen Extraktionsmitteln Vorteile bei Eigenschaften, welche die Geschwindigkeit und die Gleichgewichtslage beeinflussen (Tabelle 4.6). Die Viskositäten der Fluide sind denen der Gase ähnlich und damit erheblich kleiner als bei Flüssigkeiten. Die Diffusionskoeffizienten sind meist 10- bis 100mal höher als bei flüssigen Extraktionsmitteln; sie nehmen wie bei

Tabelle 4.6   Physikalische Daten von Gas, verdichtetem Gas und Flüssigkeit im Vergleich der Größenordnungen. (Nach [1])

Mobile Phase	Dichte [g · ml^{-1}]	Viskosität [mPa · s]	Diffusionskoeffizient [cm^2 · s^{-1}]
Flüssigkeit, Rt	0,6 – 1,6	2 – 3	0,000002 – 0,00002
Verdichtetes Gas			
– bei T_c, P_c	0,2 – 0,5	0,01 – 0,03	0,007
– bei T_c, 4 P_c	0,4 – 0,9	0,3 – 0,9	0,002
Gas 1 bar, Rt	0,0006 – 0,002	0,01 – 0,03	0,1 – 0,4

Flüssigkeiten mit der Temperatur zu. Verdichtete Gase besitzen zudem sehr niedrige Oberflächenspannungen.

Bei konstanter Temperatur und zunehmendem Druck steigen die Dichte und die Dielektrizitätskonstante der Fluide (Abb. 4.24 [11]); beide Eigenschaften, vor allem die Dichte, begünstigen durch eine Zunahme des Lösungsvermögens die Gleichgewichtslage bei der Extraktion. Eine Zunahme des Druckes bei konstanter Temperatur erhöht, eine Erhöhung der Temperatur bei konstantem Druck erniedrigt also wegen der abnehmenden Dichte das Lösungsvermögen des Fluids. Deshalb ist es wesentlich, bei Veränderung der Temperatur zu unterscheiden, ob dies bei konstantem Druck oder bei konstanter Dichte geschieht.

Soll eine gewünschte Lösefähigkeit auch bei höherer Temperatur aufrechterhalten werden, muß also auch der Druck gesteigert werden.

Mit großen technischen Vorteilen werden verdichtete Gase verwendet, deren kritische Temperatur (T_c in Abb. 4.18) in der Nähe der Betriebstempe-

Abb. 4.24.   Eigenschaften verdichteter Gase: Abhängigkeit der Dichte und der Dielektrizitätskonstanten von CO_2 vom Druck bei 40 °C. (Aus [11])

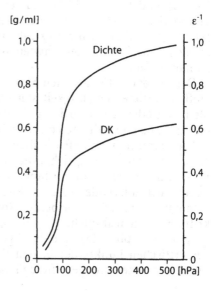

Tabelle 4.7 Physikalisch-chemische Eigenschaften von Gasen, die zur Extraktion geeignet sind. (Nach [1])

Gas	K_p bei 1 bar [°C]	T_c [°C]	P_c [bar]	ρ [g · ml^{-1}]
Ethen	− 103,7	9,9	50,5	0,20
Trifluormethan	− 82,2	25,9	46,9	0,52
Kohlendioxid	− 78,5 (subl)	31,0	72,9	0,47
Ethan	− 88,6	32,2	48,2	0,20
Distickstoffmonoxid	− 88,5	36,5	71,7	0,46
Propen	− 47,4	91,9	45,4	0,22

ratur des Extraktionsverfahrens liegt [1, 3]. Sind die Fluide bei Atmosphärendruck und Raumtemperatur gasförmig, so können sie besonders leicht und rückstandsfrei durch Entspannen aus der Miscella entfernt werden.

Die Hochdruckextraktion wird im Bereich der Naturstoffe v.a. mit 2 Zielen eingesetzt: Veredelung von Rohstoffen durch Extraktion unerwünschter Begleitstoffe, z. B. Lipide aus Pankreas bei der Gewinnung von Insulin [12], bzw. Herstellung qualitativ hochwertiger Extrakte.

Zur schonenden Extraktion von Naturstoffen im Bereich von 0–100 °C geeignete Gase sind in Tabelle 4.7 mit ihren relevanten Parametern zusammengefaßt [1].

Besondere Vorteile bietet CO_2, weil es günstige Werte für T_c und P_c besitzt und daneben physiologisch unbedenklich, keimfrei und bakteriostatisch, nicht brennbar oder explosiv und außerdem umweltfreundlich ist. Darüber hinaus steht es in großen Mengen zur Verfügung.

Mit verdichtetem CO_2 lassen sich apolare Stoffe gut, zunehmend polare Stoffe schlechter extrahieren: Kohlenwasserstoffe und wenig polare Ester, Lactone und Oxide gehören zur ersten Gruppe, Moleküle mit Carboxyl- und wenigen OH-Gruppen zur zweiten; Zucker, Aminosäuren und Lecithine lassen sich praktisch nicht extrahieren. Distickstoffmonoxid hat dem CO_2 ähnliche Extraktionseigenschaften, ist aber sicherheitstechnisch schwieriger zu handhaben.

Die Kapazität für gelösten Stoff läßt sich allgemein durch Zusätze von Stoffen mittlerer Flüchtigkeit steigern (sog. Schlepper), häufig z. B. durch Methanol oder Aceton. Die Selektivität des Lösungsvermögens ist bei den hier geeigneten verdichteten Gasen hoch.

Die Extraktion verläuft wie die klassische Lösungsmittelextraktion unter Ausnutzen von Phasengleichgewichten zur Stofftrennung [1]. Im einfachsten Fall handelt es sich um ein binäres System aus dem verdichteten Gas und dem zu extrahierenden, d. h. zu lösenden Stoff, wobei die Matrix vollkommen unlöslich ist. Sind die beiden Komponenten in Molmasse, Polarität und kritischen Daten ähnlich, wie z. B. CO_2 und n-Hexan, so ergibt sich im p(T)-Diagramm (Abb. 4.25) eine durchgehende kritische Kurve als Verbindung der kritischen Punkte der beiden Komponenten. Oberhalb der kritischen Kurve liegt eine homogene fluide Phase vor mit unbegrenzter Mischbarkeit.

Abb. 4.25. Schematisches Druck-Temperatur-Diagramm eines binären Gemisches mit kritischer Kurve 1. Ordnung. Punkt **a** im Gebiet unbegrenzter Mischbarkeit, Punkt **b** im Zweiphasengebiet mit beladenem, überkritischem Gas neben flüssiger Phase. (Aus [12])

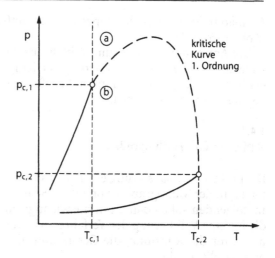

Unterhalb der kritischen Kurve liegen zwei Phasen vor: die fluide Phase mit 2 Komponenten und eine flüssige Phase, ebenfalls mit 2 Komponenten. Die Extraktion ist in beiden Gebieten möglich, die Abtrennung jedoch nur im Zweiphasengebiet.

Die Änderung der Parameter der Extraktion, z. B. des Druckes bei konstanter Temperatur, erlaubt auch fraktionierte Extraktion, z. B. wie die der

Abb. 4.26. Fraktionierte Hochdruckextraktion von Pfeffer mit CO_2. (Aus [13])

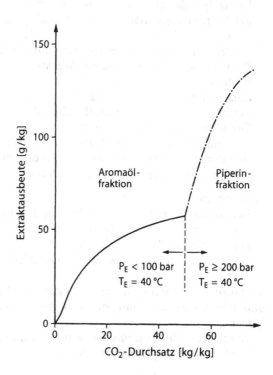

Aromaölfraktion und des Piperins aus Pfeffer mittels CO_2 Kohlendioxid (Abb. 4.26 [13]).

Die Abtrennung des Lösungsmittels aus der Miscella ist durch Erniedrigung des Druckes oder Veränderung der Temperatur leicht und extrem schonend möglich, Belastungen mit hohen Temperaturen und mit Luftsauerstoff können vermieden werden.

4.4.4
Methoden und Einflußgrößen

Die praktische Realisierung einer Extraktion mit den verschiedenen Verfahren ist in der Monographie von List u. Schmidt [3] ausführlich beschrieben. Im folgenden sollen daher nur die wichtigsten Charakteristika genannt und die für eine Validierung der Verfahren wichtigsten Einflußgrößen und Parameter für die Rohstoffe, die Geräte und die Betriebsbedingungen zusammengestellt werden.

Systemunabhängige Einflußgrößen.

Zahlreiche Rohstoff- und Verfahrensparameter beeinflussen den örtlichen und zeitlichen Verlauf und das Ergebnis der Extraktion:

Rohstoffparameter Droge
- Gesamtmenge an Droge,
- Partikelgröße mit Einfluß auf den Anteil aufgerissener Zellen, aus denen der Extraktivstoff nach Auflösung v.a. mittels Konvektion verteilt werden kann,
- Quellvermögen des Drogenskeletts mit Einfluß auf die
- Diffusionsgeschwindigkeit des Menstruums (zu Beginn) und des Extraktivstoffs,
- Gesamtmenge an Extraktivstoff,
- Verteilung des Extraktivstoffs über das Drogenmaterial, auszugleichen durch weitgehende Zerkleinerung,
- Bindungsvermögen des Drogenskeletts für Extraktivstoff, auch als Adsorption aufzufassen, mit Einfluß auf die extrahierte Menge in Abhängigkeit von der Konzentration im Extrakt.

Menstruum
- Benetzungsvermögen, Oberflächenspannung,
- Quellvermögen für das Drogenskelett,
- Lösevermögen für die Extraktivstoffe,
- Dampfdruck für eine spätere Konzentrierung durch Verdampfen.

Verfahrensparameter. Hiermit sind auch alle Varianten älterer Arzneibücher und Vorschriftensammlungen zu berücksichtigen, wie z.B. Infus, Dekokt, Mazerat:
- Temperatur des Systems mit Einfluß auf den Quellungszustand und das Sorptionsvermögen der Droge,

- Diffusionskoeffizient des Extraktivstoffs im Drogenskelett,
- Sättigungskonzentration des Extraktivstoffs im Menstruum.

Mazeration

Große Bedeutung im industriellen Maßstab besitzt die Bewegungsmazeration. Sie wird in Mischgeräten durchgeführt, sowohl in Schwerkraftmischern wie auch in Zwangsmischern. Die Ansatzgröße reicht von analytisch (wenige g) bis präparativ (einige 1000 l).

Bei der Wirbelextraktion [14] werden hochtourige Rührer mit starken Scherkräften eingesetzt. Hier läuft neben der Extraktion auch weitere Zerkleinerung ab. Neben der großen Zeitersparnis werden auch unerwünschte Effekte, wie eine Temperaturerhöhung und schlechte Abtrennung der Miscella vom Rückstand erzeugt. Die Erhöhung der Temperatur läßt sich durch Thermostatisierung vermeiden (isotherme Wirbelextraktion [14]).

Die technisch nicht verbreitete Ultraschallextraktion nutzt die Erzeugung von Grenzflächenreibung, das Entstehen von Kavitationen und die mechanische Auflockerung der Zellwände. Die Verbesserung der Ausbeute ist abhängig von der Frequenz, die nicht zu hoch liegen darf, der Leistung und der Dauer der Belastung. Infolge der Kavitationen kann H_2O_2 gebildet und Oxidation gefördert werden; auch andere chemische Reaktionen können durch diese Energiezufuhr gefördert werden.

Schließlich kann auch versucht werden, durch Extraktion im elektromagnetischen Wechselfeld die Ausbeute zu verbessern, auch hier – analog zum Effekt des Ultraschall – durch Kavitationen, zusätzlich auch durch Druckwellen.

Nach der Extraktion soll von der Droge „aufgesogenes" Menstruum bzw. Miscella gewonnen werden, meist durch Auspressen.

In diesen geschlossenen Systemen treten an Einflußgrößen hinzu:
- Ansatzverhältnis des Gesamtvolumens Menstruum zur Menge Droge mit Einfluß auf die Konzentration im Gleichgewicht,
- Bewegung des Systems durch Schütteln, Rühren u. a. zum Erzeugen von Konvektion zur Erhöhung des Konzentrationsgefälles für die Diffusion mit Einfluß auf die Dauer des Verfahrens.

Perkolation

Im präparativen Maßstab wird meist mit Perkolatorbatterien gearbeitet, wobei Teilperkolate mit niedrigen Konzentrationen als Menstruum für frische Droge in einem nachgeschalteten Perkolator genutzt werden.

In diesen offenen Systemen sind an zusätzlichen Einflußgrößen zu berücksichtigen:
- Porosität des Drogenmaterials nach der Quellung mit Einfluß auf die Strömungsverhältnisse von Menstruum bzw. Extrakt an der Oberfläche der Drogenpartikel,
- Volumenstrom des Menstruums bzw. der Extraktflüssigkeit im Perkolator selbst (davon abhängig: die Abflußgeschwindigkeit) mit dem Effekt einer

Störung des Konzentrationsgleichgewichtes und einer ortsabhängigen Förderung der Diffusion,
- Länge des Drogenbettes in Strömungsrichtung mit Einfluß auf den während des Durchströmens ortsabhängig erreichten Sättigungsgrad des Menstruums (im Verein mit dem Volumenstrom).

Damit ergibt sich für eine Validierung [15] des Verfahrens folgendes Schema:

Rohstoff-Spezifikation	Droge Menstruum	
Prozeß-Variable	Perkolator	Form Länge, Durchmesser,
	Drogenbett	Länge Porosität
	Betrieb	Druckdifferenz über Bett Strömung: Richtung Geschwindigkeit
Meßgrößen	Druck Temperatur Abflußgeschwindigkeit Zeit Volumen/Masse des Perkolats	

Andere Verfahren

Gegenstromextraktion. Um Perkolation als einen kontinuierlichen Prozeß zu gestalten, strömt nicht nur das Menstruum durch die ruhende Droge, sondern die Droge wird dem strömenden Menstruum entgegengeführt. Dies geschieht abschnittweise in Karusellextraktoren, in fortlaufendem Transport in Schneckenextraktoren.
Folgende Prozeßvariable sind zusätzlich zu berücksichtigen:
- Füllhöhe Droge (Karusellextraktor),
- Mengenstrom Droge (Schneckenextraktor),
- Mengenstrom Menstruum,
- Drehzahl Karusell bzw. Schnecke,
- Neigung des Zylinders (Schneckenextraktor),
- Temperaturverlauf über die Zylinderlänge,
- Druck im Zylinder.

Extraktion mit verdichteten Gasen. Aus Abb. 4.25 läßt sich ableiten, wie eine Extraktion mit verdichteten Gasen technisch zu gestalten ist (3).
Mikroanlagen für analytische Zwecke, Labor- und Produktionsanlagen sind beschrieben [1].
Technische Anlagen extrahieren mit Gasflüssen von etwa 5–20 kg Gas je kg Droge, was je nach Gasdichte einen Lösungsmittelwechsel etwa alle 10 min bedeutet.

Die oben erwähnten Rohstoffparameter für das Menstruum beziehen sich hier auf das eingesetzte Gas im Gas- und im Fluidzustand, da Gasart und -zustand Einfluß auf Selektivität und Ausbeute haben.
Die wichtigsten Verfahrensparameter sind:
- Temperatur über die Zeit im Extraktbehälter und im Abscheider,
- Druck über die Zeit im Extraktbehälter und im Abscheider,
- Massenfluß des Extraktionsmittels (da sich mit dem Druck die Dichte ändert, wäre auch ein Volumenstrom vom Druck abhängig) – der Fluß muß vor dem Extraktbehälter oder nach dem Abscheider gemessen werden,
- Anzahl der Abscheidestufen,
- Dauer des Verfahrens.

Literatur

1. Stahl E, Quirin KW, Gerard D (1987) Verdichtete Gase zur Extraktion und Raffination. Springer, Berlin Heidelberg New York
2. Brunner G, Peter S (1981) Zum Stand der Extraktion mit komprimierten Gasen. Chem Ing Tech 53: 529 ff
3. List PH, Schmidt PC (1984) Technologie pflanzlicher Arzneizubereitungen. Wiss Verlagsges, Stuttgart, S 120 ff
4. Müller F (1963) Überlegungen und Berechnungen zur Extraktion von pflanzlichen Drogen. Arzneimittelforsch 13: 551 – 558
5. Müller F (1963) Wirtschaftliche Mazeration Dtsch Apoth Z 103: 87 – 91
6. Müller F, Mielck JB (1968) Physikalisch-chemische Deutung der Mazerationsisotherme. 2. Mitt: Ableitung einer Gleichung nach dem Massenwirkungsgesetz. Arch Pharm 301: 631 – 637
7. Melichar M (1968) Abhängigkeit der Ausbeute vom Drogenansatz bei einstufiger Mazeration. I: Theoretische Analyse. II: Analytische Form und Ergebnisse. Arzneimittelforsch 18: 1482 – 1484
8. Kuhn A (1953) Kolloidchemisches Taschenbuch, 4. Aufl. Geest, Portig, Leipzig, S 40, 519
9. Cuntze B (1969) Physikalische Deutung der Perkolationsisothermen Diss, Univ Kiel
10. Müller F, Cuntze B, Klostermann A (1980) Gesetzmäßigkeiten der Mazeration und Perkolation Acta Pharm Technol 26: 240 – 242
11. Stahl E (1984) Extraktion mit Überkritischen Gasen. Dtsch Apoth Z 124: 488 – 491
12. Sirtly W (1988) CO_2-Hochdruckextraktion am Beispiel Pankreas. Pharmazie Unserer Zeit 17(4): 102 – 105
13. Gährs HJ (1985) Neue Entwicklungsaktivitäten im Bereich der Hochdruckextraktion. Chemie-Technik 14(7): 51 – 55
14. Melichar M (1958) Wirbelextraktion als neue Extraktionsmethode. IV: Wärmecharakteristik der Wirbelextraktion. V: Vorrichtung zur isothermen Wirbelextraktion mit automatischer Temperaturregelung. Pharmazie 13: 325 – 329 und 330 – 333
15. Sucker H (Hrsg) (1983) Praxis der Validierung. Wiss Verlagsges, Stuttgart

KAPITEL 5

Kinetik

Kinetik erfaßt die Geschwindigkeit von Veränderungen in einem System. Neben den zeitlichen Ablauf treten die den Ablauf beeinflussenden Faktoren und deren Mechanismen in pharmazeutischen Systemen, im menschlichen oder tierischen Organismus oder bei pharmazeutischen Verfahren.

5.1
Diffusion

H.-P. Merkle

5.1.1
Definitionen

Die Diffusion von gelösten Stoffen in flüssigen, halbfesten oder festen Medien ist zusätzlich zu ihrer grundlegenden physikalisch-chemischen Bedeutung für viele pharmazeutische Vorgänge wichtig. Diffusion ist ein Aspekt vieler pharmazeutisch-technologischer Fragestellungen, wie z. B. für die sog. **Migration** von Arznei- oder Hilfsstoffen in Packmitteln oder die **Permeabilität** von Polymeren für Sauerstoff, Kohlendioxid oder Wasserdampf. Bedeutung besitzt Diffusion auch für viele Aspekte aus der Biopharmazie, etwa für die **Freigabe** von Arzneistoffen aus Salben oder Matrix- bzw. überzogenen Arzneiformen, ebenso für die **Auflösung** fester Arzneistoffe in einem Lösungsmittel. Schließlich ist Diffusion für das Verständnis biopharmazeutischer Transportvorgänge wichtig, die für Aufnahme und Verteilung von Arzneistoffen im lebenden Organismus eine Rolle spielen, wie z. B. für die **Penetration** und **Permeation** von Arzneistoffen in oder durch die Haut, und die **Absorption** von Arzneistoffen aus dem Gastrointestinaltrakt oder an Schleimhäuten.

Die Erfahrung zeigt, daß Diffusion sich dann bemerkbar macht, wenn in einem gasförmigen, flüssigen oder festen Medium ein Konzentrationsgefälle herrscht. Diffusion ist Folge der Brownschen Molekularbewegung der im Medium gelösten Teilchen. Die thermische Bewegung eines einzelnen Teilchens ist sowohl bezüglich der Geschwindigkeit als auch der Richtung nach streng statistisch verteilt und daher unvorhersehbar; die Summe der Bewegungen aller Teilchen gehorcht jedoch den Diffusionsgesetzen, d. h. dem 1. und 2. Fickschen Gesetz. Thermodynamisch ist Diffusion ein spontaner und von der Entropie bestimmter Prozeß. Die Stärke eines **Diffusionsflusses** (Stoffmenge pro Zeit, welche durch eine gegebene Flächeneinheit diffundiert) folgt dem Gradienten der thermodynamischen Aktivität (s. Kap. 3) des diffundierenden Stoffs, und seine Richtung ist der des Gradienten entgegengesetzt. In einem homogenen Medium, z. B. in einer einphasigen Salbengrundlage, führt Diffusion daher dazu, daß sich mit der Zeit im gesamten System eine konstante Konzentration an gelöstem Arzneistoff einstellt (Gleichgewicht). In heterogenen Systemen, z. B. in einer Emulsion, stellen sich konstante Konzentrationen im Gleichgewicht nur innerhalb der jeweiligen Phasen ein, und das Verhältnis zwischen den Konzentrationen der beteiligten Phasen entspricht den jeweiligen Verteilungskoeffizienten. Im schließlich erreichten Gleichgewicht ist die thermodynamische Aktivität des Arzneistoffs überall konstant, d. h. in allen Phasen gleich. Der Endzustand (bzw. das Gleichgewicht) ist ohne äußeren Einfluß thermodynamisch irreversibel.

Bestimmend für den kinetischen Ablauf der Diffusion ist neben der thermodynamischen Aktivität die Beweglichkeit der gelösten Teilchen (Moleküle, Molekülassoziate, Mizellen etc.) im jeweiligen Medium. Sie wird durch den **Diffusionskoeffizient** charakterisiert. Mögliche Einflußgrößen am Beispiel der Diffusion eines Arzneistoffs in einem Polymer sind in Tabelle 5.1 dargestellt.

In der Praxis wird der Stofftransport durch Diffusion gelöster Arznei- und Hilfsstoffe oft von weiteren Prozessen überlagert. Eine Rolle spielen dabei neben dem Diffusionsfluß auch der osmotische Fluß in entgegengesetzter Richtung eines osmotischen Gradienten (osmotische Freigabesysteme), der hydraulische Fluß aufgrund von Druckunterschieden (Flüssigkeits-

Tabelle 5.1. Mögliche Einflußgrößen auf die Diffusion eines Arzneistoffs in einem Polymer

Polymer	Arzneistoff	Andere
Chemische Struktur	Chemische Struktur	Temperatur
Polymerisationsgrad	Molekülgröße	
Quervernetzung	Schmelzpunkt	
Segmentbeweglichkeit	Wechselwirkungen	
Kristallinität	Aktivität	
Domänenstruktur	Beladung	
Isotropie/Anisotropie		
Glastemperatur		
Porosität		
Tortuosität		
Wechselwirkungen		
Wassergehalt		
Gehalt an Weichmacher		
Verarbeitung		
Feste Zuschläge		
Herstellungsverfahren		

ströme), der Fluß in Richtung elektrischer Felder (Elektrophorese, Ionto-phorese), der konvektive Fluß (z. B. Auflösen unter Rühren, s. Kap. 3; Durch-blutung) oder der Fluß mit Hilfe biologischer Carrier (aktiver Transport durch biologische Membranen). Auf diese Querverbindungen wird hier nicht besonders eingegangen. Ebenso werden die Gravitationseffekte ver-nachlässigt, und es wird von konstanten Temperaturen ausgegangen. Diese Einschränkungen zeigen aber, daß praktische Schlußfolgerungen neben der Theorie der Diffusion immer auch die real existierenden Bedingungen zu berücksichtigen haben und reine Diffusionsmodelle in ihrer Aussage be-grenzt sind.

Für die **Diffusion in Membranen** werden in manchen Fällen ergänzende Begriffe herangezogen: **Penetration** bezeichnet die Diffusion eines gelösten Stoffes **in** eine Schicht **hinein, Permeation** bedeutet dagegen die Diffusion **durch** eine Schicht **hindurch.**

5.1.2
Die Fickschen Diffusionsgesetze

Die Diffusionsgesetze beruhen auf den grundlegenden Arbeiten von Fick (1855). Im allgemeinsten Fall erfolgt Diffusion in alle 3 Dimensionen (x, y und z) des Raums, wie z. B. die Diffusion aus einer Kugel in ein umgeben-des Medium. In vielen Fällen kann dies auf einfachere Fälle reduziert werden (Abb. 5.1). Bei der Diffusion aus einem langen Zylinder – Durchmesser we-sentlich kleiner als Länge – sind vereinfacht nur noch 2 Diffusionsrichtun-gen von Bedeutung (zweidimensionale Diffusion: z.B. y und z). Sogar die Reduktion auf nur eine Diffusionsrichtung ist praktisch sinnvoll: Die Diffu-sion aus einer flachen Scheibe – Durchmesser wesentlich größer als Dicke – kann in guter Näherung eindimensional betrachtet werden, z. B. in x-Rich-tung. Im folgenden werden solche Vereinfachungen der Übersichtlichkeit halber bevorzugt.

1. Ficksches Gesetz

Der Diffusionsfluß J eines gelösten Stoffs durch eine Einheitsfläche (z. B. 1 cm^2) steht in proportionaler Beziehung zu dem lokal herrschenden Kon-zentrationsgradienten in allen 3 Dimensionen des Raums x, y und z. Bei ein-dimensionaler Diffusion in isotropen Medien in Raumrichtung x gilt für den Diffusionsfluß J = dm/dt pro Einheitsfläche (z. B. mg s^{-1} cm^{-2}).

$$J = \frac{dm}{dt} = -D\frac{dC}{dx} \tag{5.1}$$

Die Menge an Arzneistoff, dM = A dm, welche in der Zeit dt durch einen Querschnitt der Fläche A diffundiert, ist somit:

$$\frac{dM}{dt} = -AD\frac{dC}{dx} \tag{5.2}$$

Abb. 5.1a–c. Schematische Darstellung der Diffusion in die 3 Richtungen des Raums. **a** Diffusion aus einer Kugel in x-, y- und z-Richtung. **b** Diffusion aus einem langen Zylinder in x- und z-Richtung. **c** Diffusion aus einer flachen Scheibe in x-Richtung

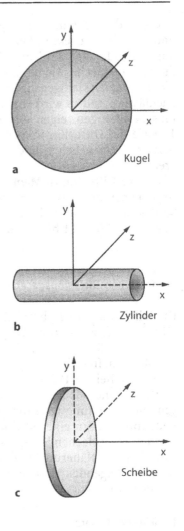

Das negative Vorzeichen zeigt an, daß der Diffusionsfluß J in entgegengesetzter Richtung des an dieser Stelle herrschenden Konzentrationsgradienten dC/dx verläuft, somit in Richtung abnehmender Konzentrationen. Der Diffusionskoeffizient D hat die Bedeutung einer Proportionalitätskonstante. Eine allgemein übliche Dimension ist $cm^2\,s^{-1}$. **Definitionsgemäß ist D offensichtlich der Betrag derjenigen Menge, die bei einem Konzentrationsgradienten von 1 Konzentrationseinheit pro Längeneinheit in einer Zeiteinheit durch eine dazu senkrecht stehende Flächeneinheit transportiert wird.** Typische Diffusionskoeffizienten D von Arzneistoffen in wäßrigen Medien liegen bei 10^{-5} bis 10^{-6} $cm^2\,s^{-1}$, in Flüssigkeiten allgemein bei 10^{-5} bis 10^{-10} $cm^2\,s^{-1}$ je nach Viskosität und in festen Polymeren bei etwa 10^{-7} bis 10^{-14} $cm^2\,s^{-1}$. Die direkte praktische Anwendbarkeit des 1. Fickschen Gesetzes ist recht gering und erstreckt sich ausschließlich auf Spezialfälle, z. B. auf den stationären Diffusionsfluß durch eine Membran mit konstantem Konzentrationsgradienten (s. unten).

Für die Diffusion in einem isotropen Medium in sämtliche 3 Richtungen des Raums ergibt sich

$$\frac{dM}{dt} = -AD\left(\frac{dC}{dx} + \frac{dC}{dy} + \frac{dC}{dz}\right)$$ (5.3)

Für gelöste, sphärische Moleküle mit dem Radius r in einer Umgebung von Lösungsmittelmolekülen ist der Diffusionskoeffizient nach der **Stokes-Sutherland-Einstein-Gleichung** folgendermaßen definiert:

$$D = \frac{RT}{N}\frac{1}{6\pi\eta r}$$ (5.4)

R allgemeine Gaskonstante
T absolute Temperatur
N Loschmidt-Zahl $6{,}06 \cdot 10^{23}$
η intrinsische Viskosität

Die Anwendbarkeit der Stokes-Sutherland-Einstein-Gleichung zur Berechnung und Vorhersage von Diffusionskoeffizienten ist jedoch sehr begrenzt.

2. Ficksches Gesetz

Es wird aus dem 1. Fickschen Gesetz abgeleitet und ist gegenüber diesem um eine Variable vermindert, der Masse m. Es ist daher universeller und einfacher anwendbar. Für den vereinfachten Fall einer eindimensionalen Diffusion in x-Richtung gilt:

$$\frac{\partial C}{\partial t} = D\frac{\partial^2 C}{\partial x^2}$$ (5.5)

Dies bedeutet, daß jede lokale Konzentrationsänderung eines Systems mit der Zeit, d. h. $\partial C/\partial t$, der Änderung des Konzentrationsgradienten mit dem Diffusionsweg x an dieser Stelle, $\partial^2 C/\partial x^2$, proportional ist. Wegen ihrer breiten Anwendbarkeit ist diese Gleichung auch unter der Bezeichnung **Diffusionsgleichung** bekannt.

Es gibt einige triviale Lösungen dieser partiellen Differentialgleichung 2. Ordnung. Wenn z. B. kein Konzentrationsgradient besteht, d. h. wenn überall $\partial C/\partial x = 0$, ist auch die Konzentrationsänderung mit der Zeit gleich Null. Die Konzentrationen sind in diesem Fall überall gleich, und nach dem 1. Fickschen Gesetz entsteht somit auch kein Diffusionsfluß. Die Lösung beschreibt also den Gleichgewichtszustand nach voller Einebnung des Konzentrationsgradienten.

Eine weitere triviale Lösung der Diffusionsgleichung liegt dann vor, wenn die Änderung des Konzentrationsgradienten mit dem Diffusionsweg x gleich Null ist, d. h.

$$\frac{\partial^2 C}{\partial x^2} = 0 \tag{5.6}$$

Durch Integration ergibt sich leicht, daß der Konzentrationsgradient $\partial C/\partial x$ dann ungleich Null ist, oder

$$\frac{\partial C}{\partial x} = a \tag{5.7}$$

wobei a eine Konstante ist. Bei weiterer Integration ergibt sich ferner, daß die Konzentration C eine lineare Funktion des Wegs x ist:

$$C = ax + b \tag{5.8}$$

mit b als einer weiteren Konstanten. Die jeweiligen Werte von a und b können mit Hilfe der Randbedingungen ermittelt werden. Beispiel: Angenommen an der Stelle $x = 0$ herrscht die Konzentration $C = C_1$, an der Stelle $x = h$ dagegen $C = C_2$, wobei $C_1 < C < C_2$. Durch Einsetzen wird $C_1 = b$ und $C_2 = a h + b$ erhalten. Auflösen nach den Koeffizienten a und b und Einsetzen in Gleichung 5.8 führt dann zu einer Beziehung über den Verlauf der Konzentration innerhalb von $0 < x < h$ als Funktion des Wegs:

$$C = \frac{C_2 - C_1}{h} x + C_1 \tag{5.9}$$

Der Koeffizient von x, $(C_2 - C_1)/h$ ist offensichtlich der Konzentrationsgradient dC/dx, der hier gemäß Definition weder von der Zeit noch vom Weg abhängig ist. In Verbindung mit dem 1. Fickschen Gesetz (Gleichung 1) ergibt sich dann für den Diffusionsfluß J pro Flächeneinheit:

$$J = D\frac{C_2 - C_1}{h} \tag{5.10}$$

bzw.

$$\frac{dM}{dt} = DA\frac{C_2 - C_1}{h} \tag{5.11}$$

und nach Integration für die in der Zeit t durch den Querschnitt A transportierte Menge

$$M = DA\frac{C_2 - C_1}{h} t \tag{5.12}$$

Die Gleichungen 5.11 und 5.12 sind außerordentlich nützlich. Sie können z. B. für die **Membrandiffusion** eines Arzneistoffs durch eine Membran der Dicke h eingesetzt werden, wenn die Konzentration auf der einen Seite der Membran, d. h. an der Stelle $x = 0$, bei C_1 liegt und auf der anderen Seite, $x = h$, bei C_2. Nützliche Querverbindungen lassen sich auch zur Nernst-Brunner-Gleichung für die Beschreibung der diffusionsgesteuerten **Auflö-**

sungsgeschwindigkeit von festen Arzneistoffen herstellen. Bei dieser ist der Querschnitt A durch die Oberfläche O gegeben (s. Abschn. 5.3).

Die meisten Lösungen der Diffusionsgleichung erfordern einen wesentlich größeren mathematischen Aufwand und sind vielfach aus der Literatur bekannt [1 –4]. Allen Lösungen gemeinsam ist, daß die Diffusionsgleichung anhand der für das Diffusionsproblem zutreffenden Anfangs- und/oder Randbedingungen gelöst wird. Typisch ist auch, daß viele Lösungen nur unter Vereinfachungen zustandekommen. Beispiele für **Vereinfachungen** sind:
- Vernachlässigung der Orts-, Zeit-, Richtungs- und Konzentrationsabhängigkeit der Diffusionskoeffizienten,
- Vernachlässigung von Randeffekten beim Durchgang durch Grenzflächen und wäßrigen Diffusionsschichten,
- Berücksichtigung von Konzentrationen anstelle der (meist unbekannten) thermodynamischen Aktivitäten (s. Abschn. 5.1.5),
- Annahme eindimensionaler Diffusion anstelle von mehrdimensionalen Modellen.

Jedes Diffusionsmodell ist daher stets streng auf Zulässigkeit der Vereinfachungen zu prüfen. Der vorliegende Text beschränkt sich auf relativ einfache Beispiele mit pharmazeutischer Anwendbarkeit wie die Diffusion in und aus Schichten oder durch Membranen. Weitere Beispiele ergeben sich aus der Literatur. Pharmazeutische Anwendbarkeit besitzen dabei v.a. die Lösungen für die Diffusion in sog. **endlichen Systemen**, z. B. die Diffusion **in** bzw. **aus Schichten, Zylindern und Kugeln** und **durch Schichten** hindurch. Begrenzt anwendbar sind auch sog. **unendliche Systeme**, z. B. die Diffusion eines gelösten Stoffes **aus einer** bzw. **in eine Schicht** von (praktisch) unendlicher Ausdehnung [2]. Praktisch unendlich verhält sich z. B. schon eine nur wenige mm dicke Salbenschicht, aus der Arzneistoff in ein flüssiges Medium freigesetzt wird. In der für einen In-vitro-Freigabeversuch sinnvollen Zeit gibt sie ihren Arzneistoff nämlich nur aus der unmittelbaren Nachbarschaft zur Grenzfläche ab, verhält sich also noch genauso wie eine wesentlich dickere oder theoretisch unendlich dicke Schicht. Solche Systeme werden auch als **semi-unendliche Systeme** bezeichnet.

Unterschieden wird ferner zwischen Diffusion in **homogenen Systemen** (z. B. Lösungssalbe, Polymermatrix mit gelöstem Arzneistoff) und **heterogenen Systemen** (z. B. Suspensionssalbe, Polymermatrix mit suspendiertem Arzneistoff, Emulsionssalbe).

5.1.3
Diffusion in und aus Schichten

Diffusion aus einer Schicht – gelöster Wirkstoff

Im folgenden wird zunächst die Freigabe eines in einer Schicht mit definierter Schichtdicke gelösten Wirkstoffs behandelt. Der Fall dient als Beispiel für eine relativ einfache Lösung der Diffusionsgleichung und wird daher als einziger ausführlich behandelt. Für die Mehrzahl der weiteren Ableitungen wird auf die Literatur verwiesen [1–4]. Das Beispiel ist etwa für die Diffusion aus flachen Implantaten in das umgebende Gewebe von Bedeutung.

Es wird angenommen, daß eine Polymerschicht der Dicke h zunächst gleichmäßig mit gelöstem Arzneistoff der Konzentration C_0 beladen ist. Der Diffusionskoeffizient des Arzneistoffs innerhalb der Schicht ist konstant. Die Dicke der Schicht ist verglichen mit ihrem Querschnitt relativ gering. Es wird daher eindimensionale Diffusion vorausgesetzt, Randeffekte werden vernachlässigt. Nach Eintauchen in ein flüssiges Medium wird Arzneistoff über beide Querschnitte an das umgebende Medium abgegeben (**zweiseitige Freigabe**), welches eine praktisch unbegrenzte Aufnahmefähigkeit besitzt (**Perfect-sink-Bedingung**). Die Abgabe des Arzneistoffs wird allein von der Diffusion des Arzneistoffs in der Schicht bestimmt. Für den Diffusionsprozeß gilt die **Diffusionsgleichung**

$$\frac{\partial C}{\partial t} = D \frac{\partial^2 C}{\partial x^2} \tag{5.13}$$

zusammen mit den **Anfangsbedingungen** (für t = 0) und **Randbedingungen** (t > 0)

$$C = C_0 \qquad 0 < x < h \qquad t = 0$$

$$C = 0 \qquad x = 0 \qquad t > 0 \tag{5.14}$$

$$C = 0 \qquad x = h \qquad t > 0$$

Die Lösung der Differentialgleichung kann z. B. mittels Trennung der Variablen erreicht werden [2], wobei die gleichzeitig vom Weg x und von der Zeit t abhängige Konzentration C(x,t) in die beiden voneinander unabhängigen Funktionen X(x) und T(t) zerlegt wird.

$$C(x, t) = X(x)T(t) \tag{5.15}$$

Nach Einsetzen und Trennung der Variablen ergibt sich

$$\frac{1}{T} \frac{dT}{dt} = \frac{D}{X} \frac{d^2 X}{dx^2} \tag{5.16}$$

Da die Variablen auf beiden Seiten voneinander unabhängig sind, müssen beide Seiten einer einzigen Konstanten entsprechen. Diese erhält zweckmäßigerweise den Wert λ^2 D. Dadurch ergeben sich 2 gewöhnliche Differentialgleichungen, welche einfach zu lösen sind, d. h.

$$\frac{1}{T} \frac{dT}{dt} = -\lambda^2 D \quad \text{und} \quad \frac{1}{X} \frac{d^2 X}{dx^2} = -\lambda^2 \tag{5.17}$$

Allgemeine Lösungen der beiden Differentialgleichungen sind offensichtlich

$$T = e^{-\lambda^2 D t} \tag{5.18}$$

$$X = A \sin \lambda x + B \cos \lambda x \tag{5.19}$$

wobei A und B Integrationskonstanten sind. Die allgemeine Lösung der Diffusionsgleichung für den vorliegenden Fall lautet somit

$$C = \sum_{m=1}^{m=\infty} (A_m \sin \lambda x + B_m \cos \lambda x) e^{-\lambda^2 Dt} \tag{5.20}$$

Aus den Randbedingungen (t > 0; C(x = 0) = 0, C(x = h) = 0) ergibt sich zwangsläufig, daß diese Gleichung nur erfüllt ist, wenn

$$B_m = 0 \text{ und } \lambda_m h = m\pi \tag{5.21a}$$

Für A_m ergibt sich dagegen aus den Anfangsbedingungen nach einer Fourier-Reihe

$$A_m = \frac{4C_0}{\pi} \frac{1}{(2n+1)} \quad \text{fr } n = 0, 1, 2, 3, \ldots \ldots \infty \tag{5.21b}$$

Als Lösung der Diffusionsgleichung wird schließlich für den Konzentrationsverlauf in der Schicht erhalten (Abb. 5.2):

$$C = \frac{4C_0}{\pi} \sum_{n=0}^{n=\infty} \frac{1}{(2n+1)} \theta^{-D \frac{(2n+1)^2 \pi^2}{h^2} t} \sin\left(\frac{2n+1}{h}x\right) \tag{5.22}$$

Die Lösung besteht somit aus einer Summe von trigonometrischen Funktionen mit unendlich vielen Gliedern. Dies ist für viele Lösungen der Diffusionsgleichung typisch. Der praktischen Anwendung kommt entgegen, daß die Gleichung für nicht allzu kleine Werte von t sehr gut konvergiert, da höhere Glieder der Serie rasch unbedeutend werden. Die Konzentrationsprofile in der Schicht bei Annahme bestimmter Werte von C_0, h und D sind daher bereits mit einfachen programmierbaren Taschenrechnern gut zugänglich.

Abb. 5.2. Schematische Darstellung der Konzentrationsprofile als Funktion der Zeit und des Diffusionswegs bei der zweiseitigen Freigabe eines gelösten Stoffs aus einer Schicht in ein Medium. 0, 1, 2, 3, ... ∞ sind schematische Zeitpunkte im Verlauf der Diffusion

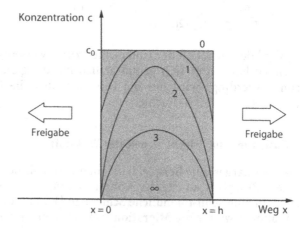

Aus pharmazeutischer Sicht sind Konzentrationsprofile als Funktion des Diffusionswegs x offensichtlich wenig nützlich. Besser geeignet sind dagegen Angaben für die Wirkstofffreigabe aus der Schicht. Sie wird dadurch erhalten, daß zunächst die in der Schicht verbleibende **Restmenge** an Arzneistoff $M_r(t)$ durch Integration der Konzentration $C(t)$ über die Dicke der Schicht ermittelt wird. Bei einer Querschnittsfläche A gilt

$$M_r = A \frac{8C_0 h}{\pi^2} \sum_{n=0}^{n=\infty} \frac{1}{(2n+1)^2} \, e^{-D \frac{(2n+1)^2 \pi^2}{h^2} t} \tag{5.23}$$

Für die **freigegebene Menge** an Arzneistoff gilt dagegen $M_f = M_o - M_r$, und daher nach Einsetzen

$$M_f = A \frac{8C_0 h}{\pi^2} \left(\frac{\pi^2}{8} - \sum_{n=0}^{n=\infty} \frac{1}{(2n+1)^2} \, e^{-D \frac{(2n+1)^2 \pi^2}{h^2} t} \right) \tag{5.24}$$

Diese Gleichung beschreibt letztlich den gesuchten Zusammenhang zwischen der Wirkstofffreigabe aus einer Schicht und deren Beladung C_o, dem Diffusionskoeffizienten D, der Schichtdicke h und der Fläche A. Auf der Basis dieser Gleichung können je nach beabsichtigter Anwendung die für eine Therapie möglichen Freigabeprofile simuliert werden. Es kann z. B. abgeschätzt werden, welcher Diffusionskoeffizient für die Beibehaltung einer bestimmten Freigabegeschwindigkeit erforderlich ist.

Ein Spezialfall dieser Ableitung liegt dann vor, wenn die Freigabe nicht wie zuvor nach 2 Seiten hin erfolgt, sondern nur nach einer Seite. Eine **einseitige Freigabe** ist z. B. dann gegeben, wenn die Schicht auf einer Seite mit einer undurchlässigen Barriere versehen ist. Dies würde etwa auf einen Polymerfilm zur bukkalen Freigabe zutreffen, der wegen eines undurchlässigen Grundfilms nur in Richtung der bukkalen Mukosa, nicht aber in Richtung Mundhöhle freigibt. Die Freigabe aus einem Film der Dicke d nimmt bei einseitiger Richtung folgenden Verlauf:

$$M_f = A \frac{8C_0 d}{\pi^2} \left(\frac{\pi^2}{8} - \sum_{n=0}^{n=\infty} \frac{1}{(2n+1)^2} \, e^{-D \frac{(2n+1)^2 \pi^2}{4d^2} t} \right) \tag{5.25}$$

Es wird deutlich, daß der Unterschied zum zweiseitigen Fall gering ist. Tatsächlich handelt es sich grundsätzlich um die gleiche mathematische Lösung. Allerdings wird nur die Diffusion über die Hälfte der Schicht mit der Dicke $d = h/2$ betrachtet.

Diffusion in eine Schicht – gelöster Wirkstoff

Das hier dargestellte Beispiel trifft auf die Aufnahme eines gelösten Stoffs aus einem Reservoir konstanter Konzentration, z. B. aus einer gesättigten Lösung, in eine **semi-unendliche Schicht** zu [1]. Praktisch anwendbar ist diese Situation etwa für die **Migration** von gelösten Arznei- und Hilfsstoffen aus einer Lösung in ein Packmittel. Das Packmittel verhält sich zu Beginn der Migration wie eine semi-unendliche Schicht, d. h. daß diese zwar endliche Ausmaße hat, aber mindestens im betrachteten Zeitraum wie eine Schicht mit unendlicher Ausdehnung angesehen werden kann. Ausgangspunkt ist wieder die **Diffusionsgleichung.**

$$\frac{\partial C}{\partial t} = D \frac{\partial^2 C}{\partial x^2} \tag{5.26}$$

und die **Anfangs- und Randbedingungen**

$$
\begin{aligned}
C &= 0 \quad && x > 0 \quad && t = 0 \\
C &= C_0 \quad && x = 0 \quad && t > 0
\end{aligned}
\tag{5.27}
$$

Im vorliegenden Modell ist C_0 als die Konzentration in der Schicht direkt an der Phasengrenze definiert. Wird C_0 als die Konzentration im Reservoir bezeichnet, muß sie mit dem Verteilungskoeffizienten K zwischen Schicht und Reservoir multipliziert werden (s. Abschn. 5.1.4). Die Randbedingung bedeutet, daß der Transport ohne Beteiligung einer wäßrigen Diffusionsschicht abläuft. Diffusion spielt nur innerhalb der semi-unendlichen Schicht, $x > 0$, eine Rolle. Eine Lösung der Differentialgleichung ist mit Hilfe einer Laplace-Transformation zugänglich [1]. Das Konzentrationsprofil in der Schicht folgt danach der Gleichung:

$$C = C_0 \, \text{erfc}\left(\frac{x}{2\sqrt{DT}}\right) \tag{5.28}$$

Dies ist eine weitere typische Lösung der Diffusionsgleichung. Entsprechend dem statistischen Charakter der Diffusion macht sie vom **Gaußschen Fehlerintegral** Gebrauch. Das hier verwendete Komplement des Fehlerintegrals [1], erfc(z), ist als das Integral der Standardnormalverteilung zwischen z und ∞ definiert. Seine Beziehung zum Fehlerintegral erf(z), dem Gaußschen Fehlerintegral, ist erfc(z) = 1 − erf(z). Fehlerintegrale, ihre Komplemente und weitere verwandte Funktionen sind tabellarisch zugänglich oder lassen sich durch leistungsfähige numerische Integrationsverfahren teilweise schon auf einfachen Taschenrechnern erhalten.

Diffusion aus einer Schicht – gelöster Wirkstoff

Komplementär zur beschriebenen Aufnahme **in eine Schicht** ist die Freigabe **aus einer Schicht.** Ein praktisches Beispiel ist etwa die Freigabe eines Arzneistoffs aus einer praktisch unbegrenzten (d. h. semi-unendlichen) Salbenschicht in ein vergleichsweise großes Volumen eines Freigabemediums unter Sinkbedingungen (d. h. C = 0 in der Phasengrenze). Es gilt wieder die **Diffusionsgleichung.** Deren Anfangs- und Randbedingungen sind

$$C = C_0 \quad x > 0 \quad t = 0$$

$$C = 0 \quad x = 0 \quad t > 0 \tag{5.29}$$

Wie der physikalische Ablauf ist auch die mathematische Lösung des vorhergehenden Falls der Diffusion in eine Schicht (Gleichung 5.28) komplementär. Für das Konzentrationsprofil als Funktion von Weg x und Zeit t gilt:

$$C = C_0 \, \mathrm{erf}\left(\frac{x}{2\sqrt{Dt}}\right) \tag{5.30}$$

Der daraus resultierende Fluß J an diffundierendem Material an der Phasengrenze ($x = 0$) ergibt die Freigabegeschwindigkeit pro Flächeneinheit.

$$J(0) = D\frac{dC}{dx} = D\frac{C_0}{\sqrt{\pi Dt}} \tag{5.31}$$

Wird dieser Fluß J(0) über die Zeit integriert, resultiert eine Gleichung für die aus der Fläche A in das Freigabemedium freigegebene Menge M an Arzneistoff in Abhängigkeit zur Zeit.

$$M = 2AC_0\sqrt{\frac{Dt}{\pi}} \tag{5.32}$$

Dies ist die sog. **Higuchi-Gleichung** nach **W. I. Higuchi** [5] für die Wirkstofffreigabe aus einer homogenen Lösungsmatrix. Sie wurde ursprünglich für die Beschreibung der Freigabe aus Lösungssalben vorgeschlagen, ist aber ebenso z. B. auf die Freigabe aus **Polymerfilmen mit darin gelöstem Wirkstoff** anwendbar. Da das physikalische Modell von einer semi-unendlichen Schicht ausgeht, ist die Gleichung nur bis zu einer Freigabe von maximal 30–40 % der Gesamtmenge gültig. Bei weiterer Freigabe verhalten sich Salbenschichten oder Polymerfilme wie endliche Systeme, und die Gleichung verliert ihre Voraussetzungen.

Werden Daten aus solchen Freigabeuntersuchungen gegen $\sqrt{\text{Zeit}}$ aufgetragen, ergibt sich typischerweise eine Gerade (Wurzel-t-Beziehung) mit der Steigung $2AC_0\sqrt{D/\pi}$. Bei bekannter Anfangskonzentration C_0 und Fläche A läßt sich somit der effektive Diffusionskoeffizient aus der Steigung ermitteln. Typisch für **homogene Lösungssysteme** ist außerdem, daß es eine proportionale Beziehung zwischen der Steigung der Wurzel-t-Beziehung und der Konzentration C_0 gibt.

Diffusion aus einer Schicht – suspendierter Wirkstoff

Werden Arzneistoffe über ihre Löslichkeitsgrenze hinaus in Medien eingearbeitet, entstehen heterogene Suspensionssysteme. Geläufige Beispiele sind Suspensionssalben oder Polymere mit überschüssigem suspendiertem Wirkstoff. Der suspendierte Wirkstoff führt gegenüber einem homogenen Lösungssystem zu einem wesentlich wirksameren Depot und länger anhaltender Freigabe.

Für die Modellierung gibt es eine Reihe von Ansätzen verschiedener Autoren. Sehr übersichtlich ist der von T. **Higuchi** formulierte Ansatz [6, 7], der zur sog. **Higuchi-Gleichung** für die Freigabe aus **Suspensionssystemen** führt. Hierzu sind einige vereinfachende Annahmen notwendig:

- Die Gesamtkonzentration an suspendiertem Arzneistoff liegt weit über seiner Sättigungskonzentration, $C_o \gg C_s$.
- Die Teilchengröße der suspendierten Partikel ist wesentlich geringer als die Dicke der sie umgebenden Diffusionsschichten.
- Die Aufnahmefähigkeit des Freigabemediums in der Phasengrenze ist praktisch unbegrenzt (**Perfect-sink-Bedingungen**), d. h. $C(x = 0) = 0$.
- Der Ablauf der Freigabe wird von der Diffusion des gelösten Wirkstoffs, aber nicht von seiner Auflösung bestimmt (**Diffusionssteuerung**).

Der Ansatz für das physikalische Modell ergibt sich aus Abb. 5.3. Aufgrund der Vorgaben bildet sich bei Freigabe aus dem semi-unendlichen System an der Oberfläche eine **partikelfreie Zone** von ständig zunehmender Dicke h aus. Der Transport an gelöstem Wirkstoff durch diese Zone läßt sich vereinfacht im Fließgleichgewicht unter Anwendung des 1. Fickschen Gesetzes darstellen:

$$\frac{dm}{dt} = D \frac{C_s}{h} \tag{5.33}$$

Der Konzentrationsgradient $dC/dx = C_s/h$ in der sich ständig ausdehnenden partikelfreien Zone setzt sich aus der Differenz der Konzentrationen an deren Grenzen, $C(x = h) = C_s$ bzw. $C(x = 0) = 0$, und aus der Schichtdicke h zusammen, die eine Funktion der Zeit ist.

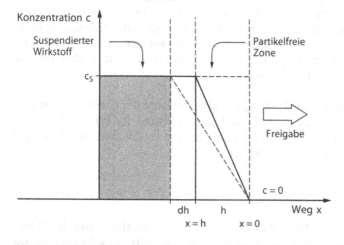

Abb. 5.3.   Schematische Darstellung eines physikalischen Modells für die Freigabe eines suspendierten Stoffs aus einer Schicht. (Nach [6])

Weiter wird eine Massenbilanz für die partikelfreie Zone erstellt: Wird diese Zone um den Betrag dh breiter, entspricht die aus einer Flächeneinheit freigesetzte Menge an Arzneistoff dm der ursprünglichen Beladung, C_0 dh, abzüglich dem noch in gelöster Form vorhandenen Anteil, C_s dh/2, wie sich leicht geometrisch nachweisen läßt. Somit ergibt sich

$$dm = C_0\, dh - \frac{C_s}{2}\, dh \qquad\qquad (5.34)$$

Auflösen der beiden Gleichungen 5.33 und 5.34 nach dm, Gleichsetzen und Integration führt zu

$$h^2 = \frac{2DC_s}{C_0 - \dfrac{C_s}{2}}\, t \qquad\qquad (5.35)$$

Einsetzen von Gleichung 5.35 in Gleichung 5.33 und Integration resultiert schließlich in der gesuchten **Higuchi-Gleichung**, wobei wie üblllich dM = A dm.

$$M = A\sqrt{DC_s(2C_0 - C_s)t} \qquad\qquad (5.36)$$

Die freigegebene Menge an Arzneistoff M ist somit auch in diesem Fall eine lineare Funktion der Wurzel aus der Zeit (Wurzel-t-Beziehung). Der Diffusionskoeffizient kann mittels Regression aus Freigabeprofilen ermittelt werden, sofern C_0 und C_s bekannt sind.

Schwächen dieser Higuchi-Gleichung ergeben sich aus mehreren Gründen: Sehr vereinfachend ist z. B. die Annahme konstanter Diffusionskoeffizienten unabhängig von der Auflösung der Partikel und einer möglichen Quellung des Arzneistoffträgers im Freigabemedium. Anstelle der **Diffusionssteuerung** könnte auch die **Partikelauflösung** den Prozeß steuern, und schließlich kann zum Diffusionsprozeß in der partikelfreien Zone die Diffusion durch eine an die Arzneiform angrenzende Diffusionsschicht im Freigabemedium hinzukommen. Die Anwendung der Higuchi-Gleichung für die Freigabe aus Suspensionssystemen ist somit stark eingeschränkt und muß mit der notwendigen Vorsicht erfolgen.

Einfluß von Porosität und Tortuosität. Eine Variante der Gleichung berücksichtigt den besonderen Fall, daß durch die Auflösung der Wirkstoffpartikel Poren gebildet werden, die vom Freigabemedium erfüllt sind und durch die der gelöste Wirkstoff abtransportiert wird [6].

$$M = A\sqrt{D\frac{\varepsilon}{\tau}C_s(2C_0 - \varepsilon C_s)t} \qquad\qquad (5.37)$$

Dabei wird sowohl die **Porosität** ε als auch die **Tortuosität** τ der der Diffusion zugänglichen offenen Poren einbezogen. Die Sättigungskonzentration des Wirkstoffs C_s bezieht sich in diesem Fall auf das Freigabemedium, welches die Poren der Zubereitung erfüllt. Die Bedeutung dieser Gleichung ist aber sehr eingeschränkt, da unabhängige Angaben für die durch Freigabe entstehende Porosität ε und – vor allem – für die Tortuosität τ kaum zugänglich sind. Beide Größen sind dimensionslos: Die Porosität kann Werte zwischen 0 und 1 annehmen, der Bereich der Tortuosität reicht von 1 aufwärts. Der Wert τ = 1 beschreibt z. B. die ideale lineare Pore senkrecht zur Oberfläche, der Wert 5 z. B. eine gewundene Pore, deren effektive Länge 5mal so lang ist wie die der linearen Pore.

5.1.4
Diffusion in Membranen

Die Permeation von Arzneistoffen durch Membranen [4] ist für eine Reihe von praktischen Beispielen von Bedeutung, darunter auch die **Freigabe aus überzogenen Arzneiformen**, die **Permeabilität von Polymeren**, die **Gasdurchlässigkeit** von Packmitteln, die **Permeabilität der Haut** und die gastrointestinale Absorption.

Permeation durch eine Membran

Das physikalische Modell besteht im einfachsten Fall aus einer Membran der Dicke h, welche auf beiden Seiten von Flüssigkeiten umspült wird. Ein großer Überschuß an Arzneistoff ist in der Donorflüssigkeit auf der einen Seite gelöst. Auf der anderen Seite befindet sich die Akzeptorflüssigkeit, die praktisch unbegrenzt Arzneistoff aufzunehmen in der Lage ist (**Sinkbedingungen**). Für die Diffusion in der Membran gilt in der üblichen Weise die **Diffusionsgleichung:**

$$\frac{\partial C}{\partial t} = D \frac{\partial^2 C}{\partial x^2} \tag{5.38}$$

Die entsprechenden Anfangs- und die Randbedingungen sind

$$
\begin{array}{llll}
C = 0 & 0 < x < h & t = 0 & \\
C = 0 & x = 0 & t > 0 & \text{(5.39)} \\
C = C_h & x = h & t > 0 &
\end{array}
$$

C_h ist also die Membrankonzentration unmittelbar an der Kontaktfläche zur Donorflüssigkeit. Die Anfangsbedingung zeigt, daß die Membran zu Beginn frei von Arzneistoff ist. Diffusion findet ausschließlich in der Membran statt, und zwar von der Donor-, d. h. bei x = h, zur Akzeptorseite, bei x = 0. Entsprechend den Randbedingungen wird in beiden Flüssigkeiten heftige Konvektion angenommen, was bedeutet, daß der Arzneistoff auf der Donorseite beliebig schnell herangeführt und auf der Akzeptorseite beliebig schnell abgeführt wird. Der Transport verläuft also ausschließlich **membrangesteuert**. Andere Steuermechanismen werden weiter unten aufgezeigt.

Die Lösung der Differentialgleichung ist wie im Fall der Diffusion aus einer Schicht mit Hilfe des Verfahrens der **Trennung der Variablen** möglich (s. Abschn. 5.1.3). Gleichung 5.20 enthält die dafür geeignete allgemeine Lösung. Da aber sowohl Anfangs- als auch Randbedingungen in den beiden Fällen unterschiedlich sind, führt die Auswertung der Koeffizienten zu anderen Lösungen. Ebenso wie im vergleichbaren Fall der Diffusion aus einer Schicht besteht sie aus einer Summe trigonometrischer Funktionen.

$$C = \frac{C_h}{h} x + \frac{2C_h}{\pi} \sum_{n=1}^{n=\infty} \frac{(-1)^n}{n} \sin \frac{n\pi x}{h} \, e^{-\frac{n^2\pi^2}{h^2}Dt} \tag{5.40}$$

Aus dieser Gleichung lassen sich die Konzentrationsprofile in der Membran errechnen. Abb. 5.4 zeigt, daß sich die Konzentrationsprofile im Lauf der Zeit immer mehr an den quasi-stationären Fall annähern. Dieser ist dann erreicht, wenn der Konzentrationsgradient praktisch linear ist, d.h. dc/dt = 0 und dc/dx = konstant (s. Abschn. 5.1.1). Aus praktischer Sicht ist eine Beziehung für die durch die Querschnittsfläche A diffundierte Stoffmenge M als Funktion der Zeit aussagekräftiger. Wie in ähnlicher Weise gezeigt wurde (Gleichung 5.31), ergibt sich die permeierte Stoffmenge M nach Integration des Diffusionsflusses J an der Stelle x = 0 über die Zeit:

$$M = \frac{ADC_h t}{h} - \frac{AC_h h}{6} + \frac{A2C_h h}{\pi^2} \sum_{n=1}^{n=\infty} \frac{(-1)^n}{n} \sin \frac{n\pi x}{h} \, e^{-\frac{n^2\pi^2}{h^2}Dt} \tag{5.41}$$

Es ist leicht zu erkennen, daß die Summe der Exponentialglieder als Korrekturfaktor angesehen werden kann, der für die allmähliche Annäherung an das Fließgleichgewicht Rechnung trägt. Für große Werte von t werden die Exponentialglieder unbedeutend, und Gleichung 5.41 wird zu einer Näherungslösung mit dem Format einer Geraden mit Steigung und Achsenabschnitt:

$$M = AD\frac{C_h}{h} t - \frac{AC_h h}{6} \tag{5.42}$$

Abb. 5.4. Schematische Darstellung für den Aufbau der Konzentrationsprofile bei der Diffusion (Permeation) eines gelösten Stoffs durch eine Membran. 0, 1, 2, 3, ... ∞ sind schematische Zeitpunkte im Verlauf der Diffusion

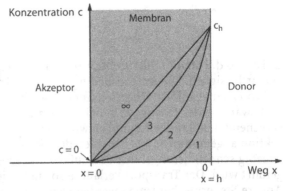

Der Schnittpunkt dieser Geraden mit der t-Achse für M = 0 bildet die sog. **Lag-Zeit**, eine charakteristische Größe für die allmähliche Annäherung der Geschwindigkeit der Permeation an das Fließgleichgewicht (Abb. 5.5). Sie beträgt $t_{lag} = h^2/6\,D$ und ist ein einfaches, aber nicht sehr zuverlässiges Mittel zur Abschätzung von Diffusionskoeffizienten aus Permeationsdaten.

Für **dünne Membranen** mit sehr kleinem h fällt der Achsenabschnitt praktisch weg, entsprechend $A\,C_h\,h \ll 6$, und die Lag-Zeit bis zur Einstellung des Fließgleichgewichts ist verschwindend klein. Die Permeation folgt dann der sehr einfachen Gleichung

$$M = AD\frac{C_h}{h}\,t \qquad\qquad\qquad (5.43)$$

Es leuchtet ein, daß diese Vereinfachung mit der in 5.1.2 vorgestellten trivialen Lösung (Gleichung 5.12), d. h. für dc/dt = 0, übereinstimmt.

Einfluß des Verteilungskoeffizienten. Eine Ergänzung erfahren diese Modelle, wenn nicht von der Konzentration in der Membran, sondern von Konzentrationen des Arzneistoffs in der Donor- und Akzeptorlösungen ausgegangen wird. In diesem Fall muß der Verteilungskoeffizient K des gelösten Stoffs berücksichtigt werden.

$$K = \frac{C_{Membran}}{C_{L\ddot{o}sung}} \qquad\qquad\qquad (5.44)$$

Dabei wird stillschweigend angenommen, daß sich die Verteilungsgleichgewichte an den Phasengrenzen sehr rasch einstellen. Für die Permeation durch eine Membran nach Erreichen des Fließgleichgewichts gilt dann unter den bisherigen Randbedingungen (vgl. Gleichung 5.39):

$$\frac{dM}{dt} = AD\frac{KC_{L\ddot{o}sung}}{h} \qquad\qquad\qquad (5.45)$$

Abb. 5.5. Schematischer Verlauf der Permeation eines gelösten Stoffs durch eine Membran als Funktion der Zeit. Darstellung der Lag-Zeit (t_{lag})

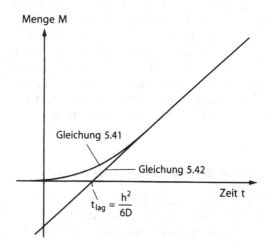

Tabelle 5.2. Typische Permeabilitätskoeffizienten in biologischen Membranen. (Nach [6])

Arzneistoff/Modell	Membran	Permeabilitätskoeffizient cm s^{-1}
Benzoesäure	Ratte, Jejunum	$36,6 \cdot 10^{-4}$
Chloramphenicol	Maus, Haut	$1,87 \cdot 10^{-6}$
Estron	Ratte, Jejunum	$20,7 \cdot 10^{-4}$
Hydrokortison	Ratte, Jejunum	$0,56 \cdot 10^{-4}$
Hydrokortison	Kaninchen, Vagina	$0,58 \cdot 10^{-4}$
Octanol	Ratte, Jejunum	$12 \quad \cdot 10^{-4}$
Progesteron	Kaninchen, Vagina	$7 \quad \cdot 10^{-4}$
Salicylsäure	Ratte, Jejunum	$10,4 \cdot 10^{-4}$
Testosteron	Ratte, Jejunum	$20 \quad \cdot 10^{-4}$
Wasser	Mensch, Haut	$2,78 \cdot 10^{-7}$

Die Betrachtung zeigt, daß der Verteilungskoeffizient K einen direkt proportionalen Einfluß auf die Permeation besitzt. Arzneistoffe mit höheren Verteilungskoeffizienten zeigen also bei gleichen Diffusionskoeffizienten höhere Permeation. Dies trifft jedoch nur für das vorliegende Permeationsmodell in dieser Vereinfachung zu und erfährt weiter unten eine Einschränkung.

Diffusionskoeffizient und Permeabilitätskoeffizient. In vielen Fällen ist es praktisch weder sinnvoll noch möglich, die Permeationseigenschaften einer Membran durch die Angaben des Diffusionskoeffizienten D, der Dicke h und des Verteilungskoeffizienten K zu differenzieren. Es muß oft genügen, diese Größen zum Permeabilitätskoeffizienten P (z. B. in cm s^{-1}) zusammenzufassen:

$$P = \frac{KD}{h} \tag{5.46}$$

So ist die Angabe des Permeabilitätskoeffizienten oft die einzige Möglichkeit, das Transportvermögen von zellulär hoch differenzierten biologischen Membranen (z. B. Cornea, Nasalepithel, Darmepithel, Gefäßendothel etc.) zu charakterisieren. Entsprechende Angaben über Permeabilitätskoeffizienten enthält Tabelle 5.2. Für den Diffusionsfluß im Fließgleichgewicht von einer Lösung mit der Konzentration C durch die Membran mit der Permeabilität P unter Sinkbedingungen ergibt sich dann aus den Gleichungen 5.45 und 5.46 die sehr einfache Beziehung

$$J = PC \tag{5.47}$$

Diffusion durch geschichtete Membranen

Der Transport von gelöstem Arzneistoff durch geschichtete Membranen findet eine Reihe von pharmazeutischen Anwendungen. Ein biologisches Beispiel ist die Haut, die aus mehreren **Schichten** unterschiedlicher Permeabilitäten **in Serie** besteht (z. B. Hornschicht, lebende Epidermis, Basalmembran, Dermis). Auch einfache Membranen verhalten sich prinzipiell wie geschichtete Systeme, wenn berücksichtigt wird, daß eine Membran auf beiden Seiten je eine sog. **Diffusionsschicht** trägt, d. h. eine modellhafte Flüssigkeitsschicht, durch die der Arzneistoff nicht durch Konvektion, sondern hauptsächlich durch Diffusion transportiert wird („stagnant diffusion layer"). In wäßrigen Lösungen wird eine solche Schicht als **wäßrige Diffusionsschicht** bezeichnet. Sie tritt in ähnlicher Form auch bei der Auflösung von festen Arzneistoffen über deren Fest-flüssig-Grenzfläche auf (vgl. Abschn. 5.3).

Charakteristisch für geschichtete Membranen ist, daß sich die reziproken Permeabilitäten der einzelnen Schichten i, $1/P_i$, zur reziproken Gesamtpermeabilität P_t addieren. Somit gilt für die Gesamtpermeabilität P_t einer z. B. dreischichtigen Membran:

$$\frac{1}{P_t} = \frac{1}{P_1} + \frac{1}{P_2} + \frac{1}{P_3} \tag{5.48}$$

Sind die Dicken der einzelnen Schichten, h_i, und ihre Diffusions- bzw. Verteilungskoeffizienten, D_i und K_i, bekannt, ergibt sich ausführlicher

$$\frac{1}{P_t} = \frac{h_1}{D_1 K_1} + \frac{h_2}{D_2 K_2} + \frac{h_3}{D_3 K_3} \tag{5.49}$$

oder nach P_t aufgelöst

$$P_t = \frac{D_1 D_2 D_3 K_1 K_2 K_3}{h_1 D_2 D_3 K_2 K_3 + h_2 D_1 D_3 K_1 K_3 + h_3 D_1 D_2 K_1 K_2} \tag{5.50}$$

Sehr wichtig daran ist die Zuordnung der Verteilungskoeffizienten: K_1, K_2 und K_3 beziehen sich stets auf die Verteilung zwischen der jeweils betroffenen Schicht und dem Lösungsmittel. Viel übersichtlicher als Gleichung 5.50 ist die folgende Schreibweise:

$$P_t = \frac{1}{\dfrac{1}{P_1} + \dfrac{1}{P_2} + \dfrac{1}{P_3}} \tag{5.51}$$

Aus dieser Darstellung wird besonders deutlich, daß eine Schicht mit sehr hoher Permeabilität für die Gesamtpermeabilität P_t praktisch bedeutungslos werden kann: Für $P_1 \gg P_2$ und $P_1 \gg P_3$ bestimmen nur noch die 2. und 3. Schicht die Gesamtpermeabilität. Für $P_1 \ll P_2$ und $P_1 \ll P_3$ folgt andererseits angenähert, daß P_t von P_1 bestimmt ist. Also wird die Permeabilität von geschichteten Membranen überwiegend von der Schicht bzw. den Schichten mit besonders geringer Permeabilität bestimmt. Dies hat z. B. eine pharmazeutische Bedeutung für die Permeation der meisten Arzneistoffe durch die Haut. Deren äußerste Schicht, d. h. die Hornschicht (Stratum corneum), besitzt für viele Arzneistoffe eine so geringe Permeabilität, daß sie die Absorption durch die Haut insgesamt steuert. Die tieferen Hautschichten tragen dazu vielfach nicht mehr nennenswert bei.

Ein typisches Beispiel bilden auch Diffusionsexperimente durch lipophile Membranen. Für den Diffusionsfluß eines Arzneistoffs aus einer wäßrigen Donorlösung der Konzentration C durch eine lipophile Membran in eine Akzeptorlösung unter Sinkbedingungen (Konzentration im Akzeptor $C_a = 0$) gilt nach einem Dreischichtmodell (wäßrige Diffusionsschicht – Membran – wäßrige Diffusionsschicht):

$$J = \frac{KD_m D_d}{h_m D_d + 2h_d KD_m} C = P_t C \qquad (5.52)$$

Die Indizes beziehen sich auf die Membran (m) und auf die beiden wäßrigen Diffusionsschichten (d) zu beiden Seiten der Membran. Die Beziehung läßt sich aus Gleichung 5.50 ableiten, nämlich für die Annahmen, daß $K_1 = K_3 = 1$, $D_1 = D_3 = D_d$, $h_1 = h_3 = h_d$, $K_2 = K$ und schließlich $D_2 = D_m$. Bei wenig lipophilen Arzneistoffen mit geringen Lipid/Wasser-Verteilungskoeffizienten ist $h_m D_d \gg 2 d_d D_m K$. In diesem Fall vereinfacht sich die Gesamtpermeabilität durch Kürzen zu $P_t = K D_m/h_m$. Die Permeation wird daher als **membrangesteuert** bezeichnet. Für sehr dünne Membranen und für solche Arzneistoffe, für welche ein sehr hoher Verteilungskoeffizient (hohe Lipophilie) mit der Membran besteht, ist aber $h_m D_d \ll 2 h_d D_m K$. In diesem Fall kürzt sich die Gesamtpermeabilität zu $P_t = D_d/2 h_d$. Nicht die Membran steuert also den Prozeß, sondern die beiden wäßrigen Diffusionsschichten. Die Permeation läuft somit **diffusionsgesteuert** ab. Graphisch kann dies anhand von Abb. 5.6 gezeigt werden. Bei **Membransteuerung** liegt der entscheidende Konzentrationsgradient in der Membran, bei **Diffusionssteuerung** außerhalb der Membran in den beiden wäßrigen Diffusionsschichten. Zwischen beiden Extremen sind alle Übergänge möglich.

Auch bei der **Absorption von Arzneistoffen** durch biologische Barrieren, z. B. im Intestinaltrakt, werden solche Effekte beobachtet. Die Permeationsbarriere besteht dabei vereinfacht aus einer wäßrigen Diffusionsschicht über und im Mukus und der eigentlichen Lipidbarriere im einschichtigen Zylinderepithel. Dem Verteilungskoeffizienten kommt dabei besondere Bedeutung zu. Bei sehr hohen Lipid-/Wasser-Verteilungskoeffizienten, d. h. eher lipophilen Arzneistoffen, kann die wäßrige Diffusionsschicht über dem Epithel geschwindigkeitsbestimmend werden. Es liegt dann **Diffusionssteuerung** vor. Eine weitere Steigerung der Lipophilie des Arzneistoffs, etwa aufgrund der Einführung einer lipophilen Seitengruppe, könnte die Absorption nicht mehr nennenswert verbessern. Nur wenn ein Arzneistoff wegen eines niedrigen Verteilungskoeffizienten eine geringe Permeabilität besitzt und ganz oder teilweise **membrangesteuert** absorbiert wird, kann die Erhöhung des Verteilungskoeffizienten die Absorption verbessern. Die bei Diffusionssteuerung beobachteten Permeabilitätskoeffizienten liegen somit an der maximal erreichbaren Obergrenze. Natürlich treffen diese Betrachtungen nur dann zu, wenn Arzneistoffe in erster Linie über einen Lipidverteilungsmechanismus absorbiert werden.

Abb. 5.6a–c. Gegenüberstellung von schematischen Konzentrationsprofilen für **a** Membransteuerung, **b** Diffusionssteuerung, **c** gemeinsame Membran- und Diffusionssteuerung bei der Permeation durch Membranen

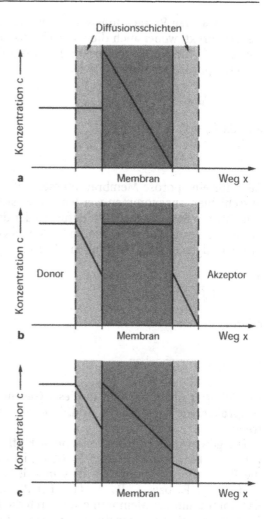

Diffusion durch poröse Membranen

Während sich die reziproken Permeabilitätskoeffizienten bei geschichteten Membranen addieren, kommt es bei porösen Membranen zu einem anderen Merkmal. Poröse Membranen besitzen **parallele Permeationswege**, d. h. es steht nicht nur der Weg über das Kontinuum der Membran offen, sondern auch über die mehr oder weniger parallel dazu ausgerichteten Poren. In Polymermembranen können diese Poren direkt morphologisch ausgebildet sein. Sie können aber auch einfach aus Polymerbereichen mit deutlich höherer Permeabilität bestehen. Bei biologischen Membranen kommen Poren ebenfalls vor, z. B. die parazellulären Poren zwischen den Zellen. Aber auch hier lassen sich „Poren" im übertragenen Sinn als lokale Bereiche hoher Permeabilität verstehen.

Bei **parallelen Permeationswegen addieren** sich die Permeabilitätskoeffizienten **direkt**, wobei auch die Querschnittsanteile der einzelnen Permeationswege, f_m für die Membran und f_p für die Poren, berücksichtigt werden. Für eine poröse Membran gilt z. B.

$$P = f_m P_m + f_p P_p \tag{5.53}$$

und da $f_m + f_p = 1$, auch

$$P = f_m P_m + (1 - f_m) P_p \tag{5.54}$$

Auch für eine poröse Membran müssen auf beiden Seiten wäßrige Diffusionsschichten angenommen werden. Da es sich dabei nun aber wieder um Schichten **in Serie** handelt, gilt dafür wieder das Prinzip der reziproken Addition der Permeabilitäten wie im vorhergehenden Beispiel. In Verbindung mit der allgemeinen Gleichung ergibt sich

$$\frac{1}{P_t} = \frac{1}{P_d} + \frac{1}{f_m P_m + (1 - f_m) P_p} + \frac{1}{P_d} \tag{5.55a}$$

oder

$$\frac{1}{P_t} = \frac{1}{f_m P_m + (1 - f_m) P_p} + \frac{2}{P_d} \tag{5.55b}$$

Gemäß ihrer Ableitung sind in dieser Gleichung sowohl die **Prinzipien der reziproken wie der direkten Addition** von Permeabilitätskoeffizienten vertreten.

Die **geschwindigkeitsbestimmenden Einflüsse** lassen sich einfach darlegen: Ist z. B. $f_m P_m + (1 - f_m) P_p \ll P_d$, ist es die Membran selbst, welche die Permeation bestimmt. In diesem Fall kommt es darauf an, ob $f_m P_m \gg (1 - f_m) P_p$ bzw. $f_m P_m \ll (1 - f_m) P_p$, d. h. ob die Permeation durch das Kontinuum der Membran oder durch die Poren den Prozeß kontrolliert (**Membransteuerung gegenüber Porensteuerung**). Ein porengesteuerter Prozeß ist z. B. bei der Absorption von ausgeprägt hydrophilen Verbindungen, z. B. bestimmte therapeutische Oligopeptide, durch die Nasalschleimhaut denkbar. Es wird dabei angenommen, daß die Absorption nicht über die Zellen des nasalen Zylinderepithels direkt, sondern v. a. durch die parazellulären Poren zwischen den Zellen verläuft. Das andere Extrem ist der Fall, wenn $f_m P_m + (1 - f_m) P_p \gg P_d$. Der Beitrag der Membran kann dann vernachlässigt werden, und der Transport wird überwiegend durch **Diffusionssteuerung** (vgl. Gleichung 5.52) bestimmt. Wiederum sind dazwischen alle Übergänge möglich.

Weitere Einflüsse. Für die Permeation von Membranen ist eine Reihe weiterer Spezialfälle von Interesse. Wird eine Membran z. B. mit **Füllkörpern** oder **Zuschlägen** fester Stoffe modifiziert, wirkt sich dies auch auf die Permeation aus. Dies trifft etwa auf Membranen zu, welche Farbpigmente enthalten (z. B. bei überzogenen festen Arzneiformen). Die Füllkörper vergrößern die Tortuosität t der Membran und vermindern den zur Diffusion effektiv zur Verfügung stehenden Querschnitt. Der wirksame Permeabilitätskoeffizient der Membran wird damit geringer.

Zuschläge mit adsorptiven Eigenschaften, z. Z. hochdisperse Pigmente oder kolloidale Kieselsäure, können Arzneistoffe binden. Bindungen dieser Art werden zunächst abgesättigt, bevor sich ein stationärer Diffusionsfluß einstellen kann; somit ist mit wesentlich längeren **Lag-Zeiten** zu rechnen als ohne adsorptiv bindende Füllkörper. Dies macht die Verwendung von Lag-Zeiten zur Berechnung von Diffusionskoeffizienten sehr problematisch. Viele Poly(dimethylsiloxan)-Membranen enthalten z. B. Silikate als Zuschläge, welche die Lag-Zeiten dieser Membranen bestimmen. Auch biologische Barrieren haben die Fähigkeit, Arzneistoffe in größerem Umfang an Zellbestandteile zu binden (z. B. das Stratum corneum der Haut oder die Bukkalschleimhaut). Folglich werden in diesen Fällen erst die Membranen angereichert, bevor nennenswerte Permeation stattfindet. In der Haut findet z. B. eine Bindung mancher Arzneistoffe an Hautlipide statt. Die Lag-Zeiten z. B. für die Permeation der Haut betragen dadurch oft bis zu 1 Tag und länger.

Anstelle von Lag-Zeiten werden bei Membranen auch sog. **Burst-Effekte** beobachtet, d. h. die Freigabe eines Wirkstoffs beginnt direkt mit einem Freigabestoß. Erst danach wird ein Fließgleichgewicht auf geringerer Freigabegeschwindigkeit erreicht. Dieses Ergebnis stellt sich immer dann ein, wenn eine Membran zuvor mit Wirkstoff beladen wurde. Eine derartige Beladung könnte sich z. B. in Filmtabletten oder in Transdermalpflastern einstellen. Nach Herstellung und Lagerung dieser Arzneiformen können der Filmüberzug der Tablette bzw. die Haftschicht des Pflasters Anteile an Wirkstoff zunächst entsprechend den dort herrschenden Verteilungsgleichgewichten aufnehmen. Bei der Freigabe muß erst der Überschuß entleert werden, bevor sich das Fließgleichgewicht einstellt. Kinetisch sind **Burst-Effekt** und **Lag-Zeit-Effekt** in **komplementärer** Beziehung, der erste führt zu einer anfänglichen spontanen Entleerung der Membran, der zweite zu einem Auffüllen der Membran, bis sich ein Fließgleichgewicht einstellen kann (vgl. Gleichung 5.41).

5.1.5
Diffusion und Thermodynamik

Obwohl nicht der Konzentrationsgradient, sondern der Gradient der thermodynamischen Aktivität die Triebkraft der Diffusion darstellt, wird Diffusion der Einfachheit halber meist auf der Basis der Konzentration anstelle der Aktivität abgehandelt. Die Vorteile einer thermodynamischen Betrachtung lassen sich aber aus dem folgenden Beispiel leicht erkennen.

Theoretisch angenommen wird ein Laminat aus 2 verschiedenen Polymeren, das zuvor durch längeren Kontakt in einer gesättigten Arzneistofflösung mit Arzneistoff beladen wurde. Dabei ist zu erwarten, daß sich nach Einstellung der Verteilungsgleichgewichte unterschiedliche Konzentrationen an

Arzneistoff in den einzelnen Polymerschichten ergeben, und zwar entsprechend den Verteilungskoeffizienten zwischen der gesättigten Lösung und den einzelnen Schichten. Auch wenn das Laminat aus der Lösung entfernt würde, käme es trotz unterschiedlicher Konzentrationen in den Schichten dennoch nicht zur Diffusion von einer in eine andere Schicht. Zwischen den beiden Schichten des Laminats herrscht zwar ein Konzentrationsunterschied, aber kein Aktivitätsunterschied. Die Aktivität des Arzneistoffs in jeder der beiden Polymerschichten ist identisch mit der der gesättigten Lösung des Arzneistoffs, mit der das Laminat zuvor zur Beladung in Kontakt stand. Die Kenntnis der Konzentrationen allein würde somit keine Vorhersage eines Diffusionsflusses erlauben.

Die thermodynamische Aktivität eines in einem Polymer gelösten Arzneistoffs ist wesentlich von seinen physikalisch-chemischen Wechselwirkungen mit dem Polymer abhängig. Solche Wechselwirkungen sind z. B. in Form von unpolaren London-Dispersionskräften, von polaren Wechselwirkungen und von Wasserstoffbrückenbindungen möglich. Bei gegebener Konzentration bedeuten starke Wechselwirkungen geringe thermodynamische Aktivität, schwache Wechselwirkungen führen zu hoher Aktivität.

Anschließend werden 3 Beispiele dargestellt, die deutlich machen, wie Wechselwirkungen eines Arzneistoffträgers mit einem Arzneistoff dessen Freigabe aus dem Träger beeinflussen. Aus Gründen der Klarheit werden diese Beispiele hier nur am Fall von Wechselwirkungen auf der Basis unpolarer London-Dispersionskräfte behandelt. Als Arzneistoff wird eine kristalline, überwiegend unpolare Verbindung angenommen, als Träger ebenfalls überwiegend unpolare Polymere.

Thermodynamische Grundlagen

Wird ein fester, kristalliner Arzneistoff in Form einer sog. **festen Lösung** in einem Polymer dispergiert, kann die dabei auftretende Änderung seiner freien Energie beim Übergang vom kristallinen Zustand in die feste Lösung (in einem Gedankenexperiment) in 2 Beiträge aufgeteilt werden:
– dem Übergang vom festen Zustand in den (hypothetisch angenommenen) Zustand einer unterkühlten Flüssigkeit unter Zufuhr der **Schmelzenthalpie** ΔH_f ohne Temperaturerhöhung
– und der molekularen Mischung und Wechselwirkung der (hypothetisch angenommenen) unterkühlten Flüssigkeit mit dem Polymer mit der damit verbundenen **Mischungsenthalpie**.

Die Gesamtänderung an partieller freier Energie ΔG_{total} des Arzneistoffs bei diesem Vorgang ist gleich der Summe der Änderungen der partiellen freien Energien beider Teilvorgänge.

$$\Delta G_{total} = \Delta G_{sol-liq} + \Delta G_{liq-poly} \tag{5.56}$$

Der erste Schritt der Überführung kann mit Hilfe der Clausius-Clapeyron-Gleichung (s. Kap. 3) definiert werden:

$$\frac{\Delta G_{sol-liq}}{RT} = \frac{\Delta H_f}{R} \left(\frac{1}{T} - \frac{1}{T_m} \right) \tag{5.57}$$

mit den üblichen thermodynamischen Größen H_f = Schmelzenthalpie des Arzneistoffs, T_m = Schmelzpunkt des Arzneistoffs, T = absolute Temperatur, R = allgemeine Gaskonstante.

Für den 2. Schritt kann die **Flory-Huggins-Theorie** herangezogen werden [6, 8]. Sie führt den Interaktionsparameter χ für die (unpolaren London-) Wechselwirkungen zwischen Polymer und Arzneistoff ein.

$$\frac{\Delta G_{sol-poly}}{RT} = \ln \Phi_d + \left(1 - \frac{1}{N} \right) \Phi_p + \chi \Phi_p^2 \tag{5.58}$$

mit der Volumenfraktion des Arzneistoffs, Φ_d, der Segmentvolumenfraktion des Polymers, $\Phi_p = n_p/(n_d + Nn_p)$, den Anzahl Molen von Arzneistoff und Polymer, n_d und n_p, dem anzahlbezogenen mittleren Polymerisationsgrad N und schließlich dem Flory-Huggins-Interaktionsparameter χ, welcher wie folgt definiert ist:

$$\chi = \frac{V_d}{RT} (\delta_d - \delta_p)^2 \tag{5.59}$$

mit dem molaren Volumen des Arzneistoffs V_d, und den Löslichkeitsparametern nach Hildebrand für Arzneistoff und Polymer, δ_d und δ_p.

Hat sich zwischen festem und gelöstem Wirkstoff im Polymer ein Gleichgewichtszustand eingestellt, ist die Änderung der partiellen freien Energie, ΔG_{total}, gleich Null. Daher ergibt sich aus Gleichung 5.56:

$$\Delta G_{sol-liq} = \Delta G_{liq-poly} \tag{5.60}$$

Aus diesen einfachen Beziehungen sind Überlegungen zugänglich, die es gestatten, die Permeation von Arzneistoffen durch Membranen bzw. die Freigabe aus Matrixarzneiformen nicht in Abhängigkeit ihrer Konzentration, sondern bezüglich ihrer thermodynamischen Aktivität abzuschätzen.

Membranpermeation

Für den stationären Diffusionsfluß aus einer gesättigten Lösung eines Arzneistoffs durch eine Membran der Dicke h und der Dichte ρ unter Sinkbedingungen (s. Abschn. 5.1.3, Gleichung 5.45) gilt vereinfacht:

$$J = \frac{D\rho}{h} e^{-\left(\frac{\Delta H_f}{RT} \left(\frac{1}{T} - \frac{1}{T_m} \right) + \frac{V_d}{RT} (\delta_d - \delta_p)^2 + 1 \right)} \tag{5.61}$$

Sind die Unterschiede zwischen den beiden Löslichkeitsparametern δ_d und δ_p sehr gering, bestehen also große gegenseitige Wechselwirkungen, ist der Diffusionsfluß der Permeation am größten. Mit Zunahme der Unterschiede, ob nun positiv oder negativ, d. h. bei geringer werdenden Wechselwirkungen, fallen die Diffusionsflüsse exponentiell ab. Dies entspricht unserer Erfahrung: Bei hohen Verteilungskoeffizienten in die Membran – was ausgeprägten Wechselwirkungen gleichzusetzen ist – werden hohe Flüsse durch die Membran erzielt. Geringe Verteilungskoeffizienten – d. h. geringe Wechselwirkungen – ergeben auch entsprechend geringere Diffusionsflüsse. Außerdem sind die zu erwartenden Diffusionsflüsse um so niedriger, je höher der Schmelzpunkt und je höher die Schmelzenthalpie des Arzneistoffs ist [9].

Freigabe aus Suspensionsmatrix

Ist der Arzneistoff in Form einer Suspensionsmatrix, also mit einem Überschuß an festem Arzneistoff im Polymer dispergiert, gilt eine ähnliche Beziehung:

$$M = 2AD_p \sqrt{t} \; e^{-0.5\left(\frac{\Delta H_f}{RT}\left(\frac{1}{T} - \frac{1}{T_m}\right) + \frac{V_d}{RT}(\delta_d - \delta_p)^2 + 1\right)} \tag{5.62}$$

Die Grundgleichung dazu ist die Higuchi-Gleichung für die Suspensionsmatrix (s. Abschn. 5.1.3, Gleichung 5.36). Auch in diesem Fall verläuft die Freigabe um so schneller, je weniger sich die Löslichkeitsparameter von Arzneistoff und Polymer unterscheiden, auch der Einfluß des Schmelzpunkts ist vergleichbar. Wechselwirkungen zwischen Arzneistoff und Polymer erhöhen also die Freigabe aus solchen Arzneiformen [10].

Freigabe aus Lösungsmatrix

Liegt dagegen der Arzneistoff ausschließlich in gelöster Form in der Matrix vor, ergeben sich ganz andere Verhältnisse. Die Grundgleichung dazu ist die Higuchi-Gleichung für die Lösungsmatrix (s. Abschn. 5.1.3, Gleichung 5.32). Da kein fester Wirkstoff über der Löslichkeitsgrenze vorliegt, fehlt gegenüber den vorhergehenden Gleichungen derjenige Term, welcher den Übergang zwischen festem und flüssig unterkühltem Zustand wiedergibt. Andererseits besteht der Exponentialterm für die Wechselwirkungen zwischen Arzneistoff und Polymer weiterhin; mit dem Unterschied, daß dieser ein positives Vorzeichen trägt:

$$M = 2A\sqrt{\frac{Dt}{\pi}}\,\Phi_d \; e^{\frac{V_d}{RT}(\delta_d - \delta_p)^2 + 1} \tag{5.63}$$

Dieser Unterschied ist insofern wichtig, daß im Gegensatz zu den beiden vorhergehenden Beispielen die Freigabe dann am höchsten ist, wenn möglichst große Unterschiede zwischen den Löslichkeitsparametern bestehen, d. h. bei möglichst geringen Wechselwirkungen zwischen Polymer und Arzneistoff. Je weniger der Arzneistoff somit an das Polymer gebunden ist, um so schneller wird er auch freigesetzt (Lichtenberger u. Merkle, unveröffentlicht). Voraussetzung ist aber, daß der Arzneistoff in gelöster Form auftritt, was in vielen Fällen übersättigte, aber stabile feste Lösungen erfordert und galenisch besonders bei hohen Konzentrationen nicht einfach zu realisieren ist. Bedeutung kann dieser Fall z. B. für Transdermalpflaster haben. Ihre Wirkstoffabgabe an die Haut könnte mit einem solchen Effekt maßgeblich verbessert werden.

5.1.6
Methoden zur Bestimmung von Diffusions- und Permeabilitätskoeffizienten

Um die Mechanismen der Wirkstofffreigabe aus Arzneiformen zu verstehen, ist in vielen Fällen die Kenntnis der Diffusionskoeffizienten notwendig. Ihre Ermittlung beruht meist auf der Anwendung der einen oder anderen Lösung der **Diffusionsgleichung.** Eine große Rolle spielen Lösungen für die Freigabe aus einer Schicht oder für die Permeation durch eine Membran. Wichtig ist dabei, die Vereinfachungen und Einschränkungen dieser Modelle in Rechnung zu stellen.

Diffusionskoeffizienten in Flüssigkeiten

Für die Bestimmung von Diffusionskoeffizienten von Arzneistoffen in flüssigen Medien werden zwei übersichtliche Verfahren vorgestellt, die Kapillar- und die Membranmethode.

Bei der **Kapillarmethode** werden Kapillaren mit präzise definierten Dimensionen (Länge, Querschnitt) mit einer Lösung des Arzneistoffs im gewünschten Medium gefüllt. Die Kapillaren werden einseitig verschlossen und in ein größeres Volumen des gut thermostatisierten (arzneistofffreien) Mediums abgesenkt, welches von einem Rührer ständig durchmischt wird. Die Freigabe des gelösten Stoffs aus der Lösung in der Kapillare in das umgebende Medium erfolgt allein durch Diffusion und entspricht der Kinetik einer einseitigen Freigabe aus einer endlichen Schicht (s. Abschn. 5.1.3, Gleichung 5.25). Nach einer bestimmten Zeit werden die Kapillaren entnommen und ihr Restgehalt an Arzneistoff bestimmt. Der dieser Menge entsprechende Diffusionskoeffizient wird durch Probieren oder durch ein geeignetes Iterationsverfahren **(Nullstellensuche)** errechnet. Genügend leistungsfähige Iterationsverfahren sind bereits auf mathematischen Taschenrechnern zugänglich. Die beste Genauigkeit des Verfahrens liegt bei einer Freigabe von ca. 40–60 % des anfänglich in den Kapillaren enthaltenen Arzneistoffs. Ein geeigneter Zeitpunkt muß in Vorversuchen ermittelt werden [11].

Diffusionskoeffizienten von Arzneistoffen in bestimmten Flüssigkeiten sind auch mittels **Permeation durch poröse Membranen** zugänglich. Bestimmt wird der Diffusionsfluß durch die mit dem betreffenden Medium benetzten Poren einer Membran der Fläche A, der Dicke h, der Porosität ε und der Tortuosität τ zwischen einer Donor- und einer Akzeptorkammer mit den Konzentrationen C_{do} und C_{ak}. Im Fließgleichgewicht gilt für den Transport durch die Porengänge der Membran:

$$\frac{dM}{dt} = A\frac{\varepsilon D}{\tau h}(C_{do} - C_{ak}) \tag{5.64}$$

Die Durchführung solcher Experimente ist nicht ganz einfach. Voraussetzung ist einmal die perfekte Übereinstimmung der hydrostatischen Drücke in beiden Kammern. Ansonsten kommt es zusätzlich zum Diffusionsfluß zu einem hydrostatisch bedingten Fluß von Flüssigkeit durch die Poren der Membran, welcher sich mit dem Diffusionsfluß überlagert. Zusätzlich können auch die beiden Diffusionsschichten auf jeder Seite der Membran das Ergebnis beeinflussen. Weil der Quotient von Porosität und Tortuosität einer Membran, ε/τ, schwer zugänglich ist, wird das System in der Regel mit einer Substanz mit bekanntem Diffusionskoeffizienten geeicht.

Diffusionskoeffizienten in festen und halbfesten Schichten

Einfache Bestimmungsmethoden ergeben sich aus den diffusionskinetischen Modellen für die Freigabe aus festen und halbfesten Schichten in gut durchmischte flüssige Medien (s. Abschn. 5.1.3). Sowohl Gleichungen für endliche (Gleichung 5.24 und 5.25) als auch für semi-unendliche Bedingungen (Gleichung 5.32) sind innerhalb ihrer typischen Einschränkungen einsetzbar. Komplikationen ergeben sich, wenn die über der Grenzfläche stehende Diffusionsschicht nicht vernachlässigt werden kann. Dies kann überprüft werden, indem das Freigabeexperiment bei unterschiedlichen hydrodynamischen Bedingungen (z.B. Veränderung der Rührgeschwindigkeit) ausgeführt wird. Ergeben sich keine Unterschiede, ist die Diffusionsschicht ohne Bedeutung. Einschränkungen kommen auch hinzu, wenn die verwendeten Freigabemedien selbst in die Schichten aufgenommen werden, z.B. durch Quellung, und sie deren Diffusionskoeffizienten ändern. Die dann ermittelten Diffusionskoeffizienten gelten natürlich nur für den gequollenen Zustand. Überhaupt dürfen die gefundenen Diffusionskoeffizienten nicht als **wahre**, sondern nur als **effektive Diffusionskoeffizienten** bewertet werden. Ihre Größe ist u.a. von der Versuchsanordnung, z.B. von den Wechselwirkungen zwischen Arzneistoff und Träger abhängig.

Eine Bestimmungsmethode, welche ohne flüssiges Freigabemedium auskommt, besteht darin, eine mit gelöstem Arzneistoff beladene Schicht der Dicke h mit einer wirkstofffreien (semi-unendlichen) Schicht von gleicher Zusammensetzung in Kontakt zu bringen. Nach einer bestimmten Kontaktzeit t werden die beiden Schichten wieder voneinander getrennt, und der noch in der anfangs beladenen Schicht verbliebene Wirkstoff wird analysiert. Eine Lösung der Diffusionsgleichung für diese Kinetik liegt vor [1]. Danach gilt für die resultierenden Konzentrationsprofile als Funktion der Zeit t und des Wegs x

$$C = \frac{C_0}{2}\left(\mathrm{erf}\,\frac{h-x}{2\sqrt{Dt}} + \mathrm{erf}\,\frac{h+x}{2\sqrt{Dt}}\right) \qquad (5.65)$$

wobei erf(z) das sog. Fehlerintegral von 0 bis z bedeutet (s. Abschn. 5.1.3). Die Diffusionskoeffizienten müssen iterativ ermittelt werden, da die Gleichung nicht explizit lösbar ist. Ausgangspunkt ist die Annahme eines möglichst realistischen Diffusionskoeffizienten und die numerische Integration des sich daraus ergebenden Konzentrationsprofils zur Zeit t über die Schichtdicke h nach Gleichung 5.65. Dies ergibt einen theoretischen Restgehalt M_{th}, der in der Regel vom experimentellen ermittelten Restgehalt M_{exp} abweichen dürfte. Durch Probieren oder mit Hilfe einer numerischen **Nullstellensuche** werden weitere Iterationsschritte ausgeführt, die schließlich zum gesuchten Diffusionskoeffizienten führen, nämlich wenn der experimentelle und der theoretische Restgehalt praktisch übereinstimmen, d. h. $M_{th} - M_{exp} = 0$. Diese Methode vermeidet z. B. Artefakte, wenn sich die Diffusionskoeffizienten der Arzneistoffe in den untersuchten Trägern durch Quellung in den flüssigen Freigabemedien erhöhen.

Diffusionskoeffizienten in Membranen

Weit verbreitet sind typische Donor/Akzeptor-Permeationsexperimente durch Membranen. Methode der Wahl ist es, im Quasi-Fließgleichgewicht zu arbeiten, was auf verschiedene Weise erreicht werden kann. Voraussetzung ist die Kenntnis des Verteilungskoeffizienten des permeierenden Stoffs, außerdem muß vollständige **Membransteuerung** angenommen werden (s. Abschn. 5.1.4).

Ist das Volumen der Akzeptorlösung praktisch unbegrenzt oder wird es laufend von frischem Medium durchströmt (Sinkbedingungen), folgt die Kinetik des Transports vom Donor- in das Akzeptormedium einem Prozeß 1. Ordnung:

$$\ln C_{do} = \ln C_{do,0} - \frac{A}{V_{do}} \frac{KD}{h} t \tag{5.66}$$

C_{do} Donorkonzentration
$C_{do,0}$ Donorkonzentration zu Beginn
A verfügbarer Querschnitt der Membran
V_{do} Donorvolumen
h Membrandicke
K Verteilungskoeffizient Membran/Medium

Der Diffusionskoeffizient ist durch lineare oder nichtlineare Regression der Daten zugänglich.

Wenn die Konzentration im Donor praktisch konstant bleibt (großes Volumen oder überschüssiger Wirkstoff über der Sättigungsgrenze), wird laufend die Akzeptorkonzentration C_{ak} bestimmt. Die Kinetik folgt dann

$$\ln(C_{do,0} - C_{ak}) = \ln C_{do,0} - \frac{A}{V_{ak}} \frac{KD}{h} t \tag{5.67}$$

mit V_{ak} = Akzeptorvolumen. Den Diffusionskoeffizienten wird man wie zuvor über ein lineares oder nichtlineares Regressionsverfahren erhalten. Die auf diese Art ermittelten Diffusionskoeffizienten sind nur dann zuverlässig, wenn der Transport durch die Membran tatsächlich vollständig **membrangesteuert** verläuft, also nicht auch von den Diffusionsschichten zu beiden Seiten der Membran beeinflußt wird. Läuft der Prozeß teilweise oder vollständig

diffusionsgesteuert ab (s. Abschn. 5.1.4), versagt das Verfahren. Solche Effekte können daran erkannt werden, daß die Permeation, ähnlich wie bei der Auflösung fester Arzneistoffe, von der Hydrodynamik (z. B. Rühren, Pumpen) in Donor und Akzeptor abhängt.

Diffusionskoeffizienten in Membranen bei teilweiser Diffusionssteuerung

Verläuft die Permeation teils membran-, teils diffusionsgesteuert, müssen beide Effekte voneinander getrennt werden, um eine Aussage über den Diffusionskoeffizienten der Membran zu erhalten. Dazu ist folgendes Verfahren geeignet:

Im Fließgleichgewicht addieren sich bekanntlich (s. Abschn. 5.1.4) die reziproken Permeabilitäten einer Membran, P_m, und die der beiden Diffusionsschichten, P_d, zur reziproken Gesamtpermeabilität, P_t.

$$\frac{1}{P_t} = \frac{1}{P_m} + \frac{2}{P_d} \tag{5.68}$$

Da Diffusionsflüsse in proportionaler Beziehung (allgemein: $J_i = P_i \, \Delta C$) zu ihren Permeabilitätskoeffizienten stehen, ergibt sich auch

$$\frac{1}{J_t} = \frac{1}{J_m} + \frac{2}{J_d} \tag{5.69}$$

Nach Division mit der Schichtdicke h der Membran und für $J_m \, h = T_m$ resultiert

$$\frac{1}{J_t h} = \frac{1}{T_m} + \frac{2}{J_d h} \quad \text{bzw.} \quad J_t = J_d \frac{T_m}{J_d h + 2 T_m} \tag{5.70}$$

Der neue Parameter T_m ist die sog. **Transferenz** einer Membran. Die Transferenz ist bei gegebenem Konzentrationsdifferenz ΔC **unabhängig** von der Schichtdicke h und daher konstant. Bei definierten hydrodynamischen Bedingungen in Donor und Akzeptor ist auch J_d konstant.

Damit eignet sich diese Gleichung zur Auftrennung der Einflüsse der Membran einerseits und der beiden wäßrigen Diffusionsschichten andererseits. Voraussetzung dazu sind n Datensätze von $J_{t,i}$ und h_i (i = 1, 2, 3 ... n; n ≥ 3) aus experimentellen Untersuchungen mit Membranen mit unterschiedlichen Diffusionsflüssen und Dicken. Die Berechnung von T_m und J_d als konstante Koeffizienten erfolgt mittels nichtlinearer Regression anhand der Funktion

$$J_{t,i} = J_d \frac{T_m}{J_d h_i + 2 T_m} \quad i = 1, 2, 3, \ldots n; \ n \geq 3 \tag{5.71}$$

Die Variablen der Funktion sind h_i und $J_{t,i}$. Die durch Regression ermittelte Transferenz T_m der Membran läßt sich direkt in den gesuchten Diffusionskoeffizienten D_m in der Membran umrechnen.

$$D_m = \frac{T_m}{K \Delta C} \tag{5.72}$$

Weitere Methoden

Neben den beschriebenen direkten Methoden zur Bestimmung von Diffusionskoeffizienten in **Flüssigkeiten, Schichten und Membranen** sind verschiedene indirekte Methoden bekannt. So können Diffusionskoeffizienten von etwas größeren Molekülen (z. B. Proteine) oder von Assoziaten in einem Lösungsmittel durch **dynamische Lichtstreuverfahren** (s. Abschn. 1.4) bestimmt werden. Die Diffusionskoeffzienten werden dabei aus der Fluktuation der Intensität der Lichtstreuung durch Brownsche Molekularbewegung der diffundierenden Partikel errechnet, welche von der Größe abhängt. Diffusionskoeffizienten in **Lösungen, Gelen und Emulsionen** können auch direkt mit Hilfe der **Elektronenspinresonanz** bestimmt werden. Dies erfordert die Markierung des betreffenden Arznei- oder Hilfsstoffs mit Spin-Markern, allerdings mit dem Risiko einer maßgeblichen Veränderung am Molekül und damit des Diffusionskoeffizienten. Gleiches gilt auch für die Verwendung der **Fluoreszenzspektroskopie**, sofern der zu untersuchende Stoff keine intrinsische Fluoreszenz besitzt, sondern mit einem geeigneten Fluorophor markiert wurde. Bei dieser Methode wird die Diffusion des betreffenden Stoffs in eine zuvor durch Bleaching vorbehandelte Region verfolgt.

5.1.7
Diffusion in zusammengesetzten Systemen

Die relativ einfache Kinetik der bisher vorgestellten Diffusionsprozesse beruht teilweise auf so drastischen Vereinfachungen, daß die theoretischen Modelle nur mit Vorbehalten in der Praxis umgesetzt werden können. Es ist daher stets wichtig, die Gültigkeit der Annahmen zu prüfen und die experimentellen Bedingungen ggf. abzuändern. Wichtige Einschränkungen waren z. B.: konzentrations-, zeit- und ortsunabhängige Diffusionskoeffizienten oder ein- statt mehrdimensionale Diffusion. Zusätzlich wurden externe Faktoren ausgeklammert, wie z. B. Strömung, Osmose und chemische bzw. metabolische Umsetzungen etc., welche oft in Verbindung mit Diffusion auftreten. Im folgenden werden beispielhaft einige Diffusionsmodelle aufgeführt, welche zusätzlich zur Diffusion weitere Faktoren einbeziehen und damit an Anwendbarkeit gewinnen.

Intestinale Absorption unter Einfluß der Darmperistaltik

Modelle für die Permeation von Membranen (s. Abschn. 5.1.4) können bei einiger Vereinfachung noch die Permeation eines Arzneistoffs durch ein exzidiertes intestinales Epithel in einer Donor/Akzeptor-Diffusionszelle beschreiben. Für die intestinale Absorption von Arzneistoff aus der Verdauungsflüssigkeit unter den Bedingungen in vivo ist aber keines der bisherigen Modelle aussagekräftig. Die Darmperistaltik bliebe dabei völlig unberücksichtigt. Ein näherungsweise realistisches Modell ist zugänglich, wenn der Einfluß der peristaltischen Strömung mit berücksichtigt wird. Ein einfaches und noch relativ übersichtliches Modell wurde beschrieben [12]. Es berücksichtigt zusätzlich zur Permeation durch das Epithel auch die intestinale Passage der Verdauungsflüssigkeit. Fließt diese mit einem Volumenfluß von V_{vol} ($cm^3\,s^{-1}$) durch den Dünndarm, ergibt sich für die Absorption in einem Darmsegment der Länge 1 und dem Radius r für den darin absorbierten Anteil F an Arzneistoff:

$$F = 1 - e^{-\frac{2\pi r l}{V_{vol}} P_t} \tag{5.73}$$

mit

$$P_t = \frac{1}{\frac{1}{P_d} + \frac{1}{P_m}} = \frac{P_d}{1 + \frac{P_d}{P_m}} \tag{5.74}$$

wobei die Gesamtpermeabilität der Darmwand, P_t, sich wie gewohnt reziprok additiv (vgl. Gleichungen 5.48–5.51) aus den Permeabilitäten der wäßrigen Diffusionsschicht, P_d, und der Epithelmembran selbst, P_m, zusammensetzt.

Die Gleichung zeigt folgende Zusammenhänge: Je kleiner der Volumenfluß bzw. je größer das Lumen des Darms und je länger das für die Absorption zur Verfügung stehende Darmsegment, um so größer ist der vom Darm absorbierte Anteil an Arzneistoff. Ein relativ lipophiler Arzneistoff mit hohem Lipid/Wasser-Verteilungskoeffizienten (d. h. P_m relativ groß, z. B. Progesteron) wird entsprechend gut absorbiert, während ein Arzneistoff mit geringerem Verteilungskoeffizienten (P_m relativ klein, z. B. Hydrokortison) weniger gut absorbiert würde (Abb. 5.7). Über den in der Abbildung gezeigten Bereich an Arzneistoffen hinweg besteht eine sigmoide Beziehung. Bei weiter erhöhtem Verteilungskoeffizienten könnte also keine weitere Steigerung der Absorption hervorgerufen werden. Offenbar wird die Absorption bereits vollständig vom Diffusionsfluß durch die wäßrige Diffusionsschicht be-

Abb. 5.7. Zusammenhang zwischen dem Logarithmus des Verteilungskoeffizienten und dem Ausmaß der intestinalen Absorption einer homologen Reihe von Arzneistoffen. (Nach [6])

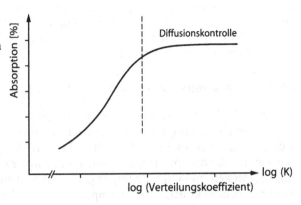

stimmt und ist bereits unabhängig vom Verteilungskoeffizient (s. Abschn. 5.1.4).

Ist der peristaltische Fluß durch das Segment groß, wird weniger absorbiert, als wenn dieser klein ist. Eine z. B. krankhaft oder psychisch bedingte, erhöhte Peristaltik vermindert somit die Chance zur vollständigen Absorption besonders von nicht allzu lipophilen Arzneistoffen, während sie sich bei lipophilen Arzneistoffen weniger gravierend auswirkt.

Diffusion und Metabolismus

Zusätzliche Faktoren, z. B. der Metabolismus des Arzneistoffs beim Durchtritt durch ein Epithel, erfordern andere Modellansätze. In diesem Fall muß der Vorgang der Diffusion mit der nichtlinearen Kinetik eines metabolischen Abbaus koordiniert werden, z. B. mit der Michaelis-Menten-Kinetik. Für die Permeation eines Arzneistoffs durch eine biologische Membran bei gleichzeitiger Metabolisierung eignet sich folgendes Gleichungssystem für die Konzentrationsänderungen an Substrat (S) und Metabolit (M):

$$\frac{\partial C_S}{\partial t} = D \frac{\partial^2 C_S}{\partial x^2} - \frac{V_{max} C_S}{K_{MM} + C_S} \qquad (5.75a)$$

und

$$\frac{\partial C_M}{\partial t} = D \frac{\partial^2 C_M}{\partial x^2} + \frac{V_{max} C_S}{K_{MM} + C_S} \qquad (5.75b)$$

wobei V_{max} = maximale Metabolisierungsrate im Sättigungsbereich und K_{MM} = Michaelis-Konstante. Die Anfangs- und Randbedingungen ergeben sich aus den jeweiligen experimentellen Bedingungen.

Lösungen nichtlinearer Gleichungssysteme erfordern einen erheblichen mathematischen Aufwand und sind nicht analytisch, sondern nur über analytische Näherungslösungen und/oder numerische Mathematik zugänglich. Da durch die ständige Verbesserung ihrer Rechenkapazität auch Personalcomputer in absehbarer Zeit über genügend Leistung für solche Berechnungen verfügen werden, wird die numerische Lösung von solchen Diffusionsprozessen bereits in Kürze wesentlich einfacher sein.

Entsprechende Modelle sind etwa für die gleichzeitige Permeation und den präsystemischen Metabolismus von Peptiden bei der Passage von Schleimhäuten oder der Epidermis sinnvoll. Dabei werden je nach enzymatischer Stabilität der Peptide beträchtliche Anteile davon abgebaut und gehen damit für die Absorption verloren. Der metabolische Abbau ist daher auch einer der wichtigsten Gründe für die mangelnde Bioverfügbarkeit bei der Absorption von Peptiden. Sind Angaben über die maximale Metabolisierungsrate V_{max}, die Michaelis-Konstante K_{MM} und den Diffusionskoeffizienten D vorhanden, ließen sich die Diffusionsflüsse an intaktem Arzneistoff numerisch berechnen. Für vereinfachte Fälle sind auch analytische Lösungen der Diffusionsgleichung zugänglich [13]. Ziel solcher Berechnungen ist es z. B. abzuschätzen, welcher Anteil eines applizierten Arzneistoffs ein Epithel in intakter Form passiert und den Blutkreislauf erreicht.

Die Bedeutung der Diffusion auf die Kinetik der Metabolisierung nimmt mit zunehmender Tiefe der Epithelien zu. Für sehr dünne Epithelien, wie z. B. dem pulmonalen und dem nasalen Epithel, hat sie geringere Bedeutung als für relativ dicke Epithelien wie Epidermis und bukkale Mukosa. Sie ist neben den Parametern für den Metabolismus auch von der mittleren Verweilzeit des Arzneistoffs im jeweiligen Gewebe abhängig, d. h. vom Diffusionskoeffizient und von der Dicke des Gewebes.

Veränderliche Diffusions- und Verteilungskoeffizienten

Alle bisher behandelten Fälle gingen meist stillschweigend davon aus, daß Diffusions- und Verteilungskoeffizienten sich im Grunde unabängig von Zeit und Ort verhalten. In vielen realen Situationen sind Diffusions- und Verteilungskoeffizienten aber weder zeit- noch ortsunabhängig, sondern sehr oft markanten Veränderungen ausgesetzt. Ein charakteristisches Beispiel ist die Permeation der Haut nach Applikation eines Transdermalpflasters. Dessen mögliche okklusive Wirkung (Behinderung des epidermalen Wasserverlusts) im Verlauf der Applikation führt in der Regel zu einem allmählichen Anstieg des Wassergehalts und damit des Diffusionskoeffizienten im Stratum corneum. Ebenso kann die Okklusion auch zeitlichen Einfluß auf den Verteilungskoeffizienten des Arzneistoffs zwischen Stratum corneum und Transdermalpflaster nehmen. Effekte auf beide Koeffizienten sind z. B. auch möglich, wenn die gleichzeitige Diffusion eines Hilfsstoffs – etwa eines Absorptionsverbesserers – zusammen mit dem Arzneistoff in das Stratum corneum zu einer Auflockerung der Lipidstruktur und damit zu einer erheblich verbesserten Permeabilität führt. Für solche Vorgänge sind nur unter sehr vereinfachten Bedingungen analytische Lösungen der Diffusionsgleichung zugänglich. Numerische Lösungen sind dagegen das Mittel der Wahl.

Umgekehrt kann die Aufnahme von Hautfeuchtigkeit auch die Diffusions- und Verteilungskoeffizienten eines Arzneistoffs in den verschiedenen Schichten eines Transdermalpflasters (z. B. in der Haftschicht oder im Arzneistoffreservoir) beeinflussen [14]. Bewußt eingesetzt lassen sich damit individuelle Profile der Freigabekinetik erreichen. Denkbar sind absichtliche tageszeitliche Änderungen der Freigabekinetik im Einklang mit den chronopharmakologischen Anforderungen an bestimmte Therapien, z. B. bei der transdermalen Therapie mit Steroidhormonen oder mit Nitroglycerol.

Lösungen solcher Diffusionsmodelle sind nicht mehr analytisch zugänglich, sondern können nur noch mit numerischen Methoden erhalten werden [14]. Eine aussichtsreiche Verwendung solcher Berechnungen liegt in der Optimierung der Steuerung der Freigabe aus transdermalen Systemen. Numerische Simulationen können die galenische Realisierung solcher Arzneiformen verbessern helfen.

5.1.8
Schluß

Die Bedeutung der Diffusionskinetik ist wesentlich umfangreicher als hier dargestellt und umfaßt ein breit gefächertes Gebiet an Anwendungen. Sowohl für das theoretische Verständnis als auch für die Arbeit an praktischen Zielen sind gute Kenntnisse über Diffusionsvorgänge von Bedeutung. Grenzen der Übertragung auf den pharmazeutischen Bereich stellen sich v.a. wegen der recht komplexen Mathematik der Diffusionsprozesse insbesondere dann, wenn praxisnahe Szenarien simuliert werden sollen. Fortschritte bei der numerischen Lösung der Diffusionsgleichung werden aber dazu verhelfen, die Kluft zwischen Theorie und Praxis zu schließen. Verbesserte Rechenleistung und neue, leistungsfähigere Algorithmen werden dazu beitragen. Die Voraussetzungen, auch komplexe Diffusionsvorgänge numerisch zu berechnen, sind bereits heute vorhanden. Mit Hilfe geeigneter Software werden sich diese Prozesse mit vertretbarem Aufwand in der pharmazeutischen Forschung und Entwicklung simulieren und optimieren lassen.

Literatur

1. Crank J (1975) The mathematics of diffusion 2nd edn. Clarendon, Oxford
2. Jacobs MH (1967) Diffusion processes Springer, Berlin Heidelberg New York
3. Fan LT, Singh SK (1989) Controlled release – a quantitative treatment. Springer, Berlin Heidelberg New York
4. Flynn GL, Yalkowski, SH, Roseman TJ (1974) Mass transport phenomena and models: theoretical concepts, J Pharm Sci 63: 479–509
5. Higuchi WI (1962) Analysis of data on the medicament release from ointments, J Pharm Sci 51: 802–804
6. Martin A, Swarbrick J, Cammarata A (1983) Physical pharmacy, 3rd eds. Lea & Febiger, Philadelphia, pp 399–444
7. Higuchi, T (1961) Rate of release of medicaments from ointment bases containing drugs in suspension, J Pharm Sci 50: 874–877
8. Hildebrand JH, Prausnitz JM, Scott RL (1970) Regular and related solutions. Nostrand Reinhold, New York
9. Michaels AS, Wong PSL, Prather R, Gale RM (1975) Thermodynamik method of predicting the transport of steroids in polymer matrices, AIChE J 21: 1073–1080
10. Sun Y, Tojo K, Chien YW (1986) Steroid transport through silicone elastomers -- a thermodynamic model of prediction, Proc Int Symp Control Rel Bioact Mater 13: 223–224
11. Anderson JS, Saddington KS (1949) The use of radioactive isotopes in the study of the diffusion of ions in solution, J Chem Soc Suppl 1949: 381–386
12. Ho NHF, Merkle HP, Higuchi WI (1983) Quantitative, mechanistic and physiologically realistic approach to the biopharmaceutical design of oral drug delivery systems, Drug Dev Indust Pharm 9: 1111–1184
13. Ho NHF, Park J, Morozowich W, Higuchi WI (1976) A physical model for the simultaneous membrane transport and metabolism of drugs, J Theor Biol 61: 185–193
14. Gienger G, Knoch A, Merkle HP (1986) Modelling and numerical computation of drug transport in laminates: model case evaluation of transdermal delivery system, J Pharm Sci 75: 9–15

5.2
Lösungsgeschwindigkeit

C.-D. HERZFELDT

5.2.1
Definition

Die Lösungsgeschwindigkeit v ist die Abnahme der Masse eines zu lösenden Stoffes M_f oder die Zunahme der Masse des gelösten Stoffes M_l in einem Lösungsmittel in Abhängigkeit von der Zeit t:

$$v = -M_f(t) \quad \text{bzw.} \quad v = +M_l(t) \tag{5.76}$$

Die Lösungsgeschwindigkeit eines Stoffes ist in aller Regel ein nichtlinearer Massentransport. Er unterliegt physikalischen und physikalisch-chemischen Eigenschaften des Stoffes und des Lösungsmittels, die sich während des Lösungsprozesses verändern. In der Arzneiformenlehre wird der gesamte Prozeß der Freisetzung eines Arzneistoffs aus einer Arzneiform mit der Bestimmung der Lösungsgeschwindigkeit erfaßt (Abb. 5.8).

5.2.2
Theorie

Der Übergang des ungelösten Stoffes in das Lösungsmittel zu einer Lösung gliedert sich in mehrere Teilprozesse: Die Moleküle des zu lösenden Stoffes bewegen sich mit thermischer Energie zunächst in die Grenzfläche zum Lösungsmittel und bilden eine Lösungsschicht mit hoher Konzentration. In umgekehrter Richtung führt die Bewegung und Verteilung von Lösungsmittelmolekülen in die Grenzbereiche des zu lösenden Stoffes ebenfalls zu einer Schicht mit hoher Konzentration. Ein Konzentrationsausgleich zwischen beiden Schichten ist wahrscheinlich. Schließlich bewegen sich die gelösten Moleküle aus diesen Schichten hoher Konzentration in das gesamte Lösungsmittel (Abb. 5.9). Die Teilprozesse finden durch Diffusion statt und gehorchen den Diffusionsgesetzen. Somit wird auch der Gesamtprozeß der Lösungsgeschwindigkeit diesem Naturgesetz folgen.

Abb. 5.8. Freisetzung durch Auflösung eines Arzneistoffs aus einer Arzneiform am Beispiel einer Tablette

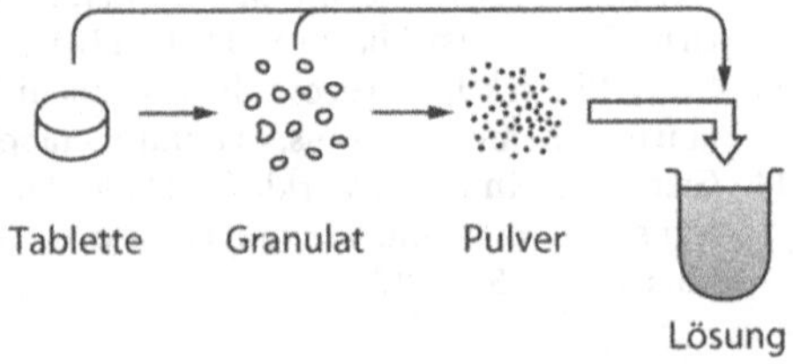

Tablette   Granulat   Pulver

Lösung

Abb. 5.9a–d. Teilprozesse der Lösungsgeschwindigkeit. **a** Diffusion von Molekülen des
festen Stoffes in eine Grenzschicht des Lösungsmittels, **b** Diffusion von Molekülen des Lösungsmittels in eine Grenzschicht des festen
Stoffes, **c, d** Diffusion gelöster Moleküle aus den
Grenzschichten in das gesamte Lösungsmittel

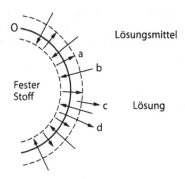

Die Diffusion in einem solchen statischen System wird darüber hinaus in
einem dynamischen System von einer hydrodynamischen Konvektion überlagert sein.

Noyes-Whitney-Gleichung

Bereits 1897 haben Noyes und Whitney aus der Diffusion eines Stoffes aus
der konzentrierten Grenzschicht um den zu lösenden Stoff in das Lösungsmittel auf eine Beziehung zwischen der Änderung der Lösungsgeschwindigkeit dM_l/dt und dem Konzentrationsgefälle zwischen der Sättigungskonzentration c_s und der Konzentration in der Lösung c_t zu jedem Zeitpunkt geschlossen und eine Proportionalität mit dem Faktor k festgestellt:

$$dM_l/dt = k \cdot (c_s - c_t) \tag{5.77}$$

Noyes-Whitney-Gleichung

Der Differentialquotient dM_l/dt wird als Grenzwert der Differenzenquotien-
ten $\Delta M/\Delta t$ für meßbare Unterschiede ($\Delta t > 0$) gewonnen und ist die Steigung der Lösungsgeschwindigkeit zum Zeitpunkt t_i (Abb. 5.10).

Aus Gleichung 5.77 von Noyes und Whitney wird deutlich, daß sich das
Volumen des Lösungsmittels und die eingesetzte Masse des zu lösenden Stoffes auswirken, da die Konzentration in der Lösung c_t bei geringem Volumen
zu einer zahlenmäßigen Verringerung der Differenz ($c_s - c_t$) führt und somit
die Lösungsgeschwindigkeit gesenkt wird. Werden die Versuchsbedingungen so gewählt, daß die Konzentration in der Lösung c_t kleiner als 20 %
der Sättigungskonzentration c_s bleibt, wird von **Sinkbedingungen** gesprochen. Ist bei guter Löslichkeit oder bei geringen eingesetzten Massen c_t
$\ll c_s$, kann die Konzentration in der Lösung c_t vernachlässigt werden (ideale
Sinkbedingungen), und die Gleichung 5.77 vereinfacht sich zu:

$$dM_l/dt = k \cdot c_s \tag{5.78}$$

Aus Gleichung 5.78 ist unmittelbar zu erkennen, daß bei hoher Sättigungskonzentration c_s, die einer leichten **Löslichkeit** des zu lösenden Stoffes ent-

Abb. 5.10. Bestimmung eines Differenzen-
quotienten zur Ermittlung des Differentialquo-
tienten einer Lösungsgeschwindigkeit

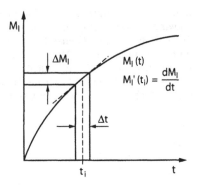

spricht, die Lösungsgeschwindigkeit hoch ist. Umgekehrt besitzen schwerlösliche Stoffe mit geringer Löslichkeit c_s eine niedrige Lösungsgeschwindigkeit.

Gleichung 5.78 wird bei nichtionischen Molekülen unmittelbar angewendet. Viele Arzneistoffe sind dagegen schwache Säuren oder schwache Basen.
Die **Dissoziation** des Arzneistoffs wirkt sich abhängig von der Wasserstoffionenkonzentration des Lösungsmittels auf die Löslichkeit, also auf die Sättigungskonzentration c_s aus, die wiederum die Lösungsgeschwindigkeit beeinflußt. Bei schwachen Elektrolyten ist die Sättigungskonzentration c_s die
Summe aus den Konzentrationen des undissoziierten Moleküls und dessen
Anions bzw. Kations, wobei die Konzentration des undissoziierten Moleküls
als c_0 definiert wird. Der Einfluß der Wasserstoffionenkonzentration, der
Dissoziationskonstante K_a und von c_0 auf die Sättigungskonzentration c_s
wird bei schwachen Elektrolyten durch die Gleichungen 5.79a und 5.79b beschrieben:

schwache Säuren:

$$c_s = c_0 \left(1 + \frac{K_a}{[H^+]} \right) \qquad\qquad (5.79a)$$

schwache Basen:

$$c_s = c_0 \left(1 + \frac{[H^+]}{K_a} \right) \qquad\qquad (5.79b)$$

Daraus wird ersichtlich, daß die Löslichkeit schwacher Säuren bei pH-Werten oberhalb ihrer Dissoziationskonstante K_a besser wird und daraus resul-
tierend sich die Lösungsgeschwindigkeit vergrößert. Für schwache Basen
gilt umgekehrt eine bessere Löslichkeit und damit verbunden eine höhere
Lösungsgeschwindigkeit bei pH-Werten unterhalb ihrer Dissoziationskonstanten.

Nernst-Brunner-Gleichung

Die Aufklärung des Proportionalitätsfaktors k in Gleichung 5.77 geht auf Nernst und Brunner zurück. Sie setzen voraus, daß der geschwindigkeitsbestimmende Schritt der Teilprozesse die Diffusion gelöster Moleküle aus der konzentrierten Grenzschicht ist. In Analogie zum 1. Fickschen Diffusionsgesetz setzt sich der Proportionalitätsfaktor k aus dem Diffusionskoeffizienten D, der geometrischen Oberfläche O des zu lösenden Stoffes und der Schichtdicke h der konzentrierten Grenzschicht zusammen. Bezogen auf die Abnahme der Masse des zu lösenden Stoffes M_f bzw. auf die Zunahme der Masse des gelösten Stoffes M_l erhält die Noyes-Whitney-Gleichung 5.77 die durch Nernst und Brunner modifizierte Form:

$$-\frac{dM_f}{dt} = \frac{dM_l}{dt} = D \cdot O \cdot \frac{(c_s - c_t)}{h} \tag{5.80}$$

Nernst-Brunner-Gleichung

Wird die Masse M_l bei gegebenem Volumen V durch die Konzentration c ersetzt ($c = M_l/V$), erhält Gleichung 5.80 folgende Fassung:

$$\frac{dc}{dt} = \frac{D \cdot O \cdot (c_s - c_t)}{V \cdot h} \tag{5.81}$$

Die **geometrische Oberfläche** O stellt die Ausdehnung der Grenzfläche zwischen dem zu lösenden Stoff und dem Lösungsmittel dar. Aufgrund von Oberflächenstrukturen, Sackporen oder durchgehenden Kapillaren des zu lösenden Stoffes werden verschiedene **spezifische Oberflächen** definiert. Die Oberfläche O geht als Variable in die Gleichung 5.80 ein, da sie sich im Verlauf des Auflösungsprozesses mit der Abnahme der Masse des festen Stoffes verändert.

Wesentlich ist die direkte Proportionalität der Lösungsgeschwindigkeit mit der Oberfläche des zu lösenden Stoffes. Kleine Teilchen haben bei gleicher eingesetzter Masse eine höhere Lösungsgeschwindigkeit als große, so daß eine Vermahlung schwerlöslicher Stoffe zu einer höheren Lösungsgeschwindigkeit durch Vergrößerung der Oberfläche über die Teilchenzerkleinerung führt.

Der Diffusionskoeffizient D ist eine stoffspezifische Konstante, die gemäß der **Einstein-Gleichung** 5.82 definiert ist als:

$$D = \frac{R \cdot T}{N_A \cdot 6\pi\eta} \tag{5.82}$$

D Diffusionskoeffizient
R allgemeine Gaskonstante
T absolute Temperatur
N_A Avogadro-Zahl
η Viskosität des Lösungsmittels

Pharmazeutisch-technologisch interessant ist die Viskosität η, die mit Hilfe von im Lösungsmittel gelösten Polymeren die Lösungsgeschwindigkeit steuerbar macht.

Die Schichtdicke h der konzentrierten Grenzschicht ist in statischen Systemen über eine relativ lange Zeitspanne als konstant zu betrachten. Sie läßt sich mit Hilfe von unlöslichen, aber quellfähigen Polymeren auf ausgewählte Schichtdicken h mit definierter Viskosität η wie z. B. bei modifiziert freisetzenden Arzneiformen festlegen.

In den zur Bestimmung der Lösungsgeschwindigkeit verwendeten dynamischen Systemen beeinflußt die Rührgeschwindigkeit die Schichtdicke der Grenzschicht maßgeblich durch einen konvektiven Transport. Die Lösungsgeschwindigkeit ist dann nicht mehr nur diffusionskontrolliert, sondern von der durch Rotation verursachten Konvektion abhängig. Die Schichtdicke wird nach **Levich** bei konstant bleibender Oberfläche während der Auflösung abhängig von dem Diffusionskoeffizienten D, der kinematischen Viskosität υ und der Rotationsgeschwindigkeit, ausgedrückt als Winkelgeschwindigkeit ω:

$$h = 1{,}612 \cdot D^{1/3} \cdot \upsilon^{1/6} \cdot \omega^{-1/2} \tag{5.83}$$

Levich-Gleichung

Für die Lösungsgeschwindigkeit ergibt sich daraus unter Sinkbedingungen ($c_t = 0$ in Gleichung 5.80) ein recht komplexer funktioneller Zusammenhang:

$$M_l(t) = 0{,}62 \cdot D^{2/3} \cdot O \cdot c_s \cdot \upsilon^{-1/6} \cdot \omega^{1/2} \tag{5.84}$$

Numerische Lösungen der Differentialgleichungen 5.77, 5.78 und 5.80 sowie der Nernst-Brunner-Gleichung 5.80 in Verbindung mit der Levich-Gleichung 5.83 werden durch Integration unter Festlegung von Grenzen und Randbedingungen gefunden. Abhängig davon werden Gleichungen 0., 1. oder höherer Ordnung erhalten (s. Abschn. 5.2.4). Häufig wird die Oberfläche O konstant gehalten oder festgelegt. Die Lösungsgeschwindigkeit ist dann als Stofftransport („Flux") $J = M_l(t)/O$ mit der Dimension [Masse $\cdot$ s^{-1} $\cdot$ m^{-2}] definiert.

5.2.3
Experimentelle Methoden

Die experimentelle Bestimmung der Lösungsgeschwindigkeit erfolgt abhängig von der Problemstellung auf unterschiedliche Weise. Neben pragmatischen Methoden werden solche zu einer beabsichtigten Parametrisierung und zur In-vivo/In-vitro-Korrelation herangezogen. Hauptsächlich gebräuchliche Methoden werden mit Ein-, Zwei- oder Dreikompartimentmodellen durchgeführt (Abb. 5.11). Einkompartimentmodelle mit einer geschlossenen äußeren, meist wäßrigen Phase dienen zur pragmatischen Be-

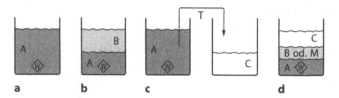

Abb. 5.11a–d. Schema von Modellen zur Bestimmung der Lösungsgeschwindigkeit. a Einkompartimentmodell, b Zweikompartimentmodell (passive Verteilung), c Zweikompartimentmodell (aktiver Transport), d Dreikompartimentmodell (A Auflösungsphase (meist wäßrig), B Aufnahmephase (meist organisch), C Aufnahmephase (meist wäßrig), M Membran, T aktiver Transport gelöster Anteile, W fester Stoff oder Arzneiform)

stimmung der Lösungsgeschwindigkeit eines Arzneistoffs, der entweder als solcher vorliegt oder in einer Arzneiform verarbeitet ist. Zweikompartimentmodelle schließen einen der Auflösung sich anschließenden Transport von gelöstem Arzneistoff in eine 2. Phase ein. Dies kann sowohl ein aktiver Transport von gelöstem Arzneistoff aus der Auflösungsphase in einen Sammelbehälter durch Pumpen unter Ersatz des entnommenen Lösungsmittelvolumens oder ein passiver Transport durch Verteilung in eine angrenzende organische Phase sein. Dreikompartimentmodelle benutzen angrenzend an die 2. organische Phase eine weitere 3., wiederum meist wäßrige Phase, so daß sich ein weiterer Transport in diese Phase anschließt. Die zwischen der 1. Auflösungsphase und der 3. wäßrigen Phase befindliche 2. Phase ist auch als Membran unterschiedlichen Aufbaus gebräuchlich.

Die Probennahme erfolgt zu einem festgelegten Zeitpunkt (Einpunktmessung), zu mehreren Zeitpunkten (Mehrpunktmessung) oder kontinuierlich (kontinuierliche Messung). Nach Filtration ungelöster Bestandteile wird die Probe mit geeigneten analytischen Methoden auf ihren Gehalt untersucht und auf den Anteil der deklarierten Dosis des Arzneistoffs umgerechnet. Während in den Einkompartimentmodellen die Analytik nur in der Auflösungsphase durchgeführt werden kann, bieten die Zwei- und Dreikompartimentmodelle die Möglichkeit der Analytik in allen beteiligten Phasen.

Einkompartimentmodelle

Rotating-disk-Apparatur. Runde oder quaderförmige Preßlinge werden in dieser Apparatur mit lediglich einer Oberfläche dem Lösemedium ausgesetzt. Der Transport gelöster Moleküle von der Oberfläche des Preßlings erfolgt entweder direkt von der Scheibe durch dessen Rotation oder bei stationärer Befestigung im Lösemedium mittels einer tangentialen laminaren Strömung (Abb. 5.12).

Drehkörbchenapparatur. Diese Apparatur ist seit Ende der 60er Jahre als „basket method" in der USP offiziell und ist gegenwärtig zusammen mit der Rührblattapparatur weltweit in Arzneibüchern gängige Vorschrift, so auch im DAB 10. Bei der Drehkörbchenapparatur wird die Lösungsge-

Abb. 5.12. Rotating-Disk-Apparatur. (Nach [10])

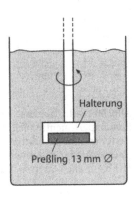

schwindigkeit eines Arzneistoffs aus einer festen Arzneiform, die sich in einem rotierenden zylindrischen Körbchen aus Siebmaterial befindet, in einer auf 37 °C temperierten wäßrigen Auflösungsphase von meist 900 ml Volumen bestimmt (Abb. 5.13b). Dimensionen des Gefäßes, des Drehkörbchens und seiner Position im Gefäß sowie Rotationsgeschwindigkeit und Auflösungsmedium sind generell bzw. für jede Darreichungsform festgelegt. Anforderungen an den aufgelösten Anteil der deklarierten Dosis des Arzneistoffs innerhalb einer vorgeschriebenen Zeit dienen der Beurteilung der Geschwindigkeit und des Ausmaßes der Freisetzung.

Rührblattapparatur. Seit Ende der 70er Jahre ist die Rührblattapparatur („paddle method") in der USP etabliert, die bei ansonsten gleichem Aufbau, Dimension und Versuchsbedingungen anstelle des Dreikörbchens ein rotierendes Rührblatt mit festgelegten Abmessungen benutzt. Die Arzneiform liegt bei dieser Methode auf dem Gefäßboden (Abb. 5.13a).
Bei Drehkörbchen- und Rührblattapparatur überlagern sich Lösungsgeschwindigkeit des eingesetzten Arzneistoffs, seine Verarbeitung und die Eigenschaften und Einflüsse der Arzneiformung.

Durchflußzellenapparatur im geschlossenen Umlauf. Durchflußzellen in 2 Varianten sind als weitere Methode zur Bestimmung der Wirkstofffreisetzung aus festen oralen Arzneiformen im DAB 10 beschrieben (Abb. 5.13c). Die Durchflußzellenapparatur geht auf Langenbucher zurück. Die Arzneiform wird in der Durchflußzelle in oder auf ein Glasperlenbett (1 mm ∅) oder in einen Einsatz gegeben. Das untere Zuflußröhrchen ist mit einer Glasperle von 5 mm ∅ geschützt. Aus einem Vorratsbehälter durchströmt die Auflösungsphase kontinuierlich die Durchflußzelle von unten nach oben mit festgelegter Durchflußgeschwindigkeit und wird in diesen zurückgeleitet, so daß

▶

Abb. 5.13a–c. Einkompartimentmodelle. a Rührblattapparatur, b Drehkörbchenapparatur, c Durchflußzellenapparatur im geschlossenen Umlauf. (Aus: [3])

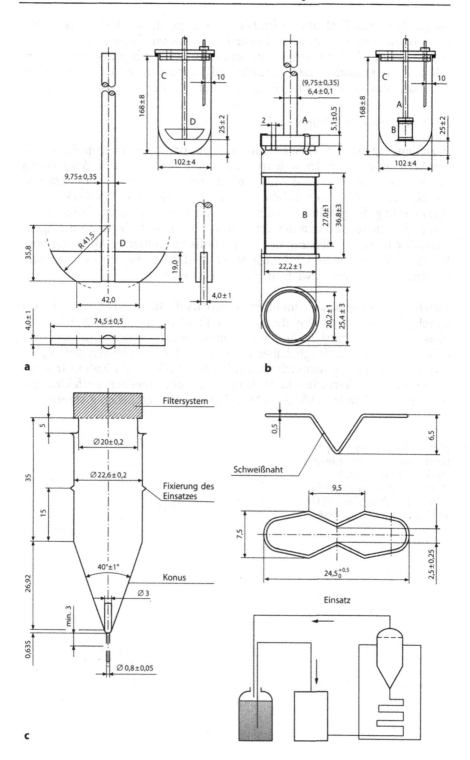

ein geschlossener Umlauf besteht. Die Anwendung dieser Methode ist insbesondere dann angeraten, wenn in der Drehkörbchen- oder Rührblattapparatur aufgrund des limitierten Volumens keine Sinkbedingungen mehr herrschen. Diese können in der Durchflußzellenapparatur mit einer beliebigen Erhöhung des Volumens im Vorratsbehälter realisiert werden.

Zweikompartimentmodelle

Verteilungsapparatur. Versuchsanordnungen nach dem Prinzip der passiven Verteilung des in der wäßrigen Auflösungsphase gelösten Arzneistoffs in eine zweite, meist ein mit Wasser nicht mischbares organisches Lösungsmittel, sind mehrfach beschrieben (Abb. 5.14a). Ziel dieser Methode ist die Verringerung des gelösten Anteils in der Auflösungsphase durch Schaffung von Sinkbedingungen und der Versuch, die In-vivo-Absorption im Magen-Darm-Trakt nach Auflösung des Arzneistoffs zu imitieren. Abhängig vom Verteilungskoeffizienten wird nach Abschluß des Lösungsprozesses ein stationäres Massengleichgewicht in den Phasen erreicht.

Durchflußzellenapparatur im offenen Durchlauf. Die bereits beschriebenen Durchflußzellen werden bei dieser Methodik stets mit frischer Auflösungsphase aus dem Vorratsbehälter durchströmt, die dann mit dem gelösten Arzneistoff in einem Auffangbehälter kumulativ oder in mehreren Auffangbehältern fraktioniert gesammelt wird (Abb. 5.14b). Durch die Zufuhr frischer Auflösungsphase herrschen in der Umgebung der Arzneiform perfekte Sinkbedingungen. Die Durchflußgeschwindigkeit läßt sich beliebig steuern, so

Abb. 5.14a–c. Zweikompartimentmodelle. **a** Verteilungsapparatur (aus: [1]), **b** Durchflußzellenapparatur im offenen Durchlauf (aus: DAB 10 [3]), **c** Half-change-Test

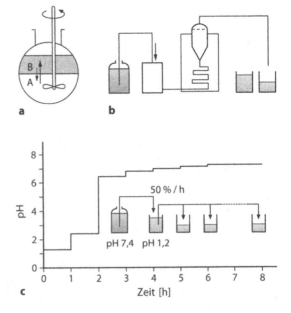

daß sie auch mit der In-vivo-Absorptionsgeschwindigkeit korreliert werden kann. Ebenso kann ein pH-Gradient ähnlich dem des Magen-Darm-Trakts zeitabhängig erzeugt werden, um die Freisetzung aus modifiziert freisetzenden Arzneiformen zu prüfen.

Half-change-Test. Dieses traditionelle Verfahren nach Münzel schreibt die stündliche Entnahme der Hälfte der Auflösungsphase mit gelöstem Arzneistoff und deren Ergänzung auf das ursprüngliche Volumen mit einer Pufferlösung pH 7,4 vor. Das Auflösungsmedium besteht zu Beginn des Tests aus verdünnter Salzsäure mit einem pH-Wert von 1,2, so daß durch das Austauschverfahren ein normierter pH-Gradient entsteht, der mit dem In-vivo-pH-Gradienten im Magen-Darm-Trakt vergleichbar ist. Der Half-change-Test ist mit einer Dauer von 8 h zur Prüfung von Arzneiformen mit lang anhaltender modifizierter Wirkstofffreisetzung vorgesehen (Abb. 5.14c).

Dreikompartimentmodelle

Verteilungsapparatur. Die Auflösungsphase ist hier durch ein organisches Lösungsmittel als erster Aufnahmephase von einer 2. wäßrigen Aufnahmephase getrennt. Das organische Lösungsmittel übernimmt modellhaft die Funktion der Magen-/Darmwandmembran, während die 2. Aufnahmephase das Plasma simuliert (Abb. 5.15a).

Membranapparatur. Die wäßrige Auflösungsphase stellt bei diesen Modellen die Donatorphase für eine wäßrige Akzeptorphase dar, die durch eine Membran voneinander getrennt sind. Sie werden zur Simulation des Verhaltens von Arzneistoffen und Arzneiformen unter normierten, dem Magen-Darm-Trakt angepaßten Bedingungen eingesetzt (Abb. 5.15b, c). Materialien für Membranen sind Lipidmembranen künstlicher oder tierischer Herkunft, lipidgetränkte Filter und zahlreiche Kunststoffe mit lipophilen, amphiphilen oder hydrophilen Eigenschaften. Der Stofftransport durch die Membran erfolgt durch Diffusion. Demzufolge können mit dieser Methode auch die Diffusion von Arzneistoffen und deren Derivaten oder von Arzneistoffen mit ähnlichem Molekülaufbau oder die Einflüsse durch Hilfsstoffe vergleichend bestimmt werden.

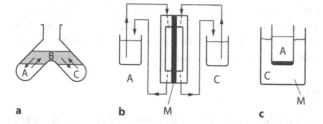

Abb. 5.15a–c. Dreikompartimentmodelle. **a** Verteilungsapparatur (aus: [1]), **b** Membranapparatur (Salbenliberationszelle [7]), **c** Membranapparatur einfacher Bauart (Zeichenerklärung: s. Abb. 5.11)

5.2.4
Parametrische Methoden

Der Auflösungsprozeß eines Arzneistoffs aus einer Arzneiform wird durch Kenngrößen oder Konstanten mit oder ohne Kenntnis der kinetischen Funktion charakterisiert, um die Freisetzung qualitativ und/oder quantitativ zu erfassen.

Empirische Parameter

Mit der Prüfung der Wirkstofffreisetzung eines Arzneistoffs aus einer Arzneiform in Einkompartimentmodellen wie Drehkörbchen-, Rührblatt-, Drehscheibchenapparatur oder Durchflußzellenapparatur im geschlossenen Umlauf werden kumulative Kurven in Abhängigkeit von der Zeit erhalten. In diesen Kurven wird entweder geprüft, ob die Mindestanforderung an die Wirkstofffreisetzung erfüllt ist oder nicht, oder aber zu welcher Zeit der geforderte Anteil der deklarierten Dosis freigesetzt ist. Die Kenntnis der Funktion der Lösungsgeschwindigkeit ist für diese empirischen Parameter nicht erforderlich.

Mindestanforderung. In Arzneibuchmonographien wird überwiegend die einfache Forderung gestellt, daß zu einer bestimmten Zeit ein Mindestanteil der deklarierten Dosis gelöst ist; meist ist diese Forderung **75 % gelöst nach 45 min.** Für dieses Ja/Nein-Merkmal sind Bestimmungen des gelösten Anteils zu diesem Zeitpunkt notwendig (Abb. 5.16a).

Ausmaß und Geschwindigkeit. Dieses qualitative Merkmal wird mit einer Kenngröße, nämlich der Zeitangabe $t_{75\%}$ oder $t_{63,2\%}$ für 75 % bzw. 63,2 % gelösten Anteil aus einer kontinuierlichen Meßwertekurve quantitativ exakter beschrieben (Abb. 5.16). Zur Ermittlung von $t_{63,2\%}$ können die Meßwerte der Meßkurve auch auf eine statistische, lineare Verteilung nach der Weibull-Funktion in einem entsprechend eingeteilten RRSBW-Diagrammpapier geprüft werden (Abb. 5.16c).

Mittlere Auflösungszeit. Die mittlere Auflösungszeit $t_{diss\text{-}vitro}$ wird aus kumulativen Freisetzungsverläufen erhalten, indem z. B. mittels Trapezflächenberechnung die Fläche ABC („area between curve") ermittelt und durch den Grenzwert des maximal aufgelösten Anteils Y dividiert wird (Abb. 5.16d). Die mittlere Auflösungszeit stellt die mittlere Verweilzeit des Arzneistoffs in der Arzneiform während des Freisetzungsprozesses dar.

Mathematische Parameter

Mathematische oder graphische Verfahren werden herangezogen, um einen experimentell gefundenen Freisetzungsverlauf mit einer mathematischen Funktion zu beschreiben. Dazu dienen Modellvorstellungen, aus denen sich Zeitgesetze mit ihren Konstanten herleiten lassen.

Abb. 5.16a–d. Bestimmung empirischer Kenngrößen zur Charakterisierung der Freisetzung. **a** Mindestanforderung, häufige Forderung der USP 22 nach 75 % gelöstem Abteil nach 45min, **b** Ausmaß und Geschwindigkeit $t_{75\%}$, Ermittlung der Zeit $t_{75\%}$ für 75 % gelösten Anteil, **c** Ausmaß und Geschwindigkeit $t_{63,2\%}$, Ermittlung der Zeit $t_{63,2\%}$ für 63,2 % gelösten Anteil, Linearisierung der Meßwertekurve im RRSBW-Funktionsdiagramm, **d** mittlere Auflösungszeit $t_{diss\text{-}vitro}$ und ihre Berechnung aus der Fläche zwischen den Kurven ABC als Differenz aus der Fläche unter der Kurve AUC und dem Grenzwert Y

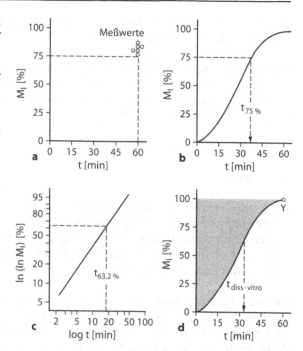

Zeitgesetz 0. Ordnung. Werden Randbedingungen wie Teilchengröße, Oberfläche und Dicke der Grenzschicht sowie Sinkbedingungen zumindest über eine gewisse Zeitspanne konstant gehalten, kann die Sättigungskonzentration c_s mit der Konstante k in Gleichung 5.78 vereint werden, und Gleichung 5.78 wird zu $dM_l/dt = {}^0k$. Die Lösungsgeschwindigkeit ist dann ein Massentransport 0. Ordnung, bei dem gleiche Massenanteile in gleichen Zeitspannen aufgelöst werden (Gleichung 5.85, Abb. 5.17a):

$$M_l(t) = {}^0k \cdot t \tag{5.85}$$

${}^0k$: Konstante 0. Ordnung; Gleichung 0. Ordnung

Zeitgesetz 1. Ordnung. Sind Teilchengröße, Oberfläche und Dicke der Grenzschicht konstant, ist die Lösungsgeschwindigkeit nur noch von der aktuellen Konzentration in der Lösung abhängig. Die Lösungsgeschwindigkeit ist dann ein Massentransport 1. Ordnung und folgt somit der Exponentialfunktion (Gleichung 5.86, Abb. 5.17b)

$$M_l(t) = M_0 \cdot (1 - e^{-k_1 \cdot t}) \text{ bzw.}$$
$$M_f(t) = M_0 \cdot e^{-k_1 \cdot t} \tag{5.86}$$

Gleichung 1. Ordnung

mit $k_l = D \cdot O/h$ als Konstante 1. Ordnung, M_o als Masse des eingesetzten Stoffes zur Zeit $t = 0$ und der Beziehung $M_o = M_l(t) + M_f(t)$ zu jeder Zeit t.

Weibull-Funktion. Werden keine physikalischen Modellvorstellungen über die Art der Lösungs- bzw. Diffusionskinetik zugrunde gelegt, kann versucht werden, die Lösungsgeschwindigkeit mit Hilfe der Weibull-Funktion zu parametrisieren (Gleichung 5.87)

$$M_l(t) = M_o\left(1 - e^{-(t/t63,2\%)^k}\right) \qquad (5.87)$$

Weibull-Funktion

mit k als Geschwindigkeitskonstante 1. Ordnung.

Die graphische Darstellung experimentell gefundener Werte erfolgt ohne Umrechnung direkt in das RRSBW-Diagrammpapier, bei dem die Abszisse logarithmisch für die Zeit t und die Ordinate doppelt logarithmisch in Umkehrung der 2 Exponenten für die Werte von $M_l(t)$ eingeteilt ist (Abb. 5.17c).

Quadratwurzelfunktion. Die Lösungsgeschwindigkeit multipartikulärer Systeme läßt sich unter sonst gleichen Voraussetzungen konstanter Oberfläche und Dicke der Grenzschicht sowie Sinkbedingungen mit dem Quadratwurzelgesetz nach **Higuchi** beschreiben (Gleichung 5.88, Abb. 5.17c):

Abb. 5.17a–d. Bestimmung mathematischer Parameter. **a** Zeitgesetz 0. Ordnung, **b** Zeitgesetz 1. Ordnung, **c** Quadratwurzelfunktion, **d** Kubikwurzelfunktion (Randbedingungen s. Text)

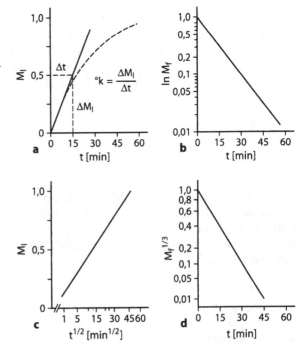

$$M_l(t) = k_2 \cdot t^{1/2} \tag{5.88}$$

Higuchi-Quadratwurzelgleichung

M_l Masse des gelösten Stoffes zur Zeit t
k_2 Lösungsgeschwindigkeitskonstante 2. Ordnung
   (Produkt aus Anfangslösungsgeschwindigkeit, Löslichkeit, Dichte und Form des Stoffes

Kubikwurzelfunktion. Unter der Voraussetzung, daß sich die Proportionen eines zu lösenden würfelförmigen Stoffes während des Lösungsprozesses nicht ändern, kann die Lösungsgeschwindigkeit als Kubikwurzelfunktion (**Hixson-Crowell-Kubikwurzelgleichung**) beschrieben werden (Gleichung 5.89):

$$M_o(t)^{1/3} - M_f(t)^{1/3} = k_3 \cdot t \tag{5.89}$$

Hixson-Crowell-Kubikwurzelgleichung

Zwischen der Differenz der Kubikwurzeln der eingesetzten Masse M_o zur Zeit $t = 0$ und der verbliebenen Masse M_f zur Zeit t besteht eine Linearität mit der Geschwindigkeitskonstante 2. Ordnung k_3. Wird die eingesetzte Masse M_o gleich 1 (entsprechend 100 %) gesetzt, vereinfacht sich Gleichung 5.89 zu (Abb. 5.17d):

$$M_f(t)^{1/3} = 1 - k_3 \cdot t \tag{5.90}$$

5.2.5
Anwendungen

Arzneistoffe

Die Lösungsgeschwindigkeit von Arzneistoffen ist abhängig vom Diffusionskoeffizienten, von der Teilchengröße, der Kristallform, der Diffusionsschichtdicke und der Löslichkeit (Gleichung 5.80). Der Diffusionskoeffizient ist umgekehrt proportional zur Viskosität (Gleichung 5.82), so daß viskositätserhöhende Stoffe in der Auflösephase, um den Arzneistoff herum und/oder in der Arzneiform einen maßgeblichen Einfluß ausüben. Mit diesem Effekt werden zahlreiche Arzneiformen mit verlängerter Wirkstofffreisetzung erschlossen (Retardierungseffekte).

Die **Diffusionsschichtdicke** um ein Teilchen wird wie erwähnt in dynamischen Systemen von der Rotationsgeschwindigkeit (Rotating-disk-, Rührblatt- oder Drehkörbchenapparatur) oder von der Durchflußgeschwindigkeit (Durchflußapparatur) beeinflußt. Mit jeweils höherer Agitation nimmt die Diffusionsschichtdicke ab, und die Lösungsgeschwindigkeit nimmt zu (Abb. 5.18). Bei quellfähigen, nicht löslichen Überzügen über Teilchen, die vorzugsweise bei den Diffusionspellets verwirklicht sind, wird die Diffusionsschichtdicke im Herstellungsverfahren festgelegt und kontrolliert die Lösungsgeschwindigkeit.

Abb. 5.18. Lösungsgeschwindigkeit verschiedener Arzneistoffe, ausgedrückt durch den Flux J, als Quadratwurzelfunktion der Winkelgeschwindigkeit ω bzw. der Drehzahl U (ω = 2π · U, Rotating-disk-Apparatur). (Aus [11])

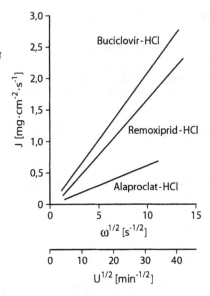

Die **Oberfläche bzw. Teilchengröße** eines Stoffes wirkt sich auf die Lösungsgeschwindigkeit und somit auf die nachfolgenden Prozesse der Absorption und Distribution – also auf den Plasmaspiegel und den klinischen Effekt – aus (Tabelle 5.3).

Tabelle 5.3. Auswirkungen der Teilchenzerkleinerung auf den relativen klinischen Effekt einiger Arzneistoffe. (Aus [13])

Arzneistoff	Teilchengröße Teilchengrößenfraktion Teilchenoberfläche	Klinischer Effekt
Acetylsalicylsäure	850 μm 180 μm	geringer höher
Chloramphenicol	50 – 800 μm 11 – 60 μm	geringer höher
Griseofulvin	0,4 m²/g 2,5 m²/g	geringer höher
Nitrofurantoin	250 – 300 μm 45 – 75 μm	retardiert höher
Spironolacton	300 μm < 10 μm	geringer höher
Tolbutamid	1,2 cm²/g 20 cm²/g	geringer höher

Tabelle 5.4. Einflußfaktoren auf die Löslichkeit einiger Arzneistoffe. (Aus [13])

Arzneistoffe	Einflußfaktor	Löslichkeit
Acetylsalicylsäure, Chloramphenicolpalmitat, Kortisonacetat, Prednisolon	Polymorph A (metastabil) Polymorph B (stabil)	A: höher B: geringer
Novobiocin	Amorphe Norm A Kristalle B	A: höher B: geringer
Ampicillin	Wasserfrei A Trihydrat B	A: höher B: geringer
Hydrokortison	Wasserfrei A Ethanolat B	A: geringer B: höher
Acetylsalicylsäure	Kalziumsalz A freie Säure B	A: höher B: geringer
Penizillin	Kaliumsalz A Procainsalz B	A: höher B: geringer

Kristalline Teilchen haben eine definierte **Kristallform**, die bei gemahlenen Haufwerken nur schwer zu erkennen ist. Die Lösungsgeschwindigkeit ist an kleinen Oberflächen von Kristallen oder kristallinen Teilchen größer als an den großen Flächen asymmetrischer oder heterometrischer Kristalle. Eine einheitliche Lösungsgeschwindigkeit ist daher von solchen Teilchen zu erwarten, die viele stumpfe Kanten besitzen, sich also einer Kugelform annähern. Die **Löslichkeit** eines Stoffes ist der Lösungsgeschwindigkeit proportional (Gleichung 5.78). Die Löslichkeit wiederum hängt von mehreren physikalischen und physikalisch-chemischen Faktoren wie amorphe und polymorphe Formen, Hydrate oder Solvate, Kosolvenzien, Lösungsvermittler, Solubilisatoren, Ein- oder Aussalzeffekte, feste Lösungen, pK_a-/pH-Wert-Verhältnis sowie von chemischen Derivatbildungen wie Salze, Ester, Ether oder Komplexe ab. Wichtige Beispiele für derartige Einflußfaktoren auf die Löslichkeit sind in Tabelle 5.4 zusammengestellt.

Kapseln und Tabletten

Die Qualität der Wirkstofffreisetzung aus Kapseln und Tabletten wird durch eine Prüfung der Lösungsgeschwindigkeit des Arzneistoffs am häufigsten mit der **Drehkörbchen-** oder **Rührblattapparatur** bestimmt. Die Anwendung erstreckt sich in aller Regel auf Hartkapseln mit festen Füllgütern, zerfallenden Tabletten und auf Filmtabletten, die nicht magensaftresistent oder anders modifiziert freisetzend behandelt sind („Dissolution" USP 22 [17]; „Wirkstofffreisetzung aus festen peroralen Arzneiformen" DAB 10 [3]). Etwa 500 detaillierte Prüfungsbedingungen und Anforderungen für Kapseln und Tabletten an die Freisetzung sind in der USP 22 enthalten, von denen

Tabelle 5.5. Beispiele von Testbedingungen und Anforderungen an die Wirkstofffreisetzung von Tabletten, Kapseln und Filmtabletten. (Nach [17])

Arzneiform	Prüfmedium	Prüfvolumen [ml]	Apparatur[a]	Rotation [Upm]	Prüfdauer [min]	Anforderung Q [%][b]
Acetylsalicylsäure Kapseln	pH 4,5[c]	500	1	100	30	80
Acetylsalicylsäure Tabletten	pH 4,5[c]	500	1	50	30	80
Acetylsalicylsäure gepufferte Tabletten	pH 4,5[c]	500	2	75	30	80
Amoxicillin Kapseln	H_2O	900	1	100	90	80
Desipraminhydrochlorid Kapseln	H_2O	900	1	100	45	75
Desipraminhydrochlorid Tabletten	0,1 N HCl	900	2	50	60	75
Diazepam Kapseln	0,1 N HCl	900	1	100	45	85
Doxycyclinhyclat Kapseln	H_2O	900	2	75	30	80
Doxycyclinhyclat Tabletten	H_2O	900	2	75	90	85
Erythromycin Tabletten	pH 6.8[c]	900	2	50	60	70
Erythromycinethylsuccinat Tabletten	0,1 N HCl	900	2	50	45	75
Erythromycinstearat Tabletten	pH 6,8[c]	900	2	100	120	75
Griseofulvin Kapseln	0,54 % NaLS in H_2O[d]	1000	2	100	30	80
Griseofulvin Tabletten	4,0 % NaLS in H_2O[d]	1000	2	100	60	70
Ultramicrosize Griseofulvin Tabletten	0,54 % NaLS in H_2O[d]	1000	2	100	60	85
Guaifenesin Kapseln	H_2O	900	1	100	45	75
Guaifenesin Tabletten	H_2O	900	2	50	45	75
Indomet Kapseln	pH 7,2[c]	750	1	100	20	80
Paracetamol Kapseln	H_2O	900	2	50	45	75
Paracetamol Tabletten	pH 5,8[c]	900	2	50	30	80
Triamcinolon Tabletten	0,1 N HCl	900	1	100	45	75

[a] Apparatur 1: Drehkörbchenapparatur; Apparatur 2: Rührblattapparatur.

[b] Für die erste 6fach-Prüfung ist für jeden einzelnen Prüfling eine Freisetzung von Q + 5 % gefordert (Stufe 1). Ist diese Anforderung nicht erfüllt, sind 6 weitere Prüflinge zu untersuchen, und der Mittelwert der nunmehr 12 untersuchten Prüflinge muß gleich oder größer als der geforderte Wert von Q sein, und kein Einzelwert darf außerhalb von (Q − 15 %) liegen (Stufe 2). Sollte auch diese Anforderung nicht erfüllt sein, werden weitere 12 Prüfungen vorgenommen, und für die insgesamt 24 Prüflinge gilt die Anforderung, daß der Mittelwert der Freisetzung gleich oder größer als Q ist und daß nicht mehr als 2 Werte unterhalb von (Q − 15 %), aber keinesfalls noch unter (Q − 25 %) liegen.

[c] Pufferlösungen mit einer in der Monographie angegebenen Zusammensetzung.

[d] NaLS: Natriumlaurylsulfat.

Abb. 5.19. Wirkstofffreisetzung von 6 Paracetamol-Tablettenpräparaten (6fach-Untersuchung, Blattrührerapparatur), Anforderung: mindestens 85 % Freisetzung innerhalb 30min (Nach [15])

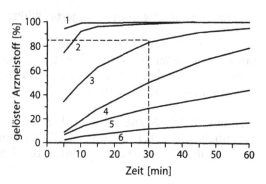

Beispiele in Tabelle 5.5 aufgeführt sind. Eine vergleichende Untersuchung von Paracetamol-Tablettenpräparaten zeigt beträchtliche Unterschiede im Freisetzungsverhalten (Abb. 5.19).

Kapseln oder Tabletten mit schwerlöslichen Arzneistoffen, deren Löslichkeit in den meist 900 ml Prüfvolumen zu keinen Sinkbedingungen führt, werden nach DAB 10 zweckmäßigerweise mit einer **Durchflußmethode** untersucht.

Generelle Zielsetzung der USP ist es, die Freisetzungskriterien der schnell freisetzenden Arzneiformen auf einen gelösten Anteil von 75 % der deklarierten Dosis in einer Zeit von 45 min zu normieren, um damit die galenische Qualität zu gewährleisten und mit der postulierten Verfügbarkeit im Magen-Darm-Trakt eine systemische Bioverfügbarkeit sicherzustellen. Eine einfache Einkompartimentpharmakokinetik eines fiktiven Arzneistoffs wird durch unterschiedliche, als exponentiell verlaufend angenommene Lösungsgeschwindigkeiten stark verändert, so daß der therapeutische Bereich nur bei hohen Lösungsgeschwindigkeiten erreicht wird (Abb. 5.20).

Abb. 5.20. Simulierte Blutspiegelkurven, Einfluß variabler Lösungsgeschwindigkeitskonstanten k_n (h^{-1}); Absorptionsgeschwindigkeitskonstante $k_a = 2,3h^{-1}$, Eliminationsgeschwindigkeitskonstante $k_e = 0,4h^{-1}$. (Aus [14])

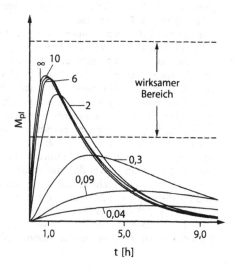

Kapseln und Tabletten mit verzögerter Wirkstofffreisetzung

Kapseln und Tabletten, deren Hülle, Bestandteile oder die als ganzes magensaftresistent behandelt sind, zählen zu den modifiziert freisetzenden Arzneiformen und werden mit der **Drehkörbchen-** oder **Rührblattapparatur** in 2 Varianten untersucht („**drug release**").

Methode A. Die Arzneiform wird in der vorgeschriebenen Apparatur für 120 min in 750 ml 0,1 N Salzsäure (37 °C) behandelt (**Säurephase**). Nach dieser Zeit gilt ein freigesetzter, gelöster Anteil der deklarierten Dosis von 10 %

Tabelle 5.6 Beispiele von Testbedingungen und Anforderungen an die Wirkstofffreisetzung von verzögert freisetzenden Arzneiformen. (Nach [17])

Verzögert freisetzende Arzneiform	Methode[a]	Apparatur[b]	Rotation (Upm)	Prüfdauer (min) S	P	Anforderung Q (%) S	P[c]
Acetylsalicylsäure Kapseln	A: 750/1000	1	100	120	90	10	75
Acetylsalicylsäure Tabletten	B: 1000/1000	1	100	120	90	10	75
Doxycyclinhyclat Kapseln	B: 900/1000 0,06 N HCl/ pH 5,5[d]	1	50	20	30	< 50	> 85
Erythromycin Kapseln	B: 900/900	1	50	60	45		> 80 nach 105[f]
Erythromycin Tabletten	B: 900/900 pH 1,2/pH 6,8[d]	1	100	60	60	10	75

[a] Methode A, B: s. Text.
[b] Apparatur 1: Drehkörbchenapparatur: Apparatur 2: Rührblattapparatur.
[c] S Säurephase, P Pufferphase.
Säurephase: Falls nichts anderes vorgeschrieben, ist für die erste 6fach-Prüfung für jeden einzelnen Prüfling eine Freisetzung von höchstens 10 % gefordert (Stufe 1). Ist diese Anforderung nicht erfüllt, sind 6 weitere Prüflinge zu untersuchen, und der Mittelwert der nunmehr 12 untersuchten Prüflinge muß gleich oder kleiner als 10 % sein, und kein Einzelwert darf außerhalb von 25 % liegen (Stufe 2). Für Stufe 3 (24 Prüfeinheiten) gilt das gleiche wie für Stufe 2.
Pufferphase: Falls nichts anderes vorgeschrieben, ist für die erste 6fach-Prüfung für jeden einzelnen Prüfling eine Freisetzung von mindestens (75 + 5 %) gefordert (Stufe 1). Ist diese Anforderung nicht erfüllt, sind 6 weitere Prüflinge zu untersuchen, und der Mittelwert der nunmehr 12 untersuchten Prüflinge muß gleich oder größer als Q sein, und kein Einzelwert darf außerhalb von Q − 15 % liegen (Stufe 2). Sollte auch diese Anforderung nicht erfüllt sein, werden weitere 12 Prüfungen vorgenommen, und für die insgesamt 24 Prüflinge gilt die Anforderung, daß der Mittelwert der Freisetzungen gleich oder größer als Q ist und daß nicht mehr als 2 Werte unterhalb von (Q − 15 %), aber keinesfalls noch unter (Q − 25 %) liegen.
[d] Pufferlösungen mit einer in der Monographie angegebenen Zusammensetzung.

Abb. 5.21. Wirkstofffreisetzung eines verzögert freisetzenden Acetylsalicylsäure-Tablettenpräparats (6fach-Untersuchung, Methode B USP 22 , Drehkörbchenapparatur); Anforderungen: maximal 10 % Freisetzung in der Säurephase nach 120 min, mindestens 80 % Freisetzung in der Pufferphase nach weiteren 90 min

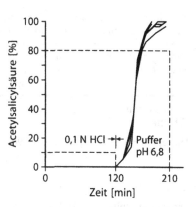

als höchstzulässig. Durch Zusatz von 250 ml 0,2 M Trinatrium-phosphatlösung (37 °C) zur Säurephase wird anschließend auf pH 6,8 umgepuffert (**Pufferphase**, 1000 ml). Nach einer Testdauer von weiteren 45 min ist üblicherweise ein freigesetzter Anteil von über 90 % gefordert.

Methode B. Die Arzneiform wird 120 min in einer der beiden Apparaturen mit 1000 ml Säurephase behandelt. Danach wird entweder die Säurephase aus dem Testgefäß abgesaugt und durch 1000 ml Phosphatpufferlösung pH 6,8 ersetzt (Pufferphase), oder die Arzneiform wird aus der Säurephase entnommen und in ein zweites Testgefäß, das mit dieser Pufferphase gefüllt ist, überführt. Zeiten und Anforderungen sind die gleichen wie bei Methode A. Beispiele von Testbedingungen und Anforderungen an Arzneiformen mit verzögerter Wirkstofffreisetzung aus der USP 22 sind in Tabelle 5.6 zusammengestellt. Die geforderte sechsfach-Untersuchung eines magensaftresistent überzogenen Tablettenpräparats zeigt das in Abb. 5.21 dargestellte Ergebnis.

Kapseln und Tabletten mit verlängerter Wirkstofffreisetzung

Drug Release USP 22 [17]. Diese ebenfalls zu den modifiziert freisetzend zählenden Arzneiformen müssen nach USP abhängig vom deklarierten Dosierungsintervall D zu mehreren Zeitpunkten gelöste Arzneistoffanteile in festgelegten Prozentbereichen freigesetzt haben. Die Untersuchung erfolgt in der **Drehkörbchen-** oder **Rührblattapparatur** ohne Wechsel des Lösemediums bei einem festgelegten pH-Wert (Tabelle 5.7). Das Beispiel eines Indometacin-Retardkapselpräparats zeigt, daß die Anforderungen der USP 22 bei einem Dosierungsintervall von D = 6 h erfüllt sind (Abb. 5.22a), jedoch ist die Freisetzung bei einem deklarierten Dosierungsintervall von 2mal tgl. (D = 12 h) zu schnell (Abb. 5.22b).

Häufig wird der Drug-release-Test zur Prüfung von verlängert freisetzenden Arzneiformen (Retardpräparate) durch einen pH-Wechsel über die Testzeit modifiziert. Beginnend mit pH 1,2 für 1 – 2 h folgt eine Umpufferung des

Tabelle 5.7. Beispiele von Testbedingungen und Anforderungen an die Wirkstofffreisetzung von verlängert freisetzenden Arzneiformen. [Nach [17]).

Verlängert freisetzende Arzneiform	Prüfmedium[a]	Prüfvolumen [ml]	Apparatur[b]	Rotation [Upm]	Prüfzeiten [min][c]	Anforderung Q [%][d]
Acetylsalicylsäure Tabletten	Nach Deklaration					
Diazepam Kapseln	pH 1,2	900	1	100	0,042 D	15 – 27
					0,167 D	49 – 66
					0,333 D	76 – 96
					0,500 D	85 – 115
Disopyramidphosphat Kapseln	pH 2,5	1000	1	100	0,083 D	5 – 25
					0,167 D	17 – 43
					0,417 D	50 – 80
					1,000 D	> 85
Indometacin Kapseln	pH 6,2	900	1	75	0,083 D	10 – 32
					0,167 D	20 – 52
					0,333 D	35 – 80
					1,000 D	> 60
					2,000 D	> 80
Phenylpropanolaminhydrochlorid Kapseln	H_2O	1000	1	100	0.125 D	15 – 45
					0.250 D	40 – 70
					0.500 D	> 70
Phenylpropanolaminhydrochlorid Tabletten	Nach Deklaration					
Theophyllin Kapseln	Nach Deklaration					

[a] Pufferlösungen mit einer in der Monographie angegebenen Zusammensetzung.
[b] Apparatur 1: Drehkörbchenapparatur: Apparatur 2: Rührblattapparatur.
[c] D Dosierungsintervall lt. Deklaration.
[d] Falls nichts anderes vorgeschrieben, ist für die erste 6fach-Prüfung für jeden einzelnen Prüfling eine Freisetzung innerhalb der angegebenen Bereiche gefordert (Stufe 1). Ist diese Anforderung nicht erfüllt, wird anhand der Akzeptanztabelle 1 im Kapitel „Drug Release" USP 22 [17] weiter verfahren.

Lösemediums zunächst auf pH 4–5 und dann auf pH 6,8 oder sogleich auf pH 6,8, so daß pH-Werteinflüsse auf die Hilfsstoffe zur Retardierung erkennbar werden.

Half-change-Test. Das Verfahren des stündlichen, jeweils hälftigen Austauschs des Lösemediums gegen eine Pufferlösung pH 7,4 führt beginnend

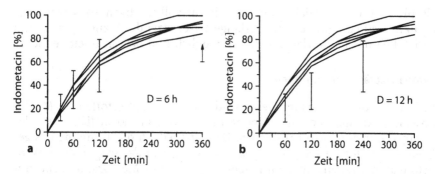

Abb. 5.22a, b. Wirkstofffreisetzung eines verlängert freisetzenden Indometacin-Kapsel-präparats (6fach-Untersuchung, Bedingungen s. Tabelle 5.7); Anforderungen lt. Deklaration des Dosierungsintervalls D. a D = 6 h, b D = 12 >h

mit pH 1,2 zu einem treppenartigen pH-Gradienten über 8 h Testdauer, dessen Verlauf dem im Magen-Darm-Trakt grob nachempfunden ist. Der pH-Gradient kann mit einem kontinuierlichen Austauschverfahren bei gleicher Geschwindigkeitskonstante k = 0,5 h^{-1} (= 8,3 · 10^{-3} min^{-1}) auch als sigmoide Kurve erzeugt werden. Die Wirkstofffreisetzung von Retardpräparaten mehrerer Hersteller kann mit dem Half-change-Test gut unterschieden werden (Abb. 5.23). Der Test gilt als anerkannte Methode, ist aber nicht in Arzneibücher übernommen worden.

Durchflußzellentest. Arzneiformen mit modifizierter Wirkstofffreisetzung werden auch in Durchflußzellenapparaturen untersucht, in denen je nach Testverlauf treppenartige oder kontinuierliche pH-Gradienten erzeugt werden. Bei verzögert freisetzenden Arzneiformen wird die 2stufige Behandlung

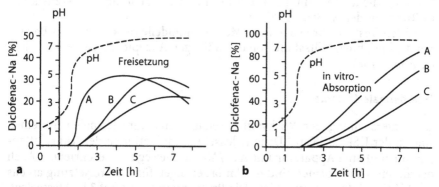

Abb. 5.23a, b. Modifizierter Half-change-Test von 3 verlängert freisetzenden Diclofenac-Natrium-Tablettenpräparaten A, B und C mit kontinuierlichem pH-Gradienten (– – – –). a Wirkstofffreisetzung in der Auflösephase (——), b kumulative In-vitro-Absorption in der Aufnahmephase (——). (Aus [4])

z. B. pH 1,2 für 1–2 h, danach pH 6,8 bis zur vollständigen Freisetzung bevorzugt. Testbedingungen für verlängert freisetzende Arzneiformen sind hinsichtlich des pH-Verlaufs vielfältig möglich und derzeit uneinheitlich.

Mikropartikuläre Arzneiformen

Die Bestimmung der Lösungsgeschwindigkeit von Arzneistoffen aus Mikrokapseln, Mikrosphären und Nanopartikeln kann grundsätzlich mit jeder Testapparatur durchgeführt werden. Dabei ist jedoch die Trennung des gelösten Arzneistoffs zwecks Gehaltsbestimmung von der originären mikropartikulären Arzneiform häufig schwierig, so daß Membranmodelle mit Donator- und Akzeptorphase bevorzugt werden. Nur der gelöste Wirkstoff diffundiert von der Donatorphase durch die Membran in die Akzeptorphase und wird hierin analytisch erfaßt.

Suppositorien und Weichkapseln

Gegenwärtig zeichnen sich zur Untersuchung von Suppositorien und Weichkapseln mit lipophilen Hilfsstoffen keine einheitlich normierten Verfahrensweisen als zukünftig gebräuchlich ab. In der USP 22 [17] werden Indometacin-Suppositorien mit der Rührblattapparatur in 900 ml Phosphatpuffer pH 7,2 auf ihre Wirkstofffreisetzung untersucht. Aufgrund des pH-Werts des Lösemediums ist die Verteilung des sauren Indometacins (pK_a 4,4) in die wäßrige Phase auch aus lipophilen, nach Schmelzen oben schwimmenden Phasen nicht geschwindigkeitslimitierend. Bei wasserlöslichen Trägerstoffen für Suppositorien kann die Apparatur ohnehin als sehr geeignet angesehen werden.

Die **Durchflußzellenapparatur,** als Zweikammerüberlaufzelle modifiziert, erreicht eine räumliche Trennung zwischen dem wäßrigen Lösemedium und den Trägerstoffen von Suppositorien und Weichkapseln unabhängig von den unterschiedlichen Dichten der wäßrigen und der lipophilen Phasen. Der kontinuierliche Durchfluß sorgt dabei für die Verteilung des Arzneistoffs in Richtung der wäßrigen Phase.

Andere Testverfahren benutzen **Membranmodelle** verschiedenster Bauart, um die lipophilen Hilfsstoffe von der wäßrigen Akzeptorphase fernzuhalten (s. Abb. 5.15c).

Transdermale Systeme

Zur Untersuchung der Wirkstofffreisetzung aus transdermalen Systemen sind in der USP 22 (Kap. „Drug Release") Modifikationen der Rührblattapparatur und eine Apparatur mit Auf-/Abwärtsbewegung beschrieben. Auch bei diesen Arzneiformen sind die Anforderungen für die Freisetzung an das Applikationsintervall gebunden. Die Prüftemperatur ist auf 32 °C festgelegt.

Paddle-over-disk-Apparatur. Die übliche Rührblattapparatur wird durch eine Scheibe ergänzt, an der das transdermale System befestigt wird und

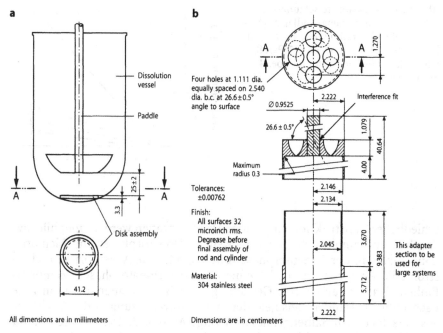

Abb. 5.24a, b. Prüfung der Wirkstofffreisetzung aus transdermalen Systemen nach USP 22 [17]. a Paddle-over-disk-Apparatur, b Zylinderapparatur. (Aus: [17])

die es horizontal am Boden des Testgefäßes so fixiert hält, daß das Rührblatt parallel über der freisetzenden Fläche rotiert (Abb. 5.24a).

Zylinderapparatur. Ein rotierender hohler Zylinder von etwa 10 cm Länge und einem Durchmesser von etwa 4,5 cm, an einem Schaft mit einer Haltevorrichtung befestigt, ersetzt den Rührblattschaft. Das transdermale System wird außen um den Zylinder so befestigt, daß die freisetzende Fläche nach außen frei liegt (Abb. 5.24b).

Reciprocating-disk-Apparatur. Scheibenförmige Halterungen für transdermale Systeme mit Durchmessern von 1,4–5 cm für die typischen handelsüblichen Präparate werden über einen Schaft mit einer Frequenz von 30 min⁻¹ und einer Amplitude von 1,9 cm im Lösemedium (32 °C) auf-/abwärts bewegt.

Salben

Arzneibuchvorschriften zur Untersuchung der Wirkstofffreisetzung aus Salben stehen derzeit aus, obwohl mehrere Vorschläge in der Literatur beschrieben sind. Ziel ist auch bei diesen Arzneiformen die Trennung des Arzneistoffs aus der Donatorsalbenphase und seine Bestimmung in einer wäßrigen Akzeptorphase. Dazu werden häufig Membranapparaturen ganz unter-

Abb. 5.25. Wirkstofffreisetzung von Salicylsäure aus Salbengrundlagen (Methode: Salbenliberationszelle nach Loth [8], s. Abb. 5.15b). 1 Vaselin; 2 Paraffinoleogel; 3 Wollwachsalkoholsalbe; 4 Erdnußoleogel

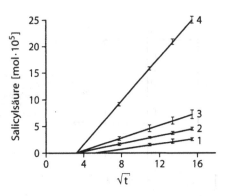

schiedlicher Konstruktion eingesetzt. Als Membranen werden lipophile, hydrophile und amphiphile Folien verwendet. Donatorphasen mit Membran können z. B. in der Akzeptorphase rotieren, oder die Akzeptorphase überströmt die Membran laminar bei einer ruhenden Donatorphasen-Membran-Einheit. Letztere apparative Gestaltung ist z. B. als Salbenliberationszelle nach Loth im Handel. Beispiele der Wirkstofffreisetzung von Salicylsäure aus verschiedenen Salbengrundlagen zeigt Abb. 5.25. Der lineare Verlauf im $M/\sqrt{t}$-Diagramm folgt nach einer Verzögerungszeit von 15 min dem Quadratwurzelgesetz von Higuchi (s. Abb. 5.17c und Gleichung 5.88).

In-vitro-/In-vivo-Korrelation

In-vitro-/In-vivo-Korrelationen werden mit dem Ziel vorgenommen, die in vitro ermittelte Lösungsgeschwindigkeit mit dem In-vivo-Verhalten im Organismus in Beziehung zu setzen. Die in Tabelle 5.8 beispielhaft genannten In-vitro- und In-vivo-Kenngrößen bzw. Parameter werden zu verschieden-

Tabelle 5.8. Beispiele für In-vitro- und In-vivo-Kenngrößen bzw. Parameter und ihre Korrelation

In-vitro-Lösungs-geschwindigkeit	In-vivo-Verhalten	Korrelation
75 % gelöst in 45 min	Therapeutischer Bereich erreicht	Mindestanforderung
AUC_{diss}	AUC_{plasma}	Verfügbarkeit
$t_{75\%}$, $t_{63,2\%}$	c_{max}, t_{max}, $c_{steady-state}$	Geschwindigkeit und Ausmaß
Verweildauer $t_{diss-vitro}$	Verweildauer t_{sys}	Verweildauer
Lösungsgeschwindig-keitskonstante k_n	Absorptionsgeschwindig-keitskonstante k_a	Kinetische Konstanten

artigen paarweisen Korrelationen herangezogen. Dabei wird zwischen Korrelationen modellunabhängiger und modellabhängiger Kenngrößen und Parameter unterschieden.

Mindestanforderung. Nach den allgemeinen Grundsätzen der USP 22 [17] ist bei peroralen Arzneiformen mit einer therapeutischen Wirkung bei einem gelösten Arzneistoffanteil von 75 % nach 45 min in einer der Dissolutiontestapparaturen zu rechnen. Abweichungen von dieser Mindestanforderung nach unten oder oben sind möglich und jeweils in den Monographien ausgewiesen. Mit diesem Grundsatz wird in erster Linie die Qualität der Arzneiform geprüft und beurteilt. Dabei bleibt offen, ob sich bei 2 oder mehr wirkstoffgleichen peroralen Arzneiformen bei gleicher Freisetzungsqualität im In-vivo-Verhalten Unterschiede ergeben, so daß Vergleiche auf der Basis des Grundsatzes der Mindestanforderung problematisch sind.

Ausmaß- und Geschwindigkeit. Die In-vitro-Lösungsgeschwindigkeit, gekennzeichnet z. B. durch die Kenngrößen $t_{75\%}$ oder $t_{63,2\%}$, wird bei dieser Korrelation modellunabhängig nach einmaliger Applikation in Beziehung zum Plasmaspiegelmaximum c_{max} mit der zugehörigen Zeit t_{max} oder zum Steady-state-Plasmaspiegel bei Dauerapplikation $c_{steady-state}$ gesetzt. Es ist zu beachten, daß hierbei eine Korrelation nichtanaloger Kenngrößen modellunabhängig erfolgt.

Verfügbarkeit. Der Vergleich der Flächen unter den Kurven des Lösungsprozesses AUC_{diss} mit denen der Plasmaspiegelkurven AUC_{plasma} ist ein Verfahren zur modellunabhängigen Korrelation von analogen Daten. Sind die experimentellen Bedingungen so gewählt, daß die Unterscheidung der AUC_{diss} zweier Arzneiformen A und B im Sinne der zugehörigen AUC_{plasma}-Werte möglich und auf jede weitere Arzneiform übertragbar ist, wird eine aussagekräftige, modellunabhängige Korrelation erhalten (Abb. 5.26).

Abb. 5.26. In-vitro-/In-vivo-Korrelation durch Vergleich der Verfügbarkeiten eines Arzneistoffs aus 2 Darreichungsformen A und B mit Hilfe der Flächen unter den Kurven AUC; kumulative Freisetzung M_I: $AUC_{diss A}$ und $AUC_{diss B}$, Plasmaspiegel c_{Plasma}: $AUC_{pl A}$ und $AUC_{pl B}$

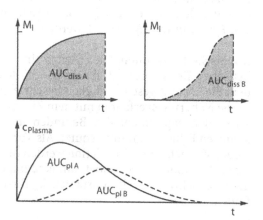

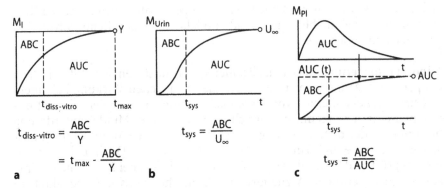

Abb. 5.27a–c. In-vitro-/In-vivo-Korrelation durch Vergleich der Verweildauerzeiten $t_{diss\text{-}vitro}$ und t_{sys} eines Arzneistoffs. **a** $t_{diss\text{-}vitro}$ aus einer kumulativen Freisetzung M_l vs. t; **b** t_{sys} aus einer Harnausscheidung M_{Urin} vs. t; **c** t_{sys} aus einem Plasmaspiegel M_{Pl} vs. t und dessen kumulierter Fläche unter der Kurve AUC(t) vs. t (AUC Flächen unter den Kurven, ABC Flächen zwischen den Kurven und den Grenzwerten Y, U und AUC)

Verweildauer. Die mittlere In-vitro-Verweildauer eines Arzneistoffs in der Arzneiform ist als mittlere Auflösungszeit $t_{diss\text{-}vitro}$ aus kumulativen Bestimmungen der Lösungsgeschwindigkeit modellunabhängig zugänglich (Abb. 5.27a). Sie wird zur mittleren In-vivo-Verweildauer im Organismus t_{sys} nach peroraler Applikation in Beziehung gesetzt, die entweder aus kumulativen Plasmaspiegel- oder aus kumulativen Harnausscheidungskurven berechnet wird (Abb. 5.27b, c).

Die mittleren Verweildauern sind analoge Kenngrößen, und ihre Korrelation gehorcht der Gleichung:

$$t_{diss-vitro} = f \cdot t_{sys} \tag{5.91}$$

mit dem Proportionalitätsfaktor f, der meist Werte f < 1 annimmt, da die In-vitro-Lösungsgeschwindigkeit in der Regel schneller abläuft als die gesamte Pharmakokinetik im Organismus. Bei der Untersuchung von modifiziert freisetzenden Arzneiformen z. B. im Half-change-Test über einen Zeitraum von 8 h kann hingegen f = 1 werden.

Kinetische Konstanten. Die In-vitro-/In-vivo-Korrelation von analogen kinetischen Konstanten ist abhängig von dem mathematischen Modell, mit dem die Lösungsgeschwindigkeit beschrieben wird. Dazu werden mathematische Näherungsverfahren mit dem Ziel der geringsten Abweichungen zwischen den experimentellen Befunden und dem Modell (Berechnung der kleinsten Fehlerquadrate) benutzt. Als Vorversuch oder als pragmatisch einfacher Versuch einer Korrelation werden die in Abb. 5.17 skizzierten graphischen Methoden angewendet, um eine mathematische Modellfunktion und deren Geschwindigkeitskonstanten k_n für das jeweilige Beispiel herauszufinden.

Die pharmakokinetische In-vivo-Bezugskonstante ist häufig die Absorptionsgeschwindigkeitskonstante k_a, die z. B. aus Plasmaspiegeln durch Abschälen bestimmt wird.

Schließlich werden die Konstanten des Modells der Lösungskinetik k_n und der Absorptionskinetik k_a in Beziehung gesetzt:

$$k_n = f \cdot k_a \tag{5.92}$$

Darin ist k_a die nach Applikation einer Arzneiform ermittelte Absorptionsgeschwindigkeitskonstante, die im zutreffenden Fall über einen Proportionalitätsfaktor f mit der Lösungsgeschwindigkeitskonstante k_n direkt korreliert.

Literatur

1. Bauer KH, Frömming KH, Führer C (1991) Pharmazeutische Technologie. Thieme, Stuttgart New York
2. Derendorf H, Garrett ER (1987) Pharmakokinetik. Wissenschaftliche Verlagsgesellschaft, Stuttgart
3. Deutsches Arzneibuch 10. Ausgabe
4. Herzfeldt CD, Zimmer A, Brehm R (1987) An automated modified half-change-test for extended-release articles. Pharm Ind 49: 948–951
5. Leeson LJ, Carstensen JT (eds) (1974) Dissolution technology. Academy of Pharmaceutical Science, Washington DC
6. Lippold B (1984) Biopharmazie, 2. Aufl. Wissenschaftliche Verlagsgesellschaft, Stuttgart
7. Loth H, Holla-Benninger A (1978) Untersuchungen der Wirkstoffliberation aus Salben, 1. Mitt. Entwicklung eines in-vitro-Liberationsmodells. Pharm Ind 40: 256–261
8. Loth H, Holla-Benninger A, Hailer M (1979) Untersuchungen der Wirkstoffliberation aus Salben, 2. Mitt. Einflüsse der Eigenschaften wasserfreier Salbengrundlagen auf die Wirkstofffreisetzung aus Suspensionssalben. Pharm Ind 41: 789–796
9. Meier J, Rettig H, Hess H (1981) Biopharmazie. Thieme, Stuttgart New York
10. Mooney KG, Mintun MA, Himmelstein KJ, Stella VJ (1981) Dissolution kinetics of carboxylie Acids I: effect of pH under unbuffered conditions. J Pharm Sci 70: 13–22
11. Nicklasson M, Magnusson AB (1985) Program for evaluating drug dissolution kinetics in preformulation. Pharm Res: 262–266
12. Pfeifer S, Pflegel B, Borchert HH (1988) Grundlagen der Biopharmazie. Wissenschaftliche Verlagsgesellschaft, Stuttgart
13. Ritschel WA (1973) Angewandte Biopharmazie. Wissenschaftliche Verlagsgesellschaft, Stuttgart
14. Schneider GF (1979) Zur Resorption oral applizierter Arzneistoffe. Acta Pharm Technol 25: 153–192
15. Steinigen M (1988) Vergleichende Untersuchung zur Qualität Paracetamol-haltiger Fertigarzneimittel. Pharm Z 133 (23): 30–35
16. Stricker H (Hrsg) (1988) Martin-Swarbrick-Cammarata, Physikalische Pharmazie, 3. Aufl. Wissenschaftliche Verlagsgesellschaft, Stuttgart
17. United States Pharmacopeia (1989) 22nd Revision

5.3
Pharmakokinetik

P. Langguth

5.3.1
Definitionen und Relevanz

Das Ausmaß des Effekts eines Arzneimittels wird in der Regel von dem Konzentrations-Zeit-Verlauf des Arzneistoffs am Wirkort bestimmt. Dieser wiederum ist eine Funktion der Arzneistoffdosis und der Freisetzung aus der Arzneiform (Liberation), der (bei systemisch wirkenden Pharmaka) Geschwindigkeit der Aufnahme in das Blut- oder Lymphgefäßsystem (Absorption), der Verteilung und Bindung an körpereigene Bestandteile (Distribution), der Biotransformations-(Metabolismus) und der Ausscheidungsgeschwindigkeit (Exkretion), LADME-Modell. Metabolismus und Exkretion werden auch unter dem Begriff Elimination zusammengefaßt.

Das Gebiet der Pharmakokinetik umfaßt die Beziehungen zwischen der Applikationsart eines Arzneimittels und dem Konzentrations-Zeit-Verlauf des Arzneistoffs selbst und auch dem etwaiger Metabolite in verschiedenen Körperregionen (z. B. Blut, Plasma, Gewebe, Urin, Speichel). Anhand der experimentellen Beobachtungen werden Modelle aufgestellt, um die Konzentrations-Zeit-Verläufe sinnvoll interpretieren zu können und Voraussagen über zu erwartende Plasmakonzentrationen beispielsweise bei Veränderung der Dosis und der Invasionsgeschwindigkeit oder, bei wiederholter Gabe, des Dosisintervalls zu treffen. Die Kenntnis der Pharmakokinetik eines Arzneistoffs und die Anwendung pharmakokinetischer Prinzipien ist für die Arzneimitteltherapie und -entwicklung von Bedeutung: In der klinischen Pharmazie (v.a. in den USA) werden für einen Patienten individuelle Dosierungen und Dosisschemata rational, d. h. basierend auf erwünschten Plasmakonzentrationen, entwickelt. In der klinischen Pharmakologie werden durch Messungen des pharmakodynamischen Effektes bei gleichzeitiger Konzentrationsbestimmung, meist im Plasma, Beziehungen zwischen der Pharmakokinetik und der Pharmakodynamik eines Arzneistoffs ermittelt (Schema 5.1). Dies hat zum Ziel, den therapeutischen Bereich eines Arzneistoffs im Plasma festzulegen, d. h. den Bereich zwischen der minimalen therapeutisch wirk-

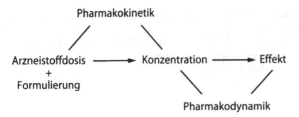

Schema 5.1. Beziehungen zwischen Arzneimittel, Konzentration und Effekt

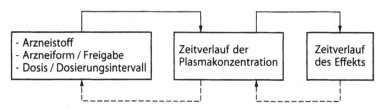

Schema 5.2. Koppelung und Rückkoppelung zwischen Arzneistoff und Arzneiform, Pharmakokinetik und Pharmakodynamik zur Optimierung des Zeitverlaufs des Effekts

samen Konzentration des Arzneistoffs und der minimalen toxischen Konzentration. Bei der Entwicklung und Optimierung von Arzneiformen in der pharmazeutischen Technologie werden Daten zur Absorption, Biotransformation, Distribution und Elimination eines Arzneistoffs herangezogen, um geeignete Applikationswege zu wählen und Applikationsformen zu entwickeln. Ziel ist es, durch Anpassung der freigegebenen Menge und der Freigabegeschwindigkeit die Konzentration des Arzneistoffs im Organismus für eine bestimmte Zeit im therapeutischen Bereich zu halten (Schema 5.2).

Spezielle Themengebiete der Pharmakokinetik beschäftigen sich z. B. mit der Möglichkeit der Anreicherung von Arzneistoffen in bestimmten Zielorganen („drug targeting") oder dem Einfluß von pathologischen Veränderungen auf den Konzentrations-Zeit-Verlauf von Arzneistoffen. Auch werden pharmakokinetische Studien durchgeführt, um Wechselwirkungen nach gleichzeitiger Gabe verschiedener Arzneistoffe zu erforschen. Vergleichende pharmakokinetische Untersuchungen zum Ausmaß und zur Geschwindigkeit der Absorption eines Arzneistoffs aus verschiedenen Arzneiformen bezeichnet man als Bioverfügbarkeits- bzw. Bioäquivalenzuntersuchungen.

5.3.2
Grundlagen

Biologische Membranen

An nahezu allen pharmakokinetischen Teilprozessen ist ein Transport des Arzneistoffs durch eine oder mehrere biologische Membranen beteiligt, deren Funktion darin besteht, unterschiedliche Körperregionen gegeneinander abzugrenzen, z. B. die Zellmembranen des Gastrointestinalepithels, der Hepatozyten oder der Nierentubuli. Trotz unterschiedlicher Strukturmerkmale und Eigenschaften weisen die Zellmembranen gemeinsame Charakteristika auf (Abb. 5.28): eine 8–12 nm dicke Lipiddoppelschicht (Bilayer), bestehend aus Phospholipiden, Cholesterol und Glykolipiden, die über hydrophobe Wechselwirkungen der Kohlenwasserstoffketten lamellare Strukturen ausbilden. Die hydrophilen Köpfe der Phospholipide sind dabei nach außen orientiert. In das Lipidgerüst sind Membranproteine eingelagert, z. B. die Verdauungsenzyme Saccharase und Aminopeptidase der Darmschleimhaut, die für spezifische Funktionen der Zellmembran verantwortlich sind. Ein Teil der

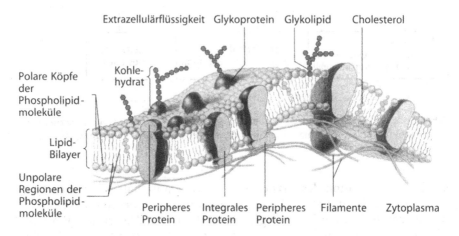

Abb. 5.28. Modell der Struktur biologischer Membranen. (Nach [8])

Proteine reicht durch die gesamte Lipidschicht (integrale Proteine mit Transportfunktion), weitere Proteine liegen an der Außen- oder Innenseite der Lipidschicht (Enzyme und Rezeptoren). Die Proteine sind, ebenso wie die in einer Lamellenschicht liegenden Phospholipidmoleküle in der Membranebene relativ frei beweglich und ermöglichen eine hohe Anpassungsfähigkeit der Membran. Die Außenseite der Membran kann zusätzlich Mukopolysaccharide tragen, die als Glykolipide der Membran zugeordnet werden.

Epithelien sind geschlossene Zellverbände, die durch interzelluläre Verbindungen verknüpft sind und die über eine Basalmembran gegen das darunter liegende Bindegewebe abgegrenzt sind. Oberflächenepithelien bilden die Grenze der inneren und äußeren Oberflächen des Körpers. Man unterscheidet ein- und mehrschichtige Plattenepithelien, die auch verhornt (keratinisiert) sein können, kubische und Zylinderepithelien. Bei den Verbindungsstellen zwischen den Epithelien wird zwischen 3 Typen unterschieden: „gap junctions" sind Haftstellen zwischen benachbarten Zellen, über die ein interzellulärer Transport von Ionen und kleinen Molekülen (< 1500 D) und damit eine Kommunikation zwischen den Zellen ermöglicht wird. „Tight junctions" sind Verschmelzungen der Plasmamembran, die verhindern, daß spezifische Proteine auf der luminalen oder basolateralen Membranseite zur gegenüberliegenden Seite der Plasmamembran wandern. Ferner wird durch die „tight junctions" ein Substanztransport durch die Interzellularspalten behindert. **Desmosomen** sind interzelluläre Kontaktzonen, die v.a. in mechanisch belasteten Epithelien wie z.B. dem Hautepithel oder auch der Herzmuskulatur benachbarte Zellen verankern. Die Interzellularspalten im Bereich der Desmosomen sind mit Glykoproteinen ausgefüllt.

Membrantransport und Absorptionsmechanismen

Arzneistoffe können Zellschichten auf 2 Wegen überwinden:
1. transzellulär, indem der Arzneistoff in die äußere (apikale) Membran übergeht, durch diese diffundiert und dann das Cytosol und die innere (basolaterale) Membran passiert und
2. interzellulär durch die Zellzwischenräume.

Der transzelluläre Transport kann durch einfache Diffusion durch die Lipidschicht der Membran oder unter Beteiligung von membranständigen Transportproteinen erfolgen. Die treibende Kraft bei der Diffusion ist der Konzentrationsunterschied des Arzneistoffs auf beiden Membranseiten. Hierbei ist der Verteilungskoeffizient des Arzneistoffs zwischen einer wäßrigen Phase und der Membran, der v.a. durch seine Lipophilie bestimmt wird, und sein Diffusionsvermögen in der Membran ausschlaggebend. Je größer der Verteilungskoeffizient, um so höher ist die Substanzkonzentration in der Membran und um so höher ist der Konzentrationsgradient auf beiden Membranseiten und damit bis zu einem bestimmten Grad seine Diffusionsgeschwindigkeit.

Viele Arzneistoffe sind schwache Säuren oder Basen und können in wäßriger Lösung entweder nichtionisiert oder ionisiert vorliegen. Dabei wird der Dissoziationsgrad einer schwachen Säure oder Base von ihrem pKs-Wert und dem pH-Wert der Lösung bestimmt (Henderson-Hasselbalch-Gleichung). Die nichtionisierte Form ist besser lipidlöslich als die ionisierte und kann bevorzugt durch die Lipidmembran permeieren. So werden schwache Säuren besser im sauren Milieu, schwache Basen bei neutralem bis alkalischem pH-Wert absorbiert.

Mittels eines vereinfachten Membranmodells läßt sich die pH-abhängige Verteilung eines Arzneistoffs zwischen Magensaft (pH 1,4) und Plasma (pH 7,4) am Beispiel einer schwachen Säure (pKs = 4,4) veranschaulichen (Abb. 5.29). Unter der Annahme, die Magenwand verhalte sich wie eine künstliche Lipidmembran, die lediglich für die nichtionisierte Form der Säure durchlässig sein soll, ergibt sich aus der Henderson-Hasselbalch-Glei-

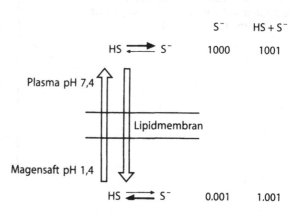

Abb. 5.29. Einfluß des pH-Werts auf die Verteilung einer schwachen Säure zwischen den Kompartimenten Plasma und Magensaft, die durch eine Lipidmembran getrennt werden

chung im Magensaft ein Verhältnis von nichtionisierter zu ionisierter Substanz von 1 : 1000, im Plasma von 1 : 0,001. Nach der Gleichgewichtseinstellung, d. h. gleicher Konzentration der undissoziierten Säure (HS) auf beiden Membranseiten, beträgt das Verhältnis der Gesamtkonzentration der undissoziierten und dissoziierten Säure (HS + S⁻) zwischen Plasma und Magensaft 1000 : 1. Aus der pH-abhängigen Membranverteilung eines Arzneistoffs ergeben sich nicht nur Konsequenzen hinsichtlich seiner Absorption, sondern auch seiner Verteilung und Elimination. So werden beispielsweise schwache Basen (pKs 6 – 12) bei einer Erniedrigung, schwache Säuren (pKs 3 – 7,5) bei einer Erhöhung des Urin-pH-Wertes tubulär in geringerem Ausmaß rückresorbiert und damit renal schneller ausgeschieden (Abb. 5.30).

Der vorgestellte Fall der ausschließlichen **Diffusion** der ungeladenen Spezies durch eine Lipidmembran trifft allerdings in der Praxis nicht immer zu. Dies kann z. T. mit geänderten pH-Verhältnissen an der Membranoberfläche (pH-Mikroklima) oder durch Ionenpaardiffusion erklärt werden [1]. Die Ionenpaardiffusion stellt eine phänomenologische Erklärung für die trotz vorhandener Ladung bei einigen Arzneistoffen beobachtete gute enterale Absorption dar. Ionisierte Moleküle können mit geeigneten Gegenionen (z. B. Gallensalzen) einen nach außen elektroneutralen Komplex bilden, der ausreichend wasser- und lipidlöslich ist und nach Überwindung der Membranbarriere und nachfolgende Dissoziation des Komplexes den Wirkstoff wieder freigibt.

Die bisher behandelten Transportprozesse betreffen lediglich kleine niedermolekulare Substanzen. Hochmolekulare Stoffe wie z. B. Enzyme sowie Partikel und Flüssigkeitströpfchen können ebenfalls, wenn auch mit niedrigen Transportraten, durch Einstülpung der Zellmembran unter Einschluß des zu resorbierenden Materials absorbiert werden (**Endozytose**). Je nach Aggregatzustand des Substrates wird dabei zwischen Pinozytose bei Flüssigkeitströpfchen und Phagozytose bei partikulären Substraten unterschieden.

Abb. 5.30. Einfluß des Urin-pH-Wertes auf die renale Clearance einer schwachen Säure (Phenobarbital) als Funktion des Urinflusses. Durch Alkalisieren liegt die Säure überwiegend ionisiert vor und wird tubulär nicht rückresorbiert. (Nach [7])

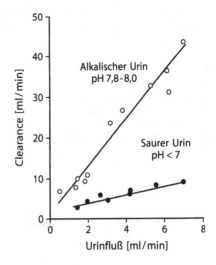

Die Pinozytose spielt v.a. bei der Fettabsorption fettlöslicher Vitamine, Cholesterol, flüssigem Paraffin und öligen Wirkstoffen eine Rolle.

Polare Moleküle, die nicht von spezifischen Carrierproteinen transportiert werden (wie z. B. Oligopeptide und -saccharide), können durch die Poren zwischen den Epithelzellen interzellulär absorbiert werden. Die Porenradien variieren von Epithel zu Epithel (im Duodenum 0,8 nm, im Ileum und Kolon 0,3 nm).

Allerdings beträgt die Gesamtfläche der interzellulären Spalten lediglich 0,01 % der gesamten Epitheloberfläche, dies erklärt die niedrigen Absorptionsraten bei interzellulär aufgenommenen Substraten.

Einige polare Moleküle (Elektrolyte, Aminosäuren, Monosaccharide und auch bestimmte Arzneistoffe) können Membranen rasch permeieren, indem sie durch Wechselwirkung mit membranständigen Transportproteinen (Carrierproteinen) in die Zelle aufgenommen werden. Diese Transportvorgänge sind ausgesprochen selektiv, da nur Substrate mit bestimmten Strukturmerkmalen Affinität zum Transportprotein haben. Bei der erleichterten Diffusion erfolgt der Transport nur beim Vorhandensein eines Konzentrationsgradienten. Er ist sättigbar bei hohen Substratkonzentrationen und kompetitiv hemmbar bei Anwesenheit von Molekülen, die über den gleichen Carrier transportiert werden.

Über diesen Absorptionsmechanismus wird die intestinale Absorption von Vitamin B 12 unter Kopplung an den „intrinsic factor" erklärt.

Substanzen, die auch gegen einen Konzentrationsgradienten durch biologische Membranen gelangen, werden aktiv, d. h. unter Verbrauch von Stoffwechselenergie, transportiert. Ein Beispiel hierfür ist das ATP-getriebene aktive Na^+/K^+-Ionentransportsystem, das intrazelluläres Natrium nach außen und extrazelluläres Kalium in das Zellinnere transportiert (Na^+/K^+-ATPase, primär aktiver Transport). Beim gekoppelten aktiven Transport (sekundär aktiver Transport) werden z. B. im Darmepithel D-Glucose und Natrium zusammen aus dem Darmlumen in die Zelle hineintransportiert, und zwar über einen ternären Komplex zwischen der zu transportierenden Substanz, dem Carrier und Na^+-Ionen. Die Energie für diesen Transport wird indirekt durch die Na^+/K^+-ATPase geliefert, die die intrazelluläre Na^+-Konzentration niedrig hält und so einen Konzentrationsgradienten zwischen luminalem und intrazellulärem Na^+ aufbaut. Kleine Peptide (Di- und Tripeptide), wasserlösliche Vitamine, einige β-Laktamantibiotika, Herzglykoside und 5-Fluorouracil sind weitere Beispiele für Substanzen, die carriervermittelt im GI-Trakt absorbiert werden. Auch an anderen Biomembranen, so z. B. der Hepatozytenmembran oder renalen Tubuluszellen finden aktive Transportprozesse statt.

Ein spezielles Phänomen ist das der **Persorption,** das im Darmepithel beobachtet wurde. Aufgrund einer ständigen Erneuerung des Darmepithels kommt es zu Abstoßungen von Epithelzellen an der Spitze der Villi, die kurzfristig eine Lücke hinterlassen. Durch diese Lücke können Partikel mit beachtlicher Größe (bis ca. 100 μm) in die Darmschleimhaut eindringen und direkt über das Lymphsystem in das Blut gelangen. Dies wurde für Stärkekörner und metallisches Eisen nachgewiesen.

Mukusbarriere. Die meisten Epithelien sind von einer dünnen, viskoelastischen Mukusschicht (bis zu 600 μm dick) bedeckt, die v.a. aus Wasser und Muzin, einem Glykoprotein mit einem MW > 500 kD und negativ geladenen Sialinsäureresten besteht. Mukus wird von speziellen Epithelzellen (z B. den Becherzellen im Dünndarm) gebildet und übernimmt v.a. Schutzfunktionen für die darunterliegenden Epithelien. Arzneistoffe mit niedrigem Molekulargewicht können die Mukusschicht relativ rasch durchdringen, während sie für hochmolekulare Wirkstoffe und kleine Partikel eine relevante Permeationsbarriere darstellt. Ebenso kann eine Bindung durch elektrostatische Wechselwirkungen zwischen kationischen Arzneistoffen und dem anionischen Mukus stattfinden. Bioadhäsive Arzneiformen versuchen gezielt, durch Wechselwirkungen von Polymeren mit der Mukusschicht die Arzneiform für eine bestimmte Zeit an das Mukusepithel zu binden und so beispielsweise eine Verlängerung der Dünndarmpassagezeit zu erreichen. Das Konzept wird jedoch, bedingt durch die rasche Erneuerung der Mukusschicht, in Frage gestellt.

Arzneistoffabsorption und Applikationswege

Unter Absorption wird die Geschwindigkeit und das Ausmaß verstanden, mit dem ein Arzneistoff in das Blutgefäßsystem aufgenommen wird (Abb. 5.31). Absorption ist nicht notwendigerweise gleichzusetzen mit „Bioverfügbarkeit", da der Begriff Bioverfügbarkeit die Konzentration des Wirkstoffs am Wirkort oder einer Körperflüssigkeit, die mit dem Wirkort in Verbindung steht, beinhaltet. So gelangt beispielsweise der intestinal absorbierte Wirkstoff über die Pfortader zunächst in die Leber, bevor er das Herz, den Lungen- und den Körperkreislauf erreicht (Abb. 5.32). Falls die Substanz in der Leber extrahiert oder biochemisch zu unwirksamen Verbindungen umgewandelt, d. h. metabolisiert wird (First-pass-Effekt), kann die Bioverfügbarkeit trotz vollständiger Absorption reduziert sein. Die Bioverfügbarkeit ist somit nicht nur bestimmt durch die Eigenschaften des Arzneistoffmoleküls, sondern auch eine Funktion des Absorptionsortes und weiterer physiologischer und pathologischer Faktoren. Da ein Arzneistoff, um absorbiert werden zu können, in der Regel in gelöster Form vorliegen muß, ist – unabhängig vom Absorptionsort – die Absorption abhängig von der Löslichkeit des Arzneistoffs im entsprechenden Vehikel. Arzneistoffe werden aus wäßrigen Lösungen i. allg. schneller absorbiert als aus öligen Lösungen, Suspensionen oder festen Arzneiformen. Für den Fall der festen Arzneiform kann, v.a. bei Retardzubereitungen, die Freigabe der langsamste, d. h. der geschwindigkeitsbestimmende Schritt für das Erreichen des systemischen Kreislaufs sein (Abb. 5.33).

Auch die Konzentration des Arzneistoffs am Absorptionsort beeinflußt seine Absorptionsgeschwindigkeit: aus höher konzentrierten Lösungen werden Arzneistoffe rascher resorbiert als aus verdünnten Lösungen. Daneben beeinflussen auch physiologische Faktoren die Absorption, wie z. B. der Blutfluß am Absorptionsort. Erhöhter Blutfluß, z. B. an der Haut herbeigeführt durch Massage oder örtlich begrenzte Wärmeeinstrahlung erhöht die Ab-

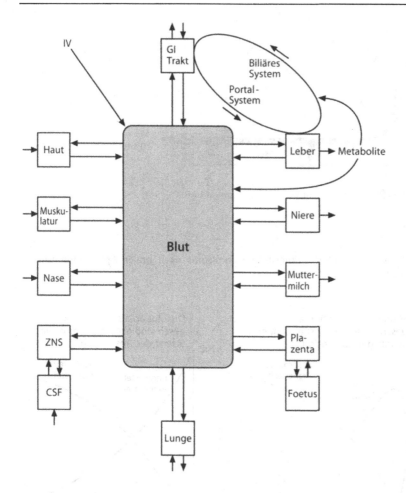

Abb. 5.31. Schema der wichtigsten Absorptions- und Eliminationswege im Körper

sorptionsgeschwindigkeit, während sie durch verminderte Durchblutung (z. B. durch Vasokonstriktoren oder im Schockzustand) verlangsamt wird. Die Absorptionsgeschwindigkeit ist auch abhängig von der zur Verfügung stehenden Oberfläche, die meist durch den Applikationsweg vorgegeben wird. Arzneistoffe werden rascher von Organen mit großer Oberfläche aufgenommen, wie z. B. der intestinalen Mukosa oder dem Pulmonalepithel.

Parenterale Applikation. Die wichtigsten parenteralen Applikationswege sind die intravenöse (i.v.), subkutane (s.c.) und intramuskuläre (i.m.) Injektion. Im Vergleich zu allen anderen Applikationsarten erzeugt die i.v.-Injektion sehr rasch hohe Arzneistoffkonzentrationen im Plasma, diese Spitzenkonzentrationen lassen sich durch kontinuierliche i.v.-Infusion vermeiden. Ein Vorteil der parenteralen Verabreichung ist die Umgehung eines hepati-

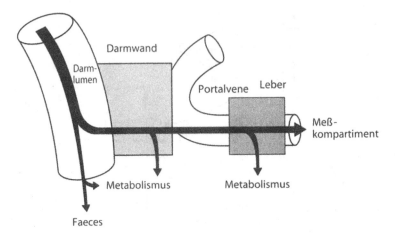

Abb. 5.32. Präsystemischer Arzneistoffmetabolismus nach oraler Applikation (First-pass-Effekt). (Nach [8])

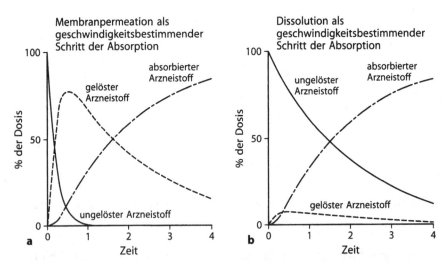

Abb. 5.33a, b. Der geschwindigkeitsbestimmende Schritt bei der Absorption von Arzneistoffen nach Gabe einer festen Arzneiform. Wird die Absorption durch die Membranpermeabilität und nicht durch die Auflösungsgeschwindigkeit kontrolliert, so hat sich ein Großteil des Arzneistoffs gelöst, bevor nennenswerte Mengen resorbiert werden (a). Im 2. Fall kontrolliert die Auflösungsgeschwindigkeit die Absorption, und nur wenig Arzneistoff befindet sich in Lösung – der Arzneistoff wird gleich nach seiner Auflösung absorbiert (b). (Nach [8])

schen First-pass-Effekts, ferner kann sehr exakt dosiert werden, da der Absorptionsschritt nach i.v.-Applikation entfällt und die Bioverfügbarkeit vollständig ist. Die intravenös injizierte oder infundierte Substanz gelangt nach der Applikation in die Lunge, wo ein Teil der Dosis metabolisiert (pulmonaler First-pass-Effekt) oder, v.a. bei lipophilen Substanzen, in das Lungengewebe eingelagert werden kann. Lediglich klare Lösungen (evtl. unter Einsatz von Kosolvenzien hergestellt) dürfen i.v. verabreicht werden. Eine Ausnahme bilden Fettemulsionen zur parenteralen Ernährung mit einer Teilchengröße der dispersen Phase von < 1 μm.

   Nachteilig bei der i.v.-Applikation sind neben dem höheren Aufwand auch die psychische Belastung des Patienten. Im Gegensatz zur i.v.- lassen sich die subkutane und i.m.-Injektion nur bei Arznei- und Hilfsstoffen mit ausreichender Gewebeverträglichkeit durchführen, auch ist auf Isotonie und -hydrie der Zubereitungen zu achten. Die Absorptionsgeschwindigkeit von der i.m.- oder s.c.-Injektionsstelle ist bei wäßrigen Arzneistofflösungen ebenfalls rasch. Sie kann jedoch stark abnehmen, wenn der lokale Blutfluß sinkt, falls der Arzneistoff an der Injektionsstelle präzipitiert, oder – speziell bei übergewichtigen Patienten – ein lipophiler Arzneistoff in ein subkutanes Fettdepot injiziert wird. Intramuskulär können ölige Lösungen, Suspensionen oder Emulsionen injiziert werden, subkutan werden z. B. biodegradierbare arzneistoffhaltige Polymere implantiert. Dieser Applikationsweg wird gezielt zur Bildung eines Arzneistoffdepots an der Injektionsstelle und für eine langanhaltende Freigabe ausgenutzt.

Orale Applikation. Nach oraler Applikation gelangt die Arzneiform von der Mundhöhle durch den Ösophagus in den Magen. Die Absorption über die **Mundschleimhaut** hat nur für wenige Arzneistoffe Bedeutung erlangt, dies ist jedoch nicht weiter überraschend, da die zur Absorption zur Verfügung stehende Oberfläche recht klein und die Mundschleimhaut zudem aus einem mehrschichtigen, relativ dicken (500–600 μm) Plattenepithel besteht. So ist z. B. für das gut durch Membranen permeierende Nitroglycerin eine sublinguale Gabe von Vorteil, da das venöse Blut der Mundschleimhaut unter Umgehung des Lebermetabolismus direkt über die obere Hohlvene in den großen Kreislauf befördert wird und so ein rascher Wirkungseintritt erfolgen kann.

   Der Transit von Arzneiformen durch den **Ösophagus** erfolgt i. allg. rasch (10–14 s), jedoch sind nach Einnahme von festen Arzneiformen ohne Wasser oder im Liegen Adhäsionen an der Ösophaguswand beobachtet worden. Dies kann zu lokalen Reizungen der Schleimhaut und zur verzögerten Absorption des Arzneistoffs führen. Der **Magen** hat für die Absorption von Arzneistoffen aufgrund seiner im Vergleich zum Dünndarm kleineren Oberfläche nur eine untergeordnete Bedeutung, jedoch ist die Verweilzeit von Arzneiformen im Magen für den Wirkungseintritt relevant. Die primäre Funktion des Magens ist die Zerkleinerung und Vorverdauung von Speisebrei und seine portionsweise Abgabe über den Pylorus an das Duodenum. Er ist unterteilt in die Bereiche Kardia (Eintrittsstelle des Ösophagus), Fundus (Magenkuppel), Korpus (Magenkörper), Antrum (Erweiterung vor dem Magenausgang) und Pylorus (Magenpförtner). Die Magenschleimhaut besteht aus einem einreihigen Zylinderepithel, das von einer Mukusschicht überzogen ist. Spezielle Zellen übernehmen die Produktion von Mukus (Nebenzellen), Salzsäure (Belegzellen) und proteolytischen Enzymen (Hauptzellen). Der pH-Wert im Magen unterliegt starken Schwankungen. In nüchternen gesunden Probanden beträgt der pH-Wert durchschnittlich 1,8, er kann nach den Mahlzeiten bis auf Werte zwischen 3 und 6 ansteigen. Als Medianwert über 24 h wurden Werte von 2,7 (Bereich von 1,8–4,5) an gesunden Freiwilligen gemessen.

Die Veränderungen im pH-Wert des Magens können Auswirkungen auf die Freisetzung von Arzneistoffen haben, falls deren Dissolution pH-abhängig verläuft.

Die **gastrointestinale Motilität** im nüchternen Zustand (Dauer ca. 12–15 h pro Tag, je nach Anzahl und Zusammensetzung der Mahlzeiten) unterscheidet sich erheblich von der nach Zufuhr von Nahrung. Im nüchternen Zustand werden 4 Phasen des „interdigestive migrating motor complex", IMMC (Fast-Zyklus) unterschieden (Abb. 5.34). In der Ruhephase I (40–60 min ist die Zahl der gastrischen Kontraktionen sehr gering, in Phase 2 steigen Frequenz und Stärke der Kontraktionen innerhalb der Phase an. Sie gipfeln in Phase 3 für 4–6 min mit intensiven und sich wiederholenden Kontraktionen. In dieser Phase, der Housekeeper-Phase, entledigt sich der Magen der unverdauten großen Partikel in der Nahrung. Phase 4 leitet dann von der intensiven Aktivität in Phase 3 zur Ruheperiode in Phase 1 über. Die Dauer des gesamten Zyklus beträgt ca. 2 h und wird solange wiederholt, bis sie durch Nahrungs- oder Flüssigkeitszufuhr unterbrochen wird. Nach der

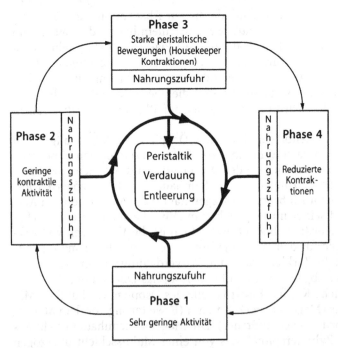

Abb. 5.34. Die verschiedenen Phasen des „interdigestive migrating motor complex" (IMMC). (Nach [9])

Aufnahme von Nahrung werden im Magen regelmäßige Kontraktionen (3–5/min) ausgelöst. Dadurch werden die Nahrungsbestandteile durchmischt, zerkleinert und durch die Magensekretion vorverdaut. In regelmäßigen Abständen wird ein Teil des Speisebreis durch den Pförtner in das Duodenum abgegeben. Nach vollständiger Magenentleerung stellt sich der Fast-Zyklus wieder ein. Unverdauliche Partikel mit einem Durchmesser > 2 mm werden nicht mit der Nahrung selbst, sondern erst in Phase 3 des Fast-Zyklus aus dem Magen eliminiert.

Die physiologischen Vorgänge bei der **Magenentleerung** haben Auswirkungen auf die Passagezeit von Arzneiformen. Lösungen, auf nüchternen Magen eingenommen, werden innerhalb von 1 h an das Duodenum abgegeben. Die Magenentleerungszeit kann sich auf das Doppelte verlängern, wenn vor der Applikation der Lösung eine Mahlzeit eingenommen wurde. Ein ähnliches Verhalten wie die Lösungen zeigen schnellzerfallende Tabletten, wenn sich der Wirkstoff im Magen in einem ausreichend großen Flüssigkeitsvolumen auflöst. Große nichtzerfallende Arzneiformen (z. B. magensaftüberzogene Tabletten und Kapseln) werden in Phase 3 des Fast-Zyklus eliminiert, je nach Menge und Zusammensetzung der Nahrung kann dies 5 min bis zu 12 h nach Einnahme dauern. Dadurch kann sich der Wirkungseintritt stark verzögern.

Pellets mit einem Durchmesser < 2 mm werden zusammen mit der Nahrung an den Dünndarm abgegeben. Der **Dünndarm** erstreckt sich vom Pylorus des Magens bis zum Dickdarm. Er besteht aus dem Duodenum (ca. 25 cm), Jejunum (ca. 2,5 m) und Ileum (ca. 3,5 m), sein innerer Durchmesser beträgt ca. 2,5 cm (alle Werte beim Menschen). Vor allem wegen seiner großen Absorptionsfläche (ca. 300 m^2; dies entspricht der 600fachen Fläche des zugrunde liegenden Zylinders) hat der Dünndarm für die Resorption von Nahrung und Absorption von Arzneistoffen eine große Bedeutung. Die Oberflächenvergrößerung beruht auf folgenden anatomischen Besonderheiten (Abb. 5.35):

Kerckring-Falten sind zirkulare Schleimhautfalten, auf denen sich ca. 1 mm hohe Villi (Zotten) befinden. Das Epithel der Villi wird aus Enterozyten und schleimproduzierenden Becherzellen gebildet. Die Enterozyten tragen an der luminalen Seite protoplasmatische Fortsätze (Mikrovilli).

Im Inneren jedes Villus verläuft eine Lymphkapillare sowie arterielle und venöse Kapillaren, durch die die absorbierten Substanzen abtransportiert werden. Während das venöse Blut durch die Portalvene in die Leber mündet, gelangt die Lymphe über den Ductus thoracicus unter Umgehung der Leber in den großen Kreislauf. Der lymphatische Weg ist für die Absorption von Arzneistoffen allerdings nur von untergeordneter Bedeutung, lediglich für stark lipophile Substanzen (z. B. Cyclosporin) wird dieser Transportweg diskutiert. Der pH-Wert im Dünndarm steigt vom Duodenum zum Ileum an und fällt im Kolon durch die Stoffwechselprodukte der Bakterien wieder. Im Duodenum wurde im Mittel ein pH von 6,1 (5,8–6,5 als interquartiler Bereich), im Jejunum von 6,6 ± 0,53 (SD), im Ileum von 7,5 ± 0,46 und im Kolon von 6,6 ± 0,67 gemessen.

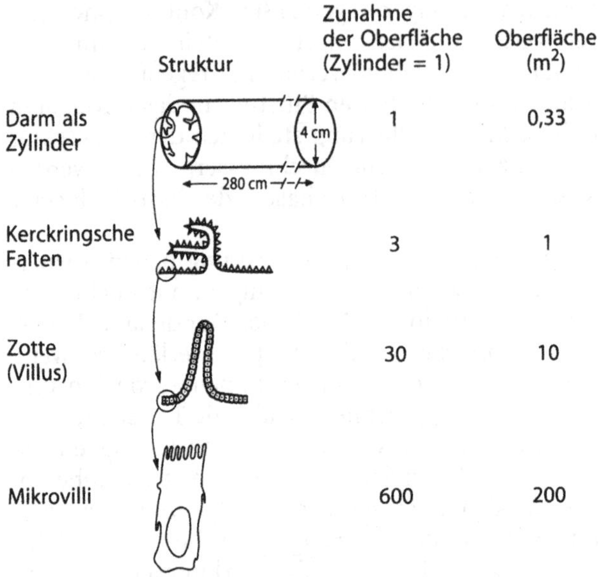

Struktur	Zunahme der Oberfläche (Zylinder = 1)	Oberfläche (m^2)
Darm als Zylinder	1	0,33
Kerckringsche Falten	3	1
Zotte (Villus)	30	10
Mikrovilli	600	200

(Darm als Zylinder: 4 cm; 280 cm)

Abb. 5.35. Schematischer Aufbau der Dünndarmwand und Darstellung der Strukturelemente, die zu einer Oberflächenvergrößerung beitragen. (Nach [10])

Der pH-Wert an der Membranoberfläche der Enterozyten liegt allerdings unter dem Wert im Lumen. Mit Hilfe von Mikroelektroden wurden Werte von pH 4,5–6 gemessen. Die Transitzeit von Arzneiformen durch den Dünndarm ist mit 4 h verhältnismäßig konstant und unabhängig von der Größe und dem Aggregatzustand der eingesetzten Arzneiform.

Peristaltische Wellen, Einschnürungen und segmentale Kontraktionen fördern die Durchmischung des Speisebreis mit den Verdauungssäften und befördern ihn in Richtung Dickdarm.

Das Ileum mündet über die Valva ileocaecalis in den **Dickdarm**, der in Caekum, Kolon und Rektum unterteilt wird. Ein wichtiger physiologischer Vorgang im Kolon ist die Absorption von Wasser. Das Epithel des Kolons ist ebenfalls ein einreihiges Zylinderepithel, verfügt aber nicht über die Villi des Dünndarms und enthält Krypten mit zahlreichen Schleimzellen, so daß die tatsächliche Oberfläche immerhin noch 10- bis 15mal größer als die eines gleich dimensionierten Zylinders ist. Die reduzierte Oberfläche im Kolon, die höhere Viskosität seines Inhalts die geringere Permeabilität des Epithels und bakterieller Metabolismus führen dazu, daß nicht alle Arzneistoffe im Kolon rasch und vollständig absorbiert werden, dies wird aber durch eine längere Verweilzeit teilweise ausgeglichen. Die Verweilzeiten von Arzneiformen im Kolon sind sehr variabel, Zeiten zwischen 10 h bis zu 5 Tagen wurden angegeben. Das Kolon ist dichtbesiedelt (ca. 10^9/g) mit anaeroben (z. B. Bifido bacterium) und aeroben (z. B. E. coli) Bakterien, die am Arzneistoffmetabolismus beteiligt sein können. Sie können auf dem biliären Weg in den

Darm gelangte Arzneistoffkonjugate, z. B. Morphinglucuronid und Indome-
thacinsulfat, dekonjugieren, wobei die Aglykone nachfolgend wieder resorbiert werden können (enterohepatische Rezirkulation), was zu einer Wirkungsverlängerung führen kann. Beispiele für weitere Arzneistoffe, die im
Kolon verstoffwechselt werden, sind Laktulose, Sulfasalazin und L-Dopa.
   Die **rektale** Applikation von Arzneiformen in das 15–20 cm lange Rektum
zur systemischen Therapie wird vielfach als Alternative zur p.o.-Gabe bei
Übelkeit, Schluckbeschwerden oder bei Kleinkindern angewendet. Bedeutsam für die Absorption nach rektaler Applikation ist die Anordnung der
Rektalvenen. Während die obere Rektalvene zur Pfortader und in die Leber
führt, gehen Verzweigungen der mittleren und unteren Rektalvenen zur unteren Hohlvene und umgehen damit die primäre Leberpassage. Jedoch sind
die verschiedenen Rektalvenen durch Anastomosen (netzartige Vereinigun-
gen von Blutgefäßen) miteinander verbunden, so daß eine vollständige Umgehung der Leber bei dieser Therapie nicht möglich ist. Für verschiedene
Arzneistoffe (z. B. Theophyllin) liegt zudem die Bioverfügbarkeit nach rektaler Applikation unter der nach peroraler Gabe, zudem wird über stärkere
Variabilität der Pharmakokinetik nach rektaler im Vergleich zur oralen Gabe
berichtet.

Nasale Applikation. Die Nase dient neben ihrer Funktion als Geruchsorgan
der Filtration, Erwärmung und Befeuchtung der Atemluft. Die Gesamtoberfläche der Nasenhöhle eines Erwachsenen beträgt ca. 180 cm^2, das Volumen
beläuft sich auf ca. 25 cm^3. Das Epithel der Nasenschleimhaut besteht aus
dem mehrreihigen, hochprismatischen Flimmerepithel (Regio respiratoria),
das dicht mit Kinozilien besetzt ist, und dem Riechepithel (Regio olfactoria).
   Durch die Schlagbewegungen der Zilien (etwa 10- bis 20mal/s) wird die
das Epithel bedeckende Mukusschicht und die an ihr haftenden Fremd-
körper mit einer durchschnittlichen Geschwindigkeit von 5 mm/min in
Richtung Nasen-Rachen-Raum befördert. Die Mukusschicht, bestehend
aus Wasser, Muzin und Elektrolyten, erneuert sich dadurch in einer Zeit
von ca. 15–30 min, neuer Mukus wird aus Schleimdrüsen und von Becherzellen nachgebildet. Die Nasenschleimhaut eignet sich nicht nur für die topische Applikation schleimhautabschwellender Arzneimittel, sondern, aufgrund ihrer starken arteriellen und venösen Vaskularisierung und geringen
Dicke, zur Absorption von Arzneistoffen. Dabei ermöglichen große Venen-
geflechte in der Schleimhaut einen schnellen Abtransport von Substanzen
über die Vena jugularis unter Umgehung der primären Leberpassage in
den großen Kreislauf. Insgesamt gesehen werden Arzneistoffe bis zu einem
MW von ca. 1000 noch rasch und relativ vollständig absorbiert (Abb. 5.36).
Einige Oligopeptide (Desmopressin, Gonadorelin, Oxytocin) und v.a. größere Peptide (Insulin und Calcitonin) jedoch haben nur geringe Bioverfügbarkeiten bei nasaler Applikation (< 10 %).
   Die Ziliaraktivität des respiratorischen Epithels und die damit verbundene kurze Verweilzeit von Nasalzubereitungen stehen einer längeranhalten-
den, kontinuierlichen Absorption im Wege. Die zur Absorption zur Verfügung stehende Zeit beträgt beim Menschen nur ca. 15 min. Ein weiteres Pro-

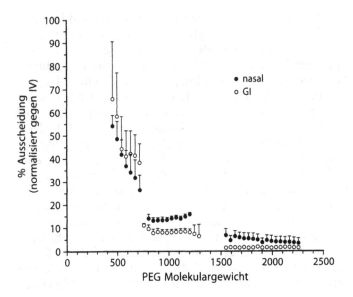

Abb. 5.36. Ausscheidung von Polyethylenglykol-Oligomeren (MW 600 – 2000) nach nasaler und oraler Gabe an der Ratte, bezogen auf die Ausscheidung nach i.v. Applikation. (Nach [11])

blem speziell für die Aufnahme von Peptiden repräsentiert die metabolische Kapazität der Nasenschleimhaut, d. h. ihre Ausstattung mit Aminopeptidasen, Diaminopeptidasen, Carboxypeptidasen und Endopeptidasen, die, ähnlich wie im GI-Trakt, die Peptide beim Durchtritt durch die Membran metabolisieren können. Ansatzpunkte, das Ausmaß der Absorption von Peptiden zu erhöhen, sind die Verlängerung der Verweilzeit, z. B. durch Polyacrylatgele oder Mikropartikel (z. B. Stärkemikropartikel), die Zugabe von absorptionsfördernden Substanzen („absorption enhancers") und/oder Enzyminhibitoren. Auch hat die Verteilung einer Lösung in der Nasenhöhle einen Einfluß. Nach Applikation mit einem Nasenspray konnten eine bessere Verteilung und höhere Bioverfügbarkeiten für Desmopressin als mit einer Peptidlösung erzielt werden.

Pulmonale Applikation. Die wichtigsten Funktionen der Lunge sind der Austausch des CO_2 im Blut gegen O_2 aus der Luft sowie die Reinigung der Inspirationsluft. Der rasche Austausch wird durch die große Oberfläche der Lunge von ca. 80 m^2 und die hohe Durchblutung dieses Organs ermöglicht. Die Oberflächenvergrößerung ergibt sich durch eine Verzweigung der Bronchialäste, die in die Bronchiolen und später in die Alveolärgänge mit den Alveolen (Lungenbläschen) übergehen. Das Epithel der Alveolen ist mit 0,1 – 0,5 µm sehr flach und über das Interstitium mit dem Endothel der Lungenkapillaren verbunden. Verschiedene Zelltypen bilden das Alveolarepithel, v.a. Pneumozyten, Makrophagen und Fibroblasten. Ferner verfügt das Respirationsepithel über Zilien, die von einer Schleimschicht bedeckt sind und den Schleim sowie anhaftende Fremdpartikel und Bakterien durch rhythmische Bewegungen mundwärts befördern (mukoziliäre Clearance). Die Oberfläche der Bronchiolen und der Alveolen ist mit einem 10–20 nm dünnen Phospholipidfilm (Surfaktant) überzogen, der verhindert, daß die wasserbedeckten Wände der Alveolen unter dem Einfluß der Oberflächenspannung des Wassers kollabieren. Für die Absorption aus der Lunge eignen sich besonders gasförmige Stoffe (z. B. Inhalationsanästhetika). Aber auch feste Arzneistoffe sowie Lösungen können rasch absorbiert werden, wenn die Teilchengröße so beschaffen ist, daß sie in die Alveolen gelangen und sich dort niederschlagen. Die optimale Teilchengröße liegt bei 2–3 µm. Kleinere Partikel werden wieder ausgeatmet, während größere nicht bis in die Alveolen gelangen. Damit ist die Absorption von Arzneistoffen über die Lunge nicht nur von den Eigenschaften des Arzneistoffs, sondern auch von anderen Bedingungen abhängig, so z. B. dem Applikator, der Partikelgröße und der Atemtechnik. Bisher allerdings wird ein großer Anteil der applizierten Dosis in den oberen Luftwegen, d. h. im Nasen-Rachen-Raum, abgelagert. Daher ist die pulmonale Applikation vornehmlich bei der lokalen Therapie im Bereich der Atemwege gebräuchlich (z. B. Cromoglycinsäure, Kortikosteroide, β_2-Sympathomimetika). Einer breiten Anwendung dieser Applikationsart für eine systemische Therapie stehen allerdings Bedenken hinsichtlich möglicher auftretender Allergisierungen, bronchospastischer Reaktionen und histologischer Veränderungen bei einer Langzeitbehandlung im Weg.

(Trans)dermale Applikation. Die Haut des erwachsenen Menschen erreicht 1,5–2 m² Ausdehnung und 4–5 kg Gewicht. Sie hat vielfältige Funktionen, u.a. schützt sie den Organismus vor chemischen, mechanischen und biologischen Schäden, reguliert Wasserverluste des Körpers und sorgt für die Wärmesteuerung. Die Haut wird in Oberhaut, Lederhaut und Unterhaut eingeteilt (Abb. 5.37). Die Oberhaut (Epidermis) ist ein gefäßfreies, mehrschichtiges Plattenepithel und enthält neben anderen Elementen stellenweise Melanin. Ihre Dicke variiert von ca. 40 µm (Augenlider) bis ca. 1,6 mm (Fußsohle). Das eigentliche Abschlußorgan der Haut, die Hornschicht (Statum corneum), wird aus den Basalzellen in der Basalmembran gebildet (Keratinozyten), die durch die Epidermis in Richtung Hautoberfläche wandern und dort unter Verlust der Zellkerne und Ausscheidung ihrer Lipide, Abflachung und Aushärtung (Keratinisierung) in die Korneozyten (Hornzellen) umgewandelt werden. Am Aufbau und an der Funktion des Stratum corneums sind auch die Interzellulärspalten beteiligt, die mit lipidreichem Kittmaterial, bestehend aus Fettsäuren, Cholesterol, Ceramiden und Wasser, gefüllt sind. Der untere Bereich des Stratum corneum, das Stratum compactum, ist aufgrund seiner hohen Packungsdichte die eigentliche Barrierezone, die sich durch einen hohen Diffusionswiderstand auszeichnet. Nach außen hin verlieren die Zellen ihren Zusammenhalt, d. h. sie lockern sich mehr und mehr (Stratum disjunctum) und schuppen schließlich ab. Das Stratum corneum besteht zu über 50 % aus keratinähnlichen Skleroproteinen, aus 10–20 %

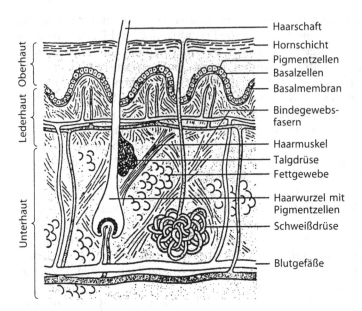

Abb. 5.37. Querschnitt durch die Haut

squalen- und cholesterolreichen Lipiden, aus 25–40 % wasserlöslichen Substanzen mit kleinem Molekulargewicht (Monosacchariden, Aminosäuren und Harnstoff), die aus der Epidermis und den Schweißdrüsen stammen und als „natural moisturizing factor" bekannt sind, und aus 7–19 % Wasser. Die Lipide aus der Epidermis und den Hautdrüsen befinden sich neben einem Wasseranteil auch in emulgierter Form auf der Hautoberfläche. Dieser Hydrolipidfilm ist leicht sauer und wird als „Säuremantel" bezeichnet. Die Epidermis ist mit der Lederhaut (Korium, Dermis) über Papillen zapfenförmig verbunden. Strukturelemente sind „elastische" Kollagen- und Retikulinfasern, daneben Fibrinozyten, Histozyten und Mastzellen. In die Grundsubstanz sind Nervenfasern, Blutkapillaren, Lymphgefäße und die akkrinen Schweißdrüsen eingebettet, ferner Teile des Haar-Talg-Apparates. Die von der Lederhaut eher unscharf abgegrenzte Unterhaut (Subkutis) besteht im wesentlichen aus Fettzellen (Adipozyten), unterteilt durch Stränge von Bindegewebsfasern. Sie bildet den Temperaturisolator und das mechanische Polster der Haut. Der Substanztransport durch die Haut ist von folgenden Faktoren abhängig:

– von den physikalisch-chemischen Eigenschaften der permeierenden Substanz,
– von den Eigenschaften der Grundlage, in welche die Substanz inkorporiert wurde,
– von Faktoren der Haut wie Zustand und Dicke der Hornschicht, Intensität der Durchblutung und des Lymphabflusses, Auswirkungen von Hauterkrankungen usw.

Bei der Applikation eines Arzneistoffs auf der Haut kommt dieser zunächst mit Schweiß, Talg und Bakterien auf der Hautoberfläche in Kontakt, einer unregelmäßigen Schicht mit einer Dicke von 0,4–10 µm. Nach der für die meisten Substanzen mühelosen Durchwanderung dieser die Haut bedeckenden Schicht stehen dem Arzneistoff verschiedene Transportwege offen. Transepidermale Transportwege umfassen die interzelluläre Permeation durch die lipidreiche Interzellulärmatrix unter Umgehung der Korneozyten oder, in Abhängigkeit von den physikochemischen Eigenschaften des Arzneistoffs, den transzellulären Weg durch die keratinhaltigen Zellen des Stratum corneum. Ferner kann ein Transport durch die Haarfollikel und die benachbart liegenden Talgdrüsen oder durch die Schweißdrüsen erfolgen. Nichtelektrolyte mit niedrigem Molekulargewicht, wie z. B. Nitroglycerin, Nikotin, Östradiol, Menthol, Salizylsäure oder Vitamin-A-Säure, sind in der Lage, in das Stratum corneum einzudringen und es zu durchwandern (transzellulärer Weg). Voraussetzungen für diesen Transportweg sind eine ausreichende Lipid- und Wasserlöslichkeit und ein geringes Molekulargewicht. Die Permeation durch die Interzellulärspalten kann einen Transportweg für höhermolekulare Stoffe darstellen. Gegenüber dem transzellulären Weg besteht der Vorteil, daß der Arzneistoff ein einheitliches Medium zu passieren hat. Der Weg durch die Haarfollikel, Talg- und Schweißdrüsen schließlich unterliegt weniger strikten physikochemischen Anforderungen seitens des permeierenden Agens. Überwiegend bei ionisierten Substanzen, polaren Molekülen (z. B. Hydrokortison) und höhermolekularen Stoffen (z. B. Heparin) stellt der Weg über die Hautanhangsgebilde die einzige Möglichkeit der Invasion durch die Haut dar. Dieser Weg ist jedoch in seiner Transportkapazität stark limitiert, da nur 0,1–0,5 % der Hautoberfläche auf die besagten Strukturen entfallen.

Konjunktivale Applikation. Die Therapie verschiedener Augenerkrankungen (z. B. Glaukom) auf systemischem Weg ist wegen der damit verbundenen Nebenwirkungen nicht zweckmäßig, dagegen erzeugt die konjunktivale Applikation höhere Konzentrationen am Wirkort bei gleichzeitig reduzierter Belastung des restlichen Organismus.

Die Ziele der topischen Applikation am Auge sind:
- Überwindung der Hornhautbarriere für Arzneistoffe, die in der Augenkammer ihre Wirkung entfalten,
- Maximierung des pharmakodynamischen Effekts am Wirkort bei gleichzeitiger Vermeidung von systemischen Nebenwirkungen,
- Wirkungsverlängerung, d. h. Reduktion der Applikationsfrequenz.

Das Auge besteht aus den Augenlidern, dem Bindehautsack, den Tränenorganen und dem Augapfel. Zu den Tränenorganen zählen die Tränendrüsen der Augenlider und die ableitenden Tränenwege (Tränenröhrchen, Tränensack, Tränennasenkanal). Die Tränenflüssigkeit wird durch den Lidschlag gleichmäßig über die Hornhaut des Augapfels verteilt und schützt diese vor Austrocknung. Das durchschnittliche Tränenvolumen eines Auges beträgt ca. 7 µl, die täglich gebildete Tränenmenge 0,6–1,0 ml. Der Augapfel

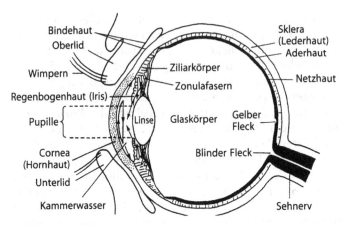

Abb. 5.38. Schematischer Aufbau des Augapfels. (Nach [12])

(Abb. 5.38) wird nach außen durch die Kornea, nach innen durch die Sklera (Lederhaut) begrenzt. Weitere Organe des Augapfels sind die Iris, der Ziliarkörper und die Linse. Im Ziliarkörper wird das Kammerwasser gebildet, welches über die hintere Kammer in die Vorderkammer und dann in den Schlemm-Kanal, ein ringförmig erweitertes Blutgefäß fließt. Die Ernährung der Hornhaut erfolgt durch Diffusion der Nährstoffe aus dem Kammerwasser und der Tränenflüssigkeit. Die Kornea besteht zum überwiegenden Anteil aus hydratisierten kollagenen Fasern (Stroma), die nach außen von einem lipophilen unverhornten Plattenepithel, nach innen von einem ebenfalls lipophilen Endothel begrenzt sind. Bei der Permeation von Arzneistoffen durch Epithel, Stroma und Endothel müssen also sowohl lipophile als auch hydrophile Barrieren überwunden werden, daher sollte die permeierende Substanz wasser- und fettlösliche Eigenschaften aufweisen. Für schwache Säuren oder Basen läßt sich am Modell des Pilocarpins folgender Transportmechanismus konstruieren: Aufgrund seines pKs-Wertes von 6,8 und der bei physiologischem pH-Wert gleichzeitig vorliegenden freien Basen- und Salzform des Arzneistoffs diffundiert bevorzugt die undissoziierte Base durch die Lipidbarrieren, während die Salzform eine ausreichende Löslichkeit der Substanz im Stroma ermöglicht (Abb. 5.39).

Zu den besonderen Problematiken der Applikation am Auge gehört der rasche Abtransport der Wirkstoffe aus der Tränenflüssigkeit und dem Kammerwasser.

Die Aufrechterhaltung einer wirksamen Arzneistoffkonzentration im Kammerwasser über längere Zeit ist abhängig von der pro Zeiteinheit zugeführten Arzneistoffmenge und den Geschwindigkeiten des Abtransports sowie der Permeationsgeschwindigkeit des Arzneistoffs durch die Kornea. Durch pharmazeutisch-technologische Maßnahmen lassen sich die Dauer der Arzneistoffzufuhr (über den Einsatz von Kristallsuspensionen oder Augensalben) verlängern und der Abtransport über die Tränenkanäle (durch Erhöhung der Viskosität der Zubereitung) verlangsamen. Auch ist es mög-

Abb. 5.39. Hindernisse bei der Permeation eines Arzneistoffs durch die Hornhaut des Auges. Durch Endothel und Epithel permeiert v.a. die nichtdissoziierte Spezies eines Arzneistoffs, dagegen durch das Stroma die dissoziierte Form. (Nach [12])

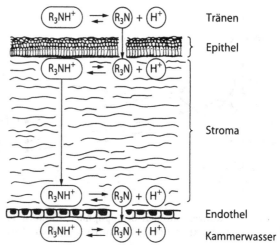

Tränen

Epithel

Stroma

Endothel

Kammerwasser

lich, den Transport durch die Kornea durch Einstellung eines pH-Wertes, der die Konzentration der undissoziierten Spezies erhöht, zu beschleunigen.

Verteilung und Proteinbindung

Nach Injektion oder Absorption verteilt sich der Arzneistoff im Intravasalraum, er kann sich auch, je nach Moleküleigenschaften, bevorzugt in der Interstitialflüssigkeit oder der Intrazellulärflüssigkeit aufhalten. Das Verteilungsmuster im Körper wird initial durch den Blutfluß der Substanz in die verschiedenen Organe bestimmt. Stark durchblutete Organe (Herz, Leber, Lunge, Nieren) zeigen initial die höchsten Arzneistoffkonzentrationen, die Verteilung in die Muskulatur, die Haut und das Fettgewebe vollzieht sich langsamer. Auch die physikochemischen Eigenschaften des Arzneistoffs bestimmen sein Verteilungsverhalten im Körper: Hydrophile Moleküle mit hohem Molekulargewicht können Membranen nur schwer durchdringen und sind so in ihrer Verteilung auf das Blut und teilweise die Interstitialflüssigkeit begrenzt. Lipophile Substanzen können sich im gesamten Körper, also auch in die Intrazellulärräume, verteilen oder sich in bestimmten Geweben, z. B. dem Fettgewebe, anreichern. Die dort gespeicherte Arzneistoffmenge kann ein Reservoir bilden und nach dem Abfall der Arzneistoffkonzentration im Blut aus dem Gewebe in das Blut zurückdiffundieren und so zu einer Verlängerung der Wirkdauer beitragen (Abb. 5.40).

Da das Fettgewebe nur wenig durchblutet wird, geht der Konzentrationsausgleich mit dem Blut nur langsam vor sich. Spezielle Verteilungsräume sind das zentrale Nervensystem (ZNS), die Knochen und der Kreislauf des Ungeborenen über die Plazenta. Eine besondere Barriere stellt der Übertritt vom Plasma in das Gehirn dar. Das Endothel der Hirnkapillaren verfügt nicht, im Gegensatz zum Endothel in anderen Organen, über große interzelluläre Poren, sondern über „tight junctions". Stark lipophile Substanzen

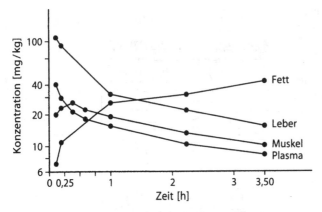

Abb. 5.40. Konzentrationen des lipophilen Narkotikums Thiopental in verschiedenen Geweben als Funktion der Zeit beim Hund. (Nach [13])

können rasch vom Gehirn aufgenommen werden (blutflußlimitierte Aufnahme), während sich mit steigender Polarität die Diffusion in das ZNS verringert (permeabilitätslimitierte Aufnahme), im letzteren Fall wird auch von der Blut-Hirn-Schranke gesprochen (Abb. 5.41).

Moleküle mit einer Permanentladung (z. B. quartäre Ammoniumverbindungen) verteilen sich aufgrund ihrer Hydrophilie nicht in das ZNS.

Neben dem Fettgewebe ist die Knochensubstanz, v.a. für Ionen, die chemisch dem Ca^{2+} ähneln (Blei, Strontium), ein Speicherorgan. Auch Arzneistoffe, die mit Ca^{2+} Komplexe bilden, z. B. Tetrazykline, kumulieren in den Ca-haltigen Geweben wie den Knochen und den Zähnen. Auch der Durchtritt von Arzneistoffen durch die Plazenta ist ein Verteilungsvorgang von großem toxikologischem Interesse, da Substanzen Schädigungen des Fetus auslösen können. Die Plazenta ist leicht permeabel für lipophile, undissozi-

Abb. 5.41a, b. Die Geschwindigkeit, mit der sich die Arzneistoffkonzentration in einem Gewebe ändert, hängt u.a. vom Übertritt des Arzneistoffs vom Blut in das Gewebe ab. (a) Ist die zwischen Blutbahn und Gewebe liegende Membran leicht durchlässig, so werden Änderungen der Gewebekonzentration des Arzneistoffs durch Änderungen der Konzentration des Arzneistoffs im Blut rasch reflektiert (perfusionslimitiert), (b) Setzt die Membran dagegen dem Arzneistofftransfer einen hohen Widerstand entgegen, so ist der Transfer vom Blut in das Gewebe relativ langsam und wird durch die Permeabilität der Membran bestimmt (permeabilitätslimitiert). (Nach [8])

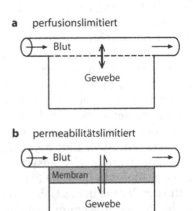

ierte Arzneistoffe, aber auch im Fall von dissoziierten Substanzen ist ein Transfer, wenn auch in geringerem Ausmaß, beobachtet worden.

Proteinbindung. Die meisten Arzneistoffe werden im Blut reversibel an Plasmaproteine gebunden, Säuren v.a. an Albumin und Basen an das α_1-saure Glykoprotein. Der an Proteine gebundene bzw. freie Anteil eines Arzneistoffs, seine Affinität zu den Bindungsstellen und die Zahl der Bindungsstellen am Protein läßt sich mit verschiedenen Verfahren, z. B. mit der Equilibriumdialyse, der Ultrafiltration oder der Ultrazentrifugation, bestimmen. Dabei wird der ungebundene Anteil quantifiziert. Die Auswertung der Ergebnisse erfolgt häufig nach dem Verfahren von Scatchard:

Für n äquivalente Bindungsstellen an einem Proteinmolekül ergibt sich

$$r/[A] = nK_A - rK_A \tag{5.93}$$

r ist der Quotient der Konzentration an gebundenem Arzneistoff [AP] und der Proteinkonzentration $[P]_{tot}$ (r = $[AP]/[P]_{tot}$), [A] ist die Konzentration an ungebundenem Arzneistoff, K_A ist die Assoziationsgleichgewichtskonstante. Der Quotient r und [A] sind meßtechnisch leicht zugänglich, und es lassen sich n sowie K_A berechnen.

Eine für die Pharmakokinetik bedeutsame Bezugsgröße ist der nicht an Plasmaproteine gebundene Anteil des Arzneistoffs f_u. Liegt die Zahl der Plasmaproteinbindungsstellen wesentlich über der Arzneistoffkonzentration, so ist der ungebundene Anteil

$$f_u = 1/(1 + nK_A[P]_{tot}) \tag{5.94}$$

und ist damit eine Funktion der Zahl der Bindungsstellen, K_A und der Proteinkonzentration und unabhängig von geringen Schwankungen in der Arzneistoffkonzentration. Sind die Proteinbindungsstellen allerdings nicht im Überschuß vorhanden, hängt der freie Anteil von der Konzentration des Arzneistoffs ab und nimmt bei höheren Arzneistoffkonzentrationen zu (sättigbare Proteinbindung, nichtlineare Kinetik).

Die Bindung von Arzneistoffen an Plasmaproteine und auch andere Blutbestandteile wie z. B. Erythrozyten hat einen großen Einfluß auf die Pharmakokinetik eines Arzneistoffs:

– Sie ermöglicht wasserunlöslichen Substanzen eine Verteilung im Organismus.
– Der proteingebundene Anteil ist pharmakodynamisch inaktiv, der Arzneistoff-Protein-Komplex kann aufgrund seiner Größe biologische Membranen nicht durchdringen, sich nur im Gefäßsystem verteilen und somit nicht zu seinem Wirkort gelangen, nicht ausgeschieden und nicht metabolisiert werden.
– Ein hochgradig proteingebundener Arzneistoff kann durch eine zweite, ebenfalls an Proteine bindende Substanz von seinen Proteinbindungsstellen verdrängt werden, damit erhöhen sich der freie Anteil und mögliche Wirkungen und Nebenwirkungen.
– Der proteingebundene Anteil stellt eine Art Depot dar.

Biotransformation / First-pass-Effekt

Die Biotransformation verändert die physikochemischen Eigenschaften eines Arzneistoffs – meist steigt seine Polarität und verringert sich seine Membranpermeabilität – und fördert in der Regel seine Exkretion aus dem Organismus. Die für Arzneistoffe relevanten Biotransformationen lassen sich in Phase-I- und Phase-II-Reaktionen unterteilen. Phase-I-Reaktionen umfassen Oxidationen, Reduktionen und Hydrolysen, die entstandenen Metabolite können ebenfalls pharmakologisch aktiv sein. In einigen Fällen (z. B. bei „prodrugs") stellt der Metabolit die alleinige pharmakologisch aktive Spezies dar. Phase-II-Reaktionen, die auch als Konjugationen bezeichnet werden, umfassen die Koppelung des Arzneistoffs oder seines Phase-I-Metaboliten an endogene Substrate, wie z. B. Glucuronsäure, Sulfat, Acetat oder Aminosäuren. Phase-I- wie auch Phase-II-Reaktionen finden hauptsächlich in der Leber statt, aber auch die Nieren, Lunge oder der GI-Trakt können beteiligt sein.

Der First-pass-Effekt beinhaltet den Verlust an unverändertem Arzneistoff (z. B. infolge von Metabolismus) aus dem Organ, das für den First-pass-Effekt verantwortlich ist und das der Arzneistoff auf seinem Weg in den großen Kreislauf passieren muß. Die Folge eines First-pass-Effekts ist eine verringerte Konzentration an unverändertem Arzneistoff im Blut. Eine Verminderung der Auswirkungen eines First-pass-Effekts läßt sich auf 3 Arten erreichen, nämlich durch eine andere Applikationsart, durch Sättigung der am First-pass-Effekt beteiligten Enzyme (Abb. 5.42) oder durch Stabilisierung des Arzneistoffmoleküls.

Die Sättigung des Enzymsystems beruht darauf, daß mit steigender Arzneistoffdosis die Kapazität der metabolisierenden Enzyme maximal ausgelastet wird und die darüber hinaus am metabolisierenden Organ ankommende Arzneistoffmenge dieses ohne Verlust durch Metabolisierung passieren kann.

So unterliegt z. B. Salizylamid einem starken gastrointestinalen und hepatischen First-pass-Effekt. Eine Erhöhung der Dosis von 1 g auf 2 g führt zu einem überproportionalen Anstieg der Plasmakonzentration an Salizylamid, hervorgerufen durch eine Sättigung der metabolisierenden Enzymsysteme.

Besonderheiten des First-pass-Effekts in verschiedenen Organen

Die **Leber** ist das wichtigste Biotransformationsorgan des Körpers aufgrund der durch ihren Aufbau bedingten hohen Extraktionskapazität und der hohen Konzentration an arzneistoffmetabolisierenden Enzymen. Die meisten Biotransformationsreaktionen finden im glatten endoplasmatischen Retikulum der Leberzellen (Hepatozyten) statt und umfassen Cytochrom-P-450-abhängige Oxidationen, ferner Reduktionen und Konjugationen mit Glucuronsäure oder Sulfat. Eine Reihe von Arzneistoffen unterliegt dem hepatischen First-pass-Effekt, so z. B. β-Blocker (z. B. Propranolol, Metoprolol), Analgetika (z. B. Pentazozin, Morphin, Salicylamid), Antidepressiva (z. B. Imipramin, Nortriptylin) und Antiarrhythmika (z. B. Lidocain, Verapamil).

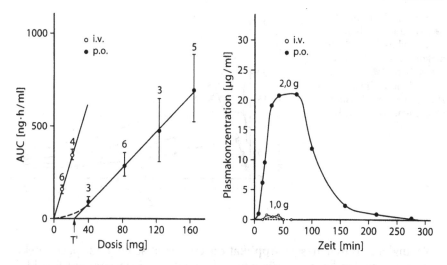

Abb. 5.42. Sättigungseffekte beim First-pass-Effekt. **Links:** Flächen unter den Kurven nach steigender Dosierung von Propranolol am Menschen. T' wird als Schwellendosis bezeichnet, d. h. die Dosis, welche durch die Leber quantitativ extrahiert wird. (Nach [15]). **Rechts:** Plasmakonzentration von Salicylamid nach oraler Gabe von 0,3, 0,5 (**gestrichelt**), 1 und 2 g beim gleichen Probanden. (Nach [16])

Der Nachweis eines metabolischen hepatischen (oder gastrointestinalen) First-pass-Effekts läßt sich durch Vergleich der Konzentrationen an Metabolit und Muttersubstanz nach peroraler und intravenöser Gabe führen. Unter der Annahme vollständiger Absorption der Substanz sind bei oraler Gabe die Konzentrationen an Muttersubstanz erniedrigt, die des Metaboliten im Vergleich zur parenteralen Gruppe erhöht (Abb. 5.43).

Der Metabolismus im **GI-Trakt** kann im Darmlumen durch die Flora des Dickdarms (z. B. Hydrolysen, Reduktionen, Decarboxylierungen) oder die Enzyme des Pankreas (z. B. Peptid- und Proteinhydrolysen), aber auch in der Darmwand stattfinden. Letztgenannte Reaktionen umfassen Esterhydrolysen (Aspirin, Methadon), Oxidationen (Chlorpromazin), Konjugationen (Morphin, Terbutalin, Ethinylestradiol), Reduktionen (Progesteron, Testosteron), Acetylierungen (Sulfonamide) und Methylierungen. Die Konsequenzen eines intestinalen FPE lassen sich am Beispiel von Isoprenalin aufzeigen: Nach i. v.-Injektion erscheint Isoprenalin in unveränderter Form und als 3-O-methylierter Metabolit, hingegen nach oraler Gabe hauptsächlich in Form eines sulfatierten Metaboliten. Dieser Unterschied erklärt sich dadurch, daß nach oraler Gabe eine Sulfatierung in der Darmmukosa stattfindet, bevor die Substanz den großen Kreislauf erreicht und durch die Catechol-O-Methyltransferase zum methylierten Metaboliten konjugiert werden kann. Ferner muß die Substanz peroral in 10- bis 20facher Dosis appliziert werden, um ähnliche Plasmakonzentrationen der unveränderten Substanz wie nach parenteraler Gabe zu erreichen.

Abb. 5.43. Nortriptylin-
(▲, ●) und 10-Hydroxy-
nortriptylin- (△, ○) Plasmakonzentrationen nach
oraler Gabe (●, ○) und intramuskulärer Injektion (▲,
△) einer 40-mg-Dosis beim
Menschen. (Nach [17])

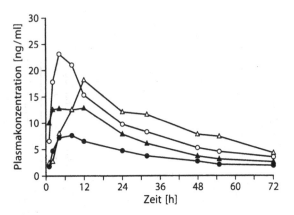

Wenngleich durch **nasale Applikation** ein hepatischer First-pass-Effekt
umgangen werden kann, ist für einige Arzneistoffe, insbesondere Peptide,
ein Arzneistoffmetabolismus in der Nasenschleimhaut nachgewiesen worden. So ist die Nasalmukosa Träger verschiedener Peptidasen und Proteasen,
z. B. Leucin-Aminopeptidase, Aminopeptidase A und B, Diaminopeptidasen,
Carboxypeptidasen und Prolyl-Endopeptidase. Durch Enzyminhibition in
der nasalen Mukosa kann in einigen Fällen mit einer Erhöhung der systemisch resorbierten Menge gerechnet werden.

Die Ansicht, daß die **Haut** lediglich eine inerte, passive Barriere darstellt,
gilt heute als überholt. Topisch aufgebrachte Arzneimittel können sowohl in
der Epidermis als auch in der Dermis metabolisiert werden, allerdings spielt
der Metabolismus in der Dermis keine bedeutende Rolle, da die meisten Arzneistoffe, bedingt durch eine rasche Aufnahme in das dermale Kapillarsy-
stem, nur eine kurze Verweildauer in der Dermis haben. Sowohl Phase-I-
als auch Phase-II-Biotransformationsreaktionen können in der Haut ablaufen, dabei sind Steroide und polyzyklische Kohlenwasserstoffe in bezug auf
den kutanen Metabolismus detailliert untersucht worden. Hydrocortison
z. B. kann sowohl durch oxidativen Abbau zu 17-Ketosteroiden als auch re-
duktiv zum Tetrahydrocortisol metabolisiert werden. Die häufig applizierten
Hydrocortison-17-ester werden nach einer Umlagerung durch Esterasen
zum freien Steroid gespalten, was auch bei Betamethason-17-valerat und Di-
flucortolon-21-valerat zu beobachten ist. Ein weiteres Beispiel ist das Estradiol (Estradem TTS), das in der Haut durch die 17β-Dehydrogenase zum
weniger wirksamen Estron oxidiert wird. Ferner ist der Flucortinbutylester
zu nennen, der von Hautenzymen zu Flucortin-21-säure gespalten und damit unwirksam wird.

Exkretion

Arzneistoffe werden vom Körper entweder unverändert oder in Form von
Metaboliten ausgeschieden (Abb. 5.31). Für deren Exkretion stellen die Nieren das wichtigste Organ dar. Die Ausscheidung über die Nieren erfolgt ent-

weder passiv durch glomeruläre Filtration oder aktiv durch tubuläre Sekretion (v. a. bei organischen Säuren und Basen). Durch tubuläre Rückresorption können Arzneistoffe in nichtdissoziierter Form durch das Tubulusepithel zurück in das Blut diffundieren und so rezirkulieren. Zahlreiche Metabolite, die in der Leber gebildet werden, werden mit der Gallenflüssigkeit in das Duodenum ausgeschieden, daneben werden auch unveränderte Arzneistoffe biliär eliminiert, falls ihr Molekulargewicht einen gewissen Schwellenwert (beim Menschen ca. 500 D) übersteigt. Die Metabolite können mit den Fäzes eliminiert werden oder enterohepatisch zirkulieren. Andere Eliminationswege wie der Schweiß, Speichel, Tränenflüssigkeit oder Muttermilch spielen quantitativ nur eine untergeordnete Rolle.

5.3.3
Pharmakokinetische Parameter

Gelangt ein Arzneistoff in den Organismus, so treten bestimmte Konzentrationen auf, die abhängig sind von der Geschwindigkeit der Aufnahme, der Verteilung und der Eliminationsprozesse (Clearance). Der Versuch, das pharmakokinetische Verhalten zu charakterisieren, erfordert Konzentrationsmessungen. Die am leichtesten zugänglichen „Meßkompartimente" sind dabei Blut oder bestimmte Blutfraktionen (Serum, Plasma) und Urin. Mit Hilfe analytischer Verfahren werden Konzentrations- bzw. Mengen-Zeit-Profile erstellt, die dann weiter ausgewertet werden können. Ist der erwünschte Blut- oder Plasmaspiegel bekannt, so läßt sich über die pharmakokinetischen Parameter Clearance, Verteilungsvolumen und Bioverfügbarkeit die pro Zeiteinheit zuzuführende Dosis errechnen. Eine grundlegende Hypothese in der Pharmakokinetik ist dabei, daß eine Beziehung besteht zwischen dem pharmakologischen oder toxikologischen Effekt und der Konzentration in einem zugänglichen Meßkompartiment (z. B. Blut, Urin). Eine solche Beziehung ist bereits für zahlreiche Substanzen nachgewiesen worden. Beispiele sind verschiedene β-Rezeptorenblocker, Antiarrhythmika, Analgetika und Antibiotika.

Von der Absorption unabhängige pharmakokinetische Variable, die für die Dosisfindung – v. a. beim Patienten – von grundlegender Bedeutung sind, sind die Clearance und das Verteilungsvolumen.

Verteilungsvolumen

Das Verteilungsvolumen stellt eine Beziehung her zwischen der Arzneistoffmenge im Organismus und der Konzentration in Blut oder Plasma. Das Verteilungsvolumen wird definiert in bezug auf Blut- oder Plasmakonzentrationen und ist zu verstehen als der (scheinbare) Verteilungsraum für einen Arzneistoff, der sowohl das zentrale Kompartiment (Blut/Plasma) als auch die Gewebe umfassen kann und in dem der Arzneistoff sich verteilt (Abb. 5.44). Pharmakokinetisch relevante Verteilungsräume sind das Plasma mit einem Volumen von 3 l bei einem gesunden 70 kg schweren Mann, das Blutvolumen mit 5,5 l, die Extrazellulärflüssigkeit (ohne Plasma) mit 11 l sowie das Ge-

samtkörperwasser mit 42 l. Das Verteilungsvolumen (V) für eine bestimmte
Substanz läßt sich nach folgender Gleichung ermitteln:

V = Arzneistoffmenge im Organismus/Konzentration   (5.95)

Bei einer applizierten und in den Organismus gelangten Dosis von 100 mg
und einer resultierenden Konzentration von 0,5 mg/l würde sich z. B. ein Verteilungsvolumen von 200 l ergeben.

Der sich ergebende Wert repräsentiert jedoch nicht in jedem Fall einen
tatsächlichen Verteilungsraum, sondern evtl. einen „scheinbaren" Raum,
der sich bei der Berechnung aus Blut- oder Plasmakonzentration ergibt
und der erforderlich wäre, wenn sich die Substanz gleichmäßig in allen Geweben und Körperflüssigkeiten verteilen würde. Man weiß aber, daß Arzneistoffe sich in bestimmten Geweben anreichern können. Dies führt dann zu
niedrigeren Konzentrationen im Blut oder Plasma und demzufolge zu höheren berechneten Werten für V. Wird eine Substanz in großem Ausmaß
an Plasmaproteine gebunden und/oder hat keine Affinität zu Gewebeprotei-
nen, sollte die Größe des Verteilungsvolumens dem Plasma- oder Blutvolumen entsprechen. Der Wert für das Verteilungsvolumen ist – wie alle pharmakokinetischen Parameter – keine Konstante; er ist nicht nur abhängig von
den physikochemischen Eigenschaften des Arzneistoffs (Lipophilie, pKa),
die das Ausmaß der Plasmaproteinbindung und die Verteilung in Gewebe
(wie das Fettgewebe) mitbestimmen, sondern auch von bestimmten Charakteristika des Patienten (z. B. Körpergewicht, Ernährungszustand, Ge-
schlecht, Alter, Krankheitszustand). Zum Beispiel liegen aus Plasmakonzentrationen errechnete Verteilungsvolumina für Furosemid und Warfarin zwi-

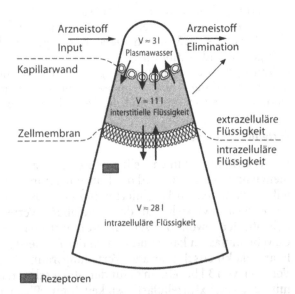

Abb. 5.44. Volumina physiologischer Flüssigkeiten im
menschlichen Körper und
mögliche Arzneistoffvertei-
lungsräume. (Nach [14])

schen 7 und 8 l, für Cyclosporin und Verapamil bei 250–300 l und für Chloroquin bei 13 000 l. Aufgrund unterschiedlicher Affinität zu Makromolekülen können sich auch die Verteilungsvolumina von Stereoisomeren unterscheiden.

Die verschiedenen Verteilungsvolumina und ihre Berechnung werden im Abschn. „Kompartimentmodelle" (s. unten) behandelt.

Clearance

Die Clearance charakterisiert die Geschwindigkeit der Elimination einer Substanz relativ zur entsprechenden Konzentration:

$$CL = \text{Eliminationsgeschwindigkeit (z. B.mg/h)}/\text{Konzentration (z. B.mg/l)} \qquad (5.96)$$

Dabei sind je nach Konzentrationsangabe in dieser Gleichung die Blutclearance aus Blutkonzentrationen, die Plasmaclearance aus Plasmakonzentrationen sowie die Clearance der ungebundenen Fraktion aus den Konzentrationen des freien, d. h. nicht an Plasmaproteine gebundenen Arzneistoffs zu bestimmen.

Der Clearancebegriff ist so zu verstehen, wie er auch in der Nierenphysiologie gebraucht wird, wo z. B. von der Kreatininclearance gesprochen wird. Diese ist zu ermitteln aus der Kreatininausscheidungsgeschwindigkeit in den Urin (z. B. in mg/h) bezogen auf die Kreatininplasmakonzentration. Entsprechend dieser Definition läßt sich die renale Clearance errechnen aus der Ausscheidungsgeschwindigkeit für den Arzneistoff und der entsprechenden Plasmakonzentration.

Der Maximalwert, den die Blutclearance annehmen kann, ist die Summe der Blutflüsse (Q) in allen zur Elimination beitragenden Organen. Dieser Wert kann den des Herzzeitvolumens („cardiac output", 5,2 l/min beim gesunden Normalgewichtigen) nicht übersteigen. Es ist unter bestimmten experimentellen Bedingungen möglich, für einen speziellen Teilprozeß einen eigenen Clearancewert zu definieren, z. B. die renale Clearance über die pro Zeiteinheit unverändert in den Urin ausgeschiedene Menge. Die Summe aller Teilprozesse ergibt dann die Gesamtclearance oder systemische Clearance (CL), wobei die Haupteliminationsorgane meist Niere und Leber sind.

$$CL_{\text{systemisch}} = CL_{\text{renal}} + CL_{\text{hepatisch}} + CL_{\text{andere}} \qquad (5.97)$$

Die in der Leber stattfindenden Prozesse können sowohl Biotransformation als auch biliäre Ausscheidung beinhalten. In der Regel können wir davon ausgehen, daß die Clearance über den gesamten Bereich der bei therapeutischer Dosierung auftretenden Plasma- oder Blutkonzentrationen konstant ist, d. h. daß die Elimination nicht sättigbar und die Kinetik linear ist. Die Salicylsäure ist ein bekanntes Beispiel für eine Substanz, bei der die Clearance bereits im therapeutischen Bereich (ggf. schon bei einer Dosis von 500 mg Salicylsäure bzw. der entsprechenden Dosis von Acetylsalicylsäure) nichtlinear ist und bestimmte Prozesse sättigbar sind. Die Clearance ist hier abhängig von der Konzentration, was bekannterweise ja auch im Fall von Ethylalkohol beobachtet wird. Die resultierenden Konzentrations-Zeit-Kurven können in diesen Fällen im nichtlinearen Bereich in der linearen Auftragung durch eine Gerade beschrieben werden. Die pro Zeiteinheit eliminierte Dosisfraktion ist in diesem Bereich konstant. Wird die Sättigungskonzentration wieder unterschritten, so ist der Kurvenverlauf durch eine Exponentialfunktion beschreibbar, die in der semilogarithmischen Auftragung (s. unten) linear ist.

Eine andere Clearancedefinition ist hilfreich beim Verständnis physiologischer Prozesse und der unter 5.3.4 beschriebenen physiologischen Modelle. Die Eliminationsgeschwindigkeit in einem einzelnen Organ kann auch definiert werden in bezug auf den Blutfluß in diesem Organ und die Blutkonzentration. Die Differenz der Geschwindigkeit, mit der der Arzneistoff in das Organ gelangt [= Produkt aus Blutfluß (Q) und Arzneistoffkonzentration bei Eintritt in das Organ (C_{in})], und derjenigen, mit der der Arzneistoff das Organ wieder verläßt [= Produkt aus Blutfluß und Konzentration beim Verlassen des Organs (C_{out})] ist die Eliminationsgeschwindigkeit:

$$\text{Eliminationsgeschwindigkeit} = Q \cdot C_{in} - Q \cdot C_{out} \tag{5.98}$$

Entsprechend obiger Gleichung ergibt sich dann als Berechnungsweg für die Clearance für das entsprechende Organ:

$$CL_{organ} = Q \cdot (C_{in} - C_{out})/C_{in} \tag{5.99}$$

Der Term $(C_{in}\text{-}C_{out})/C_{in}$ repräsentiert den Extraktionsquotienten (ER, „extraction ratio") für dieses Organ. Es ergibt sich also folgende Abhängigkeit für die Organclearance:

$$CL_{organ} = Q \cdot ER \tag{5.100}$$

Der Extraktionsquotient ist um so höher, je mehr Substanz bei der Passage in das Organ aufgenommen wird. Der kleinste Wert, den er annehmen kann, ist 0 für nicht extrahierte Substanzen, der größe ist 1 für vollständig extrahierte Substanzen. Diese Beziehung ist von essentieller Bedeutung bei der Interpretation des First-pass-Effekts. Bei Arzneistoffen, deren Clearance v. a. hepatisch ist und die stark von der Leber extrahiert werden, erreicht nach peroraler Applikation nur ein Teil der absorbierten Dosis den systemischen Kreislauf, es kommt zu einer präsystemischen Elimination. Ist der Extraktionsquotient z. B. 0,5, so wird die Arzneistoffkonzentration bei der Leberpassage auf die Hälfte reduziert. Wird eine Substanz vollständig absorbiert und findet keine extrahepatische präsystemische Elimination statt, so bestimmt bei konstantem Organblutfluß allein der Extraktionsquotient die systemische Verfügbarkeit (F, Bioverfügbarkeit):

$$F = 1 - ER \tag{5.101}$$

Für unser Beispiel würde das bedeuten, daß die maximal mögliche Bioverfügbarkeit bei einem Extraktionsquotienten von 0,5 ebenfalls nur 0,5 bzw.

50 % beträgt. Bei Substanzen mit hohem Extraktionsquotienten können Schwankungen in der Organdurchblutung die Bioverfügbarkeit jedoch ggf. signifikant beeinflussen und große Variabilitäten in den Konzentrations-Zeit-Kurven verursachen. Wichtig ist es zu verstehen, daß galenische Maßnahmen in diesem Fall nicht zu einer Erhöhung der Bioverfügbarkeit nach peroraler Gabe führen können. Für die Stereoisomere einer Verbindung kann – wie andere Parameter auch – der Extraktionsquotient stereospezifisch sein. Es ergeben sich dann für die Stereoisomere unterschiedliche Bioverfügbarkeiten. (Beispiele dafür sind der β-Adrenozeptorenblocker Propranolol, der Adrenozeptorenblocker Carvedilol, bei dem das S-Enantiomer eine deutliche höhere Affinität zu den β-Adrenozeptoren hat und das „Eutomer" darstellt, aber bezüglich der Affinität zu den α_1-Adrenozeptoren kein signifikanter Affinitätsunterschied besteht, und der Kalziumkanalblocker Verapamil.)

Berechnungswege:

In der Regel wird die totale Clearance ermittelt aus der Dosis und der Fläche unter der Konzentrations-Zeit-Kurve (AUC, ermittelt mit Hilfe der Trapezregel (s. Abschn. 5.4 „Bioverfügbrkeit, Bioäquivalenz") oder als Summe der integrierten Teilflächen für die einzelnen Terme einer Exponentialfunktion (C/λ)):

$$CL = Dosis/AUC_{0-\infty} \qquad (5.102)$$

Die totale Clearance läßt sich aber nur unter bestimmten Bedingungen korrekt ermitteln, nämlich bei intravenöser Applikation mit dementsprechend 100 % iger Bioverfügbarkeit oder wenn davon ausgegangen werden kann, daß die Bioverfügbarkeit auch bei nichtparenteraler Applikation 100 % beträgt. Häufig wird die Clearance – wie auch das Verteilungsvolumen – für die nichtparenterale Applikation berechnet. Der sich dann ergebende Wert ist dann CL/F. Ist F kleiner als 1 (100 %), so ergeben sich als Verhältnis von Dosis und AUC Werte, die größer sind als die totale Clearance. Bei oraler Gabe bezeichnet man den sich so ergebenden Wert auch als orale Clearance (CL_0):

$$CL_0 = CL/F = Dosis(p.o.)/AUC_{0-\infty} \qquad (5.103)$$

Die renale Clearance ergibt sich durch prozentuale Aufteilung der Gesamtclearance über die Fraktion, die im Urin in unveränderter Form wiedergefunden worden ist. Werden 50 % der in den systemischen Kreislauf gelangten Dosis unverändert renal ausgeschieden, so ist die renale Clearance halb so groß wie die totale Clearance. CL_{renal} läßt sich, abgeleitet von der oben angegebenen Gleichung, folgendermaßen berechnen:

$$CL_{renal} = (ausgeschiedeneMenge)_{0-\infty}/AUC_{0-\infty} \qquad (5.104)$$

Zu ermitteln ist die renale Clearance außerdem über den sog. Clearance-Plot, bei dem z. B. die renale Aussscheidungsgeschwindigkeit gegen die jeweilige

Plasmakonzentration aufgetragen wird (CL_{renal} = Steigung der sich ergebenden Geraden).

Halbwertszeit

Die Halbwertszeit ($t_{1/2}$) bringt die Beziehung zwischen dem Verteilungsvolumen und der Clearance zum Ausdruck. Im einfachsten Fall (1-Kompartimentmodell) ist dabei der Körper ein einheitliches Verteilungsvolumen mit der Größe V. Die Eliminationsorgane können aber nur das Blut oder Plasma von Substanz befreien, das in direktem Kontakt zum Organ steht. Der Konzentrations-Zeit-Verlauf und somit $t_{1/2}$ hängen sowohl von V als auch von CL ab:

$$t_{1/2} = 0.693 \cdot V/CL \qquad (5.105)$$

Die Halbwertszeit läßt sich in die zugehörige Geschwindigkeitskonstante umrechnen:

$$k = \ln 2 / t_{1/2} \qquad (5.106)$$

Die Halbwertszeit für einen Prozeß, der durch einen einfachen Exponentialterm charakterisiert ist, ist definiert als die Zeit, die vergeht, bis jeweils die Hälfte (oder bei Kumulation das Doppelte) der Konzentration erreicht ist. Physiologische und pathophysiologische Veränderungen der Clearance und des Verteilungsvolumens können die Halbwertszeit beeinflussen. Ein geringeres Verteilungsvolumen führt zu einer kürzeren Halbwertszeit, ein höheres zu einer längeren. Eine Clearanceverminderung erhöht $t_{1/2}$.

5.3.4
Modelle

Modelle sind als mathematische Beziehungen formulierte Nachbildungen eines physikalischen oder biologischen Prozesses. In der Pharmakokinetik handelt es sich dabei um eine Verbindung zwischen der Dosierung und der Applikationsart und dem Konzentrations-Zeit-Verlauf eines Arzneistoffs in den Körperflüssigkeiten. Naturgemäß wird der Organismus in einem Modell vereinfacht dargestellt, um zu einem überschaubaren und mathematisch berechenbaren Abbild der Wirklichkeit zu kommen. Allgemein gilt: Der Modellaufbau sollte so strukturiert sein, daß die wesentlichen experimentellen Beobachtungen durch das Modell erklärt werden können. Die Modellbildung in der Pharmakokinetik hat verschiedene Ziele:
- Die beobachteten Ergebnisse sollen zusammengefaßt und mittels einer überschaubaren Anzahl an Parametern beschrieben werden können.
- Es wird angestrebt, Voraussagen über Verläufe unter anderen Bedingungen (z. B. geänderter Dosis) machen zu können.
- Die gewonnenen Ergebnisse sollen zu einer besseren Versuchsplanung zukünftiger Experimente dienen.

Modelle lassen sich nach verschiedenen Gesichtspunkten einteilen, z. B. in deterministische gegenüber stochastischen Modellen oder in lineare gegenüber nichtlinearen Modellen. In deterministischen Modellen sind die zu bestimmenden Parameter und ihre Zusammenhänge eindeutig festgelegt, stochastische Modelle enthalten dagegen Zufallsvariablen. Die in der Pharmakokinetik gebräuchlichen Verfahren der Modellbildung lassen sich in 4 Gruppen einteilen, in die klassischen Kompartimentmodelle, die erweiterten Kompartimentmodelle, auch physiologische oder hämodynamische Modelle genannt, die Verfahren der Analyse linearer Systeme (Faltungs- und Entfaltungsverfahren) und die statistischen Verfahren der Momentanalyse.

Kompartimentmodelle

Die Beschreibung der Pharmakokinetik durch Kompartimentmodelle zählt zu den ältesten und am häufigsten angewendeten Verfahren. Dabei wird angenommen, daß die pharmakokinetischen Prozesse in definierten und abgegrenzten Volumina ablaufen, den Kompartimenten, die miteinander im Gleichgewicht stehen. Die Kompartimente werden als homogene Verteilungsräume betrachtet, innerhalb derer die Verteilungsvorgänge in einer vernachlässigbar kurzen Zeitspanne erfolgen. In einem Kompartiment ist die Arzneistoffkonzentration ortsunabhängig gleich und lediglich eine Funktion der Zeit. Der Stoffaustausch zwischen den Kompartimenten folgt üblicherweise einer Kinetik 1. Ordnung (lineare Kompartimentmodelle); falls ein sättigbarer Prozeß (z. B. ein sättigbarer Metabolisierungsschritt) vorliegt, liegt eine nichtlineare Pharmakokinetik vor. Die Kompartimente entsprechen meist keinen anatomisch definierten Verteilungsräumen im Organismus, es handelt sich dabei eher um die Zusammenfassung von Organen bzw. Geweben, in denen sich der Arzneistoff mit ähnlicher Geschwindigkeit hinein und heraus bewegt. Eine allgemeine schematische Darstellung eines Kompartimentmodells, das die Teilprozesse Absorption, Verteilung, Biotransformation, enterohepatischer Kreislauf, First-pass-Effekt und Exkretion beinhaltet, zeigt Abb. 5.45.

Intravasale Applikation

Einkompartimentmodell. Nach i.v.-Injektion vermischt sich der Arzneistoff an der Injektionsstelle mit Blut und verteilt sich rasch in einem einzigen Verteilungsraum. Die Arzneistoffkonzentration C in diesem Raum ist abhängig von der Dosis D, dem Verteilungsvolumen V und ändert sich als Funktion der Zeit t nach

$$C = C(0) \, \exp^{-k_{10}t} \tag{5.107}$$

Dabei stellt k_{10} die Geschwindigkeitskonstante 1. Ordnung für die Elimination des Arzneistoffs aus dem System dar, und C(0) ist D/V). C(0) ist die fiktive Anfangskonzentration, d. h. die Konzentration, die sich ergeben würde, wenn sich die Substanz zum Zeitpunkt der Injektion homogen im Ver-

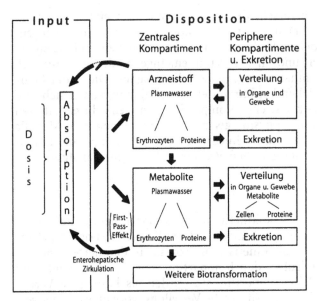

Abb. 5.45. Kompartimentmodell, das die Prozesse Absorption (Input), Verteilung, Biotransformation (inkl. First-pass-Effekt und enterohepatische Rezirkulation) und Exkretion (Disposition) beschreibt. (Nach [18])

teilungsraum verteilen würde. Die Parameter des Modells, V und k_{10}, lassen sich durch Logarithmieren von Gleichung 5.107 bestimmen:

$$\ln C = \ln C(0) - k_{10}t \tag{5.108}$$

Die halblogarithmische Auftragung der Konzentrationen gegen die Zeit (Abb. 5.46a) ergibt eine Gerade, aus deren Steigung k_{10} und aus deren Ordinatenschnittpunkt C(0) und daraus das Verteilungsvolumen V berechnet werden kann.

Die Eliminationshalbwertszeit $t_{1/2}$ läßt sich graphisch abschätzen oder aus der Eliminationsgeschwindigkeitskonstanten k_{10} berechnen:

$$t_{1/2} = \ln 2 / k_{10} \tag{5.109}$$

Je größer die Steigung, um so größer ist k_{10} und um so kürzer ist die Halbwertszeit.

Bei der **intravenösen Dauertropfinfusion** wird dem Organismus pro Zeiteinheit eine konstante Wirkstoffmenge zugeführt, im Modell ausgedrückt durch die Geschwindigkeitskonstante 0. Ordnung k_0. Die intravenöse Dauertropfinfusion erzeugt nach Erreichen des Fließgleichgewichts („steady state") über einen beliebig langen Zeitraum konstante Konzentrationen, die von der Infusions- und Eliminationsgeschwindigkeit des Arzneistoffs abhängen. Nach Beginn der Infusion steigt die Arzneistoffkonzentration im

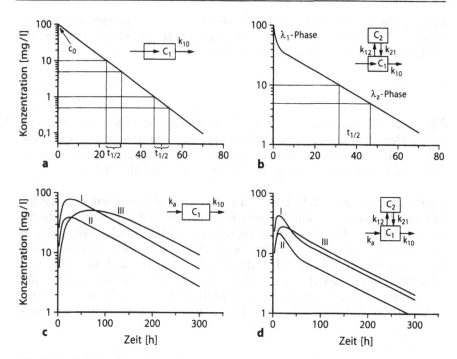

Abb. 5.46a–d. Simulierte Plasmakonzentrations-Zeit-Verläufe im 1- (**a, c**) und 2-Kompartimentmodell (**b, d**) nach intravenöser (**a, b**) und extravasaler Gabe (**c, d**). In c unterscheiden sich Kurven I und II in der Dosis D für I und D/2 für II. Der Unterschied zwischen den Kurven I und III zeigt den Einfluß einer verlangsamten Absorption auf den Verlauf der Plasmakonzentration. **d** Plasmakonzentrationen nach Gabe einer Dosis D (Verlauf I) und D/2 (Verlauf II) mit ka > k12 > k21 > k10. Im Fall einer raschen Verteilung in Relation zur Absorption ergibt sich Verlauf III

Kompartiment an und nähert sich asymptotisch einem konstanten Wert, der Steady-state-Konzentration C^{SS} (Abb. 5.47c). Während der Infusion ergibt sich die Konzentration im Kompartiment nach

$$C = \frac{k_0}{k_{10}V}(1 - \exp^{-k_{10}T}) \tag{5.110}$$

Nach Erreichen des „steady state" ist

$$C^{ss} = k_0/(k_{10}V) \tag{5.111}$$

Nach Absetzen der Infusion fällt die Arzneistoffkonzentration exponentiell ab:

$$C = \frac{k_0}{k_{10}V}(1 - \exp^{-k_{10}T})\,\exp^{-k_{10}t} \tag{5.112}$$

wobei T die Infusionsdauer darstellt. Die Zeit bis zum Erreichen eines bestimmten Prozentsatzes der Steady-state-Konzentration hängt lediglich von der Eliminationshalbwertszeit der Substanz ab:

$$100 \frac{C}{C^{ss}} = 100 \, (1 - \exp^{-k_{10}T}) \tag{5.113}$$

d. h. nach 5 Halbwertszeiten sind 97 % der Steady-state-Konzentration erreicht. Der Zeitraum bis zum Erreichen des Steady-state-Zustands läßt sich verkürzen, wenn zu Infusionsbeginn gleichzeitig eine Initialdosis als Bolusinjektion (engl. „loading dose") gegeben wird (Abb. 5.47d).

Zweikompartimentmodell. Die Pharmakokinetik der meisten Arzneistoffe läßt sich besser durch das Zweikompartimentmodell beschreiben, da die Voraussetzungen für das Einkompartimentmodell – rasche Verteilung in nur einem Verteilungsraum – im Organismus nur selten zutreffen. Nach i.v.-Applikation verteilt sich der Arzneistoff mit dem Blut und gelangt am schnellsten in die Gewebe, deren Durchblutung am stärksten ist (zentrales Kompartiment). Zum peripheren Kompartiment werden die weniger stark durchbluteten Gewebe (z. B. Muskeln) zusammengefaßt. Nach der Arznei-

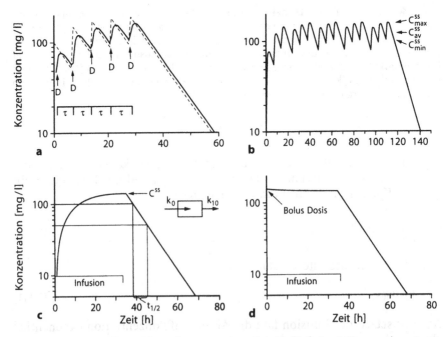

Abb. 5.47a–d. Simulierte Plasmakonzentrations-Zeit-Verläufe im 1-Kompartimentmodell nach wiederholter Gabe (**gestrichelte Linie** i.v.-Injektion; **durchgezogene Linie** p.o.-Gabe) mit einem regelmäßigen Dosierungsintervall τ (A) bzw. nach 3mal täglicher Gabe (b) und nach intravenöser Infusion (c) bzw. Injektion + Infusion (d)

stoffapplikation vergeht einige Zeit, bis die Verteilung in das periphere Kompartiment abgeschlossen ist, d. h. bis dieses mit dem zentralen Kompartiment im Gleichgewicht steht. Die Transportgeschwindigkeiten vom und zum peripheren Kompartiment werden durch die Mikrokonstanten 1. Ordnung k_{12} und k_{21} beschrieben. Es wird ferner angenommen, daß die Elimination nur vom zentralen Kompartiment aus erfolgen kann.

Das Zweikompartimentmodell wird an dem biphasischen Verlauf des Konzentrations-Zeit-Profils, bei dem die Konzentrationen zunächst rasch und später bei semilogarithmischer Darstellung in Form einer Geraden abfallen, erkannt. Die 1. Phase (λ_1- oder auch α-Phase genannt) wird auch als Verteilungs-, die zweite oder λ_z-Phase (auch β-Phase genannt) wird als Eliminationsphase bezeichnet. Dies ist allerdings nicht ganz korrekt, da in der Verteilungsphase ja auch schon Eliminationsvorgänge stattfinden.

Die Arzneistoffkonzentration im zentralen Kompartiment als Funktion der Zeit läßt sich durch eine Biexponentialfunktion beschreiben:

$$C = C_1 \, \exp^{-\lambda_1 t} + C_z \, \exp^{-\lambda_z t} \tag{5.114}$$

Das Modell wird durch die 4 Parameter C_1, C_z, λ_1 und λ_z charakterisiert, die sich z. B. mit der Residualmethode (s. Abschn. 5.3.6) berechnen lassen. C_1 und C_z sind die Ordinatenabschnitte der nach der Residualmethode erhaltenen Geraden, und λ_1 sowie λ_z sind Hybridkonstanten, die sich aus k_{12}, k_{21} und k_{10} zusammensetzen. Die Eliminationshalbwertszeit läßt sich aus der Steigung im terminalen Teil der Kurve berechnen.

Die Definition des Verteilungsvolumens ist für das Zweikompartimentmodell etwas komplexer als im Fall des Einkompartimentmodells, da das zentrale und das periphere Kompartiment zum Gesamtverteilungsvolumen beitragen. Das Verteilungsvolumen des zentralen Kompartiments V_c läßt sich unter der Annahme einer sehr raschen Verteilung im zentralen Kompartiment aus der extrapolierten initialen Anfangskonzentration $C(0)$ und der Dosis D analog dem Einkompartimentmodell berechnen:

$$V_c = D/C(0) = D/(C_1 + C_z) \tag{5.115}$$

Neben dem Verteilungsvolumen des zentralen Kompartiments werden weiterhin das Steady-state- und das Pseudo-steady-state-Verteilungsvolumen definiert. Das Steady-state-Verteilungsvolumen V_{ss} gilt für den Zeitpunkt, an dem ein steady-state-Zustand erreicht wurde. Dies bedeutet, daß der Arzneistofftransport vom zentralen in das periphere Kompartiment gleich dem in Gegenrichtung ist.

$$V_{ss} = V_c + V_t = (1 + k_{12}/k_{21})V_c \tag{5.116}$$

Der Idealfall des wahren Steady-state-Zustands tritt jedoch nur dann auf, wenn ein konstanter Plasmaspiegel über längere Zeit aufrechterhalten wird, z. B. während einer Infusion. Im Fall einer raschen i.v.-Injektion jedoch liegt meist ein Konzentrationsgradient zwischen zentralem und peripherem

Kompartiment vor, da der Arzneistoff aus dem zentralen Kompartiment eliminiert wird und sich mit einer gewissen Verzögerung aus dem peripheren Kompartiment in das zentrale zurückverteilt. Dieser Fall wird als Pseudo-steady-state-Zustand definiert und das entsprechende Verteilungsvolumen

$$V_z = \frac{D}{AUC \, \lambda_z} \qquad (5.117)$$

als Pseudo-steady-state-Verteilungsvolumen bezeichnet.

Extravasale Applikation

Bei den Applikationsarten, bei denen eine Absorption erfolgt, laufen die Vorgänge Absorption, Verteilung und Elimination nebeneinander ab. Der Absorptionsvorgang läßt sich häufig mit einer Kinetik 1. Ordnung beschreiben, daraus ergibt sich für den Konzentrationsverlauf im Einkompartimentmodell ein typischer Kurvenverlauf (Bateman-Funktion, Abb. 5.46c):

$$C = \frac{FDk_a}{k_a - k_{10}} (exp^{-k_{10}t} - exp^{-k_a t}) \qquad (5.118)$$

wobei F der bioverfügbare Anteil der verabreichten Dosis D, k_a und λ_z die Absorptions- und Eliminationsgeschwindigkeitskonstanten erster Ordnung sind.

Die halblogarithmische Darstellung der Bateman-Funktion zeigt eine Kurve, die von $-\infty$ aufsteigt, ein Maximum durchläuft und sich dann einer abfallenden Geraden nähert, deren Steigung der Geschwindigkeitskonstanten des langsameren Teilprozesses proportional ist. Dies ist in der Regel die Elimination, jedoch kann in einigen Fällen (z. B. nach Gabe von Retardpräparaten) die Absorption langsamer als die Elimination ablaufen. Tritt dieser Zustand ein, wird von einem Flip-flop-Modell gesprochen. Die Parameter der Bateman-Funktion lassen sich durch die Residuenmethode graphisch bestimmen (s. Abschn. 5.3.6). Zwei charakteristische Kenngrößen zur Beschreibung des Konzentrationsverlaufs nach einer Absorption 1. Ordnung sind der Zeitpunkt und die Höhe der maximalen Konzentration, t_{max} und c_{max}.

$$t_{max} = \frac{ln(k_a / \lambda_z)}{k_a - \lambda_z} \qquad (5.119)$$

$$c_{max} = \frac{FD}{V} exp^{-\lambda_z t_{max}} \qquad (5.120)$$

Der Kurvenverlauf in einem Zweikompartimentmodell nach Absorption 1. Ordnung ist aus Abb. 5.46d ersichtlich. Er wird durch die Parameter C_1 und C_2 sowie λ_1, λ_z und k_a, die mit der Residuenmethode bestimmbar sind, vollständig beschrieben (genauer und rationeller jedoch läßt sich die Ermittlung der pharmakokinetischen Parameter mit Hilfe eines nichtlinearen Regressionsprogramms und eines Computers vornehmen). Je nach den Geschwindigkeiten der Teilprozesse Absorption, Verteilung und Elimination, lassen sich die Phasen einzelnen Kurvenabschnitten zuordnen, so z. B. für den Fall $k_a > k_{12} > k_{21} > k_{10}$ (Abb. 5.46, Kurven I und II). Für den Fall, daß die Verteilung rasch im Vergleich zur Absorption verläuft, nähert sich der Kurvenverlauf im Zweikompartimentmodell dem der Bateman-Funktion an (Abb. 5.46, Kurve III).

Mehrfachdosierung

Wird eine konstante Dosis in einem gleichbleibenden Dosierungsintervall τ mehrmals gegeben und wird die nachfolgende Dosis noch vor der kompletten Eliminierung der vorausgegangenen Dosis verabreicht, so steigt die Konzentration mit jeder folgenden Dosis an und nähert sich einer maximalen durchschnittlichen Konzentration C_{av}^{ss} mit Fluktuationen zwischen einem Maximum C_{max}^{ss} und einem Minimum C_{min}^{ss} (Abb. 5.47). Dabei ergeben sich geringere Fluktuationen, wenn die gleiche Dosis pro Zeiteinheit in kleine Teildosen aufgeteilt und in kürzeren Intervallen verabfolgt wird. Geringere Fluktuationen ergeben sich außerdem, wenn die Invasionsgeschwindigkeit (bei gleicher Bioverfügbarkeit) geringer ist. Der in der Abbildung beschriebene Anstieg der Wirkstoffkonzentration bei wiederholter Gabe wird als Kumulation bezeichnet. Die Frage, ob eine Kumulation stattfindet, hängt von dem Dosierungsintervall τ und der Eliminationshalbwertszeit ab. Im Prinzip kann jede Substanz kumulieren, falls das Dosierungsintervall klein genug gewählt wird. In der Praxis jedoch wird von Kumulation gesprochen, wenn die Wirkstoffkonzentration bei üblicher Dosierung, d. h. 1- bis 2mal täglich zunimmt.

Für ein Einkompartimentmodell und intravenöse Applikation ergibt sich C_{max}^{ss} nach

$$C_{max}^{ss} = C(0)r \qquad (5.121)$$

und C_{min}^{ss} nach

$$C_{min}^{ss} = C(0)r \, \exp^{-k_{10}\tau} \qquad (5.122)$$

mit einem Kumulationsfaktor

$$r = \frac{1 - \exp^{-nk_{10}\tau}}{1 - \exp^{-k_{10}\tau}} \qquad (5.123)$$

wobei n die Anzahl der gegebenen Dosen darstellt.

Die durchschnittliche Konzentration im Kompartiment C_{av}^{ss} läßt sich aus der Dosis, der Clearance und dem Dosierungsintervall berechnen:

$$C_{av}^{ss} = \frac{D}{CL_{tot}\tau} = \frac{AUC_\infty}{\tau} \qquad (5.124)$$

Ein optimales Dosierungsintervall läßt sich für einen Arzneistoff bei bekannter Eliminationsgeschwindigkeit festlegen nach

$$\tau = \frac{\ln(c_{max}^{ss}/c_{min}^{ss})}{k_{10}} \tag{5.125}$$

wobei c_{max}^{ss} und c_{min}^{ss} die gewünschten maximalen und minimalen Konzentrationen sind.

Physiologische Modelle

Physiologische pharmakokinetische Modelle, deren Aufbau auf physiologischen Gegebenheiten fußt, sind eine Erweiterung der Kompartimentmodelle. In physiologischen pharmakokinetischen Modellen erfolgt die Aufteilung des Körpers in verschiedene Organe, die durch ihr Gewebsvolumen, interstitielles Volumen und den Blutfluß durch das Organ charakterisiert sind (Abb. 5.48). Das Perfusionsmodell diskriminiert ferner zwischen eliminierenden (z. B. Leber und Niere) und nichteliminierenden Organen (z. B. Muskulatur). Mit Hilfe physiologischer pharmakokinetischer Modelle ist es möglich, die Pharmakokinetik eines Arzneistoffs für jedes Organ einzeln als Funktion des Blutflusses, der Organgröße, dem Verteilungskoeffizienten des Arzneistoffs zwischen dem Blut und Gewebe und der Organclearance zu beschreiben. Ein Beispiel ist in Abb. 5.49 für das Cephalosporin Cefazolin gezeigt. Wie aus der Abbildung zu entnehmen ist, liegt ein Vorteil dieser Modelle somit in der Möglichkeit der Voraussage von Konzentrations-Zeit-Verläufen in Zielorganen, z. B. dem Tumorgewebe im Fall von Cytostatika. Auch lassen sich Änderungen in der Pharmakokinetik bei geänderter Hämodynamik, z. B. im Schockzustand, besser voraussagen, daneben ist die Übertragbarkeit pharmakokinetischer Parameter vom Versuchstier auf den Menschen verbessert. Allerdings ist ein höherer experimenteller Aufwand gegenüber der kompartimentellen Analyse nötig, um bestimmte Parameter, so z. B. die Verteilungskoeffizienten zwischen Blut und Gewebe, zu bestimmen.

Lineare Systemanalyse

Unter einem System wird hier ein Modell verstanden, welches ursprünglich zur Untersuchung elektrischer Netzwerke verwendet wurde und seit einiger Zeit in der Pharmakokinetik zur Aufklärung von Resorptionsverläufen und In-vivo-Freisetzungsverläufen eingesetzt wird. Der Organismus wird als lineares und zeitinvariantes System aufgefaßt, welches durch seine Antwort [a δ(t)] auf einen definierten Eingangsstoß [δ(t)] charakterisiert ist (Abb. 5.50).

Ist diese Antwort bekannt, so kann

a) die Antwort des Systems für eine beliebige Eingangsfunktion e(t) berechnet werden (Faltung oder Konvolution) oder

b) die Eingangsfunktion für eine gemessene Antwort des Systems berechnet werden (Entfaltung oder Dekonvolution).

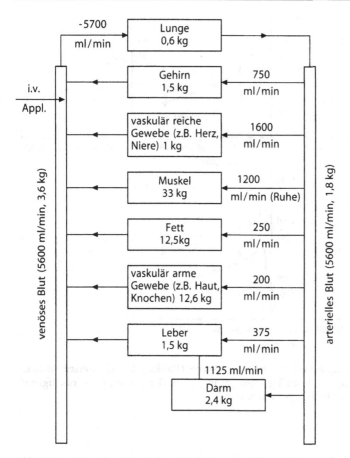

Abb. 5.48. Ein physiologisches Perfusionsmodell, welches anhand unterschiedlicher Durchblutung und Masse der Gewebe das Verteilungs- und Eliminationsverhalten einer i.v. applizierten Substanz beschreibt. (Nach [19])

Die Antwort des Systems auf einen definierten Eingangsstoß (auch als Dirac Deltastoß bezeichnet) wird auch Wichtungsfunktion genannt. Je nach Wahl der Wichtungsfunktion läßt sich die Eingangsfunktion für einen bestimmten Prozeß im LADME-System bestimmen (Tabelle 5.9). So kann beispielsweise die orale Absorptionsgeschwindigkeit eines Arzneistoffs aus einer Lösung nach Bestimmung der Wichtungsfunktion nach i.v.-Gabe des Arzneistoffs ermittelt werden. Als Beispiel sei die Bestimmung der Absorptionsgeschwindigkeit von Indomethacin durch Dekonvolution angeführt (Abb. 5.51). Umgekehrt lassen sich auch Plasmaspiegel aus Auflösungsgeschwindigkeiten konstruieren.

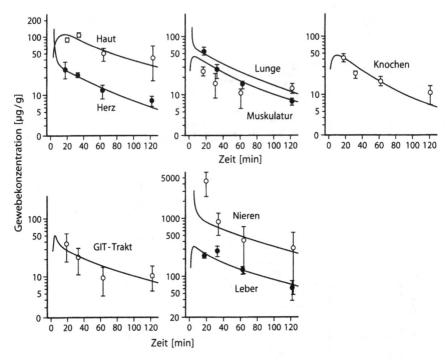

Abb. 5.49. Vorhergesagte (**Linien**) und gemessene (**Punkte**) Gewebekonzentrationen von Cefazolin nach einer 100-mg/kg-i.v.-Dosis in Ratten. Die Vorhersage wird aufgrund eines physiologischen Modells getroffen. (Nach [20])

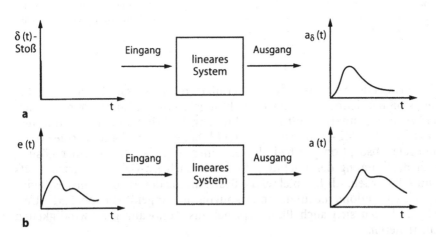

Abb. 5.50a, b.   Lineares System als Black Box. (**a**) Stoßantwort aδ(t) als Antwort auf einen Eingangsstoß. (**b**) Die Antwort a(t) ist für jede beliebige Eingangsfunktion e(t) berechenbar. (Nach [21])

Tabelle 5.9. Typische Wichtungs- und Antwortfunktionen und daraus resultierende Eingangsfunktionen zur Charakterisierung von Absorptions- bzw. In-vivo Freisetzungsverläufen. (Nach [28])

Fall	Wichtungsfunktion für	Antwortfunktion für	Eingangsfunktion
A	i.v. Bolus	Orale Lösung	Absorption aus dem GI-Trakt in den systemischen Kreislauf
B	i.v. Bolus	i.m. Depot	Freisetzung aus dem i.m. Depot in den systemischen Kreislauf
C	i.v. Bolus	Tablette	Dissolution im und Absorption aus dem GI-Trakt
D	Orale Lösung	Tablette	Dissolution im GI-Trakt

Momentanalyse und mittlere Verweilzeiten („mean times")

Konzentrations-Zeit-Kurven können als statistische Verteilungen aufgefaßt und entsprechend analysiert werden. Dabei kann die Form der Kurve über statistische Momente analysiert werden, die die Wölbung, die Schiefe etc. der Kurve charakterisieren.

Ein Parameter, der häufig zusätzlich zur Charakterisierung einer Substanz oder einer Formulierung herangezogen wird, ist die mittlere Verweilzeit („mean residence time", MRT). Die mittlere Verweilzeit im Organismus ist definiert als das arithmetische Mittel der Zeiten, die sich jedes einzelne Arzneistoffmolekül im Organismus aufhält. Im Einkompartimentsystem gilt:

$$t_{1/2} = 0{,}693 \cdot \text{MRT} \quad (\text{bzw. } t_{1/2} = 0{,}693 \cdot V/CL \text{ und daher } \text{MRT} = V/CL) \qquad (5.126)$$

Bei linearer Pharmakokinetik und Elimination aus dem Meßkompartiment ist die MRT direkt aus den Daten ermittelbar und somit ein wichtiger Para-

Abb. 5.51. Absorptionskinetik von Indomethacin aus unterschiedlichen intestinalen Segmenten (Mittelwerte, n = 6), berechnet mittels Dekonvolution. (Nach [22])

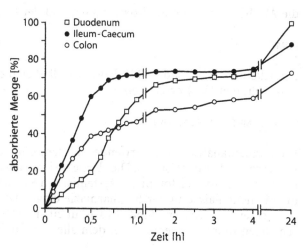

meter der nichtkompartimentellen Analyse. Für die Berechnung sind die Fläche unter der Konzentrations-Zeit-Kurve („area under the curve", AUC) und
die Fläche unter der ersten Momentkurve („area under the first-moment curve", AUMC) erforderlich.

$$MRT = \frac{\int t\,C\,dt}{\int C\,dt} = \frac{AUMC}{AUC} \qquad (5.127)$$

Die erste Momentkurve ergibt sich, wenn das Produkt aus Konzentration
und Zeit gegen die Zeit aufgetragen wird. Sowohl AUC als auch AUMC können über die Trapezregel ermittelt werden (s. Abschn. 5.4 „Bioverfügbarkeit,
Bioäquivalenz"). Die Extrapolation vom letzten Meßwert gegen Unendlich
erfolgt dabei bei der AUC über die Formel

$$AUC_{tlast-\infty} = C_{last}/\lambda_z \qquad (5.128)$$

bei der AUMC über:

$$AUMC_{tlast-x} = C_{last}/\lambda_z^2 + (C_{last}t_{last})/\lambda_z, \qquad (5.129)$$

wobei C_{last} die letzte gemessene Konzentration ist, t_{last} der entsprechende
Zeitwert und λ_z die terminale Geschwindigkeitskonstante. Bei bekannter
Funktion lassen sich AUC und AUMC aus den Koeffizienten und Exponenten
z. B. der Blutspiegelgleichung ermitteln. Für die Gleichung

$$C = C_1\ exp^{-\lambda_1 t} + C_z\ exp^{-\lambda_z t} \qquad (5.114)$$

läßt sich die AUC ermitteln als Summe der Verhältnisse der Koeffizienten
und der Exponenten

$$AUC = C_1/\lambda_1 + C_z/\lambda_z \qquad (5.130)$$

die AUMC als Summe der Koeffizienten und der Quadrate der Exponenten

$$AUMC = C_1/\lambda_1^2 + C_z/\lambda_z^2 \qquad (5.131)$$

Bei bekannter AUC und AUMC bzw. MRT läßt sich das Steady-state-Verteilungsvolumen (V_{ss}) errechnen:

$$V_{ss} = CL \cdot MRT = D \cdot AUMC/AUC^2 \qquad (5.132)$$

Die Momentanalyse kann verwendet werden, um nacheinander ablaufende
Prozesse zu charakterisieren. Dies bezieht sich auch auf Prozesse, die ablaufen, bevor ein Arzneistoff in den systemischen Kreislauf gelangt. Daher kann
die Momentanalyse in der Biopharmazie eingesetzt werden.

In einem „katenären" Modell (d. h. in einer Kette von hintereinanderge-
schalteten Kompartimenten), bei dem alle Schritte irreversibel sind, lassen

sich unter bestimmten Voraussetzungen die zu jedem der Einzelschritte gehörigen mittleren Verweilzeiten ermitteln. Das nach intravenöser Applikation ermittelte AUMC/AUC-Verhältnis ergibt die systemische MRT. Bei intravenöser Infusion mit einer Infusionsdauer von T ist das AUMC/AUC-Verhältnis die Summe aus der mittleren Infusionszeit ($= T/2$) und der MRT. Nach p.o.-Gabe einer Lösung ist das AUMC/AUC-Verhältnis die Summe aus der mittleren Absorptionszeit (MAT) und der MRT:

$$AUMC/AUC = MAT + MRT \tag{5.133}$$

Wird eine feste Arzneiform peroral verabreicht, so kommt als zusätzlicher Prozeß noch die Dissolution (Auflösung) hinzu, die charakterisiert werden kann durch die mittlere Dissolutionszeit (MDT). Dann besteht die mittlere Invasionszeit (MIT) aus der MAT und der MDT, und das errechnete AUMC/AUC-Verhältnis ist die Summe der systemischen mittleren Verweilzeit MRT, der MAT und der MDT:

$$AUMC/AUC = MRT + MAT + MDT \tag{5.134}$$

Die MDT einer Tablette läßt sich nach Gabe z. B. der Tablette (tab) und zusätzlich einer Lösung (sol) aus den beiden AUMC/AUC-Verhältnissen wie folgt berechnen:

$$MDT \text{ (in vivo)} = AUMC_{tab}/AUC_{tab} - AUMC_{sol}/AUC_{sol} \tag{5.135}$$

Aus allen diesen Gleichungen wird ein besonderes Charakteristikum der „mean times" deutlich, ihre Additivität. Es ist ferner noch zu erwähnen, daß – sofern ein Prozeß durch einen Exponentialterm charakterisiert ist (z. B. Invasion 1. Ordnung) – eine reziproke Beziehung besteht zwischen der „mean time" und der entsprechenden Geschwindigkeitskonstante. So ist die Auflösungsgeschwindigkeitskonstante k_{diss} gleich 1/MDT. Nicht nur Plasma- oder Blutkonzentrations-Zeit-Kurven, sondern auch Daten aus einem „kumulativen Kompartiment" (Urinausscheidung, In-vitro-Freisetzung) können zur Berechnung von „mean times" herangezogen werden. Dabei wird mit Hilfe der Trapezregel eine Fläche berechnet aus der Differenz z. B. der zu einem bestimmten Zeitpunkt bereits ausgeschiedenen (A_e) und der insgesamt ausgeschiedenen Menge (A_{ex}) und der Zeit t. Die MRT errechnet sich dann als

$$MRT = \frac{\int (A_{ex} - A_e)dt}{A_{ex}} \tag{5.136}$$

Es wurde nachgewiesen, daß die Momentanalyse ein nützliches Verfahren bei der Entwicklung neuer Darreichungsformen darstellt, da oft eine Korrelation zwischen der MDT (in vitro) und der MDT (in vivo) besteht.

Eine katenäre Kette ergibt sich auch, wenn aus der applizierten Substanz (A) ein Metabolit (B) entsteht. Werden sowohl die Substanz selbst als auch der Metabolit gemessen, so läßt sich – ohne daß der Metabolit verabreicht werden muß – die systemische MRT des Metaboliten durch Subtraktion des für die Muttersubstanz gefundenen AUMC/AUC-Verhältnisses ermitteln:

$$MRT(B) = AUMC(B)/AUC(B) - AUMC(A)/AUC(A) \qquad (5.137)$$

5.3.5
Beeinflussung der absorbierten Menge und der Absorptionsgeschwindigkeit

Neben der Applikationsart und dem Applikationsort können zahlreiche weitere Faktoren die Bioverfügbarkeit beeinflussen, dazu zählen die Eigenschaften des Arzneistoffs und der Arzneiform, physiologische und pathophysiologische Faktoren, Nahrungsmitteleinfluß und Interaktionen mit anderen Arzneistoffen. Die geschilderten Faktoren treffen insbesondere für die orale Verabreichung zu, die die häufigste Applikationsart darstellt und auf die im folgenden der Schwerpunkt gelegt werden soll.

Nahrungsmitteleinfluß

Zahlreiche Untersuchungen wurden über den Einfluß der Nahrung auf die Absorption durchgeführt. Danach läßt sich deren Einfluß in 4 Kategorien zusammenfassen, nämlich in eine Absorptionsverminderung, -verzögerung, -erhöhung oder -konstanz. Da die Ursache der Absorptionsbeeinflussung durch die Nahrungszufuhr in den meisten Fällen unbekannt ist, ist es bisher auch nicht möglich, ihren Einfluß vorauszusagen. Generell läßt sich sagen, daß die Arzneistoff-Nahrungs-Wechselwirkung einmal auf der Beeinflussung physiologischer Funktionen durch die Nahrung, wie z. B. die verzögerte Magenentleerung und geänderte intestinale Motilität sowie auch Galleproduktion und geänderter intestinaler Blutfluß oder 2. auf physikochemischen Wechselwirkungen beruht. Beispielhaft für den 2. Mechanismus stehen die Tetrazykline, deren Absorption durch Komplexierung in Gegenwart 2-wertiger Kationen vermindert wird. Auch kann die Zusammensetzung der Nahrung einen Einfluß auf die Bioverfügbarkeit ausüben.

Im Fall des Cyclosporins stieg das Ausmaß der Absorption von 21 % nach einer fettarmen Mahlzeit auf 79 % nach einer fettreichen Mahlzeit (Abb. 5.52). Auch kann neben der Speise das Flüssigkeitsvolumen, mit dem ein Arzneistoff eingenommen wird, Ausmaß und Geschwindigkeit der Resorption beeinflussen, wie das Beispiel von Erythromycin zeigt (Abb. 5.53). Interessanterweise wurde an einigen Beispielen demonstriert, daß Arzneimittel, die mit einem großen Flüssigkeitsvolumen eingenommen werden, rascher und vollständiger absorbiert werden als mit wenig Wasser. Das beobachtete Phänomen läßt sich teilweise durch eine beschleunigte Magenentleerung nach Einnahme größerer Flüssigkeitsmengen erklären, ferner wird eine vollständigere Löslichkeit erleichtert.

Bei einigen Arzneistoffen, vor allem durch das Cytochrom P450 Isoenzym CYP 3A4 intestinal und hepatisch metabolisierten Verbindungen, kommt es

Abb. 5.52. Plasmakonzentrations-Zeit-Profile von Cyclosporin A nach oraler Gabe (10 mg/kg) zusammen mit fettreicher bzw. fettarmer Nahrung. (Nach [23])

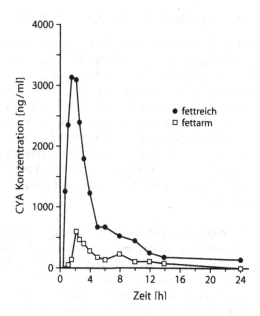

Abb. 5.53. Einfluß der Nahrung auf das Plasmakonzentrations-Zeit-Profil von Erythromycin nach oraler Gabe einer 500-mg-Erythromycin-stearat-Tablette. (Nach [2])

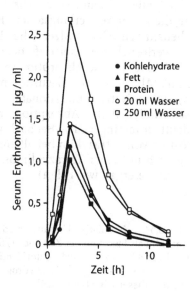

zu Interaktionen mit Grapefruit-Saft, dessen Bestandteile den präsystemischen intestinalen Metabolismus des Arzneistoffs hemmen können. Beispiele hierfür sind Cyclosporin A und Felodipin.

Physiologische und pathophysiologische Faktoren

Die reale Situation, in der Arzneimittel an Patienten verabreicht werden, unterscheidet sich in vielerlei Hinsicht von kontrollierten Bedingungen in pharmakokinetischen Studien. Diese werden üblicherweise an jungen, gesunden Probanden durchgeführt. Der Zustand des alten oder multimorbiden Patienten kann sich jedoch bezüglich der Funktionsfähigkeit seiner Absorptions- und Eliminationsorgane deutlich vom Gesunden unterscheiden. Ferner nimmt der Patient häufig mehrere Arzneimittel gleichzeitig zu sich, die sich gegenseitig in ihrer Absorption beeinflussen können. Im folgenden sollen deshalb einige physiologische und pathophysiologische Faktoren vorgestellt werden, die einen Einfluß auf die Absorption von Arzneistoffen haben können.

pH-Wert und Volumen der Flüssigkeit im GI-Trakt. Die GI-Flüssigkeit ist mitbestimmend für die Auflösung und Absorption von Arzneistoffen, und Variationen in ihrem Volumen und ihrer Zusammensetzung können bis zu einem gewissen Grad für intra- und interindividuelle Variationen im Absorptionsverlauf verantwortlich sein. Dabei spielen insbesondere der pH-Wert im Magen sowie das Volumen und die Viskosität des Mageninhalts eine Rolle. So kann eine hohe Viskosität die Diffusion von Arzneistoffen an die Membran verlangsamen. Ferner kann die Anwesenheit von oberflächenaktiven Gallensalzen die Löslichkeit und Lösungsgeschwindigkeit schwerlöslicher Arzneistoffe beeinflussen. Beispielhaft für den Einfluß des pH-Wertes auf die Absorption sei eine Untersuchung mit Tetrazyklin aufgeführt (Abb. 5.54). Dabei wurde eine 250-mg-Kapsel mit a) 200 ml Wasser und b) 200 ml Natriumbicarbonatlösung verabreicht. Das Ausmaß und die Geschwindigkeit der Absorption waren nach Gabe der alkalischen Lösung deutlich verringert. Die Beobachtungen wurden auf eine unzureichende Auflösung von Tetrazyklin bei alkalischem pH zurückgeführt, da ein Kontrollversuch mit einer Tetrazyklinlösung in Natriumbicarbonatlösung ähnliche Resultate ergab wie Fall a).

Abb. 5.54. Kumulative Urinausscheidung von Tetrazyklin als Funktion der Zeit nach Gabe einer 250-mg-Kapsel Tetrazyklinhydrochlorid mit 200 ml Wasser (●) bzw. 2,0 g Natriumhydrogencarbonat in 200 ml Wasser (■). (Nach [24])

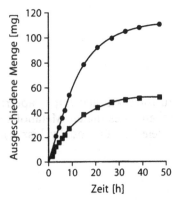

Abb. 5.55a, b. Korrelation zwischen der Zeit bis zum Erreichen der maximalen Plasmakonzentration (t_{max}) und der Halbwertszeit der Magenentleerung (a) bzw. zwischen der maximalen Plasmakonzentration und der Halbwertszeit der Magenentleerung (b) nach oraler Gabe von Paracetamol. (Nach [24])

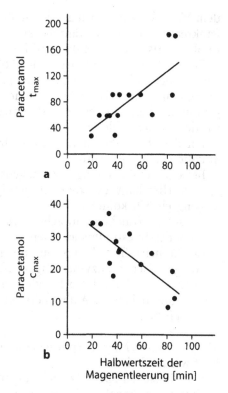

Magenentleerung. Die Magenentleerung ist für die Absorptionsgeschwindigkeit ein wichtiger Faktor, da die meisten Arzneistoffe erst im Dünndarm bevorzugt absorbiert werden. Als eindrucksvolles Beispiel sei die orale Absorption von Paracetamol erwähnt, bei der die Magenentleerungszeit signifikant die Absorptionsgeschwindigkeit beeinflußt (Abb. 5.55).

Die Magenentleerung ist durch physiologische, pathophysiologische und pharmakologische Faktoren beeinflußbar, so z. B. vom Füllungszustand des Magens, der Osmolarität und Viskosität des Speisebreis und der Zusammensetzung der Nahrung. Fettreiche Nahrung und Säuren verzögern die Magenentleerung, ebenso wird sie durch Kohlenhydrate reduziert. Größere Flüssigkeitsmengen und Dehnungen des Magens beschleunigen die Magenpassage. So ist es möglich, daß sich die Magenentleerung bei fettreicher Nahrung um 3–6 h oder noch mehr verzögert. Auch können emotionale Schwankungen die Magenentleerung beeinflussen. Streß beispielsweise verkürzt die Magen-Darm-Passagezeit, während sie durch Depressionen verlängert wird. Daneben können Arzneistoffe die Magenentleerung beeinflussen. Anticholinergika (Atropin, Propanthelin), trizyklische Antidepressiva, Opiatanalgetika und Ethanol verlängern die Magenentleerungszeit, durch Metoclopramid und Reserpin wird sie verkürzt.

Auch pathophysiologische Zustände beeinflussen die Magenentleerung. So wird die Magenentleerung u. a. bei der chronisch-atrophischen Gastritis, dem Magenkarzinom, Ulcus ventriculi, Pylorusstenose und der chronischen Pankreatitis verzögert, während sie bei der Zöliakie (einheimische Sprue), Cholezystitis und Ulcus duodeni beschleunigt ist.

Ein eindrucksvolles Beispiel der Folgen einer verzögerten Magenentleerung ist der Fall einer 68 Jahre alten Frau mit hypertropher Pylorusstenose, die 66 magensaftresistent überzogene Tabletten innerhalb von 11 Tagen eingenommen hatte: Bei einer Gastrotomie (operative Eröffnung des Magens) wurden 61 der Tabletten entfernt!

Für die Pharmakokinetik ist die Magenentleerungszeit v.a. in folgenden Situationen von Bedeutung:

- Bei der Verabreichung von magensaftresistenten Single-unit-Arzneiformen. Hier kann es, wie oben gezeigt, zu einem stark verzögerten Wirkungseintritt kommen.
- Bei schwerlöslichen schwachen Säuren, die sich v.a. im neutralen pH-Bereich des Intestinums auflösen.
- Bei Arzneistoffen, die im sauren pH-Wert des Magens instabil sind oder von gastrischen Enzymen angegriffen werden. Als Beispiel ist L-Dopa zu nennen, das durch Decarboxylierung in der Magenwand verstoffwechselt wird und bei langer Aufenthaltszeit im Magen eine reduzierte Bioverfügbarkeit hat.

Malabsorption. Malabsorptionen durch Schädigung der Dünndarmschleimhaut werden bei der

- einheimischen Sprue (Zöliakie, Glutenenteropathie) und der
- Enteritis regionalis (M. Crohn) gefunden.

Diese Erkrankungen können auch die Arzneistoffabsorption und den intestinalen Metabolismus beeinflussen. Die Zöliakie ist eine entzündliche Erkrankung des proximalen Dünndarms, ausgelöst durch eine Unverträglichkeitsreaktion gegen das Getreideproteingemisch Gluten, während beim M. Crohn v.a. eine Entzündung der distalen Dünndarmabschnitte vorliegt. So wird z.B. eine reduzierte intestinale Enzymaktivität der Darmschleimhaut und eine Abnahme der absorptionsfähigen Oberfläche der Darmschleimhaut bei der Zöliakie angetroffen, die sich daraus ergebenden Auswirkungen auf die Arzneistoffabsorption lassen sich bisher nur schwer voraussagen, für Pivampicillin und für fettlösliche Vitamine wurde eine Reduktion der Absorption beobachtet, hingegen wurden für Propranolol erhöhte Bioverfügbarkeiten bei beiden Krankheiten gegenüber einer Kontrollgruppe festgestellt.

Segmente mit geänderter Permeabilität („Absorptionsfenster"). Nicht alle Arzneistoffe werden gleichmäßig über die gesamte Länge des Intestinaltrakts absorbiert, man bezeichnet diesen Fall auch als „Absorptionsfenster". Die Gründe hierfür liegen in der unterschiedlichen Permeabilität verschiedener Darmsegmente, die einerseits auf einer Änderung der gegebenen Oberfläche beruhen können, andererseits, bei carriervermitteltem Transport, auch auf einer Konzentration dieser Carrier in bestimmten Abschnitten, z. B. im Duodenum und im oberen Jejunum. Beispiele für Arzneistoffe, die eine segmental unterschiedliche Wandpermeabilität aufweisen, kommen aus der Gruppe der Diuretika und L-Dopa.

Blutfluß. Der GI-Trakt ist ein stark vaskularisiertes Organ, das von ca. 28 % des Herzminutenvolumens durchblutet wird und somit einen effizienten Abtransport der absorbierten Substanzen und einen hohen Konzentrationsgradienten zwischen Mukosa (Darmseite) und Serosa (Blutseite) gewährleistet. Allerdings kann die Durchblutung schwanken, z. B. ist der Blutfluß während der Verdauung erhöht, dagegen nimmt er bei starker körperlicher Aktivität und auch im Schockzustand ab. Auf die Absorption kann der Blutfluß v.a. bei lipophilen, üblicherweise rasch und vollständig absorbierten Substanzen Einfluß ausüben, wie in Abb. 5.56 dargestellt.

In dieser Studie wurde einem Probanden an 2 Versuchstagen Acetylsalizylsäure verabreicht, allerdings erlitt der Proband in einem Fall einen Schwächeanfall. Die Absorption stoppte zu diesem Zeitpunkt (1. Peak), und nach der Erholung des Probanden stieg sie nochmals an. Dies erklärt die Zweigipfligkeit der Plasmaspiegel-Zeit-Kurve.

Ein erhöhter Blutfluß, z. B. nach den Mahlzeiten, kann zu einer Verminderung der Leberclearance und damit zu einer Verminderung des First-pass-Effekts führen. Dies wurde z.B. für Propranolol gezeigt.

Kardiovaskuläre Erkrankungen. Sowohl kardiovaskuläre wie auch hepatische und renale Erkrankungen können die Bioverfügbarkeit beeinflussen. So kann ein reduzierter intestinaler Blutfluß als Folge einer Herzinsuffizienz die Absorption intestinal absorbierter Arzneistoffe verzögern, beispielsweise ist die Absorption von Procainamid in Patienten mit akutem Herzinfarkt stark verlangsamt und unvollständig gegenüber einer gesunden Kontrollgruppe.

Lebererkrankungen verändern die Pharmakokinetik einer Substanz nur dann in relevantem Ausmaß, wenn die Leber den Haupteliminationsweg dar-

Abb. 5.56. Acetylsalicylsäure-Plasmakonzentrationen als Funktion der Zeit in einem Probanden nach oraler Gabe von 650 mg Acetylsalizylsäure. Im einen Fall erlitt der Proband einen Schwächeanfall (■) kurz nach der Applikation, der zu einer Verminderung des intestinalen Blutflusses führte. Nähere Erläuterungen im Text. (Nach [24])

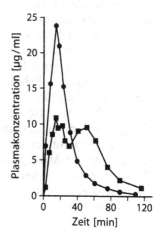

stellt. Auf Wirkstoffe, deren hepatische Clearance vernachlässigbar ist, haben Funktionsstörungen der Leber keinen Einfluß, jedoch kann die Bioverfügbarkeit von Arzneistoffen mit deutlichem First-pass-Effekt drastisch erhöht sein. Klinische Untersuchungen bei Substanzen mit hohem hepatischem Extraktionsquotienten zeigen z. T. sprunghaft erhöhte Bioverfügbarkeiten, z. B. von 22 % auf 53 % für Verapamil.

Im Fall von Pentazocin stieg die Bioverfügbarkeit um 278 % bei Leberzirrhosepatienten, für den Fall des β-Blockers Labetalol war die Bioverfügbarkeit in Patienten gegenüber Kontrolle um den Faktor 2 erhöht.

Auch renale Funktionsstörungen können die Bioverfügbarkeit beeinflussen, zum einen durch verzögerte Elimination renal ausgeschiedener Substanzen, andererseits kann die Absorption auch direkt beeinflußt werden. Durch erhöhte Harnstoffkonzentration im Blut und im Speichel sowie im Magen kommt es durch die Ureaseaktivität im Magen zu einer erhöhten Konzentration an Ammoniak und damit zu einer Erhöhung des Magen-pH-Wertes.

Arzneistoffinteraktionen Arzneistoffinteraktionen bei der Absorption können verschiedene Ursachen haben. Auf die Veränderung der Passagezeit durch Arzneistoffe wurde bereits eingegangen. Arzneistoffinteraktionen bei der Absorption können jedoch auch durch Komplexbildung bzw. Adsorption zwischen Wirkstoffen auftreten. Hier sind v.a. Kohle, das Ionenaustauscherharz Cholestyramin und in einigen Fällen auch Antazida an Interaktionen beteiligt. Kohle beispielsweise wird bei Intoxikationen mit Arzneistoffen eingesetzt, um noch nicht absorbierten Wirkstoff zu binden; Cholestyramin verringert nachweislich die Absorption von Digitoxin, Thiazid-Diuretika, Trijodthyronin und Warfarin.

Die genannten Wechselwirkungen lassen sich verhindern, wenn beide Wirkstoffe im Abstand von ca. 3 h nacheinander verabreicht werden.

Zusätzlich können Arzneistoffe den pH-Wert im Magen verändern (z. B. die Erhöhung des pH-Werts durch Antazida oder H_2-Antihistaminika). Die daraus möglichen Konsequenzen wurden bereits besprochen.

Arzneistoffe, die über gleiche Carrierproteine im Darm transportiert werden, können sich in ihrer intestinalen Permeabilität gegenseitig beeinflussen. Ein Beispiel dafür ist der durch P-Glykoprotein intestinal sezernierte β-Adrenozeptorantagonist Talinolol und Verapamil. Durch gleichzeitige Gabe von Verapamil kommt es zu einer Inhibition des P-Glykoproteins und damit zu einer Erhöhung der intestinalen Permeabilität und Bioverfügbarkeit von Talinolol.

Ähnliche Interaktionen lassen sich auch bei carriervermittelten Absorptionsprozessen vorhersagen.

Die Ergebnisse der verschiedenen Untersuchungen zum Thema der Beeinflussung der Absorption durch physiologische und pathophysiologische Faktoren lassen also keine leicht überschaubare Struktur erkennen, vielmehr ergibt sich eine komplexe Beziehung zwischen dem Arzneistoff und seinen möglichen Interaktionen im Gastrointestinaltrakt.

Eigenschaften der Arzneiform und des Arzneistoffs

Das Interesse, Ausmaß und Geschwindigkeit der Absorption eines Arzneistoffs aus galenischen Formulierungen näher und systematisch zu untersuchen und diese Thematik auch in die Zulassungsanforderungen an Arzneimittel miteinzubeziehen, ist seit den späten 60er Jahren stark gestiegen. Im Jahr 1972 veröffentlichte die APhA (Academy of Pharmaceutical Sciences der USA) die ersten Richtlinien für biopharmazeutische Versuche am Menschen, die v.a. zum Thema Ausmaß und Geschwindigkeit der Absorption aus galenischen Formulierungen Stellung bezog. Dieser Entwicklung waren Beobachtungen vorausgegangen, daß mehrere galenische Formulierungen, trotz gleichen Wirkstoffgehalts, inhomogen waren bezüglich der In-vivo-Verfügbarkeit dieser Wirkstoffe und der therapeutischen Wirkung. So wurde gezeigt, daß der Ersatz des Füllstoffs Kalziumsulfat durch Laktose in Phenytoin-Tabletten zu einer gesteigerten Absorption des Wirkstoffs mit den Symptomen einer Phenytoin-Überdosierung führte, ferner wurden toxische Nebenwirkungen nach Einnahme von Digoxin-Tabletten festgestellt.

Nach diesen initialen Untersuchungen und vielen weiteren, die folgten, wurde festgestellt, daß nicht nur die Dosierung eines Arzneistoffs, sondern auch die galenische Formulierung einen bedeutenden Einfluß auf das Ausmaß und die Geschwindigkeit der Absorption ausüben.

Bei der Betrachtung der Einflußfaktoren auf die Bioverfügbarkeit ist zwischen den Eigenschaften des Arzneistoffs und denen der Hilfsstoffe, Herstellungsbedingungen und Lagerung zu unterscheiden.

Eigenschaften des Arzneistoffs. Auf die Bedeutung der Lipophilie, des pKs-Wertes und des Molekulargewichts eines Arzneistoffs für die Membranpermeation und seine Absorption wurde bereits hingewiesen. In einigen Fällen jedoch ist die Lösungsgeschwindigkeit eines Arzneistoffs am Absorptionsort der entscheidende Parameter und der geschwindigkeitsbestimmende Schritt im Absorptionsprozeß. Dies gilt besonders für oral verabreichte feste Arzneiformen, aber auch z. B. für intramuskulär verabreichte Suspensionen. Für diesen Fall der dissolutionsgesteuerten Absorption können alle Maßnahmen, die zu einer Veränderung der Löslichkeit bzw. Lösungsgeschwindigkeit führen, die Absorption und damit die Bioverfügbarkeit beeinflussen. Folgende Faktoren werden hierbei als relevant angesehen:

Auftreten polymorpher Formen. Polymorphie bedeutet, daß ein Arzneistoff in mehreren kristallinen Formen existieren kann, die sich in ihrem Schmelzpunkt, ihrer Dichte, ihrem IR-Spektrum und ihrer Löslichkeit und Lösungsgeschwindigkeit unterscheiden (Abschn. 1.3). Dabei ist die Modifikation mit dem geringsten Energiegehalt am stabilsten, und Modifikationen mit höherem Energiegehalt können sich in die stabile Form umwandeln. Beispiele für Arzneistoffe, die in mehreren polymorphen Formen vorkommen und deren Absorption vom Vorliegen einer oder mehrerer Formen bestimmt wird, sind Kortisonacetat, Sulfathiazol, Sulfamethoxydiazin, Novobiocin, Chloramphenicol, Phenylbutazon und Cephaloridin. Das wohl bekannteste Beispiel über den Einfluß, den eine unterschiedliche Modifikation auf die Bioverfügbarkeit ausüben kann, zeigt das Beispiel von Chloramphenicolpalmitat, das in 4 polymorphen Formen – 3 kristallinen und einer amorphen Form – vorkommt. Ein Vergleich der Konzentrationen des Wirkstoffes im Blut nach oraler Gabe der Polymorphe A und B ergab bis zu 10fache Unterschiede in der Bioverfügbarkeit. In diesem Fall jedoch liegt der Unterschied in der Bioverfügbarkeit in der unterschiedlichen Kinetik der Esterhydrolyse der beiden Polymorphe begründet. Von den „echten" polymorphen Formen unterscheidet man „pseudopolymorphe" Formen, z. B. in den Fällen, wo ein Arzneistoff als Solvat, bzw. im Fall von Kristallwasser als Hydrat, vorliegt. So wurden für die Hydrate von Koffein höhere Lösungsgeschwindigkeiten als für die wasserfreien Formen beschrieben.

Für Ampicillin wurde gefunden, daß die wasserfreie Form eine um 25 % erhöhte Löslichkeit gegenüber dem Ampicillintrihydrat aufweist, in einem ähnlichen Ausmaß unterscheiden sich auch die beiden Formen hinsichtlich ihrer Bioverfügbarkeit.

Teilchengröße. Die Auflösungsgeschwindigkeit einer Substanz ist proportional zur Teilchenoberfläche und damit zur Partikelgröße (s. Noyes-Whitney-Gleichung). Mit einer Verringerung der Partikelgröße steigt deren Oberfläche und prinzipiell damit auch die Lösungsgeschwindigkeit. Es gibt eine Vielzahl Beispiele von Substanzen, deren Lösungsgeschwindigkeit und Bioverfügbarkeit durch Mikronisierung (Teilchengröße) erhöht wird, z. B. Griseofulvin, Sulfadiazin, Acetylsalizylsäure, Tetrazykline, Chloramphenicol, Spironolakton und Digoxin. Auch für Phenytoin wurde ein Einfluß der Teilchengröße auf die Bioverfügbarkeit nachgewiesen (Abb. 5.57).

Nicht in allen Fällen ist eine Mikronisierung allerdings gleichbedeutend mit einer Verbesserung der Lösungsgeschwindigkeit, da z. B. durch Agglomerationen und Luftadsorption die tatsächliche benetzbare Oberfläche reduziert sein kann.

Abb. 5.57. Phenytoin-Serumkonzentrationen nach oraler Gabe von 600 mg Phenytoin in wäßriger Suspension (**G** mikronisierter Wirkstoff, **F** nichtmikronisierter Wirkstoff). (Nach [25])

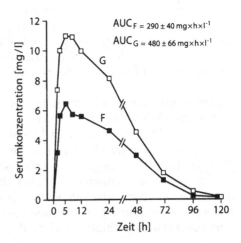

Salzbildung. Der Einsatz von gut wasserlöslichen Salzen schwacher Säuren oder Basen verbessert ihr Auflösungsverhalten. So kann die Lösungsgeschwindigkeit des Salzes einer Säure um den Faktor 1000 über der der freien Säure liegen.

Obwohl zu erwarten ist, daß das Salz im sauren Milieu des Magens als freie Säure ausfällt, ist die Oberfläche der entstandenen Partikel durch deren Feinheit außerordentlich groß und damit auch die Lösungsgeschwindigkeit erhöht. Für die Hydrochlorid-Salzform verschiedener basischer Arzneistoffe (z. B. Tetrazykline, Papaverin, Cyproheptadin, Bromhexin) wurde allerdings eine Abnahme der Löslichkeit und Lösungsgeschwindigkeit in künstlichem Magensaft (0,1 mol/l HCl) und entsprechend niedrigere Bioverfügbarkeiten gegenüber der entsprechenden Basenform beobachtet. Dies läßt sich durch die Beeinflussung des Löslichkeitsproduktes durch das Vorliegen gleicher Ionen (HCl) im Arzneistoff und im Lösungsmedium erklären.

Prodrugs. Prodrugs sind pharmakodynamisch weitgehend inaktive Substanzen, die im Organismus meist enzymatisch oder hydrolytisch in ihre eigentliche Wirkform umgewandelt werden. Die Entwicklung von Prodrugs durch chemische Modifikation eines Ausgangsmoleküls geschieht oft mit dem Ziel der Verbesserung der Absorption. So wird z. B. Pivampicillin, der Pivaloyloxymethylester des Ampicillins, aufgrund seiner höheren Lipophilie besser absorbiert als die Ausgangsverbindung. Andere Ziele der Entwicklung von Prodrugs dienen der Erhöhung der Wasserlöslichkeit (z. B. Methylprednisolonhemisuccinat – Methylprednisolon), der Aufhebung eines bitteren Geschmacks (Chloramphenicolpalmitat – Chloramphenicol) oder der Ausnutzung eines aktiven Transportprozesses (L-Dopa – Dopamin) oder einer Wirkungsverlängerung (Fluphenazindecanoat – Fluphenazin).

Eigenschaften der Arzneiform – verschiedene Aspekte. Neben den physikochemischen Eigenschaften des Arzneistoffs spielen v.a. Einflüsse der Arzneiform bei der Lösungsgeschwindigkeit und Bioverfügbarkeit eine wichtige Rolle. Diese Einflüsse sind bedingt durch die Zusammensetzung der Arzneiform, die Herstellungsmethoden, Verpackungs- und Lagerungsbedingungen. Aufgrund der Vielzahl der Einflüsse und möglichen Wechselwirkungen sind generelle Statements nur beschränkt aussagekräftig, und Maßnahmen zur Optimierung der Freigabe und Bioverfügbarkeit können von Fall zu Fall durchaus unterschiedlich sein und bedürfen einer individuellen Behandlung.

Auf den Einfluß von Kalziumsulfat und Laktose als Füllstoff auf die Bioverfügbarkeit von Phenytoin wurde bereits hingewiesen. Auch für unterschiedliche Anteile an Stärke wurden für Salicylsäure-Tabletten starke Unterschiede in der Freisetzungsgeschwindigkeit gefunden. Dies ließ sich dadurch erklären, daß Stärke nicht nur Füllstoff ist, sondern auch Sprengmittelfunktion hat und in höherer Konzentration eine raschere und vollständigere Desintegration bewirkt. Auch für das orale Antidiabetikum Tolbutamid wurden bei unterschiedlichen Anteilen Bentonit in der Formulierung signifikante Unterschiede in der Bioverfügbarkeit festgestellt.

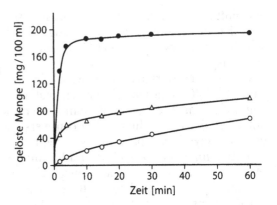

Abb. 5.58. Lösungsgeschwindigkeit von Phenobarbital aus Tabletten in künstlichem Magensaft (pH 1,5, Oberflächenspannung 39,4 dyn cm-1). Bindemittel: (●) Gelatine, (△) Carboxymethylzellulose, (○) PEG 6000. (Nach [4])

Auch Bindemittel wie z. B. Gelatine, Polyvinylpyrrolidon und Carboxymethylzellulose können die Lösungsgeschwindigkeit erhöhen oder herabsetzen, wie am Beispiel von Phenobarbital-Tabletten gezeigt wurde (Abb. 5.58). Die verbesserte Lösungsgeschwindigkeit von Phenobarbital in Gegenwart von Gelatine wird auf die erhöhte Benetzbarkeit der hydrophoben Arzneistoffoberfläche zurückgeführt. Die Lösungsgeschwindigkeit der CMC hingegen ist beim sauren pH-Wert des Magens durch die fehlende Dissoziation der funktionellen Gruppen verzögert, und für Polyethylenglykol wurde eine Komplexbildung mit dem Wirkstoff vermutet.

Der Einfluß von Tablettenschmiermitteln auf die Freigabe kann dramatisch von der Art und Menge der eingesetzten Schmiermittel abhängen. Dies wurde für Magnesiumstearat, Kalziumstearat und Glycerolmonostearat gezeigt und wird auf eine Abnahme der Benetzbarkeit der Tabletten zurückgeführt. Daraus resultiert die Empfehlung, für schnellfreisetzende Tabletten Metallsalze von Stearaten in maximaler Konzentration von 1 % einzusetzen. Weniger starke Einflüsse wurden für unterschiedliche Talkumkonzentrationen im Fall von Salicylsäure- und Acetylsalicylsäure-Tabletten gefunden. Auch kann die Mischzeit des Schmiermittels mit dem Rest der Formulierung einen signifikanten Einfluß auf die Dissolution ausüben. Im Fall von Diazepam-Tabletten mit Magnesiumstearat als Schmier- und Kartoffelstärke als Binde- und Sprengmittel wurden signifikant schnellere Freisetzungen bei kürzeren Mischzeiten beobachtet.

Neben den Mischzeiten können Vorgänge bei der Tablettierung (Granulierung oder Direkttablettierung sowie der Preßdruck) die Lösungsgeschwindigkeit beeinflussen. Der Preßdruck beispielsweise beeinflußt die Porösität der Tabletten und damit die Penetration der Lösungsflüssigkeit in das Tabletteninnere, ferner kann er die Oberfläche des Wirkstoffs durch Zerkleinerung der Wirkstoffteilchen vergrößern. Beim Einfluß der Lagerungsfaktoren wirken sich insbesondere die Temperatur und Luftfeuchtigkeit auf die Freigabe aus festen Arzneiformen aus. Allgemein nimmt die Lösungsgeschwindigkeit bei hoher Luftfeuchtigkeit und Temperatur mit steigender Lagerungsdauer ab, dies ist jedoch zusätzlich noch von der Art der verwendeten Hilfsstoffe abhängig.

Auch ist die Auswahl der Testbedingungen für das Auflöseverhalten von Bedeutung. Die Abhängigkeit der Lösungsgeschwindigkeit von Faktoren wie der Rührgeschwindigkeit, dem Volumen und pH-Wert, der Oberflächenspannung, der Viskosität der Auflösungsflüssigkeit, und der Anwesenheit von Neutralsalzen können die Beurteilung über gefundene Unterschiede zwischen verschiedenen Formulierungen relativieren und erfordern im Zweifelsfall Studien am lebenden Organismus.

Spezielle Zubereitungen zur Erhöhung der Lösungsgeschwindigkeit sind feste Dispersionen, Einschlußverbindungen, Adsorbate und Formulierungen unter Zusatz von oberflächenaktiven Stoffen. Feste Dispersionen sind Systeme mit einer hochdispersen Verteilung des Wirkstoffs in einem wasserlöslichen, polymeren Hilfsstoff (Abschn. 2.6). Dabei kann der Wirkstoff molekulardispers gelöst (selten), amorph oder mikrokristallin suspendiert in einer erstarrten Schmelze des Polymers vorliegen. Neben der Herstellung der festen Dispersion durch gemeinsames Schmelzen von Arznei- und Hilfsstoff hat sich bei temperaturempfindlichen Arzneistoffen die Kopräzipitation bewährt, bei der Arzneistoff und Hilfsstoff in einem Lösungsmittel gelöst werden, das dann wieder abgedampft wird. Die Erhöhung der Lösungsgeschwindigkeit bei Einsatz fester Dispersionen beruht auf einer verbesserten Benetzbarkeit und vergrößerten Oberfläche der Wirkstoffpartikel sowie teilweise auf dem Vorliegen metastabiler (amorpher) Zustände. Mit Polyethylenglykol 6000 wurden mit zahlreichen Substanzen Verbesserungen in der Lösungsgeschwindigkeit beschrieben, z. B. mit Griseofulvin, Digitoxin, Steroiden und Diuretika.

Auch Polyvinylpyrrolidon, Zucker (Mannitol, Sorbitol), Zitronensäure und Harnstoff werden für die Herstellung fester Dispersionen eingesetzt.

α-, β- oder γ-Cyclodextrine sind Oligosaccharide, die aus 6, 7 und 8 Glukoseeinheiten bestehen und einen kleineren oder Teile eines größeren Wirkstoffs molekular in den hydrophilen Hohlraum des Moleküls einlagern können. Die physikochemischen Eigenschaften des Komplexes (z. B. Löslichkeit, Stabilität, Dissoziationsverhalten) unterscheiden sich meist deutlich von denen des reinen Wirkstoffs. Meist erhöht sich die Löslichkeit des Arzneistoff-Cyclodextrin-Komplexes (Abb. 5.59), in einigen Fällen wurde über höhere Absorptionsgeschwindigkeiten für den Komplex berichtet (Abb. 5.60).

Neuere Entwicklungen durch partialsynthetische Veränderungen des Cyclodextrinmoleküls (z. B. Hydroxypropyl-β-cyclodextrin) zielen darauf ab, die begrenzte Wasserlöslichkeit des nativen Cyclodextrins (1,8 % bei 25 °C für β-Cyclodextrin) und damit auch die Löslichkeit des Komplexes zu erhöhen.

Arzneistoffadsorbate werden durch Aufziehen von Lösungen schwerlöslicher Arzneistoffe auf Hilfsstoffe wie Stärke, Laktose oder Silikate hergestellt. Es entstehen mikrokristalline Überzüge des Wirkstoffs auf dem Träger, die gegenüber dem reinen Arzneistoff eine schnellere Lösungsgeschwindigkeit aufweisen können. Die Verbesserung der Lösungsgeschwindigkeit beruht v.a. auf der Vergrößerung der Kontaktfläche zwischen dem Lösungsmedium und dem Arzneistoff. Durch Einsatz von Hilfsstoffen mit extrem großer Oberfläche (z. B. kolloidaler Kieselsäure) läßt sich die Lösungsgeschwindigkeit noch weiter steigern.

Abb. 5.59. Löslichkeit von (○) Bendrofluazid, (●) Chlorothiazid, (□) Hydroflumethiazid und (■) Hydrochlorothiazid in Gegenwart von β-Cyclodextrin unterschiedlicher Konzentration bei 37 °C. (Nach [5])

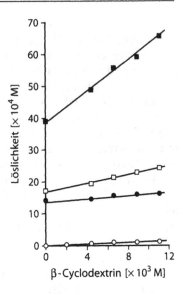

Über den Zusatz von Tensiden v.a. zur Verbesserung der Absorption von Steroiden ist schon seit langem berichtet worden. Speziell für das schwerlösliche Spironolakton konnte ein Zusatz von Polysorbat-80 das Ausmaß der Absorption aus dem GI-Trakt deutlich steigern (Abb. 5.61).

Der Wirkungsmechanismus der Tenside läßt sich auf eine Verbesserung der Benetzbarkeit der Partikel und die damit einhergehende scheinbare Oberflächenvergrößerung zurückführen. Nicht in allen Fällen jedoch kann durch Tensidzusatz eine Erhöhung der Bioverfügbarkeit erzielt werden. Bei Konzentrationen des Tensids oberhalb der kritischen Mizellbildungskonzentration kann es zu einer Abnahme der freien Arzneistoffkonzentration und damit der treibenden Kraft für die Membranpermeation kommen.

Abb. 5.60. Serumkonzentration von Diazepam nach oraler Gabe des Wirkstoffs (●) und seines γ-Cyclodextrinkomplexes (10 mg/kg) (○) am Hasen (Mittelwerte + SD, n = 5). (Nach [26])

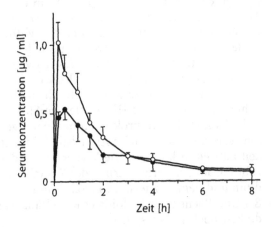

Abb. 5.61. Der Einfluß eines Tensids auf die intestinale Absorption von Spironolakton beim Menschen (Mittelwerte, n = 4). (Nach [27])

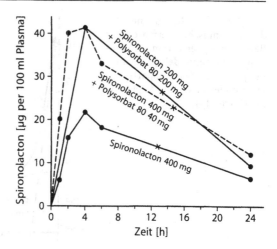

Arzneistoffe mit problematischer Bioverfügbarkeit. Unter diese Gruppe fallen Arzneistoffe, die aufgrund pharmakodynamischer Aspekte (enge therapeutische Breite, steile Dosis-Wirkungs-Beziehung, Risiko schwerer unerwünschter Wirkungen), pharmakokinetischer Aspekte (sättigbare Pharmakokinetik im therapeutischen Bereich, hoher First-pass-Effekt, geringes Ausmaß der Absorption, hohe individuelle Variabilität) und physikalisch-chemischer Aspekte Probleme bereiten. Zu dem letztgenannten Punkt zählen Substanzen mit geringer Löslichkeit (0,1 % in Puffer pH 7 bzw. in 0,1 mol/l HCl), schlechter Benetzbarkeit, Instabilität im Gastrointestinaltrakt und polymorphe Stoffe. Für diese Arzneistoffe ist besondere Aufmerksamkeit hinsichtlich der Herstellung und Prüfung der Fertigarzneimittel erforderlich, da bereits geringfügige Abweichungen biopharmazeutischer Eigenschaften (z. B. In-vitro-Freisetzung) von der Spezifikation therapeutisch relevante Wirkungsunterschiede bedingen können. Listen von Arzneistoffen, die als problematisch im Hinblick auf die Bioverfügbarkeit pharmazeutischer Zubereitungen eingestuft werden, sind veröffentlicht [3].

5.3.6
Anhang: Graphische Verfahren zur Bestimmung pharmakokinetischer Parameter in Kompartimentmodellen

Wie in Abschn. 5.3.4 besprochen, ist eine allgemeine Lösung für ein Kompartimentmodell eine Summe von Exponentialfunktionen, z. B.

$$C = C_1 \exp^{-\lambda_1 t} + C_2 \exp^{-\lambda_2 t} + \ldots + C_z \exp^{-\lambda_z t} \tag{5.138}$$

Unter der Annahme, daß die Terme in der Reihenfolge $\lambda_1 > \lambda_2 > \ldots > \lambda_z$ geordnet sind, verschwinden bei genügend großer Zeit (t > t*) praktisch alle Exponentialterme mit Ausnahme des letzten Terms

$$C = C_z \exp^{-\lambda_z t} \tag{5.139}$$

Abb. 5.62. Die Residualmethode als graphisches Verfahren zur Bestimmung der Parameter eines Kompartimentmodells, hier am Beispiel eines Zweikompartimentmodells nach i.v. Applikation. (Nach [19])

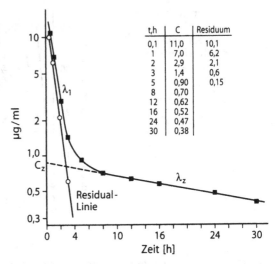

t,h	C	Residuum
0,1	11,0	10,1
1	7,0	6,2
2	2,9	2,1
3	1,4	0,6
5	0,90	0,15
8	0,70	
12	0,62	
16	0,52	
24	0,47	
30	0,38	

Durch Logarithmieren ergibt sich

$$\ln C = \ln C_z - \lambda_z t \tag{5.140}$$

Durch Auftragen des Logarithmus der Konzentration gegen die Zeit für $t > t^*$ wird eine Gerade erhalten, die die Ordinate bei $\ln C_z$ schneidet und die eine Steigung von $-\lambda_z$ hat. Durch Subtraktion des langsamsten der Exponentialterme von C ergibt sich

$$C' = C_1 \exp^{-\lambda_1 t} + C_2 \exp^{-\lambda_2 t} + \ldots + C_{(z-1)} \exp^{-\lambda_{(z-1)} t} \tag{5.141}$$

Durch Auftragen von C' gegen die Zeit geht die Darstellung für größere Zeiten wieder in eine Gerade über, da alle Summanden mit Ausnahme des $(z-1)$ten Terms gleich 0 werden. Durch Wiederholen des Verfahrens kann Summand für Summand abgeschält werden, deshalb heißt die Methode auch **Abschälmethode** oder **Residuenmethode**. Im Fall der peroralen Gabe kann ähnlich vorgegangen werden. Das Verfahren ist in Abb. 5.62 am Beispiel eines Zweikompartimentmodells nach i.v.-Injektion dargestellt.

Literatur

1. Langguth P, Mutschler E (1987) Lipophilisation of hydrophilic compounds. Consequences on transepidermal and intestinal transport of trospium chloride. Arzneimittelforschung 37(12): 1362–1366
2. Welling PG (1984) Effects of gastrointestinal disease on drug absorption. In: Benet LZ, Massoud N, Gambertoglio JG (eds) Pharmacokinetic basis for drug treatment. Raven, New York, pp 29–47
3. Blume H, Mutschler E (1991) Bioäquivalenz. Govi, Frankfurt
4. Solvang S, Finholt P (1970) Effect of tablet processing and formulation factors on dissolution rate of the active ingredient in human gastric juice. J Pharm Sci 59(1): 49–52

5. Corrigan OI, Stanley CT (1982) Mechanism of drug dissolution rate enhancement from beta-cyclodextrin-drug systems. J Pharm Pharmacol 34(10): 621–626
6. Marieb EN (1989) Human anatomy and physiology. Benjamin/Cummings, Redwood City
7. Rang HP, Dale MM (1991) Pharmacology, 2nd edn. Churchill Livingstone, Edinburgh
8. Rowland M, Tozer TN (1989) Clinical pharmacokinetics, 2nd edn. Lea & Febiger, Philadelphia
9. Wilson CG, Washington N (1989) Physiological pharmaceutics. Horwood, Chichester
10. Thews G, Mutschler E, Vaupel P (1989) Anatomie, Physiologie, Pathophysiologie des Menschen, 2. Aufl. Wiss Verlagsges, Stuttgart
11. Donovan MD, Flynn GL, Amidon GL (1990) Absorption of polyethylene glycols 600 through 2000: the molecular weight dependence of gastrointestinal and nasal absorption. Pharm Res 7(8): 863–868
12. Dolder R, Skinner F (1983) Ophthalmika, 3. Aufl. Wiss Verlagsges, Stuttgart
13. Brodie B, Adrian C, Hogben M (1957) Some physico-chemical factors in drug action. J Pharm Pharmacol 9: 345–380
14. Bozler G, Schmid J (1989) Principles of pharmacolinetics and drug metabolism. In: Martin YC, Kutter E, Austel V (eds) Modern drug research. Paths to better and safer drugs. Dekker, New York, 77–160
15. Shand DG, Rangno RE (1972) The disposition of propranolol. I. Elimination during oral absorption in man. Pharmacology 7(3): 159–168
16. Riegelman S, Rowland M (1973) Effect of route of administration on drug disposition. J Pharmacokinet Biopharm 1(5): 419–434
17. Alvan G, Borga O, Lind M, Palmer L, Siwers B (1977) First pass hydroxylation of nortriptyline: concentrations of parent drug and major metabolites in plasma. Eur J Clin Pharmacol 11(3): 219–224
18. Heinzel G, Woloszczak R, Thomann P (1993) Topfit 2.0. A pharmacokinetik and pharmacodynamic data analysis system for the PC. Fischer, Stuttgart
19. Klotz U (1984) Klinische Pharmakokinetik, 2. Aufl. Fischer, Stuttgart
20. Tsuji A, Yoshikawa T, Nishide K et al. (1983) Physiologically based pharmacokinetic model for beta-lactam antibiotics I: Tissue distribution and elimination in rats. J Pharm Sci 72(11): 1239–1252
21. Nuesch E (1981) Mathematische und Kinetische Grundlagen. In: Meier J, Rettig H, Hess H (Hrsg) Biopharmazie. Thieme, Stuttgart, S 167–214
22. Möller H (1989) Deconvolution techniques and their use in biopharmaceutics. In: Hardy JG, Davis SS, Wilson GG (eds) Drug delivery to the gastrointestinal tract. Horwood, Cichester, pp 179–194
23. Gupta SK, Manfro RC, Tomlanovich SJ et al. (1990) Effect of food on the pharmacokinetics of cyclosporine in healthy subjects following oral and intravenous administration. J Clin Pharmacol 30(7): 643–653
24. Mayersohn M (1979) Physiological factors that modify systemic availability and pharmacologic response in clinical practice. In: Blanchard J, Sawchuk R, Brodie BB (eds) Principles and perspectives in drug bioavailability. Karger, Basel, pp 211–273
25. Gibaldi M (1984) Biopharmaceutics and clinical pharmacokinetics, 3rd edn. Lea & Febiger, Philadelphia
26. Uekama K, Narisawa S, Hirayama F, Otagiri M (1983) Improvement of dissolution and absorption characteristics of benzodiazepines by cyclodextrin complexation. Int J Pharm 16(3): 327–338
27. Gantt CL, Gochman N, Dyniewicz JM (1961) Effect of a detergent on gastrointestinal absorption of a steroid. Int J Pharm 16: 327–338
28. Langenbucher F, Möller H (1983) Correlation of in vitro drug release with in vivo response kinetics. Part I: Mathematical treatment of time functions. Pharm Ind 45: 623–628

5.4
Bioverfügbarkeit, Bioäquivalenz

W. Mehnert

5.4.1
Definitionen und Bedeutung

Bioverfügbarkeit

Die wesentlichste Anforderung, die an ein Arzneimittel gestellt wird, ist neben seiner pharmazeutischen Qualität und toxikologischen Unbedenklichkeit seine Wirksamkeit. Diese setzt voraus, daß nach der meist extravasal erfolgenden Applikation eine ausreichende Arzneistoffmenge mit der für die Therapie erforderlichen Geschwindigkeit aus der Arzneiform freigesetzt wird, um dann durch Absorption ins Blut und von dort an den Wirkort zu gelangen. Die Wirksamkeit wird außer durch die pharmakodynamischen und pharmakokinetischen Eigenschaften des Wirkstoffs auch von der Art und Zusammensetzung der Arzneiform entscheidend bestimmt. Es läge nahe, diejenige Arzneiform durch einen Wirksamkeitsvergleich zu ermitteln, die hinsichtlich der Intensität und Dauer den gewünschten Anforderungen entspricht. Im Rahmen der Arzneimittelentwicklung und des Vergleiches wirkstoffgleicher Präparate (Generika) ist diese Vorgehensweise jedoch aus verschiedenen Gründen nur selten möglich. So läßt sich häufig die Wirkung eines Arzneimittels nicht exakt oder nur mit hohem experimentellen Aufwand quantifizieren. Es müssen daher zusätzliche Kriterien ausgewählt werden, die eine schnelle und objektivierbare Beurteilung ermöglichen. Dies geschieht in den meisten Fällen über die Bestimmung der im Organismus verfügbaren Arzneistoffmenge. Die allgemein akzeptierte Definition der Bioverfügbarkeit lautet [1]:

„Die Bioverfügbarkeit eines Arzneimittels wird durch die Geschwindigkeit (rate) und Masse bzw. Ausmaß (extent) bestimmt, mit der ein Arzneistoff bzw. der wirksame Bestandteil in die systemische Zirkulation gelangt bzw. den Wirkort erreicht, nachdem der Arzneistoff in einer speziellen galenischen Form appliziert worden ist."

Eine Abschätzung der Wirksamkeit über die Bioverfügbarkeit ist jedoch nur dann möglich, wenn der Plasmaspiegelverlauf mit der Wirkung korreliert. Es wird von der Annahme ausgegangen, daß nach erfolgter Absorption in den systemischen Kreislauf die Verteilung, der Metabolismus und die Exkretion eines Arzneistoffes nicht mehr von der Arzneizubereitung beeinflußt werden. Als Ausnahme sind neuere Arzneiformen zu nennen, bei denen durch die Zubereitung eine organspezifische Verteilung und Freisetzung des Arzneistoffs angestrebt wird („drug targeting"). Für viele Arzneistoffe ist jedoch keine eindeutige Abhängigkeit zwischen Konzentration im Blut und therapeutischem Effekt sowie Toxizität nachweisbar, so daß die ermittelte Bioverfügbarkeit nicht unbedingt auf die zu erwartende Wirksamkeit schließen läßt.

Abb. 5.63. Dosis-Wirkungs-Kurve

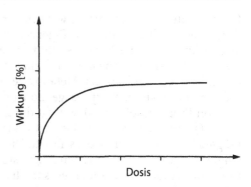

Unter Umständen zeigen Arzneimittel mit hoher Bioverfügbarkeit eine gleiche oder nur wenig gesteigerte Wirkung gegenüber Präparaten mit niedrigerer Bioverfügbarkeit. Dies ist auf die in der Regel vorliegende nichtlineare Dosis-Wirkungs-Beziehung zurückzuführen (Abb. 5.63). Das bedeutet, daß Veränderungen in hohen Konzentrationen die Intensität des pharmakodynamischen Effektes nur geringfügig erhöhen, während in niedrigen Konzentrationsbereichen schon kleine Veränderungen ausgeprägte Wirkungssteigerungen verursachen. Sobald der maximale Effekt erreicht ist, kann auch durch eine größere verfügbare Arzneistoffmenge eine Wirkungsverbesserung nicht mehr erzielt werden. So führen hohe Konzentrationen von i. v. verabreichtem Furosemid nicht zu einer entsprechend erhöhten Natriumausscheidung, so daß die natriuretische Wirkung gleichzusetzen ist mit derjenigen einer peroralen Applikationsform mit einer Bioverfügbarkeit von lediglich 50 % [2].

In der Definition der Bioverfügbarkeit ist auch die Bildung aktiver Metaboliten berücksichtigt. Hierbei gibt es 2 Möglichkeiten:
- Der aktive Arzneistoff wird zu ebenfalls pharmakodynamisch aktiven Metaboliten umgewandelt.
- Ein inaktives Prodrug wird in der Darmmukosa oder bei der ersten Leberpassage in die wirksame Substanz überführt.

In beiden Fällen charakterisiert das Ausmaß der Bioverfügbarkeit des unveränderten Arzneistoffs allein nicht die zu erwartende Wirkung.

Bioverfügbarkeitsstudien können als Untersuchungen zur Wirkstofffreisetzung aus Arzneizubereitungen unter physiologischen Bedingungen und der anschließenden Absorption aufgefaßt werden.

Es ist zwischen absoluter und relativer Bioverfügbarkeit zu unterscheiden.

Absolute Bioverfügbarkeit. Die absolute Bioverfügbarkeit beschreibt das Ausmaß, mit dem der Wirkstoff aus einer Arzneizubereitung im Vergleich zu einer i. v. verabreichten Lösung des Wirkstoffs systemisch verfügbar ist. Bestimmend für die absolute Bioverfügbarkeit sind
- Eigenschaften des Wirkstoffs,
- Eigenschaften der Arzneiform und die
- physiologischen Bedingungen am Absorptionsort.

Die absolute Bioverfügbarkeit wird in ihrer Größe entscheidend bestimmt durch die physikochemischen Eigenschaften des Wirkstoffs, die seine Auflösung im Gastrointestinaltrakt und die anschließende Absorption beeinflussen. Weiterhin bedeutsam sind pharmakokinetische Eigenschaften, insbesondere das Ausmaß der Metabolisierung im Gastrointestinaltrakt und während der ersten Leberpassage. So ist die geringe absolute Bioverfügbarkeit von Propranolol von 30 % nicht durch eine unzureichende pharmazeutische Qualität des Arzneimittels zu erklären, sondern durch einen ausgeprägten hepatischen First-pass-Effekt. Die in die systemische Zirkulation gelangte Menge des unveränderten Arzneistoffs muß deshalb nicht immer dem insgesamt resorbierten Anteil entsprechen.

Die Bestimmung der absoluten Bioverfügbarkeit ist von großer Bedeutung bei der Entwicklung eines neuen Arzneimittels. Neben der Charakterisierung der pharmakokinetischen Eigenschaften des Arzneistoffs wird sie bei der Entwicklung der geeigneten Arzneiform und bei der Dosisfindung berücksichtigt. Über die intra- und interindividuelle Variabilität der absoluten Bioverfügbarkeit kann entschieden werden, ob mit der betreffenden Arzneiform und dem gewählten Applikationsweg eine sichere Arzneimitteltherapie möglich ist.

Relative Bioverfügbarkeit. Die relative Bioverfügbarkeit beschreibt das Ausmaß und die Geschwindigkeit, mit der der Wirkstoff aus einer Arzneiform im Vergleich zu einer auf gleichem Wege applizierten Referenzzubereitung systemisch verfügbar ist.

Bestimmend für die relative Bioverfügbarkeit sind deshalb allein die Eigenschaften der Arzneiform.

Die Angabe der relativen Bioverfügbarkeit läßt keine Aussage über die absolut resorbierten Arzneistoffmengen zu. Ein Wert von über 100 % ist möglich, wenn das Testpräparat eine vollständigere Arzneistofffreisetzung im resorptionsbefähigten Abschnitt des Gastrointestinaltraktes aufweist als das Referenzpräparat, bedingt durch verbesserte Wirkstoffeigenschaften (z. B. Teilchengröße) oder durch eine Weiterentwicklung der Arzneiform.

Der Auswahl der Referenzzubereitung kommt deshalb eine entscheidende Bedeutung zu. Hierzu können eingesetzt werden:
- Lösung des betreffenden Arzneistoffs (es sollte sich um eine rein wäßrige Lösung ohne Zusatz von absorptionsbeeinflussenden Hilfsstoffen, z. B. Lösungsvermittler, handeln),
- Suspension des Arzneistoffs (bei zu geringer Löslichkeit),
- eingeführte Arzneispezialität, deren klinische Wirksamkeit belegt sein muß, damit die Wirksamkeit und Unbedenklichkeit eines neuen Arzneimittels über Bioverfügbarkeitsuntersuchungen abgeschätzt werden kann.

Untersuchungen zur Bioverfügbarkeit sind grundsätzlich bei extravaskulär verabreichten Arzneimitteln von Bedeutung, die ihre Wirkung über eine systemische Verfügbarkeit der Arzneistoffe entfalten. Nach intravenöser Applikation beträgt das Ausmaß der Bioverfügbarkeit definitionsgemäß 100 %, da davon ausgegangen werden kann, daß die applizierte Dosis vollständig systemisch verfügbar ist. Bei parenteralen Depotformen und i. m. anzuwendenden Injektionslösungen und -suspensionen ist allerdings auch eine Prüfung der Bioverfügbarkeit erforderlich.

Arzneistoffeigenschaften, die zu Bioverfügbarkeitsproblemen führen können [3]:

- Pharmakodynamische Eigenschaften:
  - Arzneistoffe mit vitaler Indikation (z. B. Antibiotika, Antiepileptika, Antiarrhythmika, Zytostatika),
  - enge therapeutische Breite (z. B. Phenytoin, Theophyllin),
  - steile Dosis-Wirkungs-Beziehung,
  - Risiko schwerer unerwünschter Wirkungen.
- Pharmakokinetische Eigenschaften:
  - nichtlineare Pharmakokinetik im therapeutischen Bereich (z. B. Phenytoin),
  - hoher First-pass-Effekt ($>$ 70 %, z. B. Nifedipin, Propranolol, Isosorbiddinitrat),
  - geringes Ausmaß der Absorption (z. B. Digitalisglykoside),
  - Absorption nur in eng begrenzten Bereichen des Gastrointestinaltraktes (Vorliegen eines Absorptionsfensters).
- Physikalisch-chemische und chemische Eigenschaften
  - geringe Löslichkeit ($<$ 0,1 % in Puffer pH 7 oder 0,1 mol/l HCl),
  - geringe Lösungsgeschwindigkeit,
  - schlechte Benetzbarkeit der Substanz,
  - Instabilität im Gastrointestinaltrakt.

Auch Arzneimittel mit an sich unproblematischen Arzneistoffen können durch eine ungeeignete Arzneiform Bioverfügbarkeitsprobleme aufweisen. Art, Menge und Beschaffenheit der Wirk- und Hilfsstoffe sowie die Herstellungstechnik bestimmen die biopharmazeutischen Eigenschaften der Arzneiform und damit auch deren Bioverfügbarkeit (s. Kap. Pharmakokinetik). So sind Bioverfügbarkeitsuntersuchungen insbesondere bei allen Arzneizubereitungen erforderlich, die den Wirkstoff verzögert bzw. kontrolliert freisetzen, z. B. magensaftresistente Arzneiformen, Retardarzneiformen, therapeutische Systeme, Implantate.

Bei einer Reihe von Arzneimitteln entsteht der therapeutische Effekt, ohne daß der Wirkstoff in die systemische Zirkulation gelangen muß. Durch eine in diesen Fällen nicht beabsichtigte Absorption können unerwünschte Wirkungen auftreten. Diese Arzneimittel werden topisch appliziert, z. B. auf der Haut, am Auge, in der Nase oder im Ohr. Als weitere Beispiele sind Arzneistoffe zu nennen, die nach peroraler Verabreichung im Gastrointestinaltrakt lokal wirken sollen, wie Antazida, Lokalantibiotika (z. B. Neomycin), viele Anthelmintika. Plasmakonzentrationsbestimmungen sind bei diesen nicht systemisch wirkenden Arzneimitteln zur Bestimmung der Bioverfügbarkeit ungeeignet, sie sind jedoch im Rahmen der Prüfung der toxikologischen Unbedenklichkeit erforderlich.

Bioäquivalenz

Unter Bioäquivalenz versteht man, daß 2 wirkstoffgleiche Präparate in gleicher Dosierung sich in ihrer Bioverfügbarkeit nur innerhalb tolerierbarer Grenzen unterscheiden.

Dies bedeutet, daß bioäquivalente Arzneimittel zu nahezu deckungsgleichen Plasmaprofilen führen. Mit bioäquivalenten Arzneimitteln sollte deshalb auch während einer laufenden medikamentösen Therapie eine Substitution ohne Veränderung des Dosierungsschemas möglich sein. Als annehmbare Akzeptanzgrenzen gelten i. allg. 80 und 120 %, da Plasmakonzentrationsschwankungen von ± 20 %, außer bei steiler Dosis-Wirkungs-Kurve, therapeutisch unbedeutend sind.

Eine wesentliche Voraussetzung für die Bioäquivalenz ist die pharmazeutische Äquivalenz, d. h. es dürfen keine größeren Unterschiede in der pharmazeutischen Qualität (Identität, Reinheit, Wirkstoffgehalt, Dosierungsgenauigkeit, Freisetzungsgeschwindigkeit, Haltbarkeit) bestehen.

Bedeutung der Bioäquivalenz. Die Bestimmung der relativen Bioverfügbarkeit hat in den letzten 30 Jahren zunehmend an Bedeutung gewonnen. In einer Vielzahl von Untersuchungen mußte festgestellt werden, daß teilweise erhebliche Unterschiede in der Bioverfügbarkeit zwischen wirkstoffgleichen Präparaten bestehen (z. B. Acetylsalicylsäure, Chloramphenicol, Tetracyclin, Diphenylhydantoin, p-Aminosalicylsäure, Riboflavin, Sulfisoxazol, Phenylbutazon). Bei Digoxin wurden deutlich unterschiedliche Plasmaspiegel sowohl nach Applikation von Arzneimitteln verschiedener Hersteller als auch nach Gabe von unterschiedlichen Chargen des gleichen Präparates gefunden. Auftretende Intoxikationen oder Wirkungslosigkeit konnten in einigen Fällen auf eine fehlende Bioäquivalenz der Präparate zurückgeführt werden (z. B. Dicoumarol, Diphenylhydantoin, Prednison). Diese Beispiele belegen die Bedeutung der Bioäquivalenz für die Arzneimittelsicherheit.

Im Gegensatz zu Arzneimitteln mit neuen Arzneistoffen, bei denen die Wirksamkeit, Unbedenklichkeit und Qualität nachgewiesen werden muß, kann die Zulassung von Arzneimitteln mit bekannten Wirkstoffen (Zweitanmelderpräparate, Generika) nach einem vereinfachten Verfahren erfolgen, der „bezugnehmenden Zulassung". Hierbei bezieht sich der Antragsteller auf die Ergebnisse der klinischen und toxikologischen Untersuchungen mit dem Erstanmelderprodukt (Innovatorprodukt). Dieses abgekürzte Zulassungsverfahren kann aber nur angewendet werden, wenn die miteinander zu vergleichenden Arzneimittel bioäquivalent sind. Wird bei einem neuen Präparat jedoch ein anderer Plasmaspiegelverlauf beabsichtigt, z. B. bei der Entwicklung einer Retardformulierung mit einem bekannten Wirkstoff, so kann Bioäquivalenz hinsichtlich der Geschwindigkeitskomponenten nicht gegeben sein. Neben der Arzneiform muß bei der vergleichenden Beurteilung von Plasmaprofilen auch die beanspruchte Indikation (z. B. für akute oder chronische Therapie) berücksichtigt werden.

Therapeutische Äquivalenz. Wirkstoffgleiche Arzneimittel sind dann als therapeutisch äquivalent zu bezeichnen, wenn sie gleiche klinische Wirksamkeit und Unbedenklichkeit (Sicherheit) besitzen. Wirksamkeitsstudien erfordern allerdings einen erheblichen Aufwand und eine meist sehr große Anzahl an Patienten. Aus diesen Gründen werden Bioäquivalenzstudien zur Beurteilung der therapeutischen Äquivalenz wirkstoffgleicher Präparate akzeptiert.

Nach der Definition der Food and Drug Administration (FDA, Zulassungsbehörde der USA) sind 2 Präparate dann therapeutisch äquivalent, wenn sie
- pharmazeutisch äquivalent sind,
- bioäquivalent sind,
- entsprechend deklariert sind,
- nach den GMP-Richtlinien produziert werden und
- in bezug auf äußere Merkmale, die die Compliance beeinflussen können, vergleichbar sind [4].

Im allgemeinen garantiert Bioäquivalenz auch therapeutische Äquivalenz. Allerdings muß berücksichtigt werden, daß die Sicherheit eines Arzneimittels nicht nur durch den Arzneistoff, sondern auch durch die Eigenschaften der Hilfsstoffe beeinflußt werden kann. Deshalb müssen die verwendeten Hilfsstoffe auch hinsichtlich ihrer möglichen Toxizität ausreichend geprüft sein. Andererseits muß Bioinäquivalenz nicht unbedingt auch eine therapeutische Inäquivalenz bedeuten. Dies kann in einer nichtlinearen Beziehung zwischen Blutspiegel und Wirkung oder in nicht ausreichend präzisen klinisch-pharmakologischen Testmethoden begründet sein.

5.4.2
Bestimmung der Bioverfügbarkeit

Im allgemeinen kann die Arzneistoffkonzentration direkt am Wirkort nicht gemessen werden. Deshalb wird zur Bestimmung der Bioverfügbarkeit die Konzentration des Wirkstoffs und/oder des aktiven Metaboliten in leicht zugänglichen Körperflüssigkeiten ermittelt, wobei entweder
- die Plasmaspiegelkurve nach Gabe einer Einzeldosis (Single-dose-Design),
- die Plasmaspiegelkurve nach Mehrfachapplikation entsprechend dem vorgesehenen Dosierungsschema (Multiple-dose-Design),
- die Harnausscheidungskurve nach Gabe einer Einzeldosis oder
- die Harnausscheidungskurve nach Mehrfachapplikation bestimmt wird.

Aus den so erhaltenen Konzentrations-Zeit-Kurven werden Ausmaß und Geschwindigkeit der Bioverfügbarkeit als indirekte Zielgrößen bestimmt.

In Bioverfügbarkeitsuntersuchungen mit schnellfreisetzenden Zubereitungen wird i. allg. die Plasmakonzentrations-Zeit-Kurve nach Einmalapplikation ermittelt. In einigen Fällen kann die Mehrfachgabe des zu prüfenden Arzneimittels erforderlich oder sinnvoll sein. Vorteile des Multiple-dose-Designs liegen in folgenden Punkten:

- Im „steady state" liegen die Arzneistoffkonzentrationen in den physiologischen Flüssigkeiten meist höher als nach Single-dose-Verabreichung; häufig wird dadurch eine analytische Bestimmung des Arzneistoffs erst möglich.
- Sättigungsphänomene bei nichtlinearer Kinetik werden erfaßt.
- Bei Arzneistoffen mit hoher Variabilität in den Plasmakonzentrationen (z. B. Verapamil, Propafenon, Chlorpromazin) wird häufig eine geringere Streuung bei der Bestimmung der Bioverfügbarkeit erreicht.

Zusätzlich ist die gesamte Fläche unter der Kurve innerhalb eines Dosierungsintervalls durch Meßpunkte belegt; eine Extrapolation zur Bestimmung der Gesamtfläche ist nicht erforderlich.

Bei Retardarzneimitteln sollten zusätzlich zu den Single-dose-Studien auch Untersuchungen nach Mehrfacheinnahme durchgeführt werden, da diese Präparate in der Regel zur Dauermedikation bestimmt sind.

Falls Plasmaspiegel aufgrund zu geringer Konzentrationen nicht ausreichend genau bestimmbar sind, kann ersatzweise die mit dem Harn ausgeschiedene Menge herangezogen werden.

Die Ergebnisse von pharmakodynamischen Messungen können verwendet werden, wenn für den Arzneistoff keine geeignete analytische Methode vorhanden ist. Diese Möglichkeit zur Bestimmung der Bioverfügbarkeit bildet jedoch eine Ausnahme. Sowohl hohe intraindividuelle als auch interindividuelle Streuungen stellen hierbei ein großes Problem dar. Darüber hinaus sind nur wenige Effekte objektivierbar, als Beispiele sind zu nennen: Blutdruck, Augeninnendruck, Pupillengröße, Veränderungen im EKG und EEG, Insulin- und Glukosespiegel. Pharmakokinetische Messungen können jedoch in Einzelfällen durch pharmakodynamische Effektmessungen in ihren Ergebnissen bestätigt werden, wie das Beispiel der simultanen Messung der Glibenclamid-, Insulin- und Glukosespiegel in Abb. 5.64 zeigt [5].

Zielgrößen

In Abb. 5.65 ist schematisch ein Plasmakonzentrations-Zeit-Profil dargestellt, das nach Einmalapplikation einer schnellfreisetzenden Zubereitung erhalten wird. Zur Bewertung der Bioverfügbarkeit werden aus dem Kurvenverlauf
- die Fläche unter der Plasmakonzentrations-Zeit-Kurve („area under the curve", AUC),
- die Höhe der maximalen Wirkstoffkonzentration (C_{max}) und
- die Zeit bis zum Auftreten der maximalen Wirkstoffkonzentration (t_{max}) ermittelt.

Durch diese pharmakokinetischen Zielgrößen wird die Konzentration des Arzneistoffs in ihrem zeitlichen Verlauf im wesentlichen beschrieben. Sie sind deshalb zur Charakterisierung der Geschwindigkeit und des Ausmaßes der Absorption geeignet.

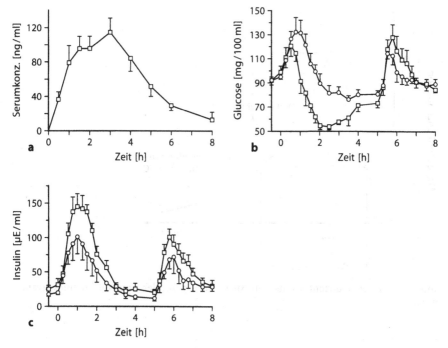

Abb. 5.64 a–c. Serumkonzentrationen von Glibenclamid (**a**) nach peroraler Applikation eines Tablettenpräparates (Mittelwertskurve ± SEM, n = 7. (Mod. nach [5]). **b.** Glukose-blutspiegel (Mittelwertskurve ± SEM, n = 7) nach Gabe des Glibenclamid-Präparates (□) und eines Placebos (○). (Nach [5]). **c.** Insulinserumspiegel (Mittelwertskurven ± SEM, n = 7) nach Gabe des Glibenclamid-Präparates (□) und eines Placebos (○). (Nach [5])

Fläche unter der Kurve (AUC). Die Fläche unter der Kurve ist die wichtigste Zielgröße zur Beurteilung der Bioverfügbarkeit. Sie beschreibt das Ausmaß der Bioverfügbarkeit. Grundlage ist das „Gesetz der korrespondierenden Flächen" nach Dost [6] (s. Kap. Pharmakokinetik). Es besagt, daß sich die Fläche unter der Kurve proportional zu der in die systemische Zirkulation gelangten Menge verhält. Abweichungen in der verfügbaren Arzneistoffmenge äußern sich dann durch entsprechende Unterschiede in den Flächen unter den Kurven.

Die absolute Bioverfügbarkeit (F_{abs}) läßt sich nach folgender Gleichung berechnen:

$$F_{abs} [\%] = \frac{Dosis_{i.v.} \cdot AUC_{p.o.}}{Dosis_{p.o.} \cdot AUC_{i.v.}} \cdot 100 \qquad (5.142)$$

Da bei der intravenösen Applikation häufig kleinere Dosen als bei peroraler Applikation gegeben werden müssen, ist in diesen Fällen die Dosis bei der Berechnung der Bioverfügbarkeit zu berücksichtigen. Eine Dosisverringerung kann erforderlich werden, wenn die Wasserlöslichkeit des Arzneistoffs

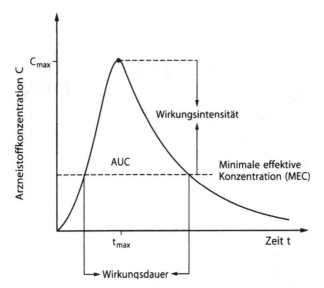

Abb. 5.65.   Plasmakonzentrations-Zeit-Kurve nach peroraler Applikation eines Arznei-mittels

zu gering ist oder Nebenwirkungen durch sehr hohe Plasmaspiegel vermehrt auftreten könnten. Weiterhin werden bei einer geringen absoluten Bioverfügbarkeit nach intravenöser Applikation wesentliche höhere Plasmaspiegel erhalten, so daß bei nichtlinearer Pharmakokinetik des Arzneistoffs Unterschiede in Verteilung und Elimination die AUC beeinflussen können.

Die relative Bioverfügbarkeit (F_{rel}) wird nach Gleichung 5.143 berechnet.

$$F_{rel}\,[\%] = \frac{AUC_{Test}}{AUC_{Referenz}} \cdot 100 \qquad (5.143)$$

Die Bestimmung der AUC kann nach unterschiedlichen Verfahren erfolgen:
– Trapezmethode,
– Berechnung über die mittels Kurvenanpassung („curve fitting") erhaltene Funktionsgleichung des Plasmaspiegelverlaufs.

Das am meisten angewendete Verfahren ist die Trapezmethode, da hiermit bei Vorliegen von genügend vielen Meßpunkten zuverlässige und objektive Ergebnisse erhalten werden. Darüber hinaus ist die Methode einfach durchzuführen. Die AUC bis zum letzten Meßpunkt ($AUC_{0-tlast}$) wird als Summe der einzelnen Trapezflächen berechnet (Abb. 5.66, Gleichung 5.144)

$$AUC_{0-tlast} = \frac{1}{2}(C_0 + C_1) \cdot (t_1 - t_0) + \frac{1}{2}(C_1 + C_2) \cdot (t_2 - t_1) \; +$$

$$\ldots\ldots + \frac{1}{2}(C_{last-1} + C_{last}) \cdot (t_{last} - t_{last-1}) \qquad (5.144)$$

Abb. 5.66. Berechnung der
AUC nach der Trapezregel

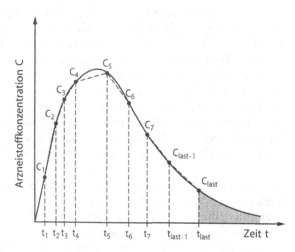

Der verbleibende Flächenabschnitt (bis unendlich) wird als AUC_{last} bezeichnet. Dieser wird aus dem letzten Meßwert C_{last} sowie aus der terminalen Eliminationsgeschwindigkeitskonstanten (λ_z) nach Gleichung 5.145 abgeschätzt.

$$AUC_{last} = \frac{C_{last}}{\lambda_z} \tag{5.145}$$

Die Restfläche sollte bei jedem einzelnen Probanden nicht größer als 20 % sein.

Bei Arzneistoffen mit sehr langer Eliminationshalbwertszeit (> 30 h, z. B. Diazepam, Digoxin, Digitoxin) kann diese Forderung häufig nicht erfüllt werden, da die Versuchsdauer zu lang wird. Die Bestimmung der Bioverfügbarkeit kann dann über Teilflächen erfolgen. Allerdings sollten ausreichend lange Meßzeiträume festgelegt werden; so wird vorgeschlagen, daß am Ende des Versuchszeitraumes die Plasmaspiegelkonzentration unter 15–20 % der C_{max}-Werte abgesunken sein sollte, bei schnellfreisetzenden Arzneiformen sollten die Arzneistoffkonzentrationen über mindestens 12–24 h, bei Retardformen über mindestens 24 oder 48 h bestimmt werden [7].

Nur bei sicherer Kenntnis des pharmakokinetischen Modells kann die AUC mit Hilfe von Modellparametern (Kurvenanpassung, „curve fitting") berechnet werden. Zuverlässige Ergebnisse sind nur dann zu erwarten, wenn die durch Kurvenanpassung ermittelten Konzentrations-Zeit-Verläufe die einzelnen Meßpunkte gut beschreiben.

Höhe der maximalen Wirkstoffkonzentration (C_{max}). Dieser Zielgröße kommt eine erhebliche Bedeutung zu, da sie i. allg. ein indirektes Maß für die zu erwartende Intensität der Wirkung darstellt. So müssen z. B. bei der Behandlung eines Angina-pectoris-Anfalls mit Glyceroltrinitrat innerhalb kurzer Zeit nach Applikation ausreichend hohe Plasmaspiegel erreicht werden. Im Gegensatz dazu besteht bei einigen Arzneistoffen, z. B. Spironolacton, Psychopharmaka, Steroiden, keine direkte Korrelation zwischen der aktuellen Höhe der Plasmakonzentration und der Intensität der beobachteten pharmakodynamischen Wirkungen.

Die maximale Arzneistoffkonzentration wird sowohl durch das Ausmaß als auch durch die Geschwindigkeit der Absorption beeinflußt. C_{max} wird in der Regel direkt dem gemessenen Plasmaspiegelverlauf entnommen. Im Bereich der zu erwartenden maximalen Arzneistoffkonzentration sollten deshalb genügend viele Meßpunkte vorhanden sein. Alternativ kann C_{max} wie die AUC durch Modellanpassung berechnet werden.

Zeit bis zum Auftreten der maximalen Arzneistoffkonzentration (t_{max}). Auch die t_{max}-Werte werden entweder direkt aus den Meßpunkten ermittelt oder mit Hilfe pharmakokinetischer Modelle berechnet. Die Angabe der Zielgröße t_{max} ist nur dann sinnvoll, wenn das Konzentrationsmaximum klar ausgeprägt ist und durch geeignete Meßzeitpunkte im Bereich des Maximums ausreichend genau bestimmt werden kann. Bei sehr flachen Konzentrations-Zeit-Verläufen, wie sie z. B. nach Applikation von Retardarzneimitteln erhalten werden, ist die Angabe der Plateauzeit (s. Abschn. 5.4.4) sinnvoller.

Die t_{max}-Werte lassen Rückschlüsse auf die Geschwindigkeit der Absorption und damit i. allg. auf den Wirkungseintritt zu.

Zielgröße bei der **Bestimmung der Bioverfügbarkeit über die Harnausscheidung** ist die kumulativ ausgeschiedene Masse des unveränderten Arzneistoffs oder / und seiner Metaboliten. Sie beschreibt das Ausmaß der Absorption. Dazu muß allerdings über einen ausreichend langen Zeitraum die Harnausscheidung gemessen werden. Die Geschwindigkeit der Absorption kann bei fraktionierter Harnsammlung aus den pro Zeiteinheit ausgeschiedenen Massen ermittelt werden. Allerdings setzt dies eine ausreichend hohe Anzahl von Meßzeitpunkten voraus, was sich in der Praxis kaum durchführen läßt.

5.4.3
Bioverfügbarkeits- und Bioäquivalenzuntersuchungen

Studiendesign (Versuchsplan)

Bioäquivalenzstudien sind vergleichende Untersuchungen der relativen Bioverfügbarkeit von 2 oder mehreren Präparaten. Das Ziel ist der Nachweis der ausreichenden Gleichwertigkeit eines Testpräparates zu einem Referenzprodukt, dessen Qualität, Wirksamkeit und Unbedenklichkeit belegt ist.

Ein wesentliches Problem dieser Untersuchungen besteht darin, daß der zeitliche Verlauf der Plasmakonzentration von einer Vielzahl teilweise sehr unterschiedlicher Faktoren beeinflußt wird (Auswahl):

- **Pharmakokinetische Faktoren:**
  - Distribution (Verteilungskoeffizient, pK_a-Wert, Eigenschaften der Verteilungsräume),

- Clearance,
- hepatischer First-pass-Effekt,
- Metabolismus,
- pathophysiologische Veränderungen der Metabolisierungs- und Eliminationsfähigkeit,
- Chronopharmakokinetik.
- **Absorptionsbeeinflussende Faktoren:**
  - Eigenschaften des Arzneistoffs (Löslichkeit, Lösungsgeschwindigkeit, pK_a-Wert, Verteilungskoeffizient),
  - Eigenschaften der Arzneiform,
  - Eigenschaften des Absorptionsortes,
  - Eigenschaften der physiologischen Flüssigkeiten (Gastrointestinalflüssigkeit, Gewebeflüssigkeit),
  - Durchblutung,
  - pathologische Veränderungen (z. B. M. Crohn, Zöliakie, Malabsorptionssyndrome),
  - prähepatischer First-pass-Effekt,
  - Absorptionsmechanismus,
  - gastrointestinale Motilität,
  - exogene Faktoren (z. B. Nahrung, physische und psychische Belastung).
- **Experimentelle Faktoren:**
  - Studiendesign und -durchführung.

Es ist deshalb erforderlich, den Einfluß der Parameter, die neben den Eigenschaften des Arzneistoffs und der Arzneiform die AUC bestimmen, zu minimieren oder zumindest zu standarisieren, damit für Test- und Referenzpräparat möglichst gleiche Versuchsbedingungen vorliegen. So müssen durch das Studiendesign Periodeneffekte ausgeschlossen werden, die auftreten können, wenn Test- und Referenzpräparat in unterschiedlichen Zeiträumen untersucht werden.

Eine Standardisierung ist auch notwendig, um die Streuung der Ergebnisse möglichst gering zu halten. Nur dann ist zu erwarten, daß mit einer vertretbaren Probandenzahl eine statistisch abgesicherte Aussage über die Bioäquivalenz möglich ist. Wesentliche Ursachen für die Variabilität der Ergebnisse liegen in
- dem Studiendesign,
- der Analytik und
- der pharmazeutischen Qualität der eingesetzten Präparate. In diesem Zusammenhang sind die Chargenhomogenität und -konformität hinsichtlich Dosierungsgenauigkeit und Arzneistofffreisetzung von besonderer Bedeutung (s. Kap. Statistik).

Bei der Planung von Bioäquivalenzuntersuchungen sind deshalb eine Reihe wesentlicher Aspekte zu beachten:
- pharmazeutische Qualität der zu prüfenden Präparate,
- Auswahl und Anzahl der Probanden,
- Applikationsplan,

- Auswaschphase,
- Anzahl und Lage von Meßzeitpunkten,
- Analytik
- Auswertung.

Auswahl der Probanden. Für Bioäqivalenzbestimmungen sind gesunde Versuchspersonen (Probanden) einzusetzen, um ein möglichst homogenes Kollektiv und damit eine geringe Streuung erzielen zu können. Bei Patienten sind meist wesentlich stärker ausgeprägte individuelle Schwankungen der Meßergebnisse zu beobachten, die im wesentlichen auf den unterschiedlichen und sich auch zeitlich verändernden Zustand der Erkrankung und auf die medikamentöse Therapie zurückzuführen sind.

Einschluß- und Ausschlußkriterien für die Auswahl von Probanden [8]:
- **Einschlußkriterien:**
  - Alter zwischen 18 und 40 Jahren,
  - kein erhebliches Unter- oder Übergewicht (maximale Abweichungen vom Broca-Index + 10 % und − 20 %)[1],
  - keine akuten oder chronischen Erkrankungen.
- **Ausschlußkriterien:**
  - wesentliche Erkrankungen in den letzten 4 Jahren vor Studienbeginn,
  - auffälliger Befund bei den internistischen Untersuchungen und den klinisch-chemischen Laborwerten,
  - Einnahme von Arzneimitteln in den letzten 7 Tagen vor Studienbeginn,
  - medikamentöse Dauertherapie,
  - schwere allergische Erkrankungen,
  - Herz-, Leber-, Nieren-, Magen- und Darmerkrankungen in der Anamnese,
  - Alkoholabusus,
  - Nikotinabusus.

Die Auswahl der Probanden muß nach diesen streng zu befolgenden Einschluß- und Ausschlußkriterien vorgenommen werden, weil diese das pharmakokinetische Verhalten (Absorption, Verteilung, Elimination) einschließlich der Freisetzung des Arzneistoffs in unterschiedlich ausgeprägtem Maß verändern können. Die Anforderungen an die Probanden werden teilweise unter Berücksichtigung der Eigenschaften des zu untersuchenden Arzneimittels verändert bzw. erweitert.

Häufig werden rein männliche Kollektive bevorzugt, da bei weiblichen Probanden weitere Variabilitäten durch den hormonellen Zyklus und die eventuelle Einnahme von Kontrazeptiva auftreten können.

Zusätzlich müssen ethische Gesichtspunkte bei der Probandenauswahl berücksichtigt werden. Es muß sichergestellt werden, daß die Gesundheit der Probanden durch die Teilnahme an der Studie nicht gefährdet wird. In besonderen Fällen, z. B. bei der Prüfung von Zytostatika oder Aids-Therapeutika, müssen deshalb Bioäquivalenzuntersuchungen an Patienten

---

[1] Broca-Index: Formel zur Bestimmung des Sollgewichtes:
Sollgewicht (kg) = Körpergröße (cm) − 100

Abb. 5.67. Nomogramm zur Abschätzung der erforderlichen Probandenzahl in Abhängigkeit vom Variationskoeffizienten (ANOVA) und der ermittelten relativen Bioverfügbarkeit; die Wahrscheinlichkeit, eine positive Bioäquivalenzentscheidung treffen zu können, beträgt 95 %. (Mod. nach [9])

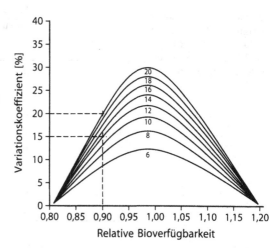

durchgeführt werden. Bei Steady-state-Studien muß geklärt werden, ob durch die Mehrfacheinnahme für die Versuchspersonen gesundheitliche Risiken entstehen können.

Diese gezielte Zusammensetzung des Probandenkollektivs belegt, daß es sich bei Bioäquivalenzstudien um modellhafte Untersuchungen handelt, deren Ziel nicht der direkte Wirksamkeitsnachweis, sondern die Prüfung der Qualität eines Arzneimittels unter In-vivo-Bedingungen ist.

Die **Anzahl der Probanden** ist von entscheidender Bedeutung für die mit statistischen Verfahren abzusichernde Aussagekraft der Studie. Neben der gewählten Irrtumswahrscheinlichkeit wird die erforderliche Probandenzahl v. a. durch die zu erwartende Gesamtstreuung der Versuchsergebnisse bestimmt. Zur statistischen Versuchsplanung haben sich die von Fluehler et al. [9] vorgeschlagenen Nomogramme als geeignet erwiesen (Abb. 5.67). So sind beispielsweise bei einer mittleren relativen Bioverfügbarkeit des Testpräparates von 90 % (AUC_{Test} / $AUC_{Referenz}$ = 0,9) und bei einem Variationskoeffizienten von 20 % 20 Probanden erforderlich, um mit einer Wahrscheinlichkeit von 95 % Bioäquivalenz nachweisen zu können. Bei einem Variationskoeffizienten von 15 % reduziert sich die erforderliche Anzahl auf 12. In vielen Fällen wird bei sachgerechter Versuchsplanung und -durchführung eine Probandenzahl von 12–20 ausreichend sein.

Applikationsplan. Bioäquivalenzuntersuchungen beruhen auf einem intraindividuellen Vergleich der Ergebnisse nach Applikation des Test- und Referenzpräparates. Das Crossover-Design („Überkreuzversuch") stellt einen akzeptierten Applikationsplan dar, bei dem ein Testpräparat (T) mit einem Referenzpräparat (R) verglichen wird. Jeder Proband erhält beide Präparate in aufeinanderfolgenden Versuchsperioden, wobei er zufällig den Applikationsfolgen (TR bzw. RT) zugeordnet wird (Randomisierung; Tabelle 5.10 [10]). Die im Versuchsplan sich wiederholende kleinste Grundeinheit wird als Lateinisches Quadrat bezeichnet. Daraus wird ersichtlich, daß

Tabelle 5.10. Crossover-Design zur Bioäquivalenzprüfung eines Testpräparates (T) mit 8 Probanden (**R** Referenzpräparat)

Proband Nr.	Versuchsperiode	
	I	II
1	R	T
2	T	R
3	R	T
4	T	R
5	R	T
6	T	R
7	R	T
8	T	R

die Anzahl der Probanden im Crossover-Versuch beim Vergleich von 2 Präparaten ein Vielfaches von 2 sein muß, allgemein ein Vielfaches der Dimension des Lateinischen Quadrates, die durch die Anzahl der Prüfpräparate festgelegt ist. Durch den „Überkreuzversuch" wird sichergestellt, daß in allen Versuchsperioden Test- und Referenzpräparat gleich häufig appliziert werden und somit Periodeneffekte vermieden werden. Ähnlich aufgebaute Applikationspläne zur Prüfung von mehr als 2 Zubereitungen werden auch als Mehrperioden-changeover-Design bezeichnet. In Tabelle 5.11 ist als Beispiel das lateinische Quadrat einer 3-Perioden-changeover-Studie dargestellt [11]. Nach diesen Versuchsplänen nimmt die Studiendauer proportional mit der Anzahl der zu prüfenden Präparate zu. Dadurch entsteht die Gefahr, daß dennoch Periodeneffekte auftreten können, da sich z.B. die pharmakokinetische Ausgangslage (z.B. Clearance) der Probanden verändern kann. Bei einer langen Studiendauer muß auch damit gerechnet werden, daß Versuchspersonen aus unterschiedlichen Gründen nicht mehr teilnehmen („drop outs"), was die Auswertung der Studie wesentlich erschwert. Auch bei der Prüfung von Arzneistoffen mit sehr langer Eliminationshalbwertszeit treten derartige Probleme auf. In diesen Fällen werden andere Applikationspläne (z.B. Parallelgruppenvergleich, Blockversuch) herangezogen, bei denen nicht jeder Proband alle zu prüfenden Präparate erhält [1, 7, 10, 11].

Tabelle 5.11. Lateinisches Quadrat eines 3-Perioden-changeover-Designs (**A** Referenzpräparat, **B, C** Testpräparate). (Nach [11])

Proband Nr.	Versuchsperiode		
	I	II	III
1	A	B	C
2	B	C	A
3	C	A	B

Insbesondere bei Arzneistoffen mit hoher Plasmaspiegelvariabilität (intraindividuelle Variabilität > 30 %, z. B. Verapamil) kann der Fall eintreten, daß trotz vorliegender Bioäquivalenz diese aufgrund der zu geringen Probandenzahl nicht nachgewiesen werden kann. Durch Erweiterung der Studie mit zusätlichen Probanden besteht dann die Möglichkeit, eine positive Entscheidung herbeizuführen („add-on-subject-design"). Ein solches Vorgehen ist jedoch nur dann berechtigt, wenn bestimmte Voraussetzungen erfüllt sind. So müssen beispielsweise die Versuchsbedingungen (Präparate, Analytik, Probandenkollektiv) während der gesamten Studie vergleichbar sein, und bereits bei der Planung muß die Möglichkeit eines Add-on-subject-Designs unter statistischen Gesichtspunkten berücksichtigt worden sein.

Die zeitabhängige intraindividuelle Variabilität kann durch die Anwendung der „Stabilen-Isotopen-Technik" (SIT) vermieden werden. Hierbei werden das Testpräparat und die Lösung des mit einem stabilen Isotop (z. B. ^{13}C, ^{2}H, ^{15}N) markierten Arzneistoffs als Standard gleichzeitig appliziert. Durch die wesentlich geringere Streuung der AUC-Werte kann die zum Nachweis der Bioäquivalenz erforderliche Probandenzahl verringert werden. Insbesondere für die Prüfung von Arzneistoffen mit einem ausgeprägten First-pass-Effekt, der erhebliche intraindividuelle Schwankungen aufweisen kann, ist diese Methode von Bedeutung. Voraussetzung ist, daß die entsprechende Synthese und Analytik für die markierte Substanz möglich ist. Weiterhin ist zu berücksichtigen, daß sich durch die Markierung pharmakokinetische Eigenschaften der Substanz verändern können.

Applikationsbedingungen. Durch die Einnahmebedingungen kann die Bioverfügbarkeit in Ausmaß und Geschwindigkeit z. T. erheblich beeinflußt werden. Bei vielen Arzneistoffen ist die Absorption nach Einnahme während einer Mahlzeit infolge veränderter physiologischer Bedingungen (z. B. pH-Wert des Magensaftes, gastrointestinale Motilität) oder durch direkte Wechselwirkung zwischen Nahrungsbestandteilen und Arzneistoff oder Arzneiform verzögert, in einigen Fällen unvollständig. Insbesondere bei Arzneistoffen mit geringer Wasserlöslichkeit kann auch die Art, Menge und Temperatur der Einnahmeflüssigkeit die Bioverfügbarkeit verändern. Sowohl die Applikationsbedingungen als auch der Einnahmezeitpunkt müssen deshalb streng standardisiert und festgelegt werden.

Besondere Bedeutung hat der Nahrungseinfluß bei Retardformen, weil die Arzneistofffreisetzung über einen längeren Zeitraum erfolgt, so daß Wechselwirkungen mit der aufgenommenen Nahrung wahrscheinlich sind. Weiterhin ist die applizierte Arzneistoffmenge i. allg. größer, so daß bei einer unerwartet raschen Freisetzung des Wirkstoffs („dose dumping") z. T. ausgeprägte Nebenwirkungen befürchtet werden müssen. Es muß deshalb im Rahmen von Bioverfügbarkeitsstudien geklärt werden, ob bei der betreffenden Arzneiform durch die gleichzeitige Gabe einer Mahlzeit solche Dose-dumping-Phänomene ausgelöst werden können.

Auswaschphase. Zu Beginn einer Versuchsperiode darf keine meßbare Restkonzentration des Arzneistoffs von der vorhergehenden Applikation mehr vorhanden sein. Deshalb müssen zwischen den Applikationsperioden einer Single-dose-Studie ausreichend lange dosierungsfreie Intervalle liegen, sog. Auswaschphasen („wash out period"). Die Ausscheidung ist nach 5–6 Halbwertszeiten der Elimination eines Arzneistoffs nahezu abgeschlossen. Durch eine „Leerprobe" direkt vor der Einnahme eines weiteren Präparates wird dies überprüft. Bei Multiple-dose-Studien, bei denen die Bioverfügbarkeit im „steady state" bestimmt wird, kann auf eine dosierungsfreie Phase verzichtet werden [1]. Allerdings werden die Plasmaspiegelmessungen mit dem nachfolgenden Präparat erst nach erfolgter Umsättigung begonnen, die nach etwa 5 Eliminationshalbwertszeiten erreicht ist. Dies bedeutet, daß auch in diesem Fall keine Restkonzentration von der vorausgegangenen Applikation des Test- bzw. Referenzpräparates vorhanden ist.

Meßzeitpunkte, Analytik. Zur Bestimmung der Zielgrößen AUC, C_{max} und t_{max} muß der gesamte Plasmaspiegelverlauf hinreichend genau beschrieben werden. Bei der Festlegung der Anzahl und Lage der Meßzeitpunkte sind sowohl die pharmakokinetischen Eigenschaften des Arzneistoffs als auch die biopharmazeutischen Charakteristika der Arzneiform zu berücksichtigen. 13–15 Meßpunkte gelten i. allg. als ausreichend, wovon 3–5 in der Absorptionsphase, 2–3 im Bereich von C_{max} und 5–8 in der Eliminationsphase liegen sollten [8]. Zur korrekten Bestimmung der terminalen Eliminationsgeschwindigkeitskonstanten sind Meßzeitpunkte über mindestens 3 Halbwertszeiten in der Eliminationsphase vorzusehen.

Die Lage des letzten Meßpunktes (C_{last}) ist besonders wichtig, weil die Größe der hinter diesem Zeitpunkt liegenden Fläche unter der Kurve extrapoliert werden muß (s. Gleichung 5.145, Abb. 5.66). Damit dieser Flächenanteil (AUC_{last}) möglichst klein ist ($< 20\%$) und die terminale Eliminationsgeschwindigkeitskonstante ausreichend genau bestimmt werden kann, muß die Arzneistoffkonzentration über einen möglichst langen Zeitraum bestimmt werden. Deshalb müssen an die Analytik hohe Anforderungen hinsichtlich

– Selektivität,
– Bestimmungsgrenze,
– Richtigkeit und
– Präzision

gestellt werden. Mindestens 1/10 der C_{max}-Konzentration sollte noch sicher bestimmt werden können [8]. Die Präzision ist durch den Variationskoeffizienten zu beschreiben. Er sollte einen Wert von 15% nicht überschreiten, an der Bestimmungsgrenze ist ein Variationskoeffizient von maximal 20% zu akzeptieren. Für die Richtigkeit werden die gleichen Grenzen vorgeschlagen [12].

Zuverlässige Ergebnisse sind auch nur dann zu erhalten, wenn eine ausreichende Stabilität der zu bestimmenden Substanzen im eingefrorenen und aufgetauten Probenmaterial während der Lagerung bis zur analytischen Bestimmung gewährleistet ist.

Zur Bestimmung der absoluten Bioverfügbarkeit von Razematen ist grundsätzlich die selektive Erfassung der Enantiomeren erforderlich. Im Fall einer

linearen und weitgehend identischen Pharmakokinetik oder gleichen pharmakodynamischen Eigenschaften ist dies allerdings nicht notwendig.
Bei Prodrugs, bei denen die Muttersubstanz selbst praktisch keine Wirksamkeit besitzt, muß die analytische Methode sowohl den genuinen Arzneistoff als auch den wirksamen Metaboliten erfassen.

Auswertung der Studien. Bei der Auswertung müssen alle relevanten Zielgrößen, die Ausmaß und Geschwindigkeit der Absorption beschreiben, berücksichtigt werden. Eine Entscheidung ausschließlich anhand der Hauptzielgröße AUC ist nicht sachgerecht.
Dies verdeutlicht das in Abb. 5.68 dargestellte Beispiel. Nach Applikation
von 4 wirkstoffgleichen Arzneimitteln sind gleich große Flächen unter den
Kurven erhalten worden. Dennoch sind hinsichtlich der Intensität und Dauer
der Wirkung deutlich ausgeprägte Unterschiede zu erwarten. Die Präparate
können trotz einer relativen Bioverfügbarkeit von 100 % nicht als bioäquivalent bezeichnet werden. Die Geschwindigkeitskomponente der Bioverfügbarkeit muß deshalb grundsätzlich bei der Beurteilung der Bioäquivalenz
berücksichtigt werden. Die Bedeutung ist allerdings für die einzelnen Arzneistoffe recht unterschiedlich zu bewerten. So wird z. B. nach Applikation
von Analgetika, Hypnotika und Antidiabetika meist ein schneller Wirkungseintritt erwartet, der eine rasche Absorption voraussetzt, während dies bei
anderen Arzneistoffen von untergeordneter Bedeutung ist (z. B. Psychopharmaka, Antibiotika). Bei der Bewertung der Geschwindigkeit der Absorption
sind aber nicht nur die Eigenschaften des Arzneistoffs, z. B. enge therapeutische Breite, steile Dosis-Wirkungs-Beziehung, zu berücksichtigen, sondern
auch die Eigenschaften der Arzneiform. Dies trifft insbesondere auf Retardformen zu. Des weiteren muß die für das Arzneimittel angegebene Indikation beachtet werden, um entscheiden zu können, ob mit dem beobachteten
Plasmakonzentrations-Zeit-Verlauf das angestrebte therapeutische Ziel erreicht wird.

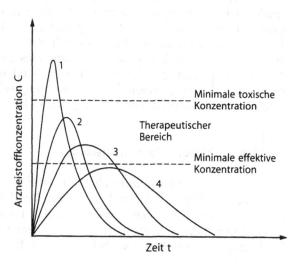

Abb. 5.68. Plasmakonzentrations-Zeit-Kurven von 4
wirkstoffgleichen Arzneimitteln mit unterschiedlicher
Resorptionsgeschwindigkeit
und 100 %iger Bioverfügbarkeit. (Mod. nach [13])
– Kurze Wirkungsdauer,
hohe Wirkungsintensität
(Kurve 2)
– Längere Wirkungsdauer,
geringere Intensität (Kurve 3)
– Im Extremfall werden
Plasmakonzentrationen er-
reicht, die zu Wirkungs-
losigkeit (Kurve 4) bzw. zu
Nebenwirkungen (Kurve 1)
führen werden.

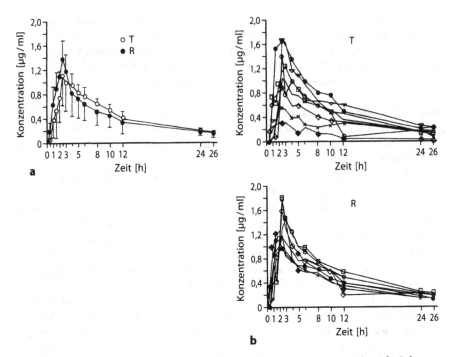

Abb. 5.69 a, b. a Mittlere Plasmakonzentrations-Zeit-Kurven (**a** n = 10) nach Gabe von Tetracyclin-Kapseln (**R**) und Tetracyclin-Dragees (**T**). **b** Einzelspiegel für 8 Probanden. (Nach [8])

Bioäquivalente Arzneimittel führen zu weitgehend deckungsgleichen Plasmaprofilen. Eine Bewertung, die nur die Mittelwertskurven berücksichtigt, kann jedoch zu einem falschen Ergebnis führen, wie das in Abb. 5.69 dargestellte Beispiel von 2 Tetracyclin-Zubereitungen deutlich zeigt. Die mittleren Plasmakonzentrations-Zeit-Verläufe lassen keine relevanten Unterschiede in bezug auf AUC, C_{max} und t_{max} erkennen. Bei Betrachtung der Einzelkurven wird allerdings deutlich, daß im Gegensatz zum Referenzpräparat nach Applikation des Testpräparates ausgeprägte Streuungen in den Plasmaspiegeln bei den einzelnen Probanden auftreten. Das Präparat kann nicht als bioäquivalent beurteilt werden, weil bei derartigen Schwankungen eine sichere Therapie nicht gewährleistet ist.

5.4.4
Kriterien der Bioäquivalenzentscheidung

Eine positive Bioäquivalenzentscheidung wird getroffen, wenn die ermittelte relative Bioverfügbarkeit zwischen den von Westlake vorgeschlagenen Grenzen von 80 und 120 % liegt. Das Risiko, daß Bioäquivalenz bei tatsächlich vorliegender Bioinäquivalenz irrtümlich angenommen wird, darf höchstens 5 % betragen (Patientenrisiko, Fehler 1. Art). In den letzten Jahren werden

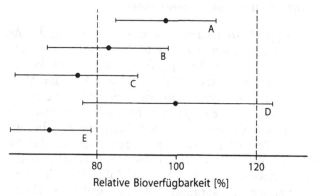

Abb. 5.70. Relative Bioverfügbarkeit [%]

Abb. 5.70. Bioäquivalenzentscheidung nach der Inklusionsregel. (Mod. nach [3])
Bioäquivalenz: Gesamter Vertrauensbereich liegt im Bereich von 80% bis 120% (Fall A)
Bioinäquivalenz: Vertrauensbereich liegt vollständig außerhalb der Akzeptanzgrenzen
(Fall E)
Bioäquivalenz nicht bewiesen: Vertrauensbereich überschreitet die Grenzen von 80% und/
oder 120% (Fall B, C, D)
Für die Entscheidung „Bioäquivalenz nicht bewiesen" gibt es 2 Gründe:
− Es liegt tatsächlich Bioinäquivalenz vor.
− Durch ein ungenügendes Versuchsdesign (z.B. zu geringe Probandenzahl) ist der Nachweis der tatsächlich vorliegenden Bioäquivalenz nicht möglich.

zunehmend arzneistoff- und indikationsbezogene Akzeptanzgrenzen diskutiert, die die pharmakodynamischen und pharmakokinetischen Eigenschaften des einzelnen Arzneistoffs in die Festlegung der Grenzen einbeziehen. Die therapeutisch zu vertretenden Toleranzen in der Bioäquivalenzentscheidung muß letztendlich der Kliniker festlegen.

Sowohl die Unterschiede in der mittleren relativen Bioverfügbarkeit als auch die Streuung der Einzelwerte müssen von den angewendeten statistischen Verfahren sinngerecht bewertet werden können. Ein geeignetes Verfahren ist die Berechnung von Vertrauensbereichen (Konfidenzintervalle), da sie in ihrer Lage und Größe durch den betreffenden Mittelwert und die Varianz festgelegt werden [10]. Je kleiner die Streuung der Ergebnisse ist, desto enger wird der betreffende Vertrauensbereich sein. Zu beachten ist, daß die Anzahl der Probanden ebenfalls die Größe des Konfidenzintervalls beeinflußt. Auch an diesem Punkt wird die Bedeutung einer sachgerechten Versuchsplanung deutlich. Die Konfidenzintervalle werden sowohl mit parametrischen Verfahren, die an eine Normalverteilung gebunden sind (z. B. ANOVA), als auch mit nichtparametrischen, d. h. verteilungsfreien Methoden (z. B. Wilcoxon-Vorzeichenrangtest) berechnet [10]. Es werden bevorzugt die sog. „kürzesten" 90-%-Konfidenzintervalle ermittelt [14] (s. Kap. Statistik).

Die Berechnung der Konfidenzintervalle führt zu der Aussage, daß mit einer 95 %igen Wahrscheinlichkeit die wahre mittlere relative Bioverfügbarkeit des Testpräparates im Vergleich zur Referenz in dem berechneten Intervall liegt. Auf der Basis der festgelegten Akzeptanzgrenzen wird dann über die Bioäquivalenz nach der Inklusionsregel entschieden (Abb. 5.70 [1]).

Schnellfreisetzende Zubereitungen

Bioäquivalenzentscheidung durch Bewertung der AUC. Der intraindividuelle Vergleich der AUC-Werte über die Bildung der Bioverfügbarkeitsquotienten ($AUC_{Test} / AUC_{Referenz}$) stellt die Grundlage für die Bioäquivalenzentscheidung anhand der Hauptzielgröße AUC dar. Mit Hilfe der so ermittelten Quotienten werden die Konfidenzintervalle berechnet.

Wird hierbei eine positive Bioäquivalenzentscheidung erhalten, so sollte diese über die Bewertung von C_{max} und t_{max} bestätigt werden. Bei diesen Zielgrößen ist mit einer größeren Streuung der Einzeldaten zu rechnen, da ihre Werte i. allg. direkt aus dem Plasmakonzentrations-Zeit-Verlauf bestimmt werden müssen. Die Variabilität kann jedoch durch eine sachgerechte Planung und sorgfältige Durchführung innerhalb gewisser Grenzen verringert werden.

Bioäquivalenzentscheidung durch Bewertung von C_{max}. In Anbetracht der Bedeutung dieser Zielgröße erfolgt die Äquivalenzbewertung über die Berechnung der 90-%-Vertrauensbereiche analog den AUC-Werten. Allerdings wird unter Berücksichtigung der allgemein größeren Streuung eine Ausweitung des Akzeptanzbereiches auf 70 und 130 % vorgeschlagen [8].

Bioäquivalenzentscheidung durch Bewertung von t_{max}. Für die Bewertung der Zielgröße t_{max} kann nach heutigem Erkenntnisstand auf eine Berechnung von Konfidenzintervallen verzichtet werden. Allerdings ist zu beurteilen, ob die beobachteten Unterschiede der t_{max}-Mittelwerte zwischen Test- und Referenzpräparat von therapeutischer Bedeutung sein könnten. Hierbei muß sowohl der Arzneistoff als auch das therapeutische Ziel berücksichtigt werden. So können z. B. bei einem oralen Antidiabetikum oder Analgetikum bereits kleine Abweichungen der t_{max}-Werte zu therapierelevanten Unterschieden führen, während diese bei einem Antibiotikum oder Antirheumatikum vernachlässigbar wären.

Zubereitungen mit retardierter Wirkstofffreigabe

Nach Applikation von Retardpräparaten sollen Plasmaspiegel erreicht werden, die über einen längeren Zeitraum im therapeutisch erforderlichen Bereich liegen, ohne daß ausgeprägte Plasmakonzentrationsspitzen auftreten. Es müssen deshalb zusätzliche Zielgrößen zur Beurteilung herangezogen werden, die den Retardierungsgrad und die Schwankungen der Plasmaspiegel beschreiben. Neben der Applikation eines Retardpräparates als Referenz ist zur Beurteilung des Ausmaßes der Retardierung der Vergleich mit einer per os applizierten wäßrigen Lösung des Arzneistoffs oder einer schnellfreisetzenden Arzneiform erforderlich.

Mittelwertskurven sind insbesondere für die Bewertung von Retardpräparaten ungeeignet, da diese durch die häufig zu beobachtende höhere Streuung einen unrealistischen Verlauf annehmen können.

Zielgrößen nach Einmalapplikation. Bei Retardarzneiformen werden i. allg. ebenfalls die AUC und C_{max} als Zielgrößen zur Beurteilung herangezogen. Dagegen wird auf eine Bewertung der t_{max}-Werte verzichtet, da diese durch den häufig flachen Verlauf der Plasmakonzentrations-Zeit-Kurve nur unsicher bestimmt werden können.

Für die Auswertung nach Einmalapplikation sind weitere Parameter, die in der folgenden Übersicht zusammengefaßt sind, vorgeschlagen worden [15].

Zielgrößen zur Beurteilung von Retardarzneimitteln nach Einmalapplikation:
- AUC,
- C_{max},
- Residualkonzentration, C_{res},
- Plateauzeit
  z. B. Halbwertsdauer („half value duration"), HVD, t_{mec},
- Mittlere Verweilzeit („mean residence time"), MRT

$$MRT = \frac{AUMC}{AUC} \tag{5.146}$$

- Mittlere Absorptionszeit („mean absorption time"), MAT

$$MAT = MRT_{p.o.} - MRT_{i.v.} \tag{5.147}$$

- Prozentuale Peak-residual-Fluktuation, PRF

$$PRF\,[\%] = \frac{C_{max} - C_{res}}{C_{av}} \cdot 100 \tag{5.148}$$

$$C_{av} = \frac{AUC_{0-\tau}}{\tau} \tag{5.149}$$

- Prozentualer Peak-residual-Swing, PRS

$$PRS\,[\%] = \frac{C_{max} - C_{res}}{C_{res}} \cdot 100 \tag{5.150}$$

AUC Fläche unter Plasmakonzentrations-Zeit-Kurve
C_{max} Maximale Arzneistoffkonzentration
C_{res} Arzneistoffkonzentration am Ende des bei Mehrfachapplikation vorgesehenen Dosierungsintervalls
C_{av} Durchschnittliche Plasmakonzentration
AUMC Fläche unter der 1. Momentkurve
$MRT_{p.o.}$ Mittlere Verweilzeit nach peroraler Applikation
$MRT_{i.v.}$ Mittlere Verweilzeit nach intravenöser Applikation
τ Dosierungsintervall

Die **Residualkonzentration (C_{res})** ist die am Ende des vorgesehenen Dosierungsintervalls verbliebene Arzneistoffkonzentration. Unterschiede in der C_{res} führen nach Mehrfachapplikation zu unterschiedlich hohen Steady-state-Konzentrationen. Bioäquivalente Arzneimittel dürfen sich deshalb hinsichtlich dieser Residualkonzentration nicht wesentlich unterscheiden.

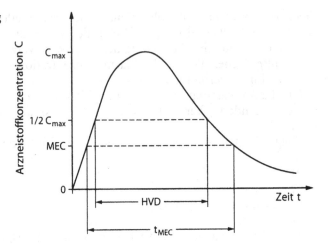

Abb. 5.71. Darstellung der Zielgrößen Halbwertsdauer (HVD) und t_{MEC}

Die **Plateauzeit** gibt die Zeitdauer an, während der die Plasmakonzentrationen oberhalb eines bestimmten festgelegten Wertes liegen. So gibt die Halbwertsdauer („half value duration", HVD) den Zeitraum an, in dem die Konzentration über der halbmaximalen Plasmakonzentration ($1/2$ C_{max}) liegt. Die Ermittlung der Halbwertsdauer ist jedoch kritisch zu betrachten, da sie auf dem i. allg. nicht exakt zu erfassenden C_{max}-Wert beruht. Bei Kenntnis der minimalen Wirkkonzentration kann die Plateauzeit auch auf diese Größe bezogen werden (t_{mec}) (Abb. 5.71).

Die **Mittlere Absorptionszeit (MAT)** und die **mittlere Verweilzeit (MRT)** sind 2 Parameter, die mit Hilfe der statistischen Momenttheorie bestimmt werden (s. auch Kap. Lösungsgeschwindigkeit). Sie charakterisieren die durchschnittliche Verweildauer eines Arzneistoffmoleküls im Gastrointestinaltrakt (MAT) bzw. im gesamten Organismus (MRT). Sie können deshalb in diesem Zusammenhang zum Vergleich des Retardierungsgrades von Test- und Referenzpräparat herangezogen werden.

Die Schwankungen der Plasmakonzentrationen werden in den Zielgrößen **prozentuale Peak-residual-Fluktuation (PRF)** und **prozentualer Peak-residual-Swing (PRS)** bewertet, wobei die Differenz zwischen C_{max} und der Konzentration am Ende des Dosierungsintervalls C_{res} in Relation zur durchschnittlichen Plasmakonzentration C_{av} (Fluktuation) oder C_{res} (Swing) gesetzt wird. Sie sind ebenfalls im wesentlichen von der Geschwindigkeit der Absorption abhängig.

Zielgrößen nach Mehrfachapplikation. Die Bioverfügbarkeit von Retardpräparaten sollte zusätzlich auch nach Mehrfachgabe bestimmt werden, weil diese Arzneimittel vorwiegend zur Dauertherapie eingesetzt werden.

Bei solchen Studien müssen z. T. modifizierte Auswertungsverfahren angewendet werden. Die Fläche unter der Kurve berechnet sich dann unter Steady-state-Bedingungen als AUC zwischen 2 Applikationszeitpunkten, was gleichmäßige Dosierungsintervalle voraussetzt. Da diese Fläche voll-

ständig duch Meßpunkte belegt ist, entfällt die zur Ermittlung der Gesamtfläche nach Einmalgabe notwendige Extrapolation vom letzten Meßpunkt
bis unendlich.

Weitere Zielgrößen zur Auswertung von Multiple-dose-Studien sind in
der folgenden Übersicht aufgeführt [15].

Zielgrößen zur Beurteilung von Retardarzneimittel nach Mehrfachapplikation:

- AUC_τ^{ss},
- Durchschnittliche Steady-state-Konzentration, C_{av}^{ss}

$$C_{av}^{ss} = \frac{AUC_\tau^{ss}}{\tau} \qquad (5.151)$$

- C_{max}^{ss},
- Prozentuale Peak-trough-Fluktuation, PTF

$$PTF, \% = \frac{C_{max}^{ss} - C_{min}^{ss}}{C_{av}^{ss}} \cdot 100 \qquad (5.152)$$

- Prozentualer Swing, PTS

$$PTS, \% = \frac{C_{max}^{ss} - C_{min}^{ss}}{C_{min}^{ss}} \cdot 100 \qquad (5.153)$$

- Prozentuale AUC-Fluktuation, PAF

$$PAF, \% = \frac{AUC_{a.C_{av}^{ss}} + AUC_{b.C_{av}^{ss}}}{AUC_\tau^{ss}} \cdot 100 \qquad (5.154)$$

- AUC_{ratio}

$$AUC_{ratio} = \frac{AUC_{0-\tau/2}}{AUC_{\tau/2-\tau}} \qquad (5.155)$$

AUC_τ^{ss} Fläche unter der Kurve im Steady state innerhalb eines Dosierungsintervalls
C_{max}^{ss} Maximale Arzneistoffkonzentration im Steady state
C_{min}^{ss} Minimale Arzneistoffkonzentration im Steady state
$AUC_{a.C_{av}^{ss}}$ AUC oberhalb von C_{av}^{ss}
$AUC_{b.C_{av}^{ss}}$ AUC unterhalb von C_{av}^{ss}

Mit ihrer Hilfe können die Höhe der erreichten Plasmakonzentrationen sowie deren Schwankungen bewertet werden. Kenngrößen für die Geschwindigkeit und die Plasmakonzentrationsschwankungen sind die **prozentuale
Peak-trough-Fluktuation** (PTF) und der **prozentuale Swing** (PTS), wobei
diese Parameter in starkem Maße von den experimentell zu bestimmenden
Werten C_{min}^{ss} und C_{max}^{ss} abhängen. Aus diesem Grund kann insbesondere der
prozentuale Swing relativ große Streuungen aufweisen.

Die **AUC_{ratio}** beschreibt das Verhältnis zwischen den Flächen in der 1. und
2. Hälfte des Dosierungsintervalls. Ein Wert von nahe 1 bedeutet, daß ein

Abb. 5.72. Zielgrößen nach Mehrfachapplikation (Nach [8])

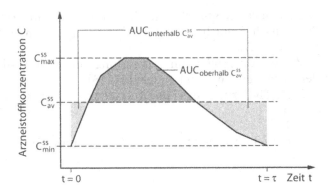

relativ gleichmäßiger Plasmaspiegelverlauf innerhalb des gesamten Dosierungsintervalls vorliegt.

Zur Charakterisierung des Retardierungsgrades ist die Zielgröße **AUC-Fluktuation** (PAF) gut geeignet (Abb. 5.72). Sie wird aus den Flächenanteilen oberhalb und unterhalb der durchschnittlichen Steady-state-Konzentration berechnet und ist damit unabhängig von den einzelnen Konzentrationswerten, die teilweise mit erheblichen Fehlern behaftet sein können.

Auch für Retardarzneimittel gilt, daß die Bioäquivalenzentscheidung nicht anhand einer einzigen pharmakokinetischen Zielgröße gefällt werden darf. Neben der Bestimmung der AUC und C_{max} bzw. C_{av}^{ss} müssen auch solche Parameter berücksichtigt werden, die den Retardcharakter (HVD, t_{mec}, MRT, PRF) und bei Mehrfachapplikation die Schwankungen der Plasmakonzentrationen (PTF, PTS, AUC-Fluktuation) beschreiben. Die Diskussion über die Frage, welche der hier aufgeführten Zielgrößen bei der Beurteilung von Retardarzneimitteln nach einmaliger oder mehrfacher Applikation am besten geeignet sind, ist noch nicht abgeschlossen.

Literatur

1. Junginger H (1987) APV-Richtlinie „Untersuchungen zur Bioverfügbarkeit, Bioäquivalenz". Pharm Ind 49: 704–707
2. Galeazzi RL (1986) Relation von Kinetik und Wirkung. In: Frölich JC (Hrsg) Plasmaspiegel-Wirkungsbeziehungen von Pharmaka. Fischer, Stuttgart New York, S 55–56
3. Blume H, Walluf-Blume D (1991) Bioverfügbarkeit und Bioäquivalenz. In: Nürnberg E, Surman P (Hrsg) Hagers Handbuch der pharmazeutischen Praxis, Bd 2, 5. Aufl. Springer, Berlin Heidelberg New York, S 1118–1133
4. Approved Drug Products with Therapeutic Equivalence Evaluation („Orange Book"), 7th edn (1987) US-Department of Health and Human Services, Washington DC, USA
5. Blume H et al. (1985) Zur Bioverfügbarkeit und pharmakodynamischen Aktivität handelsüblicher Glibenclamid-Fertigarzneimittel. 1. Mitt. Bioäquivalenzprüfung an gesunden Probanden unter oraler Kohlenhydratbelastung. 2. Mitt. Untersuchung der glibenclamidinduzierten Veränderungen der Insulinkonzentration im Serum und der Blutglucosewerte an gesunden Probanden. Pharm Z 130: 1062–1069; 1070–1078
6. Dost FH (1968) Grundlagen der Pharmakokinetik, 2. Aufl. Thieme, Stuttgart

7. Blume H (1990) Bioverfügbarkeit/Bioäquivalenz: Eine Analyse zum gegenwärtigen Stand der Diskussion. Pharm Z 135: 1645–1657

8. Blume H, Mutschler E (Hrsg) (1989) Bioäquivalenz, Qualitätsbewertung wirkstoffgleicher Fertigarzneimittel, 3. Erg 1991. Govi, Frankfurt am Main

9. Fluehler H et al. (1983) Bayesian approach to bioequivalence assessment: an example. J Pharm Sci 72: 1178–1181

10. Steinijans VW, Diletti E (1983) Statistische Versuchsplanung und Auswertung von Bioverfügbarkeitsstudien. Acta Pharm Technol 29: 147–158

11. Longer MA, Schaefer HG, Derendorf H (1992) Fundamentals of assessing bioequivalence studies. Pharm Z Wiss 5: 15–22

12. Shah VP et al. (1992) Analytical methods validation: bioavailability, bioequivalence and pharmakokinetic studies. Pharm Res 9: 588–592

13. Lippold BC (1984) Biopharmazie, 2. Aufl. Wissenschaftliche Verlagsgesellschaft, Stuttgart

14. Mandallaz D, Mau J (1981) Comparison of different methods for decision-making in bioequivalence assessment. Biometrics 37: 213–222

15. Blume H et al. (1989) Bioäquivalenz von per os applizierten Retard-Arzneimitteln. Pharm Z 134: 2488–2500

5.5
Stabilität

W. Grimm, D. Gothier

Die Herstellung von Arzneimitteln setzt voraus, daß Qualität, Wirksamkeit und Unbedenklichkeit über einen längeren Zeitraum sichergestellt werden können. Dabei ist jedes physikalisch-chemische System laufend Veränderungen unterworfen, die erst am absoluten Nullpunkt zum Stillstand kommen.

Diese Veränderungen können durch verschiedene Faktoren beeinflußt werden:

• Herstellungsbedingte Faktoren:
  – Ansatzgröße,
  – Geräte,
  – Reihenfolge der Zugabe,
  – unterschiedliche Qualität von Wirkstoffen, Hilfsstoffen und Packmitteln durch Schwankungen innerhalb der festgelegten Toleranzen.
• Äußere Faktoren:
  – Temperatur,
  – Feuchte,
  – Licht,
  – O_2,
  – pH-Wert.

5.5.1
Definitionen

In der APV-Richtlinie „Haltbarkeit und Stabilitätsprüfung" wird der Begriff Haltbarkeit folgendermaßen definiert:

„Haltbarkeit bedeutet spezifikationsgerechte Qualität des Arzneimittels bis zum Ende der vom Hersteller festgelegten Laufzeit. Die Qualität des Arzneimittels wird dabei durch den Wirkstoffgehalt und die Reinheit, die sensorisch wahrnehmbaren, die physikalisch-chemischen und die mikrobiologischen Eigenschaften bestimmt.

Das bedeutet, daß zunächst die qualitätsrelevanten Parameter spezifiziert und die maximal tolerierbaren Abweichungen von dieser Spezifikation festgelegt werden müssen. Als grobe Richtlinie kann dabei eine maximale Veränderung des Wirkstoffgehalts um 10 % als tolerierbar betrachtet werden. Dies gilt natürlich nur unter der Voraussetzung, daß die Gesamttoxizität des Arzneimittels durch die Veränderung nicht zunimmt und der Wirkstoff eine ausreichend große therapeutische Breite besitzt.

Die Stabilitätsprüfung muß sich mit einer vielschichtigen, komplexen Problemstellung auseinandersetzen. Dabei werden 2 Ziele verfolgt:
- Optimierung der Rezeptur und des Herstellungsverfahrens während der pharmazeutisch-technologischen Entwicklung;
- Ableitung von Haltbarkeitsfristen, die sicherstellen, daß alle für die Stabilität relevanten organoleptischen, chemischen, physikalisch-chemischen und mikrobiellen Prüfergebnisse innerhalb der Toleranzen liegen.

Die Ergebnisse der Haltbarkeitsprüfung
- bilden die Grundlage, durch die dem Patienten einwandfreie Qualität bis zum Ende der Laufzeit garantiert werden kann;
- bilden einen wichtigen Teil von Zulassungsunterlagen;
- liefern Informationen für die Pharmazeuten in der Offizin- und Krankenhausapotheke.

Der Bedeutung der Arzneimittelstabilität für die Sicherheit eines Arzneimittels wird durch das Arzneimittelgesetz Rechnung getragen, das die Angabe eines offenen Mindesthaltbarkeitsdatums auf der Verpackung vorschreibt.

5.5.2
Theoretische Grundlagen

Prinzipielle Vorgehensweise bei der Planung eines Haltbarkeitstests

Zunächst müssen wie oben erwähnt die qualitätsrelevanten Parameter spezifiziert und die maximal tolerierbaren Abweichungen festgelegt werden. In der Stabilitätsprüfung werden dann die Kriterien eines Arzneimittels untersucht,
- bei denen im Laufe der Lagerung eine Veränderung möglich ist,
- die für die Qualität, Wirksamkeit oder Akzeptanz besondere Bedeutung haben.

Die resultierenden Prüfpunkte werden in Gruppen zusammengefaßt als organoleptische, physikalisch-chemische, chemische und mikrobielle Prüfpunkte.

Tabelle 5.12. Relation zwischen Analysenzahl und Variationskoeffizienten zur Erkennung einer signifikanten Abweichung vom Soll- oder Anfangswert (**Vk** Variationskoeffizient; **n** Analysenzahl; statistische Sicherheit: 95%)

Vk n	0,1	0,2	0,3	0,5	1	1,5	2	2,5	5
2	0,9	1,8	2,7	4,5	9	13,5	18	22,5	44,9
3	0,25	0,5	0,74	1,2	2,5	3,7	5	6,2	12,4
4	0,16	0,32	0,48	0,8	1,6	2,4	3,2	4	8
5	0,12	0,25	0,37	0,6	1,2	1,9	2,5	3,1	6,2
10	0,07	0,14	0,21	0,4	0,7	1,1	1,4	1,8	3,6

Für jeden dieser Prüfpunkte wird ein Verfahren benötigt, mit dem eine auftretende Veränderung eindeutig und möglichst frühzeitig zu erkennen ist. Aussagen über die Genauigkeit eines Prüfverfahrens werden mit Hilfe der Statistik erhalten. Wie aus Tabelle 5.12 zu entnehmen ist, sollte der Variationskoeffizient für die Gehaltsbestimmungsmethode zwischen 1 und 1,5 liegen, oder es wird eine höhere Zahl von Parallelbestimmungen notwendig.

Ist eine Gehaltsabnahme durch eine Zersetzungsreaktion bedingt, muß das Analysenverfahren selektiv und spezifisch sein, d. h. es muß zwischen dem intakten Wirkstoff und dem Zersetzungsprodukt differenzieren und eine quantitative Bestimmung von beiden ermöglichen. In Tabelle 5.13 sind eine Reihe von Methoden und durchschnittlichen Variationskoeffzienten aufgeführt.

Wie Tabelle 5.13 zu entnehmen ist, ist die Absorptionsspektroskopie zwar das genaueste Verfahren, in der Regel differenziert es aber nicht zwischen intaktem Wirkstoff und Zersetzungsprodukt. Am häufigsten werden heute chromatographische Verfahren angewendet, da sie nach einer entsprechenden Optimierung die parallele Bestimmung von Wirkstoffgehalt und Menge des Zersetzungsproduktes ermöglichen. Unter den chromatographischen Verfahren spielt die HPLC die wichtigste Rolle. Die Validierung der Methode

Tabelle 5.13. Vergleich der in der Stabilitätsprüfung angewandten Analysenmethoden (**Vk** Variationskoeffizient; **Nachweis** (n = 3) Gehaltsabnahme, die bei einer Analysenzahl von n = 3 signifikant nachgewiesen werden kann)

Methode	Vk [%]	Nachweis N = 3	Spezifität
Absorptionsspektroskopie	0,8	$\geq 2\%$	Selten spezifisch
Quantitative DC	2,52	$\geq 6,3\%$	Spezifisch
HPLC	1,6	$\geq 4\%$	Spezifisch
Gaschromatographie	1,2	$\geq 3\%$	Spezifisch
Polarographie	1,64	$\geq 4,1$	Teilweise spezifisch

soll belegen, daß sich das Analysenverfahren für den vorgesehenen Zweck eignet. Folgende Punkte müssen dabei berücksichtigt werden:

- **Spezifität:** Gewährleistung dafür, daß das gemessene Signal nur von der Substanz kommt, die analysiert wird,
- **Linearität:** Proportionalität von gemessenem Signal und Gehalt von Wirkstoff oder Zersetzungsprodukt,
- **Präzision:** Ermittlung der Standardabweichung bzw. des Variationskoeffizienten (= relative Standardabweichung),
- **Wiederfindungsrate:** Gehaltsbestimmung aus einem Gemisch mit bekanntem Gehalt (Placebo + 80 %, 100 %, 120 % Wirkstoff),
- **Bestimmungsgrenze:** Die untere Grenzkonzentration des Zersetzungsproduktes, die noch quantitativ erfaßt werden kann,
- **Belastbarkeit:** Die Proben dürfen sich während der Analyse nicht verändern (z. B. Gefahr der thermischen Zersetzung im Gaschromatographen).

Allgemein gesagt beschreibt die Haltbarkeitsuntersuchung die Änderung der spezifikationsgerechten Qualität eines Arzneimittels in Abhängigkeit von der Zeit. Dabei bestehen fließende Übergänge zwischen chemischen, physikalischen, mikrobiologischen und sensorischen Veränderungen.

Reaktionskinetik

Die chemische Reaktionskinetik befaßt sich mit den Geschwindigkeiten chemischer Reaktionen und den Faktoren, die die Reaktionsgeschwindigkeit beeinflussen. Die Geschwindigkeit einer Reaktion läßt sich ermitteln, indem in bestimmten Zeitabständen entweder die Menge an Reaktand oder die Menge an Produkt bestimmt wird.

Die üblicherweise geschriebenen Reaktionsgleichungen geben in den meisten Fällen nur den Anfangs- und Endzustand eines Systems an. Zwischen diesen beiden bestehen aber häufig Zwischenreaktionen. Es muß deshalb zwischen der stöchiometrischen Gleichung und dem Mechanismus einer Reaktion unterschieden werden.

Reaktionsgeschwindigkeit. Geschwindigkeit bedeutet die Änderung von Parametern in einem Zeitintervall und hat die Dimension t^{-1}. Im Falle der Reaktionskinetik ist der sich ändernde Parameter die Konzentration an Edukten bzw. an Produkten. Die Reaktionsgeschwindigkeit v läßt sich also als Abnahme der Konzentration der Edukte bzw. als Zunahme der Konzentration der Produkte pro Zeiteinheit beschreiben. Die Reaktionsgeschwindigkeit zu einem bestimmten Zeitpunkt kann demnach ausgedrückt werden durch die Gleichung:

$$v_t = -\frac{dc\,\text{Edukt}}{dt} = +\frac{dc\,\text{Reaktionsprodukt}}{dt}.$$

Dabei bedeutet ein negatives Vorzeichen eine Konzentrationsabnahme, ein positives Vorzeichen eine Konzentrationszunahme. In der Literatur wird auch häufig die pro Zeitintervall umgesetzte Stoffmenge dx/dt als Maß für die

Geschwindigkeit herangezogen. Die Variable x bedeutet hier die Konzentrationsabnahme des Edukts zum Zeitpunkt t, ausgedrückt durch die Differenz aus Anfangskonzentration und momentaner Konzentration ($[A]_0 - [A]_t$).

Reaktionsmolekularität, Reaktionsanordnungen. Das oben gesagte legt eine einfache Reaktion der Form $A \rightarrow B$ zugrunde. Erfolgt aber eine Weiterreaktion des zunächst gebildeten Produktes B mit einem weiteren Reaktanden C, etwa nach folgendem Mechanismus:

$$A + C \underset{v_{ges}=v_1}{\rightarrow} D,$$

$$A \underset{v_1}{\overset{langsam}{\rightarrow}} B,$$

$$B + C \underset{v_2}{\overset{schnell}{\rightarrow}} D,$$

so ist die Geschwindigkeit der Gesamtreaktion gleich der Geschwindigkeit des langsamsten Schrittes.

Die Reaktionskinetik beschreibt also den **empirisch ermittelten zeitlichen Ablauf, nicht aber den Mechanismus einer Reaktion.** Da an der Gesamtreaktion 2 Moleküle A und C teilnehmen, wird die Reaktion als bimolekular bezeichnet. Der genaue Reaktionsmechanismus auf molekularer Ebene wird als Molekularität einer Reaktion bezeichnet. Grundsätzlich gilt:

Es ist nicht möglich, aus der Kinetik einer Reaktion definitive Aussagen über die Molekularität der Reaktion zu machen.

Die Geschwindigkeit chemischer Reaktion ist nur in Ausnahmefällen eine Konstante. In den meisten Fällen nimmt die Reaktionsgeschwindigkeit im Laufe der Reaktion ab (Ausnahme: autokatalytische Prozesse, vgl. nichtlineare Kinetik). Die Erklärung für dieses Verhalten liefert das Massenwirkungsgesetz (**Guldberg u. Waage 1863**):

Die Geschwindigkeit einer chemischen Reaktion ist proportional der molaren Konzentration der Reaktanden.

Bei allen Reaktionen, die dem Massenwirkungsgesetz gehorchen, ändert sich folglich die Reaktionsgeschwindigkeit im Laufe der Reaktion, da die Konzentration der Reaktanden abnimmt. Die Reaktionsgeschwindigkeit ist außerdem abhängig von äußeren Faktoren wie Licht, pH-Wert und Temperatur sowie den Eigenschaften der reagierenden Moleküle und den thermodynamischen Gegebenheiten. Werden diese Faktoren zu einer Konstanten zusammengefaßt, kann eine Gleichung aufgestellt werden, welche die Abhängigkeit der Reaktionsgeschwindigkeit von der Konzentration außer Reaktanden zu einem bestimmten Zeitpunkt unter **konstanten, definierten äußeren Bedingungen** beschreibt. Diese Konstante wird als Reaktionsgeschwindigkeitskonstante k bezeichnet. Je nach der Anzahl (n) der Reaktanden werden unterschiedliche Gleichungen für die Reaktionsgeschwindigkeit erhalten, die als Geschwindigkeitsgleichung n-ter Ordnung oder auch als Zeitgesetz n-ter Ordnung bezeichnet werden.

Reaktion 0. Ordnung. Nach dem oben gesagten ist eine Reaktion, die einem Zeitgesetz 0. Ordnung gehorcht, nur von den äußeren Faktoren abhängig, die in der Konstanten k zusammengefaßt werden. Das Zeitgesetz für eine Reaktion 0. Ordnung lautet also:

$$v_t = -\frac{d[A]}{dt} = k.$$

Integration der Geschwindigkeitsgleichung in den Grenzen $t = t_0$; $[A] = [A_0]$ und $t = t_1$; $[A] = [A_1]$ führt zu:

$$\int_{[A]_0}^{[A]_t} d[A] = -k \int_0^t dt.$$

Dabei bedeutet A_0 die Anfangskonzentration und A_t die Konzentration zur Zeit t_1. Nach Umformen der Gleichung ergibt sich für die Geschwindigkeitskonstante k:

$$k = \frac{[A]_0 - [A]_t}{t}.$$

Im Falle einer Reaktion 0. Ordnung hat k die Dimension $c \cdot t^{-1}$ (also $\frac{Konzentration}{Zeit}$).

Wird in einem Koordinatensystem die Konzentration A_t gegen die Zeit t aufgetragen, so resultiert daraus eine Gerade mit der Steigung $-k$, die im Punkt A_0 (= Anfangskonzentration) die y-Achse schneidet (Abb 5.73).

Für eine Reaktion 0. Ordnung gilt demnach:

> Die Reaktionsgeschwindigkeit einer Reaktion 0. Ordnung ist **konzentrationsunabhängig.**
> Bei einer Reaktion 0. Ordnung reagieren in gleichen Zeitabschnitten gleiche **Mengen** des Reaktanden.

Die Geschwindigkeit einer Reaktion 0. Ordnung ist also **nur von äußeren Faktoren** abhängig. Nach einem Zeitgesetz 0. Ordnung verlaufen z. B. manche photochemischen Reaktionen, bei denen die Reaktionsgeschwindigkeit nur von der Menge des eingestrahlten Lichts abhängt. Ein weiteres Beispiel sind katalytische Zerfallsreaktionen, bei denen die Zerfallsgeschwindigkeit des Substrats durch die zur Verfügung stehende Oberfläche des Katalysators bestimmt wird. Ist aber bereits soviel von dem Substrat zersetzt, daß die

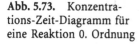

Abb. 5.73. Konzentrations-Zeit-Diagramm für eine Reaktion 0. Ordnung

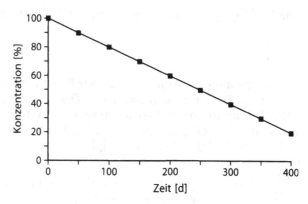

Oberfläche des Katalysators nicht mehr vollständig belegt ist, wird die Substratkonzentration geschwindigkeitsbestimmend, und die Reaktion verläuft nach einer Kinetik 1. Ordnung.

Reaktion 1. Ordnung. Die Geschwindigkeit einer Reaktion 1. Ordnung wird von der Konzentration **eines** Stoffes bestimmt. Ein typisches Beispiel für eine Reaktion 1. Ordnung ist der radioaktive Kernzerfall oder, wie oben erwähnt, katalytisch beschleunigte Zerfallsreaktionen, bei denen keine Substratsättigung des Katalysators vorliegt. Auch Reaktionen, bei denen ein Reaktionspartner in einem so hohen Überschuß vorliegt, daß dessen Konzentration im Verlauf der Reaktion praktisch konstant bleibt, zeigen eine Kinetik 1. Ordnung. Die Konzentration des im Überschuß vorliegenden Reaktanden geht dabei in die Reaktionsgeschwindigkeitskonstante k ein. Solche Reaktionen, die auch als Reaktionen **pseudoerster Ordnung** bezeichnet werden, sind im Gegensatz zu echten Reaktionen 1. Ordnung oder Reaktionen 0. Ordnung relativ häufig. Typische Beispiele für Reaktionen pseudoerster Ordnung sind Hydrolysereaktionen in wäßrigen Lösungen.

Die Geschwindigkeitsgleichung für eine Reaktion 1. Ordnung lautet:

$$v_t = -\frac{d[A]}{dt} = k \cdot [A]_t.$$

Integration der Gleichung in den Grenzen $t = 0$; $[A] = [A]_0$ und $t = t$; $[A] = [A]_t$ ergibt:

$$\int_{[A]_0}^{[A]_t} \frac{1}{[A]} \, d[A] = -k \int_0^t dt \quad \text{und}$$

$$\ln[A_t] = \ln[A_0] - kt$$

und nach Umformung des natürlichen in den dekadischen Logarithmus:

$$\log[A]_t = \log[A]_0 - \frac{k \cdot t}{2,303}.$$

Die Reaktionsgeschwindigkeitskonstante k errechnet sich somit zu

$$k = \frac{2{,}303}{t} \cdot \log \frac{[A]_0}{[A]_t}.$$

Die Geschwindigkeitskonstante für eine Reaktion 1. Ordnung hat die Dimension t^{-1}. Das Konzentrations-Zeit-Diagramm stellt eine Kurve dar (Abb. 5.74 a), die bei halblogarithmischer Darstellung in eine Gerade mit der Steigung $-k/2{,}303$ übergeht (Abb. 5.74 b).

Für eine Reaktion 1. Ordnung gilt:

> Die Reaktionsgeschwindigkeit einer Reaktion 1. Ordnung ist abhängig von der Konzentration eines Reaktanden.
> Bei einer Reaktion 1. Ordnung reagieren in gleichen Zeitabschnitten gleiche Mengenanteile des Reaktanden.

Reaktion 2. Ordnung. Eine Reaktion, deren Geschwindigkeit durch die Konzentration zweier Reaktanden bestimmt wird und bei der sich die Konzentration beider Reaktanden im Verlauf der Reaktion meßbar ändert, gehorcht einem Zeitgesetz 2. Ordnung. Die Geschwindigkeitsgleichung für eine Reaktion 2. Ordnung lautet:

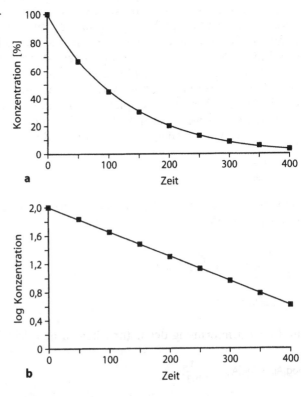

Abb. 5.74 a, b. Konzentrations-Zeit-Diagramm für eine Reaktion 1. Ordnung; **a** lineare, **b** halblogarithmische Darstellung

$$v_t = -\frac{d[A]}{dt} = k \cdot [A]_t \cdot [B]_t.$$

Wenn die Konzentrationen beider Reaktanden gleich sind, also $[A]_t = [B]_t$, vereinfacht sich der Ausdruck zu:

$$v_t = -\frac{d[A]}{dt} = k \cdot [A]_t^2.$$

Integration in den bekannten Grenzen $t = 0$; $[A] = [A]_0$ und $t = t$; $[A] = [A]_t$ ergibt eine Gerade mit der Steigung k, die die y-Achse im Punkt $1/[A]_0$ schneidet:

$$-\int_{[A]_0}^{[A]_t} \frac{d[A]}{[A]^2} = k \int_0^t dt \quad \text{und}$$

$$\frac{1}{[A]_t} = k \cdot t + \frac{1}{[A]_0}.$$

In diesem Fall gilt also für die Reaktionsgeschwindigkeitskonstante:

$$k = \frac{[A]_0 - [A]_t}{[A]_0 \cdot [A]_t} \cdot \frac{1}{t}.$$

Für den Fall, daß die Konzentrationen der beiden Stoffe unterschiedlich sind, ergibt sich eine Gerade durch den Koordinatenursprung mit der Steigung k:

$$\log \frac{[B]_0 \cdot [A]_t}{[A]_0 \cdot [B]_t} = k \cdot \frac{t \cdot ([A]_0 - [B]_0)}{2{,}303}.$$

Damit berechnet sich die Reaktionsgeschwindigkeitskonstante k zu:

$$k = \frac{2{,}303}{[A]_0 - [B]_0 \cdot t} \cdot \log \frac{[B]_0 \cdot [A]_t}{[A]_0 \cdot [B]_t}.$$

In beiden Fällen hat k die Dimension $c^{-1} \cdot t^{-1}$

Die graphische Darstellung des Reaktionsverlaufs im Konzentrations-Zeit-Diagramm ergibt wie bei der Reaktion 1. Ordnung eine Kurve, die sich asymptotisch der x-Achse nähert (Abb. 5.75).

Komplexe Reaktion, Reaktion gebrochener Ordnung. Die meisten chemischen Reaktionen stellen keine einstufigen Prozesse dar, sondern verlaufen über mehrere Teilschritte, die nacheinander oder parallel ablaufen können. Jeder dieser Teilschritte gehorcht einer eigenen Reaktionskinetik, die oft nur schwer experimentell zugänglich ist. Außerdem stellen viele chemische Reaktionen reversible Reaktionen dar, bei denen die Geschwindigkeit der Hinreaktion im Verlauf der Reaktion abnimmt und durch die zunehmende Geschwindigkeit der Rückreaktion überlagert wird. Solche Reaktionen werden

Abb. 5.75 a, b. Konzentrations-Zeit-Diagramm für eine Reaktion 2. Ordnung; **a** lineare, **b** reziproke Darstellung

als **komplexe Reaktionen** bezeichnet. Abbildung 5.76 zeigt ein Beispiel für eine solche komplexe Reaktion. Ist einer der Teilschritte deutlich langsamer als die anderen, wird dieser wie schon erwähnt zum geschwindigkeitsbestimmenden Schritt, und die Bruttoreaktion gehorcht der Reaktionsordnung dieses Teilschrittes.

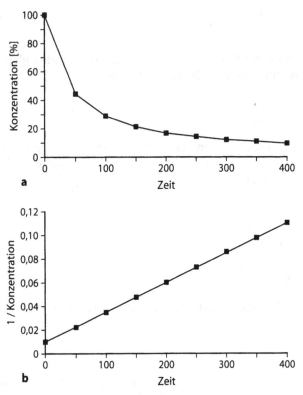

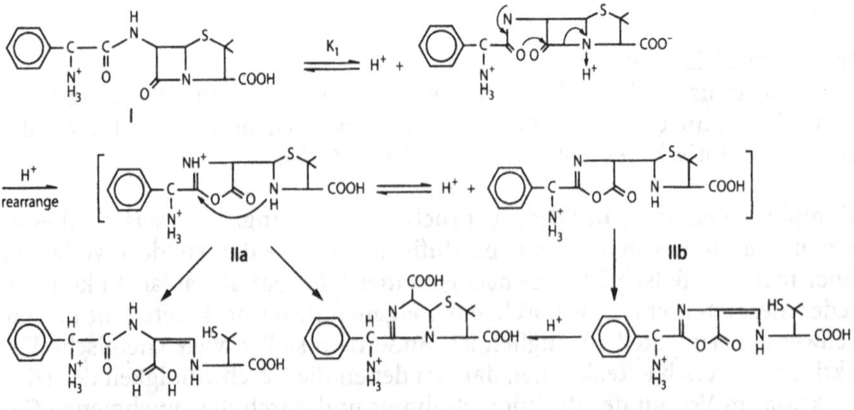

Abb. 5.76. Beispiel für eine komplexe Reaktion – Zersetzung von Ampicillin im Sauren

Reaktionen gebrochener Ordnung liegen dann vor, wenn keiner der Teilschritte geschwindigkeitsbestimmend ist und die verschiedenen Teilschritte unterschiedlichen Zeitgesetzen gehorchen.

Halbwertszeit und $t_{90\%}$

Wie aus den Abb. 5.74 a und 5.75 a zu ersehen ist, nähert sich die Konzentration der Edukte im Falle einer Reaktion 1. und 2. Ordnung asymptotisch der x-Achse. Theoretisch würde die Reaktion also eine unendlich lange Zeit in Anspruch nehmen. In der Realität aber erreicht die Konzentrations-Zeit-Kurve früher oder später ein Plateau, da die Rückreaktion die gleiche Geschwindigkeit erreicht hat wie die Hinreaktion (= chemisches Gleichgewicht). Da dieser Punkt nur schwer bestimmbar ist und die Werte stark von der Gleichgewichtskonstanten k abhängig sind, ist es üblich, eine Reaktion durch die Halbwertszeit $t_{1/2}$ zu charakterisieren. Die Halbwertszeit, also die Zeit, nach der die Hälfte der Ausgangskonzentration umgesetzt ist, läßt sich leicht aus den integrierten Geschwindigkeitsgleichungen für die jeweiligen Reaktionsordnungen ermitteln, indem für $[A]_t$ der Ausdruck $[A]_0/2$ eingesetzt wird. Wie eingangs erwähnt, ist die Haltbarkeit für pharmazeutische Produkte i. allg. durch die Zeit festgelegt, in der eine Wirkstoffabnahme um 10 % stattfindet. Wie bei der Berechnung der Halbwertszeit läßt sich auch die Haltbarkeit direkt aus den integrierten Geschwindigkeitsgleichungen berechnen, indem für $[A]_0$ der Wert 100 % und für $[A]_t$ den Wert 90 % eingesetzt wird.

Nichtlineare Kinetik

Neben den bisher besprochenen Formen gibt es auch eine Reihe von kinetischen Vorgängen, deren Geschwindigkeitsgleichungen sich nicht exakt integrieren lassen. Dazu zählen z. B. autokatalytische Reaktionen. Das Grundproblem besteht darin, daß die Reaktionsgeschwindigkeit hier nicht nur von der Konzentration an Reaktand und konstanten äußeren Faktoren abhängig ist, sondern zusätzlich durch Parameter beeinflußt wird, die sich im Laufe der Reaktion ändern. Bei einer autokatalytischen Reaktion wirkt das gebildete Produkt als Katalysator. Obwohl also die Konzentration an Reaktand und damit die Reaktionsgeschwindigkeit abnimmt, wird dieser Effekt durch die katalytische Beschleunigung der Reaktionsgeschwindigkeit überlagert. Da im weiteren Reaktionsverlauf die Konzentration an Katalysator immer mehr zunimmt, sich dabei aber die Substratkonzentration verringert, wird die Geschwindigkeit zusätzlich durch die sich ändernde Substratsättigung des Katalysators beeinflußt.

Zusammenfassung der Formeln

Abhängig von der jeweiligen Reaktionsordnung werden aus den integrierten Geschwindigkeitsgleichungen also folgende Formeln zur Berechnung von Geschwindigkeitskonstante, Halbwertszeit und Haltbarkeit erhalten:

Reaktion 0. Ordnung

Geschwindigkeitsgleichung:

$$v_t = -\frac{d[A]}{dt} = k$$

Geschwindigkeitskonstante:

$$k = \frac{[A]_0 - [A]_t}{t}$$

Halbwertszeit:

$$t_{50\%} = \frac{[A]_0}{2k}$$

Haltbarkeit:

$$t_{10\%} = \frac{[A]_0}{10k}$$

Reaktion 1. Ordnung

Geschwindigkeitsgleichung:

$$v_t = -\frac{d[A]}{dt} = k \cdot [A]_t$$

Geschwindigkeitskonstante:

$$k = \frac{2{,}303}{t} \cdot \log\frac{[A]_0}{[A]_t}$$

Halbwertszeit:

$$t_{50\%} = \frac{0{,}693}{k}$$

Haltbarkeit:

$$t_{10\%} = \frac{0{,}1054}{k}$$

Reaktion 2. Ordnung

Geschwindigkeitsgleichung:

$$v_t = -\frac{d[A]}{dt} = k \cdot [A]_t \cdot [B]_t \quad ; [A]_\tau \neq [B]_t$$

$$v_t = -\frac{d[A]}{dt} = k \cdot [A]_t^2 \quad ; [A]_t = [B]_t$$

Geschwindigkeitskonstante:

$$k = \frac{2,303}{[A]_0 - [B]_0 \cdot t} \cdot \log \frac{[B]_0 \cdot [A]_t}{[A]_0 \cdot [B]_t} \quad ; [A]_\tau \neq [B]_t$$

$$k = \frac{[A]_0 - [A]_t}{[A]_0 \cdot [A]_t} \cdot \frac{1}{t} \quad ; [A]_t = [B]_t$$

Halbwertszeit:

$$t_{50\%} = \frac{1}{[A]_0 \cdot k} \quad ; [A]_0 = [B]_0$$

Haltbarkeit:

$$t_{10\%} = \frac{1}{9 \cdot [A]_0 \cdot k} \quad ; [A]_0 = [B]_0$$

Ermittlung der Reaktionsordnung

Um zu ermitteln, welcher Ordnung eine Reaktion gehorcht, können verschiedene Methoden zur Anwendung kommen. Grundlage ist stets die experimentelle Bestimmung der Konzentrationsänderung in Abhängigkeit von der Zeit. Anhand dieser Konzentrations-Zeit-Wertepaare kann die zugehörige Reaktionsordnung mit Hilfe der folgenden Verfahren ermittelt werden.

Graphische Methode. Hierbei werden die Konzentrations-Zeit-Wertepaare nacheinander direkt, halblogarithmisch und reziprok in ein Koordinatensystem eingetragen. Diejenige Darstellung, bei der eine Gerade erhalten wird, entspricht der Reaktionsordnung.
Substitutionsmethode. Sie ähnelt der graphischen Methode. Allerdings werden hier die erhaltenen Meßwerte in die Formeln zur Berechnung der Geschwindigkeitskonstanten für die verschiedenen Reaktionsordnungen eingesetzt. Diejenige Formel, bei der k unter Berücksichtigung der meßtechnischen Fehlerbreite für alle Wertepaare einen konstanten Wert annimmt, kennzeichnet die Reaktionsordnung.
Halbwertszeitmethode. Die Halbwertszeitmethode legt die allgemeine Formel zur Berechnung der Halbwertszeit zugrunde, die sich aus den Gleichungen für die verschiedenen Reaktionsordnungen ableiten läßt:

$$t_{1/2} = k \cdot \frac{1}{[A]_0^{n-1}}.$$

Durch Logarithmieren der Gleichung entsteht eine Geradengleichung. Werden nun für 2 verschiedene Anfangskonzentrationen $[A1]_0$ und $[A2]_0$ die Halbwertszeiten ermittelt, so errechnet sich die Reaktionsordnung n zu:

$$n = 1 + \frac{\log t1_{1/2} - \log t2_{1/2}}{\log[A1]_0 - \log[A2]_0}.$$

Differentielle Methode. Diese Methode basiert auf der Bestimmung der Reaktionsgeschwindigkeiten v_1 und v_2 bei verschiedenen momentanen Konzentrationen $[A]_1$ und $[A]_2$.

Die Reaktionsordnung n berechnet sich daraus nach folgender Formel:

$$n = \frac{\log v_1 - \log v_2}{\log[A]_1 - \log[A]_2}.$$

Die differentielle Methode läßt eine sehr exakte Aussage über die Reaktionsordnung zu und eignet sich, besonders wenn die Bestimmung für mehrere momentane Konzentrationen durchgeführt wird, auch zur Bestimmung gebrochener Reaktionsordnungen.

Einfluß der Temperatur auf die Reaktionsgeschwindigkeit. Mit den bis jetzt beschriebenen Gleichungen für die einzelnen Reaktionsordnungen ist es möglich, die Haltbarkeit vorauszuberechnen. Wird aber z. B. ein Präparat untersucht, bei dem nach 36 Monaten der Gehaltswert 95 % beträgt, so wären bei diesem Präparat nach 3 Monaten erst 0,43 % und selbst nach 6 Monaten nur 0,99 % zersetzt. Die exakte Bestimmung solch kleiner Differenzen bereitet große analytische Schwierigkeiten. Durch Erhöhung der Temperatur lassen sich Zersetzungsreaktionen allerdings beschleunigen. Nach der Regel von Van't Hoff wird die Geschwindigkeit einer bei Zimmertemperatur ablaufenden Reaktion durch eine Temperaturerhöhung um 10 °C auf das 2- bis 4fache gesteigert. Genauer wird die Temperaturabhängigkeit chemischer Reaktionen durch die von Arrhenius 1889 aufgestellte empirische Gleichung beschrieben:

$$k = A \cdot e^{-\Delta E/R \cdot T}.$$

k Geschwindigkeitskonstante
ΔE Aktivierungsenergie $[kJ \cdot mol^{-1}]$
A Stoßfaktor
R mol. Gaskonstante $8{,}314 \; J \cdot mol^{-1} \cdot K^{-1}$
T absolute Temperatur $[K]$

Daraus leitet sich ab:

$$\ln k = \ln A - \frac{\Delta E}{RT}$$

bzw.

$$\log k = -\frac{\Delta E}{2{,}303 \cdot R} \cdot \frac{1}{T} + \log.$$

Die Arrheniusgleichung gilt unter der Voraussetzung, daß A und ΔE temperaturunabhängig sind, d. h. daß sich der Reaktionsmechanismus im untersuchten Temperaturbereich nicht ändert.

Erklärung von A und ΔE. A und ΔE sind thermodynamische Größen. Nach der Kollisionstheorie ist zum Zustandekommen einer Reaktion zwischen 2 Teilchen ein Zusammenstoß zwischen diesen Teilchen nötig. Eine Reaktion findet aber nur dann statt, wenn die Teilchen eine ganz bestimmte Mindestenergie beinhalten. Die Wahrscheinlichkeit eines Zusammenstoßes zwischen Teilchen ist um so größer, je ungeordneter die Bewegung der Teilchen ist. Diese Wahrscheinlichkeit wird in der Arrheniusgleichung durch den Stoßzahlfaktor oder Wahrscheinlichkeitsfaktor A ausgedrückt. Der Stoßzahlfaktor A ist also ein Maß für die Unordnung im System und entspricht somit der Aktivierungsentropie. Der Faktor ΔE, die Aktivierungsenergie, macht eine Aussage über die Mindestenergie, die beim Zusammenstoß zweier Teilchen zu einer Reaktion führt, und entspricht somit der Aktivierungsenthalpie des Systems (s. Abschn. Thermodynamik).

Anwendung der Arrheniusgleichung. Da die Arrheniusgleichung eine Gleichung mit 2 Unbekannten darstellt (R ist bekannt, T kann gemessen und k experimentell bestimmt werden), ist ihre Lösung möglich, indem mindestens 2 Reaktionsgeschwindigkeitskonstanten k_1 und k_2 für 2 Temperaturen T_1 und T_2 bestimmt werden. Unter der schon angesprochenen Voraussetzung, daß A und ΔE für das Temperaturintervall konstant sind, kann nun die Gleichung gelöst werden (Gleichsetzungsverfahren, Substraktionsverfahren).

$$\log \frac{k_2}{k_1} = -\frac{\Delta E}{2{,}303 \cdot R} \cdot \frac{T_2 - T_1}{T_2 \cdot T_1}.$$

Wird der Logarithmus der Geschwindigkeitskonstante k für verschiedene Temperaturen gegen den Reziprokwert der absoluten Temperatur aufgetragen, wird eine Gerade mit der Steigung $\Delta E / R$ und dem y-Achsenabschnitt log A erhalten. Werden also die Geschwindigkeitskonstanten k für verschiedene höhere Temperaturen ermittelt, so können mit Hilfe eines solchen Arrheniusplots durch Extrapolation der Geraden die k-Werte und damit die Haltbarkeit für niedrigere Temperaturen bestimmt werden.

Abb. 5.77. Mögliche Fehlinterpretation der Ergebnisse eines Streßtests. Die Kinetik der Reaktion ändert sich bei höherer Temperatur

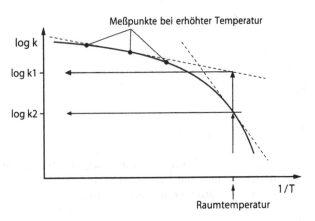

Bei vielen chemischen Reaktionen ändert sich allerdings bei höheren Temperaturen der Reaktionsmechanismus oder der geschwindigkeitsbestimmende Schritt. Der Arrheniusplot wird deshalb unter Zugrundelegung von k-Werten für mindestens 3, besser 4 verschiedene Temperaturen erstellt, um festzustellen, ob tatsächlich eine Linearität vorliegt. Ist dies nicht der Fall, müssen die Versuche bei Temperaturen durchgeführt werden, die näher an der gesuchten Lagertemperatur liegen und die bei ausreichender Beschleunigung der Reaktionsgeschwindigkeit noch Linearität aufweisen. Ist keine Linearität herzustellen, können Näherungswerte durch Anlegen einer Tangente an die durch die Meßwerte beschriebene Kurve erhalten werden.

Abbildung 5.77 verdeutlicht die Problematik: Die Extrapolation der Meßwerte aus 3 Versuchen bei erhöhten Temperaturen ergibt für die Stabilität der Verbindung bei Raumtemperatur die Reaktionsgeschwindigkeitskonstante k_1. Die tatsächliche Stabilität der Verbindung bei Raumtemperatur ist aber durch die Konstante k_2 gegeben. Aus den Ergebnissen der Streßtests würden in diesem Fall falsche Haltbarkeitsvoraussagen abgeleitet. Die Stabilität der Substanz wäre deutlich höher als ermittelt. Beschleunigte Haltbarkeitstests bei tieferen Temperaturen sind durch mikrokalorimetrische Untersuchungen möglich.

5.5.3
Methodik

Zur Durchführung von Haltbarkeitsuntersuchungen stehen grundsätzlich 3 Methoden zur Verfügung, die jeweils unterschiedlichen Anforderungen entsprechen:
1. Langzeithaltbarkeitstests,
2. Streßtests,
3. mikrokalorimetrische Untersuchungen.

Langzeithaltbarkeitstests

Die Langzeitprüfungen bilden das Kernstück der Stabilitätsprüfungen. Die Prüfmuster lagern unter Bedingungen, die den jeweiligen klimatischen Verhältnissen direkt entsprechen und folglich verbindliche Halbarkeitsaussagen ermöglichen. Diese bilden den entscheidenden Teil von Zulassungs- oder Registrierungsunterlagen.

Der Umfang der Langzeitprüfungen richtet sich danach, ob aus den Streßversuchen bereits Haltbarkeitsprognosen vorliegen, so daß die Langzeitprüfungen nur noch formellen Charakter haben, oder ob die Haltbarkeitsvoraussagen alle noch erarbeitet werden müssen. Dadurch wird auch der Zeitpunkt entscheidend betimmt, zu dem eine sichere Haltbarkeitsbeurteilung des Arzneimittels möglich ist.

Lagerbedingungen. Für eine weltweit ausgerichtete Stabilitätsprüfung wird die Erde in 4 Klimazonen eingeteilt. Unter Hinzufügen zweier Streßbedingungen (Hitze- oder Kältestreß) ergeben sich daraus die in Tabelle 5.14 aufgeführten Lagerungsbedingungen:

Welche Lagerungsbedingungen in der Stabilitätsprüfung zur Anwendung kommen, hängt davon ab, wo und wieweit das Arzneimittel vertrieben werden soll.

Folgende Einschränkungen können generell gemacht werden:
- Bei festen Arzneiformen entfällt die Lagerung bei 4 °C (keine Gefahr des „Ausfrierens").
- Die Lagerungsbedingung 30 °C / 35 % relative Feuchte ist nur nowtendig, wenn eine Entwicklung ausschließlich für Länder der Klimazone III durchgeführt wird. Sonst wird diese Lagerungsbedingung durch die Lagerung bei 30 °C / 70 % relative Feuchte abgedeckt.

Tabelle 5.14.   Lagerungsbedingungen bei Arzneimittelprüfungen

Klimazone	Definition	Lagerbedingung
I	Gemäßigtes Klima	21 °C 45 % relative Feuchte
II	Subtropisches und mittelmeerähnliches Klima	25 °C 60 % relative Feuchte
III	Heiß-trockenes Klima	30 °C 35 % relative Feuchte
IV	Heißfeuchtes Klima	30 °C 70 % relative Feuchte
Streß A	Kältestreß	4 °C 40 % relative Feuchte
Streß B	Hitzestreß	40 °C 75 % relative Feuchte

Untersuchungsfolge und Lagerdauer. Die Untersuchungsfolge ist abhängig von der Stabilität und dem Entwicklungsstand des zu prüfenden Arzneimittels:

- instabile Arzneimittel, früher Entwicklungsstand: 0, 3, 6, 9, 12, 18, 24, 36, 48, 60 Monate;
- stabile Arzneimittel, Produkt 0, 6, 12, 24, 36, 48, 60 Monate.

Bei der Lagerung wird zwischen Streßbedingungen und den Lagerbedingungen für die Klimazonen, in denen das Präparat vertrieben werden soll, unterschieden. Wird z. B. ein Arzneimittel für die Klimazone I entwickelt, bedeutet 25 °C/60 % relative Feuchte eine Streßlagerung. Wird ein Arzneimittel für die Klimazone II entwickelt, bedeutet 30 °C/70 % relative Feuchte eine Streßlagerung.

Die zu untersuchenden Chargen müssen aus einem validierten Herstellungsprozeß stammen. Im Idealfall sind es repräsentative Produktionschargen, in der Realität und von den Behörden auch akzeptiert, stammen sie aus der Entwicklungsphase des Arzneimittels („pilot plant").

An Prüfungspunkten werden diejenigen festgelegt, bei denen im Laufe der Lagerung eine Veränderung möglich ist. Dabei wird für jeden Prüfungspunkt eine eigene Analysenmethode benötigt. Die Gehaltsbestimmungsverfahren müssen dabei spezifisch und validiert sein. Für jeden Prüfungspunkt werden Toleranzen benötigt, die die maximal zulässige Abweichung des Ist-Wertes vom Soll-Wert definieren. Sie gelten bis zum Ende der Laufzeit und schließen ein:

- Streubreite der Herstellung,
- Fehlerbreite des Analysenverfahrens,
- tolerierbare Veränderungen während der Lagerung.

Für eine Zulassung werden vom BGA bzw. in der EU mindestens die 6 Monatswerte von 3 Chargen benötigt.

Es kann dann zunächst eine Laufzeit von 12 Monaten abgeleitet werden. Zusätzlich werden auch die Stabilitätstests mit dem reinen Wirkstoff (Wirkstoffstabilitätsprofil) und die Ergebnisse der Streßtests zur Beurteilung herangezogen. Nach der neuen Haltbarkeitsrichtlinie für die EU, Japan und die USA werden jedoch 12 Monatswerte verlangt, aus denen dann entsprechend eine Laufzeit von 24 Monaten abgeleitet werden kann. Für die Haltbarkeitsprognose werden die Gesetze der Reaktionskinetik und die Statistik herangezogen.

Streßtests

Um die Durchführung von Stabilitätsuntersuchungen zu beschleunigen, werden beschleunigte Haltbarkeitstests (Streßtests) durchgeführt. Wie bei der Besprechung der Arrheniusgleichung schon erläutert, nimmt die Geschwindigkeit chemischer Reaktionen mit Temperaturerhöhung zu. Werden Stabilitätstests unter erhöhten Temperaturen durchgeführt, so können Veränderungen des Arzneimittels wie im „Zeitraffer" untersucht werden. Durch

Anwendung der Arrheniusgleichung können anschließend die bei höheren Temperaturen erhaltenen Ergebnisse auf die Lagertemperatur extrapoliert werden. Man unterscheidet grundsätzlich 2 Methoden zur Durchführung von Streßtests:

- **Streßtests unter isothermen Bedingungen:**
  Die erhöhte Temperatur wird während des gesamten Untersuchungszeitraums konstant gehalten.

- **Streßtests unter nicht isothermen Bedingungen:**
  Die Temperatur wird während des Untesuchungszeitraums kontinuierlich erhöht.

Die Streßtests unter isothermen Bedingungen erfordern einen geringeren apparativen und rechnerischen Aufwand und stellen deshalb die geeignete Methode für die praktische Anwendung dar. Eine exakte Aussage über die chemische Stabilität von Arzneistoffen erlauben Streßtests nur unter der Bedingung, daß es sich um Arzneistoffe in homogenen Systemen handelt und daß die Kinetik im betrachteten Temperaturbereich eine lineare Abhängigkeit von der Temperatur aufweist. Bei heterogenen Systemen wird die Kinetik, wie schon erwähnt, durch nicht exakt quantifizierbare Transportprozesse (Energie-, Impuls-, Massentransport) beeinflußt. Streßtests sind also v. a. als Screening-Methode in der Entwicklung geeignet sowie für eine schnelle Haltbarkeitsprognose, wenn die Rezeptur optimiert ist, um festzustellen, ob die so ausgewählte Form auch stabil genug für die Markteinführung ist.

Eine Haltbarkeitsaussage bezieht sich immer auf die Eigenschaften, d. h. die organoleptischen, die physikalisch-chemischen, die chemischen und mikrobiologischen Eigenschaften des Arzneimittels, soweit sie sich im Laufe der Lagerung verändern können. Folglich müssen auch Streßtests alle sich daraus ergebenden Prüfpunkte berücksichtigen.

Die Basis jeden Arzneimittels ist der Wirkstoff, folglich wird zunächst die chemische Stabilität betrachtet. Als wichtigstes Handwerkszeug stehen für Streßtests die Gesetze der Reaktionskinetik zur Verfügung. Dazu werden die Muster bei höheren Temperaturen (40–80 °C) gelagert und in bestimmten Intervallen Gehaltsbestimmungen durchgeführt. Aus den Untersuchungsergebnissen werden dann Aussagen über die Stabilität bei realen Lagertemperaturen (21–30 °C) abgeleitet. Voraussetzung dafür ist, daß der Reaktionsmechanismus der Zersetzungsreaktion im Streßtemperaturbereich der gleiche ist wie im Vorhersagetemperaturbereich.

Bei der Prüfung auf chemische Stabilität durch Streßtests ist auch die Wahl der richtigen Verpackung von großer Bedeutung. So zeigt beispielsweise eine Tablette bei offener Lagerung unter verschiedenen Klimabedingungen deutliche Unterschiede in der Gewichtszunahme (Tabelle 5.15).

Hier fällt zunächst auf, daß die Gewichtszunahme bei 31 °C trotz gleicher relativer Feuchte deutlich niedriger ist als bei 16 °C und auch bei 41 °C, selbst bei höherer relativer Feuchte, noch etwas niedriger liegt. Durch die hohe Temperatur kommt es zu einer Esorption von Wasser von der Tablette und damit zu einer Trocknung. Die Tabletten würden also bei einem Streßversuch gegenüber normalen Lagerungsbedingungen trocknen. Dadurch

Tabelle 5.15. Lagerbedingungen und Gewichtszunahme von Tabletten

Lagerbedingungen		Gewichtszunahme
Temperatur [°C]	relative Luftfeuchtigkeit [%]	[%]
16	60	2,7
21	60	2,7
26	60	2,3
31	60	2,1
31	70	2,8
41	84	2,6

würde die Stabilität z. B. eines hydrolyseempfindlichen Arzneistoffs scheinbar erhöht, und eine genaue Haltbarkeitsvoraussage könnte nicht abgeleitet
werden. Bei halbfesten und flüssigen Arzneiformen ändert sich durch Verdunsten des Lösungsmittels die Konzentration des gelösten Stoffes und damit die Kinetik der Reaktion. Dies kann nur verhindert werden, indem die
Proben in einem wasserdampfundurchlässigen Behälter dem Streßtest unterworfen werden. Dabei muß allerdings beachtet werden, daß die meisten
Kunststoffe mehr oder weniger stark wasserdampfdurchlässig sind. Als was-
serdampfundurchlässige Packmittel werden daher für feste Arzneiformen
Twist-off-Gläser, für halbfeste oder flüssige Arzneiformen Glasbehälter verwendet. Allerdings läßt sich in diesen Behältern keine definierte Luftfeuchtigkeit einstellen.

Die mikrobiologische Stabilität wird ganz analog geprüft, indem das zugesetzte Konservierungsmittel wie ein Wirkstoff behandelt wird.

Organoleptische und physikalisch-chemische Eigenschaften müssen dagegen gesondert betrachtet werden. Veränderungen lassen sich hier nicht
durch die Gesetze der Reaktionskinetik beschreiben. Tritt beispielsweise
bei Tabletten, die bei 70 °C gelagert werden, eine Verfärbung auf oder ändert
sich die Zerfallszeit, so kann hieraus keine Voraussage abgeleitet werden, daß
diese Veränderung auch unter normalen Lagerungsbedingungen auftritt
bzw. nach welcher Lagerzeit sie auftritt.

Parallel zu den Streßversuchen laufen die Versuche zur Auswahl geeigneter Packmittel für die fertige Arzneiform, da die Ergebnisse vorliegen müssen, sobald die Langzeithaltbarkeitstests beginnen. Bei den Langzeithaltbarkeitstests werden die Proben, wie schon erwähnt, in der vorgesehenen Ab-
gabenverpackung unter Normalbedingungen gelagert. Ein geeignetes Packmittel soll ein Präparat gegen Umwelteinflüsse schützen und darf selbst keine
Wechselwirkung mit den Bestandteilen des Präparates eingehen.

Bei der Auswahl der geeigneten Packmittel werden v. a. folgende Punkte
überprüft:

● Wasserdampfdurchlässigkeit,
● O_2-Durchlässigkeit,
● Aromadurchlässigkeit,

- Sorption von Inhaltsstoffen (z. B. Konservierungsstoffe),
- Eigenschaften von Schutzüberzügen (z. B. Lacke),
- Änderungen des pH-Wertes durch Glas,
- Lichtschutz.

Mikrokalorimetrische Untersuchungen

In jüngerer Zeit wurden mikrokalorimetrische Untersuchungen zur Durchführung beschleunigter Stabilitätstests entwickelt. Basis dieser Methode ist die Messung der bei der Zersetzung des Arzneistoffs unter Normalbedingungen freiwerdenden Reaktionswärme. Daraus kann die Zersetzungsgeschwindigkeit und damit die Haltbarkeit errechnet werden. Mit Hilfe dieser Methode ist es möglich, die bei Streßtests auftretende Problematik der Änderung der Kinetik durch die Anwendung höherer Temperaturen zu umgehen und dennoch innerhalb kurzer Zeit eine Aussage über die Haltbarkeit eines Arzneimittels treffen zu können. Diese Messungen erfolgen in speziellen Apparaturen, sog. Mikrokalorimetern (Abb. 5.78).

Abb. 5.78 a,   b. Mikrokalorimeter; a schematischer Aufbau, b schematischer Verlauf der Messung einer Reaktion 0. Ordnung

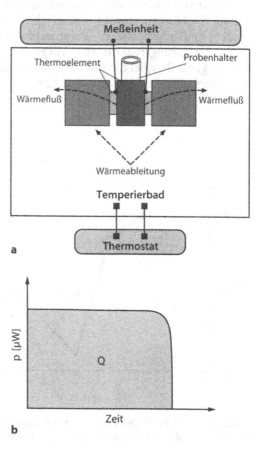

Die Meßeinheit besteht aus einem Probengefäß, das sich in einem thermo-statisierbaren Wasserbad befindet. Die Temperatur des Wasserbades kann mit einer Genauigkeit von 0,03 °C reguliert werden. Das Probengefäß ist über ein Thermoelement mit einem Metallblock verbunden, der dazu dient, die in der Probe entstehende Wärme ins Wasserbad abzuleiten. Beim Fluß durch das Thermoelement induziert die Wärme einen Strom, der bis zu einer Untergrenze von 50 nW gemessen werden kann. Um die Genauigkeit der Methode zu erhöhen, wird die Messung gegen eine Referenzzelle gemessen, deren Inhalt so zu wählen ist, daß seine Wärmekapazität derjenigen der Probe entspricht. Die Auswertung erfolgt, indem der Wärmefluß gegen die Zeit aufgetragen wird. Zu beachten ist, daß bei dieser Darstellung für eine Reaktion 0. Ordnung keine Gerade mit negativer Steigung, sondern eine parallele zur x-Achse resultiert, die erst gegen Ende der Reaktion auf 0 abfällt. Dies erklärt sich dadurch, daß bei einer Reaktion 0. Ordnung pro Zeiteinheit die gleichen Mengen umgesetzt werden, die pro Zeiteinheit gebildete Wärmemenge also konstant ist (Abb. 5.78).

Der Kurvenverlauf beschreibt den zeitlichen Ablauf, also die Kinetik der Reaktion, die Fläche unter der Kurve (Q) den Gesamtwärmeinhalt.

Die Möglichkeiten der Anwendung dieser Methode sind sehr weitreichend. So können sowohl biologische Prozesse (z. B. Keimwachstum) als auch physikalische (z. B. Polymorphieerscheinungen) oder chemische (z. B. Zersetzungsreaktionen) Vorgänge untersucht werden. Abbildung 5.79 zeigt als Beispiel die mikrokalorimetrische Bestimmung des pH-Profils von Ampicillin im Vergleich mit Literaturwerten.

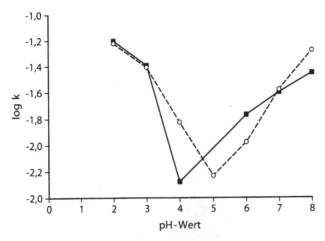

Abb. 5.79.   pH-Profil der Zersetzung von Ampicillin in Zitronensäure-Phosphat-Puffer bei 37 °C (■ Mikrokalorimeter nach [7], ○ Iodometrie nach [4])

Follow-up-Prüfungen

Follow-up-Prüfungen sind Stabilitätstests, die nach Erteilung der Zulassung bzw. nach Produktsionsaufnahme durchgeführt werden. Dabei wird unterschieden zwischen

- On-going-Stabilitätstest:
  - Verfolgung der Stabilität, solange Laufzeit und Lagerzeit noch nicht identisch sind,
  - Stabilitätsprüfungen an Produktionschargen, solange diese noch nicht in Zulassungsunterlagen enthalten sind;
- Follow-up-Stabilitätstest:
  - Verfolgung der Stabilität der laufenden Produktion und Übergang in die Routine, solange keine wesentliche Änderung der Produktionsparameter („major change") auftritt.

Der On-going-Stabilitätstest ist in allen Punkten eine Fortführung der Langzeitprüfung. Mit dem anfallenden Ergebnis kann die Laufzeit entsprechend verlängert werden. Im allgemeinen werden Laufzeiten von 3–5 Jahren angestrebt.

Für die Follow-up-Stabilitätstests gilt, daß die Chargen- und Musterauswahl, die Untersuchungskriterien, die Analysenverfahren, die Spezifikationen und auch die Lagerungsbedingungen mit denen der Langzeitprüfungen identisch sein müssen. Nur so ist es möglich, die während der Entwicklung abgeleitete Haltbarkeitsvoraussage zu bestätigen bzw. Abweichungen zu erkennen.

Die Lagerungsbedingungen hängen wie schon erwähnt von der Klimazone ab, in der die Herstellung und Lagerung erfolgt. Für die EU und gleichzeitig für die USA und Japan gelten 25 °C/75 % relative Feuchte. Um eine Veränderung kurzfristig erkennen zu können, empfiehlt sich zusätzlich die Lagerung bei 40 °C/75 % relative Feuchte.

5.5.4
Ursachen für Instabilitätserscheinungen

Grundsätzlich ist eine klare Trennung von chemischen, physikalischen, mikrobiologischen und sensorischen Instabilitäten nicht möglich. Die Übergänge zwischen den einzelnen Punkten sind fließend und stellen oft ein komplexes System von Wechselbeziehungen untereinander dar. In ihrer Gesamtheit bedingen sie die Haltbarkeit des Arzneimittels. Die Aufteilung in Gruppen erscheint aber dennoch sinnvoll, da zur qualitativen und quantitativen Erfassung der verschiedenen Aspekte der Haltbarkeit unterschiedliche analytische Methoden herangezogen werden müssen.

Chemische Instabilitäten

Zu den chemischen Instabilitäten werden alle Beeinträchtigungen der molekularen Integrität des Arzneistoffs gerechnet. Die häufigsten chemischen

Veränderungen sind hier Hydrolysereaktionen und Oxidationsreaktionen. Aber auch Decarboxylierung, Rezemisierung, Komplexbildung oder Polymerisation sind mögliche Reaktionen, die einen großen Einfluß auf die Wirksamkeit eines Arzneimittels haben können.

Hydrolysereaktionen. Folgende Stoffgruppen unterliegen besonders der Gefahr hydrolytischer Zersetzungsreaktionen:
- Ester,
- Ether,
- Acetale,
- Amide,
- Lactone,
- Lactame,
- Schiff-Basen.

Die Stabilität hydrolyseempfindlicher Arzneistoffe läßt sich durch Variation folgender Faktoren beeinflussen:
- **Wassergehalt:**
  Die Anwesenheit von Wasser ist der Faktor, der die Stabilität hydrolyseempfindlicher Arzneistoffe am stärksten beeinträchtigt. Besonders hydrolyseempfindliche Arzneistoffe werden deshalb in trockener Form gelagert (**z. B. Penicillin-Trockensaft**).
- **pH-Wert:**
  Die Stabilität hydrolyseempfindlicher Arzneistoffe hängt in großem Maße vom pH-Wert des Lösungsmittels ab. Für einen solchen Arzneistoff existiert ein pH-Wertoptimum, bei dem die Hydrolysegeschwindigkeit ein Minimum erreicht. Dieses pH-Wertoptimum kann anhand eines sog. pH-Profils ermittelt werden, bei dem log k als Maß für die Zersetzungsgeschwindigkeit gegen den pH-Wert aufgetragen wird (Abb. 5.80).
- **Verwendetes Puffersystem:**
  Zur Einstellung eines optimalen pH-Wertes werden oft Puffersysteme verwendet. Die Stabilität von Arzneistoffen kann aber direkt durch das ver-

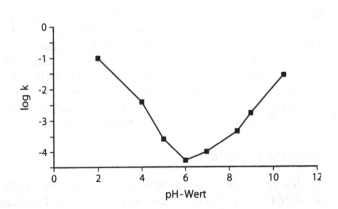

Abb. 5.80. pH-Profil der Zersetzung von Azlocillin. (Nach Lapidus [5])

wendete Puffersystem im Sinne einer allgemeinen Säure-Base-Katalyse beeinflußt werden. Dieser Einfluß läßt sich nur schwer vorhersagen und muß deshalb i. allg. experimentell ermittelt werden.

- **Polarität des Lösungsmittels:**
  Im allgemeinen wird die Hydrolysegeschwindigkeit durch die Verwendung weniger polarer Lösungsmittel verlangsamt. Wird aber das Zersetzungsprodukt durch das unpolare Lösungsmittel besser solvatisiert oder umgekehrt durch Ausfällung dem Reaktionsgleichgewicht entzogen, so kann die Hydrolysereaktion evtl. beschleunigt werden (Abb. 5.81).
- **Ionenstärke:**
  Ähnlich wie bei der Verwendung von Puffersystemen zur pH-Einstellung ist auch der Einfluß der Ionenstärke schwer vorhersagbar und muß experimentell bestimmt werden (Abb. 5.82).
- **Anwesenheit oberfächenaktiver Stoffe in der Lösung:**
  Die Anwesenheit oberflächenaktiver Stoffe kann einen hydrolyseempfindlichen Arzneistoff durch mizellaren Einschluß stabilisieren.
- **Temperatur.**

Oxidationsreaktionen. Folgende Stoffgruppen sind besonders empfindlich für oxidativen Angriff:
- Ether,
- Endiole und Olefine,
- Phenole,
- Aldehyde,
- Ketone,
- Alkaloide.

Die durch oxidative Veränderungen verursachten Instabilitätsreaktionen können noch einmal unterteilt werden in irreversible (meist lichtinduzierte,

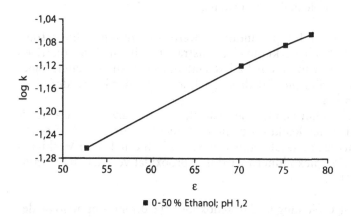

■ 0-50 % Ethanol; pH 1,2

Abb. 5.81. Einfluß der Dielektrizitätskonstante des Lösungsmittels ε auf die Geschwindigkeitskonstante k. Zersetzung von Ampicillin im Sauren. (Nach [4])

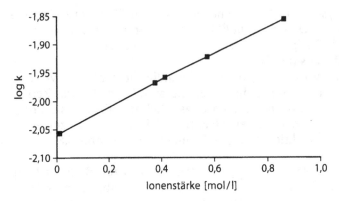

Abb. 5.82. Einfluß der Ionenstärke auf die Geschwindigkeitskonstante k. Zersetzung von Ampicillin im Sauren. (Nach [4])

radikalische) Reaktionen, wie sie z. B. beim Fettverderb vorliegen, und reversible Reaktionen (Redoxreaktionen). Die Vorhersage der Oxidationsempfindlichkeit einer Substanz gestaltet sich meist schwierig. Bei den Redoxreaktionen kann die Oxidationsempfindlichkeit der Substanz anhand des Redoxpotentials, das sich aus der Nernst-Gleichung ergibt, abgeschätzt werden. Eine Erhöhung des Redoxpotentials bedeutet demnach eine Verbesserung der Stabilität gegenüber oxidativem Angriff.

Folgende Faktoren können die Stabilität eines oxidationsempfindlichen Arzneistoffs beeinflussen:

- O_2:
  Die Stabilitätsbeeinträchtigung kann sowohl durch Luft-O_2 als auch durch in der Arzneiform gelösten O_2 verursacht werden. Ausschluß von Luft-O_2 kann durch geeignete Verpackung sichergestellt werden. Gelöster O_2 wird durch Inertbegasung mit N_2 oder CO_2 entfernt, wobei letzteres den Vorteil der besseren Wasserlöslichkeit aufweist.

- Licht:
  Besonders olefinische Doppelbindungen werden oft durch Lichteinstrahlung aktiviert. Dabei bewirkt die Lichteinstrahlung die Bildung von freien Radikalen, die dann in einem Radikalkettenmechanismus weiterreagieren. Ein typisches Beispiel für diese Reaktionen ist der Fettverderb.

- Schwermetallionen:
  Schwermetallionen können Oxidationsreaktionen katalysieren. Da sie als Katalysatoren bei der Reaktion nicht verbraucht werden, reichen schon Spuren aus, um die Stabilität deutlich zu verschlechtern. Durch Maskieren der Ionen mit Komplexbildnern wird ihre prooxidative Wirkung verhindert (Abb. 5.83).

- pH-Wert:
  Nach der Nernst-Gleichung ist das Redoxpotential direkt proportional der Wasserstoffionenkonzentration. Das heißt, bei einem niedrigen pH-Wert ist das Redoxpotential und damit die Oxidationsstabilität erhöht. Dies gilt

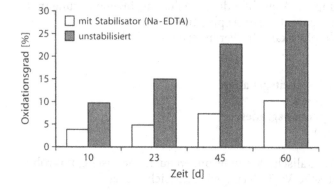

Abb. 5.83. Einfluß eines Komplexbildners auf die Geschwindigkeit einer katalytisch beschleunigten Oxidationsreaktion. (Nach [10])

aber nur für (reversible) Oxidationsreaktionen, die durch die Nernst-Gleichung beschrieben werden (Abb. 5.84).
● **Temperatur** (s. Abb. 5.84).

Physikalische Veränderungen

Das Auftreten physikalischer Veränderungen ist abhängig von der Art der Arzneiform. Sie können die Wirksamkeit eines Arzneimittels beeinträchtigen, ohne daß chemische Veränderungen des Arzneistoffs eingetreten sind. Dabei bezieht sich die Beeinträchtigung meist auf die Änderung der Bioverfügbarkeit durch schlechtere Freisetzung des Arzneistoffs. Aber auch eine direkte gesundheitliche Beeinträchtigung durch das Auftreten physikalischer Veränderungen ist möglich, etwa durch Kristallwachstum in Suspen-

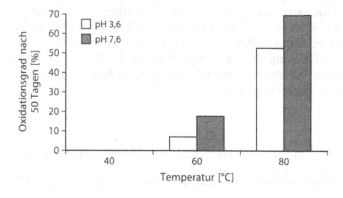

Abb. 5.84. Einfluß von Temperatur und pH-Wert auf Oxidationsgeschwindigkeit eines Arzneistoffs. (Nach [10])

sionen zur Anwendung am Auge oder durch Teilchengrößenänderung in dispersen Systemen zur parenteralen Applikation.
Häufig auftretende physikalische Veränderungen sind:
- Polymorphie,
- Nachhärtung,
- Änderung des Feuchtigkeitsgehaltes,
- Dispersitätsänderungen,
- Änderung des Dispersionsgrades,
- Viskositätsänderung.

Teilweise können physikalische Veränderungen auch chemische, mikrobiologische oder sensorische Veränderungen nach sich ziehen.

Mikrobiologische Veränderungen

Abgesehen von der Tatsache, daß eine mikrobielle Kontamination per se ein direktes gesundheitliches Risiko bedeuten kann, wird durch mikrobielle Einflüsse v. a. die chemische Stabilität des Arzneimittels beeinträchtigt. Durch die Stoffwechselaktivität der Mikroorganismen kommt es zu chemischen Veränderungen von Wirk- und Hilfsstoffen, die sogar nach Absterben oder Entfernen des Organismus andauern können, da sie teilweise durch Exoenzyme wie Lipasen und Oxidasen bewirkt werden. Solche Enzyme können auch durch Verwendung von Naturstoffen bei der Herstellung in ein Arzneimittel eingebracht werden. Ein bekanntes Beispiel dafür ist das Vorkommen von Peroxidasen in Gummi arabicum.

Sensorische Veränderungen

Sensorische Veränderungen betreffen Änderungen des Aussehens, Geschmacks oder Geruchs eines Arzneimittels. Neben einer eventuellen Beeinträchtigung der Compliance liegt ihre Bedeutung v. a. in ihrer Funktion als Indikator für chemische oder physikalische Veränderungen (z. B. Essigsäuregeruch bei Acetylsalicylsäure-Tabletten, Trübung vorher klarer Lösungen, Aufrahmen oder Phasentrennung bei Emulsion). Ob diese Veränderungen die Wirksamkeit des Arzeimittels beeinträchtigen, muß im Einzelfall geprüft werden. So hat eine bei Naturstoffextrakten bei längerer Lagerung auftretende Trübung oder Ausflockung meist keinen Einfluß auf die Wirksamkeit, der bei Acetylsalicylsäure-Tabletten auftretende Essiggeruch zeigt eine hydrolytische Zersetzung des Arzneistoffs an.

Literatur

1. Connors KA, Amidon GL, Kennon L (1932) Chemical stability of pharmaceuticals. John Wiley & Sons, New York
2. Essig, D (Hrsg) (1986) Stabilisierungstechnologie. Wissenschaftliche Verlagsgesellschaft, Stuttgart
3. Grimm W (Hrsg) (1987) Stability testing of drug products. Wissenschaftliche Verlagsgesellschaft, Stuttgart

4. Hou JP, Poole JW (1969) Kinetics and mechanism of degradation of ampicillin in solution. J Pharm Sci 58: 447–454
5. Lapidus VL, Kartseva VD, Nikolaev GM, Lokshin GB (1987) Azlocillin stability in solution and solid state. Antibioik Meditsinsk Biotekhnol 32: 890–894
6. Martin AN, Swarbrick J, Cammarata A, Stricker H (Hrsg) (1987) Physikalische Pharmazie. Wissenschaftliche Verlagsgesellschaft, Stuttgart
7. Oliyai R, Lindenbaum S (1991) Stability testing of pharmaceuticals by isothermal heat conduction calorimetry: Ampicillin in aqueous solution. Int J Pharm 73: 33–36
8. Pfeil D, Pieck J, Blume H (1987) Apothekenbetriebsordnung. Govi, Frankfurt a.M.
9. ThermoMetric Firmenbroschüre (1996) TAM – Thermal activity monitor for highly sensitive isothermal analyses. ThermoMetric AB Järfälla, Sweden
10. Thoma K (1978) Arzneimittelstabilität. Werbe-Vertriebsgesellschaft deutscher Apotheker, Frankfurt a.M.

5.6
Mikrobiologie

G. JÜNGST

5.6.1
Bedeutung mikrobieller Kontamination von Arzneimitteln

Viele Erkrankungen (z. B. Verletzung der Hautbarriere bei Operationen oder Traumen) oder Therapieformen (z. B. Kortikosteroide) gehen mit einer Minderung der Infektresistenz des Betroffenen einher. Er ist daher empfänglicher als der Gesunde für Folgeerkrankungen durch Infektionserreger. Für den Kranken bestimmt, müssen daher gerade Arzneimittel hinsichtlich der Übertragung von Infektionserregern unbedenklich sein. Mitbestimmend für das Risiko einer Infektionsübertragung durch ein kontaminiertes Arzneimittel ist seine Applikationsform. Zum Beispiel durchbricht die parenterale Applikation selbst die schützende Hautbarriere und enthebt einen injizierten oder infundierten Erreger somit der Notwendigkeit eigener Invasionsfähigkeit.

Nicht nur vermehrungsfähige Mikroorganismen, sondern auch ihre Produkte (wie Strukturbestandteile, Stoffwechselprodukte oder Toxine) können beim Empfänger Krankheitszeichen und Schädigungen auslösen. Beispielsweise führen Endotoxine (Zellwandbestandteile) gramnegativer Bakterien parenteral appliziert schon in geringen Mengen zu Fieberreaktionen, d. h. sie wirken pyrogen.

Daneben beeinflußt die mikrobielle Verunreinigung eines Arzneimittels auch dessen Haltbarkeit. Es kann zu pH-, Farb-, Geruchs- und Geschmacksveränderungen kommen sowie zur Veränderung der Inhaltsstoffe.

Es wird daher im Rahmen der Herstellung von Arzneimitteln versucht, eine Keimbesiedelung oder das Vorhandensein mikrobieller Produkte zu vermeiden oder wieder zu beseitigen. Der Keimgehalt der Arzneimittel wie auch der Erfolg keimmindernder Maßnahmen ist zu prüfen. Auch muß eine anschließende Rekontamination von Arzneimitteln mit Nährbodencharakteristik verhindert werden, z. B. durch Zusatz eines Konservans. Die zur Keimminderung oder Konservierung verwendeten Maßnahmen sollen für das Arzneimittel, den Patienten und die am Herstellungsprozeß Beteiligten möglichst verträglich sein.

In Anbetracht der Bedeutung von Infektionskrankheiten für die Volksgesundheit und speziell auch von Arzneimitteln sind zahlreiche Gesetze (insbesondere das Bundesseuchengesetz und das Arzneimittelgesetz), Verordnungen (z. B. Betriebsverordnung für pharmazeutische Unternehmer, Zoonosenverordnung), Arzneibücher und Pharmakopöen, Richtlinien (z. B. EG-Richtlinien der Kommission vom 13. Juni 1991 zur Festlegung der Grundsätze und Leitlinien der Guten Herstellungspraxis für die Verwendung von beim Menschen bestimmten Arzneimitteln) und Leitfaden (z. B. PIC-Leitfaden einer Guten Herstellungspraxis für pharmazeutische Produkte) bei der Herstellung von Arzneimitteln zu beachten.

5.6.2
Infektionserreger

Mikroorganismen sind in der natürlichen Umgebung des Menschen ubiquitär und finden sich in großer Zahl in Staub und Erde, an Pflanzen sowie in und an tierischen Produkten. Eine wichtige Quelle humanpathogener Keime ist der infizierte oder kontaminierte Mitmensch.

Als Infektionserreger oder Kontaminationskeime kommen die folgenden in Frage:

Bakterien sind 0,2–10 μm große einzellige Lebensformen, bei denen das genetische Material (ein ringförmiges Chromosom) nicht wie bei höheren Lebensformen durch eine Kernmembran vom Zytoplasma abgegrenzt ist. Meist wird die Zelle von einer Zellwand umgeben, die aus einem sackförmig geschlossenen polymeren Makromolekül („Murein" bzw. „Peptidoglycan", Monomer: N-Acetyl-Glucosamin – N-Acetyl-Muraminsäure – Tetrapeptid) aufgebaut ist.

Die Untersuchung der natürlichen Verwandtschaftsbeziehungen der Bakterien steht noch am Anfang, daher wird derzeit zur Taxonomie der Bakterien überwiegend eine künstliche Klassifizierung anhand im Labor leicht feststellbarer Charakteristika (Färbeverhalten, metabolische Fähigkeiten, Wachstumserfordernisse, immunologischer Marker u. a.) verwendet. Als derzeit wichtige Unterscheidungsmerkmale innerhalb der Gruppe der Bakterien wird neben der Form (z. B. Stäbchen, Kugelbakterien, Spiralige, s. Abb. 5.85) die Dicke des Mureins verwendet, die sich färberisch in der Gram-Färbung darstellen läßt (grampositiv/gramnegativ). Die Abb. 5.86 zeigt schematisch Einzelheiten der Bakterienzelle.

Bakterien vermehren sich durch Querteilung. Unter günstigen Wachstumsbedingungen liegt die Generationszeit mancher Bakterien bei 15–20 min, anderer bei 24 h, auch das Ruhen über lange Zeiträume ist möglich. Unter ungünstigen Umgebungsbedingungen können manche Bakterienspe-

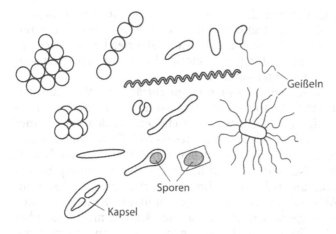

Abb. 5.85. Morphologie der Bakterienzelle (schematisch)

zies Dauerformen (Sporen) bilden, die gegen Umwelteinflüsse und Desinfektions- bzw. Sterilisationsmaßnahmen sehr resistent sind.

Bakterien sind in ihren Wachstumsanforderungen sehr unterschiedlich. Manche benötigen zur Vermehrung Sauerstoff (obligate Aerobier), manche wachsen mit wie auch ohne Sauerstoff (fakultative Anaerobier), für andere ist Sauerstoff toxisch (obligate Anaerobier). Die zum Wachstum erforderlichen Nährsubstanzen (Kohlenstoff-, Stickstoff-, Phosphor-, Schwefelquelle u. a.) wie auch Energieträger sind je nach Spezies verschieden. Substanzen, die das Bakterium nicht selbst aufbauen kann, muß es aus dem umgebenden Milieu aufnehmen. Bakterienwachstum ist vom Vorhandensein ungebunde-

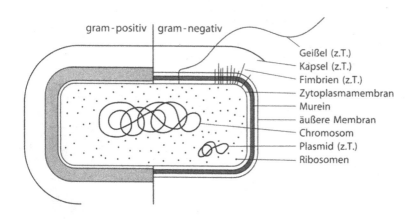

Abb. 5.86. Aufbau der Bakterienzelle (schematisch)

nen Wassers abhängig, d. h. von der Wasseraktivität des Mediums (a_W, Wasserdampfdruck über dem Substrat bezogen auf den Wasserdampfdruck reinen Wassers). In Öl-Wasser-Emulsionen wachsen Bakterien beispielsweise in der wäßrigen Phase. Humanpathogene Bakterien haben ihr Wachstumsoptimum überwiegend bei Temperaturen um 37 °C.

Um Bakterien anzuzüchten, muß man ihnen zuträgliche Wachstumsbedingungen (Temperatur, Nährstoffe, Sauerstoffspannung, pH-Wert u. a.) anbieten. Dies kann in flüssigen Nährmedien geschehen, die den Vorteil eines Anreicherungseffektes haben, oder auch auf festen Nährböden (meist Agarmedien), die den Vorteil haben, daß einzeln liegende Bakterien (oder Zusammenballungen weniger Bakterien) darauf im Verlauf der Bebrütung zu makroskopisch sichtbaren und teilweise in ihrer Form charakteristischen Haufen (Kolonien, s. Abb. 5.87) auswachsen und somit für weitere Arbeiten meist als Reinkultur zu gewinnen sind. Da an der Kolonie nicht erkennbar ist, wie viele Bakterien ihrer Entwicklung zugrundelagen, spricht man von „koloniebildenden Einheiten" (KBE) als Ausgangspunkt einer Kolonie. Teilweise haben auch Arzneimittel Nährbodencharakter, erlauben also das Keimwachstum.

Wird ein flüssiges Nährmedium als „statistische Kultur" beimpft (d. h. es wird nach dem Beimpfen kein Medium entnommen oder zugefügt), so zeigt

Abb. 5.87 a, b. Formen bakterieller Kolonien (schematisch). **a** Querschnitte, **b** Aufsichten (a unabhängig von b)

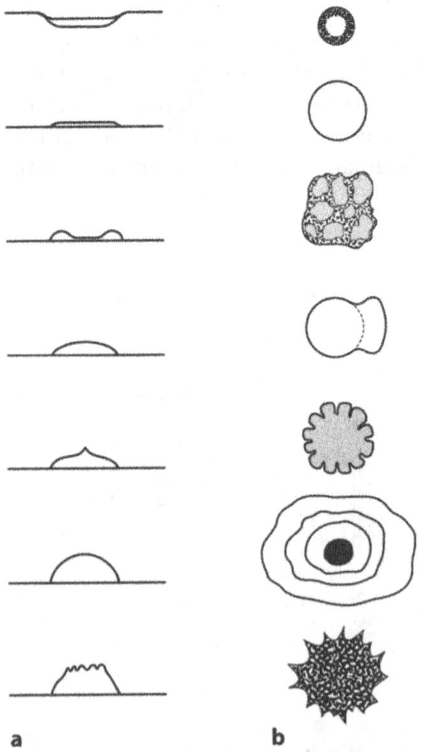

die Bakterienzahl einen charakteristischen Verlauf (Abb. 5.88). Nach einer kurzen lag-Phase (enzymatische Adaptation der eingeimpften Bakterien an das Medium) kommt es zu einer Phase exponentiellen Wachstums (log-Phase), dann schließt sich bei Substraterschöpfung, pH-Änderung und Zunahme toxischer Stoffwechselprodukte im Medium eine Plateauphase gleichbleibender Zellzahl an und schließlich die Absterbephase. Der Tod eines Bakteriums ist definiert als irreversible Teilungshemmung.

Bakterien gehören zu den häufigsten Krankheitserregern. Andererseits gibt es auf der Haut und den Schleimhäuten eine recht konstante Standortflora ortstypischer Bakterien, die den abwehrstarken Träger gegen neu hinzukommende Krankheitserreger schützt.

Zu den grampositiven Kugelbakterien (Kokken) gehören insbesondere die Staphylokokken (Haufenkokken) und Streptokokken (Ketten), zu den grampositiven Stäbchenbakterien insbesondere die Sporenbildner der Bacillusgruppe und der Clostridien (z. B. Tetanus, Gasbrand, Botulismus), sowie Corynebakterien (z. B. Diphterie) und Listerien. Zu den gramnegativen Kokken gehören die Neisserien (z. B. Gonorrhoe), zu den gramnegativen Stäbchen beispielsweise Escherichia, Klebsiella, Salmonella (z. B. Typhus), Shigella (z. B. Bakterien-Ruhr), Proteus, Pseudomonas, Bacteroides, Vibrio (z. B. Cholera), Haemophilus, Bordetella (z. B. Keuchhusten), Yersinia (z. B. Pest) und Legionella. Bedeutsam sind weiterhin schraubige Bakterien: Treponema (z. B. Syphilis), Leptospira und Borrelia. Zu den „säurefesten Stäbchen" gehören die Erreger der Tuberkulose und der Lepra. Manche Bakterien leben obligat intrazellulär, z. B. die Rickettsien (z. B. Fleckfieber), manche bilden keine Zellwand (Mykoplasmen) und sind daher sehr formvariabel.

Zur Diagnostik von Bakterien wird teilweise die direkte Mikroskopie (meist nach Anfärbung des Präparates), überwiegend aber die Anzüchtung

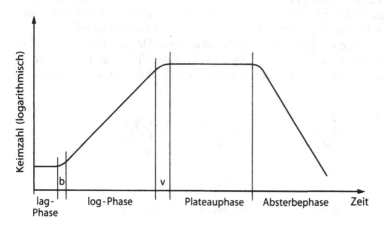

Abb. 5.88. Keimzahl-Zeit-Verlauf und Wachstumsphasen während der Bebrütung einer statischen Bakterienkultur: Lag-Phase, Beschleunigungsphase (b, Log- bzw. exponentielle Phase), Verzögerungsphase (v, Plateau- bzw. statische Phase), Absterbephase

der Bakterien mit nachfolgender Differenzierung und ggf. Resistenzbestimmung eingesetzt. Für manche Fragestellungen ist die Keimzahlbestimmung erforderlich. Bakterielle Strukturbestandteile können serologisch nachgewiesen werden, Gensequenzen nach Vermehrung in der Polymerasekettenreaktion durch verschiedene Blotting-Methoden, Fettsäurespektren gaschromatografisch.

Pilze sind humanmedizinisch vergleichsweise seltenere Infektionserreger, ggf. aber schwerer diagnostizier- und therapierbar. Für den Verderb von Lebens- und Arzneimitteln und den Abbau organischer Substrate spielen Pilze jedoch eine große Rolle. Pharmazeutisch sind sie teilweise als Produzenten von Wirksubstanzen relevant.

Pilze (Eumycota) sind Chlorophyll-lose heterotrophe Organismen mit einem Zelldurchmesser im Mikrometerbereich. Die Zellwand besteht überwiegend aus Chitin, der Kern ist durch eine Membran vom Zytoplasma abgegrenzt.

Bei den Pilzen lassen sich faden- und geflechtbildende Formen mit echten Verzweigungen (Typ Schimmelpilz) von einzelligen Sproßpilzen (Hefen) unterscheiden (Abb. 5.89). Das Gesamtgebilde eines fadenbildenden Pilzes nennt man Myzel, den Einzelfaden Hyphe. Auf festen Nährsubstraten unterscheidet man am Myzel zwischen dem in das Nährmedium hineinwachsenden Substratmyzel und dem sich über das Nährmedium erhebenden Luftmyzel (Abb. 5.90). Hefen vermehren sich durch Aussprossen von Tochterzellen. Manche Pilzspezies zeigen in Abhängigkeit von Substrat und Wachstumsbedingungen einen Wechsel der Wachstumsform zwischen Myzel und Hefeform (Dimorphismus).

Fadenpilze vermehren sich durch Sporenbildung sexuell und / oder asexuell, wobei morphologisch charakteristische Formen entstehen, die eine Differenzierung erlauben (Abb. 5.91). Zur Einteilung werden primär die sexuellen Vermehrungsprodukte herangezogen. Die Pilze, bei denen sexuelle Vermehrungsprodukte bislang nicht bekannt sind, werden in der heterogenen Gruppe der Deuteromyceten (Fungi imperfecti) zusammengefaßt.

Humanpathogene Pilze werden üblicherweise in Dermatophyten (Trichophyton, Microsporum, Epidermophyton), Schimmelpilze und Hefen gruppiert. Klinisch unterscheidet man häufig zwischen oberflächlichen (z. B. Rin-

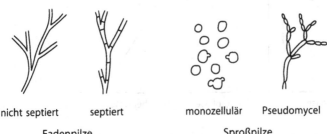

| nicht septiert | septiert | monozellulär | Pseudomycel |

| Fadenpilze | | Sproßpilze | |

Abb. 5.89. Pilzaufbau (schematisch)

Abb. 5.90. Pilzmyzel im Querschnitt (schematisch)

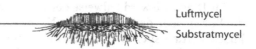

gelflechten, Nagelmykosen, Kleieflechte), subkutanen (z. B. Sporotrichose,
Chromomykose) und systemischen Mykosen (z. B. Blastomycosen, Cocci-
dioides, Histoplasma). Verschiedene Pilze („Opportunisten") gehören zur
normalen Umgebung des Menschen und rufen nur bei begünstigenden Faktoren (z. B. Abwehrschwäche) Infektionen hervor. Dazu gehören beispielsweise Candida und Aspergillus.

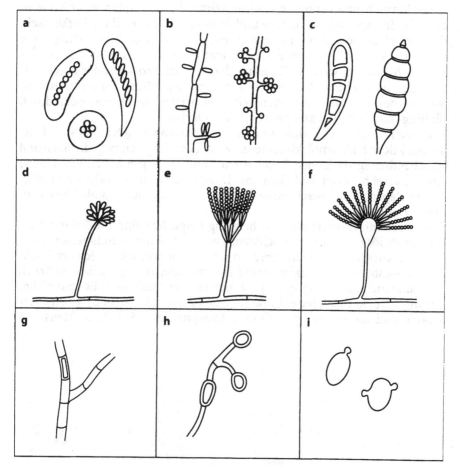

Abb. 5.91 a–i. Sporenbildung bei Pilzen (Auswahl, schematisch). Sexuell: **a** Ascosporen.
Asexuell: **b** Mikrokonidien, **c** Makrokonidien, **d** Cephalosporium, **e** Penicillium, **f** Aspergillus, (**b**–**f** Konidiosporen), **g** Arthrosporen, **h** Chlamydosporen, **i** sog. Blastosporen

Zur Diagnose wird teilweise der Direktnachweis (z. B. Nativmikroskopie), die Kultur oder der serologische Nachweis eingesetzt. Zur Anzüchtung von Pilzen werden spezielle Nährmedien eingesetzt, die Bebrütungstemperatur liegt meist bei 22–30 °C, bis zum Koloniewachstum ist oft eine Bebrütungsdauer von 10–21 Tagen erforderlich.

Viren sind sehr häufige und humanmedizinisch wichtige Infektionserreger. Es handelt sich dabei nicht um zelluläre Lebensformen, sondern um genetisches Material, das die Information zur eigenen Vervielfältigung trägt und von einer Proteinkapsel umgeben ist. Im Gegensatz zur Zelle enthalten die Partikel entweder RNS oder DNS, nicht aber beides gemeinsam. Viren haben einen Durchmesser zwischen 20 und 350 nm und zeigen einen zelluntypischen hochsymmetrischen, teils kubischen (Ikosaeder), teils helikalen, teils komplexen Aufbau (Abb. 5.92).

Die Vermehrung kann nur in einer Wirtszelle stattfinden unter Verwendung der intrazellulären Enzyme und Ressourcen. Wegen ihrer Unfähigkeit, sich außerhalb von Zellen zu vermehren, sind Viren als Verunreinigungen von Arzneimitteln wenig bedeutsam, wichtig aber bei Blut und Blutprodukten. Nachgewiesen werden Viren im Elektronenmikroskop oder durch Anzüchtung in belebten Medien (insbesondere Zellkultur). Strukturbestandteile werden beispielsweise serologisch (Oberflächenantigen) oder durch Blotting-Verfahren (Gensequenzen) charakterisiert.

Humanmedizinisch bislang unwichtig sind **Viroide**. Es handelt sich dabei um infektiöse Makromoleküle, die aus einer einsträngigen ringförmigen und stäbchenförmig verdrillten RNS bestehen und im Gegensatz zu Viren keine Eiweißkapsel besitzen. Lediglich das Hepatitis-D-Virus, das sich extrazellulär der Hepatitis-B-Kapsel bedienen muß, zeigt begrenzte Ähnlichkeiten zu den Viroiden.

In ihrer Infektiosität noch nicht völlig aufgeklärt sind die **Prione**. Dies sind infektiöse Partikel von schätzungsweise 4–6 nm Durchmesser, doch kommen auch fibrilläre Strukturen vor. Offenbar handelt es sich um hochthermoresistente und nukleinsäurefreie Proteine, die speziellen natürlich vorkommenden Zellmembranglykoproteinen verwandt sind. Es sind bisher nur wenige prioninduzierte Erkrankungen bekannt, insbesondere beim Tier Scrapie und die bovine spongiforme Enzephalitis (BSE), beim Menschen

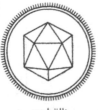
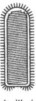
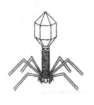

kubisch   umhüllt   helikal   komplex

Abb. 5.92. Virusaufbau (schematisch)

Kuru und die Creutzfeldt-Jakob-Krankheit. Charakterisiert sind diese Erkrankungen durch eine lange Inkubationszeit und eine zum Tod führende Degeneration des Zentralnervensystems. Es muß davon ausgegangen werden, daß BSE auf den Menschen übertragbar ist.

5.6.3
Mikrobiologische Anforderungen an Arzneimittel

Die Anforderungen an die mikrobiologische Reinheit eines Arzneimittels, z. b. seine Keimfreiheit, richten sich nach dem durch die Applikationsform bestimmten Risiko. Alle Parenteralia, d. h. in Blutbahn oder Gewebe applizierte Arzneimittel, müssen steril sein, ebenso Ophthalmika sowie manche andere (entsprechend Arzneibuch). Radionuklide mit kurzer Halbwertszeit dürfen bei sicherer Validierung verwendet werden, bevor das Prüfergebnis vorliegt.

Zubereitungen zur topischen Anwendung, die laut Ph. Eur. 1999 nicht steril sein müssen, dürfen je Gramm oder Milliliter höchstens 10^2 aerob wachsende Bakterien oder Pilze, maximal 10 Enterobakterien, jedoch kein Pseudomonas aeruginosa und kein Staphylococcus aureus enthalten.

Zubereitungen zur oralen, rektalen Anwendung dürfen je Gramm oder Milliliter höchstens 10^3 aerob wachsende Bakterien jedoch kein Escherichia coli Pilze und höchstens 10^2 Pilze enthalten.

Bei oralen Zubereitungen mit tierischen oder pflanzlichen Ausgangsstoffen, die nicht keimmindernden Verfahren unterworfen werden können, sind pro Gramm oder Milliliter bis 10^4 aerobe Bakterien und bis 10^2 Pilze erlaubbar. Sie müssen frei sein von Pseudomonas aeruginosa und Staphylococcus aureus, doch werden Enterobakterien außer Escherichia coli und Salmonellen bis zu einer Keimzahl von 10^2 toleriert.

Rein pflanzliche Zubereitungen, die vor Gebrauch überbrüht werden, dürfen pro Gramm oder Milliliter maximal 10^7 aerobe Bakterien und 10^5 Pilze, jedoch nur 10^2 Escherichia coli enthalten.

Pflanzliche Zubereitungen ohne Überbrühen vor Gebrauch dürfen pro Gramm oder Milliliter maximal 10^5 aerobe Bakterien, 10^4 Pilze, 10^3 Enterobakterien, jedoch kein E. coli oder Salmonellen enthalten.

Häufig wird Wasser bei der Herstellung von Arzneimitteln verwendet, Reinheit und Keimfreiheit muß dem Einsatz entsprechen. Gereinigtes Wasser (Aqua purificata) wird aus Trinkwasser durch verschiedene Verfahren wie z. B. Destillation, Ionenaustauscherbehandlung oder Umkehrosmose gewonnen. Die Keimfreiheit sollte den von der Trinkwasserverordnung gesteckten Grenzen entsprechen. Aqua ad iniectabilia in Großgebinden darf maximal 0,25 I.E./ml Bakterien-Endotoxine enthalten, als Action Limit gilt 10 Keime pro 100 Milliliter.

5.6.4
Keimzahlmindernde Verfahren

Um die Zahl der Bakterien in einer Zubereitung, den Ausgangsstoffen oder den Produktionsanlagen den Anforderungen entsprechend zu vermindern oder gering zu halten, sind verschiedene Verfahren gangbar.

Als **keimmindernde Verfahren** werden insbesondere die folgenden verwendet:

1) **Mechanisch:** Durch Filtration können je nach Porengröße Partikel unterschiedlicher Größe aus Flüssigkeiten und Gasen zurückgehalten werden. Bakterienfilter haben eine nominale Porengröße von 0,22 μm (oder kleiner). Die Filterwirkung ist abhängig von Keimzahl, Keimart und -größe. Bakterien und Pilze werden zurückgehalten, Viren können passieren.

Manche Filter arbeiten ausschließlich mit dem Siebeffekt, andere können zusätzlich auch Substanzen adsorbieren.

2) **Physikalisch:** Kälte sterilisiert nicht. Dagegen stellt Hitze das beste Sterilisationsverfahren dar. Die Bakterizidie beruht auf einer irreversiblen Denaturierung von Erregerproteinen und Zerstörung der Zellmembranen. Feuchte Hitze (Kochen, Pasteurisieren, fraktioniertes Erhitzen, Autoklavieren) wirkt bei niedrigeren Temperaturen als trockene (Heißluft, Abflammen, Ausglühen).

An nichtionisierenden Strahlen wird UV-Licht eingesetzt, es wirkt bakterizid durch strukturelle Veränderungen der DNS, hat aber nur eine geringe Eindringtiefe und gilt nur als desinfizierend. Ionisierende Strahlen (α, β, γ) wirken bei ausreichender Energieabsorption sterilisierend durch direkte Schädigung der DNS (Treffertheorie) oder durch Sekundärreaktionen (Entstehung reaktiver Gruppen).

3) **Chemisch:** Zahlreiche Substanzen sind in ausreichender Konzentration bakterizid, so daß sie zur Desinfektion (in Einzelfällen auch zur Sterilisation) eingesetzt werden können. Dazu gehören Ethylenoxid, Aldehyde, Oxidationsmittel, Säuren, Laugen, Halogene, Alkohole, Phenolderivate, Metallverbindungen und Detergenzien.

4) Teilweise werden **Kombinationen** verschiedener Verfahren eingesetzt, z. B. Kochen unter Zusatz von Desinfektionsmitteln.

Manche Verfahren wirken desinfizierend, andere sterilisierend. „**Desinfizieren** ist das Abtöten (bzw. bei Viren das irreversible Inaktivieren) der Erreger übertragbarer Krankheiten" (DIN 58 949, T1). „**Sterilisieren** ist das Abtöten bzw. das irreversible Inaktivieren aller vermehrungsfähiger Mikroorganismen" (DIN 58 900, T1). Sterilisation ist somit eine Maßnahme zur vollständigen Entkeimung, d. h. zum Abtöten aller lebensfähigen Vegetativ- und Dauerformen sowohl apathogener wie pathogener Erreger. Als steril gilt ein Gegenstand oder eine Substanz, wenn sie einer solchen Maßnahme unterworfen und vor erneuter Kontamination geschützt wurde.

Die Wahl des Verfahrens ist wesentlich abhängig vom Objekt und Ziel der Maßnahme und von der Resistenz der zu tötenden Mikroorganismen. Diese

Resistenz variiert in weiten Grenzen: Keime wie Treponemen, Gonokokken und Masernviren sind beispielsweise sehr empfindlich, Clostridiensporen andererseits sehr resistent.

Je nach Ausgangslage (z. B. Thermoresistenz des Arzneimittels, Bioburden u. a.) wird das zuträglichste Verfahren ausgewählt. Sofern möglich ist unter den keimmindernden bzw. Sterilisationsverfahren dem Autoklavieren der Vorzug zu geben. Da die Ausgangskeimzahl für den Erfolg des keimmindernden Verfahrens sehr wichtig ist, sollte generell bereits eine Keimarmut der Ausgangsstoffe angestrebt und eine Keimvermehrung während der Herstellung des Arzneimittels möglichst vermieden werden.

Möglichst sollen Arzneimittel im Endbehältnis sterilisiert werden.

Feuchte Hitze

Bezüglich Resistenz der Mikroorganismen gegenüber feuchter Hitze können 7 „Hitzeresistenzstufen" unterschieden werden:
1) Pasteurisieren erfaßt manche Bakterien und Viren. Es wird unterschieden zwischen Niederpasteurisieren (Verfahrensbedingungen 61,5 °C für 30 min), Hochpasteurisieren (Verfahrensbedingungen 72 °C für 15 s und Langzeitpasteurisieren (Verfahrensbedingungen 60 °C für 10 h).
2) Die meisten Viren (außer Hepatitis B) und vegetativen Bakterien werden erfaßt durch Verfahrensbedingungen von 80 °C für 30 min.
3) Vegetative Bakterien, Pilze, Pilzsporen und Viren werden bei 100 °C im strömenden Wasserdampf in Sekunden bis wenigen Minuten abgetötet. Als Verfahrensbedingungen werden 100 °C Kochen bzw. strömender Dampf für 10 – 15 min angegeben.
4) Milzbrandsporen können 100 °C feuchte Hitze für 15 min überstehen. Als Verfahrensbedingungen werden dafür 105 °C für 5 min angegeben.
5) Mesophile native Erdsporen (Sporenerde) und auch pathogene anaerobe Sporenbildner können 100 °C feuchte Hitze 10 – 20 h tolerieren, sterben aber bei 121 °C im Verlauf von Minuten. Als Verfahrensbedingungen werden 121 °C für 15 min angegeben.
6) Thermophile native Erdsporen tolerieren 100 °C feuchte Hitze bis zu 2 Tage lang, sie überleben selbst 121 °C evtl. für Stunden. Verfahrensbedingungen: 134 °C für 3 min.
7) Für Sporen von Fadenalgen oder Erreger der Creutzfeldt-Jakob-Erkrankung werden als Verfahrensbedingungen 132 °C für 60 min angegeben.

Keimmindernde Verfahren reduzieren die Ausgangskeimzahl in einer Zeiteinheit jeweils um den gleichen Prozentsatz. Tötet beispielsweise ein bestimmtes Verfahren in einer Zeitspanne T 90 % der Bakterien eines bestimmten Bakterienstammes, so sterben in der nachfolgenden Zeitspanne T von den verbleibenden (10 %) Zellen erneut 90 % und in der 3. Zeitspanne T erneut 90 % der verbliebenen Bakterien. Die Keimzahl wird also exponentiell vermindert. Werden die Keimzahlen in logarithmischem Maßstab gegen die Zeit aufgetragen, ergibt sich eine Gerade. Der Endpunkt der Gerade bzw.

die erforderliche Zeit bis zum Schnittpunkt mit der x-Achse hängt ab von der Ausgangskeimzahl (Abb. 5.93).

Die Zeit bis zur Reduktion der Keimzahl um den Faktor 10 (von 100 % der Ausgangskeimzahl auf 10 %) wird als „D-Wert" (Dezimalreduktionszeit bzw. Destruktionswert) angegeben und ist stark vom betreffenden Erregertyp (Abb. 5.93) und vom verwendeten Verfahren abhängig. Bei der Dampfsterilisation gibt der D_{121}-Wert beispielsweise an, wie viele Minuten einer Hitze von 121 °C erforderlich sind, um die Zahl der betreffenden Bakterien um den Faktor 10 zu vermindern. Sporen von Bacillus megaterium haben typischer Weise einen D_{121}-Wert von 0,04 min, Sporen von Bacillus stearothermophilus (von der Aufbereitung abhängig) einen D_{121}-Wert von 1,5 min. Bei der Heißluftsterilisation (trockene Hitze) hat Bacillus stearothermophilus bei 180 °C einen D-Wert von 0,21 min, bei 150 °C einen D-Wert von 2 min.

Bei der Gassterilisation hat D ebenfalls die Dimension Minuten, bei der Strahlensterilisation die Dosisdimension Megarad (Mrad) oder KiloGray (1 kGy = 0,1 Mrad, 1 Gy = 1 J / kg).

Die Zeitspanne, die erforderlich ist, um pharmazeutische Sterilisiergüter unter definierten Bedingungen zu sterilisieren, ist als „F-Wert" definiert. Der F-Wert (Letalitätsprodukt) gibt an, welche Sterilisationszeit (in Minuten) bei einem vorgegebenen D-Wert (d. h. bei einer bestimmten Keimresistenz und einem bestimmten Verfahren) erforderlich ist, um eine gewünschte Reduktion der Keimzahl um n Zehnerpotenzen zwischen Ausgangskeimzahl und verbleibender Restkeimzahl zu erreichen.

Zur Berechnung, für welche Mindestzeit bei der Dampfsterilisation am ungünstigsten Punkt die effektiven Bedingungen erreicht werden müssen, wird die Gleichung F = n · D verwendet: Dies ist gleichbedeutend mit F = D · (log N_A –N_E), wobei N_A die Ausgangskeimzahl und N_E die Endkeimzahl ist. Die Zahl n gibt also die Zahl der Zehnerpotenzen an, die zwischen Aus-

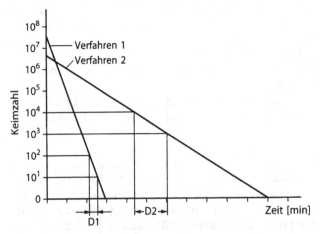

Abb. 5.93. Überlebenswahrscheinlichkeit des gleichen Mikroorganismus bei 2 verschiedenen thermischen Sterilisationsverfahren (oder zweier Mikroorganismen beim gleichen Verfahren) mit verschiedenen Dezimalreduktionswerten D 1 und D 2 in Minuten

gangs- und Endkeimzahl zu durchschreiten sind. Um in einem praktischen Beispiel bei einer Ausgangskeimzahl von 10^5 Keimen im Autoklaven eine Überlebenswahrscheinlichkeit von 10^{-7} zu erreichen, muß die D-Zeit 12mal erreicht werden. F ist in diesem Beispiel $12 \cdot D$. Bei $D_{121} = 1,5$ muß somit am „Kaltpunkt" des Füllgutes eine Temperatur von 121 °C für mindestens 18 min erreicht werden.

Die in den Pharmakopöen genannten Standardverfahren stellen „Overkill-Verfahren" dar. Der Berechnung der Einwirkzeiten wird nicht nur eine Verminderung der Ausgangskeimzahl auf 10^0 zugrundegelegt, sondern die Sterilisation wird bis zu einer theoretischen Kontaminationswahrscheinlichkeit von 10^{-6} weitergeführt.

Die berechneten Zeiten stellen effektive Sterilisationszeiten (ohne Anheiz- oder Ausgleichszeiten) dar (Abb. 5.94).

Wird bei niedrigeren Temperaturen sterilisiert, so überleben die Testkeime länger. Es verlängert sich also der D-Wert des Bioindikators, und entsprechend muß laut $F = n \cdot D$ auch die Sterilisationszeit verlängert werden.

Um die erforderlichen Sterilisierungszeiten bei einem Äquivalenzverfahren mit anderer Temperatur zu ermitteln, können die D-Werte eines Testkeimes bei verschiedenen Temperaturen bestimmt und die entsprechenden F-Werte (in Minuten, in logarithmischem Maßstab) in ein Diagramm gegen die Temperatur eingetragen werden. Die entstehende Gerade zeigt die Äquivalenzbedingungen und erlaubt die Ermittlung des „z-Wertes". Dieser z-Wert gibt an, um wieviele Grad die Sterilisationstemperatur geändert werden muß, um den D-Wert des Testkeimes um den Faktor 10 zu verändern. Der z-Wert gibt also die Temperaturdifferenz an, bei der sich die D-Werte wie 1 : 10 verhalten. Bei der Dampfsterilisation liegt der z-Wert für Sporen von Bacillus stearothermophilus im Bereich von 6–7 °C, für Sporen von Bacillus subtilis im Bereich von 8–13 °C. Bei der Sterilisation mit trockener Hitze liegt dagegen der z-Wert für Sporen von Bacillus stearothermophilus im Bereich von 14–24 °C, für Sporen von Bacillus subtilis im Bereich von 18–23 °C.

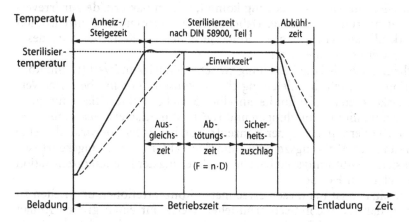

Abb. 5.94. Temperatur-Zeit-Verlauf in der Sterilisationskammer (–) und im Sterilisiergut (-----) während der Sterilisation im Autoklaven mit gespanntem Wasserdampf

Äquivalenzverfahren lassen sich auch berechnen: Das Letalitätsprodukt (F-Wert, Gesamtletalität) ist das Produkt aus dem Letalitätsgrad einer bestimmten Temperatur und seiner Einwirkdauer. Der Letalitätsgrad (L) ist ein relatives Maß für T die keimtötende Wirksamkeit bei einer bestimmten Temperatur im Vergleich zur keimtötenden Wirksamkeit der Bezugstemperatur (T_b). Die Bezugstemperatur ist die Temperatur, die bei der Berechnung von F-Werten dem Letalitätsgrad 1 zugeordnet ist (vgl. DIN 58 950, T1). Der F_0-Wert ist der F-Wert, bei dessen Berechnung eine Bezugstemperatur von 121 °C und ein z-Wert von 10 K zugrundegelegt ist. Der F_0-Wert wird berechnet (vgl. DIN 58 950 T1) nach der Formel

$$F_0 = \Sigma \Delta t \cdot 10^{\frac{(T_i - 121)}{10}}.$$

Der Letalitätsgrad L_i einer Meßstellentemperatur T_i ist im Vergleich zur Bezugstemperatur T_b:

$$L_i = 10^{\frac{(T_i - T_b)}{z}}.$$

Äquivalenzverfahren lassen sich (bei gleichem z) nach der Formel $F_i = F_b / L_i$ berechnen. Ist beispielsweise F_b 10 min bei einer Temperatur T_b von 115 °C und einem z von 10 K (Bezugsverfahren), so ist F_i bei einer Temperatur T_i von 105 °C 100 min (Äquivalenzverfahren).

Chemische Verfahren

Bei chemischen Verfahren der Keimminderung wird zwischen abtötenden (Endung „zid", z. B. bakterizid, fungizid) und wachstumshemmenden (Endung „statisch", z. B. bakteriostatisch, fungistatisch) Substanzen unterschieden. Während es bei bakteriostatischen Stoffen nach Nachlassen der Wirkung wieder zur Keimvermehrung kommt, führen bakterizide zur irreversiblen Vermehrungshemmung. Dabei spielt die verwendete Konzentration der Wirksubstanz eine wichtige Rolle. Je höher die Konzentration, desto schneller werden Keime abgetötet.

Mathematisch wird die Beziehung zwischen Einwirkungszeit (t) und Konzentration (c) durch die Gleichung $c^n \cdot t$ = konstant beschrieben. Der Verdünnungskoeffizient n ist für die einzelnen Mittel charakteristisch: für quarternäre Ammoniumverbindungen und $HgCl_2$ ist n beispielsweise 1, für Phenol 5–6. Die Verdoppelung der Konzentration bei Phenol bewirkt also eine Verkürzung der Abtötungszeit etwa um den Faktor 32–64, umgekehrt verlängert sich die Abtötungszeit bei einer Halbierung der Phenolkonzentration um den gleichen Faktor.

Grundsätzlich ist bei diesen errechneten Konzentrationen und Zeiten zu beachten, daß die theoretisch ermittelten Werte nur einen groben Anhalt geben können. Beispielsweise sind viele Keime zwar prinzipiell durch die gewählten Verfahren abtötbar, können jedoch hochgradig resistent sein, wenn sie in Kristallen oder durch Blut, Eiter, Stuhl, Serum o. ä. geschützt vorliegen. Meist werden erhebliche Sicherheitszuschläge gegeben („overkill").

Die Wirksamkeit des gewählten Verfahrens und der Parameter ist im Rahmen der Validierung zu belegen.

5.6.5
Aseptische Herstellung

Manche Arzneimittel müssen laut Arzneibuch steril sein, können jedoch nicht im Endbehältnis sterilisiert werden. In diesen Fällen wird der Weg beschritten, die Keimfreiheit des Arzneimittels durch **aseptische** (d. h. unter möglichst weitgehender Abwesenheit von Keimen erfolgende) **Herstellung** zu erzielen. Räume („clean room"), Produktionsanlagen, Behältnisse und Ausgangsstoffe sind nach Möglichkeit zu sterilisieren und die personalbezogene Keimbelastung durch hygienische Maßnahmen (z. B. Desinfektion), Organisation (z. B. Schutzkleidung, Schleusen) und Unterweisung zu senken. Insbesondere ist auch die Staubbelastung der Luft zu reduzieren (z. B. durch Hochleistungsschwebstofffilter bei „laminar flow"), da Kontaminationskeime überwiegend an Partikel gebunden sind. Es werden meist 4 Reinheitsbereiche unterschieden (PIC- und EU-Guidelines: A, B, C, D), die über die maximale Teilchenzahl pro Kubikfuß bzw. Kubikmeter Luft definiert sind.

5.6.6
Pyrogene

Neben der Freiheit von vermehrungsfähigen Mikroorganismen ist für viele Arzneimittel auch die Freiheit von fiebererzeugenden Verunreinigungen (**Pyrogene**) wichtig. Pyrogene stellen eine heterogene Gruppe von Stoffen dar, in der sich z. B. manche Kunststoffstabilisatoren, Gummihilfsstoffe, Organozinnverbindungen, Metallionen (z. B. Eisen, Kupfer), Gallensäuren oder Eiweiße finden. Häufig und bedeutsam sind aber insbesondere Pyrogene mikrobieller Herkunft, die beim Wachstum der Mikroorganismen gebildet werden und oft auch nach erfolgreicher Sterilisation persistieren. Neben viralen und Pilzantigenen rufen v. a. bakterielle Endotoxine (Lipopolysaccharide, O-Antigene) schon in ng-Mengen pro kg KG einen Anstieg der Körpertemperatur hervor (Einregulierung der Körpertemperatur auf einem höheren Niveau) neben Schüttelfrost, Blutdruckabfall, Atemnot, Kopf- und Gliederschmerzen, Leukopenie / Leukozytose. Die Endotoxine gramnegativer Bakterien bestehen typischerweise aus in der Zellwand gebundenem Lipid A, das über ein Kernoligosaccharid mit Oligosaccharidwiederholungseinheiten verbunden ist (Abb. 5.95).

Alle diese „exogenen" Pyrogene bewirken die Veränderung des Temperatur-Soll-Werts bei erhaltener Regulationsfähigkeit durch Freisetzung „endogener Pyrogene" aus Phagozyten und wohl auch anderen Zellen. Bei den endogenen Pyrogenen handelt es sich im wesentlichem um Interleukin-1, daneben Tumornekrosefaktor und Interleukin-6, sie führen zur Freisetzung

Abb. 5.95. Aufbau des Endotoxins von Enterobacteriaceae (schematisch)

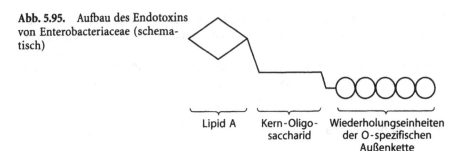

Lipid A	Kern-Oligo-saccharid	Wiederholungseinheiten der O-spezifischen Außenkette

von Prostaglandin E_2 und anderer Prostanoide, die den „Thermostat" im Hypothalamus beeinflussen. Bei mehrfacher Applikation exogener Pyrogene kommt es zur Gewöhnung des Organismus, nicht aber bei wiederholter Gabe „endogener Pyrogene".

Pyrogene lassen sich aus einem pharmazeutischen Ansatz nur schwer wieder entfernen. Endotoxine sind beispielsweise hochresistent gegen Temperaturen und lassen sich erst durch Temperaturen über 180 °C trockener Hitze oder mehrstündigem Autoklavieren zerstören. Leichter ist es, ihre Bildung zu vermeiden.

5.6.7
Konservierung

Vielfach ergibt sich die Notwendigkeit, den durch keimmindernde Verfahren erzielten sterilen oder keimarmen Zustand längerfristig durch einen **Rekontaminationsschutz** zu erhalten, der neu eindringende Keime abtötet. Für diese antimikrobielle Konservierung ist einerseits die Art des Behältnisses und der Abpackung wichtig, andererseits müssen oder können vielen Arzneimitteln als Hilfsstoffe antimikrobielle Konservierungsstoffe zugesetzt werden. Insbesondere müssen wäßrige Injektionslösungen in Mehrdosenbehältnissen sowie Ophthalmika ein Konservierungsmittel enthalten, wenn sie nicht selbst antimikrobiell aktiv sind. Andererseits dürfen Injektabilia nur bis zu einer Einzeldosis von 15 ml ein Konservans enthalten, um die applizierte Menge zu limitieren. Parenteralia zur intrazisternalen, intra- und retrookularen Verabreichung sowie Ophthalmika zum Einsatz am traumatisierten Auge müssen konservansfrei sein.

Ob ein Konservans erforderlich ist, hängt wesentlich auch von den Inhaltsstoffen ab. Bei einer antimikrobiellen Eigenaktivität, wenig verfügbarem freiem Wasser oder starkem osmotischem Druck ist eher kein Zusatz nötig.

Zum Einsatz kommen als Konservans z. B. Alkohole (z. B. Benzylalkohol oder Chlorbutanol), Säuren (z. B. Sorbinsäure, Benzoesäure), PHB-Ester (z. B. Methylester), Phenolderivate, quarternäre Verbindungen oder Organoquecksilberverbindungen. Die Konservierungsmittel sollen das Wachstum eines breiten Spektrums relevanter Keime ausreichend und je nach Applikationsform rasch unterdrücken, andererseits die Wirksubstanz, Hilfsstoffe so-

Abb. 5.96. Unterschiedliche Keimzahl-Zeit-Verläufe unter Einwirkung von Konservierungsmitteln (schematisch). **a** ohne Konservierungsmittel, **b, c, d** mit Konservierungsmittel

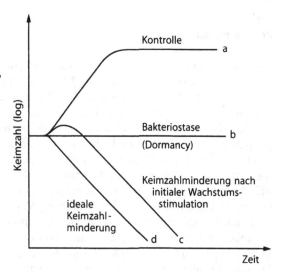

wie das Verpackungsmaterial nicht beeinträchtigen, langfristig stabil und wirksam (cave inaktivierende Faktoren wie z. B. pH-Wert), für den Patienten möglichst verträglich (cave Allergisierung) sowie geruchs- und geschmacksneutral sein. Die heute üblichen Konservierungsstoffe sind meist nicht viruzid, wegen der Erfordernis von Zellen zur Virusreplikation erscheint dies aber nicht vordringlich.

Die Dosierung der Konservierungsstoffe ist so zu wählen, daß die keimhemmende Wirkung auch nach längerer Lagerung noch ausreichend ist: Konzentrationen an der Wirksamkeitsgrenze führen statt zur Abtötung nur zur Stase der Mikroorganismen („dormancy") und erlauben bereits bei geringem Wirkungsverlust ein Keimwachstum. Zudem können substatische Konzentrationen teilweise das Keimwachstum sogar forcieren oder bakterizide initial einen Vermehrungsschub auslösen. In solchen Fällen ist neben der Keimzahl auch die Bildung mikrobieller Produkte (z. B. Pyrogene) begünstigt (Abb. 5.96).

Wichtig für die Keimfreiheit eines Arzneimittels ist auch sein **Behältnis** bzw. die Verpackung. Auf Erregerdichtigkeit ist zu achten (Glas, Kunststoff), insbesondere auch im Bereich von Stopfen, Durchstichverschlüssen und Bördelkappen. Das Material muß mit Wirk- und Hilfsstoffen wie auch ggf. mit dem Konservans kompatibel und darf nicht selbst pyrogen sein. Die Behältnisse bzw. Verpackungen müssen je nach beabsichtigtem Verfahren die Sterilisation erlauben: Sterilisationspapier muß beispielsweise ausreichend luftdurchlässig, naß-berstfest, keimdicht und wasserwiderstehend sein (vgl. DIN 58 953).

5.6.8
Prüfmethoden

Die Arzneibücher legen nicht nur die Anforderungen an Arzneimittel fest (Sterilität, maximale Keimzahl, Konservierung, Abwesenheit spezieller Keime, Pyrogenfreiheit), sondern beschreiben auch die Methoden, mit denen die Kriterien geprüft werden können.

Die Prüfung der Sterilität und Keimzahl basiert primär darauf, daß die zu prüfenden Arzneimittel in Nährmedien gebracht werden, in denen sich – sofern vorhanden – Mikroorganismen vermehren und dadurch erkennbar werden. Voraussetzung sind Nährmedien (Nähr- und Wuchsstoffangebot, pH-Wert u. a.) und Wachstumsbedingungen (z. B. Bebrütungstemperatur, O_2-Spannung), mit denen die gesuchten Mikroorganismen reproduzierbar und sicher anzüchtbar sind. Die Anforderungen der verschiedenen Mikroorganismen unterscheiden sich voneinander, je nach Prüfung sind daher die Bedingungen zu wählen. Jede Charge der Nährmedien muß auf Sterilität und Eignung (Kontrolle mit Testkeimen) geprüft werden. Bei der Prüfung von Arzneimitteln müssen keimhemmende Substanzen (etwa Konservierungsmittel) entfernt werden, die vorhandene Keime durch Unterdrückung ihres Wachstums auf dem Kulturmedium unkenntlich machen würden. Zur Erkennung von Hemmfaktoren werden Kontrollansätzen bekannte Referenzstämme zugesetzt, deren Wachstum im Kontrollansatz erforderlich ist. Andererseits ist Sorge dafür zu tragen, daß nicht im Verlauf der Prüfung Keime eingebracht werden, die eine Unsterilität des Arzneimittels vortäuschen.

Es müssen nicht alle Endbehältnisse einer Arzneimittelcharge geprüft werden, doch ist je nach Chargengröße eine repräsentative Stichprobe zu untersuchen, da nicht notwendigerweise jedes Behältnis kontaminiert ist.

Zur **Prüfung auf Sterilität** wird möglichst die Membranfiltermethode verwendet: Die flüssige oder gelöste Probe wird durch einen sterilen Bakterienfilter (nominaler Porendurchmesser hier maximal 0,45 µm) passiert, die Membran wird ggf. (z. B. bei antimikrobiellen Eigenschaften des Produktes) mehrfach gewaschen und auf/in geeignete und sterile Nährmedien gebracht oder damit überschichtet. Kommt es im Verlauf des nachfolgenden Bebrütens (mindestens 14 Tage) zum Keimwachstum, so war die Probe nicht steril. Flüssige Proben werden direkt filtriert, lösliche steril gelöst, Öle und ölige Lösungen ggf. mit einer geeigneten sterilen Verdünnungslösung (z. B. Isopropylmyristat) verdünnt.

Sollte ein Lösen des Arzneimittels schwierig oder unmöglich sein (z. B. Öle, Salben, Cremes, Puder), kann es auch direkt in das Nährmedium eingebracht und bebrütet werden.

Wird im Rahmen der Prüfung ein Keimwachstum beobachtet, so entspricht die Probe nicht. Die Prüfung kann nur als invalide betrachtet werden, wenn klar gezeigt werden kann, daß der Wachstumsbefund Ursachen hatte, die vom Produkt unabhängig sind. Bleibt Keimwachstum aus, so entspricht die Probe den Anforderungen nach Sterilität.

Manche Arzneimittel müssen nicht steril sein, dürfen jedoch eine bestimmte Keimzahl nicht überschreiten. Zur **Keimzahlbestimmung** kann die Probe einerseits membranfiltriert und der Filter auf ein festes Nährmedium aufgelegt werden. Alternativ kann eine definierte Menge Probe auf einem festen Nährmedium ausgespatelt oder einer gerade noch flüssigen warmen Portion „festen Nährmediums" vor dem Gießen in eine Petri-Schale zugegeben werden (Plattengußverfahren). Bei allen Verfahren entstehen im Verlauf des nachfolgenden Bebrütens aus den verstreut liegenden Bakterien bzw. Pilzen (genauer: koloniebildenden Einheiten) makroskopisch sichtbare Bakterien- bzw. Pilzkolonien, die ausgezählt werden.

Auch durch Verdünnungsreihe (mit Endkonzentration 1 : 100, 1 : 1000 und 1 : 10.000 in je 3fachem flüssigem Ansatz) kann überschlagsmäßig die Keimzahl ermittelt werden.

Sterile Arzneimittel müssen frei sein von z. B. Mycobacterium tuberculosis. Da diese Keime bei der üblichen Sterilitätsprüfung nicht erkannt werden, ist auf ihre Abwesenheit in gefährdeten Zubereitungen (Tuberkulinzubereitung) ggf. speziell zu prüfen. Bei Impfstoffen wird teilweise der Nachweis verlangt, daß keine Mykoplasmen oder Viren enthalten sind.

Auch in nichtsterilen Arzneimitteln dürfen bestimmte Keimarten nicht enthalten sein. Daher müssen die nachgewiesenen Mikroorganismen hinsichtlich Spezieszugehörigkeit differenziert werden. Dies geschieht meist auf Indikatormedien, teilweise auf Selektionsmedien, anhand ihrer biochemischen Leistungen, Wachstumsbedingungen oder ihrer Fettsäuren.

Das Ergebnis der Keimzahlbestimmung ist nur als „Momentaufnahme" zu verstehen und kann sich durch ungünstige Lagerungsbedingungen rasch ändern. Daher ist durch Zusatz von Konservierungsstoffen Sorge zu tragen, daß sich in gefährdeten Produkten evtl. vorhandene Mikroorganismen nicht vermehren können bzw. abgetötet werden. Die Wirkung der **Konservierungsstoffe** in Arzneimitteln kann durch viele Faktoren beeinträchtigt werden. Daher ist während der Entwicklung der Zubereitung der gewählte Rekontaminationsschutz auf seine Effizienz zu testen. Dazu werden der Zubereitung geeignete Mikroorganismen (etwa 10^5–10^6 pro Gramm oder Milliliter) zugesetzt und nach unterschiedlichen Lagerzeiten des Arzneimittels (nach Inaktivierung des Konservans) die Zahl der koloniebildenden Einheiten bestimmt. Eine ausreichende Konservierung liegt vor, wenn je nach Keim und Zubereitungstyp die geforderte Keimreduktion in der vorgegebenen Zeit erreicht wird. Eine Bakterizidie zeigt sich an einer Abnahme der zugesetzten Keimzahl, Bakteriostase am Gleichbleiben der zugesetzten Keimzahl.

Auf **Pyrogene** wird nach Ph. Eur. jeweils an 3 vorkontrollierten Kaninchen unter genau standardisierten Bedingungen geprüft. Vor und nach Injektion der zu prüfenden Lösung wird die Körpertemperatur der Tiere gemessen. Die maximalen Temperaturerhöhungen der 3 Kaninchen im Verlauf der 3 h werden addiert. Liegt die Summe der 3 Einzelwerte unter 1,15 °C, so entspricht die Probe den Anforderungen, liegt sie höher als 2,65 °C, so deutet dies auf Pyrogene und die Probe entspricht nicht den Anforderungen. Liegt die Summe der Temperaturanstiege zwischen 1,15 und 2,65 °C, so ist eine Wiederholung der Prüfung möglich. Bakterielle Endotoxine sind eine wichtige Subgruppe der Pyrogene. Ihr Vorhandensein kann dadurch im Limulus-Test geprüft werden, daß bereits bei Anwesenheit von 0,0001 mg/l Endotoxin ein Lysat der Amöbozyten des Pfeilschwanzkrebs Limulus polyphemus geliert.

5.6.9
Validieren

Im Rahmen der Endkontrolle einer größeren Charge ist es nur möglich, stichprobenartig einzelne Behältnisse auf die geforderte Sterilität oder die Keimzahl zu prüfen. Sind nur wenige Behältnisse unsteril, so ist die statistische Wahrscheinlichkeit der Erkennung gering. Statt auf die Endkontrolle wird daher heute v. a. Gewicht auf die Validierung des Herstellungsprozesses gelegt. Validieren bedeutet die Beweisführung in Übereinstimmung mit den Grundsätzen der Guten Herstellungspraxis, daß Verfahren, Prozesse, Ausrüstungsgegenstände, Materialien, Arbeitsgänge oder Systeme tatsächlich zu den erwarteten Ergebnissen führen. Schon bei der Planung des Herstellungsprozesses sollen die Parameter so festgelegt werden, daß das angestrebte Ziel sicher erreicht wird. Neben der Charakterisierung der Ausgangsstoffe und der Rahmenbedingungen heißt dies bezüglich der Produktsterilisation: „Das Validieren ist das systematische Ermitteln der Parameter eines Sterilisationsprozesses für ein bestimmtes Sterilisiergut mit einer bestimmten Keimbelastung in bestimmter Verpackung und Beladungsanordnung" (DIN 58 948, T1).

Validieren bedeutet also zu belegen, daß bei funktionstüchtigen Geräten und Einhalten der Herstellungs- und Prozeßparameter die Zielvorgabe hinsichtlich Identität, Gehalt, Reinheit, Keimfreiheit u. a. des Arzneimittels erreicht wird. Zu diesen Parametern gehört beispielsweise die zu erwartende Keimzahl, das zu erwartende Keimspektrum und die maximal zu erwartende Resistenz gegenüber der keimmindernden Maßnahme sowie die Abtötungsquote von Testkeimen an der kritischsten Stelle des Gerätes unter den gewählten Bedingungen.

Es ist der theoretische F-Wert zu berechnen sowie Sicherheitszuschläge, Anheiz-, Ausgleichs- Sterilisier- und Abkühlzeiten festzulegen. Die reale Effektivität dieser berechneten Werte ist zu belegen und regelmäßig zu überprüfen (z. B. alljährliche Revalidierung). Wird ein Parameter geändert, beispielsweise der Beladungsplan des Sterilisatorinnenraumes, so ist die Validierung zu wiederholen.

Zur Prüfung der Sterilisationseffektivität werden neben Temperaturmessern Bioindikatoren verwendet, die Mikroorganismen mit bekannter hoher Resistenz enthalten, beispielsweise Sporen von Bacillus stearothermophilus oder Bacillus subtilis. Sie werden (z. B. in Sporenpäckchen) zusammen mit dem Sterilisiergut dem Verfahren unterworfen und dann in einem geeigneten Nährmedium auf überlebende Keime hin überprüft.

Neben der generellen Prüfung des Geräts und der Validierung des Verfahrens steht die **Chargenprüfung**. Autoklaven können beispielsweise geprüft werden durch Temperatur-Druck-Zeit-Diagramme.

Auch bei der **Sterilfiltration** ist die Zahl und die Art der erwarteten Keime wichtig. Sterilfilter sind auf ihr Keimrückhaltevermögen und ihre Stabilität zu validieren, meist geschieht dies durch den Hersteller. Als Inprozeßkontrolle vor der Sterilisation der Filteranlage sowie nach Filtration ist ein Integritätstest zu machen, um Lecks zu erkennen.

Literatur

EG-Leitfaden einer Guten Herstellungspraxis für Arzneimittel (1990) Pharm Ind 52/7: 853–883

FDA-Richtlinie für mittels aseptische Verfahren hergestellte Arzneimittel (1987) Pharm Ind 49/12: 1237–1246

PIC-Dokumente (Pharmazeutischen Inspektions-Convention):
  PH 1/97: „Leitfaden einer Guten Herstellungspraxis für pharmazeutische Produkte";
  PH 2/97: „Richtlinien für die Herstellung von sterilen Produkten"

DIN 58 900. Sterilisation. Allgemeine Grundlagen. Beuth, Berlin

DIN 58 950. Dampf-Sterilisatoren für pharmazeutische Sterilisiergüter. Beuth, Berlin

Bundesgesundheitsamt (1997) Liste der vom Robert-Koch-Institut geprüften und anerkannten Desinfektionsmittel und -verfahren. Stand vom 15. 06. 1997 (13. Ausgabe). Bundesgesundheitsblatt 9/97: 344–361

Wallhäuser KH (1995) Praxis der Sterilisation – Desinfektion – Konservierung, 5. Aufl. Thieme, Stuttgart

6 Statistik

H. Voss

Statistik ist die Wissenschaft, Daten beliebiger Tatsachen zu gewinnen, darzustellen, zu analysieren und zu interpretieren. Grundaufgaben der Statistik sind das Beschreiben, das Schätzen, das Entscheiden und das Schließen auf die Grundgesamtheit, der die Daten entstammen (nach [6]). Pharmazeutische Grundgesamtheiten sind insbesondere Masse, Gehalt, Freisetzung, Bioverfügbarkeit und Haltbarkeit einzeldosierter Arzneiformen.

6.1
Einleitung

Der Begriff Statistik kommt vom lateinischen Wort status (= Zustand). Statistische Analysen bezogen sich ursprünglich auf die systematische Registrierung von bestimmten Merkmalen oder Ereignissen. So wurden z. B. die Verteilung des Lebensalters bei Volkszählungen, die Lebenserwartung in sog. Sterbetafeln oder die Anzahl von Unfällen zur Beurteilung des Risikos für Versicherungsgesellschaften erfaßt. Erst in diesem Jahrhundert fand ein Übergang von dieser ausschließlich beschreibenden Form von Beobachtungsdaten (deskriptive Statistik) zu umfassenderen Analysen von Versuchsresultaten statt.

In der heutigen Forschung stellen die modernen Methoden der Statistik Instrumente zur Verfügung, mit deren Hilfe wissenschaftliche Hypothesen anhand von gezielten Experimenten auf ihre Gültigkeit überprüft, Ursache-Wirkungs-Beziehungen mit Hilfe von Modellen beschrieben oder aufgrund von Stichprobenergebnissen getroffene Aussagen objektiviert werden können (schließende Statistik).

Bei der Herstellung von Arzneimitteln werden z. B. folgende Fragen mit ihrer Hilfe beantwortet.

- Welche Aussage läßt sich anhand des mittleren Gewichtes einer geringen Anzahl von Tabletten einer produzierten Charge über das mittlere Tablettengewicht der Gesamtcharge machen?
- Sind 2 oder mehrere produzierte Chargen hinsichtlich bestimmter Qualitätsmerkmale identisch?
- Welchen Einfluß hat eine Lagerung von Arzneimitteln auf ihre Qualität?
- Wie läßt sich die Freigabe des Wirkstoffes bei Auflösung einer Tablette beschreiben?

In den folgenden Abschnitten werden anhand von Beispielen die Grundlagen
der statistischen Schlußweisen dargelegt und die Vorgehensweise bei einigen
in der Praxis alltäglich vorkommenden Fragestellungen erläutert.

6.2
Grundgesamtheit und Stichprobe

Die beiden fundamentalen Begriffe der Statistik sind die der **Stichprobe** und
die der **Grundgesamtheit.** Eine Stichprobe wird häufig auch als die Menge
der Beobachtungen bezeichnet. Auf der anderen Seite ist eine Grundgesamtheit die Gesamtheit aller möglichen Beobachtungen gleicher Art.

Bei einer Menge von 10 000 Tabletten, die unter identischen Herstellungsbedingungen produziert wurden, stellt die Menge aller 10 000 Einzelgewichte
dieser Tabletten eine Grundgesamtheit dar. Werden der Charge 100 Tabletten
entnommen und deren Gewicht bestimmt, so bilden die 100 beobachteten
Einzelgewichte eine Stichprobe aus der genannte Grundgesamtheit.

Aus einer einzelnen Grundgesamtheit können viele verschiedene Stichproben entnommen werden. In diesem Sinne ist die Grundgesamtheit stabil,
während die Stichproben variieren. Ein zentrales Problem der Statistik besteht darin zu entscheiden, welche generellen Schlüsse aus einer speziellen
vorliegenden Stichprobe gezogen werden dürfen.

Angenommen, in dem obigen Beispiel liegen alle 100 Einzelgewichte der
Stichprobe zwischen 98 und 103 mg. Aus dieser Information könnte geschlossen werden, daß alle Tabletten der Charge nicht weniger als 98 mg
und nicht mehr als 103 mg wiegen. Es könnte auch behauptet werden,
daß eine Stichprobe von 100 Tabletten (= 1 % der Gesamtheit) zu klein
sei, um irgendetwas über die Grundgesamtheit auszusagen. Diese beiden extremen Behauptungen sind unvernünftig, wenn nicht sogar unrichtig. Es
gibt keine Veranlassung, die Stichprobe als eine vollkommene Miniaturwie-
dergabe der Grundgesamtheit anzusehen, und dennoch sagt die Stichprobe
etwas aus über die Grundgesamtheit: es ist z. B. unmöglich, daß alle Tabletten der Charge über 100 mg wiegen.

Generell läßt sich sagen: Basierend auf den Informationen aus einer Stichprobe lassen sich nur wenige Aussagen über die Grundgesamtheit mit
100%iger Sicherheit machen. In den meisten Fällen kann eine Aussage
nur mit einer bestimmten Sicherheitswahrscheinlichkeit getroffen werden,
die kleiner ist als 100 %.

Die Güte der Aussage (d. h. die Höhe der Sicherheitswahrscheinlichkeit)
hängt meistens von mehreren Faktoren ab. Wichtig ist, daß die Stichprobe
repräsentativ für die Grundgesamtheit ist. Eine solche Stichprobe wird auch
Zufallsstichprobe genannt. Das heißt, jede andere Stichprobe vom gleichen
Stichprobenumfang (= Anzahl der Beobachtungen) hatte dieselbe Chance,
ausgewählt zu werden. Um dies zu garantieren, werden die Einheiten nicht
willkürlich der Gesamtmenge entnommen, sondern es wird nach einem zuvor festgelegten Entnahmeplan vorgegangen, der unter Verwendung von Zu-
fallszahlen erstellt ist. Dieser Vorgang wird **randomisieren** genannt. Zufalls-

zahlen sind in Tafelwerken zur Statistik zu finden oder mittels geeigneter Software zu generieren.

6.3
Normalverteilung

Liegen die Einzelbeobachtungen einer Stichprobe vor, sind sie zunächst ungeordnet und unübersichtlich. Um die Befunde übersichtlicher und knapper darzustellen, empfiehlt es sich, sie wenn möglich, der Größe nach zu ordnen und in Klassen einzuteilen. So resultiert eine Häufigkeitsverteilung, anhand derer sich Rückschlüsse auf die Häufigkeitsverteilung der Grundgesamtheit ziehen lassen.

Zahlreiche statistische Methoden gehen von einem bestimmten Typ der Häufigkeitsverteilung in der Grundgesamtheit aus (verteilungsabhängige Methoden). Dem gegenüber stehen die verteilungsfreien Methoden, die keinen bestimmten Verteilungstyp voraussetzen.

Häufig in der Praxis verwendete Verteilungen sind die Binomialverteilung, die t-Verteilung die χ^2-Verteilung (gesprochen: Chi-Quadrat), die F-Verteilung und v. a. die Normalverteilung.

Für die Beispiele in den nachfolgenden Abschnitten wird stets angenommen, daß die Grundgesamtheit annähernd normalverteilt ist. Soll anhand einer Stichprobe nachgeprüft werden, ob die Daten der Gesamtheit tatsächlich annähernd normalverteilt sind, stehen hierfür statistische Verfahren zur Verfügung [5, 6]. Für einen ersten Überblick wird ein **Häufigkeitsdiagramm** der beobachteten Daten angefertigt. Ist die Stichprobe groß genug (> 50) und ist das Häufigkeitsdiagramm aller Daten der Stichprobe **symmetrisch** mit einem Maximum in der Mitte und nach beiden Seiten absinkend, kann davon ausgegangen werden, daß die Grundgesamtheit annähernd normalverteilt ist (Abb. 6.1 a).

Ein Häufigkeitsdiagramm ist allerdings nicht eindeutig festgelegt. Es hängt v. a. von der Wahl der Klasseneinteilung ab. Zur richtigen Wahl einer Klasseneinteilung s. [4]. Eine Faustformel besagt: „Ist n die Anzahl der verfügbaren Werte, so sollte die Zahl der besetzten Klassen nicht größer als $\sqrt{n}$ sein."

Natürlich läßt sich auch für eine Grundgesamtheit ein Häufigkeitsdiagramm erstellen, wenn alle Einzelwerte bekannt sind. Ein Häufigkeitsdiagramm für das Beispiel der 10 000 Tablettengewichte könnte möglicherweise die Gestalt in Abb. 6.1 a haben. Nur im theoretischen Fall einer unendlich großen Grundgesamtheit könnte die Klasseneinteilung beliebig verfeinert und so eine kontinuierliche Kurve erhalten werden, die sog. Verteilungsdichte der Normalverteilung, auch Glockenkurve genannt (Abb. 6.1 b). In der Realität kann diese Verteilungsdichte immer nur durch eine Stufenkurve angenähert werden, aber für große Grundgesamtheiten ist sie ein geeignetes Modell. Das heißt, daß Aussagen, die für das Modell richtig sind, auf annähernd normalverteilte große Grundgesamtheiten übertragbar sind.

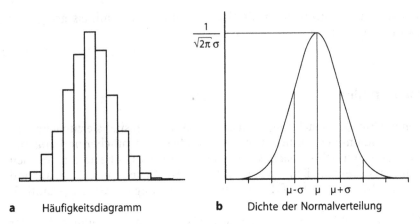

a   Häufigkeitsdiagramm   **b**   Dichte der Normalverteilung

Abb.6.1 a, b.   Gegenüberstellung des Häufigkeitsdiagramms einer annähernd normal verteilten Grundgesamtheit (**a**) und der theoretischen, idealen Glockenkurve (**b**)

Je nach Güte der Produktion könnte das Häufigkeitsdiagramm der 10 000 Tablettengewichte aber auch breiter oder schmaler sein. Da in jedem der Fälle von einer Normalverteilung der Daten gesprochen werden würde, wird ersichtlich, daß es die Normalverteilung nicht gibt. Es gibt in Wirklichkeit viele Normalverteilungen, die sich durch Lage und Streuung unterscheiden.

Die Lage einer Normalverteilung wird angegeben durch das **Mittel** μ aller Werte und ist aufgrund der Symmetrie identisch mit dem häufigsten Wert. Die Streuung einer Normalverteilung wird angegeben durch die **Standardabweichung** σ.

Das Quadrat der Standardabweichung σ^2 heißt **Varianz** der Normalverteilung. Die Funktionsgleichung der Normalverteilungsdichte (Glockenkurve) lautet:

$$f(x) = \frac{1}{\sqrt{2\pi\sigma^2}} \cdot e^{\frac{-(x-\mu)^2}{2\sigma^2}}.$$

Daraus ist zu ersehen, daß mit den beiden Parametern μ und σ^2 die theoretische Normalverteilung eindeutig festgelegt ist.

In der Praxis sind μ und σ^2 einer annähernd normalverteilten Grundgesamtheit in der Regel unbekannt. Anhand einer Stichprobe können sie geschätzt werden.

Beispiel:

$x_1...,x_{100}$ seien die 100 Tablettengewichte der o. g. Stichprobe.

Die Schätzung für μ ist das arithmetische Stichprobenmittel:

$$\bar{x} = \sum_{i=1}^{100} x_i/100.$$

Die Schätzung für σ^2 ist die Stichprobenvarianz:

$$s^2 = \sum_{i=1}^{100} [x_i - \bar{x}]^2 / (100 - 1).$$

Die beiden Schätzungen $\bar{x}$ und s^2 werden Punktschätzungen der Parameter genannt. Es ist nicht davon auszugehen, daß $\bar{x}$ und s^2 identisch sind mit μ und σ^2, dem Mittelwert und der Varianz der Grundgesamtheit. Es lassen sich jedoch basierend auf den Daten der Stichprobe Bereiche angeben, in denen mit vorgegebener Vertrauenswahrscheinlichkeit p die wahren Parameter μ und σ^2 liegen. Diese Bereichsschätzungen nennt man **Konfidenzintervalle** oder Vertrauensintervalle zum Niveau p. Es wird z. B. von einem Konfidenzintervall zum Niveau p = 0,95 oder auch von dem 95-%-Konfidenzintervall gesprochen.

Bevor die Formeln zur Berechnung der Konfidenzintervalle für die Parameter μ und σ^2 angegeben werden können, müssen noch einige Begriffe erklärt werden. In der Statistik spielen neben der Normalverteilung auch die Verteilungen von Stichprobenfunktionen eine wichtige Rolle. Eine Stichprobenfunktion ist eine Vorschrift, nach der aus den Stichprobenwerten ein neuer Wert ausgerechnet wird. So ist z. B. der arithmetische Mittelwert eine Stichprobenfunktion.

Die beiden wichtigsten unter den Verteilungen von Stichprobenfunktionen sind die χ^2-Verteilung sowie die t-Verteilung.

Wie bereits ausgeführt wurde, ist **die** Normalverteilung ein Sammelbegriff für alle Normalverteilungen mit beliebigen Parametern μ und σ^2. Ebenso hängen die Dichtefunktionen sowohl der χ^2-Verteilung als auch der t-Verteilung von einem Parameter ab. Es ist in beiden Fällen eine natürliche Zahl, auch Anzahl der Freiheitsgrade genannt (Abb. 6.2).

Für alle Dichtefunktionen von Verteilungen gilt definitionsgemäß, daß die Gesamtfläche zwischen der zugehörigen Kurve und X-Achse den Wert 1 hat.

Für jede Zahl c mit $0 < c < 1$ gibt es einen X-Wert Q_c, so daß die Fläche, begrenzt durch die Kurve, die X-Achse sowie durch die Parallele zur Y-Achse $x = Q_c$ den Wert c hat. Der Wert Q_c wird **Quantil der Ordnung c** genannt (s. Abb. 6.2 als Veranschaulichung).

Mit Hilfe der vorangegangenen Definitionen kann nun angegeben werden, wie die Konfidenzintervalle für die Parameter μ und σ^2 einer normalverteilten Grundgesamtheit berechnet werden:

Gegeben sei mit $x_1, ..., x_n$ eine Stichprobe vom Stichprobenumfang n.

Weiter seien der Stichprobenmittelwert

$$\bar{x} = \frac{1}{n} \sum_{i=1}^{n} x_i$$

und die Stichprobenvarianz

$s^2 = \frac{1}{(n-1)} \sum_{i=1}^{n} [x_i - \bar{x}]^2$ gegeben.

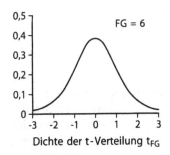

Dichte der t-Verteilung t_{FG}

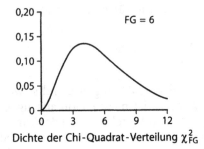

Dichte der Chi-Quadrat-Verteilung χ^2_{FG}

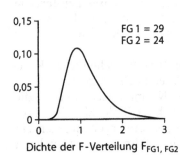

Dichte der F-Verteilung $F_{FG1, FG2}$

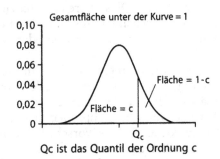

Q_c ist das Quantil der Ordnung c

Q_c 'teilt' die Gesamtfläche in
1. Fläche = c und 2. Fläche = 1-c

Abb. 6.2. Darstellung der Dichtefunktion von t-Verteilung, χ^2-Verteilung und F-Verteilung sowie die graphische Veranschaulichung der Definition eines Quantils der Ordnung c (FG: Freiheitsgrad)

Das **Konfidenzintervall für** μ zum Konfidenzniveau p [kurz: $KI_p(\mu)$] ist:

$$KIp(\mu) = \left[\bar{x} - \frac{t_{FG,c}}{\sqrt{n}} \cdot s, \ \bar{x} + \frac{t_{FG,c}}{\sqrt{n}} \cdot s\right] \text{ wobei } FG = n - 1 \text{ und } c = (1 + p)/2.$$

Der Wert $t_{FG,c}$ ist das Quantil der Ordnung c der t-Verteilung mit FG Freiheitsgraden.

Das **Konfidenzintervall für** σ^2 zum Konfidenzniveau p [kurz: $KIp(\sigma^2)$] ist:

$$KIp(\sigma 2) = \left[\frac{(n-1)\cdot s^2}{\chi^2_{FG,c_1}}, \ \frac{(n-1)\cdot s^2}{\chi^2_{FG,c_2}}\right] \text{ wobei } FG = n - 1, c_1 = (1 + p)/2 \text{ und } c_2 = (1 - p)/2.$$

wobei $FG = n-1$, $c_1 = (1 + p)/2$ und $c_2 = (1 - p)/2$.

Die Werte $\chi^2_{FG,c1}$ und $\chi^2_{FG,c2}$ sind die Quantile der Ordnung c_1 bzw. c_2 der χ^2-Verteilung mit FG Freiheitsgraden.

Quantile von Verteilungen können mittels geeigneter Software berechnet oder in statistischen Tafelwerken nachgeschlagen werden.

6.4
Statistische Tests:
Vergleich zweier normalverteilter Grundgesamtheiten anhand von Stichproben

F-Test

Anhand des F-Tests wird geprüft, ob die beiden Grundgesamtheiten die gleiche Varianz besitzen.

Beispiel:
Es wurden 2 Chargen von je 10 000 Tabletten gefertigt. Das Tablettengewicht sei bei beiden Chargen annähernd normalverteilt. Der Produzent möchte wissen, ob die Variabilität der Tablettengewichte bei beiden Chargen identisch ist, d. h. ob die Varianzen σ_1^2 und σ_2^2 der beiden Chargen gleich sind. Aus Kosten- und Kapazitätsgründen soll dies anhand von Stichproben geprüft werden.

Aus jeder der beiden Chargen wird gemäß einem zuvor erstellten Plan (s. 6.2) eine Anzahl von Tabletten entnommen. Die Gewichte der Tabletten sowie die Stichprobenmittelwerte und die Stichprobenstreuungen werden bestimmt (Abb. 6.3). Der Umfang der Stichprobe aus der 1. Charge sei n_1 und aus der 2. Charge n_2.

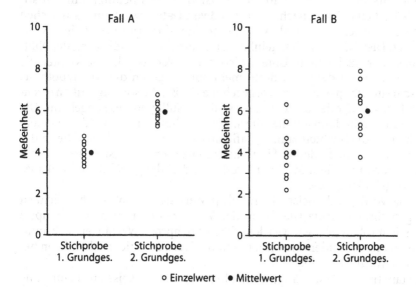

Abb. 6.3. In den Fällen A und B beträgt der Mittelwert der Stichprobe aus der ersten Grundgesamtheit 4 und der Mittelwert der Stichprobe aus der zweiten Grundgesamtheit 6. Die Variabilität der Einzelwerte ist im Fall A deutlich geringer als im Fall B. Intuitiv könnte im Fall A gesagt werden: Die Wahrscheinlichkeiten, daß die beiden Grundgesamtheiten den gleichen Mittelwert haben, ist sehr gering. Im Fall B dagegen könnte diese Wahrscheinlichkeit für wesentlich größer gehalten werden.

	Tablettengewichte	Stichprobenmittel	Stichprobenvarianz

Charge 1: $x_{1_1}, x_{1_2}, , x_{1_n}$ $\bar{x}_1 = \sum_{i=1}^{n_1} x_{1_i}/n_1$ $s_1^2 = \sum_{i=1}^{n_1} [x_{1_i} - \bar{x}_1]^2/(n_1 - 1)$

Charge 2: $x_{2_1}, x_{2_2}, , x_{2_n}$ $\bar{x}_2 = \sum_{i=1}^{n_2} x_{2_i}/n_2$ $s_2^2 = \sum_{i=1}^{n_2} [x_{2_i} - \bar{x}_2]^2/(n_2 - 1)$

Angenommen, die Berechnungen ergeben, daß $s_2^2 > s_1^2$ ist. Jetzt stellt sich die Frage, ob daraus geschlossen werden kann, daß auch σ_2^2 größer ist als σ_1^2. Intuitiv wird man sagen: „das kommt darauf an, um wieviel s_2^2 größer ist als s_1^2". Diese Aussage soll präzisiert werden.

Mit statistischen Methoden läßt sich die Wahrscheinlichkeit dafür quantifizieren, daß die beiden Stichproben aus Grundgesamtheiten mit gleicher Varianz stammen (d. h. $\sigma_2^2 = \sigma_1^2$) und die Stichprobenvarianzen nur zufällig verschieden sind. Ist diese Wahrscheinlichkeit klein, so wird entschieden, daß sich die Varianzen der Grundgesamtheiten unterscheiden.

Formal werden zunächst 2 sich gegenseitig ausschließende **statistische Hypothesen** (Nullhypothese H_0 und Alternativhypothese H_A) formuliert:

H_0: Die Varianzen σ_2^2 und σ_1^2 der beiden Chargen sind **gleich**.
H_A: Die Varianzen σ_2^2 und σ_1^2 der beiden Chargen sind **verschieden**.

Zwischen diesen beiden Hypothesen wird nun aufgrund der Stichprobenergebnisse entschieden. Dazu wird ein statistischer Test benutzt. Ein **statistischer Test** ist eine Regel, nach der **anhand von Daten** zwischen statistischen Hypothesen entschieden wird. Als Entscheidungskriterium wird ein **p-Wert** berechnet. Dies ist die Wahrscheinlichkeit dafür, daß bei Gültigkeit der Nullhypothese der beobachtete Unterschied der p-Wert ist, d. h. je kleiner die Wahrscheinlichkeit dafür ist, desto mehr spricht gegen die Nullhypothese. Unterschreitet der p-Wert eine vorgegebene Größe, die sog. **Signifikanzgrenze** α (z. B. $\alpha = 0,05$ oder $\alpha = 0,01$), so wird die Nullhypothese abgelehnt. Die Entscheidung fällt dann auf die Alternativhypothese, und es wird von einem signifikanten Unterschied zum Signifikanzniveau α gesprochen. (Die in der Literatur häufig zu findende Signifikanzgrenze $\alpha = 0,05$ ist historisch bedingt. In zunehmendem Maß wird verlangt, daß die gewählte Signifikanzgrenze begründet wird).

Für das vorliegende Beispiel wird als p-Wert also die Wahrscheinlichkeit dafür gesucht, daß trotz Gleichheit der Varianzen σ_1^2 und σ_2^2 überhaupt 2 Zufallsstichproben gezogen werden, deren Stichprobenvarianzen sich mindestens so unterscheiden wie die aus den vorliegenden Stichprobendaten berechneten Werte s_1^2 und s_2^2.

Bei statistischen Tests hängt die konkrete Vorgehensweise zur Ermittlung des p-Werts von der jeweiligen Nullhypothese ab. Allgemein läßt sich sagen, daß aus den Stichprobendaten eine Prüfgröße berechnet wird, deren theoretische Verteilung (Prüfverteilung) bei Gültigkeit der Nullhypothese bekannt ist. Somit läßt sich die Wahrscheinlichkeit dafür angeben, daß die Prüfgröße den errechneten Wert oder einen extremeren annimmt. Diese Wahrscheinlichkeit ist der gesuchte p-Wert. Die Wahl einer adäquaten Prüfgröße wird im folgenden für die jeweilige Fragestellung zusammen mit der Prüfverteilung angegeben.

Für die vorliegende Fragestellung ist die Prüfgröße der Quotient F der beiden Stichprobenvarianzen, wobei die größere der beiden Stichprobenvarianzen durch die kleinere dividiert wird. Da im Beispiel $s_2^2 > s_1^2$ angenommen wird, ist $F = s_2^2/s_1^2$.

Diese Prüfgröße ist verteilt gemäß einer F-Verteilung mit den Parametern (den sog. Freiheitsgraden) FG_1 und FG_2, wobei

FG_1 = Umfang der Stichprobe mit größerer Stichprobenvarianz minus 1,
FG_2 = Umfang der Stichprobe mit kleinerer Stichprobenvarianz minus 1.

Für das Beispiel gilt demnach: $FG1 = n_2 - 1$ und $FG2 = n_1 - 1$.

Um die Wahrscheinlichkeit p dafür zu bestimmen, daß die Prüfgröße den errechneten Wert F oder einen größeren annimmt, wird der Wert c so ermittelt, daß gilt:

F ist das Quantil der Ordnung c der F-Verteilung $F_{FG1,FG2}$.

Die gesuchte Wahrscheinlichkeit ist $p = 1 - c$.

Für eine genaue Bestimmung von c muß auf geeignete Software verwiesen werden. Häufig reicht auch eine Abschätzung der Größenordnung von c aus. In dem Fall sind statistische Tabellen ausreichend.

Im o. g. genannten Beispiel seien $n_1 = 25$, $n_2 = 30$, $s_1^2 = 22,1$ und $s_2^2 = 29,2$. Dann ist die Prüfgröße $F = 29,2/22,1 = 1,32$. Laut Tabelle [7] ist dies das Quantil der Ordnung 0,75 der F-Verteilung mit $FG1 = 29$ und $FG2 = 24$ Freiheitsgraden. Somit ist der gesuchte p-Wert $1 - 0,75 = 0,25$. Wählt man als Signifikanzgrenze $\alpha = 0,05$, wird die Nullhypothese H_0 nicht abgelehnt.

t-Test

Anhand des t-Tests wird geprüft, ob die beiden Grundgesamtheiten den gleichen Mittelwert haben.

Beispiel (Fortsetzung):

Hat die Prüfung ergeben, daß die Variabilität der Tablettengewichte sich in beiden Chargen nicht unterscheidet, stellt sich nun die Frage, ob das mittlere Tablettengewicht bei beiden Chargen identisch ist (d. h. $\mu_1 = \mu_2$), oder ob die Tabletten einer der beiden Chargen im Mittel weniger wiegen als die der anderen Charge. Auch diese Frage soll anhand von 2 Stichproben geklärt werden.

Die statistischen Hypothesen lauten in diesem Fall:

H_0: Die Mittelwerte μ_1 und μ_2 der beiden Chargen sind **gleich**.
H_A: Die Mittelwerte μ_1 und μ_2 der beiden Chargen sind **verschieden**.

Die Prüfgröße t für diese Fragestellung wird folgendermaßen berechnet.

$$t = \frac{|\bar{x}_1 - \bar{x}_2|}{\sqrt{(n1 - 1) \cdot s_1^2 + (n2 - 1) \cdot s_2^2}} \cdot \sqrt{\frac{n1 \cdot n2 \cdot (n1 + n2 - 2)}{n1 + n2}}.$$

$\bar{x}_1$ und $\bar{x}_2$ sind die jeweiligen Stichprobenmittelwerte, s_1^2 und s_2^2 sind die jeweiligen Stichprobenvarianzen, n_1 und n_2 sind die jeweiligen Stichprobenumfänge. Die Prüfgröße t ist verteilt gemäß einer t-Verteilung mit dem Parameter $FG = n_1 + n_2 - 2$ (Freiheitsgrade).

Um die Wahrscheinlichkeit p dafür zu bestimmen, daß die Prüfgröße den errechneten Wert t oder einen größeren annimmt, wird der Wert c so ermittelt, daß gilt:

t ist das Quantil der Ordnung c der t-Verteilung t_{FG}.

Die gesuchte Wahrscheinlichkeit ist $p = 1 - c$.

Aus der obigen Formel wird deutlich, daß der Wert der Prüfgröße t -- und somit die Entscheidung zwischen H_0 und H_A -- nicht nur von den Mittelwerten $\bar{x}_1$ und $\bar{x}_2$ der Stichproben, sondern auch von den Stichprobenvarianzen s_1^2 und s_2^2 abhängt. Die Erklärung ist in Abb. 6.3 verdeutlicht.

Achtung: Sind die Varianzen der beiden Grundgesamtheiten verschieden, so darf der t-Test in der oben beschriebenen Form nicht angewendet werden.

Die Prüfung auf Gleichheit zweier Mittelwerte bei nicht gleichen Varianzen ist das sog. Behrens-Fisher-Problem, für das es keine exakte Lösung gibt. Prüfgrößen, die in einem solchen Fall geeignet sind, werden in der Literatur [6] beschrieben und hier nicht behandelt.

6.5
Varianzanalyse:
Vergleich mehrerer Grundgesamtheiten anhand von Stichproben

Haben die Grundgesamtheiten die gleiche Varianz?

Die Prüfung der Gleichheit mehrerer Varianzen soll hier nicht behandelt werden. In der Literatur werden mehrere Tests angeführt und deren unterschiedliche Eigenschaften diskutiert. Der bekannteste unter diesen Tests ist der Bartlett-Test, der allerdings bei Verletzung der Normalverteilungsvoraussetzung sehr empfindlich reagiert. Sachs [6] führt verschiedene Alternativen an und gibt Empfehlungen, in welchem Fall sie anzuwenden sind.

Einfache Varianzanalyse

Mittels der einfachen Varianzanalyse wird geprüft, ob die Grundgesamtheiten die gleichen Mittelwerte haben.

Beispiel (Fortsetzung):

Angenommen, es wurden nicht nur 2 sondern mehrere Chargen von Tabletten produziert. Nun stellt sich die Frage, ob die mittleren Tablettengewichte dieser Chargen übereinstimmen. Zur Beantwortung werden aus jeder der Chargen einige Tabletten entnommen und deren Gewichte bestimmt.

Die Anzahl der vorliegenden Chargen sei k. Die Stichprobenumfänge n_i, die Stichprobenmittelwerte $\bar{x}_i$ sowie die Stichprobenvarianzen s_i^2, $i = 1,...,k$, werden analog zum oben behandelten Fall mit 2 Chargen definiert. Die Gesamtanzahl aller vorliegenden Stichprobenelemente beträgt $n = n_1 + n_2 + ... + n_k$.

Die statistischen Hypothesen lauten:

H_0: Es gilt $\mu_1 = \mu_2 = ... = \mu_k$, d. h. die Mittelwerte der Chargen sind **gleich**.
H_A: Für mindestens 2 Chargenmittelwerte μ_i und μ_j gilt: $\mu_i \neq \mu_j$, d. h. mindestens 2 der k Chargenmittelwerte sind **verschieden**.

Die statistische Methode, die zur Entscheidung zwischen den beiden Hypothesen herangezogen wird, heißt **einfache Varianzanalyse**.

Als Voraussetzung wird angenommen, daß sich die Varianzen σ_i^2 der Chargen nicht unterscheiden.

Wesentlich ist für die einfache Varianzanalyse, die auch Streuungszerlegung genannt wird, daß sich die Summe der Abweichungsquadrate (SAQ) der Stichprobenwerte um das Gesamtmittel in 2 Anteile zerlegen läßt, und zwar in die SAQ der Einzelwerte um die jeweiligen Stichprobenmittel (SAQ innerhalb der Gruppen) und in die SAQ der Stichprobenmittel um den Gesamtmittelwert (SAQ zwischen den Gruppen):

Der Gesamtmittelwert sei

$$\bar{x} = \frac{1}{n}\sum_{i=1}^{k}\sum_{j}^{n_i} = \frac{1}{n}\sum_{i=1}^{k} n_i \bar{x}_i,$$

dann gilt $SAQ_{gesamt} = SAQ_{innerhalb} + SAQ_{zwischen}$, das bedeutet

$$\sum_{i=1}^{k}\sum_{j=1}^{n_i}[x_{ij} - \bar{x}]^2 = \sum_{i=1}^{k}\sum_{j=1}^{n_i}[x_{ij} - \bar{x}_i]^2 + \sum_{i=1}^{k} n_i[\bar{x}_i - \bar{x}]^2$$

mit den zugehörigen Freiheitsgraden

$$(n - 1) = (n - k) + (k - 1).$$

Wird die SAQ durch die zugehörigen Freiheitsgrade dividiert, so werden die Quotienten in der Varianzanalyse als **mittlere Abweichungsquadrate (MAQ)** bezeichnet.

Unter H_0 unterscheiden sich $MAQ_{zwischen}$ und $MAQ_{innerhalb}$ nur aufgrund zufällig verschiedener Stichprobenergebnisse.

Dies wird bei der Wahl der geeigneten Prüfgröße F genutzt:

$$F = \frac{MAQ_{zwischen}}{MAQ_{innerhalb}} = \frac{\dfrac{1}{k-1}\sum_{i=1}^{k} n_i[\bar{x}_i - \bar{x}]^2}{\dfrac{1}{n-k}\sum_{i=1}^{k}\sum_{j=1}^{n_i}[x_{ij} - \bar{x}_i]^2} = \frac{\dfrac{1}{k-1}\sum_{i=1}^{k} n_i[\bar{x}_i - \bar{x}]^2}{\dfrac{1}{n-k}\sum_{i=1}^{k} s_i^2[n_i - 1]}.$$

F ist verteilt gemäß einer F-Verteilung mit $FG1 = k - 1$ und $FG2 = n - k$ Freiheitsgraden. Der Wert F ist das Quantil der Ordnung c der F-Verteilung (vgl. F-Test). Ist $p = 1 - c$ kleiner als die gewählte Signifikanzgrenze α, so wird die Nullhypothese abgelehnt. Die Entscheidung fällt auf die Alternative H_A.

Das bedeutet, daß sich mindestens 2 der k Chargenmittelwerte signifikant unterscheiden. Aus dem Ergebnis der Varianzanalyse ist nicht zu ersehen, welche der Mittelwerte verschieden sind. Dazu bedarf es sog. Abschlußtests, die hier nicht detaillierter behandelt werden sollen. Die Wahl eines geeigneten Tests hängt von der Fragestellung ab. So ist in dem obigen Beispiel u. U. eine der vorliegenden Chargen eine Idealcharge, und der Produzent ist bei signifikanten Unterschieden lediglich daran interessiert, ob eine der übrigen Chargen sich von dieser Kontrolle unterscheidet. In diesem Fall wird der Dunnett-Test als Abschlußtest bevorzugt [1].

Interessieren dagegen alle Mittelwertvergleiche, wird der Tukey-Test empfohlen. Diese und weitere Abschlußtests sind in Lehrbüchern der Statistik beschrieben.

Beispiel:
Es wurden 4 Chargen von Tabletten produziert. Zur Überprüfung der Hypothese

H_0: „Die mittleren Tablettengewichte der 4 Chargen sind identisch"

wurden aus jeder der Tablettenchargen 10 Tabletten entnommen und gewogen. Die Einzelgewichte der Tabletten sind in Tabelle 6.1 aufgeführt.

Sei x_{ij} = das Gewicht der j-ten Tablette aus der i-ten Charge (z. B. x_{27} = 101,8). Die Umfänge der 4 Stichproben sind in diesem Beispiel gleich, d. h. $n_1 = n_2 = n_3 = n_4 = 10$. Die Gesamtzahl aller vorliegenden Stichprobenelemente beträgt $n = n_1 + n_2 + n_3 + n_4 = 40$.

Somit beträgt der Gesamtmittelwert

$$\bar{x} = \frac{1}{40} \sum_{i=1}^{4} \sum_{j=1}^{10} x_{ij} = \frac{1}{40} \sum_{i=1}^{4} \sum_{j=1}^{10} x_{ij} = 101,4025$$

Tabelle 6.1.   Einezlgewichte der untersuchten Tabletten

Tablette	Einzelgewichte der Tabletten [mg]			
Nr.	Charge 1	Charge 2	Charge 3	Charge 4
1	101,6	103,0	102,1	100,7
2	102,3	102,7	103,3	101,2
3	103,7	101,8	103,8	99,6
4	102,2	104,1	100,9	98,9
5	103,0	102,6	102,6	100,6
6	100,9	100,3	104,1	99,4
7	98,9	101,8	101,2	100,1
8	101,4	100,2	102,0	97,7
9	99,5	101,4	100,5	101,4
10	100,5	103,5	101,3	98,7
Mittelwert	101,4	102,1	102,2	99,9
Standardabweichung	1,5	1,3	1,2	1,3

und die Chargenmittelwerte

$\bar{x}_1 = 101{,}40$, $\bar{x}_2 = 101{,}14$, $\bar{x}_3 = 102{,}18$, $\bar{x}_4 = 99{,}89$.

SAQ innerhalb

$$= \sum_{i=1}^{k} \sum_{j=1}^{n_i} [x_{ij} - \bar{x}_i]^2 = \sum_{i=1}^{4} \sum_{j=1}^{10} [x_{ij} - \bar{x}_i]^2 = 63{,}76900 \quad FG = 40 - 4 = 36.$$

SAQ zwischen

$$= \sum_{i=1}^{k} n_i [\bar{x}_i - \bar{x}]^2 = \sum_{i=1}^{4} 10[\bar{x}_i - \bar{x}]^2 = 34{,}36075 \quad FG = 4 - 1 = 3.$$

SAQ gesamt

$$= \sum_{i=1}^{k} \sum_{j=1}^{n_i} [x_{ij} - \bar{x}]^2 = \sum_{i=1}^{4} \sum_{j=1}^{10} [x_{ij} - \bar{x}]^2 = 98{,}12975 \quad FG = 40 - 1 = 39.$$

$$F = \frac{MAQ_{zwischen}}{MAQ_{innerhalb}} = \frac{\dfrac{1}{k-1} \displaystyle\sum_{i=1}^{k} n_i [\bar{x}_i - \bar{x}]^2}{\dfrac{1}{n-k} \displaystyle\sum_{i=1}^{k} \sum_{j=1}^{n_i} [x_{ij} - \bar{x}_i]^2} = \frac{\dfrac{1}{3} \displaystyle\sum_{i=1}^{4} 10[\bar{x}_i - \bar{x}]^2}{\dfrac{1}{36} \displaystyle\sum_{i=1}^{4} \sum_{j=1}^{10} [x_{ij} - \bar{x}_i]^2} = \frac{\dfrac{1}{3} \cdot 34{,}36075}{\dfrac{1}{36} \cdot 63{,}769} = 6{,}47.$$

Der Wert F ist das Quantil der Ordnung $0{,}9987 = (1 - 0{,}0013)$ der F-Verteilung mit $FG1 = 3$ und $FG2 = 36$. Der Wert $p = 0{,}0013$ ist kleiner als die Signifikanzgrenze $\alpha = 0{,}05$. Die Nullhypothese wird abgelehnt. Man entscheidet sich für die Alternative H_A.

Das bedeutet, daß sich mindestens 2 der k Chargenmittelwerte signifikant unterscheiden.

Der hier nicht näher beschriebene Tukey-Test ergibt, daß sich der Mittelwert der Charge 4 signifikant von denen der Chargen 2 und 3 unterscheidet.

6.6
Lineare Regression

Beispiel:
Nach der Entwicklung einer Arzneiform ist der Hersteller verpflichtet, ein Verfalldatum anzugeben. Er muß garantieren, daß die Ware bis zu diesem Datum bei sachgemäßer Lagerung den Anforderungen genügt. So muß z. B. sichergestellt sein, daß die Konzentration oder Menge der aktiven Wirksubstanz nicht unter eine festgelegte Grenze sinkt. Wie wird in diesem Fall das Verfalldatum ermittelt? Aus einer produzierten Charge wird eine Anzahl von Packungen (Stichprobe) zufällig ausgewählt und unter definierten Bedin-

Tabelle 6.2. Wirkstoffge-halt von Tabletten nach unterschiedlichen Lagerzei-ten	Muster Nr.	Lagerzeit in Monaten	Wirkstoffgehalt [%]	
	1	0	99,0	102,0
	2	3	98,0	100,0
	3	6	97,5	97,0
	4	12	94,0	95,5

gungen (z. B. Temperatur, Luftfeuchtigkeit) gelagert. Gemäß einem zuvor er-stellten Stabilitätsplan werden nach Ablauf festgelegter Lagerzeiten minde-stens 2 Packungen der gelagerten Ware entnommen und der Wirkstoffgehalt der Arzneiform bestimmt.

Das Ergebnis einer solchen Untersuchung könnte folgendermaßen ausse-hen:

Zur Überprüfung der Stabilität einer Charge von Kapseln in Blisterstreifen wurden mehrere Packungen bei einer Temperatur von 26 °C und einer Luft-feuchte von 60 % gelagert. Dies entspricht der sog. Klimazone II. Zu Beginn der Studie sowie nach Ablauf von 3, 6 und 12 Monaten wurden jeweils 2 Pak-kungen ausgewählt und der Wirkstoffgehalt aus jeder der Packungen be-stimmt. Die Meßergebnisse werden angegeben in Prozent vom deklarierten Wert (Tabelle 6.2 und Abb. 6.4).

Nach graphischer Darstellung der Meßergebnisse im Diagramm (Abb. 6.4) wird vermutet, daß in der vorliegenden Charge die Wirkstoffkon-zentration über die Zeit linear abnimmt. Dieser Zusammenhang soll mit Hil-fe einer Geraden beschrieben werden. Es wird angenommen, daß eine Ge-rade, die an die gemessenen Werte möglichst gut angepaßt ist, die Wirkstoff-fabnahme in der geamten Charge adäquat repräsentiert.

Da eine nach Augenmaß gezogene Linie sehr willkürlich wäre, wird die Gerade mittels der Regressionsanalyse ermittelt. Das Ergebnis heißt **Regres-sionsgerade**. Die allgemeine Form einer Geradengleichung lautet
$y = a + bx$.

Abb. 6.4. Wirkstoffgehalt in jeweils 2 Kapseln nach einer Lagerzeit von 3, 6 und 12 Monaten bei 25 °C und 60 % relativer Feuchte. Der Gehalt ist an-gegeben in Prozent vom deklarierten Wert.

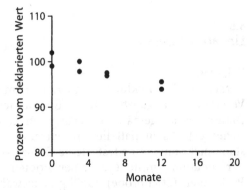

Die Parameter a und b werden so gewählt, daß die quadrierten Abstände der Meßwerte zu der resultierenden Geraden minimiert werden. Sie heißen Kleinste-Quadrate-Schätzer. Liegen n Meßwertepaare (x_i/y_i vor, lauten die allgemeinen Formeln für a und b:

$$b = \frac{\sum_{i=1}^{n}[x_i - \bar{x}][y_i - \bar{y}]}{\sum_{i=1}^{n}[x_i - \bar{x}]^2} \quad \text{und} \quad a = \bar{y} - b\bar{x}.$$

x unabhängige Größe (in dem vorliegenden Beispiel die Lagerzeit)
y abhängige Größe (in dem vorliegenden Beispiel der Prozentsatz)
a Achsenabschnitt
b Steigung der Geraden

In dem oben beschriebenen Beispiel ist n = Anzahl der Meßwerte = 8. Die Größen (x_i/y_i) sind die Wertepaare (Zeit/Prozentsatz), d. h.: (0/99), (0/102), (3/98), (3/100), (6/97,5), (6/97), (12/94) und (12/95,5). Werden diese Werte in die Formeln eingesetzt, so ergibt sich: a = 100,4 und b = 0,48. Die resultierende Geradengleichung lautet also:
y = 100,4 − 0,48x bzw. Prozentsatz = 100,4 − 0,48 · (Zeit in Monaten).
Wie lange kann das Arzneimittel gelagert werden, ohne daß der Wirkstoffgehalt unter die Grenze von 90 % des deklarierten Gehaltes absinkt? Spontan würde der Wert 90 in die obige Gleichung für Prozentsatz (bzw. y) eingesetzt und die unbekannte Zeit (bzw. x) berechnet werden. Das Ergebnis hieße 21,67 Monate.
Bei diesem Ergebnis wird jedoch nicht berücksichtigt, daß die gemessenen Werte einer Stichprobe entstammen und daher mit einer gewissen Unsicherheit behaftet sind. Um eine Lagerzeit anzugeben, die mit einer Sicherheitswahrscheinlichkeit von 95 % für die gesamte Charge gültig ist, wird ein sog. einseitiges unteres 95-%-Konfidenzband berechnet und dessen Schnittpunkt mit der 90-%-Linie ermittelt [2]. Zur Berechnung des Konfidenzbandes s. [6].
Das Ergebnis für das obige Beispiel ist in Abb. 6.5 graphisch dargestellt.
Die so ermittelte maximal zulässige Lagerzeit beträgt 17 Monate. Aber Achtung! Dieser Wert beruht auf der Annahme, daß die Wirkstoffabnahme auch weiterhin nach denselben Gesetzen verläuft und kann somit lediglich als Anhaltswert gelten. (Angaben, die auf Extrapolation beruhen, werden von Registrierungsbehörden i. allg. nicht akzeptiert).

6.7
Nichtlineare Regression

Nicht immer läßt sich die Beziehung zwischen 2 Größen durch eine Gerade beschreiben. In einem solchen Fall muß ein anderes Modell zur Beschreibung der Daten gefunden werden. Oft gibt es in einem solchen Fall nicht **die** richtige Lösung. Manchmal ist es hilfreich, wenn zusätzlich zu den Meßwerten noch weitere Informationen vorliegen.

Abb. 6.5. Graphische Veranschaulichung zur Ermittlung der maximal
zulässigen Lagerzeit. Sie ist definiert
als x-Wert des Schnittpunktes der
90-%-Linie mit dem einseitigen
unteren 95 %-Konfidenzband zur
linearen Regressionsgeraden

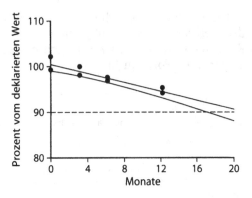

Beispiel:
Nach der Entwicklung einer festen Arzneiform wird nach einer mathematischen Beschreibung für die Freigabe des Wirkstoffes gefragt. Es wurden die in Tabelle 6.3 genannten Werte gemessen.

Anhand der graphischen Darstellung im Diagramm (Abb. 6.6) ist ersichtlich, daß zur Beschreibung der Freisetzung eine Funktion gesucht wird, die den anfänglich steilen Anstieg und das Abflachen im weiteren Verlauf beschreibt.

Als Zusatzinformation wird angegeben, daß die freiwerdende Menge zu jedem Zeitpunkt proportional ist zu der noch vorhandenen Menge an Wirkstoff. Daraus läßt sich ableiten, daß die Funktion $f(x) = 1 - e^{-k \cdot x}$ geeignet sein könnte. Die Konstante k ist unbekannt und muß anhand der vorliegenden Daten geschätzt werden. In diesem einfachen Fall besteht die Möglichkeit, durch Logarithmieren der Funktion eine Geradengleichung zu erhalten und den Parameter k mittels linearer Regression zu berechnen. Bei komplizierteren Funktionen gibt es i. allg. zur Bestimmung der unbekannten Parameter keine allgemeine Formel. Für die Lösung solcher Probleme muß auf geeignete Software verwiesen werden. Mit Hilfe von sog. Iterationsprogrammen werden die Parameter so ermittelt, daß wiederum die quadrierten Abstände der Meßwerte zur resultierenden Funktion minimiert werden. Auch

Tabelle 6.3. Freigabe von
Wirkstoff zu verschiedenen
Meßzeitpunkten

Muster Nr.	Auflösungszeit [h]	Freigesetzter Prozentsatz
1	0,0	0,0
2	0,5	15,0
3	1,0	24,0
4	2,0	43,0
5	4,0	70,0
6	6,0	85,0
7	8,0	90,0
8	10,0	95,0

Abb. 6.6. Gelöste Menge [%] einer Arzneiform, an mehreren Meßzeitpunkten

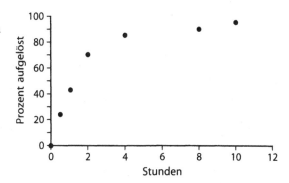

Abb. 6.7. Beschreibung des Auflösungsverhaltens mittels einer geeigneten Kurve. Die Funktionsvorschrift für diese Kurve wurde anhand nichtlinearer Regression ermittelt

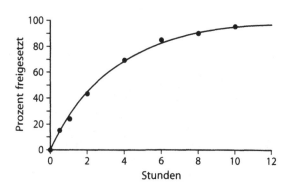

in diesem Fall heißt das Ergebnis Kleinste-Quadrate-Schätzung. Für das oben beschriebene Beispiel ergibt sich der Wert k = 0,3 und somit die Funktion $f(x) = 1 - e^{-0,3 \cdot x}$.

Wie Abb. 6.7 zeigt, kann die Anpassung der Funktion an die Daten als ausreichend gut gelten, d. h. die Funktion $f(x) = 1 - e^{-0,3 \cdot x}$ ist ein geeignetes Modell, um die Freigabe des Wirkstoffes über die ersten 10 h zu beschreiben.

In diesem einfachen Beispiel läßt sich auch die Halbwertszeit aus dem Ergebnis bestimmen. Wird $f(x) = 0,5 = 1 - e^{-0,3 \cdot x}$ gesetzt, so ergibt sich nach Auflösen der Gleichung eine Halbwertszeit von ca. 2,3 h.

Literatur

1. Dunnett CW (1964) New tables for multiple comparisons with a control. Biometrics 20: 482 – 491
2. FDA-Food an Drug Administration (1987) Guideline for submitting documentation for the stability of human drugs and biologics
3. Hartung J, Elpelt B, Klösener K-H (1982) Statistik, Lehr- und Handbuch der angewandten Statistik. Oldenbourg, München
4. Pfanzagl J (1983) Allgemeine Methodenlehre der Statistik I. De Gruyter, Berlin
5. Pfanzagl J (1978) Allgemeine Methodenlehre der Statistik II. De Gruyter, Berlin
6. Sachs L (1992) Angewandte Statistik. Springer, Berlin Heidelberg New York
7. Wissenschaftliche Tabellen Geigy, Teilband Statistik (1980) 8. Auflage, Basel

Index